袖珍

中医临床专科必备方剂

ZHONGYI LINCHUANG ZHUANKE BIBEI
FANGJI SUCHA SHOUCE

速查 手册

■ 主审 陈大舜
■ 主编 周德生 胡 华

■ 湖南科学技术出版社

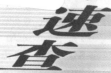

U0339379

《袖珍中医临床专科必备方剂速查手册》编委会

前　言

　　临床专科是以临床医学为主的专门学科。临床专科医师受过全科医学的诊断、治疗、预防方面的基本训练，具有对人类疾病的病因、发病机制作出分类鉴别的能力；并且，临床专科医师还必须具备本专科医学基础的理论知识，掌握本专科常见病、多发病诊断处理的临床技能，具有对本专科疾病急、难、重症的处理能力，掌握本专科医学文献检索、资料调查、临床研究和实验研究的科研方法，具有一定的科学研究和实际工作能力。按中医临床专科分类方剂首见于《汉书·艺文志》列为"经方十一家"之一的《妇人婴儿方》；唐代《备急千金要方》中也有妇人方、少小婴孺方、七窍病方等按科分类方法。随着现代医学的快速发展，为了提高临床专业技术水平和临床专科内涵建设，中医临床分科越来越细，目前分为中医急诊科、中医感染性疾病科、中医肺病科、中医心血管病科、中医脑病科、中医神志病科、中医风湿病科、中医肾病科、中医肝病科、中医脾胃病科、中医内分泌病科、中医血液病科、中医重症医学科、中医外科、中医皮肤科、中医妇科、中医儿科、中医骨伤科、中医眼科、中医耳鼻咽喉科、中医肛肠科、中医肿瘤科、中医老年病科、中医康复科、针灸科、推拿科等26个临床专科。院有专科、科有专病、病有专治、治有专方。这样，中医专科作为中医医院专业技术水平的骨干，它代表着中医医院的特色和优势；专科方剂作为中医专科专病技术内涵的核心，它代表着中医专科专病的精深和高效。国家中医药管理局医政司于2009年发布了26个中医专科建设与管理指南（试行），以及各中医专科临床常用方剂目录，并要求中医医院临床专科的各级执业中医师、执业中西结合医师，必须熟练掌握这些专科方剂，作为中医专科临床考核的主要指标。2011年国家中医药管理局医政司又做了修订，并补充了治未病科建设与管理指南（试行），未列治未病科临床常用方剂目录。2014年对治未病科建设与管理指南（试行）再次做了修订。但是，目前尚未见涵盖26

个临床专科所有方剂的精编手册。为此，我们特编写这本《袖珍中医临床专科必备方剂速查手册》，以飨读者。

《袖珍中医临床专科必备方剂速查手册》涵盖 26 个临床专科的所有必备方剂，按功效分类，提纲挈领，纲举目张，符合中医辨证论治思想，逐章介绍 542 首常用方剂的来源、组成、剂量、用法、功效、适应证、随症加减、专科应用、临床经验、方歌等内容。[来源]项摘录了该方剂来源著作上的论述，凡是来源不同适应证不同的同名方，视为不同方剂；[组成]项介绍了该方的药物组成、炮制方法及剂量，并且药物用量按现代计量单位描述；[用法]项按照原方记载的用法，并且根据现代煎服方法说明；[功效]项按照药物组成阐述其综合作用；[适应证]项根据该方的药物组成及功能阐明其适应证；[随症加减]项针对该方的适应证、临床表现，调整用药加减药味；[专科应用]项列举了该方临床专科应用情况；[临床经验]项列举了该方临床专科应用时的某些禁忌和注意事项；[方歌]项为方剂歌诀。书末附有中医临床专科常用方剂一览表和汉语拼音索引，便于读者迅速查找、统筹分析。本手册内容简要，科学系统，术语规范，切于实用。既可使读者能够掌握中医方剂的常法和变法、共性和特性，以便于学习记忆、灵活运用，又便于携带，可随时翻阅，实为学习中医临床专科方剂的口袋书和中医临床专科规范化培训的案头书。

中医专科、专病、专方、专术，"此正是医不执方，亦是医必有方"（柯琴）。本手册适用于作为中医医院各级执业中医师、执业中药师、执业中西结合医师临床必备工具书，也可供西医执业医师、中医药院校师生、中医药爱好者参考和学习。

湖南中医药大学第一附属医院
周德生

目　录

第一章　解表剂

第五章　祛暑剂

第六章　温里剂

第七章　表里双解剂

第八章 补益剂

第一节 补气剂

第二节 补血剂

第三节 气血双补剂

第三节 交通心肾剂

第十一章 开窍剂

第十二章 理气剂

第一节 行气剂

第二节　止血剂

第十四章　治风剂

第一节　疏散外风剂

第十五章　治燥剂

第十六章　祛湿剂

第十八章　消食剂

第十九章　驱虫剂

第二十章　外用剂

第一章　解表剂

第一节　辛温解表剂

麻黄汤【来源】《伤寒论》："太阳病，头痛发热，身疼腰痛，骨节疼痛，恶风无汗而喘者，麻黄汤主之。""太阳病，脉浮紧，无汗，发热，身疼痛，八九日不解，表证仍在，此当发其汗……麻黄汤主之。""太阳与阳明合病，喘而胸满者，不可下，宜麻黄汤。"【组成】麻黄（去节）9 g，桂枝（去皮）、杏仁（去皮尖）各 6 g，甘草（炙）3 g。【用法】以水 600 mL，先煎麻黄约 10 分钟，去上沫，再放诸药同煎至 300 mL，滤出，加水 200 mL，再煎至 300 mL，混匀后分 2～3 次饭后温服。每次 80～150 mL。盖被取汗为度，勿发汗太过。【功效】发汗解表，宣肺平喘。【适应证】主治外感风寒表实证。临床应用以恶寒发热，无汗而喘，脉浮紧为辨证要点。【随症加减】若喘急胸闷、咳嗽痰多、表证不甚者去桂枝，加紫苏子、半夏；若鼻塞流涕重者加苍耳子、辛夷；若夹湿邪而兼见骨节酸痛，加苍术、薏苡仁；兼里热之烦躁、口干，酌加石膏、黄芩。【专科应用】①治疗以发热、无汗、恶风为主的外感性疾病，如流行性感冒（简称流感）、病毒性感冒、风湿热、骨折、肺炎、脑炎、局灶性化脓性感染。②治疗以无汗而喘为主的疾病，如支气管哮喘、喘息性支气管炎、慢性支气管炎、花粉症、慢性阻塞性肺气肿、心包积液。③治疗以无汗疼痛为主要临床表现的疾病，如风湿性关节炎、外伤性关节炎、颈椎病、类风湿关节炎、腰肌劳损、雷诺病、肩关节周围炎（简称肩周炎）、强直性脊柱炎、坐骨神经痛、三叉神经痛、偏头痛、鼻窦炎、皮肌炎。④治疗以干燥、无汗、恶风、脉浮或阴冷潮湿加重为主的皮肤科疾病，如湿疹、荨麻疹、冻疮。⑤还用于治疗眼耳鼻咽喉口腔科的鼻炎、鼻息肉、喉炎、中耳炎；泌尿外科的急性肾炎、慢性肾小球炎、肾盂炎、前列腺增生；另外，尿崩症、肝硬化腹水、血栓性静脉炎、变态反应性水肿、日光性皮炎等也可加减运用。【临床经验】①麻黄汤具有较强的发汗作用，所以运用时一定要根据出汗的情况，来斟酌给药的剂量与时间。以温覆后汗出证减为度。未汗，服至汗出。但不要令汗出体虚、心慌、肢冷。高血压、心脏病、神经症、糖尿病、疮口破溃而肌肤松软、小便涩少、尺脉沉涩、久病体虚或有大量失血史者都要慎用麻黄汤及麻黄制剂。②麻黄汤运用于一些慢性疾病，如鼻炎、风湿性关节炎、肩周炎、腰椎间盘突出症及各种疼痛性疾病时，不必一定要待其汗出。用于儿科及慢性咽喉炎等眼耳鼻咽喉口腔科疾病时，要少饮频服为宜。③《伤寒大白》："仲景治北方冬令，太阳经恶寒发热，头痛脉浮，无汗之症，以麻黄、桂枝，发营卫之邪，从皮毛外出，又恐肺得风寒而闭郁，故用杏仁润肺，以开泄皮毛。"然未可概治江浙温热之地，三时温热之时，故陶氏加减法：里有热加石膏、黄芩；少阳见症，加柴胡；阳明见症，加干葛；小便不利，加木通、车前子。夏秋用羌活、独活，宜去麻黄、桂枝。《医学衷中参西录》里为麻黄汤契合"今病"提供了更多"活法"。如"若其热不复还表而内陷益深，其热必将日增，此即太阳转阳明之病也……用麻黄汤时，必加知母数钱以解其内陷之热……其寒润之性入肺中化合而为汗……""其人阳分虚者，又当于麻黄汤中加补气之药以助其出汗……诊其脉六部皆无……于麻黄汤原方中加生黄芪一两,服药后六脉皆出,周身得微汗,病遂愈"。"阴分素亏,脉近六至,且甚弦细……恐不可用麻黄强发其汗……加生怀山药、北沙参各六钱。嘱其煎汤服后,若至两点钟不出汗,宜服西药阿司匹林二分许以助其出汗。后果如此服之,周身得汗而愈矣。"甚至还加用了西药。又"小便色黄"加知母八钱,滑石六钱"等,一言以蔽之,"宜因时、因地、因人细为斟酌"。④王国华经验:若高热无汗,麻黄可加至12~15 g,以增发汗解表之力;若肢体疼痛较重,桂枝可加至10 g,以增温经散寒之力;若咳喘明显,杏仁可加至10 g,以增止咳平喘之力。临床常随症配伍,鼻塞较重者,加辛夷、苍耳子、川芎、白芷、细辛,以通达鼻窍;头痛明显者,加葛根、羌活,以疏达太阳经气;若肢体酸楚者,加川芎、独活以行血祛湿活络;疼痛剧烈者,加芍药、附子以散寒止痛;内兼寒饮咳喘者,加干姜、细辛、半夏以温肺化饮;夹有湿邪者,加藿香、佩兰、苍术、茯苓以祛湿;兼有水肿者,加防己、薏苡仁、牛膝、车前子以利水。⑤一般麻黄、桂枝、甘草的比例为3:2:1。【方歌】麻黄汤中用桂枝,杏仁甘草四般施,发热恶寒头项痛,喘而无汗服之宜。

大青龙汤

【来源】《伤寒论》:"太阳中风,脉浮紧、发热、恶寒、身疼痛,不汗出而烦躁者,大青龙汤主之;若脉微弱,汗出恶风者,不可服。服之则厥逆、筋惕肉,此为逆也。""伤寒,脉浮缓,身不疼,但重,乍有轻时,无少阴证者,大青龙汤发之。"《金匮要略》:"病溢饮者,当发其汗,大青龙汤主之,小青龙汤亦主之。"【组成】麻黄、石膏各12 g,桂枝、炙甘草、杏仁各6 g,生姜9 g,大枣3 g。【用法】上7味,以水1800 mL,先煮麻黄,减400 mL,去上沫,内诸药,煮取600 mL,去滓,温服200 mL。取微似汗,汗出多者,温粉扑之；一服汗者，停后服；若复服，汗多亡阳，遂虚，恶风烦躁，不得眠也。【功效】发汗解表，清热除烦。【适应证】主治外感风寒，里有郁热证。临床应用以恶寒发热，头身疼痛，无汗，烦躁，口渴，脉浮紧为辨证要点。【随症加减】热重而寒较轻者，石膏用量宜增，配以天花粉，而麻黄、桂枝用量酌减；对热轻寒重者，麻黄、桂枝用量略增，石膏用量酌减。咽喉痛甚者加金银花、连翘、牛蒡子；浮肿者加茯苓、泽泻、紫苏叶；热甚者加大青叶、蝉蜕；气血虚甚者加黄芪、白术、生地黄、何首乌；瘀血甚者加当归、丹参；小儿夏季外感高热，咽红、扁桃体大者加金银花、蒲公英、牛蒡子；烦躁不安者加钩藤、蝉蜕。【专科应用】①治疗以高热、无汗为主要症状的疾病，如感冒、无汗症、慢性支气管炎合并肺部感染、哮喘、上呼吸道感染、慢性支气管炎、腰大肌脓肿、肺炎等。②治疗以头身疼痛为主要症状的疾病，如痛风性关节炎、流行性脑脊髓膜炎（简称流脑）、流行性乙型脑炎（简称乙脑）、病毒性心肌炎、胸膜炎、急性关节炎、丹毒、胆囊炎、阑尾炎、细菌性痢疾（简称菌痢）、急性胃肠炎、急性肾炎等。③用于治疗环状红斑、痤疮、变应性鼻炎、支气管扩张、麻疹、荨麻疹等。【临床经验】①麻黄与石膏用量比例关系是 3∶8，若石膏用量偏大则直接影响麻黄发汗透达，若麻黄用量偏大则直接影响石膏清热，运用大青龙汤只有按比例调配用量，才能取得最佳治疗效果，再则，石膏既能制约麻黄发汗太过伤津，又能生津益汗源。临床应用大青龙汤时常常减少麻黄用量，加葛根 30 g，此乃防止大汗伤津，又不失发汗之意，虽发汗较大青龙汤发汗之力稍逊，但应用更加安全。②临床上一定要注意无汗、脉不微弱者为发汗之指征；反之，汗出，脉微弱，为发汗之禁忌，此时大青龙汤应慎用。治疗中还须注意不可过汗，恐伤阳气，须中病即止（若汗出过多以温粉扑之或适当补液）。脉微弱，汗出恶风之表里俱虚者忌用。③关于"温粉"，《伤寒论》中未注明系何方、何药组成，后世所载也不尽相同。《伤寒论讲义》统编教材录有 3 种。a.《肘后备急方》姚大夫辟温病粉身方为"芎劳、白芷、藁本三物各等份"。b.《备急千金方》温粉为"煅牡蛎、生黄芪各三钱，粳米粉一两，共研细末，和匀，以稀疏绢包，缓缓扑于肌肤"。c.《孝慈备览》扑身止汗法："麸皮糯米粉二合，牡蛎、龙骨各二两，共为极细末，以疏绢包裹，周身扑之，其汗自止。"④大青龙汤为峻汗之剂，"若脉微弱，汗出恶风者，不可服。服之则厥逆，筋惕肉，此为逆也。"体质一般的患者在服用大青龙汤头煎后，就见明显汗出。而一些体质壮实，肌肉坚紧的患者服用头煎仅微微汗出，待到服用 2～3 煎后，才有比较明显的汗出。服用大青龙汤若是以无汗为突出表现的，则服后汗出通畅便是见效的指征，若是以小便不利为主诉的患者，则小便通利为显效的指征。【方歌】大青龙用桂麻黄，杏草石膏姜枣藏，太阳无汗兼烦躁，解表清热此为良。

桂枝汤【来源】《伤寒论》："太阳中风，阳浮而阴弱。阳浮者，热自发；阴弱者，汗自出。啬啬恶寒，淅淅恶风，翕翕发热，鼻鸣干呕者，桂枝汤主之。""太阳病，头痛发热，汗出恶风，桂枝汤主之。""太阳病，下之后，其气上冲者，可与桂枝汤，方用前法。若不上冲者，不得与之。""桂枝本为解肌，若其人脉浮紧，发热汗不出者，不可与之也。常须识此，勿令误也。""太阳病，初服桂枝汤，反烦不解者，先刺风池、风府，却与桂枝汤则愈。""服桂枝汤，大汗出，脉洪大者，与桂枝汤，如前法。若形似疟，一日再发者，汗出必解，宜桂枝二麻黄一汤。""太阳病，外证未解，脉浮弱者，当以汗解，宜桂枝汤。""太阳病，外证未解，不可下也，下之为逆。欲解外者，宜桂枝汤。""太阳病，先发汗不解，而复下之，脉浮者不愈，浮为在外，而反下之，故令不愈，今脉浮，故在外，当须解外则愈，宜桂枝汤。""病常自汗出者，此为荣气和，荣气和

者，外不谐，以卫气不共荣气谐和故尔，以荣行脉中，卫行脉外，复发其汗，荣卫和则愈，宜桂枝汤。""病人脏无他病，时发热自汗出，而不愈者，此卫气不和也。先其时发汗则愈，宜桂枝汤。""伤寒不大便六七日，头痛有热者，与承气汤。其小便清者，知不在里，仍在表也，当须发汗；若头痛者必衄，宜桂枝汤。""伤寒医下之，续得下利清谷不止，身疼痛者，急当救里；后身疼痛，清便自调者，急当救表。救里宜四逆汤，救表宜桂枝汤。""太阳病，发热汗出者，此为荣弱卫强，故使汗出。欲救邪风者，桂枝汤主之。""伤寒大下后复发汗，心下痞，恶寒者，表未解也。不可攻痞，当先解表，表解乃可攻痞。解表宜用桂枝汤，攻痞宜大黄黄连泻心汤。""阳明病，脉迟，汗出多，微恶寒者，表未解也，可发汗，宜桂枝汤。""病人烦热，汗出而解，又如疟状、日晡发热者，属阳明也。脉实者，宜下之；脉浮虚者，宜发汗。下之与大承气汤，发汗宜桂枝汤。""太阴病，脉浮者，可发汗，宜桂枝汤。""下利腹胀满，身体疼痛者，先温其里，乃攻其表，温里宜四逆汤，攻表宜桂枝汤。""吐利止，而身疼痛不休者，当消息和解其外，宜桂枝汤小和之。"《金匮要略》："产后风，续之数十日不解，头微痛，恶寒，时时有热，干呕，汗出，病虽久，阳旦证续在者，可与阳旦汤。"【组成】桂枝（去皮）、芍药、甘草（炙）、生姜（切）各9g，大枣（擘）3枚。【用法】上咀三味，以水7 L，微火煮取3 L，去滓，适寒温，服1 L。服已须臾，啜热稀粥一升余，以助药力，温覆令一时许，遍身微似有汗者益佳；不可令如水流漓，病必不除。若一服汗出病愈，停后服，不必尽剂；若不汗，更服，依前法；又不汗，后服小促其间，半日许令三服尽。若病重者，一日一夜服，周时观之，服一剂尽，病证犹在者，更作服；若汗不出，乃服至二三剂。禁生冷黏腻、酒肉臭恶等。现代用法：每日1剂，水煎温服，服后食热粥，以助药力，覆被取微汗。【功效】解肌发表，调和营卫。

【适应证】主治外感风寒表虚证及营卫不和证。临床应用以头痛发热，汗出恶风，或鼻鸣干呕，苔白不渴，脉浮缓或浮弱为辨证要点。【随症加减】恶风寒较甚者宜加防风、荆芥、淡豆豉；体质素虚者加黄芪益气；兼见咳喘者加杏仁、紫苏子、桔梗；营卫俱弱见身痛、脉沉迟，加人参；卫阳不足见恶寒明显，增加桂枝、甘草用量，或加附子；营气虚甚者加当归；卫虚肺滞，见鼻痒流涕者加黄芪、防风、苍耳子、辛夷。【专科应用】①用于治疗感冒、流感、经期感冒、不明原因发热、长期低热、绝育后长期低热、围绝经期综合征烘热汗出、经行发热、肿瘤术后或放射治疗（简称放疗）后的发热、糖尿病患者汗出异常、自汗、盗汗、头汗、腰汗、半身汗出、胃炎、消化性溃疡、慢性肠炎、肠易激综合征、痢疾、心肌炎、冠状动脉粥样硬化性心脏病（简称冠心病）、心律失常、低血压、高血压等。②用于治疗痛经、经行后期、经行身痒、经行浮肿、崩漏等月经病，妊娠时的恶阻、水肿、癃闭、滑胎，产后的发热、自汗身痛、恶露不绝、便难、乳汁自出、人工流产术或绝育术后的低热、围绝经期综合征、小儿厌食症、遗尿症、注意缺陷障碍、游走性舌炎等。③用于治疗虚劳综合征、眩晕、慢性阑尾炎、变应性鼻炎、无脉症、痿证、奔豚气、遗精、梦交、勃起功能障碍、失眠、多寐、健忘、脱发、癫痫、偏瘫、交感神经紧张症、耳聋、单纯疱疹性角膜炎、春季结膜炎、眼肌麻痹等。④用于治疗痹证，如腹痛、胁痛、睾丸痛、颈肌劳损、肩肌损伤、急性腰背扭伤、慢性腰肌劳损、腰椎病、梨状肌综合征、骨关节炎、肩周炎、末梢神经炎、坐骨神经痛、胫骨结节骨骺炎、糖尿病神经性痛等。⑤用于治疗皮肤病，如多形性红斑、冻疮、荨麻疹、湿疹、皮肤瘙痒症、皮炎、蛇皮癣、过敏性紫癜等。【临床经验】①桂枝汤，温覆取微汗，若汗不出，乃服至二三剂，禁食生冷、黏滑、辛辣、海鲜等食物。外感风寒表实无汗者禁用。桂枝汤发汗力弱养正力大，临证常不足以解肌祛邪，虽有麻桂合方，但常有较重的卫强营弱之证，此时不适合麻桂合方，单纯桂枝汤力量不够。本方为温热之品，病愈即止，久服可耗血伤阴。急性化脓性炎症、高热脉洪大者禁用。内蕴湿热、里热盛者禁用。温病初起，见发热口渴，咽痛脉数者不宜使用。②中风表虚证并非寒冷季节所独有，一年四季均可出现，夏季天气炎热，汗出当风，或突进空调环境，则易为风寒之邪所中，外感较为常见，桂枝汤可谓夏令好冷饮而得表证者的第一方。在治疗中风表虚证时，桂枝汤在于解肌祛风、调和营卫，桂枝与芍药的用量比例为 1：1，恶寒重者，重用生姜；头痛甚者，加白芷、藁本；恶心呕吐者，酌加法半夏、陈皮；四肢疼痛者，加羌活、独活。③桂枝汤是由桂枝甘草汤、芍药甘草汤两方相合再加生姜而成，不仅治疗外感所致的中风表虚证，还能治疗内伤病所致的营卫两虚的营卫不和证。如久逸之人，突然劳累，不胜体力，出汗多，肌肉酸痛，寒热变化幅度不大者，宜桂枝汤治疗，若汗出较多，加用玉屏风散；若出黄汗，可用桂枝汤加黄芪。④对于发热或汗出的病证，如果是以阵发性为特点，应遵循"前其时"的用药原则，即在下一次发热或及汗出之前服药，可提高疗效。⑤桂枝汤用于治疗消化系统疾病时，对于便秘不能使用泻药，也不能过多用润肠药，误用即见腹泻；便溏不能用收涩药，也不能过用温补药，误用则又使便硬难解，此类患者最适合用桂枝汤治疗，体现了桂枝汤对胃肠蠕动的双向调节作用，纳呆食少也是桂枝汤治疗的指针之一。呕吐者加陈皮、法半夏；纳呆者加神曲、谷芽、麦芽；久利者加白术、茯苓；便秘者重用芍药。⑥桂枝汤治疗循环系统疾病时，出现以"胸满、胸闷""心悸"为主症时，是严禁用芍药的。⑦桂枝汤治疗痛证时，当符合寒性疼痛的特点，遇寒而发，遇寒加重，得温痛减，肌肉关节酸冷疼痛，除重用芍药，还应相应加减，如睾丸痛者加川楝子；颈背痛者加葛根；肩痛者加姜黄；挫伤所致瘀肿疼痛者加当归、红花；急性腰背肌扭伤疼痛者加地龙、泽兰、沉香；肌肉冷酸麻木者加黄芪及虫类药。⑦桂枝汤具有解肌祛风活血通络、调和营卫气血的作用，是治疗身痒的良方，治疗皮肤病时，改白芍为赤芍，或赤芍、白芍同用，适当加防风、蝉蜕、生地黄、川芎等祛风、凉血、活血之品。【方歌】桂枝汤治太阳风，芍药甘草姜枣同，解肌发表调营卫，表虚自汗正宜用。

桂枝加葛根汤

【来源】《伤寒论》："太阳病，项背强几几，反汗出恶风者，桂枝加葛根汤主之。""寒病，骨痛，阴痹，腹胀，腰痛，大便难，肩背颈项引痛，脉沉而迟，此寒邪干肾也，桂枝加葛根汤主之。"【组成】桂枝（去皮）、芍药、炙甘草各 6 g，生姜（切）9 g，大枣 3 枚，葛根 12 g。【用法】上 6 味，以水 2000 mL，先煮麻黄、葛根，减 400 mL，去上沫；内诸药；煮取 600 mL，去滓，温服 200 mL。覆取微似汗，无须啜粥，余如桂枝法将息及禁忌。【功效】解肌发表，升津舒筋。【适应证】主治太阳病营卫不和证。桂枝汤证兼项背强而不舒者。【随症加减】风邪偏胜者加荆芥、防风；寒邪偏胜者加吴茱萸、藁本；有痰湿者加半夏、石菖蒲、钩藤；若颈痛重者加羌活、乌梢蛇；头晕、恶心、上肢麻木者加红花、半夏、蜈蚣。【专科应用】①治疗以发热汗出为主要临床表现的感冒、急性扁桃体炎、急性咽炎等。②治疗以骨痛为主要临床表现的类风湿关节炎、肩周炎、颈椎病、颈肩综合征、颈心综合征、腰椎间盘突出症、进行性肌营养不良等。③用于治疗紧张性头痛、糖尿病周围神经病变、僵人综合征、周围型面神经麻痹、落枕、药物性皮疹、痢疾、重症睑下垂等。【临床经验】①宋本《伤寒论》桂枝加葛根汤方中，有麻黄。据林亿等考证，本方当去麻黄。《金匮玉函经》载本方没有麻黄。②《伤寒大白》记载，南方人里有热，以防风、羌活易去桂枝。口渴消水加石膏、知母；积热重者加栀子、黄连。③治疗颈椎病，局部凉甚加附子；颈项沉困加羌活、独活；手臂麻木加当归、川芎、川牛膝；病程较长者加天麻、全蝎、地龙；肾虚者加鹿角霜、山茱萸、淫羊藿。④聂惠民经验：普通感冒、流感，症见发热，恶风寒，汗出头痛，项背拘急不舒，脉浮数或浮缓，苔薄白；风寒外感，日久不愈，体弱气虚者，加黄芪。麻疹初起，疹出不畅，具有本方证者，酌加桂柳。荨麻疹以疹色不红，素体常自汗出，恶风寒，脉浮缓或弱，以风寒束表者，本方酌加防风、蝉蜕。落枕、头痛、神经症、高血压等具有本方证者均可用之。⑤郝万山经验：加威灵仙、秦艽、鸡血藤，缓解颈肩部肌肉的紧张、痉挛，有比较好的疗效。临床上随症加减时，可调整用量，葛根用量加至 20～40 g。【方歌】桂枝汤中葛根入，解肌祛风调营卫。

六味汤 【来源】《喉科秘旨》："咽喉七十二症总方六味汤，治一切咽喉，不论红白，初起之时，漱一服可愈。"【组成】荆芥穗、薄荷（要二刀香者妙）各 9 g，炒僵蚕、桔梗、生甘草、防风各 6 g。【用法】上为末，煎数滚去滓，温好，连连漱下，不可大口一气吃完。如煎不得法，服不得法，则难见效。倘要紧之时，用白滚水泡之亦可。【功效】辛温解表、疏风散寒。【适应证】主治风寒袭肺证。症见咽部微痛或痒，黏膜淡红不肿，吞咽不顺，伴恶寒微热，无汗，鼻流清涕，咳嗽痰清稀；舌质淡红，苔薄白而润，脉浮紧。【随症加减】鼻塞流清涕者加苍耳子、辛夷；咳嗽加紫菀、杏仁；咽痒加蝉蜕、橘红；咽充血明显而痛者加金银花、射干、玄参；声音嘶哑者加木蝴蝶、胖大海；口干咽燥，舌红少苔者加沙参、麦冬；痰黄黏稠者加芦根、桑白皮、知母；痰多色白者加白前、陈皮、茯苓、半夏；痰中带血丝者加仙鹤草、麦冬。【专科应用】①用于治疗喉源性咳嗽，急、慢性咽喉炎，急性喉炎、上呼吸

道感染等。②用于治疗白喉、瘟毒等病。【临床经验】①咽喉科时有急症，故必要时白水泡服，服用时连连漱下，取其局部治疗。不能言语者，将药浓煎，漱口吐去亦可。②无论风寒、风热、风燥，皆可加减应用。③治疗伴有咽喉干燥的咳嗽音哑，加细辛、紫苏叶。④干祖望经验：治慢性喉炎验方活血开音汤（红花、川芎、赤芍、当归尾、积雪草、天竺黄、僵蚕、桔梗、甘草），从四物汤与喉科六味汤化裁而得，适用于慢性声音嘶哑，检查见声带肥厚，声门闭合较差，全身其他症状不明显者。逐瘀开音汤（三棱、莪术、穿山甲、土鳖虫、当归尾、赤芍、乳香、没药），从张仲景之抵当汤、桂枝茯苓丸与三甲散相掺而成，适用于声带肥厚日久不愈，用一般的行气活血剂疗效不著，但身体壮实，无虚羸之象者。【方歌】六味汤中用荆防，桔草薄荷与僵蚕，外感风寒咽喉病，赶紧煎服保平安。

温肺止流丹

【来源】《辨证录》："人有鼻流清涕，经年不愈，是肺气虚寒，非脑漏也。夫脑漏即鼻渊也，原有寒热二症，不止胆热而成之也。然同是鼻渊，而寒热何以分乎？盖涕臭者为热也，涕清而不臭者为寒。热属实热，寒属虚寒。兹但流清涕而不腥臭，正虚寒之病也。热症宜用清凉之药，寒症宜用温和之剂，倘概用散而不用补，则损伤肺气，而肺金益寒，愈流清涕矣。方用温肺止流丹。"【组成】诃子、甘草各3g，桔梗9g，石首鱼脑骨（煅过存性为末）15g，荆芥、细辛、人参各1.5g。【用法】水煎调服。【功效】祛风散寒，温补肺脏。【适应证】主治脾肺气虚，邪滞鼻窍引起的鼻窒。症见出现交替性鼻塞，或鼻塞时轻时重，流稀涕，遇寒时症状加重，头部微胀不适，检查见鼻内肌膜肿胀色淡，对滴鼻灵、麻黄碱类滴鼻液比较敏感。【随症加减】风寒盛，营卫不和者合桂枝汤；痒甚嚏多者加蜈蚣、全蝎、地龙、蝉蜕；若头额冷痛可酌加羌活、白芷、川芎等；若畏寒肢冷、遇寒加重者可酌加防风、桂枝等。【专科应用】用于治疗鼻窦炎、慢性单纯性鼻炎、变应性鼻炎、上呼吸道咳嗽综合征等。【临床经验】①一剂即止流矣，不必再服也。鱼脑骨就是鱼脑石，来源于大黄鱼或小黄鱼的头盖骨的耳石。劈开头部，取出最大的一块耳石，洗净、晒干。甘、咸、寒，有利尿，排石的作用。常用于尿路结石，小便不利，解野蕈毒。外用治化脓性中耳炎及鼻炎。②鼻渊见鼻流腥臭脓涕，头痛、发热者禁用。③《疡医大全》温肺止流丹加减（加核桃仁、肉苁蓉、金樱子、蛤蚧），用于温肾壮阳，通窍。主治肾虚。④治疗变应性鼻炎，去鱼脑石，加黄芪、白芷、防风。联合应用选择抗组胺药、鼻腔局部应用糖皮质激素或细胞膜稳定药。【方歌】陈氏温肺止流丹，参草诃子鱼骨煅，细辛荆芥风药甘，桔梗载之入肺来。

九味羌活汤

【来源】《此事难知》："不独解利伤寒。治杂病有神。"【组成】羌活、防风、苍术各 9 g，细辛 3 g，川芎、香白芷、生地黄、黄芩、甘草各 6 g。【用法】视其经络前后左右之不同，从其多少大小轻重之不一，增损用之。若急汗热服，以羹粥投人；若缓汗温服，而不用汤投之也。【功效】发汗祛湿，兼清里热。【适应证】主治外感风寒湿邪，内有蕴热证。外感风寒湿邪，恶寒发热，无汗头痛。肢体骨节酸痛，口中苦而微渴，苔薄白，脉象浮或浮紧者；春可治温，夏可治热，秋可治湿，四时时疫，脉浮紧，发热恶寒，头痛，骨节烦疼之表证；水病，腰以上肿者；痘出不快。临床应用以恶寒发热，无汗，头痛项强，肢体酸楚疼痛，口苦微渴，舌苔白或微黄，脉浮为辨证要点。【随症加减】若湿邪较轻，肢体酸楚不甚者去苍术、细辛；如肢体关节痛剧者加独活、威灵仙、姜黄；湿重胸满者去滋腻之生地黄，加枳壳、厚朴；无口苦微渴者，生地黄、黄芩又当酌情裁减；里热甚而烦渴者加石膏、知母；若颈项酸强、肢体酸重疼痛较重者加羌活、藁本。【专

科应用】①主要用于治疗普通感冒、流感、急性荨麻疹、局限型系统性硬化病、疖病、多形性红斑、结节性红斑、血管性水肿、白癜风。②用于治疗偏头痛、风湿性关节炎、坐骨神经痛、肋间神经痛、体表神经痛、面神经炎、肌纤维织炎、落枕、下颌关节炎、肩周炎、颈椎病、复发性口腔溃疡、外感牙痛、寒湿泄泻等。**【临床经验】**①本方为辛温燥烈之剂，故风热表证及阴虚内热者不宜使用。若湿邪不胜，肢体酸痛不明显者慎用。②《中国医学大辞典》："此为四时发散之通剂。"《伤寒六书》易名"羌活冲和汤"，其"以代桂枝、麻黄、青龙各半汤，此太阳经之神药也……此汤非独治三时暴寒，春可治温，夏可治热，秋可治湿，治杂证亦有神也"。并"秘之不与庸俗知此奇妙耳"。如中风行经者加附子；中风秘涩者加大黄；中风并三气合而成痹等证，各随十二经上、下、内、外、寒、热、温、凉、四时、六气，加减补泻用之。若湿邪较轻，肢体酸楚不甚者可去苍术、细辛以减温燥之性；痛剧者则可倍用羌活，以加强通痹止痛之力；无口苦微渴者生地黄、黄芩又当酌情裁减。③张琪临证治疗腰痛每用川芎肉桂汤，《兰室秘藏》川芎肉桂汤（去细辛、白芷、黄芩、生地黄，加独活、柴胡、防己、神曲、肉桂、桃仁、当归梢）《张琪临证经验辑要》："此方为治风寒湿夹瘀血之腰痛为宜，笔者用之屡获良效。""原方量不必拘泥，可变通应用。"又属"古方今病不相能"。扩而广之，又可用于风寒湿邪夹痰动者、夹肾虚者、夹脾虚者等。明此，即"治杂病有神"。④荨麻疹急性者原方加连翘、荆芥，慢性者加茯苓、桔梗。顽固性咳性属内因肾阳不足、脾虚不化，寒痰阻肺，外为风寒所束，肺气不宣。带状疱疹好发于头面、腰胁及大腿内侧等处，多因肝胆湿热或寒湿久滞而成，常用九味羌活汤加龙胆、栀子、木通为方治之。在头面者加白蒺藜、桔梗；在腰胁者加川楝子、延胡索、香附；在下肢者加牛膝、土茯苓。肾盂肾炎急性者多因热毒壅盛、湿热内滞，由外邪引发。用九味羌活汤加蒲公英、地丁、石韦、紫背天葵等。梅尼埃病属"眩晕"范畴，多责之于肝、脾、肾三经，但临床上痰湿阻肺所致者亦较常见，可用九味羌活汤加减治疗。痛风其病机有湿热内蕴、寒凝、痰瘀闭阻等，多为本虚标实，偏热者关节红肿热痛，多为急性期，九味羌活汤加忍冬藤、虎杖、丹参、地丁、丝瓜络；若局部漫肿，皮色白微温，多为慢性期，九味羌活汤加麻黄、白芥子、薏苡仁、黄芪、萆薢。**【方歌】**九味羌活用防风，细辛苍芷与川芎，黄芩生地加甘草，发汗祛风力量雄。

加味羌活汤 **【来源】**《痘疹会通》："治痘后面目浮肿。"
【组成】羌活、防风、升麻、柴胡、当归、川芎、藁本、黄芩、白菊花、蔓荆子各10 g，细辛3 g。**【用法】**水煎温服。**【功效】**祛风散寒，胜湿止痛。**【适应证】**主治风寒湿淫证。头痛、面目浮肿，肩背关节疼痛，上肢麻木疼痛，舌白苔腻，脉浮紧。**【随症加减】**寒湿较重者加桑枝、桂枝、海风藤；兼有湿热者加防己、连翘、栀子、忍冬藤、蚕沙；肝肾阴虚者加枸杞子、熟地黄、山茱萸；脾失健运者加党参、白术、当归、神曲、麦芽、茯苓。**【专科应用】**①用于治疗老年皮肤瘙痒症、白癜风、带状疱疹后遗症神经痛等皮肤科疾病。②用于治疗颞颌关节功能紊乱、面神经炎、骨关节炎、肩周炎、颈椎病、额窦炎。③用于治疗神经性头痛、偏头痛、颞动脉炎、后循环缺血、急性肾盂肾炎水肿。**【临床经验】**①本方温燥之品较多，禁用于阴虚火旺者。②治疗颞下颌关节功能紊乱综合征，配合封闭疗法。治疗面神经炎，合正斜丸。治疗颈椎病，加鹿衔草、鬼箭羽、蓝布正、葛根。治疗带状疱疹后遗症神经痛，加乳香、没药、川楝子、延胡索。治疗急性肾盂肾炎水肿，加白茅根、玉米须、薏苡仁、赤小豆。**【方歌】**加味羌活汤归芎，蔓荆黄芩辛防风，藁本升柴气味雄，风寒湿淫尽可用。

小青龙汤【来源】《伤寒论》:"伤寒表不解,心下有水气,干呕,发热而咳,或渴,或利,或噎,或小便不利、少腹满,或喘者,小青龙汤主之。""伤寒心下有水气,咳而微喘。服汤已渴者,此寒去欲解也。小青龙汤主之。"《金匮要略》:"咳逆倚息不得卧,小青龙汤主之。"【组成】麻黄(去节)、桂枝(去皮)、半夏(洗)、芍药各9g,细辛3g,干姜、五味子、甘草(炙)各6g。【用法】上8味,以水1斗(10L),先煮麻黄,减2L,去上沫,内诸药,煮取3L,去滓,温服1L。现代用法:水煎温服。【功效】解表散寒,温肺化饮。【适应证】主治风寒客表,水饮内停证。症见恶寒发热,头身疼痛,无汗,喘咳,痰涎清稀而量多,胸痞,或干呕,或痰饮喘咳,不得平卧,或身体疼重,头面四肢浮肿,舌苔白滑,脉浮。【随症加减】若口渴去半夏,加天花粉;微利去麻黄,加荛花(熬令赤色);噎者去麻黄,加附子(炮);若小便不利,少腹满者去麻黄,加茯苓;若喘去麻黄,加杏仁(去皮、尖);若外寒证轻者可去桂枝,麻黄改用炙麻黄;恶风自汗者重用桂芍,或加姜枣;兼有热象而出现烦躁者加生石膏、黄芩;兼喉中痰鸣加杏仁、射干、款冬花;若鼻塞,清涕多者加辛夷、苍耳子;兼水肿者加茯苓、猪苓;若痰多清稀、咳喘不得平卧者重用细辛、半夏、干姜。【专科应用】①用于治疗以喘咳为主要临床表现的感冒、支气管炎、肺部感染、支气管哮喘、百日咳、肺源性心脏病(简称肺心病)、急性左心衰肺水肿、慢性阻塞性肺疾病、肺气肿、咳嗽变异性哮喘、小儿毛细支气管炎、放射性肺炎、特发性肺纤维化、恶性胸腔积液、变应性鼻炎。②用于治疗以呃逆为主要临床表现的慢性肥厚性胃炎、消化性溃疡并幽门不全梗阻。③用于治疗以水肿为主要临床表现的急性肾炎、肾病综合征等。④用于治疗失音、暴盲、卡他性眼炎、梅尼埃病、卡他性中耳炎等眼耳鼻咽喉口腔科疾病。⑤

用于治疗肩周炎、癫痫、老年遗尿、病态窦房结综合征、慢性充血性心力衰竭、乙型病毒性肝炎（简称乙肝）、肠易激综合征、抽搐昏迷、自汗、荨麻疹等。亦可作为减轻花粉症症状。

【临床经验】 ①因本方多温燥之品，故阴虚干咳无痰或痰热证者，不宜使用。过服本方，容易伤阴，因此，一般只宜在风寒引起的哮喘急性发作时使用。待症状缓解之后，即改用其他方剂善后。比如用桂枝加厚朴杏子汤，或者苓桂术甘汤等。②干姜、细辛、半夏、五味子为治咳喘痰饮之要药，若肺寒停饮偏重，五味子用量宜少于干姜、细辛；若寒饮之咳肺虚者，则五味子用量宜酌加大。兼有热象者加石膏，《金匮要略》名为小青龙加石膏汤。"肺胀，咳而上气，烦躁而喘，脉浮者，心下有水，小青龙加石膏汤主之。"③刘渡舟经验：临床运用本方要抓住几个关键环节。a. 辨水色：寒饮为阴邪，易伤阳气，胸中阳气不温，使荣卫行涩，不能上华于面，患者可见面色黧黑，称为"水色"；或见两目周围有黑圈环绕，称为"水环"；或见头额、鼻柱、两颊、下巴的皮里肉外之处出现黑斑，称为"水斑"。b. 辨咳喘：或咳重而喘轻，或喘重而咳轻，或咳喘并重，其则倚息不能平卧，每至夜晚加重。c. 辨痰涎：肺寒津冷，阳虚津凝，成痰为饮，其痰涎色白质稀；或形如泡沫，落地为水，或吐痰为蛋清状，触舌觉冷。d. 辨舌象：肺寒气冷，水饮凝滞不化，故舌苔多见水滑，舌质一般变化不大，但若阳气受损时，则可见舌质淡嫩，舌体胖大。e. 辨脉象：寒饮之邪，其脉多见弦象，因弦主饮病；如果是表寒里饮，则脉多为浮弦或见浮紧；若病久入深、寒饮内伏，其脉则多见沉。f. 辨兼证：水饮内停，往往随气机运行而变动不居，出现许多兼证，如水寒阻气，则兼噎；水寒犯胃，则兼呕；水寒滞下，则兼小便不利；水寒流溢四肢，则兼肿；若外寒不解，太阳气郁，则兼发热、头痛等症。以上6个辨证环节，是正确使用小青龙汤的客观标准，但6个环节不必悉具，符合其中一两个主症者，即可使用小青龙汤。④李可经验：变通小青龙汤（小青龙汤 1/2 量，加生石膏 125 g），依上法煮汤，小量多次给药，治素有痰喘宿疾，正气先虚，暴感寒邪，无汗或有汗而发热、剧烈咳喘，鼻翼扇动，喉间痰声如拽锯，脉浮紧或滑数，烦躁闷乱，渴而索水，舌中根黄燥者。⑤谢鸣经验：根据病证加减。a. 慢性支气管炎急性发作及肺炎等属素有停饮，复感风寒，见寒热无汗，咳喘痰多，可选加紫菀、款冬花，或杏仁、紫苏子；肺郁化热见热甚、苔黄脉数，加生石膏、射干。支气管哮喘属于寒痰阻肺，见咳喘胸满，加橘红、炒枳壳、炒莱菔子。老年性肺气肿兼下元不足，见咳喘短气，腰膝酸软，加人参、补骨脂、当归。小儿百日咳属于风痰稽肺，见喉痒咳甚、咳白色泡沫痰，加百部、制僵蚕、蝉蜕。b. 肺心病及急性心力衰竭肺水肿属心肾阳虚、寒饮凌心犯肺，见胸闷心悸，减麻黄量，增桂枝、甘草用量，或加黄芪、丹参；见尿少身肿，加车前子、炒葶苈子、大枣。c. 变应性鼻炎属肺脾虚寒，偶感风寒即见喷嚏频作，清涕不断，伴鼻塞声重，可加辛夷、防风、制苍耳子。卡他性中耳炎属饮蒙耳窍，见眩晕、耳痛耳胀、舌滑脉弦，重用半夏，加石菖蒲、制地龙、虎耳草。d. 其他：慢性肾炎属肺脾虚寒，因外感风寒而见形寒肢冷、水肿或水肿加重者，可选加制附子、炒白术、茯苓、益母草。腹泻型肠易激综合征属于寒饮留聚胃肠，见腹痛畏寒、肠鸣泄泻，桂枝易肉桂，加白术、茯苓。胸腔积液见胸痛，或胸满气急而无明显热象者，可选加紫苏子、炒莱菔子、白芥子。⑥王文鼎经验：方中姜、辛、味三药一般等量用之；麻黄选用亦很有分寸，如初病表实用麻黄，次用麻黄绒（麻黄捣烂去粉末留用），后期喘而汗出用麻黄根，量可达 30 g；桂枝与白芍配伍，新病初期两味等量，病久渐虚则白芍倍桂枝量；寒饮郁热之寒热兼夹见口干思饮，但饮不多者加石膏，喘甚加杏仁，咽痛加山豆根。【方歌】小青龙汤桂芍麻，干姜辛夏草味加；

外束风寒内停饮，散寒蠲饮效堪夸。

射干麻黄汤【来源】《金匮要略》："咳而上气，喉中水鸡声，射干麻黄汤主之。"【组成】射干、麻黄、半夏各 9 g，生姜、细辛、紫菀、款冬花各 6 g，大枣 3 枚，五味子 3 g。【用法】上 9 味，以水 2400 mL，先煮麻黄两沸，去上沫，内诸药，煮取 600 mL，分温三服。【功能】宣肺祛痰，下气止咳。【适应证】主治痰饮郁结，气逆喘咳证。症见咳而上气，喉中有水鸡声者，或胸膈满闷，或吐痰涎，苔白或腻，脉弦紧或沉紧。【随症加减】治久咳不止，或产后喘咳，颈项生疮，瘰疬累积如贯珠者去细辛、五味子，倍射干加皂角子有效；咳喘剧烈者加地龙、全蝎；咳吐稀痰，不得平卧者加葶苈子、莱菔子；痰黄稠、恶寒发热加青黛、浙贝母、生石膏、鱼腥草；咳嗽无痰或痰少黏稠难出、鼻燥咽干、声音嘶哑者加沙参、麦冬、川贝母；喘息严重者加旋覆花、紫苏子；咽痒者去五味子，加前胡、牛蒡子；见咳嗽气喘，痰稠苔黄者去细辛、五味子，加黄芩、连翘、桑白皮、杏仁、浙贝母等；若兼胸膈满闷宜加杏仁、厚朴，痰涎壅盛加紫苏子；兼见水肿加桑白皮、葶苈子；咳逆上气，汗多者加五味子、白芍，配麻黄，使散中有收，以敛肺气；口干甚者加生石膏；伴鼻塞者加白蒺藜、苍耳子；伴头痛者加前胡；肺实肾虚者加菟丝子、狗脊、熟地黄、枸杞子、补骨脂、桃仁。【专科应用】①用于治疗寒性咳嗽、小儿支气管炎、小儿毛细支气管炎、支气管哮喘、肺炎、结核性胸膜炎、肺癌、急、慢性支气管炎、肺气肿、肺心病、心绞痛、感染后咳嗽、白喉、扁桃体炎、滤泡性咽炎、口腔溃疡、慢性胃炎、胃溃疡、冠心病。②用于治疗变应性鼻炎、皮肤瘙痒症等。【临床经验】①体虚自汗，盗汗仍虚喘者禁服，有明显表证者禁用。麻黄的用量不可过大。②姜良铎经验：方中去生姜改干姜而治寒饮阻肺明显者，干姜能温中，使脾能散精，上归于肺，肺能通调水道，下输膀胱，水液运行如常，则饮邪消散，干姜与细辛相配更加强温肺化饮之功；如痰涌喘逆不能平卧者加葶苈子、紫苏子、炒莱菔子降气涤痰；哮喘发作呈持续状态者加全蝎、广地龙、川芎化瘀通络，解痉定喘；冷哮咳喘，背部怕冷，痰白而黏者加金沸草以助降气化痰，配椒目、生艾叶温肺散寒，化饮止咳平喘；大便不畅，脘腹胀满，舌苔白厚者加瓜蒌、生白术、炒枳壳通腑降逆，化痰平喘；喉中痰鸣，声如拽锯明显者加赭石、生龙骨、生牡蛎降逆气、坠痰涎，《医学衷中参西录》："龙骨善治肺中痰饮咳嗽，咳逆上气。"它与牡蛎并用，"为治痰之神品"，三药镇肝潜阳以熄风解痉，补肾纳气以平喘；病久阳虚，喉中痰鸣，声低息微，汗出肢冷，脉沉细者，加山茱萸，张锡纯认为"山萸肉，味酸性温，能收敛元气，振作精神，固涩滑脱。因得木气最厚，收涩之中兼具条畅之性……且敛正气而不敛邪气"，配补骨脂暖丹田、壮元阳、温肾逐寒、敛气止脱，可以补火以生土，使肾中真阳之气得补而上升。蛤蚧味咸性平，属血肉有情之品，益肾填精，补肺气，温肾纳气力雄，能纳气归元，止咳平喘。**【方歌】**射干麻黄亦治水，不在发表在宣肺，姜枣细辛款冬花，紫菀半夏加五味。

止嗽散 **【来源】**《医学心悟》："药不贵险峻，惟其中病而已。此方系予苦心揣摩而得也。盖肺体属金，畏火者也，过热则咳；金性刚燥，恶冷者也，过寒亦咳。且肺为娇脏，攻击之剂既不任受，而外住皮毛，最易受邪，不行表散则邪气留连而不解。经曰：微寒微咳，寒之感也，若小寇然，启门逐之即去矣。医者不审，妄用清凉酸涩之剂，未免闭门留寇，寇欲出而无门，必至穿逾而走，则咳而见红。肺有二窍，一在鼻，一在喉，鼻窍贵而不闭，喉窍宜闭而不开。今鼻窍不通，则喉窍将启，能不虑乎？本方温润和平，不寒不热，既无攻击过当之虞，大有启门驱贼之势。是以客邪易散，肺气安宁。宜其投之有效欤？""咳嗽者，肺寒也。经云：形寒饮冷则伤肺是也。肺主皮毛，寒邪侵于皮毛，连及于肺，故令人咳。宜用止嗽散，加荆芥、防风、紫苏子主之。"【组成】桔梗（炒）、荆芥、紫菀（蒸）、百部（蒸）、白前（蒸）各 1000 g，甘草（炒）375 g，陈皮（水洗去白）500 g。【用法】上为末。每服 3 钱（9 g），食后、临卧开水调下；初感风寒，生姜汤调下。现代用法：共为末，每服 6～9 g，温开水或姜汤送下。亦可作汤剂，水煎服，用量按原方比例酌减。【功效】宣利肺气，疏风止咳。【适应证】主治风邪犯肺证。临床应用以咳嗽咽痒，微恶风发热，苔薄白为辨证要点。【随症加减】若外感风寒初起，头痛鼻塞，恶寒发热等表证较重者加防风、紫苏、生姜；咳嗽较甚者加金沸草、矮地茶；咽痒甚者加牛蒡子、蝉蜕；鼻塞声重者加辛夷花、苍耳子；兼风热表证见身热者，加金银花、连翘或知母、黄芩；表证已解，去解表药，湿聚生痰，痰涎稠黏者加半夏、茯苓、桑白皮、浙贝母、冬瓜子；燥气焚金，干咳无痰者加瓜蒌、贝母、知母；肺热而咳嗽痰黄者加生石膏、桑白皮、胆南星；咳仍不好（虚）加沙参、核桃仁；兼暑加黄连、天花粉；喘急加地龙；咳而吐者加炙枇杷叶；瘀血重加丹参、当归；兼咳血用荆芥炭，加丹参、赤芍、白及、煅花蕊石；咳而胁痛（属肝）合四逆散；咳而咽痛（属肺）加牛蒡子；咳而右胁痛（属脾）引背加秦艽、粉葛、郁金；咳而腰背痛（属肾）加附片，久煎；咳而吐苦水（属肝）加夏枯草、法半夏、甜姜；咳而矢气（属小肠）加白芍；咳吐蛔虫加乌梅、花椒、干姜，热加黄连；咳而遗尿加山药、益智、覆盆子；咳而遗屎（属大肠）加赤石脂；咳而气火上冲两胁加香附、柴胡、贝母、栀子；久咳不止合用异功散加减；津液损伤而咽干口渴者，加沙参、麦冬；体虚易感者加玉屏风散。【专科应用】用于治疗喉源性咳嗽、小儿顽咳、小儿支原体肺炎、咳嗽变异性哮喘、上呼吸道感染、支气管炎、百日咳、夏令感冒等。【临床经验】①外感初起以表证为主者，阴虚劳嗽或肺热咳嗽者，不宜使用。如肺热咳喘，须加贝母、知母、瓜蒌、黄芩之类，不宜单独使用。表邪重者，亦非本方所宜。《医学心悟》一方无荆芥。②治疗各种咳嗽加减法：暑热犯肺者加黄连、黄芩、天花粉；痰湿壅肺者加半夏、茯苓、桑白皮、生姜、大枣；风燥伤肺者加瓜蒌、贝母、知母、柏子仁；肝郁化火者加香附、贝母、柴胡、黑栀子；阴虚内热者：肾阴虚者宜朝用地黄丸，午用止嗽散去荆芥加知母、贝母，并佐以藏糜胡桃汤；肺阴虚者加团鱼丸，或加月华丸；伴胁痛者加柴胡、枳壳、赤芍或加葛根、秦艽、郁金；伴腰背痛者加附子；伴咳血者加荆芥、紫苏、赤芍、丹参；伴咽喉不利者倍桔梗，加牛蒡子；伴纳呆腹胀者合五味异功散。伴胸脘痞闷者加连翘、山楂、麦芽、莱菔子；咳而吐苦水者加黄芩、半夏、生姜；咳而矢气者加芍药；咳而吐蛔虫者去甘草，加乌梅、花椒、干姜，若有热则加黄连；咳而遗屎者加白术、赤石脂；咳而遗尿者加茯苓、半夏。③龚士澄止嗽散加减法：风寒咳嗽，鼻塞声重者加紫苏叶、杏仁；寒束皮毛，喜暖畏冷咳嗽且喘加杏仁、紫苏子，以麻黄易荆芥；喉间有痰作哮再加射干；风热咳嗽，咽喉红肿，身热有热不退去百部、紫菀、荆芥加牛蒡子、浙贝母、蝉蜕、金银花、连翘；咳嗽而胸胁作痛加瓜蒌皮、橘络；热甚加黄芩；寒热往来加青蒿或柴胡；发热夜重晨轻加白薇或地骨皮；秋感凉燥而咳嗽，状如感冒风寒，但有津气干燥，如唇干嗌干，干咳连声等，去荆芥、桔梗、白前，加松子仁、款冬花、杏仁、冰糖为引；温燥咳嗽，去百部、荆芥、陈皮，加北沙参、麦冬、川贝母、桑叶，枇杷叶为引。④何绍奇治疗外感咳嗽时，伤风咳嗽常嫌祛风解表之力不足，加薄荷、杏仁；凉燥用杏苏散和止嗽散，或仅取止嗽散中紫菀、百部与杏苏散合方。⑤吴震西加减止嗽散：百部、紫菀、橘红、桔梗、白前、甘草，去荆芥，加旋覆花、法半夏、白茯苓、僵蚕、紫苏子。发热加银翘或黄芩、知母清热解毒；痰多加浙贝母、冬瓜子或二陈；喘急加地龙、紫苏子；咽痒加僵蚕、蝉蜕；瘀重加当归、丹参；咯血加花蕊石、白及；咳而吐加旋覆花、枇杷叶；阴伤加沙参、麦冬；体虚易感加玉屏风散。⑥俞慎初加减止嗽散：百部、荆芥、陈皮、甘草，去桔梗、白前、紫菀，加浙贝母、杏仁、款冬花。临床上，风热合用桑菊饮或银翘散；风寒加紫苏叶、防风；痰浊合二陈汤；痰多气逆合用三子养亲汤；肺热加桑白皮、枇杷叶、黄芩。⑦聂云台加生莱菔子、枇杷叶煎汤，滤去渣取汁，再加生萝卜汁，共和调药粉为丸（酌加炼蜜更好），每丸如弹子大，约重 8 g，每服 1 粒，小儿减半，早晚各 1 次，开水化服。对各种咳嗽奏效甚好，诚如聂氏所说："从此用无不效，风寒痰热皆宜。"【方歌】止嗽散桔草白前，紫菀荆陈百部研，化痰止咳兼解表，姜汤调服不必煎。

香苏散 【来源】《太平惠民和剂局方》："治四时瘟疫、伤寒。"【组成】香附子（炒香，去毛）、紫苏叶各 120 g，甘草（炙）30 g，陈皮（不去白）60 g。【用法】上为粗末。每服 3 钱（9 g），水一盏（300 mL），煎七分，去滓，热服，不拘时候，日三服（每日 3 次）；若作细末，只服 2 钱（6 g），入盐点服。现代用法：作汤剂，水煎服，用量按原方比例酌减。【功效】疏散风寒，理气和中。【适应证】外感风寒，内有气滞，形寒发热，头痛无汗，胸膈满闷，嗳气恶食，以及妊娠霍乱、子悬、鱼蟹积等。四时瘟疫、伤寒。四时感冒，头痛发热，或兼内伤，临床应用以恶寒身热，头痛无汗，胸脘痞闷，不思饮食，舌苔薄白，脉浮为辨证要点。【随症加减】头痛加川芎、白芷；头痛如斧劈加石膏、连须葱头；偏正头风加细辛、石膏、薄荷；太阳穴痛加荆芥穗、石膏；伤风自汗加桂枝；伤风无汗加麻黄（去节），并干姜；伤风恶寒加苍术；伤

风发热不退加柴胡、黄芩；伤风咳嗽不止加半夏、杏仁；伤风胸膈痞塞加制枳壳；伤风鼻塞声重，咽膈不和加桔梗、旋覆花；伤风痰涎壅盛加白附子、天南星；伤寒鼻内出血加茅花；伤寒气促不安加大腹皮、桑白皮；伤风鼻塞不通，头昏加羌活、荆芥；伤风不解，吐血不时加生地黄；伤风不解，耳内出脓疼痛加羌活、荆芥；伤风不解，咽喉肿痛加桔梗；伤风中脘寒，不思饮食加去白青皮、枳壳；伤风呕吐，恶心不止加丁香、半夏；伤风头晕眼花，头倒支持不住加熟附子；伤风时作寒栗加桂枝；伤风痰壅，呕恶不止加白附子、旋覆花、半夏；伤风后时时作虚热不退加人参；伤风饮食不能消化加砂仁、青皮；伤风多日不解，作潮热，自日至日中不退，日日如是加地骨皮、柴胡、人参、地骷髅；初感风寒，头痛作热，鼻塞声重加羌活、川芎；感风腰痛，不能伸屈加官桂、桃仁；感风浑身痛不止加赤芍、紫荆皮；感风头项强急，不能转动加羌活、官桂；腹肚疼痛加木香；腹肚疼刺不可忍加姜黄、吴茱萸7粒；小腹疼痛无时，不可忍加木香、姜、枣；妇女忽然大便难解、肛门痛肿，不能下地加木香、木瓜、吴茱萸；妇女被性所苦，胸膈痞疼，胁肋刺痛，小便急痛加木香、枳壳；妇女被气疼所苦加木香、砂仁；脾胃不和，腹部胀闷加谷芽、神曲；伤食吐呕，泄泻腹痛加干姜、木香；心卒痛者加延胡索，酒1盏；饮酒太过，忽遍身发疸，或两目昏黄加山茵陈、栀子；中酒吐恶加乌梅、丁香；妇女经水将行，先作寒热加苏木、红花；妇女产后作虚热不退，烦渴加人参、地黄；产后发热不退加人参、黄芪；产后腰疼不止加当归、官桂；冷嗽不已加干姜、五味子、杏仁；脾寒加高良姜、青皮、草果；脚气加木香、木瓜、牛膝、紫荆皮、吴茱萸、川楝子；感风寒发热头痛加不换金正气散；感寒头痛，壮热恶寒，身痛不能转动加生料五积散；饮食不下，欲吐不吐加丁香与莱菔子；感寒头痛，发热身疼，分阴阳加败毒散、石膏；妇女产后风，脚手疼痛，生料五积散、人参败毒散，加木瓜，不换金正气散，加生地黄、川芎同煎。

【专科应用】①用于治疗上呼吸道感染、胆汁反流性胃炎、急、慢性胃炎、慢性结肠炎、功能性消化不良、胃瘫、肠易激综合征、自主神经功能紊乱、神经衰弱、抑郁症、焦虑症等。②用于治疗痛经、妊娠期感冒、崩漏下血、月经不调、产后恶露不绝、产后腹痛、癥瘕积聚、不孕、围绝经期综合征。③用于治疗食物中毒、过敏反应如荨麻疹等。【临床经验】①风热外感者忌用，阴虚者忌用。②《医学心悟》加味香苏散（加荆芥、秦艽、防风、蔓荆子、川芎、生姜），主治四时感冒。外感风寒，兼有气滞证。头痛项强、鼻塞流涕，身体疼痛，发热恶寒或恶风，无汗，胸脘痞闷，苔薄白，脉浮。若头脑痛甚者加羌活、葱白；自汗恶风者加桂枝、白芍；若在春夏之交，唯恐夹杂温暑之邪，不便用桂，加白术；若兼停食，胸膈痞闷加山楂、麦芽、莱菔子；太阳本证未罢，更兼口渴溺涩者，此为膀胱腑证，加茯苓、木通；喘嗽，加桔梗、前胡、杏仁；鼻衄或吐血，本方去生姜，加生地黄、赤芍、丹参、牡丹皮；咽喉肿痛加桔梗、牛蒡子、薄荷；便秘加莱菔子、枳壳；若兼四肢厥冷，口鼻气冷，是兼中寒也，加干姜、肉桂之类，虽有表证，其散药只用一二味，不必尽方；若挟暑气，加入知母、黄芩之类；干呕发热而咳，为表有水气加半夏、茯苓；时行疫疠加苍术；梅核气证，喉中如有物，吞不入，吐不出者加桔梗、紫苏梗；妇女经水适来加当归、丹参；产后受风寒加黑姜、当归，其散剂减去大半；若禀质极虚，不任发散者，更用补中兼散之法。③《世医得效方》加苍术、生姜、葱白，治伤寒、伤风、伤湿、伤食。头痛加川芎、白芷、细辛、荆芥穗；咳嗽声重，痰多涕稠加半夏、桔梗、乌梅、桑白皮；心疼加石菖蒲、半夏；泄泻加木香、藿香。《卫生宝鉴》去甘草、香附，加防己、木通，治水气虚肿，小便赤涩。《胎产新书》加藿香叶、砂仁，治妊娠霍乱。如转筋，加木瓜；胎动不安，加土炒白术；如夏月得之，加黄芩、炒黄连、香薷；如冬月得之，加人参、土炒白术、炮姜。《幼科金针》加柴胡、桂枝、防风、羌活，治小儿呕吐。③妊娠期感冒首先应考虑给予香苏散。妊娠恶阻的常用方剂为小半夏加茯苓汤，疗效不明显时，可适当加用理气剂如香苏散加黄芩、砂仁；严重的妊娠恶阻应给予香苏散加黄连、连翘。【方歌】香苏散内草陈皮，外感风寒气滞宜，寒热头痛胸脘闷，解表又能疏气机。

桂枝麻黄各半汤 【来源】《伤寒论》："太阳病，得之八九日，如疟状，发热恶寒，热多寒少，其人不呕，清便欲自可，一日二三度发。脉微缓者，为欲愈也；脉微而恶寒者，此阴阳俱虚，不可更发汗、更下、更吐也；面色反有热色者，未欲解也，以其不能得小汗出，身必痒，宜桂枝麻黄各半汤。"【组成】桂枝（去皮，味辛甘温）、芍药（味苦酸微寒）、生姜（切，味辛温）、甘草（炙，味甘平）、麻黄（去节，味辛微温）各 9 g，大枣（擘，味甘温）4 枚、杏仁（汤浸去皮尖及两仁者，味苦微温）24 枚。【用法】上 7 味，以水 5 L，先煮麻黄一二沸，去上沫。内诸药，煮取一升八合（1.8 L），去滓，温服六合（0.6 L），本云桂枝汤三合（0.3 L），麻黄汤三合（0.3 L），并为六合（0.6 L），顿服，将息如上法。现代用法：水煎温服。【功效】辛温解表，小发其汗。【适应证】主治表郁日久之轻证。临床应用以表证日久，证轻邪轻，发热恶寒如疟状，一日二三度发，或伴面红，无汗，身痒，脉略浮紧为辨证要点。【随症加减】鼻塞不通者加辛夷、苍耳子；头痛明显者加细辛、白芷；面部瘙痒者乃风寒袭表，卫阳郁遏，加川乌、防风；营弱脉细者加重芍药、甘草用量；风寒夹湿见无汗、头身重痛、舌苔白腻者加苍术或白术；若恶心者加陈皮、半夏；风寒表证发热恶寒，一日二三度如疟状，不能得小汗出，素体虚者加党参、生黄芪。【专科应用】①用于治疗急、慢性胃肠

炎、急、慢性结肠炎、痢疾、感冒、急性咽炎、荨麻疹、产后感冒、病态窦房结综合征、类风湿关节炎等。②用于治疗变应性鼻炎、急性荨麻疹、慢性荨麻疹、神经性皮炎、糖尿病合并皮肤瘙痒、老年皮肤瘙痒症、寻常型银屑病。【临床经验】①本方为温热之品，病愈即止，久服可耗血伤阴。服药期间注意避风寒，防止皮肤腠理打开，外邪乘虚而入。②治疗急性荨麻疹，可配合刺络放血效果更佳。治疗慢性荨麻疹，全身痒甚者加白芷、沙苑子；面及胸部风疹不退或退而复出者加葛根；额角耳后风疹反复出现者加柴胡、龙胆；脉细数、舌红者加生地黄、玄参、麦冬；疹色鲜红，痒甚心烦者加栀子、牡丹皮；疹色淡，畏风者加黄芪、当归。【方歌】桂加麻杏名各半，肌表小邪不得散。面有热色身亦痒，两方合用发小汗。

第二节 辛凉解表剂

银翘散【来源】《温病条辨》："太阴风温、温热、温疫、冬温，初起恶风寒者，桂枝汤主之；但热不恶寒而咳者，辛凉平剂银翘散主之。温毒、暑温、湿温、温疟，不在此例。""太阴温病，恶风寒，服桂枝汤已，恶寒解，余病不解者，银翘散主之，余症悉减者，减其制。"【组成】连翘、金银花各30 g，苦桔梗、牛蒡子、薄荷各18 g，生甘草、淡豆豉各15 g，荆芥穗、淡竹叶各12 g。【用法】上杵为散。每服6钱（18 g），鲜苇根汤煎，香气大出，即取服，勿过煎。肺药取轻清，过煎则味厚入中焦矣。病重者，约二时一服，日三服，夜一服；轻者，三时一服，日二服，夜一服；病不解者，作再服。现代用法：作汤剂，水煎服，用量按原方比例酌减，亦可制丸剂或散剂服用。不宜久煎。【功效】辛凉透表，清热解毒。【适应证】主治温病初期诸证。临床应用以发热，微恶寒，咽痛，头痛，口渴，脉浮数为辨证要点。【随症加减】若渴甚者，为伤津较甚，加天花粉；项肿咽痛者，系热毒较甚，加马勃、玄参；衄者，由热伤血络，去荆芥穗、淡豆豉，加白茅根、侧柏炭、栀子炭；咳者，是肺气不利，加杏仁；胸膈闷者，乃夹湿邪秽浊之气，加藿香、郁金；二三日病不解，热渐入里，加细生地黄、麦冬；再不解，或小便短，再加知母、黄芩、栀子；麻疹初起，透发不齐加浮萍、蝉蜕；热入营分，疹色红赤加地黄、赤芍；风热壅滞皮肤，疮疹初起加蒲公英、大青叶、紫花地丁；伴下肢关节疼痛者加姜黄、海桐皮；兼食滞者加山楂、神曲；大便秘结者加大黄。【专科应用】①用于治疗流感、急性上呼吸道感染、肺炎、病毒性心肌炎、急性扁桃体炎、肾病综合征、麻疹之初热与出疹期、幼儿急疹、风疹、猩红热、水痘、手足口病、流行性腮腺炎、乙脑、皮肤黏膜淋巴结综合征、产褥感染、急性子宫内膜炎等。②用于治疗药物性皮炎、暴发性剧烈风疹、荨麻疹、疮痈疖肿、眼疾、咽峡疱疹、急、慢性胃炎等。【临床经验】①凡外感风寒及湿热病初起者禁用。服药期间忌生冷及酸性食物，最好忌茶，茶中鞣质、咖啡因可与中药反应，产生沉淀影响疗效。方中药物多为芳香轻宣之品，不宜久煎。鲜苇根以芦根代替，用芦根水煎银翘散，采用短煎频服，薄荷、荆芥穗宜后下。②《温病条辨》一方有玄参，如银翘散去牛蒡子、玄参加杏仁滑石方、银翘散去牛蒡子、玄参、荆芥穗加杏仁石膏黄芩方、银翘散去淡豆豉、加细生地黄、牡丹皮、大青叶倍玄参方。"太阴温病，不可发汗。发汗而汗不出者，必发斑疹。汗出过多者，必神昏谵语。发斑者，化斑汤主之；发疹者，银翘散去豆豉加细生地、牡丹皮、大青叶、倍元参主之……""太阴伏暑，舌白口渴，无汗者，银翘散去牛蒡子、元参加杏仁、滑石主之。""太阴伏暑，舌赤口渴，无汗者，银翘散加生地、牡丹皮、赤芍、麦冬主之。"
"太阴伏暑，舌白口渴，有汗或大汗不止者，银翘散去牛蒡子、
元参、芥穗，加杏仁、石膏、黄芩主之。"凡是风热郁结肺卫，
见咽喉红肿疼痛，或者银翘散证兼见斑疹等营热证时，用玄参
银翘散有更好的疗效。"下后无汗脉浮者，银翘汤主之。"《温
病条辨》银翘汤由金银花、连翘、淡竹叶、生甘草、麦冬、生
地黄组成，是辛凉合甘寒轻剂。何廉臣勘校《通俗伤寒论》治
疗春温伤寒（一名客寒包火，俗称冷温）："银翘散略加麻黄，
辛凉开肺以泄卫。"这种把伤寒麻黄剂与温病银翘、桑菊剂嫁
接起来的方剂具有非凡的疗效。③临床应用时，如风热郁闭卫
表较重，无汗或少汗者，增荆、豉、薄之量以加强疏透之力；
如肺气失宣，咳嗽为主者，于桔、蒡组加杏仁宣达肺气，或再
加浙贝母宣肺化痰；如风热郁阻咽喉，咽喉肿痛为重者，在
甘、桔、蒡、薄利咽组加玄参，或再加射干、蝉蜕、僵蚕等开
结利咽；如热毒深重，发热，或有红肿热痛等热毒见症者，加
大清热解毒组银、翘之量，或再加栀子、黄芩等以清热泻火解
毒；如小便短赤，热移小肠者，增淡竹叶量，或加栀子、麦冬
甘苦合化阴气以泄火腑之热；如口干、唇干、鼻干、舌干等津
伤明显者，加芦根量，或再加玄参、麦冬等甘寒以生津液；如
波及营血，发疹发斑者，加生地黄、牡丹皮、赤芍、大青叶、
玄参等，清营凉血。④用银翘散取效的关键即在于淡豆豉、荆
芥穗这两味辛温药的运用，与薄荷、牛蒡子"透风于热外"，
其疏风透邪的作用会大大增强。杂病风热蕴郁，内伏不解，或
内生热毒炎风，壅郁于上焦所导致的咳嗽，咽喉肿痛，目赤肿
痛，鼻塞不通、流涕喷嚏，耳痛流脓等病证；以及热毒夹风郁
于皮肤，波及营分所致的发疹、发斑、发痘等病证，可用本方
化裁治疗。⑤治疗暴发性剧烈风疹：金银花、连翘、荆芥穗、
薄荷、牛蒡子、桔梗、淡竹叶、淡豆豉、甘草、芦根。伴高热
者加石膏、知母；疹色较红者加牡丹皮、赤芍；疹色淡者加滑

石、通草；颈旁及耳后等处淋巴结肿大者加夏枯草、昆布；胸闷易烦者加焦栀子；鼻衄加白茅根、黄芩。⑥制成银翘解毒散、银翘解毒丸、银翘解毒片、银翘解毒膏、金花清感方，方便临床应用。【方歌】银翘散主上焦疴，竹叶荆蒡豉薄荷，甘桔芦根凉解法，发热咽痛服之瘥。

桑菊饮【来源】《温病条辨》："太阴风温，但咳，身不甚热，微渴者，辛凉轻剂桑菊饮主之。""感燥而咳者，桑菊饮主之。"【组成】桑叶7.5 g，杏仁、桔梗、苇根各6 g，连翘5 g，菊花3 g，薄荷、生甘草各2.5 g。【用法】水2杯（300 mL），煮取1杯，日二服（每日2次）。现代用法：水煎温服。【功效】疏风清热，宣肺止咳。【适应证】主治风温初起，表热轻证。症见咳嗽，身热不甚，口微渴，舌尖红，苔薄白，脉浮数。【随症加减】若二三日后，气粗似喘，是气分热势渐盛，加石膏、知母；若咳嗽较频，是肺热甚，加黄芩；若咳痰黄稠，咯吐不爽，加瓜蒌、黄芩、桑白皮、竹茹、贝母；咳嗽咯血者加白茅根、茜草根、牡丹皮；若口渴甚者加天花粉；兼咽喉红肿疼痛者加蝉蜕、玄参、板蓝根。【专科应用】①用于治疗感冒、急性支气管炎、上呼吸道感染、肺炎、喉源性咳嗽、顽固性咳嗽、流感、变应性鼻炎、急性肾炎等内科疾病。②用于治疗小儿感冒、咳嗽、哮喘、麻疹、乳蛾、泄泻、紫癜、百日咳、小儿水肿等儿科疾病。③用于治疗鼻出血，急、慢性结膜炎、角膜炎、急性扁桃体炎等眼耳鼻咽喉口腔科疾病。④用于治疗特应性皮炎、白癜风、带状疱疹、急性湿疹等皮肤科疾病。⑤用于治疗妊娠期感冒等妇产科疾病。【临床经验】①本方为"辛凉轻剂"，故肺热甚者，当予加味后运用，否则病重药轻，药不胜病；若系风寒咳嗽，不宜使用。由于方中药物均系轻清之品，故不宜久煎。②《蒲辅周医疗经验》加味桑菊饮（加僵蚕、蝉蜕、葛根、黄芩、葱白），主风热闭肺（腺病毒肺

炎）高热，咳喘，皮疹，惊惕，口腔溃烂，唇干裂，腹微胀满，大便稀，脉浮数有力，舌红少津无苔。③治疗流行性结膜炎，加沙苑子、决明子、夏枯草。治疗上呼吸道黏膜充血、水肿、出血和坏死，加金银花、重楼、大青叶、鱼腥草。治疗急性扁桃体炎，加牛蒡子、土牛膝。治疗脊髓灰质炎，加木瓜、伸筋草、五加皮。【方歌】桑菊饮中桔杏翘，芦根甘草薄荷饶，清疏肺卫轻宣剂，风温咳嗽服之消。

芎芷石膏汤

【来源】《医宗金鉴》："治头痛眩晕，头风盛时发作，日久不愈。"【组成】川芎 12 g，石膏 30 g，白芷、藁本、羌活、菊花各 9 g。【用法】水煎服。【功效】疏风清热止痛。【适应证】头痛而胀，甚则头痛如裂，眩晕，发热恶风，面红目赤，口渴喜饮，大便不畅或便秘，小便黄；舌红苔黄，脉浮数。【随症加减】苦痛者加细辛；风盛目昏者加防风、荆芥穗；热盛者加栀子、连翘、黄芩、薄荷、甘草；若风热较甚者去羌活、藁本，改用黄芩、栀子、薄荷；发热甚加金银花、连翘；若热盛津伤，症见舌红少津可加知母、石斛、天花粉；心烦少寐，口苦目眩者加龙胆、菊花、钩藤；舌质紫暗或有瘀斑者加桃仁、红花；大便秘小便赤者，加芒硝、大黄；若大便秘结，口鼻生疮，脐气不通者合用黄连上清丸。【专科应用】①用于治疗紧张性头痛、血管扩张性头痛、血管性头痛、血管神经性头痛、丛集性头痛、偏头痛、经期头痛、椎动脉型颈椎病、鼻窦炎等。②用于治疗鼻炎、鼻后滴流综合征、面神经炎、三叉神经痛等。【临床经验】①风类引经药用量要轻。②治疗经行头痛，去羌活，加僵蚕、丹参、白芍、细辛为基本方，巅顶痛去石膏，加吴茱萸、柴胡；两额及眉棱痛加葛根、蔓荆子；肝经火盛去细辛，加夏枯草、生石决明、牡丹皮；恶心呕吐去石膏，加天麻、法半夏、白术；睡眠不佳去石膏，加茯神、酸枣仁；气血虚去石膏，加党参、熟地黄、当归。于经前 5 日开始服药，至月经干净后停药，连服 3 个月经周期。
【方歌】芎芷石膏汤芎芷，石膏藁本菊羌使，疏风散邪清里热，风热上犯头痛止。

麻黄杏仁甘草石膏汤（又称麻杏甘石汤）

【来源】《伤寒论》："发汗后，不可更行桂枝汤。汗出而喘，无大热者，可与麻黄杏仁甘草石膏汤。""下后，不可更行桂枝汤，若汗出而喘，无大热者，可与麻黄杏仁甘草石膏汤。"
【组成】麻黄（去节）、杏仁（去皮尖）各 9 g，甘草（炙）6 g，石膏（碎，绵裹）18 g。【用法】上 4 味，以水 7 L，煮麻黄，减 2 L，去上沫，内诸药，煮取 2 L，去滓。温服 1 L。现代用法：水煎温服。【功效】辛凉疏表，清肺平喘。【适应证】主治外感风邪，邪热壅肺证。症见身热不解，咳逆气急，甚则鼻煽，口渴，有汗或无汗，舌苔薄白或黄，脉浮而数。
【随症加减】如肺热甚，壮热汗出者加重石膏用量，酌加桑白皮、黄芩、知母；表邪偏重，无汗而恶寒，石膏用量宜减轻，酌加薄荷、紫苏叶、桑叶；痰多气急加葶苈子、枇杷叶；痰黄稠而胸闷者加瓜蒌、贝母、黄芩、桔梗；热盛津伤，烦热渴饮加知母、芦根。【专科应用】①可用于治疗呼吸系统疾病：如大叶性肺炎、支气管哮喘、病毒性肺炎、过敏性支气管哮喘、麻疹性肺炎、急性支气管炎、老年性慢性支气管炎、小支气管肺炎、嗜酸细胞增多性肺炎、肺脓肿、百日咳、流感、流行性出血热、流脑、药物热、小儿感染性全身炎症反应综合征等。②用于治疗化脓性鼻窦炎、鼻出血、酒渣鼻、化脓性中耳炎、急性舌炎、白喉、化脓性扁桃体炎、化脓性角膜炎、暴发性结膜炎、角膜溃疡、泪囊炎等。③用于治疗泛发性牛皮癣、银屑病、接触性皮炎、荨麻疹、玫瑰糠疹、急性尿道炎、痔疮、睾丸炎、术后尿潴留、遗尿等。【临床经验】①风寒咳喘，痰热壅盛者，非本方所宜；本方中石膏大寒，易伤脾胃，故中病即止，不可久服。②本方中石膏用量在临床上可酌情加量，临床上可用至20～30 g，甚者有医家用至50 g。若肺中热甚，应加重生石膏的剂量，使生石膏与麻黄之比为（3～5）：1（原方为2：1），并可酌加桑白皮、黄芩等清泄肺热之品。表证明显，发热恶寒无汗，可加薄荷、桑叶、葛根等以加强辛散解表之力。咳痰黄稠，胸闷胸痛者可加瓜蒌皮、浙贝母、胆南星、黄芩等以清热化痰，宽胸利膈。③治疗急性气管炎，加金银花、连翘、白茅根、芦根。治疗气管炎、轻度肺炎的咳嗽、喘、发热，加紫苏子、黄芩、葶苈子、大青叶。治疗肺炎高热咳喘，加金银花、连翘、前胡、生寒水石、黛蛤散。④治疗遗尿，肺阴虚加南沙参、麦冬，脾胃虚加山药、麦芽，尿频加桔梗，肺气上逆加紫苏子。【方歌】麻杏甘草石膏汤，四药组合有专长，肺热壅盛气喘急，辛凉疏泄此法良。

辛夷清肺饮 【来源】《外科正宗》："鼻痔者，由肺气不清、风湿郁滞而成，鼻内赘肉结如榴子，渐大下垂，闭塞孔窍，使气不得宣通。内服辛夷清肺饮，外以硇砂散逐日点之，渐化为水乃愈。兼节饮食、断浓味、戒急暴、省房欲，愈后庶不再发。"【组成】辛夷、百合、枇杷叶各6 g，知母、黄芩、栀子、麦冬、甘草、连翘各10 g，石膏20 g，升麻3 g，板蓝根、金银花各15 g。【用法】水二盅（600 mL），煎八分，食远服。或加羌活、防风、薄荷。【功效】清肺宣气，泻湿散结。【适应证】风热郁滞肺经，致生鼻痔，鼻内息肉，初如榴子，渐大下垂，闭塞鼻孔，气不易通者。【随症加减】湿甚者方中去百合、麦冬；湿热盛者加车前子、泽泻、僵蚕、浙贝母；脓涕多者加鱼腥草、败酱草；头痛明显者加蔓荆子、菊花；息肉暗红者加桃仁、红花、川芎。【专科应用】①用于治疗鼻塞、变应性鼻炎、鼻窦炎、鼻痔、小儿难治性鼻窦炎、视网膜出血等眼耳鼻咽喉口腔科疾病。②用于治疗间质性肺炎、乳儿喘鸣

等肺部疾病。③用于治疗输卵管阻塞性不孕、甲状腺肿大、粉刺、单纯性疱疹等其他病症。【临床经验】①脾胃虚寒，大便稀溏，不宜服本方。服药期间及初愈后，应断厚味，戒急暴，省房欲。②在治疗视网膜出血、粉刺、输卵管阻塞性不孕及甲状腺肿大等病症时，常须配合其他方剂一起使用，如治疗视网膜出血时配合通窍活血汤、龙胆泻肝汤等；治疗粉刺配合仙方活命饮、五味消毒饮等；治疗甲状腺肿大（常为不明原因者）时配合荆防败毒散、普济消毒饮等；治疗输卵管阻塞性不孕配合龙胆泻肝汤、少腹逐瘀汤、桂枝茯苓丸等，具体用药须辨证论治。治疗鼻塞鼻过敏，打喷嚏、鼻流清涕、鼻痒、目痒明显时，合用荆防败毒散加海蛤粉、龙胆。鼻塞、鼻甲肿胀、鼻黏膜充血肿胀明显时，合用荆芥连翘汤加路路通。鼻涕黏稠，不易擤出，嗅觉迟钝明显时，合用清燥救肺汤加黄芩。伴头痛、头昏明显时，合用柴葛解肌汤加川芎、白芷。耳鸣明显时，合用龙胆泻肝汤加泽泻、白芥子。记忆力减退明显时，合用通窍活血汤加银杏叶。咽干痛明显时，合用麦冬汤加黄芩。咽痒咳嗽明显时，合用银翘散加板蓝根、白前。眼睛酸、胀、干涩明显时，合用通窍活血汤加决明子、白芷。EB病毒异常明显时，加板蓝根、刺五加、金银花、半枝莲。异位性皮炎、瘙痒明显，合用荆防败毒散加地肤子、白鲜皮。【方歌】鼻痔辛夷清肺饮，辛草膏知栀子芩，枇杷升麻百合麦，或加羌活翘薄斱。

越婢汤 【来源】《金匮要略》："风水恶风，一身悉肿，脉浮，不渴，续自汗出，无大热，越婢汤主之。"【组成】麻黄18 g，石膏24 g，生姜9 g，甘草6 g，大枣4枚。【用法】水煎，先煮麻黄，去上沫，再将其他药放入，水煎至药成。【功效】发汗利水。【适应证】主治风水夹热证之水肿，临床应用以风水恶风，一身悉肿，脉浮而渴，续自汗出，无大热者为主要辨证要点。【随症加减】恶风怕冷加制附子；形体肥胖加白术；伴高血压者加菊花、枸杞子；血尿及尿红细胞（＋＋）以上者加小蓟、仙鹤草；尿蛋白（＋＋）以上者加石菖蒲；咽痛者加金银花、连翘；皮肤疮疡者加紫花地丁、蒲公英。【专科应用】①用于治疗急性肾炎、继发性肾病如阿霉素肾病、过敏性紫癜肾炎、急性中毒性肾病、肝硬化、甲状腺功能减退症、特发性水肿、充血性心力衰竭等。②用于治疗外感高热、慢性支气管炎急性发作、肺炎、风疹或急性荨麻疹并有血管性水肿、慢性荨麻疹、寻常型银屑病、类风湿关节炎、坐骨神经痛、神经性头痛等。【临床经验】①越婢汤证以水肿为水在肌表，故麻黄用量宜大；但此时应注意汗出情况，切不可大汗淋漓，微微汗出最佳。②《金匮要略》：“里水，越婢加术汤主之，甘草麻黄汤亦主之。”“肉热极，则身体津脱，腠理开，汗大泄，厉风气，下焦脚弱。越婢加术汤主之。”“咳而上气，此为肺胀，其人喘，目如脱状，脉浮大者，越婢加半夏汤主之。”越婢加术汤（加白术），主治皮水，一身面目悉肿，发热恶风，小便不利，苔白，脉沉者。越婢加半夏汤，主治风热夹饮邪上逆，咳嗽上气，喘急，甚至目睛凸突，有如脱出之状。桂枝二越婢一汤，主太阳病，发热恶寒，热多寒少，脉微弱者。《备急千金要方》越婢加术附汤（加白术、附子），主治风湿毒邪侵袭，津液耗伤，筋脉挛痹，脚膝痿弱，行立不便。③治疗风湿热痹，加白术。如湿热偏重加赤芍、秦艽、虎杖，上肢疼痛加桑枝、桂枝；下肢疼痛加牛膝、海桐皮。治疗支气管哮喘（尤以小儿支气管哮喘），合半夏厚朴汤或煎剂越婢半夏汤。治疗癃闭加桑白皮、杏仁。④治疗急性荨麻疹合并血管水肿，合五苓散。治疗荨麻疹加蝉蜕、草薢、白鲜皮、僵蚕。治疗阴痒糜烂加山药、桑白皮、生黄芪、草薢、白鲜皮、赤芍。治疗流行性红眼病加蝉蜕。治疗多发性疖肿加土茯苓、薏苡仁。【方歌】越婢汤中有石膏，麻黄生姜加枣草，风水恶风一身肿，水道通调肿自消。

葛根汤

【来源】《伤寒论》:"太阳病,项背强几几,无汗恶风者,葛根汤主之。""太阳与阳明合病者,必自下利,葛根汤主之。""太阳与阳明合病,不下利,但呕者,葛根加半夏汤主之。"《金匮要略》:"太阳病,无汗而小便反少,气上冲胸,口噤不得语,欲作刚痉,葛根汤主之。"【组成】葛根12 g,麻黄(去节)、生姜(切)各9 g,桂枝(去皮)、甘草(炙)、芍药各6 g,大枣(擘)12枚。【用法】上7味,以水1 L,先煮麻黄、葛根,减至800 mL,去上沫,纳诸药,再煮取300 mL,去滓,每次温服150 mL,覆取微似汗。余如桂枝法将息及禁忌,诸汤皆仿此。【功效】发汗解毒,升津舒筋。【适应证】外感风寒表实,恶寒发热,头痛,项背强几几,身痛无汗,腹微痛,或下利,或干呕,或微喘,舌淡苔白,脉浮紧者。【随症加减】呕吐者加半夏;疼痛者加附子;汗多者加黄芪;口渴者加石膏、人参;便秘者加大黄。【专科应用】①用于治疗感冒、流感、麻疹、痢疾以及关节痛等。②用于治疗三叉神经痛、急性角膜炎、鼻炎、中耳炎、耳下腺炎、扁桃体炎、肩背神经痛、乳房炎、乳汁郁滞症、蜂窝织炎、湿疹、皮肤炎、毛孔性苔藓、化脓性肿疡初期、麻疹初期等。【临床经验】①本方除麻黄,名桂枝加葛根汤,治前证汗出恶风者。本方加半夏,名葛根加半夏汤,治太阳阳明合病,不下利,但呕。本方加黄芩,名葛根解肌汤,治发热恶寒,头痛项强,伤寒温病。②张步桃经验:加鹿茸粉,用于僵直性脊椎炎;加荆芥、川芎、白芷,用于头痛;加钩藤、秦艽,用于抽动症;加荆芥、防风、蝉蜕、薏苡仁,用于变应性鼻炎,如伴眼痒,再加木贼;加连翘、玄参、桑白皮、牡丹皮,用于酒渣鼻;加青葙子、决明子、茺蔚子、车前子,用于睑腺炎;加党参、黄芪、山药,用于睫毛倒卷;也用于重症肌无力;加山药、薏苡仁,协同平胃散或五苓散、胃苓汤、四君子汤、五味异功散、六君子汤、七味白术散、香砂六君子汤等方剂，用于肠胃型感冒；加钩藤、骨碎补、续断、延胡索，用于椎间盘突出症。③加牛膝，可以有效降血压；加附片，专于止痛；加川芎，治血管神经性头痛与减肥；加四妙散，治痛风性关节炎；合大黄附子细辛汤加黄芩、黄连，是糖尿病的效方；合四逆汤、当归四逆汤，是微循环不良改善剂；与肾着汤合用，对腰椎病变有特效；等等。麻黄量大可助葛根增强发汗解表之功，麻黄量少即辅助葛根通络活血。用于缓解疼痛时，芍药与甘草的最佳配伍剂量为6：1，赤芍当改为白芍。若无痛证，芍药的剂量可以酌减。④日本经验，加白术、附子治三叉神经痛、上肢神经痛、关节神经痛。加川芎、大黄治便秘性偏头痛、脑血管硬化。加薏苡仁、辛夷、地骨皮治上腭洞化脓症、颜面神经痛。加桔梗、石膏治中耳炎、内耳炎、耳下腺炎、咽头炎、角膜炎、齿龈炎。加乌头，治半身麻痹症。⑤《圣济总录》有同名葛根汤，由葛根、甘草、半夏、黄连组成，功用清胃止呕，应注意区别。【方歌】葛根桂枝加麻黄，无汗项背几几强，二阳合病下利治，刚痉无汗角弓张。

柴葛解肌汤

【来源】《伤寒六书》："治足阳明胃经受证，目疼鼻干，不眠，头疼眼眶痛，脉来微洪。宜解肌，属阳明经病。"【组成】柴胡、黄芩、芍药各6g，干葛根9g，甘草、羌活、白芷、桔梗各3g。【用法】加生姜3片，大枣2枚，石膏12g，水煎温服。【功效】辛凉解肌，清泄里热。【适应证】主治外感风寒，郁而化热证。症见恶寒渐轻，身热增盛，无汗头痛，目疼鼻干，心烦不眠，咽干耳聋，眼眶痛，舌苔薄黄，脉浮微洪者。【随症加减】若无汗而恶寒甚者可去黄芩，加麻黄、防风，值夏秋可以紫苏叶代麻黄；表实不慎、无恶寒、头痛去羌活、白芷；头痛甚加川芎、藁本、菊花；鼻塞流涕加辛夷、苍耳子；咽痛加玄参、山豆根；痰多黏稠加瓜蒌皮、葶苈子；牙龈肿痛去羌活，加知母、细辛、黄连；热邪伤津而见口渴者加天花粉、知母、芦根；恶寒不明显而里热较甚，见发热重、烦躁、舌质偏红者加金银花、连翘，并重用石膏。【专科应用】①用于治疗小儿肺炎高热、流感高热、炎性高热、病毒感染性高热、癌性发热、其他不明原因的高热、流感、小儿上呼吸道感染、急性化脓性扁桃体炎、急性支气管炎、急性咽炎、急性喉炎、疱疹性咽峡炎、支原体肺炎等。②用于治疗视疲劳症、病毒性脑炎、丛集性头痛、带状疱疹后遗神经痛、三叉神经痛、神经根型颈椎病、落枕、周围性面瘫、颈源性头痛等。③用于治疗病毒性角膜炎、死牙髓症、流行性腮腺炎、亚急性甲状腺炎、病毒感染性腹泻、水痘、结节性红斑、荨麻疹、非典型迟发性不全麻疹、乙肝、登革热、前列腺痛、胆管结石等。【临床经验】①若太阳表邪未入里者，不宜使用本方，恐其引邪入里。里热而见阳明腑实（大便秘结不通）者，亦不宜使用。方中黄芩苦寒，用量不宜过大，以免有碍解肌疏邪。②《医学心悟》柴葛解肌汤（柴胡、葛根、赤芍、甘草、黄芩、知母、贝母、生地黄、牡丹皮），治春温夏热之病，其症发热头痛，与正伤寒同，但不恶寒而口渴。心烦，加淡竹叶；谵语，加石膏。③治疗小儿外感发热，咳嗽加瓜蒌皮、炙桑白皮；咽痛加山豆根、板蓝根；食滞加槟榔、鸡内金；腹泻加黄连、车前子；便干加大黄、杏仁。【方歌】陶氏柴葛解肌汤，邪在三阳热势张，芩芍桔草姜枣芷，羌膏解表清热良。

升麻葛根汤 【来源】《太平惠民和剂局方》："治大人、小儿时气温疫，头痛发热，肢体烦疼；及疮疹已发及未发，疑二之。"【组成】升麻、芍药、炙甘草各 300 g，葛根 450 g。【用法】上为粗末。每服 3 钱（9 g）用水一盏半（450 mL），煎取一中盏，去滓，稍热服，不拘时候，一日二三次。以病气

去，身清凉为度。现代用法：作汤剂，水煎服，用量按原方比例酌减。【功效】解肌透疹。【适应证】主治麻疹初起。疮疹初发未发；阳明下痢；及牙痛、腮肿、喉痛。大人、小儿时气温疫，头痛发热，肢体烦疼，及疮疹已发及未发。寒暄不时，人多疾疫，乍暖脱衣，及暴热之次，忽变阴寒，身体疼痛，头重如石。遍身生疮，脓血脊胀，极痛且痒。脾脏发咳，咳而右胁下痛，痛引肩背，甚则不可以动。目上下皮肿而硬者。烂喉丹痧初起，头胀恶寒，肌肤红热，喉间结痹，肿痛腐烂，致身发斑疹隐隐。临床应用以疹发不出，身热头痛，咳嗽，目赤流泪，口渴，舌红，苔薄而干，脉浮数为辨证要点。【随症加减】本方清疏之力皆弱，临证时可选加薄荷、荆芥、蝉蜕、牛蒡子、金银花；若因风寒袭表不能透发，兼见恶寒、无汗、鼻塞、流清涕、苔薄白等症，加防风、荆芥、柽柳；麻疹未透、色深红者加紫草、牡丹皮、大青叶；麻疹初起，病机向外，治宜因势利导，须用辛凉轻宣透发之品，不宜苦寒或温热；热毒上攻，咽喉肿痛加桔梗、马勃、玄参；目赤甚者加菊花、连翘；热毒内盛加石膏、知母。【专科应用】①用于治疗麻疹、水痘、乙肝、丙型病毒性肝炎（简称丙肝）、急性菌痢等传染病。②用于治疗带状疱疹后遗神经痛、银屑病、单纯性疱疹、湿疹等皮肤科病症。③用于治疗急性鼻窦炎、急性卡他性中耳炎、慢性咽炎等眼耳鼻咽喉口腔科疾病。④用于治疗腹泻、药物性肝炎、面神经炎、后循环缺血等其他疾病。【临床经验】①若麻疹已透，或疹毒内陷而见气急而粗、喘息抬肩、鼻翼扇动者，则当禁用。②《喉痧症治概要》加减升麻葛根汤（加连翘壳、炙僵蚕、桔梗、金银花、干荷叶、薄荷叶、净蝉蜕、陈莱菔子），治痧麻虽布，而头面鼻独大，身热泄泻，咽痛不腐者。③治疗急性鼻窦炎，加黄芩、鱼腥草、蒲公英、桔梗、白芷、苍耳子。若身热，胸闷，舌红，脉数加生石膏；口苦咽干、耳鸣耳聋加藿香、龙胆；头晕、身重，脘胀纳呆加藿香、佩兰、薏苡仁；鼻塞不解加辛夷、当归尾、杏仁；涕中带血加茜草根、牡丹皮、白茅根、小蓟；涕黄量多加金银花、虎杖；头痛甚者加沙苑子、白芍、制草乌；体虚加生黄芪、当归；便秘加酒大黄。④治疗银屑病，加生地黄、牡丹皮、知母、生石膏、黄芩、白茅根、蝉蜕、水牛角粉。心烦口渴加栀子、天花粉；咽喉痛加桔梗、牛蒡子、山豆根、马勃；大便秘结加大黄；饮食不节加紫苏叶、槟榔、绿豆衣等；情绪受影响加柴胡、枳壳、清半夏等。又方加当归、川芎、地黄、女贞子、墨旱莲、麻仁、秦艽、地肤子、鸡血藤。血瘀加桃仁、红花、丹参；失眠多梦加柏子仁、首乌藤、珍珠母等。⑤治疗药物性肝病，腹胀、纳差者加柴胡、枳实、厚朴、焦三仙；胁痛、舌质紫暗加丹参、牡丹皮、郁金、延胡索、川楝子；舌红、口渴加生地黄、天花粉。【方歌】阎氏升麻葛根汤，芍药甘草合成方，麻疹初期出不透，解肌透疹此方良。

疏风清热汤 【来源】王德鉴《中医耳鼻喉科学》："主治喉痹初起，咽喉部干燥灼热，微红、微肿、微痛，或仅起红点，吞咽感觉不利，以后红肿逐渐加重，疼痛也相应增剧。"【组成】荆芥、防风、黄芩、桔梗、浙贝母各 10 g，牛蒡子 12 g，甘草 6 g，金银花、连翘、桑白皮、赤芍、天花粉、玄参各 15 g。【用法】水煎冷服。【功效】疏风清热，消肿利咽。【适应证】主治风热外袭，肺经有热的风热乳蛾。症见咽喉疼痛逐渐加剧，吞咽不便，当吞咽或咳嗽时疼痛加剧，咽喉干燥灼热感，喉核红肿，连及周围咽部。并见发热恶寒，头痛、鼻塞，体倦怠，咳嗽有痰，舌边尖红，舌苔白或微黄，脉浮数等。【随症加减】急性咽炎时头痛甚者加蔓荆子、藁本；咽痒作咳去玄参，加蝉蜕、橘红；咽痛甚者加射干、山豆根；急性喉炎时可加蝉蜕、木蝴蝶、胖大海；若无表证去荆芥，防风；若痰涎多加天竺黄、前胡、竹茹；声音嘶哑或失声者加玉蝴

蝶、胖大海、蝉蜕。【专科应用】用于治疗小儿高热、喉源性咳嗽，急、慢性咽炎，化脓性扁桃体炎、出血性结膜炎、荨麻疹、激素依赖性皮炎等。【临床经验】①治疗咽喉性咳嗽时，咽喉疼痛、充血、红肿者加山豆根、板蓝根；痰多者加川贝母、瓜蒌皮；配合口服头孢拉定胶囊及消炎灵胶囊。急、慢性咽喉炎射频治疗后，去贝母、赤芍，加红花、鲜仙人掌。②治疗猩红热，咽喉肿痛腐溃者加锦灯笼、射干、马勃、大青叶、土牛膝；气分热毒盛极者加大青叶、水牛角、栀子。初期咽部吹用西瓜霜、金果榄消肿止痛，咽部溃烂吹用锡类散、冰硼散祛腐生肌。【方歌】喉科疏风清热汤，银翘牛蒡桔荆防，芩草赤芍桑白皮，浙贝花粉玄参尝。

第三节　扶正解表剂

败毒散（又称人参败毒散）【来源】《小儿药证直诀》："治伤寒时气，头痛项强，壮热恶寒，身体烦疼，及寒壅咳嗽，鼻塞声重，呕哕寒热，并皆治之。"【组成】柴胡（去苗）、前胡（去苗，洗）、川芎、枳壳（去瓤，麸炒）、羌活（去苗）、独活（去苗）、茯苓（去皮）、桔梗、人参（去芦）各30 g，甘草15 g。【用法】上为末，每服2钱（6 g），入生姜、薄荷煎。现代用法：按原方比例酌定用量，作汤剂，水煎服。【功效】散寒祛湿，益气解表。【适应证】主治气虚，外感风寒湿表证。外感风寒湿邪，正气不足，憎寒壮热，头痛项强，身体烦疼，无汗，胸膈痞满，鼻塞声重，咳嗽有痰，苔白腻，脉浮软者。也用于疮疡、痢疾等病证初起，见有上述症状者。伤寒时气，头痛项强，壮热恶寒，身体烦疼及寒壅咳嗽、鼻塞声重；风痰头痛，呕秽寒热。伤风、温疫、风温，头目昏眩，四肢痛，憎寒壮热，项强目睛疼。寻常风眩，拘倦。小儿噤口痢，毒气冲心肺，食即吐逆。痈疽、疔肿、发背、乳痈等证，憎寒壮热，甚至头痛拘急，状似伤寒者。斑疹发热、恶寒咳嗽等症。小儿风热瘾疹，顽核瘰疮。肠风下血，色清而鲜，其脉又浮。痘毒壅遏，出不快，发不透。及靥后痘疔溃成坑，见筋骨者。时气疫疠，岚瘴鬼疟，或声如蛙鸣，赤眼口疮，湿毒流注，脚肿腮肿，喉痹毒痢。外感风寒成痢者。暑湿风寒杂感，寒热迭作，表证正盛，里证复急，腹不和而滞下者。临床应用以憎寒壮热，头项强痛，肢体酸痛，无汗，鼻塞声重，咳嗽有痰，胸膈痞满，舌淡苔白，脉浮而按之无力为辨证要点。**【随症加减】** 可用党参代人参，呕吐加竹茹、半夏；伤食加焦麦芽；脾虚久泻加白术、扁豆；湿重加苍术、薏苡仁；脾胃虚寒以炮姜易生姜；若正气未虚，而表寒较甚者去人参，加荆芥、防风；气虚明显者可重用人参，或加黄芪；湿滞肌表经络，肢体酸楚疼痛甚者可酌加威灵仙、桑枝、秦艽、防己；内停湿浊，口苦苔黄加黄芩；咳嗽重痰多者加陈皮、半夏、杏仁、白前；疮疡初起去人参，加金银花、连翘；风毒瘾疹加蝉蜕、苦参；痢疾之腹痛、便脓血、里急后重者加白芍、木香。**【专科应用】** ①用于治疗感冒、支气管炎、上呼吸道感染、风湿性关节炎、急性肾炎、低钾血症、反复发热及流感、痢疾、急性病毒性肝炎、传染性单核细胞增多症、三叉神经痛、产后身痛、肺炎胸痛、肠炎腹痛等。②用于治疗皮肤科疾病如银屑病、过敏性皮炎、湿疹、荨麻疹、皮肤瘙痒、椎间盘突出症等。③用于治疗婴幼儿腹泻、小儿斑疹、小儿支气管哮喘、小儿外感发热、小儿咳嗽、小儿中毒性消化不良等。**【临床经验】** ①方中药物多为辛温香燥之品，外感风热及阴虚外感者，均忌用。若时疫、湿温、湿热蕴结肠中而成之痢疾，切不可用。②本方以人参、甘草为支柱，外感之病，汗之而散，只有正气充足，外邪方可一汗而散，故此时用败毒散，大队风药解表，人参、甘草扶助正气，使邪气得以一涌而出。否则正邪纷争，相持日久。无变证者，亦可再用败毒散，正气不支，邪入少阳，甚者入太阴、少阴，更需补而兼散，小柴胡汤、补中益气汤加解表药"择而用之"。风疹、肠风泄泻之病，皆与风邪有关，败毒散以风药祛风邪、升清阳，皆有良效。而畏寒、四肢不温等疾，每有用温阳药不效者，是阳气怫郁，以人参败毒散疏通经络，表散邪滞，阳气得以伸展。③临床运用：气不虚者去人参；内湿不甚去茯苓、枳壳；痰气阻滞重见胸满痰多加旋覆花、鼠曲草、炒紫苏子；内有蕴热见口苦苔黄，加黄芩以清里热。风邪为甚加防风、荆芥，寒邪为甚加白芷、细辛，湿邪为甚加苍术、薏苡仁。a. 肺系病：感冒、流感属于风寒或夹湿见头痛热甚，加葱白、淡豆豉、葛根；邪郁化热入里见咽痛烦渴，加重楼、板蓝根、石膏。支气管炎属内蕴痰湿，复感风寒见咳痰胸满，加半夏、橘红、杏仁。b. 皮肤病：外科体表感染见疮疖初起，伴寒热、脉浮者去人参，加荆芥、防风，此为"荆防败毒散"，或加金银花、连翘，此为"银翘败毒散"。急性或慢性荨麻疹分别加荆芥、蝉蜕、制僵蚕；或首乌藤、当归、地黄；湿疹加苦参、苍术、白鲜皮；牛皮癣加蜂房、白鲜皮、赤芍；扁平疣加防风、苍术、薏苡仁。c. 关节类病：风湿性关节炎属风寒湿郁滞经络见关节疼痛，可选加威灵仙、桂枝、防己。d. 胃肠病：急性腹泻或痢疾初起属表里同病，见恶寒发热、身痛腹泻，加车前子、苍术、神曲；腹痛痢疾，加白芍、木香、荷叶。e. 急性肾炎属外邪郁表滞肺，见寒热无汗，身肿尿少，加麻黄、桑白皮、车前子。【方歌】人参败毒草苓芎，羌独柴前枳桔同，生姜薄荷煎汤服，祛寒除湿功效宏。

荆防败毒散 【来源】《摄生众妙方》："治风寒感冒初

起、恶寒发热，头疼身痛，苔白，脉浮者；疮肿初起，见表寒证者。"【组成】羌活、柴胡、前胡、独活、枳壳、茯苓、荆芥、防风、桔梗、川芎各5 g，甘草3 g。【用法】上药用水一盅半（450 mL），煎至八分，温服。【功效】发汗解表，消疮止痛。【适应证】疮肿初起，红肿疼痛，恶寒发热，无汗不渴，舌苔薄白，脉浮数。【随症加减】虚者加人参、白术、黄芪；汗闭者加用麻黄、荆芥；疮红肿热痛加金银花、连翘、半边莲、白花蛇舌草；咽痛者加山豆根、马勃、胖大海；鼻塞者加苍耳子。【专科应用】①用于治疗上呼吸道感染、流感、咳嗽变异型哮喘、急性肾炎、痢疾、疟疾、丝虫病、慢性胃炎、面神经炎等。②用于治疗乳腺炎、荨麻疹、过敏性水肿、接触性皮炎、带状疱疹、扁平疣、丹毒等。③用于治疗急性酒精中毒、流行性腮腺炎、急性筋膜炎等。【临床经验】①外感风热，邪已入里化热，阴虚外感者忌用。素体实热者、湿热痢疾者亦当慎用。本方对于疮疡已成脓或溃破者不宜使用。②服用本汤剂时宜避风寒，可服用热姜汤或热粥，以助药力。③《疮疡经验全书》去柴胡、前胡、独活、茯苓、桔梗，加穿山甲、红花、当归、赤芍、生地黄、金银花、木通、乌药、天花粉、槐米末、牛胶，治便毒初起之时，寒热交作，两腿牵绊肿起，不能屈伸。④治疗外感眩晕，本方以党参基础上，若头晕、微恶寒，病程在10日以上，或妇女正值经期，或经常感冒者加黄芪、丹参、当归；若兼咽痛、鼻干，或平素稍服热药即感热者加板蓝根、蝉蜕；若兼痰多如泡沫者加紫苏子、白芥子、莱菔子；兼痰多质稠者加贝母；若兼胃脘不适者加香附、紫苏叶、陈皮。治疗高热，基本方：荆芥、柴胡、防风、薄荷。产后高热加党参、当归；肾盂肾炎加金钱草、瞿麦；伤寒加藿香、厚朴；肺部感染加金荞麦、桔梗；丹毒加黄柏、苍术。【方歌】人参败毒草苓芎，羌独柴前枳桔同，生姜薄荷煎汤服，祛寒除湿功效宏，若需消散疮毒肿，去参加入荆防风。

参苏饮【来源】《太平惠民和剂局方》："治虚人外感风寒，内伤痰饮，恶寒发热，头痛鼻塞，咳嗽痰多，胸膈满闷，或痰积中脘，眩晕嘈杂，怔忡哕逆。"**【组成】**紫苏叶、干葛（洗）、半夏（汤洗 7 次，姜汁制，炒）、前胡（去苗）、人参、茯苓（去皮）各 23 g，木香、枳壳（去瓤，麸炒）、桔梗（去芦）、甘草（炙）、陈皮（去白）各 15 g。**【用法】**上药㕮咀。每服 12 g，用水 220 mL，加生姜 7 片，大枣 1 枚，煎至 140 mL，去滓，微热服，不拘时候。若因感冒发热，以被盖卧，连进数服，微汗即愈；面有余热，更宜徐徐服之，自然平治；若因痰饮发热，但连日频进此药，以退为期，不可愈止。**【功效】**益气解表，理气化痰。**【适应证】**主治虚人外感风寒，内伤痰饮。症见恶寒发热，头痛鼻塞，咳嗽痰多，胸膈满闷；或痰积中脘，眩晕嘈杂，怔忡哕逆。**【随症加减】**若以恶寒发热、无汗等表寒证重者宜去荆芥、防风，加葛根；若头痛甚者宜加川芎、白芷、藁本；气滞较轻者可去木香；外感多者去大枣，加葱白；肺中有火去人参，加杏仁、桑白皮；泄泻加白术、扁豆、莲子。**【专科应用】**①用于治疗症见恶寒发热的反复上呼吸道感染、小儿毛细支气管炎、慢性喘息性支气管炎、病毒性心肌炎、支气管扩张、肺气肿、支气管哮喘、外感久咳等。②用于治疗症见恶心呃逆的妊娠恶阻、萎缩性胆囊炎、变应性鼻炎、冠心病、肺心病合并冠心病、糖尿病、自主神经功能不全、慢性结肠炎、慢性泄泻、卒中后遗症等。**【临床经验】**①外感风热及阴虚外感者忌用。②《易简方》无木香。《痘疹金镜录》加味参苏饮（人参、紫苏、柴胡、陈皮、甘草、枳壳、前胡、白芷、半夏、桔梗、干葛、茯苓、青皮、生姜、葱），治寻常外感并痧疹前后。本方用参，亦当量情，病者体虚冒寒则用，余症去之；肺热咽不利者加黄芩；起发痘疹者加升麻；痰盛者加天南星、竹沥；壮热者加黄芩；风盛似欲发搐者加防风、天麻；项背拘急加羌活；头痛加川芎、细辛；鼻塞加细辛、白芷；初嗽加麻黄、杏仁；痰壅热盛加桑白皮、葶苈子；久嗽加杏仁、五味子、贝母；肺虚唇白而嗽，不能接气者加人参、阿胶、糯米；初时感冒，欲令取汗发散者加麻黄、苍术；春冬感冒风寒而甚者加羌活；风寒已经发散，唯热不愈者另用小柴胡汤，除去本方。《医略六书》去人参、前胡，加川芎、柴胡、姜、枣煎，名芎苏饮，治伤风寒，外有发热头痛恶寒，内有咳嗽吐痰气涌。《赤水玄珠》加五味子、杏仁，治妊娠咳嗽，项背强急，鼻塞头眩，时发寒热。③治疗外感咳嗽，若兼见恶寒发热、头痛鼻塞，则合止嗽散；若兼见汗出、咳则尤甚，动则湿衣，则合用桂枝汤；若兼见食少腹胀，则合用异功散；若兼见喉中如梗状，咳之不出，咽之不下，则合用半夏厚朴汤；若兼见咳则小便自遗，则合用补中益气汤。治疗小儿虚证感冒时，如为风热感冒加金银花、生石膏；风寒感冒加荆芥、防风；风热犯肺痰多黏稠加川贝母、瓜蒌、桑白皮等；外感夹食加焦三仙、炒莱菔子；热病伤阴者加麦冬、知母，人参改为党参或太子参。治疗上呼吸道感染，党参、陈皮、枳壳、前胡、半夏、葛根、茯苓、紫苏叶、木香、甘草、桔梗。痰热阻肺型加黄芩、大贝母；便燥加瓜蒌。【方歌】参苏饮内用陈皮，枳壳前胡半夏齐，干葛木香甘桔茯，气虚外感最相宜。

麻黄附子细辛汤 【来源】《伤寒论》："少阴病始得之，反发热，脉沉者，麻黄细辛附子汤主之。"【组成】麻黄（去节）6g，附子（炮，去皮）9g，细辛3g。【用法】上3味，以水1斗（10L），先煮麻黄，减2L，去上沫，内诸药，煮取3L，去滓。温服1L，日三服（每日3次）。现代用法：水煎温服。【功效】助阳解表，温经散寒。【适应证】①素体阳虚，外感风寒证。发热，恶寒甚剧，虽厚衣重被，其寒不解，神疲欲寐，脉沉微。②暴哑。突发声音嘶哑，甚至失声不语，

或咽喉疼痛，恶寒发热，神疲欲寐，舌淡苔白，脉沉无力。临床应用以畏寒形冷、舌淡或胖、苔白润、脉迟缓为辨证要点。

【随症加减】 表寒重见恶寒无汗选加桂枝、紫苏叶、生姜；里寒重见肢冷形寒加肉桂、干姜、吴茱萸；阳气虚甚见神疲脉微选加人参、黄芪、甘草；阳气虚弱而见面色苍白、语声低微、肢冷等，加人参、黄芪合附子；兼咳喘吐痰者宜加半夏、杏仁；兼湿滞经络之肢体酸痛加苍术、独活。**【专科应用】** ①用于治疗窦性心动过缓、病态窦房综合征、高原型低血压、风湿性心脏病（简称风心病）等心血管疾病。②用于治疗感冒、流感、支气管炎等呼吸系统疾病。③用于治疗神经性头痛、坐骨神经痛、三叉神经痛、面神经麻痹等神经系统疾病。④用于治疗肾绞痛、脱疽、化脓性关节炎、骨髓炎、慢性荨麻疹、冻疮、长期低热等外科疾病。⑤用于治疗遗尿、小便不尽等儿科疾病。⑥用于治疗变应性鼻炎、暴盲、暴哑、喉痹、急性结膜炎、牙周炎、口腔溃疡等眼耳鼻咽喉口腔科疾病。**【临床经验】** ①阴虚内热者禁用，亡阳危急之候也不宜使用。使用中注意方中炮附子须先煎半小时，细辛用量3～10 g，治疗痹证时可重用。②麻黄附子细辛汤是阳药治疗阴病。郑钦安提及的阴证依据：a. 少神或无神。b. 喜卧懒言，四肢困乏无力，或踡卧恶寒，两足冷甚。c. 不耐劳烦，小劳则汗出。d. 咯痰清稀或呕吐清冷痰涎、清水或清涕自流。e. 语声低弱。f. 唇色青淡或青黑。g. 痛喜揉按。h. 满口津液，不思茶水，间有渴者，即饮也只喜热饮。i. 妇女白带清淡而冷，不臭不黏。j. 饮食减少，喜食辛辣煎炒极热之品，冷物全然不受。k. 小便清长，大便通利。l. 面白舌淡，即苔色黄也定多润滑。m. 脉微或浮大而空。③随病证加减。a. 肺系疾病：感冒属于阳虚感寒见发热、肢冷神疲，加桂枝、黄芪、炙甘草；支气管炎属风寒阻肺见咳喘痰白，加杏仁、紫菀、制百部；寒饮射肺见咳唾稀痰、背冷加干姜、半夏、五味子；急慢性风疹属于风寒郁滞见皮疹色淡、遇冷痒重，加荆芥、防风、川芎。b．心系疾病：病态窦房结综合征或窦性心动过缓属于少阴阳虚见胸闷心悸、脉迟，加瓜蒌、制薤白、三七（痰瘀阻滞），或人参、桂枝、当归（气血不足），或补骨脂、淫羊藿、菟丝子（肾阳虚甚）；房室阻滞属于阴阳两虚见心悸气短、脉结代，加人参、麦冬、五味子。c．肾系疾病：肾炎早期属于肺肾气化受阻见咳嗽、水肿尿少，加桑白皮、茯苓皮、生姜皮、车前子；慢性肾炎属于肾阳虚衰见水肿、腰痛畏冷，减麻黄量，加熟地黄、菟丝子、牛膝、泽泻；阳痿属肾虚寒滞见小腹不温、神疲脉弱，加肉苁蓉、巴戟天、淫羊藿、炒乌药。d．头面口齿病：急性咽炎属于寒客少阴见喉痛失声、舌苔白润，加射干、制半夏、桔梗；慢性咽炎属于寒痰内阻见咯痰不爽、舌苔白腻，加半夏、陈皮、紫苏叶；变应性鼻炎属寒阻肺窍见鼻塞不通、清涕量多，加辛夷、制苍耳子、鱼脑石；血管或神经性头痛属寒客经脉见头痛剧烈、遇冷加重，加白芷、川芎、制地龙；面神经麻痹属风寒滞络见局部麻木、畏风怕冷，减麻黄量，加全蝎、乌梢蛇、天麻；牙痛或口腔溃疡属于寒凝郁火加石膏、栀子、肉桂，或黄连、牡丹皮、木蝴蝶。④治疗关节类疾病，风湿性关节炎属于肝肾虚寒见腰脊冷痛，加熟地黄、巴戟天、肉桂；膝膝疼痛，加杜仲、牛膝、威灵仙；肩肘疼痛加姜黄、当归、羌活；肿瘤骨转移属寒痰瘀结见骨痛剧烈，或伴麻木，加制天南星、蜂房、威灵仙、白芥子。⑤治疗各种皮肤病，a．皮肤瘙痒症：风寒束表者辅以防风、浮萍、苍耳子等祛风止痒药共治；血虚风燥者辅以当归、川芎、何首乌等养血和血药共治。b．荨麻疹：里阳偏虚并营卫不和者，治以本方为主，加桂枝汤等药，共奏温经助阳，托里散寒，解表止痒之效；阳虚气虚并感外寒者，治以本方为主，合玉屏风散等药，温阳散寒，益气固表；里阳虚并寒凝血瘀者，治以本方为主，加黄芪、羌活、荆芥、防风及参、苓、术、芎等药物行气活血，温阳散寒；里阳偏虚并感外邪而湿重者，治以本方为主，加土茯苓、二陈汤等药物，温阳固表，祛风除湿止痒。c. **银屑病**：可用本方合乌头汤，并加以防风、威灵仙、当归、川芎等祛风活血通络药，共显温经散寒，祛风通络，和血润肤之功。d. **变应性皮肤血管炎**：阳虚寒重者，治疗可用本方合阳和汤、四逆汤，温脾肾之阳，散寒化瘀，通络止痛；里阳虚有热毒者，本方合四逆汤温振肾阳，加黄芪、白术等益气补虚，加白英、白花蛇舌草、仙鹤草等清热毒，诸药合用，温清并显，表里同治。e. **带状疱疹后遗神经痛**：用本方温经扶正散寒为主，辅以黄芪、红花等益气补血，丝瓜络、制乳香、没药等化瘀通络，方证合，共奏温经散寒，活血通络，益气化瘀之功，阳气足则表固，寒去则经络通，经络通则痛消。f. **硬化病**：用本方加赤芍、当归、鸡血藤、活血藤等祛风通络活血药，诸药合用，共达温经散寒，温阳通络，祛风活血之功。g. **寒冷性多形红斑**：可用本方为主合桂枝汤温经散寒，通阳固表，加黄芪甘温益气升阳，加当归、川芎、红花、桃仁、赤芍等活血补血，通络祛瘀，诸药合用，直达本病之病机。h. **神经性皮炎**：可用本方温经散寒，加川乌、草乌、炒荆芥、苍术等药除湿通络，祛风胜湿止痒，诸药合用，温阳扶正，祛风除湿，俾经络通畅，气血调和。i. **湿疹**：可用本方温经助阳散寒，加苍术等温煦祛湿，蛇床子等燥湿止痒，诸药合用，温煦肾阳，祛除寒湿，湿去痒止。【**方歌**】仲景麻附细辛汤，助阳解表此方良，少阴使得反发热，阳虚外感用此方。

双解散 【**来源**】《宣明论方》："双解散治风寒暑湿，饥饱劳役，内外诸邪所伤，无问自汗、汗后、杂病，但觉不快，便可通解得愈。小儿生疮疹，使利出快，亦能气血宣而愈。"【**组成**】滑石270 g，甘草90 g，防风、川芎、当归、白芍、大黄、薄荷、麻黄、连翘、芒硝、石膏、黄芩、桔梗各15 g，荆芥、

白术、栀子各 0.3 g。【用法】益元散、防风通圣散各 210 g，上两药一处相和，名为双解散。上药为粗末，每服 9 g，加葱白 16.5 cm，豆豉 50 粒，生姜 3 片，水煎服。【功能】疏风解表，通便泄热，内外双解，宣通气血。【适应证】主治风寒暑湿，饥饱劳役，内外诸邪所伤，无问自汗，汗后杂病，但觉不快，及小儿疮疹；伤寒身热头疼，拘倦强痛，无问自汗无汗，憎寒发热，渴与不渴，伤寒疫疠，汗病两感，风气杂病，一切旧病发作；或里热极甚，腹满实痛，烦渴谵妄，下后未愈，或证未全，或中瘴气、马气、羊气及一切秽毒，并漆毒、酒毒、食一切药毒，及坠堕打扑伤损疼痛，或久新风眩头疼，中风偏枯，破伤风，洗头风，风痫病，或妇女产后诸疾，小儿惊风，积热，疮疡疹痘，大便干结，小便短赤者。临床应用以外感风邪、头痛恶寒、发热咽痛、咳嗽气急、周身酸痛、暑热湿阻、大便秘结、口干口苦、尿赤不畅、身头心烦为其辨证要点。【随症加减】高热者加茵陈、苍术；体质壮实者去当归、白芍、白术；烦躁甚者重用石膏，加黄连；头身疼痛、恶寒发热者加紫苏、羌活、柴胡、白芷；咳嗽咽痛、咳痰不畅者加杏仁、牛蒡子、冬瓜子、鱼腥草；伤暑身热多汗、心烦口渴者加淡竹叶、淡豆豉、栀子、知母；功能性发热、头重胸闷、尿少而赤者加泽泻、清水豆卷、西瓜皮、鲜荷叶、藿香、木通；皮肤有水疱者加薏苡仁、淡竹叶；口干口燥者去白术，加玉竹、葛根；慢性荨麻疹痒甚加苦参、蛇床子，热盛加金银花，重用大黄。【专科应用】①用于治疗上呼吸道感染、流感、急性黄疸型肝炎、不明原因高热、急性传染性结膜炎、流行性结膜角膜炎等。②用于治疗慢性荨麻疹、生殖器疱疹、剥脱性皮炎型药疹等。【临床经验】①禁忌辛辣、鱼虾刺激性食物。孕妇及产后月经水过多，并泄泻者不宜服。若体性及坏证已虚者，慎用。②刘河间从郁热立论，杨寒山从伏气温病立论，在双解散的基础上又制出增损双解散（双解散原方，僵蚕、蝉蜕易麻黄，黄连、姜黄易川芎、白术）主治温毒流注，无所不至，上忤则颈痛，目眩耳聋；下流则腰痛足肿；注于皮肤，则发斑疹疮疡；壅于肠胃，则毒利脓血；伤于阳明，则腮脸肿痛；结于太阴，则腹满呕吐；结于少阴，则喉痹咽痛；结于厥阴，则舌卷囊缩。吴谦《伤寒心法要诀》："凡邪在三阳表里不解者，以两许为剂，加葱、姜、淡豆豉煎服之，候汗下兼行，表里即解。形气强者，两半为剂，形气弱者，五钱为剂。若初服因汗少不解，则为表实，倍加麻黄以汗之。因便硬不解，则为里实，倍加硝黄以下之，连进二三服；必令汗出下利而解也。"③《眼科阐微》加减双解散（白芍改赤芍），用于时行赤眼，暴赤肿痛，白珠血片，甚至瘀血包珠。大便滑去大黄、芒硝，加泽泻；有汗去麻黄，加桂枝；咳嗽加桑白皮、杏仁；痰多加瓜蒌、贝母；两胁疼加柴胡、青皮；食少加陈皮、茯苓；身热加羌活；脚腿疼加防己、木香；脾虚倍加白术，去石膏。

【方歌】双解通圣合六一，四时温热正伤寒，两许为剂葱姜豉，汗下兼行表里宣，强者加倍弱减半，不解连进自然安，若因汗少麻倍入，便硬硝黄加倍添。

第二章　泻下剂

第一节　寒下剂

大承气汤【来源】《伤寒论》:"少阴病,得之二三日,口燥咽干者,急下之,宜大承气汤。""少阴病,自利清水,色纯青,心下必痛,口干燥者,可下之,宜大承气汤。""少阴病,六七日,腹胀、不大便者,急下之,宜大承气汤。""伤寒若吐、若下后不解,不大便五六日,上至十余日,日晡所发潮热,不恶寒,独语如见鬼状;若剧者,发则不识人,循衣摸床,惕而不安,(一云顺衣妄撮怵惕不安)微喘直视,脉弦者生,涩者死。微者,但发热谵语者,大承气汤主之。若一服利,则止后服。""阳明病,谵语、有潮热、反不能食者,胃中必有燥屎五六枚也;若能食者,但硬耳。宜大承气汤下之。""汗(汗一作卧)出谵语者,以有燥屎在胃中,此为风也。须下者,过经乃可下之;下之若早,语言必乱,以表虚里实故也。下之愈,宜大承气汤。""二阳并病,太阳证罢,但发潮热,手足汗出、大便难而谵语者,下之则愈,宜大承气汤。"
【组成】大黄(酒洗)、枳实(炙)各12 g,厚朴(去皮,炙)24 g,芒硝9 g。【用法】[古法:以水1斗(10 L),先煮二物,取5 L,去渣,内大黄,更煮取2 L,去渣,内芒硝,更上微火一两沸，分温再服。得下，余勿服。] 本方煎煮方法亦应注意，原书是先煮枳、朴，后下大黄，芒硝溶服。因硝、黄煎煮时间短，可以增强泻下作用。【功效】峻下热结，急下存阴。

【适应证】主治阳明腑实证见大便不通，频转矢气，脘腹痞满，腹痛拒按，按之硬，甚或潮热谵语，手足濈然汗出。舌苔黄燥起刺，或焦黑燥裂，脉沉实；热结旁流证见下利清水，色纯青，其气臭秽，脐腹疼痛，按之坚硬有块，口舌干燥，脉滑数；里热实证之热厥、痉病或发狂等。临床应用以痞、满、燥、实四症，及舌红苔黄，脉沉实为辨证要点。【随症加减】兼气虚者加人参；阴液不足者加玄参、麦冬、生地黄；兼见至夜发热、舌质紫黯、脉沉涩等加桃仁、赤芍、当归。【专科应用】①治疗以腹痛，大便不通为症状的疾病，如急性单纯性肠梗阻、粘连性肠梗阻、蛔虫性肠梗阻等，急性阑尾炎、急性胆囊炎、急性胰腺炎、幽门梗阻等消化系统疾病，胃结石、胆总管结石等腹部术后，肾绞痛、泌尿系结石、前列腺增生并发尿潴留等泌尿系疾病，脑梗死、高血压脑出血、蛛网膜下腔出血、颅内压增高、头痛等脑血管疾病，肺心病、肺炎、支气管哮喘等肺系疾病，肝性脑病等。②治疗以腹痛、腹泻为主要症状的疾病，如急性菌痢等。③治疗以烦躁、发狂等为症状的疾病，如高热、躁狂抑郁症、癔症、精神病、子痫、破伤风等。④治疗某些热病过程中出现高热、神昏谵语、惊厥、发狂而有大便不通，苔黄脉实者。⑤临床还应用于急性有机磷农药中毒、铅中毒、食物中毒等急性中毒病症，流行性出血热，顽固性呃逆，头面部丹毒，急性睑结膜炎等。【临床经验】①本方为泻下峻剂，凡气虚阴亏、表证未解、燥结不甚者，以及年老、体弱等均应慎用。孕妇禁用；用药过程中注意调理气血，注意中病即止，以免耗损正气。②临床上根据年龄大小，体质情况，痞（心下阏塞坚硬）、满（胸胁脘腹胀满）、燥（肠有燥屎，干结不下）、实（腹中硬满，痛而拒按，大便不通或下利清水而腹中硬满不减）的程度等不同情况适当掌握用药的剂量，特别是大黄、芒硝两味药物的剂量和用法，谨记"得快利止后服"。原方厚朴用量倍于大黄，后世医家亦有用大黄重于厚朴者；一般来说，如痞满较重，可重用厚朴，如痞满较轻，可减轻厚朴用量。③多数在适应证的情况下尽早服，如肠梗阻、阑尾炎等出现坏死、穿孔等不宜再用，有些情况不宜早用，以免滥用损伤患者正气。④《素问·病机气宜保命集》进退大承气汤（太阴证不能食，当先补而后泻，乃进药法也。先煎厚朴半两，俱依本方加制，水1盏半，煎至一半服之。若3两服后未已，谓有宿食不消，又加枳实2钱同服。3两服泻又未已，如稍加食，尚有热毒，又加大黄3钱，推过泄止住药。如泻未止，谓肠胃有久尘垢滑黏，加芒硝半合，宿垢去尽则愈矣。阳明证，能食是也，当先泻而后补，谓退药法也。先用大承气汤5钱，水1盏，依前法煎至7分，稍热服。如泄未止，去芒硝，后稍热退，减大黄一半2钱。如热气虽已，其人心腹满，又减去大黄，枳实厚朴汤又煎3两服。如是腹胀满退，泄亦自愈。后服厚朴汤数服则已），治疗大瘕泄，有太阴、阳明二经证者。⑤复方大承气汤（枳壳易枳实，加炒莱菔子、桃仁、赤芍）治疗单纯性肠梗阻属于阳明腑实而气胀较明显者。小承气汤不用芒硝，枳、朴用量亦轻，厚朴用量为大黄之半，其功轻下，主治痞、满、实之阳明腑实轻证；调胃承气汤不用枳、朴，而大黄、芒硝并用，且以甘草与大黄同煎，其功缓下，主治阳明腑实证，燥、实同见而无痞、满之证。大黄牡丹皮汤（大黄、牡丹皮、桃仁、冬瓜子、芒硝），治疗急性阑尾炎、妇女急性盆腔炎、附件炎、痔漏初起，湿热瘀滞者；瘀滞证加川楝子、赤芍等；湿热证加金银花、薏苡仁；热毒证加黄连、败酱草；毒溃证加黄连、虎杖；湿热瘀块证加穿山甲、赤芍。黄龙汤（大黄、芒硝、枳实、厚朴、人参、当归、甘草、生姜、大枣、桔梗）治疗肠胃燥热，气血两虚者。新加黄龙汤（细生地黄、生甘草、人参、生大黄、芒硝、玄参、麦冬、当归、海参、姜汁）治疗热结里实，气阴不足证。加减大承气汤（生川大黄、玄明粉、枳实、煅礞石、皂荚、猪胆汁、米醋、西牛黄），治疗痰热内蕴，或天气极热，盛怒不释，致发狂证。【方歌】大承气汤用硝黄，配以枳朴泻力强，阳明腑实真阴灼，峻下热结此方良。

小承气汤

【来源】《伤寒论》："太阳病，若吐、若下、若发汗后，微烦，小便数、大便因硬者，与小承气汤，和之愈。""下利谵语者，有燥屎也，宜小承气汤。""阳明病，其人多汗，以津液外出，胃中燥，大便必硬，硬则谵语，小承气汤主之。若一服谵语止者，更莫复服。"【组成】大黄（酒洗）12 g，厚朴（去皮、炙）6 g，枳实（炙）9 g。【用法】以水4 L，煮取一升二合（1.2 L），去滓，分温二服。初服当更衣，不尔者，尽饮之。若更衣者，勿服之。【功效】轻下热结，消痞除满。【适应证】阳明腑实轻证，热邪与积滞互结，潮热谵语，大便秘结，胸腹痞满，苔黄糙，脉滑数而疾；或热结旁流，下利清水；或痢疾初起，腹痛胀满，里急后重。霍乱，大便不通，哕数口，谵语。杂症上焦痞满不通。里症已见三四，脐腹胀满而不甚坚硬，或胸满潮热不恶寒，狂言而喘，病属小热小实小满者。邪传少阴，口燥咽干而渴，或下利肠垢，目不明。【随症加减】阴津不足者加玄参、生地黄、当归、麦冬；脾肾虚弱者加黄芪、党参、白术、肉桂、肉苁蓉、川牛膝；气结较重者加木香、陈皮、青皮、砂仁、香附；肠道气滞血瘀者加郁金、广木香、槟榔、桃仁、赤芍、红花。腹痛者加木香；肠道实热者，加芒硝、瓜蒌子、黄芩、紫苏子、芦荟；发热者加连翘、薄荷；呕吐频繁者加砂仁、川黄连、半夏。【专科应用】①用于治疗粘连性肠梗阻、小儿麻痹性肠梗阻、蛔虫性肠梗阻、术后肠梗阻、腹部术后腹胀、截瘫便秘、产后肠麻痹、慢性胃扭转、术后胃肠功能紊乱、脱肛、痔疮等外科疾病以及清洁肠道。②用于治疗慢性胃炎、急性黄疸型肝炎、乙肝、菌痢、肠炎、肠伤寒、急性阑尾炎、急性胰腺炎、胆结石、胆囊炎、慢性肺心病、乙脑、伤寒、副伤寒、出血热、食物中毒等内科疾病。③用于治疗小儿急性胃肠炎以及呼吸道疾病如小儿胆道蛔虫病、上呼吸道感染、喘息性咳嗽等儿科病证等。④用于治疗结膜炎、角膜炎、扁桃体炎、舌炎、牙周脓肿、慢性荨麻疹、头痛、过敏性紫癜、肾衰竭等其他疾病。【临床经验】①孕妇、产后、月经期或年老体弱、病后津亏及亡血者，均应慎用，必要时可攻补兼施，小剂试用，得效即止，切勿过剂。"恐有燥屎，欲知之法，少与小承气汤"，很显然，本方也常被作为使用大承气汤之前的试探剂。②张仲景治疗腹满便秘，用小承气汤（大黄、枳实、厚朴比例为4∶3∶2）。《金匮要略》治疗痛而闭者，用厚朴三物汤（大黄、枳实、厚朴比例为4∶5∶8）。治支饮胸满，更名厚朴大黄汤（大黄、枳实、厚朴比例为8∶5∶4）。③加羌活，名三化汤，治中风邪气作实，二便不通。加生山楂、生神曲、生麦芽、槟榔，名加味小承气汤，治食黑枣过多，凝聚成积。加减小承气汤（去大黄，加延胡索、五灵脂、木香、淡竹叶、犀牛角、通草），用于伤寒热毒传里，觉内热过甚，中宫痞塞不通，其外形并不恶寒，唯见目赤舌苔，脉象洪大，不甚有力，其人素有中寒者。复方小承气汤（枳实改枳壳，加大腹皮、党参），治胃大部切除术后腹胀。加味小承气汤（加大腹皮、陈皮、丹参、北芪、败酱草、生甘草），用于妇科术后。④熊刚经验：儿科呼吸道疾病中只要出现腹胀满，大便秘结，舌苔白或黄腻一二个证时即可使用。热甚者，去厚朴，加甘草；喘甚者，加甘草；腹不甚胀者，去枳实，重用大黄。1岁以下5 g，1～3岁5～15 g，3～10岁15～20 g。【方歌】大承气汤大黄硝，枳实厚朴先煮好，去硝名曰小承气，便硬痞满泻热巧。

调胃承气汤

【来源】《伤寒论》:"太阳病三日,发汗不解,蒸蒸发热者,属胃也,调胃承气汤主之。""伤寒十三日,过经谵语者,以有热也,当以汤下之。若小便利者,大便当硬,而反下利,脉调和者,知医以丸药下之,非其治也。若自下利者,脉当微厥,今反和者,此为内实也,调胃承气汤主之。""太阳病,过经十余日,心下温温欲吐,而胸中痛,大便反溏,腹微满,郁郁微烦,先此时自极吐下者,与调胃承气汤。若不尔者,不可与。""阳明病,不吐不下,心烦者,可与调胃承气汤。""伤寒吐后,腹胀满者,与调胃承气汤。""发汗后,恶寒者,虚故也;不恶寒,但热者,实也。当和胃气,与调胃承气汤。"**【组成】**大黄(去皮,清酒洗)12 g,甘草(炙)6 g,芒硝9 g。**【用法】**以水3 L,煮二物至1 L,去滓,内芒硝,更上微火一二沸,温顿服之,以调胃气。现代用法:大黄、甘草水煎取汁后溶入芒硝,以燥热为甚,少量频服、温服;便秘为主,每次顿服、温服。**【功效】**润燥软坚,缓下热结。**【适应证】**蒸蒸发热,大便不通,心烦口渴,或腹中胀满,或为谵语,舌苔正黄,脉滑数;以及胃肠燥热而致发斑吐衄、口齿咽喉肿痛等。**【加减变化】**热毒炽盛者加大青叶、石膏;动风抽搐者加羚羊角、钩藤;兼气虚者加人参;心烦者加黄连、淡竹叶;腹胀者加厚朴、枳实;腹痛者加白芍、郁金。

【专科应用】①用于治疗糖尿病、原发性高血压、不明原因发热、脑炎、老年性便秘、上呼吸道感染、急性心肌梗死、冠心病心绞痛、胃石症、早期慢性乙型重型肝炎、肺炎、肺心病合并肝损害、精神分裂症、癫痫、焦虑症等内科疾病。②用于治疗急腹症、蛔虫性肠梗阻、急、慢性胰腺炎、血栓性外痔、胆道疾病。③用于治疗牙周炎、牙周脓肿、牙髓炎、结膜炎、扁桃体炎、舌炎、口腔溃疡等眼耳鼻咽喉口腔科疾病。④用于治疗急性农药中毒、夏季鼻出血、水田皮炎、过敏性紫癜、接触性皮炎、湿疹、疥疮、系统性红斑狼疮、荨麻疹等。【临床经验】①孕妇、产后、月经期或年老体弱，病后津亏及亡血者，脾胃虚弱证，脾胃阴虚证，均应慎用。必要时可攻补兼施，小剂试用，得效即止，慎勿过剂。②《伤寒大白》去芒硝，加枳壳、厚朴，治伤寒用温复阳太过，不耐辛温，胃热谵语之阴厥。《伤寒全生集》加枳实、厚朴、黄芩，治阳明经胃实，潮热谵语、燥渴，大便不通，手足溅溅自汗，或面赤谵语，脉洪数，或揭去衣被，恶热，饮水不止者。《片玉痘疹》去芒硝，加枳壳、酒大黄、槟榔末，治痘后滞下。《普济方》加生姜，治小儿肥甘过度，热留胃中发斑，及服药过多而发斑。《外科证治全书》加枳壳，治阳明壅盛之甚，口渴便秘而牙龈不止者。《济阳纲目》去芒硝，加黄连，治内伤湿热膏粱，口臭，牙齿动摇欲落，或血出不止。③本方加当归、姜、枣煎，名当归承气汤，治里热火郁，或皮肤枯燥，或咽燥鼻干，或便溺秘结，或瘀血发狂。去芒硝，名大黄甘草汤，《金匮要略》用治食已即吐，《外台秘要》用治吐水。用酒浸大黄 75 g，芒硝、炙甘草各 60 g，又称破棺丹，治多汗、大渴、便秘、谵语等阳结之证及诸疮肿热。④王华颖经验：治疗跌打损伤，加苏木，擦洗患处。杨德明经验：治疗痔疮，原方先熏后洗。【方歌】调胃承气硝黄草，便秘口渴用之好，阳明胃热燥结证，缓下热结此方宝。

星蒌承气汤

【来源】《名老中医学术思想源流》王永炎："急性中风后常有内生瘀毒、热毒、瘀热互结，毒邪损伤脑络，浸淫脑髓，这些毒性病理产物，继发成为重要的致病因素。"《中风病防治要览》："毒邪是风火痰瘀由量变到质变的结果。"所以，浊毒损伤脑络，治疗重在"通""调"，通络解毒，辨证以施治。【组成】瓜蒌、地龙、郁金、枳壳、厚朴各 10 g，胆南星 12 g，石菖蒲、丹参各 15 g，大黄 3 g。【用法】水煎服。【功效】通里攻下，化痰通腑。【适应证】主治中风病痰热腑实、风痰上扰证。临床应用以半身不遂，舌强言謇或失语，躁扰不宁，神识恍惚，口舌㖞斜，偏身麻木，腹胀，大便秘结，头晕目眩，咳痰量多，舌质暗红或暗淡，苔黄或黄腻，脉弦滑为辨证要点。【随症加减】热象明显者加黄芩、栀子；年老体弱津亏者加生地黄、麦冬、玄参。【专科应用】用于治疗脑梗死急性期、脑出血急性期以及慢性脑供血不足等疾病。【临床经验】①大黄、芒硝的用量需根据患者的体质而定，一般以10～15 g为宜，以大便通泻为度，中病即止，不宜过量，防止耗伤正气。②若不能进食的患者，可采用鼻饲管给药或汤剂灌肠等。③简化本方（瓜蒌30 g，生大黄、芒硝各10 g，胆南星6 g），适用于中风病痰热腑实证。④《重订通俗伤寒论》陷胸承气汤（瓜蒌子、小枳实、生川大黄、仙半夏、小川黄连、玄明粉）治痰热蕴结，腑气不通，发热，胸膈痞满而痛，甚则神昏谵语，腹胀便闭，苔黄腻，脉沉滑者。【方歌】星蒌承气枳朴黄，郁金丹参地龙藏，痰热腑实肝风亢，化痰通腑经验方。

大黄牡丹皮汤

【来源】《金匮要略》："肠痈者，少腹肿痞，按之即痛，如淋，小便自调，时时发热，自汗出，复恶寒。其脉迟紧者，脓未成，可下之，当有血。脉洪数者，脓已成，不可下也。大黄牡丹汤主之。"【组成】大黄18 g，桃仁12 g，冬瓜子30 g，牡丹皮、芒硝各9 g。【用法】前4味药以水1000 mL煮取500 mL，去滓，加芒硝，再煎数沸。【功效】泻热破瘀，散结消肿。【适应证】主治肠痈初起，湿热瘀滞证。症见右少腹疼痛拒按，按之其痛如淋，甚则局部肿痞，或右足屈而不伸，伸则痛剧，小便自调，或时时发热，自汗恶寒，舌苔薄腻而黄，脉滑数。【随症加减】热毒较重者加蒲公英、金银花、紫花地丁、败酱草；血瘀较重者加赤芍、乳香、没药；肝郁气滞而见腹部胀痛者加柴胡、枳实、青皮、木香；伴大便下血者加地榆、槐角、荆芥炭；肛周脓肿者加金银花、败酱草、生薏苡仁、蒲公英、山甲珠；脓已成未溃者加白花蛇舌草、败酱草、红藤、薏苡仁、天花粉；肿块久结不散者加炮穿山甲、皂角刺、白芷、牡蛎。【专科应用】①治疗以腹痛为主要症状的疾病，如粘连性肠梗阻、血栓性外痔、急性阑尾炎、急性胰腺炎、胆囊炎、胆石症、急性胆道感染、重症胆系感染、胆道蛔虫病、重型肝炎、贲门炎、溃疡性结肠炎、急性白血病伴回盲肠综合征等消化系统疾病，急性尿道炎、急性前列腺炎、睾丸炎、附睾炎、慢性前列腺炎等男科疾病，急性前庭大腺炎、盆腔炎、附件炎、输卵管炎性阻塞、输卵管结扎、痛经等妇科疾病，局限性腹膜炎等。②治疗以脓肿、肿块为主要症状的疾病，如胰腺假性囊肿、肺脓肿、阑尾周围脓肿、腹腔脓肿、髂窝脓肿、卵巢囊肿、附件肿块、肛周脓肿等。③临床上还可用于治疗皮肤病，如过敏性头皮脉管炎、神经性皮炎、寻常型痤疮、过敏性紫癜、疖疮、丹毒等。④用于治疗肾病综合征出血热、颅内血肿、脑血栓形成、腰椎间盘突出症、慢性化脓性鼻窦炎，复发性口腔溃疡等。【临床经验】①急性重型化脓性阑尾炎，未出现阳明腑实证者禁用。凡肠痈溃后以及老人、孕妇、产后或体质过于虚弱者均应慎用或忌用。大黄牡丹汤为峻下剂，如大便已通，中病则止。②《急腹症手册》阑尾化瘀汤（去芒硝、冬瓜子，加延胡索、木香、金银花、川楝子），治急性阑尾炎瘀滞型。阑尾清化汤（去芒硝、冬瓜子，加川楝子、甘草、赤芍、金银花、蒲公英），治急性阑尾炎蕴热期。阑尾清解汤（去芒硝、桃仁，加蒲公英、金银花、川楝子、木香、甘草），治急性阑尾炎热毒期。③门纯德经验：治疗子宫肌瘤初期，酌减大黄，加夏枯草、三棱、莪术、土鳖虫，制成丸剂，长期服用。加金银花、蒲公英、败酱草，治疗局限性腹膜炎、男性急性尿道炎、前列腺炎、睾丸炎、附睾炎等诸多感染性疾病。④本方灌肠治疗创伤后全身炎症反应综合征，能够调节 SIRS 炎性反应系统和抗炎性反应系统之间的平衡紊乱，改善病情。⑤治疗慢性盆腔炎基本方：炒大黄 6～10 g，牡丹皮、白术各 15 g，薏苡仁、蒲公英、金刚藤、党参、茯苓、大血藤各 20 g，延胡索 30 g，桃仁、金铃子各 10 g，湿热重伴随急性炎症者加金银花、白花蛇舌草；脾虚加山药、芡实；肾虚痛及腰骶痛加续断、杜仲；闭经加益母草、当归；盆腔积液及输卵管积水加白茅根、益母草；盆腔结缔组织炎加莪术、三棱、水蛭；畏寒者加附子、桂枝；痛甚者加蒲黄、五灵脂；腹胀者加枳壳、沉香。【方歌】金匮大黄牡丹汤，桃仁瓜子芒硝襄，肠痈初起少腹痛，脓成未溃亦可尝。

第二节　温下剂

大黄附子汤【来源】《金匮要略》："胁下偏痛，发热，其脉紧弦，此寒也，以温药下之，宜大黄附子汤。"【组成】大黄 9 g，附子 12 g，细辛 3 g。【用法】以水 5 L，煮取 2 L，分温三服。若强人煮取二升半（2.5 L），分温三服。服后如人行四五里，进一服。现代用法：水煎服。【功效】温里散寒，通便止痛。【适应证】主治寒积里实证。临床应用时以胁下偏痛，发热，舌苔白腻，脉弦紧为辨证要点。【随症加减】腹痛甚，喜温加肉桂、白芍；腹胀满加厚朴、木香；绕脐剧痛不止而便秘者加当归、芒硝；胁下冷痛者加小茴香、肉桂；体虚或积滞较轻用制大黄；体虚气血较弱者加党参、当归；寒疝者，加川楝子、乌药。【专科应用】①治疗以腹痛为主要症状的疾病，如胆道结石、胆囊炎、胆绞痛、胆囊术后综合征、胆道蛔虫病、胃炎、癌症、溃疡性结肠炎、急性阑尾炎、肠梗阻、慢性痢疾、休息痢等消化系统疾病，痛经、慢性盆腔炎等妇科疾病，泌尿系结石、睾丸肿痛、尿毒症、慢性肾功能不全、急性肾衰竭、糖尿病肾病等泌尿系疾病，寒疝等。②治疗以发热为主要症状的疾病，如口疮、高热等。③治疗以腹胀便秘为主要症状的疾病，如顽固性便秘、慢性肺心病心力衰竭等。④治疗以手足厥冷为主要症状的疾病，如椎管狭窄症，原发性坐骨神经痛，下肢静脉曲张，寒疝等。⑤用于治疗不孕症、有机磷农药中毒、肾炎性红斑狼疮等。【临床经验】①浅田宗伯《勿误药室方函口诀》："盖大黄附子为伍者，皆非寻常之证。"临床运用时大黄用量一般不超过附子、细辛之和；应根据患者的体质强弱确定大黄的煎药时间，如慢性肺心病心力衰竭等疾病，大多数属于年老体弱患者，需采用较长的煎煮时间，以减少大黄泻下对正气的损伤。制附片一定要先煎2小时。服用本方后，若大便通利，则转危为安，若药后大便不通，反见呕吐、肢冷、脉细，为病势恶化之象，应予以注意。②"阳结者"慎用，孕妇禁用。③《备急千金要方》温脾汤（去细辛，加干姜、人参、甘草或桂心），主治"久积冷热，赤白痢者"；《普济本事方》中温脾汤（去细辛，加桂心、干姜、甘草、厚朴），主治"痼冷在肠胃间，连年腹痛，泄泻，休作无时"；《张氏医通》载本方治色疸，因房事伤伐，血蓄小腹而发黄，见身黄额上微黑，小便利，大便黑，小腹连腰下痛，去细辛，加肉桂。《柳选四家医案》载张仲华治脾肾之阳素亏，醉饱之日偏多，腹痛拒按，自汗如雨，大便三日未行，舌垢腻，脉沉实，湿痰食滞，团结于内，非下不通，而涉及阳虚之体，又非温不动。去细辛，加干姜、厚朴、枳实、肉桂。④蔡子华经验：治疗伤寒两感症，房事时感受风寒，邪气直中少，厥两阴经脉而致病。如厥阴寒盛，阴冷囊缩，青筋显露者，应加吴茱萸、炒小茴香。胀急者加乌药、香附。小便短赤者，可加木通、橘核。外寒内实，舌苔黄而便秘加桂枝、葱白、生姜以通阳透表。

⑤李可经验：加味大黄附子汤（加红参、五灵脂、生半夏、泽泻、茯苓、猪苓、白术、炙甘草、钩藤、石决明、桑寄生、生姜、大枣、生姜汁）治疗慢性肾炎尿毒症。**【方歌】**金匮大黄附子汤，细辛散寒止痛良，冷积内结成实证，攻专温下妙非常。

温脾汤【来源】《备急千金要方》："治下久赤白连年不止，及霍乱，脾胃冷实不消方。"**【组成】**大黄12 g，干姜、附子、人参各9 g，甘草6 g。**【用法】**上5味，以水8 L，煮取二升半（2.5 L），分服，1日3次。临熟下大黄。现代用法：水煎服，大黄后下。**【功效】**攻下冷积，温补脾阳。**【适应证】**主治脾阳不足，冷积内停证。症见腹痛便秘，或久利赤白，脐下绞结，绕脐不止，手足不温，苔白不渴，脉沉弦而迟。**【随症加减】**寒凝气滞，腹中胀痛者加厚朴、木香；脾肾虚寒，腹中冷痛者加肉桂；胃逆呕吐者加半夏、砂仁；积滞不化，苔白厚腻者加厚朴、莱菔子；久利赤白，损伤阴血，舌淡脉细者加当归、白芍。**【专科应用】**①用于治疗胆囊炎、胆石症、肠粘连、急性绞窄性肠梗阻、急性阑尾炎、肝癌介入术后腹痛等外科疾病。②用于治疗慢性肾功能不全特别是持续性血液透析患者并慢性功能型便秘、消化性溃疡、肠易激综合征、幽门梗阻、慢性痢疾、胃肠神经症、慢性铅中毒便秘、老年性便秘、习惯性便秘、慢性结肠炎等。③用于治疗前列腺增生以及腿痛、咳嗽、胸痛等其他疾病。④用于治疗多汗症、小儿腹痛型癫痫、血液透析营养不良症、亚急性甲状腺炎、胃柿石、贫血症、胆道蛔虫病、先天性巨结肠与支气管肺炎、肋间神经痛、肺结核钙化合并慢性支气管炎、癫痫昏迷等。**【临床经验】**①寒凉药用量小于温燥药量，热结和阴虚便秘患者忌用本方。附子先煎，大黄后下。②《备急千金要方》温脾汤另方有芒硝。又同名方（去甘草，加桂心），治积久冷热赤白痢。又同名方（加当归、芒硝），泻积之力较强，主治寒积便秘，腹痛，脐下绞结，绕脐不止者。温脾丸（去人参、甘草，加黄柏、大麦、吴茱萸、桂心、细辛、当归、神曲、黄连），蜜丸，空腹酒服，治久病虚羸脾气弱，食不消喜噫方。③《外台秘要》大温脾汤（加黄芩、芍药、厚朴），治脾胃中寒，不得食，又谷不消，腹响胀满，时苦下痢。【方歌】温脾附子及干姜，甘草人参及大黄，寒热并进补兼泻，攻下冷积振脾阳。

三物备急丸 【来源】《金匮要略》："大黄一两、干姜一两、巴豆一两去皮心熬外研如脂。主心腹诸暴卒百病，若中恶客忤，心腹胀满，卒痛如锥刺，气急口噤，停尸卒死者。"【组成】大黄、巴豆（炒研如脂或用霜）、干姜各30 g。【用法】上药各须精新，先将大黄、干姜研末，再研巴豆，与上末和匀共捣为散；或炼蜜为丸，瓷器密储。每服大豆许3～4丸，温开水送下。或药不下，捧头起，灌令下咽，须臾当愈；如未愈，更与3丸。当腹中鸣，即吐下便愈；若口噤，亦须折齿灌之。现代用法：上药共为散，成人每服0.6～1.5 g，小儿酌减，用米汤或温开水送下；若口噤不开者，可用鼻饲法给药。【功效】攻逐冷积。【适应证】主治食停肠胃。主治寒凝积滞，卒然心腹疼痛，脘腹胀满高起，二便不通，甚则痛如锥刺，面青气急，或口噤暴厥，苔白，脉沉而紧。现用于急性肠梗阻、急性胰腺炎、食物中毒属于寒积冷结而体质壮实者。心腹诸卒暴百病，卒中恶风气忤，迷绝不知人。干霍乱，心腹百病，疰痛。干霍乱，心腹胀满，绞刺疼痛，手足厥冷，甚者流汗如水，大小便不通，求吐不出，求利不下，须臾不救，便有性命之虑，卒死及感忤口噤不开者。临床应用以卒然心腹胀痛，痛如锥刺，气急口噤，四肢厥逆，大便不通，苔白而润，脉象沉紧或迟者为辨证要点。【随症加减】气急者加杏仁、旋覆花、赭石；腹胀腹痛者加木香、槟榔、厚朴、枳实；四肢厥逆者加附子，重用干姜；湿象明显者加苍术、茯苓、桂枝。【专科应用】用

于治疗食滞、胃肠功能衰竭、肠梗阻、急性胰腺炎、急性腹膜炎、急性胆囊炎、腹部术后肠粘连、急性阑尾炎、术后肠麻痹、寒结肠胃急腹症、胆总管结石、慢性非特异性溃疡性结肠炎。【临床经验】①巴豆毒性剧烈，须慎用。孕妇、年老体弱者，以及热邪所致的暴急腹痛之证，均应禁用。②本方服后泻下不止，可喝冷粥止之。③为散用亦可。先和成汁，乃倾口中，令从齿间得入。④治疗肠梗阻：用大黄、干姜、巴豆（去皮研末，除油），各为细末，使药量成3：2：1，制成丸剂，每丸重1 g，14岁以内者每服1丸，15岁以上者1～2丸，1次/4 h。服后若症状没有缓解，4小时后再服1次，再无效，手术治疗。⑤《蒲辅周医疗经验》治疗冷积停食，取三物备急丸的干姜、大黄，不用巴豆，加入阿魏、红豆蔻、草果仁、砂仁、高良姜、陈皮、炮鸡内金、莪术、三棱、槟榔等，或为散剂，或为丸剂，得效后改用枳术丸、香砂六君子丸调理收功。此变通三物备急之法也。【方歌】三物备急巴豆研，干姜大黄不需煎，猝然腹痛因寒积，速投此方急救先。

第三节　润下剂

麻子仁丸（又称脾约丸）【来源】《伤寒论》："趺阳脉浮而涩，浮则胃气强，涩则小便数，浮涩相搏，大便则干，其脾为约，麻子仁丸主之。"【组成】火麻仁20 g、芍药、枳实（炙）、厚朴（炙，去皮）、杏仁（去皮、尖，熬，别作脂）各9 g，大黄（去皮）12 g。【用法】上6味，蜜和为丸，如梧桐子大。每服10丸，日三服（每日3次），渐加，以大便通畅为度。现代用法：上药共为细末，炼蜜为丸，每次

9 g，每日 1～2 次，温开水送服，亦可改为汤剂煎服。【功效】润肠泄热，行气通便。【适应证】主治胃肠燥热，脾约便秘证。症见大便干结，小便频数，苔微黄，脉细涩。【随症加减】若大便干结而硬者加芒硝；若热结较甚，苔黄脉数者重用大黄；若口舌干燥，津伤较甚者加生地黄、玄参、麦冬、石斛；若肺热气逆以致大肠热结便秘兼见咳嗽者，加瓜蒌子、黄芩、紫苏子；若兼郁怒伤肝，目赤易怒者加服更衣丸或当归龙荟丸；痔疮便秘者加桃仁、当归；痔疮出血属胃肠燥热者加槐花、地榆；若兼见心悸失眠，头晕目眩，面色无华，唇甲色淡，形瘦乏力等加四物汤；兼见倦怠乏力，少气懒言，面色萎白，舌淡苔白等加人参、白术、黄芪；若便血者加槐花、地榆。【专科应用】①用于治疗一些症见便秘的内科疾病，如老年性便秘、功能型便秘、蛔虫性肠梗阻、肺炎或肺气肿咳喘兼便秘者、尿频兼见大便秘结者、2 型糖尿病尿频兼见大便秘结者、老年性精神病等。②用于治疗妇女产后亡血伤津引发的肠燥便结。③用于治疗外科疾病如痔疮、蛔虫性肠梗阻、胆道蛔虫病、胆石症等。④作为痔疮、肛瘘、肛裂、直肠脱垂或相关手术后的辅助用药。【临床经验】①本方虽为润肠缓下之剂，但含有攻下破滞之品，故年老体虚，津亏血少者，不宜常服，孕妇慎用；中病即止，不可久服。②实验表明，每日 15 g 的用量为临床上治疗功能性便秘的最佳剂量。火麻仁中含有毒蕈碱及胆碱等，如大量食入（60～120 g）可致中毒。除出现恶心、呕吐、腹泻等消化系统症状外，重者常见烦躁不安、精神错乱、昏迷等神经系统症状。据临床报道，上述病变是可逆的，预后良好。③治疗蛔虫性肠梗阻，加乌梅、槟榔、陈皮。治疗神经性尿频，加覆盆子、桑螵蛸。【方歌】麻子仁丸治脾约，枳朴大黄蜜杏芍，胃燥津枯便难解，润肠泻热功效确。

润肠丸 【来源】《脾胃论》："治饮食劳倦，大便秘涩，或

干燥，闭塞不通，全不思食，乃风结，血秘，皆能闭塞也。润燥和血疏风，自然通利也。"【组成】大黄（去皮）、当归梢、羌活各15 g，桃仁（浸，去皮尖）3 g，火麻仁（去皮，取仁）4 g。【用法】除桃仁、火麻仁另研如泥外，捣罗为细末，炼蜜为丸，如梧桐子大，每服50丸，空腹用，白汤送下。【功效】润燥疏风，和血通便。【适应证】主治饮食劳倦所致风结，血结。大便秘涩或干燥，闭塞不通，不思饮食。【随症加减】若大便干结如羊屎者加蜂蜜、柏子仁、黑芝麻；面白眩晕甚者加制何首乌、熟地黄、阿胶；若兼气虚，气短乏力，排便无力者加黄芪、人参；若兼阴虚，手足心热，午后潮热者加知母、黄柏、玄参；若津亏甚者加芦根；大便干结者加芒硝。【专科应用】用于治疗慢性功能性便秘、慢性肠炎、慢传输型便秘、老年人功能性便秘、便秘型肠易激综合征、腹部术后便秘。【临床经验】①孕妇忌服；虚寒性便秘、严重器质性病变引起的排便困难如结肠癌、肠梗阻、炎性肠炎禁用。②《校注妇人良方》加皂角仁、秦艽，治风火内伏，大肠干燥，大便秘结者。《丹溪心法》去羌活，加枳实、白芍、升麻、人参、生甘草、陈皮、木香、槟榔，治老人中风，三五日不大便者。③汕头市中医院根据当地特色，将黄精、肉苁蓉、黄芪、当归、大黄、火麻仁、虎杖7味药研为粉末，装入猪大肠，加少量黄酒蒸，蜜和为丸而成润肠丸，治疗当地老年人功能性便秘，疗效显著。【方歌】润肠丸用归尾羌，桃仁麻仁及大黄，或加艽防皂角子，风秘血秘善通肠。

苁蓉润肠丸（又称温养润肠丸）

【来源】《世医得效方》："发汗利小便，亡津液，大便秘，老人虚人皆可服。"《金匮翼》："虚秘有二，一以阴虚，一以阳虚也。……治阳虚者，但益其火，则阴凝自化。"【组成】肉苁蓉、沉香各60 g，火麻仁100 g。【用法】上为细末，用火麻仁汁打糊为丸，如梧桐子大。空腹时用米饮下，一次服用10g，每日3次；或者将本方药1/10的量，水煎2次作两次服用，每日服用2剂。【功效】润肠通便。【适应证】主治肾阳便秘。症见大便秘结，或行便无力，小便清长，腰酸膝软，或气逆喘嗽者，舌淡苔白，脉沉迟。【随症加减】若伴有腹胀加枳实、厚朴、桃仁；腰痛明显者加牛膝、桑寄生、熟地黄、杜仲；胃纳差者加麦芽、谷芽。【专科应用】①用于治疗老年性便秘、习惯性便秘等属肾虚便秘者。②外科亦用于治疗痔术后肛缘水肿；直肠慢性炎症、溃疡、外伤、放射、性病肉芽肿及直肠术后瘢痕收缩导致的排便困难，大便变细变扁者。【临床经验】①肉苁蓉忌铜、铁。肠胃热结所致便秘不宜使用。心虚气胀者，亦禁用。②《医学集成》去沉香、火麻仁，加熟地黄、油当归、人参，治产后便结。③秦伯未经验：治疗肾虚冷秘用本方合半硫丸效果显著。将上药打成粉末，用火麻仁汁打糊为阔步丸，一次服用10g，每日服3次，或者将本方药1/10的量，水煎2次作2次服用，每日服用2剂。【方歌】苁蓉润肠丸麻仁，苁蓉沉香益命门，年老体虚大便秘，温阳润肠传送力。

五仁丸

【来源】《杨氏家藏方》："滋肠五仁丸"，主治"老人及气血不足之人，大肠闭滞，传导艰难"。【组成】桃仁、杏仁（麸炒，去皮尖）各30g，松子仁、柏子仁各15g，郁李仁3g，陈皮（另研末）120g。【用法】将五仁分别研为膏，入陈皮末同研匀，炼蜜为丸，如梧桐子大，每服50丸（9g），食前米饮下。现代用法：五仁研为膏，陈皮为末，炼蜜为丸，每服9g，每日1~2次温开水送下。【功效】润肠通便。【适应证】主治津枯肠燥证。临床应用以大便干燥，艰涩难出，以及年老和产后血虚便秘，口干欲饮，舌嫩少津，脉细涩为辨证要点。【随症加减】年老体虚者加黄芪、肉苁蓉、杜仲；产后血虚加当归、熟地黄、白芍；热病后阴虚便秘者加生地黄、玄参、麦冬；燥伤肺津肠闭便秘症见大便燥结，腹满似胀，口干咽燥，干咳口渴，小便短涩者与沙参麦冬汤合用；胃津不足，口干舌燥者加麦冬、知母、天花粉；大便燥结如羊屎者加瓜蒌子、火麻仁；气滞腹胀者加厚朴、莱菔子、枳壳；血虚舌淡者加当归、生地黄。【专科应用】①用于治疗老年性便秘、便秘型肠易激综合征、习惯性便秘、结肠黑病变、痔疮、小儿厌食等。②外科亦用于联合无张力疝修补术治疗老年性腹股沟疝。【临床经验】①方中桃仁、郁李仁均能活血，孕妇慎用。②《医方类聚》五仁丸（去桃仁、松子仁、陈皮，加酸枣仁、火麻仁），治津枯竭，大肠秘涩。③治疗便秘，适当加桃仁、杏仁、柏子仁、松子仁、郁李仁、陈皮、肉苁蓉、牛膝、当归、瓜蒌子、蜂蜜等。【方歌】五仁柏子加松米，桃杏两仁陈郁李，血虚津枯肠中燥，理气润肠通便秘。

济川煎

【来源】《景岳全书》："便秘有不得不通者，凡伤寒杂证等病，但属阳明实热可攻之类，皆宜以热结治法通而去之，若察其元气已虚，既不可泻而下焦胀闭，又通不宜缓者，但用济川煎主之，则无有不达。"【组成】当归 9～15 g，牛膝 6 g，肉苁蓉 6～9 g，泽泻 4.5 g，升麻 1.5～3 g，枳壳 3 g。【用法】水一盏半（450 mL），煎七分，食前服。现代用法：作汤剂，水煎服。【功效】温肾益精，润肠通便。【适应证】主治肾阳虚弱、精津不足证。临床应用以大便秘结，小便清长，腰膝酸软，头目眩晕，舌淡苔白，脉沉迟为辨证要点。【随症加减】脾胃气虚，食少神疲者加入参、白术、黄芪；肾虚精亏重者去枳壳，加熟地黄、枸杞子；津枯肠燥者加火麻仁、杏仁；若有火加黄芩；筋骨失充，痿软无力者加杜仲、锁阳；寒凝甚者合半硫丸；若肠燥便秘日久去泽泻，加锁阳、火麻仁。【专科应用】①用于治疗老人便秘、习惯性便秘、小儿便秘、肾阳虚型便秘、慢传输型便秘、糖尿病合并便秘、心力衰竭性便秘、产后便秘、药物所致便秘、肿瘤所致便秘、单纯性大便黏腻症等。②用于治疗高龄骨质疏松性胸腰椎骨折、前列腺增生、慢性肾炎肾功能不全、原发性高血压、尿道综合征等。

【临床经验】①本方偏重温补，凡热邪伤津及阴虚便秘者忌用。虚甚者不必用枳壳。②鲍达经验：当归、肉苁蓉各 30 g，牛膝用 20 g；或者当归、肉苁蓉各 20 g，牛膝用 15 g。临床疗效优于当归、肉苁蓉、牛膝各 10 g。③《医学集成》加味济川煎（加熟地黄、川芎），治产后便秘。④治疗慢性肾炎肾功能不全，加制大黄、积雪草、南刘寄奴、麦冬、玄参。治疗前列腺增生排尿障碍，加穿山甲珠、桃仁、木通、车前子、滑石。小便点滴不出者留置导尿管，直至病情缓解。**【方歌】**济川当归肉苁蓉，泽泻升麻枳壳从，便结体虚难下夺，寓通于补法堪宗。

第四节　逐水剂

十枣汤 **【来源】**《伤寒论》："太阳中风，下利呕逆，表解者，乃可攻之。其人漐漐汗出，发作有时，头痛，心下痞鞕满，引胁下痛，干呕短气，汗出不恶寒者，此表解里未和也，十枣汤主之。"**【组成】**芫花、甘遂、大戟各等份。**【用法】**三味等份，各另捣为散，以水一升半（1.5 L），先煮大枣肥者 10 枚，取八合（0.8 L）去滓，内药末。强人服一钱匕（1.5 g），羸人服半钱（0.75 g），温服之，平旦服。若下后病不除者，明日更服，加半钱。得快下利后，糜粥自养。现代用法：三药等份为末，每服 1 g，以大枣 10 枚煎汤送服，每日 1 次，清晨空腹服用。**【功效】**攻逐水饮。**【适应证】**主治悬饮：咳唾胸胁引痛，心下痞硬胀满，干呕短气，头痛目眩，胸背掣痛不得息。亦主治实水：一身悉肿，尤以身半以下为重，腹胀喘满，二便不利，舌苔滑，脉沉弦。【随症加减】若痰涎水饮停于胸膈，或走注经隧，见忽然胸背、手脚、颈项、腰胯痛不可忍，去芫花，加白芥子；气滞严重者加木香。【专科应用】①用于治疗渗出性胸膜炎、结核性胸膜炎、肝硬化、慢性肾炎所致的胸腔积液、腹水或全身水肿，以及晚期血吸虫病所致的腹水等。②用于治疗心包积液、急性单纯性肠梗阻、胃酸过多症、急性胆囊炎、急性阑尾炎、急性胰腺炎等。【临床经验】①本方作用峻猛，只可暂用，不宜久服。若精神胃纳俱好，而水饮未尽去者，可再投本方；若泻后精神疲乏，食欲减退，则宜暂停攻逐；若患者体虚邪实，又非攻不可者，可用本方与健脾补益剂交替使用，或先攻后补，或先补后攻。使用本方应注意4点：一是三药为散，大枣煎服送服；二是于清晨空腹服用，从小量开始，以免量大伤正，若服后下少，次日加量；三是服药得快利后，宜食糜粥以保养脾胃；四是年老体弱者慎用，孕妇忌服。②在服法上，张仲景主张将药捣为散，用枣汤1次清晨空腹送服。在临床报道中，大多数医家使用时多遵循张仲景法，以泻稀水便5～10次为度。但也推出一些新用法，可灵活选用。a. 先服枣汤法：煎取枣汤 300 mL，先饮 150 mL 枣汤，10 分钟后再将枣汤送服药末。此法泻下之力稍缓。b. 枣肉为丸法：先蒸大枣熟后取枣肉，再以十枣汤 3 味等份捣筛合之，以枣泥为丸，复以大枣 10 枚煎汤送服药丸。此法副作用较小。c. 枣肉夹粉法：取 10 枚大枣去核，将 3 味药末分装枣内，再用水调面粉裹枣，放草木火灰中烧黄，去面将枣用开水送下。此法副作用更小，峻下之力亦稍弱。d. 枣汤煎服法：先煮大枣肥者 1 枚，煎取枣汤 200 mL 左右，再将十枣汤 3 味分别捣筛等份合之，然后纳入枣汤中煎 1～2 分钟，于早晨空腹 1 次连渣温服。此法较为猛烈，峻下之力亦较强。③去大枣，加大黄、牵牛子、轻粉，水丸，名三花神佑丸，治壮实人风痰郁热、肢体麻痹，走注疼痛湿热肿满，气血壅滞，不得宣通，及积痰癖胃。服三丸后，转加痛闷，此痰涎壅塞，顿攻不开，再加二丸，快利则止。加黄柏、大黄，粥丸，名小胃丹，治胸膈肠胃热痰湿痰。【方歌】十枣逐水效堪夸，甘遂大戟与芫花，悬饮潴留胸胁痛，大腹肿满用亦佳。

禹功散 【来源】《儒门事亲》："治阳水、阳黄，便秘脉实，元气未虚者。"【组成】黑牵牛头末120 g，茴香30 g。【用法】上为细末，以生姜自然汁调一二钱（3～6 g），临卧服。或加木香30 g。【功效】逐水通便，行气消肿。【适应证】主治阳水、阳黄，便秘脉实，元气未虚者。临床应用以遍身水肿，阴囊肿胀，腹胀喘满，大便秘结，小便不利，脉沉有力为辨证要点。【随症加减】气滞严重者加木香；若腹水严重者加甘遂、芫花；阴寒内盛者加桂枝、花椒、吴茱萸；气滞有寒者合天台乌药散；肾阳不足者合用肾气丸或真武汤；气滞水停者合用柴胡疏肝散或胃苓汤。【专科应用】①用于治疗以遍身水肿，腹胀喘满，或反复顽固性腹水为主要临床表现的各种肝硬化腹水，如乙肝肝硬化腹水等。②用于治疗肾炎性水肿、睾丸鞘膜积液、阴囊水肿、关节鞘膜积液等具有水肿、二便不利兼见脉沉有力者。【临床经验】①本方为泻下峻剂，对体弱、贫血明显、浮肿严重、血压很高，或有心力衰竭者应慎用。不适合用于肾炎性水肿便秘和妊娠妇女水肿便秘。服用期间如出现恶心、呕吐、水泻太过、神疲乏力等，应及时补充体液，最好药后饮食稀粥、米糊；若反应严重，应立即停止逐水治疗。②如逐水有效，可使用2～3日，停药4～5日后，如需要攻逐者可再用2～3日，但勿过多使用，不能用此法至腹胀完全消退才止，只要胀势稍缓，衰其大半即可止。③《寿世保元》禹功散（陈皮、姜制半夏、赤茯苓、猪苓、泽泻、炒白术、木通、条芩、升麻、甘草、炒栀子），治膀胱有热，小便不通，诸法不

能奏效者。《古今医鉴》禹功散（加荔枝核，或加木香），主治寒湿水疝，阴囊肿胀，大小便不利。④治疗鞘膜积液，加桂枝、吴茱萸、花椒。治疗腹水时，可予加芒硝碾粉肚脐外敷。积水者可用穿刺放水或选用外科手术治疗。【方歌】儒门事亲禹功散，牵牛茴香一齐研，行气逐水又通便，姜汁调下阳水痊。

舟车丸

【来源】《景岳全书》："河间舟车丸治一切水湿蛊腹，痰饮癖积，气血壅满，不得宣通，风热郁痹，走注疼痛及妇人血逆气滞等证。"【组成】牵牛子（研末）120 g，甘遂（面裹、煨）、芫花、大戟（俱醋炒）各30 g，大黄60 g，青皮、陈皮、木香、槟榔各15 g，轻粉3 g。【用法】上为末，水糊丸如小豆大，空心温水下，初服5丸，日三服（每日3次），以快利为度。现代用法：研末为丸，每服3～6 g，每日1次，清晨空腹温开水送下。【功效】行气逐水。【适应证】临床应用以胸腹肿胀、气粗息促、面赤口渴、二便秘结、脉沉数有力为辨证要点。【随症加减】腹中虫积加芜荑；如伴见口渴较重、发热等里实热证加石膏清热；大便秘结较重加重大黄用量或加入厚朴、芒硝等。【专科应用】①用于治疗晚期肝硬化腹水、扩张型心肌病、高血压心脏病、高血压肾病、机械性肠梗阻早期、低蛋白血症等。②用于治疗急性肾炎、慢性肾炎、腹膜炎、血吸虫病晚期腹水见体实水肿甚者。【临床经验】①方中大戟、芫花、甘遂、牵牛子均为有毒之品，当注意不宜久服，孕妇忌用，以防中毒；同时本方为泻下峻剂，应中病即止。水肿属阴水者禁用。忌与甘草同服。②服药时应从小剂量开始，逐渐加量为妥。本药苦寒，易伤脾胃，应须时时注意脾胃之气，饮食清淡，宜用低盐饮食，注意用药后对脾胃的调理。③张子和方无轻粉。《宣明论方》去青皮、陈皮、木香、槟榔，名三花神佑丸。《杏苑》无青皮、槟榔、轻粉。《医宗金鉴》去槟榔，名舟车神佑丸。《医方集解》减芫花、大戟、青皮、陈

皮、木香，加芒硝、郁李仁，名浚川散。④姜春华经验：治疗
肝硬化腹水，有肝性脑病迹象者；有极显著之食管静脉曲张或
多次大量呕血黑粪者；兼有其他合并症，如高热、门静脉血栓
形成者，用巴漆丸［巴豆霜 1.5 g，干漆（微炒去烟）、陈皮、
生苍术各 10 g］。在用巴漆丸治疗时，可以根据患者的体质、
病情，选用几种汤药作辅助。开始时用攻下方，腹水渐退时可
改用攻补方。体弱不胜攻下者用补利方。攻下方［槟榔 20 g，
煨甘遂 4.5 g，郁李仁（杵泥）、续随子（杵泥）各 10 g，牵牛
子（杵泥）、商陆各 12 g，鳖甲 30 g，苍术 15 g，陈皮 6 g］，
适用于体格强实，无虚羸现象，小便少而赤，能饮食而由于腹
胀不敢食者。凡本有腹泻，极度虚羸，不进饮食者勿用。攻补
方（鳖甲 30 g，生苍术、当归、黄芪各 10 g，煨甘遂 4.5 g，
猪苓、赤苓、槟榔各 15 g，商陆、陈葫芦各 12 g，生甘草 6 g，
若患者较虚，可加党参 15 g）。补利方（党参、黄芪、陈皮、
山药、当归、猪苓、赤苓、苍术、瞿麦各 10 g，陈葫芦、商陆
各 15 g，鳖甲 30 g），为不适宜于服用巴漆丸与攻下方而设。
⑤有食管静脉曲张者，于病程中仍须注意骨刺及粗硬食物，以
免引起出血。治疗完毕俟体力恢复后，仍以施行外科手术为
佳。⑥服药后发生泄泻并伴有腹部剧痛者，可服阿司匹林片
0.3 g 即止，以勿用阿托品为是，如患者服后接连腹泻不止，
可予停药一二日。【方歌】舟车牵牛及大黄，遂戟芫花槟木香，
青皮橘皮轻粉入，泻水消胀力量强。

第五节 攻补兼施剂

增液承气汤【来源】《温病条辨》："阳明温病，下之不

通，其证有五：（第5）津液不足，无水舟停者，间服增液，再不下者，增液承气汤主之。"【组成】玄参30 g，麦冬（连心）、细生地黄各24 g，大黄9 g，芒硝5 g。【用法】水煎，芒硝溶服。先服半量，无效再服。【功效】滋阴增液，泄热通便。【适应证】主治热结阴亏证。临床应用以燥屎不行，下之不通，脘腹胀满，口干唇燥，舌红苔黄，脉细数为辨证要点。【随症加减】血虚者加熟地黄、白芍；疼痛者加乳香、白芷；痔疮出血、大便干结者加地榆、槐花、侧柏叶；腹中胀满、纳呆、嗳气频作者加木香、柴胡、龙胆、乌药；神疲肢倦，头晕目眩、心悸、面色萎白者加北芪、党参、白术、升麻；气虚者加太子参或西洋参；腹中坚实，疼痛拒按者加桃仁、当归、川芎、牡丹皮；烦热口干，口臭者加金银花、菊花、知母、何首乌。

【专科应用】①用于治疗糖尿病性便秘、阿片类镇痛药所致的便秘、老年性便秘、习惯性便秘、痔疮便秘、帕金森病便秘、抗精神病类药引起的便秘、不完全性肠梗阻等。②用于治疗皮肤干燥综合征、肛裂、复发性口腔溃疡、慢性牙周炎、糖尿病、痤疮、心绞痛、流行性出血热少尿期、挤压综合征、瘾疹、慢性铅中毒、大叶性肺炎、产后尿闭、高血压脑出血、颅脑术后昏迷等。【临床经验】①应注意大黄和芒硝的用量和时间。增水行舟法，偏于阴亏者，应重用玄参、麦冬、生地黄；偏于积滞者，则重用大黄、芒硝。产后血虚、老年肾虚之便秘不宜使用本方。②阳明温病，大便不通，若属津液枯竭，水不足以行舟而燥结下不者，可间服增液汤以增其津液；若再不下，是燥结太甚，宜用增液承气汤缓缓服之。不能口服者可鼻饲或保留灌肠。③《镐京直指》之增液承气汤（去芒硝，改无水芒硝即玄明粉，加鲜石斛、知母、连翘、牛蒡子、人中黄、枳实），主治温邪乘胃，咳喘便闭，唇焦鼻黯，舌黑黄燥，谵语口渴。④治疗肛裂，便血加炒地榆、炒槐花；痛甚加枳壳、延胡索。若药后大便次数增多、便溏，可将大黄改为先煎或减量。产后尿闭，加车前子、桔梗，有感染发热者加黄柏、蒲公英。治疗流行性出血热少尿期危重型，加水牛角、赤芍、牡丹皮，腹胀肠麻痹加枳实、厚朴，渴甚加天花粉，呕吐加竹茹，呃逆加柿蒂，逆传心包，神昏谵语者加服安宫牛黄丸。治疗原发性高血压病，加桃仁、蒺藜、夏枯草。治疗脑震荡，加穿山甲、莪术。治疗心肌梗死，加莪术、桃仁、瓜蒌、赤芍、枳实。【方歌】增液承气参地冬，硝黄加入五药供，热结阴亏大便秘，增水行舟肠腑通。

增液汤 【来源】《温病条辨》："阳明温病，无上焦证，数日不大便，当下之，其人阴素虚，不可行承气者，增液汤主之。"【组成】玄参30 g，连心麦冬、细生地黄各24 g。【用法】水8杯（2400 mL），煮取3杯，口干则与饮令尽；不便，再作服。现代用法：水煎服。【功效】增液润燥。【适应证】主治阳明温病，津亏便秘证。临床应用以便秘、口渴、舌干红、脉细数或沉而无力为辨证要点。【随症加减】气虚下陷者加黄芪、党参、升麻；血虚者加当归、黄芪；肾阳虚者加牛膝、肉苁蓉；腹胀者加枳实、莱菔子、厚朴；咽部滤泡增生量多，色泽淡白，无充血加肉桂、桃仁、桑椹；咽部灼热感重、疼痛、黏膜充血加黄连、天葵子、蒲公英、牡丹皮、赤芍；伴脾虚、腹胀闷不适加党参、茯苓、厚朴、枳实、山楂、神曲；阴虚加金银花、天花粉；鼻衄加黄芩、黄连；食少恶心加芦根、苍术。【专科应用】①用于治疗各种病因导致的阴液亏虚而致的便秘证，如急性心肌梗死便秘、糖尿病便秘、产后便秘、习惯性便秘等。②用于治疗咽源性咳嗽、牙痛、慢性咽炎、复发性口腔溃疡、慢性牙周炎、肺部感染后期导致的咳嗽、糖尿病、干燥综合征等。③用于治疗闭经、缺乳、产后发热、盆腔炎等。④用于治疗痤疮、皮肤瘙痒、带状疱疹后遗症神经痛、神经性皮炎、肛裂等。【临床经验】①本方咸寒苦甘同用，旨在增水行舟，非属攻下，若欲使其通便，必须重用，或加用其他通便药物。②本方一派阴柔之品，恐滋腻碍胃，故需适当佐加理气健胃之品，使其补而不滞。补阴要注意阴阳互根原理，可随证酌加益气、温阳之品，此乃阳中求阴法也。津亏燥热已甚，服增液汤大便不下者，可加生大黄、芒硝。③阳明里实热结所致便秘，湿温尚未化热，则非本方所宜。④《温病条辨》增液汤的应用有三：一则育肾阴且防邪深入。一则清营凉血而散血。一则甘苦合化阴气。在《温病条辨》中本方的加减方甚多，新加黄龙汤乃用于热结便秘兼气阴两虚，正虚不能运药者。方中以增液汤仍增液行舟，配合人参补气，硝黄攻邪亦为攻补兼施之剂。护胃承气汤用于温病下后邪气复聚于胃者。方用增液汤增液扶正以防护其阴，以大黄攻下存阴，知母甘寒清热，牡丹皮泻血中伏热，防邪入里。冬地三黄汤用治温病热结液干之小便不利者。清燥汤用治温病下后余热未清者。清营汤主治热入营分。玉女煎去牛膝、熟地黄加细生地黄、玄参方主治气血两燔者。⑤孟澍江经验：肺胃肠津液耗伤，可加用北沙参、石斛、玉竹、芦根、天花粉等；液干便秘加生首乌、柏子仁、郁李仁、火麻仁等；兼有气血亏虚加党参、黄芪、当归等；兼有肝肾阴虚加熟地黄、女贞子、墨旱莲等；兼有下元阳虚加肉苁蓉、菟丝子等；兼有阳明腑实加大黄、芒硝等；兼有气分热盛加石膏、知母、金银花、连翘、淡竹叶等（热毒炽盛者可加黄连等清热解毒药）；兼有营血分热盛加水牛角、牡丹皮、丹参等（热毒炽盛者可加黄连等清热解毒药）；兼有气机郁滞加木香、厚朴、枳实、陈皮等；兼有血行不畅加桃仁、牡丹皮、赤芍等。但在具体运用时，还应辨明阴虚的具体部位，这样可使用药更为贴切病情。如阴虚偏于胃者，主要症状有口渴多饮、胃中嘈杂、不饥不食、便秘、舌红少苔等，主用麦冬、石斛、天花粉、玉竹、生地黄、白扁豆、糯稻根等；如阴虚偏于肺者，主要症状有干咳、口干咽燥等，主用北沙参、百合、天冬等。肠液不足的治疗，基本与肺胃阴伤者相同，但因该证主要表现为便秘，所以还常用火麻仁、柏子仁、郁李仁等滋润之品。如阴虚偏于肝肾，则属真阴受伤，其阴伤的程度更深入一层，但其治法仍需主用甘寒，还要配合咸寒和酸寒之品，如加减复脉汤内白芍、阿胶之类。要注重患者的全身状况，阴虚便秘者，往往还兼有气虚、阳虚、气滞等病理变化，单用养阴通便之法就不能完全符合病机。另外，在用本方"增水行舟"的同时，每可配合少量砂仁或陈皮等行气药，以"扬帆鼓风"。其意既可防止大剂量养阴药滋腻碍胃，又可疏理肠道气机，以利通便。【方歌】增液玄参与地冬，热病津枯便不通，补药之体作泻剂，但非重用不为功。

第三章 和解剂

第一节 和解少阳剂

小柴胡汤【来源】《伤寒论》:"伤寒五六日中风,往来寒热,胸胁苦满、嘿嘿不欲饮食、心烦喜呕,或胸中烦而不呕,或渴,或腹中痛,或胁下痞硬,或心下悸、小便不利,或不渴、身有微热,或咳者,小柴胡汤主之。""伤寒中风,有柴胡证,但见一证便是,不必悉具。凡柴胡汤病证而下之;若柴胡证不罢者,复与柴胡汤,必蒸蒸而振,却复发热汗出而解。"【组成】柴胡24 g,黄芩、人参、甘草(炙)、半夏(洗)、生姜(切)各9 g,大枣(擘)4枚。【用法】上7味,以水一斗二升(12 L),煮取6 L,去滓,再煎,取3 L,温服1 L,日三服(每日3次)。现代用法:水煎2次,分2次温服。【功效】和解少阳。【适应证】伤寒少阳证。往来寒热,胸胁苦满,默默不欲饮食,心烦喜呕,口苦,咽干,目眩,舌苔薄白,脉弦者。热入血室证。妇女伤寒,经水适断,寒热发作有时。黄疸、疟疾以及内伤杂病而见少阳证者。【随症加减】胸中烦而不呕去半夏、人参,加瓜蒌;呕逆加生姜、陈皮;渴者去半夏,加天花粉;齿燥无津加石膏;腹中痛宜去黄芩,加芍药;胁下痞硬去大枣,加牡蛎;心下悸,小便不利宜去黄芩,加茯芩；不渴，外有微热宜去人参，加桂枝；咳者宜去人参、大枣、生姜，加五味子、干姜；胆气犯肺加芦根、桑叶；热入血室加牡丹皮、赤芍、桃仁；本经头痛加川芎；黄疸加茵陈、栀子；疟疾加草果、常山；内伤杂病，正气补虚者去人参、大枣。寒多者加桂枝；风多者加防风；热多者，加连翘少许；热甚者加知母、石膏；胸闷者去人参，加紫苏、石菖蒲、桂枝；热者加淡豆豉、炒栀子壳；胁胀者去人参，加枳壳、香附、青皮；默默者加石菖蒲、炒酸枣仁；不饮食加茯苓、山楂、神曲；口苦者加龙胆、栀子；咽干者去半夏，加麦冬、桔梗、射干；或加金银花、野菊花、射干、山豆根；头晕者加白芷、藁本；目眩者加决明子、青葙子；频频呕加大生姜、半夏的用量，并加入柿蒂；心烦者加枳壳、紫苏；下痢者加高良姜、肉桂、小茴香等；不眠者加炒酸枣仁、柏子仁；小便涩加入车前子、滑石、薏苡仁；偏头痛加入川芎、白芷；项强者加入葛根、白芷；半身不遂者加黄芪、当归、鸡血藤；大腿根部痛者加入炒白芍、乌梅；腿抽筋者加入炒白芍、木瓜；大便不利加入紫菀、款冬花、猪牙皂；性欲差者加入淫羊藿、熟地黄、枸杞子、细辛；咳嗽者加入陈皮、白前、前胡；口大渴者加入天花粉、葛根，此亦治口舌生疮、口舌糜烂；血热者加入牡丹皮、生地黄、赤芍；骨蒸者加入地骨皮、银柴胡、牡丹皮、青蒿、胡黄连；尿血者加入地骨皮、白茅根、通草；紫癜者加入紫草、生地黄、生白芍；出虚汗加入白芍、五味子、浮小麦；湿热者加入苦参、泽泻；淋巴结结核加入蒲公英、香附、当归、天冬；肿瘤者加入枸杞子、紫草、白花蛇舌草可以抗细胞突变、抗衰老、增强免疫力；肿瘤者加入牛膝、防风、三七、白术可以杀死肿瘤细胞，抑制肿瘤生长；食管癌加入凤仙花、红花石蒜、凤仙籽，此亦治胃癌；乳腺癌加入天冬、紫苏；艾滋病加入青蒿、百合；皮肤癌加入重楼、百合、紫苏；乳腺块加入蒲公英、郁金、香附、王不留行；肠痈者加入红藤、败酱草、马齿苋、白蔹；热痢者加入白头翁、马齿苋；痰多者加入陈皮、白附子、白芥子；热咳嗽加入胖大海、桑白皮；音哑者加入蝉蜕、沙参、麦冬；盗汗者加入桑叶、牡蛎；安五脏加入柏子仁、生酸枣仁；平喘者加入麻黄、桂枝，以利水平喘；不纳气加入海马、磁石、熟地黄、枸杞子；痰喘者加入银杏、陈皮、茯苓；肺热喘加入地龙、麦冬、前胡、厚朴；鼻不通加入辛夷花、薄荷、白芷；黄疸者加金钱草、茵陈、青蒿；乳不通去黄芩，加入通草、王不留行、穿山甲；淋证者加入蒲公英、海浮石、滑石、金钱草；胆结石加入金钱草、木香、茵陈、玄明粉、莱菔子；遗尿者加入鸡内金、金樱子、沙苑子；遗精者加入沙苑子、金樱子、桑螵蛸、海螵蛸；白带者加入海螵蛸、金樱子、椿根皮；赤带者加海螵蛸、金樱子；赤痢者加马齿苋、白头翁；休息痢加入鸦胆子；阑尾炎加入白花蛇舌草、马齿苋；痰核者加入天南星；面瘫者加入白附子、白芷；鼻衄者加入桑白皮、贯众、石韦；大肠热加入荸荠、马兜铃；热呕者加入竹茹、枇杷叶；痰呕者加入旋覆花、半夏、生姜；寒呕者加入生姜、小茴香、沉香；湿呕者加入藿香、草豆蔻；胃寒者去黄芩，加高良姜、干姜、小茴香；肾寒者加入花椒、肉桂、小茴香；偏瘫者加入续断、泽兰、桂枝、络石藤；手足麻木加入千年健；镇惊者加入重楼、胆南星、竹沥、天竺黄、生铁落、紫石英、龙骨、牡蛎；高血压加入酸枣仁、钩藤、葛根；安心神加入首乌藤、小麦、茯苓、合欢皮、合欢花；心血虚加入大枣、炒酸枣仁、柏子仁；三焦壅加入木香、香附，以通利三焦；芒硝、栀子泄三焦实热；瘀闭者加入大黄；痛经者加入紫苏梗、穿山甲、延胡索；偏头痛加入川芎、臭梧桐；关节闭加入羌活、寻骨风、桑枝；肝脾大加入半枝莲；脾肺汤加豆蔻、人参；肝肾汤加杜仲、续断、熟地黄、何首乌、黑芝麻、女贞子、枸杞子、覆盆子、柏子仁；心肾汤加入远志、益智；接骨汤加骨碎补、续断；心脾汤加龙眼肉；肺肾汤加入五味子；

血热者加入丹参、凌霄花、生茜草、密蒙花；明目汤加入沙苑子、枸杞子、茺蔚子、决明子、青葙子；面颜汤，加连翘、木通、赤小豆、黄连；热入血室加桃仁、丹参、赤芍、延胡索等；乙肝、丙肝者加青皮、龙胆、当归；癫痫者加铁落、牡蛎、茯苓、桂枝；扁桃体炎、腮腺炎者加蒲公英、夏枯草、僵蚕；胸膜炎加厚朴、枳壳、鱼腥草；哮喘者加杏仁、厚朴；心绞痛加当归、川芎、附子；胆囊炎加小承气汤；食管炎去生姜，以党参换人参；肝硬化、肝炎合丹参、桃仁、白术、当归；迁延性肝炎加栀子、太子参；肾盂肾炎重用柴胡；眩晕者加牛膝、赭石、龙骨、牡蛎；产后热加川芎、当归、蒲黄、丹参；厌食症加香附、郁金、陈皮、麦芽、薄荷；胆石症加白芍、大黄、枳实、木香、金钱草、茵陈、玄明粉；胰腺炎加白芍、枳实、柴胡、生大黄；高血脂加白芍、枳实、大黄；胃溃疡急性胃穿孔加芒硝；甲状腺功能亢进症（简称甲亢）、精神分裂加大黄、生铁落、牡蛎、茯苓、桂枝；乳房胀加青皮、川楝子；失眠者加炒酸枣仁、柏子仁；不孕症加桂枝、茯苓、大黄、牡蛎、铁落；糖尿病加熟地黄、枸杞子、茯苓、白术、黄芪；呃逆者加赭石、旋覆花；艾滋病加大黄芩之用量，并加龙胆；中风症加入荆芥、防风、藁本、威灵仙、苍耳子、白芷；中风后遗症加黄芪、当归、炒白芍、鸡血藤、延胡索、桂枝、续断、络石藤；心惊者加铁落、牡蛎、龙眼肉；脾寒者加干姜、高良姜；身重者加桂枝、茯苓；小便不利加茯苓、车前子；或加干姜、天花粉、牡蛎；胃热者加大黄、芒硝。**【专科应用】**①用于治疗感冒、流感、疟疾、慢性肝炎，急、慢性胆囊炎，胆结石、急性胰腺炎、淋巴结炎、胸膜炎、肋软骨炎、中耳炎、睾丸炎、急性乳腺炎、产褥热、胆汁反流性胃炎等。②用于治疗癌症、肝硬化、恶性肿瘤根治术后、难治性出血性膀胱炎、网织细胞增生症、艾滋病等。③用于治疗鼻渊、瘰疬、乳痈、便毒、下疳及肝经之一切疮疡。**【临床经验】**

①"伤寒中风,有柴胡证,但见一证便是,不必悉具",辨治独特。寒热往来,胸胁苦满,默默不欲饮食,心烦喜呕称为小柴胡汤之"四大主症"。口苦、咽干、目眩称为"提纲证"。②使用小柴胡汤须注意以下3点:一是本方主要作用在于柴胡,必须重用。《时方妙用》:"方中柴胡一味,少用四钱,多用八钱。"其剂量以大于人参、甘草1倍以上为宜。二是应用要抓住柴胡汤证的主症、主脉。三是本方证或然证较多,当在辨明主症、主脉的基础上,随证灵活加减。平时阴虚吐血或肝阳上亢之高血压患者不宜饮用。③张景岳经验:对小柴胡汤进行了大胆加减变化的使用,他的使用有如下几种:小柴胡汤加常山6g,治疟疾如神;冬末春初因寒而作大热者,可用小柴胡汤;寒热往来而热多者可用小柴胡汤加知母治之;面赤瘙痒,或眉毛脱落者,可先用小柴胡汤加栀子、牡丹皮、钩藤治疗,后用加法逍遥散;妇女热入血室而血热多滞者可用小柴胡汤加当归、红花、牡丹皮治疗;乳房暴怒者可用小柴胡汤加味治疗;喘者,可用小柴胡汤去人参加五味子治疗;疳蚀疮赤红者,用小柴胡汤加生地黄治疗;耳疮寒热作痛,属肝经风热,可用小柴胡汤加栀子、川芎;肿痛寒热者,肝经湿热也,可用小柴胡汤加龙胆、黄连治疗;日晡热甚者,阴血虚而有火也,可用小柴胡汤加参、芎、归、术治疗;悬痈肿痛者,可用小柴胡汤加黄柏、川芎、当归治疗;治风热者,可用小柴胡汤加防风、连翘治疗;一妇女面赤晕如,作痒发热,用小柴胡汤加味并加生地黄、连翘、牡丹皮治疗;治脉弦,寒热,腹中痛可以用小柴胡汤加减治疗,即小柴胡汤去黄芩,加芍药、高良姜,水煎服;治妊娠寒热头疼,嘿嘿不食,胁痛呕痰,及产后经后外感风寒,热入胞宫,寒热如疟等证,按:此黄龙汤,即小柴胡汤之去半夏也,加柴胡6g,黄芩炒,人参、甘草各3g;治肝胆经风热,瘰疬结核,或肿痛色赤,或寒热往来,或日晡发热,或潮热身热,默默不欲饮食,或怒火口苦,耳聋咳嗽,皆

用此小柴胡汤药；呕而发热者，小柴胡汤主之；阳明病，发潮热，大便溏，小便自可，胸胁满者，小柴胡汤主之；阴证不得有汗，今头汗出，故知非少阴也，可与小柴胡汤，等等。④刘渡舟经验：重视气机升降出入，常用小柴胡汤加减系列方甚多，如治疗外感发热的柴胡石膏汤（柴胡、黄芩、半夏、党参、炙甘草、生石膏、连翘、枳壳、桔梗、生姜、大枣），称为中药的"阿司匹林"。而在内伤杂病的治疗中，小柴胡汤加减应用于肝病最多，如治疗肝病气分湿热毒邪的柴胡解毒汤（柴胡、黄芩、土茯苓、凤尾草、草河车、半夏、土鳖虫、茜草、苍术、海螵蛸、叶下珠），治疗肝病血分的柴胡活络汤（柴胡、黄芩、土鳖虫、茜草、红花、泽兰、当归、白芍、草河车、茵陈、凤尾草、白术、海螵蛸），治疗肝脾大的柴胡鳖甲汤（柴胡、黄芩、党参、甘草、半夏、生姜、红花、茜草、鳖甲、牡蛎、干姜、土鳖虫）等。⑤黄煌经验：柴胡是北柴胡，人参是党参而不是红参。病毒性感冒高热，患者面色通红，出汗而体温持续，微微恶风，或咳嗽，或咽痛者，加连翘40 g；类风湿关节炎见关节肿痛，晨僵，加连翘、生地黄各20 g，黄柏10 g，白芍12 g，且甘草的量应适当增加；过敏性皮炎、荨麻疹、异位性皮炎、变应性鼻炎等，其发病具有休作有时的特点，此外，患者大多对风冷过敏，属往来寒热的范畴，可考虑使用小柴胡汤加荆芥、防风各10 g，石膏30 g，连翘15 g；支气管炎、迁延性咳嗽服用抗生素无效者，加五味子、干姜；甲亢或甲状腺腺瘤，出现有胸胁苦满者，可用小柴胡汤加牡蛎、知母等。突发性聋、中耳炎、鼓膜炎等，用小柴胡汤加连翘、栀子等；甘草大剂量使用时，要加泽泻、茯苓以防出现水肿。精神症状明显见情绪低落或伴有梅核气时，与半夏厚朴汤合用，此即是柴朴汤；肿瘤手术或化疗后，患者体质虚弱见汗出恶风者，与桂枝汤合用，此即是柴胡桂枝汤；肺炎见咳嗽痰多而黏黄，心下有压痛者，与小陷胸汤合用，名柴陷汤；伴有水肿或腹泻水样便者，与五苓散合用，谓之柴苓汤；伴有舌苔白厚，不欲饮食者，与平胃散合用，称为柴平煎；泌尿系肿瘤如前列腺癌见小便不利及血尿者，与猪苓汤合用。【方歌】小柴胡汤和解功，半夏人参甘草从，更加黄芩生姜枣，少阳为病此方宗。

蒿芩清胆汤

【来源】《重订通俗伤寒论》："若足少阳经，纯乎胆火用事。舌多鲜红，即白中带红。亦多起刺。急宜和解兼清。俞氏柴胡白虎汤。俞氏蒿芩清胆汤。皆清相火而泄胆热也。"【组成】青蒿 4.5～6 g，淡竹茹、赤茯苓、碧玉散（滑石、甘草、青黛，包）各 9 g，仙半夏、生枳壳、广陈皮各 4.5 g，青子芩 4.5～9 g。【用法】水煎服。【功效】清胆利湿，和胃化痰。【适应证】主治少阳湿热痰浊证。临床表现为寒热如疟，寒轻热重，口苦膈闷，吐酸苦水，或呕黄涎而黏，甚则干呕呃逆，胸胁胀疼，小便黄少，舌红苔白或黄腻，间现杂色，脉数而右滑左弦者。以寒轻热重，口苦膈闷，胸胁胀痛，吐酸苦水，舌苔腻，脉数为辨证要点。【随症加减】若呕多加黄连、紫苏叶；湿重加藿香、薏苡仁、豆蔻；小便不利加车前子、泽泻、通草；胆热犯胃与左金丸合用；湿热发黄加茵陈、大黄、栀子；经脉郁滞重，肿痛明显者加川楝子、延胡索；痰热扰心，心烦失眠加瓜蒌皮、琥珀；痰热蕴肺，咳嗽痰多加冬瓜子、芦根；湿热下注，尿急、尿痛、尿血兼见胸闷呕恶者加木通、栀子、柴胡、小蓟、白茅根；湿热壅滞肠腑，便秘加大黄、杏仁；湿热阻滞经络，肢体酸痛加桑枝、薏苡仁、丝瓜络；眩晕者加白芍、赭石、蔓荆子；耳鸣、耳聋者加石菖蒲、菊花、钩藤、泽泻；心慌、失眠者加琥珀、瓜蒌、黄连；高热日久者加金银花、连翘、黄连；神志不清者加连翘、石菖蒲；头沉且重、胸闷苔腻者加藿香、佩兰；咳嗽、气喘者加鱼腥草、芦根、冬瓜子；气粗喘促者加麻黄、杏仁；吐泡沫清痰者加干姜、细辛、五味子；咯血者加栀子、瓜蒌壳。【专科应用】

①用于治疗以恶寒发热如疟、寒轻热重为主要临床表现的上呼吸道感染、流感、干燥综合征、干燥性咽炎、细菌性肝脓肿、急性肾盂肾炎、肺曲霉病、大叶性肺炎、疟疾、钩端螺旋体病等内科疾病。②以上腹部疼痛、胸痞呕恶、吐酸水或吐黄涎而黏为主要临床表现的急性胃炎、反流性食管炎、阑尾炎、急性胆囊炎、急性胆道炎、急性胰腺炎、急性黄疸型肝炎等外科疾病。③用于治疗慢性咳嗽、功能性消化不良、慢性肾炎、围绝经期综合征等疾病。【临床经验】①本方多为寒凉之品，纯属祛邪之剂，不能长期服用，避免损伤阳气，病愈即止。气血不足、时寒时热者，邪犯少阳、寒重热轻者，不宜单独应用。服药期间，忌食生冷辛辣刺激食物。②本方青蒿取青蒿穗，黄芩要青子芩（不能用枯的），竹茹用淡竹茹，茯苓用赤茯苓，枳壳用生枳壳。③胡自德经验：临床应用凡属少阳与三焦湿遏热郁夹痰者，用之皆有良好效果。伴咽痛者加射干、玄参、威灵仙；耳鸣者加入菖蒲、远志、郁金、柴胡、磁石；右侧睾丸肿胀疼痛者加川楝子、延胡索、威灵仙、浙贝母、皂角刺。④李宝乐经验：加减蒿芩清胆汤治疗化疗性肝损伤，药用青蒿、黄芩、枳壳、虎杖、苦参、柴胡、郁金、姜黄、生黄芪、白芍。偏毒热互结者加白花蛇舌草、猫爪草；偏腹气凝滞者加川楝子、香附、乌药；大便干结难下者加大黄、莱菔子、厚朴。⑤刘小青经验：治疗在夏秋季节为主发病的外感发热，以蒿芩清胆汤为基本方药：青蒿、黄芩、滑石、青黛（冲）、枳壳、薄荷、葛根、甘草。注意：a. 发热1～2日卫表证候明显，或舌淡苔白而是为禁忌。b. 1日之中最高体温不达 38.5 ℃，一般也不宜使用。⑥黄英（赤贞）、史志云经验：治疗外感发热，蒿芩清胆汤加减（黄芩、青蒿、茯苓、法半夏、枳壳、陈皮、竹茹、柴胡、薏苡仁），发热甚者加石膏（先煎）、知母；咽喉疼痛者加连翘、板蓝根；咳嗽重者加浙贝母、北杏仁、瓜蒌皮；大便秘结者加大黄（后下）、火麻仁；小便短赤者加白茅

根、车前子；黄疸、腹胀者加茵陈、栀子、大腹皮；皮肤出疹者加生地黄、牡丹皮。⑦林长军经验：治疗急性胆囊炎，疼痛明显者加乳香；白细胞过高者加金银花、连翘；结胆石急性发作者加海金沙、金钱草、茵陈。【方歌】蒿芩清胆枳竹茹，苓夏陈皮碧玉须，热重寒轻痰湿重，胸痞呕恶总能除。

柴胡桂枝干姜汤

【来源】《伤寒论》："伤寒五六日，已发汗而复下之，胸胁满微结、小便不利、渴而不呕、但头汗出、往来寒热、心烦者，此为未解也，柴胡桂枝干姜汤主之。"【组成】柴胡15 g，天花粉12 g，桂枝（去皮）、黄芩各9 g，干姜、牡蛎（熬）、甘草（炙）各6 g。【用法】上7味，以水一斗二升（12 L），煮取6 L，去滓，再煎取3 L，温服1 L。日三服（每日3次），初服微烦，复服汗出便愈。现代用法：水煎2次温服。【功效】解表清热，化痰开结，通阳化饮。【适应证】主治少阳病兼水饮内停证。临床应用以往来寒热，身热恶风，颈项痛，心烦，胸胁满微结，小便不利，渴而不呕，但头汗出；疟疾寒多热少，或但寒不热为辨证要点。【随症加减】上焦郁热壅盛而口干舌燥明显者加生石膏；下焦虚寒者加淡附片。全身乏力，食欲不振兼脾气虚证明显者加黄芪、党参。口苦、苔黄湿热证明显者黄芩加量，加茵陈、金钱草，桂枝、干姜减量。有瘀血症状者加丹参、姜黄、三七粉。如胸胁疼痛加延胡索、香附、川楝子；悬饮加半夏、葶苈子；痰饮加白术、茯苓；胆石症加鸡内金、金钱草；疟疾加草果、常山。【专科应用】①用于治疗消化系统疾病，如消化性溃疡、溃疡性结肠炎、腹泻型肠易激综合征、功能性消化不良、慢性胃炎、慢性肝炎、胆石症、慢性胆囊炎、胆源性腹泻等。呼吸系统疾病，如胃肠型感冒、鼻窦炎、渗出性胸膜炎等。其他如糖尿病、类风湿关节炎、抑郁症、鼻窦炎性头痛、病毒性肝炎、肝硬化腹水、脾大等。②用于治疗妇科疾病，如痛经、围绝经期综合征、月经不调、带下病、产后缺乳、脏躁症、乳腺增生、慢性羊水过多等。③用于治疗皮肤病，如痤疮、酒渣鼻、复发性多形红斑等。【临床经验】①禁用肥甘生痰之饮食及过多的酸涩之品，以防邪留不去，或防病向深处恶化。若服药后汗出证解，则止后服。②刘渡舟经验：本方和解少阳兼治脾寒，以口苦便溏为主症。柴胡一般用14 g，阴伤减量；便溏重者，重用干姜，而减轻黄芩用量；因有脾虚寒，要温中健脾，故黄芩少用，4 g即可；桂枝、干姜用量要大，一般为10～12 g；天花粉具有益阴软坚作用，一般用10 g，患者口渴、舌红阴伤明显时可加量至12 g。口苦重者，加重黄芩用量，而减少干姜用量。加党参、黄芪，加强健脾功能；背痛另加重桂枝剂量使其通畅也；小便少而短加茯苓、猪苓；肝胆湿热明显，加少量茵陈。③根据郑金鹏研究，本方证治规律如下：男性略多于女性，性别差异不大。30～40年龄段是发病高峰，40～70岁阶段病例数一直持续在比较高的水平，而30岁之前病例比较少。柴胡桂枝干姜汤证发病季节以春季最多，秋冬季次之，夏季最少。柴胡桂枝干姜汤证由多种因素引起，但以基础疾病及其后遗症为多见。病程：病程在4个月以内为多，且多以急性发作为主，说明柴胡桂枝干姜汤证以邪实为主的特点。柴胡桂枝干姜汤主治的中医疾病谱相当广泛，涉及23个病种，以脾胃系病证最多，其次是肝胆、气血津液及肺系病证。按病种以咳嗽、泄泻、痞满、内伤发热、消渴、胁痛、淋证最多。柴胡桂枝干姜汤主治的西医疾病谱也相当广泛，涉及30个病种，以消化系统疾病最多，呼吸系统和生殖泌尿系统疾病也相对较多。临床辨证主要指征：口干、腹胀腹痛、汗出、纳差、口苦、便溏、烦躁、寐差、胸闷。参考指征：咽干、咳嗽、头晕头胀、恶心、恶寒肢冷、便秘、神疲乏力、寒热往来、发热恶寒。化裁用药规律：常用的加味药物中以化痰止咳平喘、补虚、清热、利水渗湿、活血化瘀为主，反映了柴胡桂枝干姜汤证以邪实（痰、正虚、热、湿、血瘀）为主及柴胡桂枝干姜汤祛邪补虚的特点。原方在临床中常用药味及剂量，必备药物：柴胡（10～12 g）、桂枝（10 g）、干姜（10 g），常备药物：牡蛎（10 g）、甘草（6 g），可备药物：黄芩（6 g）、天花粉（5～6 g）。【方歌】柴胡桂姜痛胁背，大便不实尿欠利，阳邪向阴气化衰，柴芩姜桂草粉蛎。

第二节　调和肝脾剂

四逆散【来源】《伤寒论》："少阴病，四逆，其人或咳，或悸，或小便不利，或腹中痛，或泄利下重者，四逆散主之。"【组成】甘草（炙）、枳实（破，水渍，炙干）、柴胡各6 g，芍药9 g。【用法】上4味，捣筛，白饮和服方寸匕，日三服（每日3次）。咳者，加五味子、干姜各五分（1.5 g），并主下利；悸者，加桂枝五分（1.5 g）；小便不利者，加茯苓五分（1.5 g）；腹中痛者，加附子一枚，炮令坼；泄利下重者，先以水5 L，煮薤白3 L，煮取3 L，去滓，以散三方寸匕，内汤中，煮取一升半（1.5 L），分温再服。现代用法：水煎服。【功效】透邪解郁，疏肝理脾。【适应证】主治阳郁厥逆。用于阳郁厥逆证。手足不温，或身微热，或咳，或悸，或小便不利，脉弦。肝郁脾滞证。胁肋胀闷，脘腹疼痛，或泄利下重，脉弦。临床应用以胁肋疼痛，脘腹胀痛，脉弦为辨证要点。

【随症加减】若咳者加五味子、干姜；悸者加桂枝；脾虚湿阻见小便不利者加茯苓；气郁甚见胸胁胀痛加香附、郁金、延胡索；气郁蕴热见心胸烦热加栀子、淡豆豉；肝胆郁热见发黄加茵陈、栀子；伴反酸者加瓦楞子；口苦便结者加大黄；气虚见神疲气短加白术、党参；脾寒见腹中痛加干姜；下焦气滞见泻利下重加薤白；耳前后项颈间瘰疬者，加夏枯草、郁金；乳腺肿块者加橘核、浙贝母、青皮、川楝子；睾丸肿大者加小茴香、橘核、青皮、牡蛎。【专科应用】①用于治疗消化系统疾病：胆囊炎、肠易激综合征、胃脘痛、乙肝、十二指肠球部溃疡、慢性功能性便秘、胆汁反流性胃炎、脂肪肝、呃逆、慢性胃炎、反流性食管炎、功能性消化不良、肝脾曲结肠综合征、慢性萎缩性胃炎、酒精性肝病；内分泌系统疾病：糖尿病、甲亢；神经精神系统疾病：躯体形式障碍、郁病、失眠、偏头痛、末梢神经炎；心血管疾病：难治性早搏、心脏神经症、低血压、心律失常、胆心综合征、心绞痛、心肌劳损、心动过缓、心动过速；呼吸系统疾病：咳嗽、顽固性咳嗽、咳嗽变异性哮喘、肺结核化疗肝功能损害。②用于治疗妇科病证：围绝经期慢性胃炎、排卵障碍性不孕症、输卵管阻塞性不孕症、慢性盆腔炎、妊娠期肝内胆汁淤积症、原发性痛经、子宫内膜异位症、经前期综合征、少女月经不调、妇科疑难杂症、痛经、不孕症、妊娠恶阻、盆腔炎、慢性附件炎、围绝经期水肿、妇科痛症、黄体功能不健不孕症；儿科病证：小儿腹痛型癫痫、小儿屏气综合征、小儿再发性腹痛、小儿粘连性肠梗阻、小儿夏季热、儿科其他疾病、小儿热厥、过敏性咳嗽。③用于治疗外科病证：胆囊术后综合征、颈痛背痛、胆道蛔虫病、乳腺增生、胸胁外伤顽固性疼痛、胆石症、胃黏膜脱垂、阑尾炎、慢性乳腺炎、急腹症、术后腹胀、痔疮、癌性疼痛、胆囊摘除术后黄疸；骨伤科病证：椎动脉型颈椎病、慢性布鲁菌病骨关节疼痛、腰腿痛；皮肤科病证：带状疱疹、带状疱疹后遗神经痛、手足发绀；眼耳鼻咽喉口腔科病证：耳聋、神经性耳鸣耳聋、急性视神经炎、口疮、失声、原发性眶上神经痛；泌尿男科病证：勃起功能障碍、不射精性不育症、精液不液化、泌尿系统结石、尿道综合征、肾系疾病、淋病后及非淋菌性尿道炎后综合征、肾移植术后高胆红素血症等。【临床经验】①藤平健经验:"这个处方用于实证比例弱,体力、腹力中等程度的人,在左右两边大致有相等程度的胸胁苦闷,腹直肌宛如两根棒子柱着,从上到下都呈强烈的紧张状态,压心窝时有抵抗力和疼痛的腹部症状,这是处方的重点。"②阴证厥逆上过于肘,下过于膝,乃不当用;热盛厥甚的热厥合阳微阴盛的寒厥者,忌用本方。如属寒厥的四肢不温不宜用,肝阴虚或中气虚寒者亦不宜用。白芍,不能与藜芦同用;甘草,不宜用于湿盛胀满、水肿者,不能与大戟、芫花、甘遂、海藻同用;枳实,慎用于孕妇;柴胡,忌用于肝阳上亢,肝风内动,阴虚火旺及气机上逆者。③四逆散合二陈汤,用于痰气郁结而致肝脾不调之证。合五苓散,用于水气弥漫三焦,内侵肝脾而致肝脾失调之证。合升降散(僵蚕、蝉蜕、姜黄、大黄),用于火气郁结而致肝脾不和之证。合金铃子散、左金丸,主治胃十二指肠溃疡活动期。阳郁重见发热四逆者,增柴胡用量以增强疏郁透热之力。④张镜人经验:调理脾胃加生白术、山药,调和寒温加炒黄芩、紫苏梗,疏泄肝胃加平地木、制香附,益气和血加太子参、丹参。⑤赵金钟经验:加味四逆散(去甘草,加贯众、半枝莲、虎杖、茵陈、板蓝根、女贞子、墨旱莲),乙肝HBsAg阳性患者。湿热偏重者重用茵陈、半枝莲,偏热者加黄芩、栀子,湿偏重者加佩兰、茯苓、半夏,脾虚加党参、白术、茯苓,阴虚者重用女贞子、墨旱莲,加沙参、麦冬,胁痛者加郁金、延胡索,纳差者加焦山楂、焦谷芽、焦麦芽,血瘀者加丹参、鸡血藤。⑥孙德磊经验:四逆散治胃炎,气郁甚者加用香附、郁金、青皮加强疏肝解郁;疼痛甚者加用延胡索、白芷增强理气止痛作用;嗳气频者加用沉香、旋覆花;胀满者加厚朴、大腹皮;泛酸者加用海螵蛸、瓦楞子;纳差者加用焦三仙、鸡内金;口干少津者加麦冬、天花粉;恶冷饮者加吴茱萸、豆蔻;恶热饮者加石膏、知母、黄连;口中黏腻者加佩兰、藿香；嘈杂吞酸者加黄连、吴茱萸；大便干者加瓜蒌、槟榔；病程长者加蒲公英等。治月经病，经量多有热者加用小蓟、白茅根等凉血止血；经量多色深有血块者加三七、茜草、仙鹤草等化瘀止血；月经量少有寒者加用当归、红花、桑寄生等温经散寒、补血活血；痛经者加用郁金、延胡索、五灵脂等活血止痛。⑦王俊槐经验：疏肝清肺汤（加黄芩、贝母、连翘、瓜蒌、百部），治肝郁致咳。泻心四逆散（加党参、炮姜、黄连、法半夏、黄芩、大枣），治肝郁致脾阳不运，胃失和降。疏肝利胆汤（加金铃子散、金钱草、海金沙、鸡内金、郁金、黄芩、大黄），治肝郁致胆汁排泄不畅。除癫镇痫汤（加黄连、法半夏、橘红、竹茹、茯神、甘松、丹参、钩藤），治癫痫之疾。解郁化瘰汤（去甘草，加香附、郁金、丹参、玄参、牡蛎、夏枯草、橘核、浙贝母、白花蛇舌草），治甲亢、甲状腺瘤、乳腺增生、淋巴结结核、子宫肌瘤、肝硬化、脾大等。调经完带汤（加当归、川芎、焦术、生地黄、泽兰叶、益母草），随病症选加海藻、昆布、牡蛎、夏枯草、丹参、香附、海螵蛸、浙贝母、橘红、橘络、橘叶、橘核等品之中的3～5味，吞服失笑散，或金铃子散，可治疗子宫肌瘤、卵巢囊肿、子宫颈癌、妇人崩漏等。【方歌】四逆散里用柴胡，芍药枳实甘草须，此是阳郁成厥逆，疏য抑郁厥自除。

逍遥散 【来源】《太平惠民和剂局方》："治血虚劳倦，五心烦热，肢体疼痛，头目昏重，心悸颊赤，口燥咽干，发热盗汗，减食嗜卧，及血热相搏，月水不调，脐腹胀痛，寒热如疟，又疗室女血弱阴虚，荣卫不和，痰嗽潮热，肌体羸瘦，渐成骨蒸。"【组成】柴胡、当归、白芍、白术、茯苓、生姜各15 g，薄荷、炙甘草各6 g。 【用法】上为粗末，每服2钱（6 g），水一大盏（150 mL），烧生姜一块切破，薄荷少许，同煎至七分，去滓热服，不拘时候。现代用法：共为散，每服

6～9 g，煨姜、薄荷各少许，共煎汤温服，每日 3 次。亦可作汤剂，水煎服，用量按原方比例酌减。亦有丸剂，每次 6～9 g，每日 2 次。【功效】疏肝解郁，健脾和营。【适应证】主治肝郁血虚脾郁证。肝郁血虚，而致两胁作痛，寒热往来，头痛目眩，口燥咽干，神疲食少，月经不调，乳房作胀，脉弦而虚者。临床应用以两胁作痛，神疲食少，月经不调，脉弦而虚为辨证要点。【随症加减】肝郁气滞较甚加香附、郁金、陈皮；肝郁瘀滞者加丹参、红花、桃仁；胁下癥结加鳖甲、牡蛎；腹中积聚者加三棱、莪术、鳖甲、龟甲、穿山甲；脾虚甚者加党参；脾胃气滞者加陈皮、枳壳；血虚甚者加熟地黄以养血；胸胁满闷，咳嗽多痰者加半夏、陈皮；痰气者加海藻、海螵蛸、海蛤壳、昆布；瘰疬、瘿瘤、乳痛等加夏枯草、牡蛎；兼有阴虚火旺加银柴胡、胡黄连；肝郁化火生风者加羚羊角、钩藤；肝郁化火，热毒蕴结，或疼痛肿毒，或结核肿痛者加蒲公英、金银花；烦热失眠者加百合、知母、酸枣仁；郁火燔灼血络者合十灰散；妊娠下血，或产后下血不绝者加阿胶、艾叶、川芎、干地黄、甘草；黄疸者加茵陈、板蓝根；小便淋痛者加金钱草、金银花、海金沙、鸡内金；湿浊内生，上阻清窍者加佩兰、天麻；头风头痛者加白芷、川芎；眼目错花，目赤肿痛加川芎、菊花；癫痫，神昏者加石菖蒲、郁金；抑郁悲伤欲哭者加浮小麦；横逆犯胃呕吐者加橘皮、竹茹；呃逆反胃者加旋覆花、赭石；气郁痰凝偏寒者加半夏、天麻；胸脘痞闷胀满，大便不爽，舌苔滑腻者加藿香、厚朴；口舌生疮，小溲赤涩刺痛者加生地黄、木通、甘草梢；遗精早泄、自汗盗汗、带下崩漏者加龙骨、牡蛎；胎动不安者加续断、桑寄生；心腹胁肋诸痛者加金铃子、延胡索；疝气疼痛或少腹冷痛，或月经后期者加乌药、荔枝核；少腹急痛者加生蒲黄、五灵脂；六郁者加苍术、香附、川芎、神曲、栀子。【专科应用】①临床可用于治疗慢性肝炎、肝硬化、消化性溃疡、顽固性呃逆、功能性低热、高热、神经性厌食、扩张性心肌病、冠心病、慢性肠炎、癔症、神经症、癫痫、多发性肝囊肿、甲亢、反应性精神病、特发性水肿、颈淋巴结结核等内科疾病。②可用于治疗腮腺炎、甲状腺腺瘤、术后胃肠功能紊乱、胆石病、肾结石、乳腺增生、乳房纤维腺瘤、乳房囊内乳头状瘤、乳房异常发育等外科疾病。③可用于治疗围绝经期综合征、子宫肌瘤、行经腹痛、上环后尿频、经前晕厥、经前期紧张症、盆腔炎、经行喘证、经行腰痛、精液过敏症、产后小便难、人工流产术后继发不孕等妇产科疾病。④可用于治疗小儿皮质弱等儿科疾病。⑤可用于治疗面部色素沉着病、斑秃、皮肤瘙痒症等皮肤科病症。⑥可用于治疗勃起功能障碍、慢性睾丸炎、男性乳腺发育症等男科疾病。⑦临床亦可用于治疗鼻窦炎、黄斑出血、急性视神经炎、复发性口疮、声带小结、视网膜中央静脉栓塞、视神经萎缩、癔症盲等眼耳鼻咽喉口腔科病症。以上疾病辨证属肝郁血虚脾弱者。【临床经验】①肝郁多因情志不遂所致，治疗郁证，须嘱患者心情保持达观，方能见效。否则，药"逍遥"而人不逍遥，终无济于事也。②凡肝肾阴虚、气津不运所致胁肋疼痛、胸腹胀满、咽喉干燥、舌无津液、舌红无苔、脉象沉细慎用，孕妇忌用。③加味逍遥散（加牡丹皮、栀子），治肝脾血虚，化火生热，或烦躁易怒，或自汗盗汗或头痛目涩，小便涩痛等。黑逍遥散（加地黄），治肝脾血虚，临经腹痛，脉弦虚者。辛芷逍遥散（加细辛、白芷），治肝郁气滞，血脉不通，或风寒湿邪阻于脉道，而头痛、鼻塞、胸腹胀痛，遇怒加重，行经腹痛等。荆防逍遥散（加荆芥、防风），适用于肝气郁滞而复感风寒者。④李延经验：联合鳖甲煎丸加减治疗肝硬化，基本方：柴胡、芍药、茯苓、当归、白术、桃仁、土鳖虫、鳖甲、白芍、厚朴、栀子、大腹皮各 15 g，茵陈、人参、丹参、阿胶各 20 g，大枣 10 枚，大黄、甘草各 10 g。胁痛明显者加延胡索、桔梗等疏肝理气止痛之品；情志不舒者加香附、佛手、合欢花等疏肝解郁安神之品；腹水者加泽泻、车前子、冬瓜皮等利水渗湿之品；脾虚气滞者加砂仁、陈皮、藿香等健脾理气、芳香醒脾之品；脾肾阳虚者可选加附子、桂枝、益智等温补脾肾之阳之品。凡肝病见阳痰者，特别强调不可壮阳，壮阳则相火动而伤阴阳，病愈重；有湿热证候或黄疸现象，方中茵陈可重用至 40～60 g；若见肝脾大，胁下痞块，用鳖甲、牡蛎以收软肝散结之功，而慎用峻猛破血之品，以免诱发原本曲张的食管胃底静脉破裂出血；营热伤络症见鼻衄、齿衄或皮下出血者，可选加广犀角、蒲黄、白茅根、小蓟等，上药对毛细血管扩张、血管蛛、血小板偏低亦有改善作用；大便次数多而便溏者，大黄减量或改用制大黄先煎。肝炎病毒标志物阳性多选用白花蛇舌草、虎杖、垂盆草、田基黄等；若胆红素升高，多用茵陈蒿汤加减清热解毒，利湿退黄；若丙氨酸氨基转移酶升高加五芦散（五味子 95 g，芦荟 25 g，共为细面，每次 3 g，每日 2 次）、熊胆粉等保肝降酶。病毒性肝炎后肝硬化，多配合白花蛇舌草、水飞蓟、田基黄等清热解毒化湿之品；酒精性肝硬化加葛花；门静脉性肝硬化加炒穿山甲；胆汁性肝硬化配伍茵陈、金钱草、郁金等清化湿热、理气化痰之品；脂肪肝肝硬化多配伍生山楂、草决明、泽泻等运脾疏肝、泄浊降脂之品。【方歌】逍遥散用归芍柴，苓术甘草姜薄偕，疏肝养血兼理脾，丹栀加人热能排。

丹栀逍遥散（又称加味逍遥散）【来源】《内科摘要》："肝脾血虚，内有郁热，潮热晡热，自汗盗汗，腹胁作痛，头昏目暗，怔忡不宁，颊赤口干；妇人月经不调，发热咳嗽；或阴中作痛，或阴门肿胀；小儿口舌生疮，胸乳膨胀；外证遍身瘙痒，或虚热生疮。遍身瘙痒，或口燥咽干，食少嗜卧，小便涩滞，及瘰疬流注，虚热等疮。妇人初产，阴门肿胀，或娠痛而不闭；血虚火燥，产后大便不通。小儿肝脾血虚

内热，胁腹作痛，头目昏黑，或食少不寐，或口舌生疮，或胸乳膨胀；或女子患前症，经候不调，发热咳嗽，寒热往来。伤损血虚，内热发热；或肢体作痛，或耳内作痛。乳母肝脾血虚发热，致儿患疮，或儿肝脾有热，致疮不愈。脾胃血虚有热生痛；或胁乳肿痛，耳下结核。妇人温热流注下部，阴内溃烂痒痛。大怒逆气伤肝，肝伤血少日暗。妇人郁热伤损肝脾，湿热下注而致阴中作痛，痛极往往手足不能伸舒；及风湿血燥而致血风疮证，遍身起瘖癗，如丹毒状，或痒或痛，搔之则成疮。郁证；或血燥肝气虚弱，风寒客于经络，肩臂痛而筋挛，遇寒则剧，脉紧细。血虚肝燥，骨蒸劳热。肝经郁热过甚，烦热口苦，耳鸣头眩。"加味逍遥散治肝脾血虚发热，或潮热，晡热，或自汗盗汗，或头痛，目涩，或怔忡不宁，或颊赤口干，或月经不调，肚腹作痛，或小腹重坠，水道涩痛，或肿痛出脓，内热作渴等症。"【组成】柴胡、当归、白芍、白术、茯苓各 6 g，甘草、牡丹皮、栀子各 3 g。【用法】上为粗末，加水150 mL，煎至 100 mL，去滓热服。【功效】疏肝健脾，养血清热，泻火调经。【适应证】主治肝郁血虚，内有郁热证。临床应用见于潮热晡热，烦躁易怒，或自汗盗汗，或头痛目涩，或怔忡不宁，或颊赤口干，或月经不调，或肚腹作痛，或小腹重坠，或小便涩痛，或肿痛出脓，舌红苔薄黄，脉弦虚数者。
【随症加减】肝经血虚有热，疏泄失常，以致小便涩痛者加车前子；经前头痛者加川芎等；胃脘疼痛、呕吐泛酸者加左金丸、瓦楞子等；经前紧张症加紫石英、郁金等；肝郁甚者加佛手；血热甚者重用生地黄；肝血瘀滞者加丹参、桃仁；木郁克土见食少者加炒麦芽；胁下肿块加鳖甲、牡蛎；脾虚甚者加党参；脾胃气滞加陈皮、枳壳；血虚甚者加何首乌、生地黄。
【专科应用】①治疗以烦躁易怒为主要症状的疾病，如先兆流产、经期齿衄、妊娠期肝内胆汁淤积、慢性盆腔炎、宫颈糜烂、滴虫性阴道炎、带下病等妇科疾病，头痛、睡眠障碍、抑郁症、焦虑状态、神经衰弱、帕金森病、阿尔茨海默病、中风后抑郁等神经系统疾病，勃起功能障碍、腹部术后综合征、前列腺炎等男科疾病，扁平苔藓、胆碱能性荨麻疹、湿疹、酒渣鼻、酒渣鼻样皮炎、进行性手掌角化症、皮肤瘙痒症、脱发、汗斑、黄褐斑、痤疮等皮肤病。②治疗以月经不调为主要症状的妇科疾病，如青春期功能失调性子宫出血、崩漏、月经先期、经期延长、经间期出血、多囊卵巢综合征、纤维肌瘤等。③治疗以潮热、汗出为主要症状的疾病，如围绝经期综合征、肺结核、甲亢、甲状腺肿大、亚急性甲状腺炎等。④治疗以乳房胀痛为主要症状的乳腺疾病，如经前期紧张综合征、乳头溢液、乳腺囊性增生性疾病、乳腺癌等。⑤治疗以胁肋胀痛为主要症状的疾病，如慢性乙肝、胆囊炎、肋间神经痛、膈肌痉挛、乙肝后脂肪肝、带状疱疹等。⑥用于治疗青光眼、中心性浆液性脉络膜视网膜病变、视网膜静脉血栓、视神经萎缩、视神经炎、口腔溃疡、反流性食管炎、室上性心动过速、心脏神经症、肾盂结石伴积液、尿道综合征、便秘、痔疮等。【临床经验】①本方芳香走窜，妊娠期不用。阴虚阳亢者，慎用。②本方治疗过程中，既要注意药物的治疗作用，又要结合心理疏导，才能提高本方疗效。③丹栀逍遥丸加用了牡丹皮、栀子，没有明显改变逍遥丸的组成，主要偏于清热；而加味逍遥丸加重了当归的用量，主要偏于养血。④郑玉玲经验：治疗脑生殖细胞瘤，加香附、郁金、沙参、石斛、知母、黄精、山药、珍珠母、大青叶、生山楂、蝉蜕。治疗右肾癌术后，加姜竹茹、茯苓、天竺黄、远志、香附、郁金、丹参、生地黄、熟地黄。治疗右乳腺癌术后，加薄荷、香附、郁金、赤芍、生地黄、焦三仙。⑤吴少东经验：丹栀逍遥散治疗帕金森病，能明显改善患者症状，减少多巴丝肼用量，有的患者可逐渐停用多巴丝肼。如髓海不足，可加紫河车、龙眼肉、桑椹、龟甲；如心火旺可加天冬、莲子心、麦冬、五味子；如肝阳上亢可加钩藤、天麻、杭菊、桑叶。但一般不加用石头类药物，如生石决明、珍珠母等；痰热上扰可加胆南星、半夏、远志、郁金等。⑥冯兴华经验：治疗原发性干燥综合征，加女贞子、菊花、石斛、玄参、连翘、桔梗。治疗纤维肌痛综合征，加秦艽、桂枝、香附、防风。治疗类风湿关节炎，加牛膝、延胡索、枳壳、香附。治疗颈椎病，加香附、薄荷、羌活、防风、姜黄。【方歌】逍遥散用归芍柴，苓术甘草姜薄偕，疏肝养血兼理脾，丹栀加入热能排。

痛泻要方

【来源】《丹溪心法》："治痛泄，炒白术（三两）、炒芍药（二两）、炒陈皮（两半）、防风（一两）。久泻，加升麻六钱。上锉。分八帖，水煎或丸服。"【组成】白术（炒）、白芍（炒）各6g，陈皮（炒）4.5g，防风3g。【用法】上细切，分作八服，水煎或丸服。久泻者加炒升麻6g。现代用法：参照原方比例，酌定用量，作汤剂煎服。【功效】补脾泻肝，缓痛止泻。【适应证】主治脾虚肝旺之痛泻。肝旺脾虚，肠鸣腹痛，大便泄泻，泻必腹痛，舌苔薄白，脉两关不调，左弦而右缓。【随症加减】水湿下注，泄泻呈水样加茯苓、车前子；腹泻甚者加黄连；大便滑脱不禁者加苦参、山药、罂粟壳、薏苡仁；腹痛肠鸣较剧者加厚朴、木香；脾虚较甚，神疲乏力加党参、山药；中焦虚寒，脘腹寒痛加干姜、吴茱萸；脾阳虚而四肢欠温、完谷不化者加煨肉豆蔻、干姜；肾阳虚者加补骨脂、吴茱萸、五味子；又有食积，呕吐酸腐加焦山楂、神曲；恶心泛酸者加吴茱萸、黄连；脾胃气滞，脘腹胀满加厚朴、木香以理气行滞；大便黏液多者加苍术、红藤；大便秘结者加大黄、瓜蒌；大便不爽者加大腹皮、槟榔；肝郁者加柴胡、枳壳；气虚下陷，久泻不止加炒升麻；阴虚口干者加石斛、麦冬；心悸失眠者加珍珠母、百合、浮小麦；舌苔黄腻者加黄连、煨木香。【专科应用】①用于治疗急性腹泻、慢性腹泻、神经性腹泻、胃溃疡，急、慢性肠炎，肠易激综合征、过敏性结肠炎、痢疾、溃疡性结肠炎、经行泄泻、小儿消化不良等。②用于治疗梅尼埃综合征、慢性胆囊炎、过敏性紫癜、抽动秽语综合征、防治红霉素引起的胃肠道反应等。【临床经验】①原名白术芍药散，出自《景岳全书》引刘草窗方，因张景岳称之为"治疗泻要方"，故有今名。从治疗应用剂型上，或煎、或丸、或散皆可用。急症痛泻要方以汤剂为主，巩固治疗是以散剂或冲剂为主。②忌生冷，油腻。阳明湿热和热毒的腹痛泄泻者，忌用本方。③土炒白术用量最重，以扶脾止泻；防风散肝舒脾，胜湿止泻，而非表散之用。④ 王秀娟经验：治疗腹泻型肠易激综合征，若腹痛甚者加少量炙甘草，与白芍相配成芍药甘草汤（白芍与炙甘草之比为 3∶1）以缓急止痛；久泻者加炒升麻以升阳止泻；久泻伤津、口干渴者加葛根升发清阳，鼓舞脾胃清阳之气上升而助止泻且有生津之效。腹泻呈水样或黏腻不爽者，乃湿邪恋肠，可加茯苓、泽泻、车前子，分利水湿以止泻；肝郁情志不疏者可加麦芽疏肝健脾，行气消食，或用郁金、木香疏肝理气止痛。⑤叶松经验：治疗慢性腹泻，加用香连丸取其行气燥湿之功；藿香、佩兰芳香化湿；芡实、五倍子、石榴皮健脾除湿，涩肠止泻，临证时再根据患者情况随症加减，如脾虚重者加用党参、山药健脾益气；水样便者加用车前子以利水湿分清浊而止泻；腹痛甚者加大白芍剂量以柔肝缓急止痛，佐以香附等药，疏肝理气止痛；脾虚下陷者加用升麻以升阳止泻；食积者加用鸡内金、麦芽以消食导滞；中焦虚寒者加用干姜、吴茱萸以温中祛寒。⑥何洁玲经验：治疗肠易激综合征，对肝郁证患者加柴胡、枳壳、延胡索、乌药；脾虚证加黄芪、太子参、茯苓、甘草、炒白扁豆；阴虚证加玄参、生地黄、麦冬、乌梅、炒升麻；湿热证加白头翁、败酱草、苦参。⑦张天玉经验：治疗溃疡性结肠炎，以延胡索、枳壳、白头翁、墨旱莲、白及为基本方，如大便黏液多则加茯苓、薏苡仁，里急后重则加槟榔，神倦则加黄芪、党参，发热（包括体温正常而腹部热感）则加黄芩、黄柏。⑧左庆选经验：治疗抽动秽语综合征，以生龙骨、生牡蛎、益智、龟甲为主方，随症加减治疗。对吸鼻明显者加白芷、苍耳子、辛夷；记忆力下降者加柏子仁、远志、石菖蒲；秽语明显者加法半夏、天竺黄；清喉者加僵蚕、蝉蜕；抽动明显者加全蝎、地龙。【方歌】痛泻要方用陈皮，术芍防风共成剂，肠鸣泄泻腹又痛，治在泻肝与实脾。

开郁种玉汤

【来源】《傅青主女科》："妇人有怀抱素恶，不能生育者。人以为天心厌之也，谁知是肝气郁结乎？夫妇人之有子也，必然心脉流利而滑，脾脉舒徐而和，肾脉旺大而鼓指，始称喜脉。未有三部脉郁而能生子者也。若三部脉郁，肝气必因之而更郁。肝气郁，则心肾之脉，必致郁之急而莫解。盖子母相根据，郁必不喜，喜必不郁也。其郁而不能成胎者，以肝木不舒，必下克脾土而致塞，则腰脐之气必不利。腰脐之气不利，必不能通任脉而达带脉，则带脉之气亦塞矣。带脉之气既塞，则胞胎之门必闭，精即到门，亦不得其门而入矣。其奈之何哉！治法必解四经之郁，以开胞胎之门，则庶几矣。方用开郁种玉汤。"【组成】当归、白术各15 g，白芍30 g，天花粉6 g，香附、牡丹皮、茯苓各9 g。【用法】水煎服。【功效】疏肝解郁，调经种子。【适应证】主治妇女肝气郁结所致的不孕症。症见婚久不育，月经后期，量时多时少，经行腹痛，情志抑郁，或烦躁多怒，胸胁或乳房胀痛，舌正常，苔薄白，脉沉弦。【随症加减】若见乳房胀有结块者加王不留行、路路通、橘核；乳房胀痛灼热者加蒲公英；梦多寐差者加炒酸枣仁、首乌藤；胸胁胀满者去白术，加陈皮、青皮、玫瑰花、绿萼梅；经行不畅，色暗有块者加益母草、赤芍、鸡血藤；兼肾阳虚者去牡丹皮、天花粉，加菟丝子、杜仲、肉桂；兼肾阴虚者加女贞子、墨旱莲；腰痛者加续断、菟丝子、桑寄生；肥胖者加石菖蒲、制半夏、苍术；雌激素低者加紫河车。【专科应用】①用于治疗妇科疾病婚久不孕、痛经、闭经、急性盆腔炎、急性附件炎、胎盘滞留、产后恶血不去等。②用于治疗慢性肾小球肾炎、乙肝、慢性胆囊炎等。③用于治疗男性少精弱精症、功能性不射精症。【临床经验】①阴虚阳亢者慎用。痰湿内盛或兼瘀血者慎用。②本方在《辨证录》名为开郁种子汤（多了陈皮），"此方解肝气之郁，宣脾气之困，腰脐气利，不必通任脉而任脉自通，不必达带脉而带脉自达，不必启胞胎而胞胎自启也。"另有开郁至神汤（去天花粉、牡丹皮，加人参、陈皮、甘草、炒栀子、柴胡），主治肝胆气郁，胃脘饱闷，胸胁膜胀，膈咽不通，吞酸吐食，见食则喜，食完即吐，头颊疼痛，耳鸣目眩，目不识人。养阴种玉汤（去白术、天花粉、香附，加熟地黄、山茱萸、甘菊花、山药、杜仲、牛膝），主治腰肾空虚，肝燥无水，瘦怯身躯，久不孕育，一交男子，卧病终朝。即偶尔受胎，有随俐而随消者。③治疗少精弱精男性不育症，合五子衍宗丸，加杜仲、淫羊藿、仙茅。【方歌】开郁种玉傅氏方，归芍茯苓丹皮藏，白术香附天花粉，舒肝解郁功效彰。

当归芍药散

【来源】《金匮要略》："妇人怀妊，腹中疾痛，当归芍药散主之。""妇人腹中诸疾痛，当归芍药散主之。"【组成】当归、川芎各9g，芍药30g，茯苓、白术各12g，泽泻15g。【用法】上6味，杵为散。每服6g，温酒送下，每日3次。现代用法：水煎服。【功效】疏肝健脾，活血化瘀，健脾利湿。【适应证】主治妇女妊娠，肝郁气滞，脾虚湿胜，腹中疼痛证。临床见胸胁不适，腹中拘急，绵绵作痛，或脘腹胀痛或小腹坠胀痛或隐痛，头晕心悸，食欲不振，恶心呕吐，神疲乏力，面色无华，便溏，或下肢浮肿，小便不利，月经不调

（月经后期量少色暗有血块），带下异常（色白质稀量多不臭），舌质淡，苔白腻。【随症加减】血虚重者加枸杞子、龙眼肉；脾虚甚者加党参、黄芪、白术；肝郁明显者加柴胡、香附、郁金；月经出血多者加地榆、海螵蛸、炒蒲黄；带下白者加萆薢、芡实；带下黄者加白头翁、野菊花、蒲公英、黄柏；腹中肿块者加三棱、莪术、牡蛎、贝母。【专科应用】①用于治疗溃疡性结肠炎、慢性胃炎、慢性肝炎、慢性胆囊炎、经后腹痛、不孕症、妊娠期高血压疾病、慢性盆腔炎、痛经、宫外孕、输卵管不通、慢性宫颈炎、月经前后诸症、带下病、附件炎、功能失调性子宫出血、妊娠阑尾炎、肝硬化腹水、脾功能亢进症、尿路感染等。②用于治疗眩晕症、慢性淋巴细胞性甲状腺炎、弥漫性甲状腺肿大、干燥综合征、类风湿关节炎、系统性红斑狼疮、阿尔茨海默病、围绝经期综合征等。③用于治疗特发性水肿、慢性肾炎、妇女功能性水肿、肾衰竭等。④用于治疗脂肪肝、慢性乙肝、自身免疫性肝病、高血脂、痛风、胎位不正、痔疮、脱肛、冻伤、粉刺、雀斑、湿疹、黄褐斑等。【临床经验】①长期服用本方，少数患者可出现口舌生疮、口干咽燥、胃脘不适等不良反应。②据《元和纪用经》所载，本方原用于养生，能"祛风，补劳，养真阳，退邪热，缓中，安和神志，润泽容色；散寒邪、温瘴、时气。安期先生赐李少君久饵之药，后仲景增减为妇人怀妊腹痛方"。黄煌《经方100首》：当归芍药散"是血水同病的专方"。本方为散剂，水煎则失去挥发性成分。与当归芍药汤组方、功效不同，应加以注意。③本方去茯苓、泽泻、白术，加地黄为四物汤（《太平惠民和剂局方》），有补血、活血的作用。去泽泻、茯苓，加黄芩，为当归散（《金匮要略》）。治妇女妊娠宜常用之，常服即易产，胎无疾苦，产后百病悉主之。去当归、芍药、茯苓为泽泻汤（《金匮要略》），治心下有支饮，其人若冒眩者。去当归、芍药、川芎，加猪苓、肉桂为五苓散（《伤寒论》），治脉浮、小便不利，微热消渴者；渴欲饮水，水入即吐等症。去茯苓、泽泻，加熟地黄、升麻、人参、陈皮，为举胎四物汤（《医宗金鉴》），治妊娠转胞，虽饮食如常而不得小便，心烦难卧者。去川芎、泽泻，加薄荷、柴胡、陈皮，为逍遥散（《太平惠民和剂局方》），有开郁，调经，治血燥肝燥，寒热骨蒸，咳嗽，月经不调等作用。去川芎、泽泻，加鲤鱼、生姜，为千金鲤鱼汤（《备急千金要方》），治妊女妊娠腹大，肋间有水气，妊娠浮肿，羊水过多等症。去茯苓、泽泻，加干姜，为四神散（《苏沈良方》），治妇女心气腹痛。去泽泻，加生地黄、柏子仁、酸枣仁、陈皮、甘草、黄连，为养血安神汤（《万病回春》），功能养血调经，治心神不安，贫血，神经衰弱，月经过少或不调，少女萎黄，产后失眠。去川芎、泽泻，加陈皮，为小调中汤（《医宗金鉴》），治产后作肿，皮如熟李，属血分而微有热象者。去泽泻，加人参、甘草、熟地黄，为八珍汤（《瑞竹堂方》），有双补气血的作用。④现代临床运用本方时药物用量较原方小，且各药之间比例也较接近，与原方存在较大差异；原方化裁方面，治疗妇科疾病时，当归芍药散主要配伍甘草、香附、益母草、黄芪、桂枝等，加味药物分类以补脾与补肾、活血化瘀、理气和祛湿类药物为主；治疗神经系统疾病时主要配伍半夏、石菖蒲和郁金，加味药物分类以化痰开窍、平肝潜阳熄风、健脾益气和活血化瘀类药物为主；治疗消化系统疾病时，主要配伍甘草、陈皮、黄芪、柴胡、枳壳、防风、山药、薏苡仁、泽兰等，加味药物分类以健脾益气、理气、活血化瘀和祛湿类药物为主；治疗泌尿系统疾病时，主要配伍益母草、党参、黄芪、柴胡、车前子等，加味药分类以利水渗湿、健脾益气、活血化瘀、清热、理气及温里类药物为主。⑤王翠芬治疗慢性浅表性胃炎、十二指肠球部溃疡，以当归芍药散加砂仁、郁金、制没药、炒麦芽、青皮、瓦楞子、海螵蛸、甘草，口干者上方加石斛。张存贵治肝木乘脾之腹泻，加防风、甘草、大枣。曹广顺治特发性浮肿者，加天仙子、水蛭、防风，以促化水消瘀。治疗肾盂肾炎，加土茯苓、地肤子、王不留行、乌药。刘藉英治水肿，加赤芍、赤茯苓、车前子、黄芪、菟丝子、山茱萸、党参。余惠民治周期性精神病，加郁金、丹参、龙骨、牡蛎。谢承香治疗功能失调性子宫出血，加黄芪、生地黄、贯众炭、荆芥炭。王文铎治疗闭经，加益母草、巴戟天、生薏苡仁。谢务栋治疗附件炎，腹痛明显重用白芍，加香附、郁金、延胡索；血虚月经不调者加熟地黄、桑寄生；湿盛白带多加车前子、薏苡仁、柴胡；腰痛甚加续断、杜仲炭；脉数、身热、舌苔黄者加金银花、蒲公英、连翘等。蔡连香治疗先兆流产，去泽泻，加益母草、菟丝子、枸杞子、木香。李凌鸿治疗输尿管结石，加续断、桂枝、熟附子、金钱草等。王淳治疗术后腹痛，加泽兰叶。⑥焦树德经验：去白术，加延胡索、炒五灵脂、乌药、炒小茴香，治疗妇女腹中绞痛、钝痛、抽痛、刺痛等各种腹痛症；排除器质性改变，各种化验指标均在正常范围之内，不能确诊的腹痛待查者。痛处固定不移，刺痛不已者，加丹参、蒲黄（布包）、砂仁。钝痛绵绵，疼痛范围较大，不易指出疼痛点者，加白术、干姜。抽痛喜暖，痛剧时自觉有气向心口攻窜者，加桂枝、紫肉桂、炒橘核、荔枝核、吴茱萸。绞痛、急痛不休者，白芍加量，再加制附片、炮姜、白术、广木香，延胡索加量。有蛔虫者，可加乌梅、花椒、使君子、川黄连、广木香、细辛、干姜。月经来时疼痛加重者加桃仁、红花、炮姜、紫肉桂、香附、莪术。月经来后疼痛明显者，可加炒白术、熟地黄、吴茱萸、陈皮、广木香。使用当归芍药散时，白芍的用量要大。⑦有制成胶囊、片剂、丸剂等，方便临床应用。【方歌】当归芍药用川芎，白术苓泽六味同，妊娠腹中绵绵痛，调肝理脾可为功。

当归芍药汤 【来源】《备急千金要方》："此以内补建中

汤除去胶饴，易入人参、地黄，平调血气，虽有虚羸寒热，无不可治，岂特逆害饮食而已哉。"【组成】当归 9 g，芍药、人参、桂心、生姜、干地黄、甘草各 6 g，大枣 10 枚。【用法】上药㕮咀。以水 700 mL，煮取 300 mL，去滓，分 2 次服。【功效】益气活血，温阳散寒。【适应证】产后虚损，不思饮食。【随症加减】恶血不净者加蒲黄、乳香、海螵蛸；下腹疼痛者加延胡索、川楝子、川芎；肢冷恶寒者加淫羊藿、附子、鹿角霜；嗳腐腹胀者加鸡内金、神曲、麦芽。【专科应用】①用于治疗慢性萎缩性胃炎、慢性盆腔炎、妇女功能性水肿、老年性感染性腹泻、痛经、功能失调性子宫出血、习惯性便秘、痢疾、结肠梗阻、先兆流产、妊娠尿潴留等。②用于治疗慢性细菌性前列腺炎、慢性肾炎、慢性鼻炎、梅尼埃病、妊娠阑尾炎、肛裂、肝硬化腹水、脾功能亢进症等。【临床经验】①《伤寒论》由桂枝汤倍芍药，加饴糖组成小建中汤；《金匮要略》以小建中汤加黄芪，名黄芪建中汤；《备急千金要方》以小建中汤加当归，名当归建中汤。内补建中汤即当归建中汤去饴糖，加人参、地黄。"治妇人产后虚羸不足，腹中刺痛不止，吸吸少气，或小腹中拘急，痛引腰背，不能饮食，产后一月，得服四五剂为善。令人强壮宜。"②另外，《金匮要略》当归芍药散（当归、芍药、茯苓、白术、泽泻、川芎），治疗妇女腹中诸疾痛。《济生方》名为当归芍药汤。凡妇女腹中痛如输卵管肿胀、盆腔炎、膀胱炎、宫颈炎、子宫肌瘤等均可以当归芍药散治之。③《实用中医妇科学》加味当归芍药汤（当归、白芍、川芎、白术、茯苓、香附、延胡索、血竭、蒲黄、五灵脂、甘草），治妊娠尿潴留。寒甚加吴茱萸、肉桂；热甚加牡丹皮、生地黄；气虚加黄芪、党参；肝、肾不足加山茱萸、续断。【方歌】千金当归芍药汤，地黄枣草参桂姜，肝脾虚滞腹痛痢，平调建中缓里急。

第三节　调和寒热剂

半夏泻心汤 【来源】《伤寒论》："伤寒五六日，呕而发热者，柴胡汤证具，而以他药下之，柴胡证仍在者，复与柴胡汤。此虽已下之，不为逆，必蒸蒸而振，却发热汗出而解。若心下满而硬痛者，此为结胸也，大陷胸汤主之；但满而不痛者，此为痞，柴胡不中与之，宜半夏泻心汤。"【组成】半夏（洗）12 g，黄芩、干姜、人参、甘草（炙）各9 g，黄连3 g，大枣（擘）4枚。【用法】上7味，以水1斗（10 L），煮取6 L，去滓，再煎，取3 L，温服1 L，日三服（每日3次）。现代用法：水煎服。【功效】寒热平调，消痞散结。【适应证】主治寒热错杂之痞证。临床应用以心下痞，但满而不痛，或呕吐，肠鸣下利，舌苔腻而微黄为辨证要点。【随症加减】湿热蕴积中焦，呕甚而痞，中气不虚，或舌苔厚腻者可去人参、甘草、大枣、干姜，加枳实、生姜；湿热蕴蒸者重用黄连、黄芩，加大黄（后下）；脾虚夹湿者加茯苓、薏苡仁；湿浊甚者加藿香、佩兰；中气不虚，舌苔白腻者，去人参、大枣，加厚朴、苍术；肝气犯胃者加佛手、枳实、柴胡；气滞血瘀者加丹参、五灵脂；脾胃虚寒者重用干姜，加吴茱萸；若以嘈杂泛酸为主者加海螵蛸；疼痛甚者加川楝子、延胡索；纳差者加鸡内金；兼食积者加焦山楂、神曲、焦槟榔。【专科应用】①用于治疗急、慢性糜烂性胃炎，胆汁反流性胃炎，胃和十二指肠溃疡，胃脘痛，胃下垂，胃痞，菌痢，胃肠神经症、贲门痉挛、慢性肠炎、肠易激综合征、肠梗阻、神经性呕吐、消化不良、上消化道出血、慢性肝炎、早期肝硬化、肾炎尿毒症呕吐、高血压、心肌梗死、不寐、眩晕、痤疮等。②用于治疗口腔黏膜溃疡、妊娠恶阻、食管癌以及盆腔炎、白血病等其他疾病引起的消化道不良反应。【临床经验】①若因气滞或食积所致的心下痞满，不宜使用。②在应用半夏泻心汤时，应重点掌握寒热虚实4要点。一为虚：脾气虚、胃阳弱而见乏力便溏、泄泻；二为实：气机升降失常而见胃脘痞满、腹胀；三为寒：胃阳不足而见恶食生冷、脘腹冷痛；四为热：脾胃运纳不健、食积化热上蒸而见口舌生疮、口干口苦、舌红苔黄、脉数等。③本方衍化出8种泻心汤：若兼肝郁化热，肝气横逆者，可加入四逆散加强疏肝解郁和胃之功，称为疏郁泻心汤；若兼肝脾不和，脾虚气陷，见腹泻肠鸣较甚者，可加入痛泻要方以疏肝补脾，升清止泻，谓之升清泻心汤；若兼肝气犯胃，痰浊上逆，见呕逆剧甚，心下痞硬，嗳气不除者，可加入紫苏梗、旋覆花，以加强降逆化痰，而成降逆泻心汤；若出现脾胃失和，痰湿壅滞，肺失肃降者，可加入桔梗、贝母、百部等，以疏调脾胃气机，宣肺化痰止咳，衍化为宣肺泻心汤；若加入鸡内金、薏苡仁，能调和脾胃，消滞化机，谓之开胃泻心汤；若加入藿香、佩兰、厚朴，具有理气和中、芳香化浊之功，称之化浊泻心汤；以半夏泻心汤合小陷胸汤，为宽胸泻心汤，具调和脾胃、宽胸散结之功；以半夏泻心汤加延胡索、佛手为散痛泻心汤，具调和脾胃、行气止痛之功。④熊兴江经验：不能饮冷，食后或呕吐，或胃中胀满，大便偏稀属寒者（即"肠鸣"），是使用干姜的指征；心下痞、心烦、下利，是使用黄连的指征。方中干姜与黄连的配伍比例，是本方能否取效的关键。热象明显，黄连药量应多于干姜。寒象明显，干姜药量应多于黄连。毛德西经验：加吴茱萸（或肉桂），主治慢性胃炎伴有泛酸、呕恶者，黄连与肉桂的用量比例以2:1为宜。加夏枯草，主治慢性胃炎伴有头痛、失眠者。加藿香、佩兰、砂仁，主治湿浊阻中，阻遏纳运者。加四神丸，主治慢性胃肠炎，湿热阻中，寒湿下注，上见痞满，下见泄泻者。加木香、九香虫，主治湿热阻中，胃气不降，郁而作痛者。加厚朴花、代代花、佛手花，主治慢性胃炎，湿热阻中，气机不利者。加防风、荜茇，主治慢性胃肠炎，伴有腹部气机不舒，时有肠鸣、口气秽浊，或矢气多，大便不畅。加鸡矢藤、鸡内金，主治慢性胃炎之纳呆食积者。加生麦芽、谷芽、稻芽，开胃进食。加乌贝散（海螵蛸、贝母），燥湿制酸。加百部、黄芩，主治胃食管反流引起的咳嗽。加封髓丹（砂仁、黄柏、甘草），主治脾胃不和常犯口腔溃疡者。加牡丹皮、栀子，主治牙龈肿痛，或夜间睡眠时磨牙。加黄芪、三七粉，主治消化性溃疡。加生白术、杏仁、火麻仁，主治慢性结肠炎所致之便秘。加扁鹊三豆饮（白扁豆、赤小豆、绿豆、金银花），主治面部生痘、生疮、生斑者。⑤本方去人参、甘草、大枣等甘味药物，加枳实，治疗湿热证。适当加重芩连，或另外加入蒲公英、金银花、连翘等，治疗幽门螺杆菌。腹胀较重者，可适量加一点辛香行气，醒脾胃气的药物，如丁香、木香、厚朴、砂仁。加柴胡、郁金、莪术、茵陈，治疗胆囊炎。加金银花、陈皮、肉桂，治疗复方性口腔溃疡。⑥治疗浅表性胃炎，去人参，胃脘痛重者，加炒白芍、延胡索；兼两胁胀痛加郁金、香附、川楝子；胃脘痞闷重者加木香、川芎、乌药、枳壳；嗳气重者加柴胡、陈皮；纳差甚者加炒白术、焦山楂、焦神曲、焦麦芽；便溏重者加茯苓、薏苡仁；便秘者加瓜蒌；吞酸嘈杂加吴茱萸、瓦楞子、砂仁；兼口苦口干加栀子、龙胆；有针刺样痛血瘀者加丹参、当归、三七粉；舌苔垢腻者加车前子、佩兰；虚寒者易干姜为炮姜；大便干者加生大黄等。治疗萎缩性胃炎，加蒲公英、丹参、白芍为主方，兼气滞血瘀加香附、降香；偏虚寒加桂枝、吴茱萸；夹湿热者加苦参、佩兰叶；食滞加鸡内金、炒麦芽；气血两虚加黄芪、当归；有肠腺化生者加半枝莲、生薏苡仁、鸡内金。⑦治疗嗜酸性细胞增多症，伴荨麻疹者加防风；气血虚弱者加黄芪、当归；气滞血瘀者加柴胡、郁金；腹痛剧烈者加厚朴、生白芍；阴虚内热者加地骨皮、乌梅。【方歌】半夏泻心配连芩，干姜枣草人参行，辛苦甘温消虚痞，治在调阳与和阴。

生姜泻心汤
【来源】《伤寒论》："伤寒汗出解之后，胃中不和，心下痞硬，干噫食臭，胁下有水气，腹中雷鸣下利者，生姜泻心汤主之。"【组成】生姜（切）12 g，甘草（炙）、人参、黄芩、半夏（洗）各 9 g，干姜、黄连各 3 g，大枣（擘）12 枚。【用法】上 8 味，以水 2 L，煮取 1.2 L，去滓，再煎取 600 mL。每次温服 200 mL，每日 3 次。【功效】和胃消痞，宣散水气。【适应证】主治水热互结痞证。伤寒汗后，胃阳虚弱，水饮内停，水热互结，心下痞硬，肠鸣下利；妊娠恶阻、嗓口痢。【随症加减】热多寒少以芩、连为主；中气虚弱加人参、黄芪；舌苔白腻者加厚朴、苍术；气机结滞较甚，痞满不除加枳实；肠鸣下利加重干姜，加葛根；吐泻交作、腹胀肠鸣者加车前子、陈皮等；妊娠恶阻加桂枝、茯苓、赤芍、牡丹皮、桃仁。【专科应用】①用于治疗胃下垂、胃扩张、胃扭转、幽门梗阻，急、慢性胃肠炎，慢性结肠炎等。②用于治疗冠心病、慢性胃炎、早期肝硬化、失眠等。【临床经验】①食积和痰浊内结之痞满，不宜使用本方。②吴谦认为此汤应加茯苓，以治兼有小便不利，下肢浮肿等者。③治疗胃肠炎，如症见腹痛者加白芍、川楝子；腹泻次数多加煨葛根、大腹皮、藿香；挟食滞加山楂；病情严重，正气极虚者用党参易人参，另煎兑服；呕吐者干姜用量酌增，热象明显黄连用量酌增。【方歌】生姜泻心黄连芩，半夏草枣人参行，和胃消痞散水结，水热互结心下痞。

甘草泻心汤
【来源】《伤寒论》："伤寒中风，医反下之，其人下利，日数十行，谷不化，腹中雷鸣，心下痞硬而满，干呕心烦不得安。医见心下痞，谓病不尽，复下之，其痞益甚。此非结热，但以胃中虚，客气上逆，故使硬也。甘草泻心汤主之。"【组成】甘草（炙）12 g，黄芩、干姜、半夏（洗）各9 g，大枣（擘）12枚，黄连3 g。【用法】上6味，以水2 L，煮取1.2 L，去滓，再煎取600 mL。温服200 mL，每日3次。【功效】益气和胃，消痞止呕。【适应证】主治胃气虚弱痞证。治伤寒中风，医反下之，以致胃气虚弱，其人下利日数十行，完谷不化，腹中雷鸣，心下痞硬而满，干呕，心烦不得安。【随症加减】中气虚弱加人参、黄芪、白术；腹中雷鸣下利加枳实、葛根；心烦不得安者加栀子、淡豆豉清热除烦；干呕加生姜、旋覆花，加重半夏用量以止呕；呕逆下痢者加吴茱萸、厚朴、生姜；下痢脓血者加白头翁、青木香、海螵蛸、五倍子；口、眼、生殖器溃疡者加土茯苓、重楼、虎杖。【专科应用】①用于治疗急、慢性胃肠炎，胃黏膜脱垂、消化性溃疡、慢性结肠炎、直肠溃疡、肛裂、痔疮出血、口眼生殖器三联征、手足口病、疱疹性口腔炎、口腔溃疡、结膜溃疡、阴道溃疡、湿疹、牛皮癣、带状疱疹、走马牙疳、结膜炎等。②用于治疗慢性肝炎、早期肝硬化、药物过敏、急性化脓性扁桃体炎、传染性单核细胞增多症、失眠、精神不安状态及癔症等。【临床经验】①甘草泻心汤治疗狐惑病的关键药物是甘草。②《伤寒论》书中载本方无人参，恐是后人传抄、遗漏之误。《金匮要略》《外台秘要》《备急千金要方》及多数注家认为本方应有人参。典型的看法是，屡下属虚，若无人参，无以振衰弱之胃气。可见，具体运用时，宜补入人参，唯有邪而心烦显著者，可酌情减去。③治疗散打运动员赛前失眠，加合欢花、首乌藤。治疗食物中毒因腹泻剧烈而伴发酸中毒、电解质紊乱，加紫苏梗、葛根、蚕沙、茯苓、神曲。④治疗白塞综合征，不欲食，加佩兰；咽喉溃疡，加升麻、犀角；口渴，去半夏，加天花粉；目赤，加赤芍、夜明砂；口鼻气热，加石膏、知母；胸胁满痛，加柴胡；湿偏盛者，加赤茯苓、木通；热偏盛者，以生姜易干姜；便秘，加酒制大黄；五心烦热，加胡黄连。同时用《金匮要略》苦参汤外洗，雄黄散烧熏肛门。⑤《赵锡武医疗经验》：加味甘草泻心汤（加党参、白术、茯苓、厚朴），主治溃疡性结肠炎。症见泄泻日久，便溏，肠鸣辘辘，夹白色黏液，心下痞闷，苔白腻，脉细弱。⑥朱仁康甘草泻心汤加减方（生甘草、黄连、黄芩、干姜、大枣、制半夏），主湿热生虫，上下相蚀，湿热阻络，气滞血瘀。【方歌】甘草泻心黄连芩，半夏干姜草枣行，伤寒中风胃气弱，益气和胃止呕灵。

第四章　清热剂

第一节　清气分热剂

白虎汤【来源】《伤寒论》："伤寒脉浮滑，此以表有热、里有寒，白虎汤主之。""伤寒，脉滑而厥者，里有热，白虎汤主之。"【组成】石膏（碎）50 g，知母18 g，甘草（炙）6 g，粳米9 g。【用法】上4味，水煎服，煮米熟，汤成去滓，温服，日三服（每日3次）。【功效】清热生津。【适应证】主治气分热盛证。临床应用以身大热，汗大出，口大渴，脉洪大为辨证要点。【随症加减】若气血两燔，引动肝风，见神昏谵语、抽搐者加羚羊角、水牛角；若兼阳明腑实，见神昏谵语、大便秘结、小便赤涩者加大黄、芒硝；消渴病而见烦渴引饮，属胃热者加天花粉、芦根、麦冬；温症，见往来寒热，热多寒少证加柴胡。【专科应用】①治疗大叶性肺炎、乙脑、病毒性脑炎、SARS、甲型H1N1流感、脓毒症、外感发热、扁桃体炎、呼吸道感染、流行性出血热、急性牙源性感染、风湿热、牙龈炎等。②治疗烧伤发热、癌性发热、重症药物性皮疹、小儿高热等非感染性疾病。③治疗急性风湿性关节炎、急性痛风性关节炎等关节病。④治疗病毒性肠炎、传染性单核细胞增多症、迟发性运动障碍、鼻窦炎、口腔矫治引起的不良反应、口腔溃疬、肠伤寒、牙痛、半身汗、畏光、三叉神经痛、痤疮、焦虑症、精神病食欲亢进、银屑病等。【临床经验】①表证未解的无汗发热，口不渴者；脉见浮细或沉者；血虚发热，或气虚发热，渴喜温饮，脉洪不胜重按者；真寒假热的阴盛格阳证等均不可误用。该汤剂宜温服，多次缓服，以免寒凉，伤胃气发生滑泄。②本方以大热、大汗、大渴、脉洪大为辨证要点，但不必见全。③石膏为难溶性矿物药，质重，故宜用较大量始能奏效。煎时，应捣碎先煎，以增加其药的溶解度，再加入他药共煎。根据病情一般用量是 50～200 g。其中单用石膏退热虽快，但作用较弱而短暂；知母退热虽缓，但作用较强而持久。两药合用，退热效果更加显著。④本方加人参，名人参白虎汤，治伤寒渴欲饮水，无表证者；口干舌燥者。亦治伤寒无大热，口燥渴，心烦背微恶寒者。亦治太阳中喝，身热，汗出，足冷，脉微而渴。亦治火伤肺胃，传为膈消。加苍术，名白虎加苍术汤，湿温脉沉细者。加桂枝，名桂枝白虎汤，治温疟，但热无寒，骨节疼痛，时呕。加柴胡、黄芩、半夏，名柴胡石膏汤，治暑嗽喘渴。去粳米，加人参，名化斑汤，治胃热发斑脉虚者。⑤郭可明经验：治疗温病白虎汤加减法，温病初期，发热恶寒，无汗或咽痛，舌苔白舌尖微红，脉象浮数或右大于左，此属里有热而挟风热，可酌加薄荷、蝉蜕、连翘、金银花、牛蒡子等。咽喉肿痛或腮肿或头面肿大、便燥溲赤、脉象洪数、舌苔黄，俗称大头瘟者，症属毒火充斥于上，宜加马勃、玄参、大青叶、黄芩，重用石膏。头痛剧烈，口干渴饮，头汗独多，上身少汗，下身无汗，脉象滑数或洪大而数，症属毒火熏蒸，宜酌加菊花、黄芩，重用石膏。神识时清时寐，烦躁不安，头汗多或无汗，舌质深红，舌苔白黄而干，此为热邪初传营分，气分之邪未尽，宜加鲜生地黄、连翘、郁金、石菖蒲、黄连、犀角（羚羊角或水牛角）之属。高热神昏而抽搐，头汗多或汗出而热不解，舌苔黄厚或燥，舌质赤红，症属里热炽盛，热极生风宜加羚羊角、犀角、黄连、鲜生地黄、钩藤、全蝎、蜈蚣、石决明等。高热，神昏谵语，吐舌弄舌，舌见红赤，舌被黄厚苔，症属热传心包，蒙蔽清窍。宜酌加犀角、黄连、石菖蒲、郁金，并可送服局方至宝丹、安宫牛黄丸等。发热而狂躁不安，神昏谵语，舌苔黄燥甚或焦里起有芒刺，大便闭结不通，脉象洪数或沉数有力，症属里热炽盛，热结阳明，内扰神明，宜加玄参、生地黄、麦冬、大黄、玄明粉。发热无汗，头重如裹，胸闷，渴不欲饮，舌被黄白腻苔，脉象濡数，症属湿热气闭无汗，宜加藿香、香薷、杏仁、扁豆，石膏减量，宣通气机。高热，神昏不清，痰涎涌盛甚或惊搐，舌苔黄腻，脉象滑数有力，症属痰热蒙蔽清窍，肝风内动之象，宜加天竺黄、胆南星、贝母，送服局方至宝丹、安宫牛黄丸或玉枢丹。病后低热，口舌干燥，神情呆滞，言语无力，哭笑无常，失眠健忘，症属气阴虚弱，神不守舍，心肾不交，宜加党参、龙骨、牡蛎、阿胶、酸枣仁、远志等。温病斑疹紫红成片，烦躁不安，高热不降，脉象洪滑而数，舌被黄苔，舌质红者，症属毒热炽盛于营血，气营两燔，宜加牡丹皮、赤芍、紫草、金银花、连翘等。温病正气虚弱，脉弦细芤迟，以及产后或年老、幼儿之体弱者尤应注意加用台参。温疟口渴引饮者，宜加常山、竹茹、藿香，清热止疟而镇呕。【方歌】白虎汤清气分热，石膏知母草米协，阳明大汗兼烦渴，清热生津法最宜。

白虎加人参汤 【来源】《伤寒论》："服桂枝汤，大汗出后，大烦渴不解，脉洪大者，白虎加人参汤主之。""伤寒若吐若下后，七八日不解，热结在里，表里俱热，时时恶风，大渴，舌上干燥而烦，欲饮水数升者，白虎加人参汤主之。""伤寒无大热，口燥渴，心烦，背微恶寒者，白虎加人参汤主之。""伤寒脉浮，发热无汗，其表不解，不可与白虎汤。渴欲饮水，无表证者，白虎加人参汤主之。""若渴欲饮水，口干舌燥者，

白虎加人参汤主之。"《金匮要略》："太阳中热者，暍是也。汗出恶寒，身热而渴，白虎加人参主之。"【组成】知母18 g，石膏（碎）50 g，甘草6 g，粳米20 g，人参9 g。【用法】上5味，以水2000 mL，煮米熟汤成，去滓，温服200 mL，日三服（每日3次）。【功效】清热祛暑，益气生津。【适应证】治疗气分热盛，气阴两伤证。临床应用以身热、汗多、口渴为辨证要点。主治汗、吐、下后里热炽盛，而见身大热，汗大出，口大渴，脉洪大者；或白虎汤证见背微恶寒，或饮不解渴，或脉浮大而芤，以及暑热病见有身大热属气津两伤者。【随症加减】伴见咳嗽、咳痰、胸闷者，加瓜蒌、橘红、川贝母、当归；舌红、苔少、口干渴甚者加天花粉、麦冬、沙参；头痛、咽喉肿痛者加金银花、桔梗、玄参、牛蒡子；失眠加炒酸枣仁、远志、首乌藤；高血压患者加生龙骨、生牡蛎、葛根；心悸口干加山茱萸、麦冬、五味子。【专科应用】①治疗糖尿病、糖尿病酮症酸中毒、糖尿病性泌汗异常、甲亢、糖尿病肾病、糖尿病视网膜病变等。②治疗小儿夏季热、顽固性发热、中枢性高热、产后高热、产褥中暑、肿瘤性发热、介入栓塞术后热、脑出血清除术后高热、脾切除术后高热等非感染性疾病。③治疗败血症、肺炎合并心力衰竭、流行性出血热（多尿期）、沙门菌感染的败血症、脑膜炎发热、急性风湿性关节炎、间质性肺炎、强直性脊柱炎、小儿肺炎等感染性疾病。④治疗皮炎、脓疱病、皮肤瘙痒、带状疱疹后遗症神经痛、干燥综合征。⑤治疗心律失常、血管神经性头痛、焦虑症、失眠症、酒后汗多乏力或有头晕心慌症等。⑥治疗顽固性外阴瘙痒、饥饿症、控制血液透析患者体重、寻常型痤疮、食管癌等。【临床经验】①表证未解的无汗发热，口不渴者；血虚发热或气虚发热，渴喜温饮，脉洪不胜重按者，忌用本方。②本方石膏用量较重，中病即可，不可长期服。③《医学衷中参西录》经验，使用白虎加人参汤重用石膏（90 g），治疗外感热病所致的产后出血。④治疗糖尿病口咽干燥症,合黄连阿胶汤。治疗漏下量少黑色,合栀子豉汤或百合地黄汤。治疗赤白痢疾,变通白虎加人参汤(以芍药代知母、山药代粳米)。白虎加桂枝人参汤,治疗疟疾,阴气孤绝,阳气独发,则热而少气烦惋,手足热而欲呕者。【方歌】服桂烦渴大汗倾,液亡肌腠涸阳明,膏斤知六参三两,二草六粳米熟成。

白虎加桂枝汤

【来源】《金匮要略》:"温疟者,其脉如平,身无寒但热,骨节疼烦,时呕,白虎加桂枝汤主之。"【组成】知母18 g,石膏(碎)50 g,甘草、粳米各6 g,桂枝(去皮)9 g。【用法】水煎服,至米熟,去滓,温服,汗出愈。【功效】清热生津,通络,和营卫。【适应证】主治温疟见壮热、身无寒但热,汗出恶风,骨节疼烦,时呕;以及风热湿痹见壮热,气粗躁躁,关节肿痛,口渴苔白,脉弦数者。【随症加减】风寒表证重加荆芥、防风;脾虚痰甚者加半夏、茯苓、陈皮;痰火内甚者加胆南星、竹茹;头痛明显者加白芷;体倦乏力,汗出易于感冒者加黄芪、白术、防风;热盛者加忍冬藤、栀子;湿重者加车前子、汉防己;关节痛甚者加地龙、威灵仙;痰瘀互结者加山慈菇、穿山甲;尿内有砂石者加石韦、冬葵子。病在上肢加桑枝、秦艽;病在下肢加独活、牛膝;夹瘀者加乳香、没药、穿山甲、牡丹皮、生地黄等;兼有痰凝而麻木者加半夏、胆南星、白芥子等;肝肾阴亏,关节畸形者可酌加桑寄生、熟地黄、独活、续断、牛膝等。 【专科应用】①治疗以全身关节疼痛不适为主症的疾病,如类风湿关节炎、风湿热、急性痛风性关节炎、系统性红斑狼疮等。②治疗发热性疾病,如产后发热、小儿高热、传染性单核细胞增多症及外感病表里同病以表寒不甚、里热较重者。③治疗下肢湿疹、丹毒、静脉曲张、慢性鼻窦炎等。【临床经验】①《经方实验录》:"白虎加桂枝汤为七分阳明,三分太阳。"血虚发热或气虚发热，渴喜热饮，脉洪大不胜重按者，忌用。②石膏一般可用 45～120 g，随热势减退逐渐减量。③黄煌经验：本方证可以看成是桂枝体质而具白虎汤证者，若体质壮实，肌表无汗，则宜酌加麻黄，使寓大青龙之意。所以，本方证又可看作是介于白虎汤证与大青龙汤证之间的一种证型。本方证与附子泻心汤证有相似处，均以内热为主，而伴有兼证。临床应用时，若所治确为疟疾可加常山、青蒿；若治类风湿关节炎等可加忍冬藤；若治温病，症见咽部充血可加黄芩；湿重可加苍术；有斑疹加玄参、牡丹皮等；若热久津伤严重而口渴剧烈者，可酌加人参、天花粉。既可助桂枝、甘草解表于外，又可助石膏、知母清热生津于内，可谓两擅其功。④治疗急性痛风性关节炎，加赤芍、虎杖、忍冬藤、牡丹皮、防己、苍术。发热重者加柴胡，生石膏增量；疼痛剧烈加延胡索；高血压头痛者加夏枯草、龙胆；口干咽燥者加生地黄、玄参；大便秘结者加大黄。治疗活动性风湿性关节炎，如热重则选用黄柏、黄芩、栀子等；湿重则选用薏苡仁、茯苓、六一散、蚕沙等；阴虚则酌加生地黄、石斛、麦冬；气虚则酌加黄芪、党参；祛风镇痛药用防风、桑枝、威灵仙、乳香、没药；活血通络用当归尾、杭芍、牡丹皮、木瓜、络石藤等。【方歌】白虎原汤论已详，桂加三两另名方，无寒但热为温疟，骨节烦疼呕又妨。

竹叶石膏汤

【来源】《伤寒论》："伤寒解后，虚羸少气，气逆欲吐，竹叶石膏汤主之。"【组成】石膏 50 g，半夏（洗）9 g，麦冬（去心）20 g，淡竹叶、人参、甘草（炙）各 6 g，粳米 10 g。【用法】先将除粳米以外的 6 味水煎服，去滓，然后内粳米，煮米熟，汤成去米，温服。【功效】清热生津，益气和胃。【适应证】主治伤寒、温病、暑病余热未清，气津两伤证。临床应用以身热多汗，气逆欲呕，烦渴喜饮，舌红少津，脉虚数为辨证要点。【随症加减】若兼胃阴不足，胃火上逆而见口舌糜烂、舌红而干者加石斛、天花粉、生地黄；胃火炽盛而见消谷善饥者加知母、天花粉、生地黄、黄连；气分热犹盛加知母、黄连。【专科应用】①治疗热性病后期病症，如流行性出血热、流感、肺部感染、百日咳、支气管喘息、肺气肿、肺坏疽、肺结核、乙脑后期、流脑、肺炎后期、胆道术后呕吐、夏季热、中暑、小儿传染性单核细胞增多症等。②治疗糖尿病、痛风、小儿急性肾炎、反流性食管炎、放射性食管炎、癌症发热及术后等。【临床经验】①在实际运用中，凡热病过程中见气津已伤、身热有汗不退、胃失和降均可使用。对于暑温病发热气津已伤者，尤为适合。本方清凉质润，如内有痰湿，或阳虚发热，或寒湿，均应忌用。正盛邪实，大热未衰不宜使用本方；或湿热中阻，胸闷干呕，舌苔黄腻者，均忌用本方。②吴鞠通减味竹叶石膏汤（减半夏、人参、粳米）辛凉合甘寒法，治阳明温病，脉浮而促者。《辨证录》人参竹叶石膏汤（加知母），治阳明火盛发狂，腹满不能卧，面赤而热，妄见妄言。③蒲辅周经验：加黄连、芦根，治疗麻疹后干咳。④魏嘉涛经验：支气管炎无论急性、慢性，凡见阴虚肺燥，都可用本方加味治疗。如属风燥咳嗽、咳痰呕逆者，用本方疗效甚佳，若有表证加薄荷、桑叶；咽痛加牛蒡子、桔梗、玄参；咳甚加杏仁、浙贝母、枇杷叶；痰中带血加白茅根、茜草，并重用麦冬 30 g；胸满咳逆加鱼腥草、金银花与葶苈子；久咳不止，若见胃气不和者当用本方加浙贝母、海浮石、紫菀，以润肺止咳、降逆和胃；咳嗽声嘶者加玄参、僵蚕、木蝴蝶；如为痨嗽潮热又须加知母、鳖甲、地骨皮、贝母；气有两虚甚者人参改用西洋参。胃和十二指肠溃疡，属虚寒证者较多，一般喜用甘温辛燥之剂，但若久病郁热，灼伤胃阴，见脘胀、干呕吐逆者用本方加味多能获取良效。若胃胀可加厚朴、槟榔；纳呆加神曲、麦芽、石菖蒲；腹胀便秘，加槟榔、大黄；腹胀便稀加广木香、砂仁、山药。饥饿时胃脘疼痛若为灼痛，得食则减者用本方加生地黄、丁香；痛甚者再加白芍、川楝子；刺痛便黑加五灵脂、蒲黄、三七；呕血加大黄炭、黄连、茜草；烧心呕逆、胃酸偏多者加吴茱萸、石决明、滑石。胃火上炎兼阴虚肺燥者也宜使用本方。口疮、涎多，本方合导赤散加草薢；舌苔黄厚，心烦口臭加佩兰、茵陈、栀子、黄连；牙龈出血或鼻衄加大黄、白茅根、小蓟；牙痛不肿者加白芷、升麻；热毒壅盛肿痛者，加金银花、连翘、蒲公英、紫花地丁；肿甚者，加穿山甲、皂角刺、玄参、浙贝母。胃火上冲，引起头痛，面红目赤可重用石膏，并加白芷、川芎、菊花、桑叶；头晕面赤，心烦失眠，重用半夏20 g，加龙骨、牡蛎、首乌藤、炒酸枣仁；头晕、血压偏高者加石决明、夏枯草、牛膝、龙胆，甚者再加羚羊角3 g；耳鸣者加磁石、牛膝、石菖蒲。此外，神经性呕吐属阴益气逆者，可用本方加旋覆花、赭石、石决明、柿蒂，甚者加全蝎、地龙解痉平逆；梅核气、心烦不安、咽中如堵、吐咽不下，可用本方加海浮石、海藻、紫苏子、栀子，能使阴复气降，中焦枢机一转，诸逆悉平。【方歌】竹叶石膏汤入参，麦冬半夏甘草承，更加粳米同煎服，清热益气津自生。

栀子豉汤 【来源】《伤寒论》："阳明病，脉浮而紧，咽燥口苦，腹满而喘，发热汗出，不恶寒、反恶热，身重。若发汗则躁，心愦愦反谵语；若加温针，必怵惕烦躁不得眠；若下之，则胃中空虚，客气动膈，心中懊恼，舌上胎者，栀子豉汤主之。""阳明病下之其外有热，手足温不结胸，心中懊恼，饥不能食，但头汗出者，栀子豉汤主之。""发汗后，水药不得入口，为逆。若更发汗，必吐下不止。发汗、吐下后，虚烦不得眠；若剧者，必反复颠倒，心中懊恼，栀子豉汤主之。""发汗，若下之，而烦热胸中窒者，栀子豉汤主之。""伤寒五六日，大下之后，身热不去，心中结痛者，未欲解也，栀子豉汤主之。"【组成】栀子12 g，香豉6 g。【用法】上2味，以水

800 mL，先煮栀子，得 500 mL，纳豉煮取 300 mL，去滓，分二服，温进一服，得吐则止。【功效】透邪泄热，解郁除烦。【适应证】主治热扰胸膈证。临床应用以身热懊憹，虚烦不眠，胸脘痞满，按之软而不硬，嘈杂似饥，但不欲食，舌红苔黄微腻，脉数为辨证要点。【随症加减】有痰湿者加陈皮、半夏、藿香等和胃化浊；兼有食滞者加焦山楂、麦芽等消食化积；兼有血瘀者加川芎、当归等活血化瘀；热甚者加黄芩、淡竹叶等清热；兼少气者，加炙甘草以益气，名栀子甘草汤；兼呕者加生姜以散饮止呕，名栀子生姜豉汤；心烦腹满，卧起不安者去香豉，加厚朴、枳实以泄痞除满，名栀子厚朴汤；外感热病，表邪未净者可加薄荷、牛蒡子等以疏散风热；里热口苦苔黄者可加黄芩、连翘等以增清热之力。【专科应用】①治疗心中烦乱、焦躁不安的各种疾病，如失眠、抑郁症、焦虑症、小儿夜惊症、神经症等。②治疗以心中烦闷灼热、脘胀嗳气为主要表现的消化系统疾病，如食管炎、急性胃炎、胆囊炎、顽固性呕吐、反流性食管炎、浅表性胃窦炎等。③治疗梅尼埃病、病毒性心肌炎等。另如齿衄、鼻衄、小儿夜啼、药物反应、心痒、食复、伏热等。【临床经验】①方中栀子生用，服后易作吐，炒用无此弊。脾胃虚寒，大便溏者，不宜用本方。②栀子豉汤极为精简，临床上若加味应用不可太多，或辅药用量过重，以免喧宾夺主，失去本方原意。③治疗抑郁症，肝气郁结者加柴胡、香附、陈皮、芍药、甘草；气郁化火者加柴胡、牡丹皮、郁金、芍药、香附、薄荷；痰气郁结者加厚朴、茯苓、法半夏、紫苏、生姜；心脾两虚者加党参、茯苓、白术、黄芪、当归、龙眼肉、远志；心肾阴虚者加茯苓、山茱萸、泽泻、牡丹皮、黄连、阿胶；心肾失养者加甘草、小麦、大枣。治疗焦虑症，加柴胡、枳壳、陈皮、半夏、茯苓、石菖蒲、郁金、五味子、酸枣仁、甘草。肝气郁结型者加香附、丹参、川楝子；气郁化火型者加牡丹皮、黄芩、龙胆；心虚胆怯、善恐易惊、多汗者加煅龙骨、煅牡蛎；痰热上扰者加黄芩、胆南星、天竺黄；心脾两虚者加莲子心、茯神；阴虚火旺者加泽泻、黄连、阿胶。治疗神经衰弱，肝阳上亢，灼伤心神证，加龙胆、生地黄；心脾两虚，气血不足证，加甘草、人参、茯苓、白术；心肾不交，虚火妄动证，加生地黄、何首乌、牡丹皮。④本方加甘草，名栀子甘草豉汤治前证兼少气者。加生姜，名栀子生姜豉汤，治前证兼呕者。去香豉，加干姜，名栀子干姜汤，治伤寒误下，身热不去，微烦者。去香豉，加厚朴、枳实，名栀子厚朴汤，治伤寒下后，心烦腹满。加大黄、枳实，名栀子大黄汤，治酒疸发黄，心中懊侬或热痛；亦治伤寒食复。加枳实，名枳实栀子汤，治伤寒劳复。加薤白，名豉薤汤，治伤寒下利如烂肉汁，赤滞下，伏气腹痛诸热证。加犀角、大青，名犀角大青汤，治斑毒热甚头痛。⑤丹波元坚《伤寒论述义》："古者臭香互称，以臭为香，训义反复用之。"知仲景所谓香豉，即臭豉。《本草纲目》记载臭豆豉的制法："用黑大豆二三斗，六月内淘净，水浸一宿，沥干蒸熟，取出摊席上，候微温，蒿覆。每三日一看，候黄衣上遍，不可太过，取出晒簸净，以水拌干湿得所，以汁出指间为准，安瓮中，筑实。桑叶盖后三寸，密封泥，于日中晒七日，取出曝一时，又以水拌入瓮，如此七次，再蒸过，摊去弧火气，瓮收筑封即成。"【方歌】山栀香豉治何为，烦恼难眠胸室宜，十四枚栀四合豉，先栀后豉法煎奇。

第二节　清营凉血剂

清营汤【来源】《温病条辨》："脉虚夜寐不安，烦渴舌赤，时有谵语，目常开不闭，或喜闭不开，暑入手厥阴也。手厥阴暑温，清营汤主之。""太阴温病，寸脉大，舌绛而干，法当渴，今反不渴者，热在营中也，清营汤去黄连主之。""阳明温病，舌黄燥，肉色绛，不渴者，邪在血分，清营汤主之。"【组成】犀角（水牛角代）30 g，生地黄15 g，玄参、麦冬、金银花各9 g，丹参、连翘（连心用）各6 g，黄连5 g，竹叶心3 g。【用法】水煎服，水牛角镑片先煎，后下余药。水温服，日三服（每日3次）。【功效】清营解毒，透热养阴。【适应证】主治热入营分证。临床常见身热夜甚，神烦少寐，时有谵语，目常喜开或喜闭，口渴或不渴，斑疹隐隐，脉细数，舌绛而干。【随症加减】若寸脉大，舌干较甚者可去黄连，以免苦燥伤阴；若热陷心包而窍闭神昏者，可与安宫牛黄丸或至宝丹合用；若营热动风而见痉厥抽搐者，可配用紫雪丹，或酌加羚羊角、钩藤、地龙；若兼热痰可加竹沥、天竺黄、川贝母；营热多系由气分传入，如气分热邪犹盛而营分热轻者，可重用金银花、连翘、黄连，或更加石膏、知母，及大青叶、板蓝根、贯众，相对减少水牛角、生地黄、玄参的用量。【专科应用】①用于治疗发热性疾病，如乙脑、流脑、败血症、化脓性扁桃体炎、脓毒血症等；及肝脓肿病后高热不退、肺炎病后发热、肾炎病后长期低热不退等。②用于治疗过敏性紫癜、药物性皮炎、神经性皮炎、斑丘疹等。③用于治疗风湿免疫性疾病，如系统性红斑狼疮、皮肌炎、银屑病等。④用于治疗放射性直肠炎、鼻出血等。【临床经验】①使用本方应注意舌诊，原著云："舌白滑者，不可与也"，并在该条自注中云："舌白滑，不唯热重，湿亦重矣，湿重忌柔润药"，以防滋腻而助湿留邪。②犀角可用水牛角替代，每次可用30～60 g，先煎水，再煎诸药，也可用猪蹄爪甲代替。③治疗变应性亚败血症，柴胡清营汤（去黄连、竹叶心，加柴胡）。治疗疗、疖、痈肿毒热炽盛，气营两燔，及一切化脓性感染所引起的毒血症早期，赵炳南解毒清营汤（去犀角、玄参、麦冬、丹参、竹叶心，加蒲公英、白茅根、生玳瑁、牡丹皮、赤芍、绿豆衣、茜草根、生栀子)。治疗暑温，何任复方清营汤（加紫雪丹）。④治疗急性重型胰腺炎，照常规静脉输液泵均匀输入生长抑素，并经胃肠减压管灌服本方，可显著降低重症胰腺炎患者胃潴留、肠麻痹、肠梗阻等症状。因其能改善胰腺血液循环，防止出血坏死。且能促进肠蠕动及黏膜修复，减少有毒物质吸收，防治肠源性感染，减少肠道菌群失调，维持正常的肠道内微生态环境，同时改善胰腺及腹腔脏器微循环，促进炎症消散。⑤对于氨苄西林过敏者，使用本方可治愈：水牛角（先煎）、生地黄、玄参、牡丹皮、麦冬各30 g，淡竹叶15 g，黄连、金银花各12 g。瘙痒加蝉蜕、乌梢蛇各12 g；有出血倾向加茜草根12 g，紫草30 g；灼痛明显加全蝎末3 g冲服。⑥治疗过敏性紫癜，使用本方化裁：水牛角（先煎）30 g，生地黄、玄参、棕榈炭、苦参各20 g，金银花50 g，牡丹皮、麦冬、连翘、紫草各15 g，黄芩、甘草各10 g。伴皮肤瘙痒加白鲜皮、地肤子、荆芥、防风以祛风止痒；伴关节疼痛可加薏苡仁、木瓜、忍冬藤以清热除湿利关节；伴有血尿、蛋白尿可加玉米须、白茅根、茜草、地榆炭、仙鹤草等凉血止血消蛋白；伴腹痛者加白芍、川楝子、延胡索等缓急止痛；便血者加槐花、地榆等清热利湿、涩肠止血；斑点红紫者加三七、丹参化瘀祛斑。⑦治疗放疗后肺炎并发症，以清营汤加减。基本方：水牛角30 g，生地黄20 g，玄参、麦冬、金银花、荆芥穗、薄荷各10 g，竹叶卷心、丹参、黄连、连翘、桔梗各5 g。如患者素体虚寒，脾胃运化不佳可在上方中加入豆蔻、陈皮、制半夏、鸡内金、谷芽、麦芽；如患者伴口干发热加银柴胡、青蒿、黄芩、天花粉；如患者痰黏多加丝瓜络、白蛤壳、青黛、冬瓜子；如患者痰中带血加白及、生侧柏叶、仙鹤草、茜草根；如患者气喘较重加麻黄、款冬花、僵蚕、莱菔子；如患者见发绀较重加地龙、全蝎、八角莲、毛冬青；如患者胸痛加三七、威灵仙、忍冬藤、延胡索。【方歌】清营汤治热传营，身热烦渴眠不宁，犀地银翘玄连竹，丹麦清热更护阴。

犀角地黄汤

【来源】《外台秘要》引《小品方》："伤寒及温病应发汗而不汗之，内蓄血者，及鼻衄，吐血不尽，内余瘀血，面黄，大便黑，消瘀血方。"【组成】犀角（水牛角代）30 g，生地黄24 g，芍药12 g，牡丹皮9 g。【用法】上药4味㕮咀，以水9 L，煮取3 L，分三服。现代用法：作汤剂，水煎服，水牛角镑片先煎，余药后下。【功效】清热解毒，凉血散瘀。【适应证】主治温热病热入血分证。临床应用以各种失血，斑色紫黑，神昏谵语，身热舌绛为辨证要点。见于①热扰心神，身热谵语，舌绛起刺，脉细数。②热伤血络，斑色紫黑、吐血、衄血、便血、尿血等，舌红绛，脉数。③蓄血瘀热，喜忘如狂，漱水不欲咽，大便色黑易解等。【随症加减】若见蓄血、喜忘如狂者，系热燔血分，邪热与瘀血互结，加大黄、黄芩；若郁怒而夹肝火者加柴胡、黄芩、栀子；若心火炽盛加黄连、黑栀子；若热盛神昏者同送服紫雪丹或安宫牛黄丸；用治热迫血溢之出血证，酌加白茅根、侧柏炭、小蓟等；若吐血加三七、侧柏叶、白茅根、花蕊石；衄血加黄芩、青蒿、白茅根；尿血加白茅根、小蓟；便血加槐花、地榆；发斑加紫草、青黛。【专科应用】①治疗重型肝炎、肝性脑病、急性黄色肝萎缩、败血症、流脑、尿毒症等。②治疗因热伤血络导致各种出血症，如弥散性血管内凝血、过敏性紫癜、急性出血性紫癜、血小板减少性紫癜、蛛网膜下腔出血、急性白血病、流行性出血热、难治的鼻出血等。③治疗小儿疾病，如病毒性肺炎、手足口病、过敏性紫癜、皮肤黏膜淋巴结综合征、猩红热等。【临床经验】①本方寒凉清滋，对于阳虚或气虚之失血禁用，脾胃虚弱者忌用；血分无热者禁用。临床无犀角可用水牛角代替。②根据仇伟研究，犀角地黄汤源于《小品方》，原名芍药地黄汤。犀角地黄汤古代最初用于外感温热病之吐血，以后血证的治疗和外科、眼耳鼻咽喉口腔科病证也有涉及，内科病证应用较少。现代犀角地黄汤除用于外感温热病的治疗外，在各科杂病中更有较多应用，在内科应用尤多，皮肤病也有较多应用。犀角地黄汤在古代有用于温病热入营分、温病热入血分、温毒发斑、风温、湿温、暑风、痧喉、天行喉痹、抱头火丹毒、疟、麻疹、痘疹、温病热陷心包、瘟疫、吐血、鼻衄、舌衄、嗽血、下血、血淋、溲血、瘀血发黄、麻木、厥、胁痛、血结胸、心下痞、狐惑、癫狂、小儿惊风、胎热、猢狲疳、热入血室、倒经、崩、胎腐、产后口鼻黑糊作衄、失声、喉痹、喉痛、舌菌、莲花舌、雀舌、舌肿、紫舌胀证、口舌疮、齿痛、走马疳、风眼出血、目中出火、翳障、外伤、疽、疔、臂部流痰、血痣翻花、血风瘾疹、血热疮风、痘后疥癣等病证。在现代有用于治疗病毒性肺炎、重型肝炎、带状疱疹、变应性亚败血症、脓毒败血症、支气管扩张咯血、红斑性肢痛症、过敏性紫癜性肾炎、白血病、血小板减少性紫癜、过敏性紫癜、自体免疫性溶血性贫血、急性弥散性血管内凝血、急性再生障碍性贫血、出血性毛细血管中毒症、系统性红斑狼疮、脑出血、脑梗死、糖尿病周围神经病变、精神分裂症、疱疹、崩漏、性早熟、鼻出血、慢性咽炎、神经乳头炎及出血、视网膜静脉周围炎及出血、视盘血管炎及出血、玻璃体内积血、病毒性角膜炎、糖尿病中心视网膜病变、银屑病、荨麻疹、红皮病、糖尿病皮肤瘙痒、神经性皮炎、药物性皮炎、过敏性皮炎、青少年白发、痤疮等疾病。犀角的代用品包括：升麻、水牛角、玳瑁、大青叶少配一点升麻、黑木耳和生石膏及大青叶三味合用。③《鲁府禁方》加减犀角地黄汤（去牡丹皮，加当归、黄连、苦参、枳壳、桔梗、红花），加生姜、藕汁，或韭汁，治瘀血在上焦，邪热入里，烦躁，渴欲饮水，水入不下者。④治疗高血压脑出血，在持续吸氧，应用脱水药，止血药，抗感染，营养支持及稳定血压，并结合钻颅穿刺引流同时通过留置的胃管灌服中药加味犀角地黄汤（水牛角 60 g，生地黄、赤芍、牡丹皮、郁金、桃仁、天竺黄、地龙各 15 g，大黄 20 g）。治疗干燥综合征，加玄参、丹参、麦冬、阿胶、知母、黄连。口舌破溃疼痛加人中黄、白残花、青黛、生石膏；目赤多眵加栀子、淡竹叶；大便干结加火麻仁、瓜蒌子；低热不退加地骨皮、银柴胡；舌红干裂无津加乌梅、白芍、生甘草；关节疼痛加虎杖、忍冬藤、桑枝；兼有湿火上炎，口苦口黏，苔薄黄腻加藿香、佩兰。病情难以控制者酌加小剂量雷公藤。⑤丁樱经验：治疗小儿过敏性紫癜，以本方加味：生地黄、牡丹皮、水牛角颗粒（另包）、紫草、当归、丹参、鸡血藤、忍冬藤、乌梅、黄芩、甘草为基本方，皮肤发痒者加地肤子、白鲜皮；湿毒重者加薏苡仁、车前子；纳差者加砂仁、鸡内金；热毒盛者加蒲公英、紫花地丁、板蓝根；咽喉疼痛者加冬凌草、射干、桔梗；腹痛者加白芍、甘草以缓急止痛；咳嗽有痰者加桑白皮、川贝母、海蛤粉；关节疼痛者加牛膝、木瓜；盗汗明显者加煅牡蛎、五味子；心烦失眠者加首乌藤、酸枣仁；热盛者加栀子、白茅根以清热凉血；皮肤紫癜甚者加大水牛角用量；尿血者加大蓟、小蓟、茜草、白茅根。【方歌】犀角地黄芍药丹，血热妄行吐衄斑，蓄血发狂舌真绛，凉血散血服之安。

清经散

【来源】《傅青主女科》："妇人有先期经来者，其经甚多，人以为血热之极也，谁知是肾中水火太旺乎！夫火太旺则血热，水太旺则血多，此有余之病，非不足之症也，似宜不药有喜。但过于有余，则子宫太热，亦难受孕，更恐有铄干男精之虑，过者损之，谓非既济之道乎！然而火不可任其有余，而水断不可使之不足。治之法但少清其热，不必泄其水也。方用清经散。"【组成】牡丹皮、白芍（酒炒）、大熟地黄

（九蒸）各9 g，青蒿6 g，白茯苓3 g，黄柏（盐水浸，炒）15 g，地骨皮12 g。【用法】水煎，温服。【功效】清热凉血调经。【适应证】主治阳盛血热所致月经先期量多者。临床以月经提前，量多，色深红或紫红、质黏稠，舌质红，苔黄脉数为辨证要点。【随症加减】若心烦口渴，舌红而干，阴虚火旺为主者加墨旱莲、女贞子、枸杞子、沙参、麦冬、天花粉；实热为主者改用生地黄，酌加栀子、泽泻、麦冬；若热入营血见斑疹隐隐或吐衄发斑者酌加水牛角、生地黄、玄参；若热盛神昏者可送服安宫牛黄丸或紫雪丹；若兼腹痛，少腹胀重，肝郁血热为主者加柴胡、郁金、延胡索、川楝子、姜黄、桑叶；瘀象明显者酌加丹参、益母草、蒲黄、三七；兼见倦怠乏力、气短懒言者酌加党参、黄芪；月经过多者去茯苓，加地榆、茜草根。【专科应用】①治疗临床以月经提前，量多，色深红或紫红、质黏稠为辨证要点的月经疾病，如围绝经期功能失调性子宫出血、月经先期、月经过多、经期延长等。②治疗真性红细胞增多症、分裂样精神障碍等。【临床经验】①药性寒凉，阳虚或气虚之经水提前禁用。②《医学探骊集》加减清经散（去牡丹皮、茯苓、地骨皮，加黄芩、益母草、万年灰、郁金、柴胡），治妇女血热，经水先期。③田春燕经验：热伏冲任初期热势较轻，未侵犯其他脏器，未伤阴血，仅乘经行之际，迫血下行，使血量增多，去茯苓，加炒地榆、炒槐花。正值经期，还可酌加土石类止血药、胶类止血药。在经前还可应用宁血药。热邪盛于里，热势较重，损伤冲任，血热妄行，而致崩漏，亦较重，不仅要清热凉血，还要滋养肝肾。更需要调整周期与恢复卵巢功能，恢复其按期排卵的生理状态，取得远期疗效。经前或经期吐血、衄血加当归、川楝子、茜草、白茅根、牛膝、甘草。根据患者不同的年龄阶段进行加减，如青春期先天肾气不足，着重补肾气，益冲任，可加山茱萸、墨旱莲、女贞子；育龄期多见肝郁血热，着重疏肝养肝，可加柴胡、郁金、薄荷。气阴两伤者加白术、黄芪，另炖西洋参；少腹刺痛，多是瘀阻胞中，加桃仁、红花，祛瘀止痛；少腹痛拒按，经血臭秽宜加入清热解毒、化瘀之品如黄柏、败酱草、红藤、益母草；少腹及两胁胀痛，心烦易怒，脉弦宜加入柴胡、夏枯草、益母草；经血多去茯苓，加炒地榆、炒槐花，以免伤阴；实热耗气兼见少气懒言，加党参以益气。更要重视脉象，脉滑数而大表示热盛，预示出血多且不易止，病情有加重的趋势。若脉细而小，沉取无力，说明热势已去，出血之势趋于缓解，可减轻清热药的用量。血热型月经病的治疗还应注意，出血量大，尽管出现气血虚弱的症状，也不妄用参、芪等燥热之品，以防进一步鼓动血海加重出血。④林珍莲经验：合龙胆泻肝汤治疗真性红细胞增多症。熟地黄改生地黄，加龙骨、石菖蒲、玄参、麦冬、茯神、黄连治疗分裂样精神障碍。【方歌】傅氏女科清经散，芍药丹皮茯苓掺，蒿地黄柏地骨皮，血热经多功效赞。

玉露散 【来源】《药奁启秘》："治流火、丹毒、疮痈诸毒，紫赤腐烂，及一切热毒之症。" 【组成】木芙蓉叶适量。【用法】单味研成细末。水、蜜调煮外敷，或以麻油、菊花露或凡士林调敷。【功效】清热解毒凉血。【适应证】临床应用以皮肤局部红肿热痛，烧灼感，严重可起水疱、皮疹等，口渴、舌红、脉数为辨证要点。【随症加减】热象明显者加金银花、连翘、栀子清热解毒；诸疗疖高肿者加蒲公英、紫花地丁、野菊花、金银花清热解毒消疗。【专科应用】①治疗以红肿热痛、烧灼感，甚则可出现紫赤腐烂，伴发热、口渴、舌红、脉数为主要临床表现的各类局部感染性皮肤病，如网状淋巴管的急性炎症、急性蜂窝织炎、丹毒、急性脓肿、手指部疗疮、化脓性关节炎、急性附睾炎、口腔颌面部外科感染等。②用于治疗带状疱疹、烫火伤、小儿惊风肚痛及急惊风等。【临床经验】①本方作用较轻，若脓肿成熟，应切开排脓。

②《岭南采药录》治疗小儿患锁喉，芙蓉叶捣汁，和鸡蛋煎成小块，贴囟门及肚脐。③《寿世保元》芙蓉膏（木芙蓉叶、蔓荆子），治疗痈疽发背，肿痛如锥刺。④《本草纲目》加赤小豆末，或者苍耳子烧灰存性为末，治疗疮疡肿痛。【方歌】玉露散用芙蓉叶，调膏外敷热毒解，加入麻油菊花露，解毒消肿又凉血。

犀角散

【来源】《备急千金要方》："治热毒流入四肢，历节肿痛方。"【组成】犀角（水牛角代）6 g，黄连 5 g，升麻、栀子、茵陈各 10 g。【用法】研末为散剂，或按原方配伍比例，水煎服。【功效】清热解毒，凉血止痛。【适应证】主治历节肿痛。临床应用以多关节红肿热痛、痛势剧烈、日久可致关节变形，得寒痛减，舌红，苔黄，脉数为辨证要点。【随症加减】热盛灼伤阴液明显加天花粉、知母、葛根；血瘀者加赤芍、郁金；内有积滞，加大黄；妊娠黄疸者加牡丹皮、生地黄、玄参；腹胀痛而大便不通者加生大黄、芒硝；小便短少不利或有腹水者加白茅根、车前草、大腹皮；衄血、便血、肌肤瘀斑者加牡丹皮、侧柏叶、赤芍。【专科应用】①治疗以多关节红肿热痛、痛势剧烈、日久可致关节变形，得寒痛减，舌红，苔黄，脉数为主要临床表现的关节疾病，如风湿性关节炎、类风湿关节炎、痛风、神经痛等。②其他：本方尚可治疗顽固性呃逆、急性重型肝炎、肝衰竭、肝性脑病、急性坏死性胰腺炎。【临床经验】①本方寒凉药物较多，寒证及虚热证不宜使用。②现代犀角多用水牛角代替，使用时应加大水牛角的用量。③本方中病即止，不宜长期服用。④治疗黄疸，如邪陷心包加郁金，另加服安宫牛黄丸 2 粒（或至宝丹 3 粒），研分数次鼻饲；肝风内动加石决明（先煎）30 g，双钩藤（后下）15 g，羚羊角粉（冲）3 g，紫雪丹（吞，每日 3 次）1.5 g；血热妄行酌加白茅根、侧柏叶各 30 g；腹胀大尿少加马鞭草 30 g，车前子（包）15 g，并另吞服蟋蟀沉散（蟋蟀 5 g，沉香 3 g，研末）。⑤治疗晚期肝癌、食管癌、胃癌或不明原因所致的顽固性呃逆，加生地黄、牡丹皮、赭石、旋覆花、厚朴、赤芍、半夏、竹茹。腹痛者，加川楝子、延胡索。【方歌】犀角散中犀黄连，升麻山栀茵陈全，清热解毒开机窍，急黄危重此方先。

凉血地黄汤

【来源】《脾胃论》："今时值长夏，湿热大盛，正当客气胜而主气弱也，故肠澼之病甚，以凉血地黄汤主之。"【组成】黄柏（去皮，锉，炒）、知母（锉，炒）各 3 g，青皮（不去皮、瓤）、槐子（炒）、熟地黄、当归各 1.5 g。【用法】上药咬咀，都作一服，用水 300 mL，煎至 210 mL，去滓温服。【功效】清热燥湿，养血凉荣。【适应证】主治肠澼证。临床应用以腹痛、腹泻，里急后重，便下脓血，舌红苔白为辨证要点。【随症加减】小便涩，脐不闷，或里急后重者加木香、槟榔，空心或食前稍热服；发热恶热，烦躁，大渴不止，肌热不欲近衣，脉洪大，按之无力者加黄芪。【专科应用】用于治疗急、慢性痢疾，急性阿米巴肠病、慢性非特异性溃疡性结肠炎、慢性肠炎等肠道疾病。【临床经验】①热盛无湿者及寒湿证不宜使用。②如小便涩，脐不闷，当下之。如有传变，随症加减：如腹中动摇有水声，而小便不调者，停饮也，诊显何脏之脉，以去水饮药泻之；假令脉洪大，用泻火利小便药之类是也；如胃虚不能食，而大渴不止者，不可用淡渗之药止之，乃胃中元气少故也，与七味白术散补之；如发热恶热，烦躁，大渴不止，肌热不欲近衣，其脉洪大，按之无力者，或兼目痛鼻干者，非白虎汤证也，此血虚发躁，当以黄芪 30 g，当归身6 g，咬咀，水煎服；如大便闭塞，或里急后重，数至圊而不能便，或少有白脓，或少有血，慎勿利之，利之则必致病重，反郁结而不通也，以升阳除湿防风汤举其阳，则阴气自降矣。③《兰室秘藏》同名方，组成药物为黄芩、荆芥穗、蔓荆、黄柏、知母、藁本、细辛、川芎、黄连、羌活、柴胡、升麻、防风、生地黄、当归、甘草、红花。治妇女肾水阴虚，不能镇守包络相火，而致血崩。【方歌】东垣凉血地黄汤，知柏槐子青皮当，里急后重便脓血，肠澼证因湿热彰。

化斑汤

【来源】《温病条辨》："太阴温病，不可发汗，发汗而汗不出者，必发斑疹，汗出过多者，必神昏谵语。发斑者，化斑汤主之。""阳明斑者，化斑汤主之。"【组成】石膏30 g，生甘草、玄参各9 g，犀角6 g，知母、白粳米各12 g。【用法】水煎服，日三服（每日3次），渣再煮一盅（30 mL），夜一服。【功效】清气凉血、解毒化斑。【适应证】主治气血两燔之发斑证。临床表现以高热发斑，斑色鲜红或紫红，或身热夜甚，烦躁口渴，或不渴，甚至神昏谵语，便秘溲黄，脉数为辨证要点。【随症加减】如遇高热发斑伴关节肿痛者加虎杖、桑枝、威灵仙、土茯苓；腹痛、恶心者加生地榆、焦白术、木香、半夏；伴腰痛、血尿、蛋白尿者加白茅根、大蓟、小蓟、生蒲黄、黄柏等；有水肿、风团者加防风、乌梅、泽泻等；病情反复发作，神疲乏力者加黄芪、党参、当归、白术等。【专科应用】①治疗以发斑、出疹为辨证要点的皮肤病，如荨麻疹、水痘、过敏性皮炎、黄褐斑、玫瑰糠疹、过敏性紫癜等。②治疗以关节疼痛为主要临床表现的关节病，如关节炎、痛风等。③治疗以腹痛为主要临床表现的急、慢性胃炎、肠炎等。④治疗以尿频、尿急、尿痛为主要临床表现的尿路感染、膀胱炎。⑤对头颈部肿瘤急性放射性口腔、咽喉损伤有改善作用。
【临床经验】①本品为寒凉之药，不能久服，病愈即止。忌寒证患者服用。②犀角用水牛角替代。③《类证活人书》化斑汤，为白虎汤加玄竹，治疗温毒发斑。《寿世保元》人参化斑汤（人参、石膏、知母、当归、紫草茸、白茯苓、甘草），治皮肤发斑，斑色紫赤，高热烦渴，脉洪数者。《外科正宗》化斑解毒汤（玄参、知母、石膏、人中黄、黄连、升麻、连翘、牛蒡子、甘草），治三焦风热上攻，致生火丹，延及全身痒痛者。《疫疹草》四虎饮（石膏、知母、生地黄、玄参、犀角、大黄、黄连、青黛），治疗烂喉痧。【方歌】化斑汤用石膏元，粳米甘犀知母存，或入银丹大青地，温邪斑毒治神昏。

第三节 气血两清剂

清瘟败毒饮 【来源】《疫疹一得》："治一切火热，表里俱盛，狂躁烦心。口干咽痛，大热干呕，错语不眠，吐血衄血，热盛发斑。不论始终，以此为主。"【组成】生石膏（大剂）180～240 g，（中剂）60～120 g，（小剂）24～36 g，小生地黄（大剂）18～30 g，（中剂）9～15 g，（小剂）6～13.5 g，乌犀角（大剂）18～24 g，（中剂）9～12 g，（小剂）6～12 g，真川黄连（大剂）12～8 g，（中剂）6～12 g，（小剂）3～4.5 g，生栀子、黄芩、知母、赤芍、连翘、牡丹皮各 10 g，玄参、鲜竹叶各 6 g，桔梗、甘草各 4.5 g。【用法】疫证初起，恶寒发热，头痛如裂，烦躁谵妄，身热肢冷，舌刺唇焦，上呕下泻，六脉沉细而数者用大剂，沉而数者用中剂，浮大而数者用小剂。石膏先煎十余分钟后，再入余药同煎，犀角磨汁和服，或研末，或先煎对入，分两次服。【功效】清热泻火，凉血解毒。【适应证】主治湿热疫毒及气血两燔证。临床应用以高热狂躁，心烦不眠，或神昏谵语，头痛如劈，大渴引饮，咽痛干呕，发斑吐血，或衄血，或四肢抽搐，或厥逆，舌绛唇焦，脉沉细而数，或沉数，或浮大而数为辨证要点。【随症加减】若斑一出加大青叶，并少佐升麻；大便不通加生大黄；大渴不已加石膏、天花粉；胸膈遏郁加黄连、枳壳、桔梗、瓜蒌霜；头痛殊甚，两目昏花者加菊花、夏枯草；头痛倾侧加石膏、玄参、甘菊花；骨节烦痛，腰如被杖加石膏、玄参、黄柏、知母；遍体炎炎加石膏、生地黄、黄连、黄芩、牡丹皮；静躁不常加石膏、黄连、犀角、牡丹皮、黄芩；火扰不寐加石膏、犀角、琥珀、黄连；周身如冰加石膏、黄连、犀角、黄柏、牡丹皮；四肢逆冷加石膏；热盛动风，四肢抽搐者加羚羊角、钩藤；筋抽脉惕加石膏、牡丹皮、龙胆；大渴不已加石膏、天花粉；胃热不食加石膏、枳壳；胸膈遏郁加黄连、枳壳、桔梗、瓜蒌霜；昏闷无声加石膏、黄连、犀角、黄芩、羚羊角、桑白皮；筋肉𥆧动加生地黄、石膏、黄柏、玄参；冷气上升加石膏、生地黄、牡丹皮、黄连、犀角、龙胆；口秽喷人加石膏、黄连、犀角；满口如霜加石膏、黄连、连翘、犀角、黄柏、生地黄；咽喉肿痛加石膏、桔梗、玄参、牛蒡子、射干、山豆根；嘴唇焮肿加石膏、黄连、天花粉；脸上燎泡，加石膏、生地黄、金银花、板蓝根、紫花地丁、马勃、当归尾、牡丹皮、玄参；大头天行加石膏、当归尾、板蓝根、马勃、紫花地丁、金银花、玄参、僵蚕、生大黄；疰腮加石膏、当归尾、金银花、玄参、紫花地丁、牡丹皮、马勃、连翘、板蓝根；颈颔肿痛加石膏、桔梗、牛蒡子、夏枯草、紫花地丁、玄参、连翘、金银花、山豆根；耳后痛硬加石膏、连翘、生地黄、天花粉、紫花地丁、牡丹皮、金银花、板蓝根、玄参；耳聋口苦加生地黄、玄参、柴胡、黄柏；嗒舌弄舌加石膏、黄连、犀角、黄柏、玄参；红丝绕目加菊花、红花、蝉蜕、谷精草、当归尾；头汗如涌加石膏、玄参；咬牙加石膏、生地黄、牡丹皮、龙胆、栀子；鼻血泉涌加石膏、生地黄、黄连、羚羊角、桑白皮（生用）、玄参、棕榈炭、黄芩；舌上珍珠加石膏、黄连、犀角、连翘、净金银花、玄参、天花粉；舌如铁甲加石膏、犀角、黄连、知母、天花粉、连翘、玄参、黄柏；舌丁加石膏、黄连、犀角、连翘、金银花；舌长以冰片为末涂舌上，应手而缩，甚者必需 15 g 而愈；舌衄加石膏、牡丹皮、生地黄、黄连、犀角、栀子、棕榈炭；齿衄加石膏、黄柏、生地黄、牡丹皮、栀子、犀角、黄连、玄参、黄芩；谵语加石膏、黄连、犀角、牡丹皮、栀子、黄柏、龙胆；呃逆加石膏、柿蒂、银杏、竹茹、羚羊角、枇杷叶，呃逆不止用四磨饮 3 g，调服本方即止；呕吐加石膏、黄连、滑石、甘草、伏龙肝；似痫非痫加石膏、黄连、滑石、猪苓、泽泻、木通；热注大肠，加同上；大便不通加川大黄，另用蜜煎导法；大便下血，加生地黄、槐花、棕榈炭、侧柏叶；小便短缩如油，加滑石、泽泻、猪苓、木通、通草、蓄；小便溺血加生地黄、桃仁、滑石、白茅根、川牛膝、琥珀、棕榈炭；发狂加石膏、犀角、黄连、栀子、牡丹皮、川黄柏；痰中带血加石膏、黄芩、棕榈炭、生桑白皮、羚羊角、生地黄、瓜蒌霜；遗尿加石膏、黄连、犀角、滑石；喘嗽加桑白皮、黄芩、石膏、羚羊角；发黄加石膏、滑石、栀子、茵陈、猪苓、泽泻、木通；循衣摸床加石膏、黄连、犀角、牡丹皮、栀子、龙胆；热闭心包、神昏谵语者加安宫牛黄丸或紫雪丹；狐惑加石膏、犀角、苦参、乌梅、槐子；战汗、战后汗出，脉静身凉不用药，有余热即服本方小剂，一药而安；瘟毒发疮加石膏、生地黄、黄连、紫花地丁、金银花，上加升麻，下加川牛膝，胸膈部加枳壳、蒲公英，背部加威灵仙，出头者加皂角刺；体质虚弱者加西洋参。【专科应用】①治疗以高热狂躁，心烦不眠，或神昏谵语，头痛如劈，大渴引饮，咽痛干呕，发斑吐血，舌绛唇焦为辨证要点的发热性传染病，如流行性出血热、乙脑、流脑、急性黄疸型肝炎、钩端螺旋体病、传染性单核细胞增多症等。②可用于治疗系统性红斑狼疮、白塞病、败血症、脓毒血症等内科疾病。③用于治疗化脓性髋关节炎、恶疮等外科疾病。④用于治疗功能失调性子宫出血、产后发热等妇科疾病。⑤用于治疗小儿化脓性脑膜炎、小儿病毒性脑炎、小儿病毒性肺炎、水痘、麻疹等儿科疾病。⑥用于治疗鼻出血、带状疱疹、敌敌畏中毒性皮炎等其他疾病。【临床经验】①根据热疫轻重确定石膏、生地黄、犀角、黄连四味主药的用量，余药可视情况酌情选用。犀角可用水牛角尖代替，但药量要加大。②阴虚失血、脾胃虚寒者忌用，表证未除、阴盛格阳之真寒假热、命门火衰之虚阳上浮证忌用；本方凉血散血，孕妇忌用。③治疗系统性红斑狼疮活动期合并贫血者，可使用本方加减（石膏、知母、水牛角、生地黄、玄参、赤芍、牡丹皮、连翘、紫草、栀子、黄芩、丹参、炙甘草）。治疗蛇伤致弥散性血管内凝血者，在常规治疗的基础上，使用本方加减（水牛角、生石膏、生地黄、玄参、黄芩、知母、赤芍、栀子、牡丹皮、桔梗、连翘、黄连、淡竹叶、甘草）。④治疗乙脑，卫、气分证明显者去犀角、牡丹皮，加金银花、大青叶等，并重用连翘、淡竹叶；营、血分证为主者去连翘、淡竹叶，加麦冬、羚羊角、钩藤、全蝎等。治疗流行性腮腺炎合并脑膜脑炎（生石膏、黄芩、夏枯草、马勃、连翘、板蓝根、僵蚕、玄参、青黛、牛蒡子、薄荷、桔梗、甘草）。呕吐加姜竹茹，项强加葛根，头重加石决明，抽搐加钩藤、羚羊角粉。治疗传染性非典型肺炎，在常规西药治疗基础上用清瘟败毒饮加减（生石膏、羚羊角粉、知母、生黄芪、牡丹皮、生甘草、黄芩、金银花、板蓝根、夏枯草）。⑤《古今医鉴》连翘败毒散（柴胡、羌活、桔梗、金银花、连翘、防风、荆芥、薄荷叶、川芎、独活、前胡、白茯苓、甘草、枳壳），治痈疽、疔疮、乳痈及一切无名肿毒，初期憎寒壮热，头痛拘急者。庄国康经验：加减清瘟败毒饮（水牛角、生地黄、牡丹皮、赤芍、生石膏、玄参、淡竹叶、滑石、金银花、连翘），治多种皮肤病。⑥本方可以灌肠和直肠点滴给药。【方歌】清瘟败毒地连芩，丹膏栀草竹玄参，犀角翘芍知桔梗，泻火解毒亦滋阴。

普济消毒饮【来源】《东垣试效方》:"治大头天行,初觉憎寒体重,次传头面肿盛,目不能开,上喘,咽喉不利,口渴舌燥。"【组成】黄芩(酒炒)、黄连(酒炒)各15g,陈皮(去白)、甘草(生用)、玄参、柴胡、桔梗各6g,连翘、板蓝根、马勃、牛蒡子、薄荷各3g,僵蚕、升麻各2g。【用法】上药为末,汤调,时时服之,或蜜拌为丸,噙化。或加防风、薄荷、川芎、当归身,㕮咀,如麻豆大。每服15g,水2盏,煎至1盏,去滓,食后稍热,时时服之。如大便硬,加酒煨大黄3g或6g以利之。肿势甚者宜砭刺之现代用法:水煎服。

【功效】清热解毒,疏风散邪【适应证】主治感受风热疫毒之邪,壅于上焦,发于头面所致大头瘟。临床表现为恶寒发热,头面红肿焮痛,目不能开,咽喉不利,舌燥口渴,舌红苔白兼黄,脉浮数有力。【随症加减】里热较盛者加金银花、大青叶;若大便秘结者加酒大黄、芒硝、枳实;硬肿难消者加牡丹皮、赤芍、瓜蒌皮、浙贝母、夏枯草;腮腺炎并发睾丸炎者加川楝子、龙胆;表证明显者加荆芥、防风、蝉蜕、桑叶;兼睾丸疼痛者加川楝子、龙胆、蒲公英;气虚者可少加人参。【专科应用】①治疗以头面红肿焮痛,恶寒发热,舌红苔白兼黄,脉浮数有力为辨证要点的外科疾病,如流行性腮腺炎等。②用于治疗以内科发热性疾病,如传染性单核细胞增多症、流行性出血热、恙虫病等。③用于治疗小儿呼吸系统感染性疾病,如上呼吸道感染、支气管炎、肺炎等。④可用于治疗皮肤科疾病,如荨麻疹、发热性嗜中性皮肤病、多形性红斑、颜面丹毒等。⑤可用于治疗系统性硬化症、扁平疣、类天疱疮、风毒、疔毒走黄等皮肤科疾病。⑥尚可用于治疗眼耳鼻咽喉口腔科疾病,如扁桃体炎、天行赤眼等。【临床经验】①因本方为峻泻之剂,当防攻伐太过损及胃,变生他证,故应中病即止。素体阴虚以及脾虚便溏者忌用。使用时忌辛辣、刺激、油腻之品。

②《温病刍言》增损普济消毒饮（去陈皮、柴胡、升麻、甘草，加金银花、芦根、荆芥），大便燥，加酒大黄。治流行性腮腺炎；头面部及咽喉肿痛，如无名肿毒，牙龈肿痛，急性扁桃体炎等。《白喉证治通考》减味普济消毒饮（去黄芩、黄连、陈皮、柴胡、升麻，加荆芥穗、金银花、芦根），用于湿毒咽痛喉肿。③吴鞠通经验：普济消毒饮去升麻、柴胡、黄芩、黄连方。"温毒咽痛喉肿，耳前耳后肿，颊肿，面正赤，或喉不痛，但外肿，甚则耳聋，俗名大头瘟、虾蟆瘟者，普济消毒饮去柴胡、升麻主之。初起一二日，再去芩、连，三四日加之，佳。"并解释："去柴胡、升麻者，以升腾飞越太过之病，不当再用升也。""去黄芩、黄连者，芩、连里药也。病初起未至中焦，不得先用里药，故犯中焦也。"叶子雨："去升麻、黄连尚可，去黄芩、柴胡则不可。"本方用于治疗流行性腮腺炎时，可配合如意金黄散或仙人掌等其他外用药敷于患处，可有较好的疗效。【方歌】普济消毒荞芩连，甘桔蓝根勃翘玄，升柴陈薄僵蚕入，大头瘟毒服之痊。

第四节 清热解毒剂

黄连解毒汤【来源】《肘后备急方》："治烦呕不得眠。"《外台秘要》："胃中有燥粪，令人错语，正热盛亦令人错语。如若秘而错语者，宜服承气汤；通利而错语者，宜服下四味黄连除热汤（即黄连解毒汤）。"【组成】黄芩、黄柏各 6 g，黄连、栀子（擘）各 9 g。【用法】水煎，分 2 次温服。【功效】泻火解毒。【适应证】主治三焦火毒证。临床表现：大热烦躁，口燥咽干，错语不眠；或热病吐血、衄血；或热甚发斑，或身热下利，或湿热黄疸；或外科痈疡疔毒，小便黄赤，舌红苔黄，脉数有力。**【随症加减】**便秘者加大黄；吐血、衄血、发斑者酌加玄参、生地黄、牡丹皮；瘀热发黄者加茵陈、大黄；疔疮肿毒者加蒲公英、金银花、连翘。**【专科应用】**①治疗以大热烦躁，口燥咽干，舌红苔黄，脉数有力为辨证要点的发热性疾病，如败血症、脓毒血症、痢疾、肺炎、泌尿系统感染、流脑、乙脑及感染性炎症等。②治疗以皮下出血为主要临床表现的疾病，如流行性出血热、休克、弥散性血管内凝血等。③治疗多种皮肤病，如特应性皮炎、荨麻疹、痤疮、皮肤瘙痒、银屑病、掌跖脓疱病、胶原性疾病等。④治疗以呕血为主要临床表现的胃肠疾病，如胃食管静脉曲张破裂、胃溃疡等及以皮肤、巩膜黄染为主要表现的急性肝炎、急性胆囊炎、胆结石。⑤治疗各种急性痈疽疔疖。⑥可治疗口腔炎、口腔异味及围绝经期综合征等。**【临床经验】**①吴昆《医方考》："唯阳毒实火，用之为宜。若阴虚之火则降多亡阴，苦从火化而出血益甚，是方在所禁矣。"本方为大苦大寒之剂，久服或过量易伤脾胃，或津液受损较重者，非火盛者不宜使用。②《郑氏家传女科万金方》加连翘，治妇女经水崩漏不止。《外科正宗》加连翘、甘草、牛蒡子、灯心草，治疗毒入心，内热口干，烦闷恍惚，脉实者。《万病回春》加连翘、芍药、柴胡，治三焦实火，内外皆热，烦渴，小便赤，口生疮。《伤寒大白》加生石膏，治发狂之症，外无表邪，里无痰食。《外科真诠》栀子改栀炭，加金银花，治疗疮。《伤寒活人指掌图》去黄柏，加黄芍药，治大热作呕，语呻吟，不得眠。《证治要诀类方》去黄芩，加木香、犀角（无，以升麻代之），治伤寒，因饮食复剧，烦闷干呕，口噪呻吟，错语不得眠。《痘科类编》加生地黄，《幼幼集成》加牛蒡子，治麻疹已出，烦躁谵语，热甚昏迷，不省人事者。痘出纯紫赤色，血热气实也。③调胃黄连解毒汤（加广陈皮、焦白术、滑石、粉葛根、木通、甘草），治伤寒癍疹后，内热过盛，脉象洪数或细数，不思饮食者。半夏黄连解毒汤（加半夏、厚朴、茯苓），治火热狂躁，喘满，或腹满呕吐，或欲作利者。④黄连解毒汤可以内服、外洗、熏浴、滴耳、灌肠等。【方歌】黄连解毒汤四味，黄芩黄柏栀子备，躁狂大热呕不眠，吐衄发斑均可为。

凉膈散

【来源】《太平惠民和剂局方》："治大人、小儿脏腑积热，烦躁多渴，面热头昏，唇焦咽燥舌肿喉闭，目赤鼻衄，颔颊结硬，口舌生疮，痰实不利，涕唾稠黏，睡卧不宁，谵语狂妄，肠胃燥涩，便溺秘结，一切风壅，并宜服之。"【组成】川大黄、朴硝、甘草（炙）各9 g，栀子、薄荷（去梗）、黄芩各6 g，连翘24 g。【用法】上药为粗末，每服2钱（6 g），水一盏（30 mL），入竹叶7片，蜜少许，煎至七分，去滓，食后温服。小儿可服半钱（1.5 g），更随岁数加减服之。得利下，住服上药共为粗末，每服6～12 g，加竹叶3 g，蜜少许，水煎服。亦可作汤剂煎服。【功效】泻火通便，清上泄下。【适应证】主治上、中二焦邪郁生热，邪热炽盛，聚于胸膈证。临床表现为胸膈烦满，烦躁口渴，面赤唇焦，胸膈烦热，口舌生疮，睡卧不宁，谵语狂妄，或咽痛吐衄，便秘溲赤，或大便不畅，舌红苔黄，脉滑数。【随症加减】若热毒壅盛上焦，症见壮热、口渴、烦躁、咽喉红肿、大便不燥者可去朴硝，加石膏、天花粉、桔梗；咽喉肿痛溃烂者加板蓝根、山豆根、玄参、射干、蝉蜕、桔梗；咽喉红肿疼痛者加桔梗、板蓝根、牛蒡子；火热上炎，口舌生疮者加玄参、金银花、黄连、青黛；上焦热重伤津，心烦口渴者重用栀子，加天花粉、麦冬；咽喉痛，渐加桔梗、荆芥穗；嗽而呕者加半夏、生姜；吐衄不止加当归、芍药、生地黄、鲜白茅根、鲜藕节；大便燥结较重者可适当加大硝、黄的用量；腹胀痛者宜加厚朴、枳实；或加枳壳、川楝子；黄疸者加茵陈、车前子；淋者加滑石、茯苓；风眩加川芎、石膏、防风；酒毒加葛根、荆芥穗、赤芍、川芎、防风、桔梗；有表证而无汗者宜加荆芥、金银花；温病者须加大青叶、板蓝根；高热惊风、手足抽搐者宜加地龙、僵蚕；小儿积热内盛，引致惊厥加钩藤、羚羊角、天麻；服上药而大便不下者，津伤重也，宜加玄参、麦冬、生地黄治之。【专科应用】①治疗症见壮热口渴、胸膈烦热或吐衄的呼吸系统疾病，如大叶性肺炎、支气管扩张咯血等。②治疗症见胸膈烦热嘈杂的消化系统疾病，如浅表性胃炎、食管炎，急性胆道感染、急性黄疸型肝炎及急性胃肠道穿孔等外科疾病。③治疗症见壮热、口渴、谵语狂妄、睡卧不宁的神经系统疾病，如流脑或癫痫。④治疗症见胸部胀痛不适、烦躁、大便异常的妇科疾病，如经前期综合征。⑤治疗症见壮热、烦躁、抽搐等的儿科疾病，如小儿重型肺炎及急性肾炎，高热抽搐，百日咳。⑥治疗症见咽喉肿痛、烦躁、口舌生疮等眼耳鼻咽喉口腔科疾病，如急性扁桃体炎、口腔黏膜炎、咽喉部神经症、失声、口腔炎、咽炎等。【临床经验】①体虚患者及孕妇，忌用或慎用本方。煎煮时应注意大黄后下，芒硝溶化、蜜冲兑；得利下应当停服，以免损伤脾胃。②治疗眼耳鼻咽喉口腔科疾病时，注意与外用药相配合，如急性扁桃体炎可用犀青散吹入或配合中药雾化治疗，口腔黏膜炎可配合冰硼散外用效果更佳。③在治疗高热抽搐及癫痫发热时应不拘时，可见于癫痫未成之时，也可见于缓解期及发作期，故但见肺胃实热，肝经蕴热之症，即可用之，不必拘泥于疗程，证变方药随之变。中病即止，待其热清、风止、症消，调理体质兼清余热之后，可根据癫痫病证转归再行辨证，进而选方用药。如遇热邪复起，证型相符即换用凉膈散治疗，可反复用之。④本方的配伍特点是清上与泻下并行，但泻下是为清泄胸膈郁热而设，所谓"以泻代清"，其意在此。本方虽有通腑之功，但治疗目标在于胸膈烦热，而不在于热结便秘。因此，对于上、中二焦邪郁生热而无便秘者亦可使用。⑤《医方集解》转舌膏（加石菖蒲、远志）散心经之蕴热，活命丹（加青黛、板蓝根）散肝经之郁火，治疗中风。《此事难知》加减凉膈散："易老法：凉膈散减大黄、芒硝，加桔梗，同为舟楫之剂，浮而上之，治胸膈中与六经热。"《温热经纬》清心凉膈散（去芒硝、大黄，加桔梗、石膏），治疫疹初起。《医家四要》消毒凉膈散（加防风、荆芥、牛蒡子），治喉痹，咽喉肿痛。《中医喉科精义》程爵棠新定三黄凉膈散［黄芩、连翘、川贝母、玄参各 9 g，大黄 6～15 g，金银花、生石膏各 15～30 g，黑栀子、大青叶各 9～15 g，芒硝 6～9 g，黄连、薄荷（后下）、桔梗、甘草各 6 g］，治一切急性咽喉、口腔诸病。若热甚动风者，加羚羊角粉 0.9～1.5 g（分 3 次冲服）、钩藤 15 g，土牛膝根 9～15 g；小便短赤者，加木通 6 g，生地黄、淡竹叶各 9 g；咳嗽痰多而稠黄者，加夏枯草、天竺黄、白茯苓各 15 g；口渴咽干者，加麦冬、天花粉各 9 g，鲜芦根 15～30 g；大便已通或不结者去芒硝，大黄改用 3 g。⑥陈国华经验："以意加减，退表里热。"有表证而无汗者宜加荆芥、金银花；有往来寒热口苦咽干者宜加柴胡、青蒿；有口舌生疮者宜加黄连；有渴饮冷水者宜加石膏、天花粉；有咽喉剧痛者宜去芒硝，加射干、马勃、牛蒡子、板蓝根；有腹胀痛者宜加厚朴、枳实；有肺热致咳嗽咯血，或鼻衄者宜加藕节、桑白皮、白茅根、知母；有咳咯脓痰而多者宜合千金苇茎汤；由疮毒痈疽引起心肺肠胃实火者宜加蒲公英、紫花地丁、皂角刺；有高热惊风手足抽搐者宜加地龙、僵蚕；服上药而大便不下者，津伤重也，宜加玄参、麦冬、生地黄治之。【方歌】凉膈硝黄栀子翘，黄芩甘草薄荷饶，再加竹叶调蜂蜜，中焦躁实服之消。

仙方活命饮

【来源】《校注妇人大全良方》："治一切疮疡，未成者即散，已成者即溃，又止痛消毒之良剂也。"【组

成】白芷 3 g，贝母、防风、赤芍、当归尾、甘草节、皂角刺（炒）、穿山甲（炙）、天花粉、乳香、没药各 6 g，金银花、陈皮各 9 g。**【用法】**用酒一大碗，煎五七沸服。现代用法：水煎服，或水酒各半煎服。**【功效】**清热解毒，消肿溃坚，活血止痛。**【适应证】**主治阳证痈疡肿毒初起。临床应用以局部红肿焮痛，甚则伴有身热凛寒，苔薄白或黄，脉数有力为辨证要点。**【随症加减】**红肿痛甚，热毒重者加蒲公英、连翘、紫花地丁、野菊花；湿重加黄柏、车前子；寒重加桂枝、姜；肝郁加柴胡、生栀子；便秘者加大黄以泄热通便；血热盛者加牡丹皮；气虚者加黄芪、太子参；如疮痈在头部者加川芎，在颈项者加桔梗，在胸部者加瓜蒌皮，在胁肋部者加柴胡，在腰脊者加秦艽，在上肢者加片姜黄，在下肢者加牛膝；若疮痈瘀滞不甚而疼痛较轻者，可去乳香、没药。《医学入门》谓如在背，皂角刺为君；在腹，白芷为君；在四肢，金银花为君；在胸，加瓜蒌子；疔疮，加草河车根；便秘者宜加大黄。**【专科应用】**①治疗以局部红肿焮痛，甚则伴有身热凛寒，脉数有力为辨证要点的化脓性炎症等外科疾患，如蜂窝织炎、乳腺炎、脓疱疮、疖肿、血管闭塞性脉管炎、深部脓肿及急性乳腺炎、急性阑尾炎等。②治疗多种内科疾病，如上消化道出血、阿米巴性肝脓肿、喘咳、胆胀、胃脘痛、热痹、急性食管炎、急性肾盂肾炎、急性胰腺炎、消化性溃疡等。③治疗妇科及男科疾病，如盆腔及妇科术后感染粘连、阴道炎、慢性宫颈炎、带下、急性附睾炎等。④治疗眼耳鼻咽喉口腔科疾病，如睑腺炎、急性鼻炎、急性化脓性扁桃体炎等。⑤治疗肩周炎、瘀血头痛、失眠等。**【临床经验】**①此疡门开手供毒之第一方。前人称本方为"疮疡之圣药，外科之首方"，适用于阳证而体实的各类疮疡肿毒。若用之得当，则"脓未成者即消，已成者即溃"。②只可用于痈肿未溃之前，若已溃断不可用；本方性偏寒凉，阴证疮疡忌用；乳香、没药可引起恶心、呕吐。脾胃本虚，气血不足者均应慎用。不善饮酒者可用酒水各半或用清水煎服。③本方治疗疮疡肿毒既可内服亦可以外敷。④治疗消化性溃疡，去皂角刺、陈皮，加红花、砂仁、甘草。病久或体弱者加黄芪、山药；便血或吐血者加大黄；吐酸嘈杂者加煅瓦楞子；偏寒者加高良姜、附子；胃阴不足者加石斛、木瓜、五味子。治疗反流性食管炎，嗳腐吞酸者加海螵蛸、瓦楞子；咽部出血者加仙鹤草、藕节；咽喉肿痛者加射干、玄参。⑤治疗痈疡，热盛加蒲公英、连翘；湿重加黄柏、车前子；寒重加桂枝、姜；气虚加黄芪、太子参；肝郁加柴胡、生栀子。⑥治疗宫颈炎、阴道炎、妇科术后感染等，少腹胀痛加红藤、败酱草；少腹硬痛或拒按加桃仁、红花、三棱、莪术；带下、阴痒加瓜蒌子、冬瓜子，配合坐药（儿茶、五倍子、铜绿、雄黄、青黛、冰片、花椒、蛇床子、地肤子）。⑦治疗扁桃体周围脓肿，形成期加牛蒡子、山豆根；溃脓期重用穿山甲、皂角刺；气虚者加黄芪、党参。⑧穿山甲可用鳖甲替代。【方歌】仙方活命金银花，防芷归陈穿山甲，贝母花粉兼乳没，草芍皂刺酒煎佳。

五味消毒饮

【来源】《医宗金鉴》："毒势不尽，憎寒壮热仍作者，宜服五味消毒饮汗之。"【组成】金银花 20 g，野菊花、蒲公英、紫花地丁、紫背天葵子各 15 g。【用法】水一盅（30 mL），煎八分，加无灰酒半盅（15 mL），再滚二三沸时，热服，被盖出汗为度。【功效】清热解毒，消散疔疮。【适应证】主治疔疮初起。红丝疔、暗疔、内疔、羊毛疔，疔疮发无定处，未化或已化，或走黄者。临床应用以疔疮初起，发热恶寒，疮形如粟，坚硬根深，状如铁钉，以及痈疡肿痛，红肿热痛，舌红苔黄，脉数为辨证要点。【随症加减】发热恶寒加防风、荆芥；发热加柴胡、薄荷、黄芩；热重可加黄连、连翘；血热毒盛加赤芍、牡丹皮、生地黄；局部红肿明显加连翘、黄芩；积液多、炎症包块大者加败酱草、红藤、金银花；脓成已清加黄芪、生甘草；腹痛甚者加赤芍、牡丹皮、红花、乳香、没药；体质弱或内分泌失调者加茯苓、生地黄；乳痈者宜加瓜蒌、贝母、青皮；有尿频、尿痛、尿急症状者加滑石。【专科应用】①治疗以疔疮初起，发热恶寒，疮形如粟，坚硬根深，状如铁钉，以及痈疡疖肿，红肿热痛为辨证要点的急性感染性疾病，如疖疮、急性乳腺炎、蜂窝织炎、阑尾炎、腹部包块、疔疮走黄、肠痈并癌瘕、右髋痛证等。②治疗具有热毒证候的疾病，如肝脓肿、小儿败血症、急性肾盂肾炎、急性扁桃体炎、肺炎、乙脑、急性泌尿系感染、胆囊炎等。③治疗额窦炎、牙周炎、鼻窦炎、痛风性关节炎等。【临床经验】①脾胃素虚者慎用；阴疽忌用。②本方还可外用调敷患部，鲜品效果更好。③治疗急性痛风性关节炎，去天葵子，加忍冬藤、金钱草、防己、车前草、生地黄、牡丹皮、延胡索。关节肿胀明显者加土茯苓、薏苡仁；疼痛明显者加乳香、没药；病在上肢者加桑枝；病在下肢者加苍术、黄柏、川牛膝。治疗骨、关节感染，炎症初期，局部红、灼热、肿痛，全身症状有高热、口干、舌燥苔黄、脉数者加黄芩、知母、天花粉、石膏等；溃脓期，肿硬、灼热按之应指者加黄芪、党参、穿山甲、皂角刺之类；溃后期，脓流不畅、新肉不生、腐肉难脱者加黄芪、党参、白术、穿山甲、皂角刺之类；痛甚者加乳香、没药或延胡索之类；溃后体虚弱，脓水清稀、疮口难愈者采用八珍汤为主。④治疗疔毒，加白胡椒粉研细末，置于破开之杏核、白果核或核桃壳内，加少许白面冷水调糊，外用。疮围外涂金黄膏，同时口服五味消毒饮。局部急性炎症化脓或全身发热者加黄芩、柴胡、延胡索、制乳香、制没药；脓疡已形成者加皂角刺、炮穿山甲、贝母、桔梗、黄芪；脓疡已破溃、身倦怠乏力者加党参、白术、麦冬、玄参、生地黄；若出现走黄者加黄连、大青叶、牡丹皮、水牛角，并加服清心牛黄丸。治疗脓疱性痤疮，去天葵子，加白花蛇舌草、黄芩、大黄、丹参、生薏苡仁、牡丹皮。合并结节、囊肿加穿山甲、川芎、浙贝母、皂角刺；痒甚者可加防风、蝉蜕、地肤子；阴虚有热者可加黄柏、生地黄、玄参、麦冬、玉竹；便秘、口渴口臭之胃热症状重者可加虎杖、知母；女性伴月经不调者加益母草、川芎、当归、熟地黄。每晚用温水洗净患处，外涂颠倒散（大黄、硫黄），次日晨起后洗净，内外同治。⑤治疗外感热病，加连翘、薄荷、芦根；外感风寒加荆芥、防风、羌活；肺热加麻黄、杏仁、石膏；胃热加石膏、知母；胆热加柴胡、黄芩、败酱草；大肠热加葛根、黄芩、黄连；膀胱湿热加木通、滑石、石韦。凡有便秘者均加用大黄。治疗感染性肾炎，加半枝莲、土茯苓、泽泻。水肿甚者加木通、瞿麦；尿蛋白日久加白茅根；尿红细胞多加地榆、大蓟、小蓟、茜草炭；尿白细胞多加重蒲公英、紫花地丁。治疗产后感染性发热，加当归、熟地黄、白芍、川芎。气虚者加党参、黄芪；热甚者加黄芩、黄连、黄柏；血瘀者加赤芍、桃仁、红花、丹参；阴虚者加生地黄、麦冬。⑥治疗急性眼耳鼻咽喉口腔科疾病，去天葵子，加连翘、赤芍、皂角刺、甲珠。耳病者加龙胆、柴胡；鼻病者加黄芩、鱼腥草、栀子；咽喉病者加桔梗、麦冬；若脓多肿痛者加浙贝母、天花粉。【方歌】五味消毒治诸疔，银花野菊蒲公英，紫花地丁天葵子，煎加酒服效非轻。

四妙勇安汤 【来源】《验方新编》："治一切疮疡肿痛，微恶寒，时内热，口中无味，大便如常，皆气血内虚之故，此方益气和血，解毒托里之神方也！溃后用之，排脓去瘀，生肌长肉，逐余毒，通经络，尤验。" 【组成】金银花、玄参各90 g，当归60 g，甘草30 g。【用法】水煎服，一连10剂，永无后患，药味不可少，减则不效，并忌抓擦为要。现代用法：水煎服。【功效】清热解毒，活血止痛。【适应证】主治热毒炽盛之脱疽。症见手足各指，或见于指头，或见于指节指缝，初

生或白色痛极，或如粟米起一黄疱，其皮或如煮熟红枣，黑色不退，久则溃烂，节节脱落，延至手足背腐烂黑陷，痛不可忍。临床应用以患肢暗红微肿灼热，溃烂腐臭，疼痛剧烈，舌红脉数为辨证要点。【随症加减】热甚者加毛冬青、丹参；湿热重者加川黄柏、苍术、知母、防己、泽泻；血瘀明显者加乳香、没药、桃仁、红花、虎杖；热毒伤阴加牡丹皮、生地黄；气血两虚者加党参、炙黄芪、生地黄、白术、鸡血藤。【专科应用】①治疗以患肢暗红微肿灼热，溃烂腐臭，疼痛剧烈，舌红脉数为辨证要点的动静脉血管性疾病，如血栓闭塞性脉管炎、动脉硬化闭塞症、急性动脉栓塞、糖尿病肢体血管病变、血栓性静脉炎等。②治疗化脓性炎症疾病，如蜂窝织炎、化脓性扁桃体炎、乳腺炎、脓疱疮、疖肿、深部脓肿等。③治疗心血管疾病，如冠心病、心房颤动（简称房颤）、雷诺病等。④治疗急性风湿热、急性喉炎、口腔溃疡、脚气感染、糖尿病、痛风及痛风性关节炎、宫颈上皮内瘤、系统性红斑狼疮发作期、慢性皮肤溃疡、过敏性紫癜等。【临床经验】①本方性寒而润，脾胃虚弱者慎用；脱疽属寒湿及气血亏虚者，亦非本方所宜。②治疗血栓闭塞性脉管炎，加用附子、赤芍、桂枝、牛膝。治疗坐骨神经痛，加威灵仙、千年健、五加皮、川牛膝。湿热偏重者加黄柏、地龙；寒湿偏重者加附子、细辛；气虚者加党参、黄芪；兼血瘀者加桃仁、红花、土鳖虫；腰痛者加杜仲、桑寄生；筋脉拘挛者及肌肉萎缩者，加白芍、玉竹、伸筋草；剧痛者倍用玄参、当归、金银花。③治疗带状疱疹，加生地黄、大黄、龙胆、柴胡、栀子、连翘、赤芍、牡丹皮。外用六神丸30粒，研末醋调外敷，每日2次。④治疗急性胰腺炎，肝郁气滞型加柴胡、川楝子、白芍；胃肠实热型加大黄、厚朴、芒硝；湿热蕴结型加厚朴、茵陈、赭石、龙胆。治疗慢性肝炎，加忍冬藤（或金银花）、白茅根、玄参、生黄芪、土茯苓、升麻、当归、生甘草。有黄疸加茵陈、苦参；脾大加鸡内金、炮穿山甲；寒湿困脾加干姜、苍术、白术；瘀血显著加丹参、川芎；出血倾向明显加仙鹤草、参三七。**【方歌】**四妙勇安用当归，玄参银花甘草随，清热解毒兼活血，脉管炎证此方魁。

犀黄丸

【来源】《外科证治全生集》："凡瘰，有溃烂，间有成脓未溃者，亦有未成脓者，须服犀黄丸，止其已溃之痛，松其成脓未溃之胀，消其未成脓之核。""小肠疽属性：患在小腹之内，按之如掌，坚硬而热，微痛，小便频数，汗出憎寒，腹色如故，或现微肿，以犀黄丸愈之。""乳岩属性：初起乳中生一小块，不痛不痒，症与瘰恶核相若，是阴寒结痰，此因哀哭忧愁，患难惊恐所致。其初起以犀黄丸，每服三钱，酒送，十服痊愈。""余每见此症吐脓，其色皆白，故称肺痈。用犀黄丸，治无不效。"**【组成】**牛黄 0.9 g，乳香（去油）、没药（去油）各 30 g，麝香（研极细末）4.5 g，黄米饭 30 g。**【用法】**上药用黄米饭捣烂为丸。忌火烘，晒干。每用陈酒送下 9 g。疾患生于上部，临卧时服，疾患生于下部，空腹时服。**【功效】**清热解毒，化痰散结，活血消肿，祛瘀止痛。**【适应证】**主治疮疡肿疖、乳疮、乳岩、瘰疬、痰核、流注、肺痈、小肠痈。现用于淋巴结炎、乳腺囊性增生、乳腺癌、多发性脓肿、骨髓炎等症见舌红、脉滑数者。**【随症加减】**湿热瘀阻加金银花、土茯苓、皂角刺、穿山甲；血瘀者加仙鹤草、土鳖虫、田七末、三棱、莪术；气郁痰凝者，加生天南星、生半夏、郁金。

【专科应用】本方常用于治疗以下疾病属体表或体内痈疮肿毒者：①治疗多种恶性肿瘤，如肝癌、胰腺癌、胆囊癌、白血病、肺癌、胃癌、乳腺癌、鼻咽癌等。②治疗感染性疾病，如急性下肢丹毒、肛周脓肿、带状疱疹、肺脓肿、耐葡萄球菌感染等。③治疗消化系统疾病如胃溃疡、疣状胃炎、溃疡性结肠炎、非寄生虫性肝囊肿等。④治疗多种外科疾病，如非化脓性肋软骨炎、血栓性静脉炎、颈部淋巴结结核、化脓性骨髓炎等。⑤可治疗结节性血管炎等。【临床经验】①本方久服必损胃气，有虚火者勿宜；肺痈万不可用。孕妇忌服，脓溃外泄，或溃后脓水淋漓属气血皆虚者慎用。忌食辛辣刺激、牛羊腥膻等物。本方中药多辛香走窜，不宜作汤剂煎服。②治疗化脓性骨髓炎，配仙方活命饮同服；颈部淋巴结结核，加用昆布、海藻、夏枯草、牡蛎等；同时外敷五行丹、桃花五宝丹；肺癌、乳腺癌患者，加用马钱子、壁虎、象牙屑等。③焦树德经验：治疗食管癌、贲门癌等患者时，常用本方与启膈散、旋覆代赭石汤随证加减同服，有较好的疗效。麝香辛窜通络，活血散结，才助牛黄化痰之力为辅药，现已禁用本品，有用人工牛黄、人工麝香替代者。④沈绍功经验：治疗癌症要先开胃口，后调阴阳，加上加味犀黄丸，有效。癌瘤通用方加味犀黄丸（加熊胆、冬虫夏草、海马、三七、西洋参）。酌加药：肝癌加鳖甲、川楝子、苦参、薄荷、莪术。胃癌加白术、白扁豆、香附、高良姜、生牡蛎。食管癌加生赭石、瓜蒌、川牛膝、山慈菇、莱菔子。肠癌加生地榆、马齿苋、苦参、生黄芪、当归。肺癌加芦根、鱼腥草、桔梗、北沙参、莱菔子、葶苈子、紫菀、川贝母。乳腺癌加山慈菇、穿山甲、炒橘核、夏枯草、浙贝母。贵重药（麝香、牛黄、西洋参、三七、羚羊角、海马、熊胆、灵芝、冬虫夏草、琥珀）单独研末，一般药（生黄芪、当归、生杜仲、桑寄生、云茯苓、生薏苡仁、山药、仙鹤草、丹参、焦三仙、生鸡内金、炙乳香、炙没药、白花蛇舌草、葛根、蒲公英）和酌加药共研细末，两者和匀，装入1号胶囊，每日2次，每次10粒。【方歌】犀黄丸内用麝香，乳香没药与牛黄，乳岩横痃或瘰疬，正气未虚均可尝。

黄连膏 【来源】《医宗金鉴》："治肺经壅热，上攻鼻窍，聚而不散，致生鼻疮，干燥肿疼，皮肤湿疹，红肿热疮，水火烫伤，乳头碎痛。"【组成】黄连、生地黄、黄柏、姜黄各9g，

当归尾15 g。【用法】香油50 g，将药炸枯，捞去渣；下黄蜡12 g熔化尽，用夏布将油滤净，倾入瓷碗内，以柳枝不时搅之，候凝为度。用时先以手擦患处发热，以膏拭之。【功效】清热解毒，凉血润燥。【适应证】主治风热湿邪浸渍所致的旋耳疮。临床应用以耳道或耳壳周围肤色潮红、灼热、瘙痒，有水疱，溃后流出黄色脂水、糜烂、黄水淋漓，干后结成痂皮，揭开痂皮，则见附着于肌肤处的糜烂浮腐，有脓液为辨证要点。【随症加减】渗液多者加苍术、苦参、轻粉燥湿；肤色潮红加栀子、金银花、蒲公英清热解毒消痈；瘙痒者加苦参、蛇床子、雄黄粉清热燥湿止痒。【专科应用】①治疗耳部病变，如外耳道炎、中耳炎。②治疗以局部发热为主要临床表现的眼耳鼻咽喉口腔科疾病，如口腔炎、病毒性角膜炎、口腔干燥症、小儿唇风等。③治疗皮肤性疾病，如紫癜、玫瑰糠疹、扁平疣、银屑病、痤疮、臁疮、色素性紫癜性苔藓样皮炎、丹毒、小儿尿布性皮炎等。④治疗以乳房病变为主要临床表现的乳腺炎、乳头皲裂等。⑤用于治疗肛周疾病，如急性肛门湿疹、肛裂、肛周脓肿、痔瘘术后等。⑥治疗阴道炎、宫颈炎糜烂、静脉性溃疡、急性痛风性关节炎、尖锐湿疣等。【临床经验】①本方为寒凉之药，病愈即止，不可久服。②对于湿疹类患者可内服外敷。③口腔颌面间隙感染，采用综合治疗，加强全身支持疗法，增强患者机体抵抗力。控制血糖及血压，选用敏感抗生素及甲硝唑静脉滴注，病原学检查结果出来后使用敏感药物。及时切开引流，过氧化氢及甲硝唑交替冲洗脓腔。放置黄连膏纱条（制作方法：将黄连、当归尾、黄柏、姜黄按比例称取后置香油中上火将药炸枯，去渣，蜂蜜黄蜡融化后倾入，放纱布浸润制成纱布块或者长纱条后高温高压消毒备用）引流。每1~2日抽出部分纱条或者减少纱条的量进行填塞，使得伤口由深至浅地愈合。④潘永贤经验：在中医外科煨脓长肌理论指导下，基于黄连膏方法，制成烧烫伤煨脓生肌膏，适用于多种化脓性皮肤病的湿性愈合。组成：黄连、黄芩、连翘、紫草、黄柏、生甘草、血竭、冰片、儿茶各 15～30 g，蒲公英、生大黄、生白芷、牡丹皮各 45～60 g，虎杖、制乳香、延胡索、制没药各 30～45 g，当归、生地黄各 60～90 g，麻油 500～3000 g，蜂蜡 225～540 g。制法：将上述中药，除血竭、冰片、儿茶外，浸于麻油中，时间为夏季 3 日，春秋冬季 7 日；室温下加热至沸，改文火熬至其中一味中药白芷呈焦黄色；加入蜂蜡熔化，过滤去渣；在过滤后的药液凝固前，将碾碎成粉末状的血竭、冰片、儿茶加入搅拌均匀，过 3～4 小时后，即成紫红色软膏；将软膏置于阴凉干燥处过夜，去火毒后即得成品。【方歌】黄连膏方润燥疮，归尾生地柏姜黄，油炸去渣加黄蜡，布滤搅凝涂抹强。

三黄丸 【来源】《脾胃论》："治丈夫妇人三焦积热。上焦有热，攻冲眼目赤肿，头项肿痛，口舌生疮；中焦有热，心膈烦躁，饮食不美；下焦有热，小便赤涩，大便秘结。五脏俱热，即生痈疖疮痍。及治五般痔疾，肛门肿痛，或下鲜血。"【组成】大黄 6 g，黄连、黄芩各 3 g。【用法】上为细末，炼蜜为丸，如梧桐子大。每服 30 丸，用熟水吞下；如脏腑壅实，加服数丸。小儿积热，亦宜服之。现代用法：内服宜丸剂，外用宜散剂。内服一般为 3～9 g，每日 1～2 次，顿服之。【功效】泻火燥湿。【适应证】邪火内炽，迫血妄行，吐血、衄血；或湿热内蕴而成黄疸，胸痞烦热；或积热上冲而致目赤肿痛，口舌生疮；或外科疮疡，见有心胸烦热，大便干结者。【随症加减】心热视患者体质加大大黄用量；腹满加枳实；气逆加人参；悸加牡蛎；渴加天花粉；先有寒，加附子。【专科应用】①治疗诸凡上部充血性病变，如头痛、目赤、狂乱等；眼耳鼻咽喉口腔科急性炎症，如结膜炎、中耳炎、咽喉炎、扁桃体炎、口腔炎等；胸部感染，如肺结核、肺炎、胸膜炎、心肌

炎、心包炎等；腹腔诸般炎症性病变，如胃肠炎、肝胆炎、胰腺炎、痢疾，以及虫积、食积、结石、小便淋痛、肛痔便秘等。②治疗各种因血热妄行，或瘀热引起的出血发斑，外科的疮疡肿毒，内痈外疡，伤科的癖滞肿痛；妇科的倒经、带下等。【临床经验】①本方为汤，即名泻心汤。《金匮要略》："心气不足，吐血、衄血，泻心汤主之。"《温热经纬》名三黄汤，"去大黄，加黄柏等分煎，名金花汤。更加栀子，名栀子金花汤（即黄连解毒汤）。为末，蜜丸，名金花丸。金花汤为末蜜丸，名三补丸。三黄丸加黄柏等分，滴水丸，名大金花丸。张石顽曰：金花汤止芩、连、柏三味，作丸名三补金花丸。较汤多栀子，作汤名解毒。更加大黄则名大金花丸。汤丸虽异，功用不殊。但取急攻则用汤，缓祛则用丸。"②《备急千金要方》方，春3月：黄芩120 g，大黄90 g，黄连120 g。夏3月：黄芩180 g，大黄30 g，黄连210 g。秋3月：黄芩180 g，大黄60 g，黄连90 g。冬3月：黄芩90 g，大黄150 g，黄连60 g。治男子五劳七伤，消渴不生肌肉，妇女带下，手足寒热。男妇三焦积热，上焦有热攻冲，眼目赤肿，头项疼痛，口舌生疮；中焦有热，心膈烦躁，不美饮食；下焦有热，小便赤涩，大便秘结；五脏俱热，生痈疖疮痍。及治五般痔疾，粪门肿或下鲜血，小儿积热。③《奇效良方》方，去黄连用黄柏。用于下部火热证。④《仁术便览》谓用甘草汤调益原散，加升麻末，尤好。【方歌】芩连大黄称三黄，内炽上冲积热方。

银花解毒汤 【来源】《疡科心得集》："托盘疔，生于手掌中心，系手厥阴、少阴二经之所司也。由心火炽甚，逼血妄行，肝风鼓舞，毒散四肢，加以忧思过度，酒色不节，遂至毒流骨髓，侵于劳宫，劳宫系心经之脉络，故毒生焉。初起坚硬起泡，其泡明亮者即挑之。治以银花解毒汤。"【组成】犀角3 g，金银花、地丁、赤茯苓、连翘各15 g，牡丹皮、川黄连、

夏枯草各 10 g。【用法】水煎服。【功效】清热解毒，泻火凉血。【适应证】治风火湿热所致的痈疽疔疮。【随症加减】若热毒炽盛者重用金银花，再加野菊花、蒲公英、土茯苓；若瘀滞甚者加当归尾、桃仁、红花；若大便数日不解者，加玄明粉、大黄；腹胀便溏湿重者加苍术、厚朴；有表证者加藿香、佩兰、淡豆豉；肿痛较甚者加乳香、没药、土贝母、重楼；乳痈肿痛者加蒲公英；疔毒肿痛者加野菊花；目赤肿痛者加黄菊花、谷精草；齿衄者加白茅根、生地黄；咽喉肿痛者加山豆根、射干；睾丸肿痛者加橘核、川楝子；丹毒加黄柏、生薏苡仁。【专科应用】①主治眼睛红肿疼痛，伴口苦、便秘、舌红苔黄脉弦数等临床表现的眼科疾病，如匐行性角膜溃疡、病毒性角膜炎、深层角膜炎、虹膜睫状体炎等。②主治局部红肿热痛的急性化脓性炎症，如急性腮腺炎、急性中耳炎、急性扁桃体炎、多发性疖肿、乳腺炎等。③本方亦可治疗湿热火毒壅滞皮肤所致的皮肤病，临床主要以皮肤局部疼痛、红赤，甚则起疱疹或是脱屑为主要临床表现，如扁平苔藓、带状疱疹、丹毒、过敏性皮炎等。【临床经验】①本方是清热解毒、泻火凉血之重剂，脾胃虚弱者慎用。不宜用于寒性病症。②内服本方的同时，还可配合外敷金黄散，以加强消散的功效。③同名方，《幼科直言》方（金银花、牛蒡子、甘草、连翘、柴胡、黄芩、炒扁豆、车前子、白芍、陈皮），治疮毒入内，腹肿胀者。《中医皮肤病学简编》方（金银花、紫菀、地丁、夏枯草、牡丹皮、连翘、伏苓、黄连、甘草），治痤疮。庞赞襄经验方（金银花、蒲公英、桑白皮、天花粉、枳壳、龙胆、蔓荆子、黄芩、制大黄、甘草），主治肝胆热毒证疾病，症见黑睛混浊，赤脉贯布，抱轮暗赤，刺痛流泪，便秘溺赤，口苦苔黄，脉数。【方歌】高氏银花解毒汤，犀角地丁翘连方，丹芩夏枯散风火，痈疽疔毒服之康。

眼珠灌脓方 【来源】《韦文贵眼科临床经验集》："本方可用于角膜溃疡而前房积脓，兼见大便燥结、小便短赤者，有清热解毒、泻火破瘀、养阴生津之功。" 【组成】生石膏 30 g，生大黄 12 g，枳实、夏枯草各 5 g，金银花、天花粉、玄明粉（药液冲服）、焦栀子、瓜蒌子、黄芩各 10 g，淡竹叶 3 g。 【用法】水煎服。 【功效】泻火，解毒，峻下。 【适应证】主治湿翳、凝脂翳中热盛腑实证者。临床应用以眼珠疼痛，畏光，流泪，视物模糊，白睛混赤、肿胀，黑睛见灰白色翳障，表面污浊无光泽，大便秘结等伴热盛腑实为辨证要点。 【随症加减】偏于肝胆火盛者加龙胆、柴胡，以泻肝胆之火；偏于瘀热壅滞者加桃仁、赤芍、牡丹皮，以清热散瘀，活血止痛。 【专科应用】治疗以眼珠疼痛，畏光，流泪，视物模糊，白睛混赤、肿胀，黑睛见灰白色翳障，表面污浊无光泽，沙涩难睁，伴口苦咽干、心烦口渴、大便秘结为主的匐行性角膜溃疡、化脓性虹膜睫状体炎等病前房积脓者及真菌性角膜炎、蚕蚀性角膜溃疡等。 【临床经验】①本方苦寒泻下之品较多，应用时应适可而止，不宜久用，应"大毒治病，衰其半而已"，进而酌情调改治法，结合具体情况，权衡标本缓急，随证变通施治。②体质虚弱及虚寒性体质不宜使用本方。 【方歌】灌脓主药是膏军，芒硝枳实瓜蒌仁，银花栀子淡竹叶，枯草黄芩与花粉。

新制柴连汤 【来源】《眼科纂要》："目暴痒、暴肿、暴红、暴痛，若一二日后，畏风之甚，见风日则痛如针刺，或泪如汤下，此风而兼热也。" 【组成】柴胡、黄芩、赤芍、蔓荆子、栀子、龙胆、木通、荆芥、防风各 10 g，甘草、川黄连各 5 g。 【用法】水煎，温服。 【功效】祛风清热。 【适应证】主治凝脂翳之风热壅盛证。临床应用以黑睛起翳如星，边缘不清，表面污浊，如覆凝脂，抱轮红赤，羞明流泪，珠痛头痛，视力下降，舌红苔薄黄，脉浮数为辨证要点。 【随症加减】热重者加金银花、千里光；头痛较剧加川芎、白芷；目珠赤痛较甚加生地黄、牡丹皮、丹参、茺蔚子；大便秘结加大黄、玄明粉；充血较著加生地黄、牡丹皮；虚烦不眠加炒酸枣仁、首乌藤。【专科应用】①治疗以黑睛起翳如星，边缘不清，表面污浊，如覆薄脂，抱轮红赤，羞明流泪，目珠痛，头痛，视力下降为主要临床表现的眼科疾病，如急性虹膜睫状体炎、前葡萄膜炎、单纯疱疹性角膜炎、细菌性角膜炎、急性特发性角膜内皮炎、角膜溃疡、青光眼睫状体综合征等。②本方尚可治疗眼部带状疱疹、白塞病。【临床经验】①寒证、阴虚证及阳虚内热证不宜使用。②治疗急性视盘炎，加紫草、车前子、水牛角、夏枯草；治疗急性虹膜睫状体炎，加茺蔚子、草决明、菊花、夏枯草；治疗病毒性角膜炎，加木贼、蝉蜕、金银花、丹参、鱼腥草、板蓝根；治疗前巩膜炎，加紫草、大黄、夏枯草、水牛角；治疗急性泪囊炎，加金银花、蒲公英、紫草、地丁、人中黄。【方歌】新制柴连治翳障，荆防芩芍蔓荆尝，木通甘栀龙胆草，泻肝疏风效益彰。

栀子金花丸

【来源】《黄帝素问宣明论方》："大金花丸，治中外诸热，寝汗切牙，睡语惊悸，溺血淋秘，咳衄血，瘦弱头痛，并骨蒸肺痿喘嗽。去大黄，加栀子，名栀子金花丸，又名既济解毒丸。"【组成】栀子30 g，黄连、黄芩、黄柏各15 g，大黄5 g，金银花、知母、天花粉各10 g。【用法】上为细末，滴水丸，小豆大。每服30丸，凉水、茶清任下。成人每次9 g，每日2～3次，口服，小儿酌减。【功效】清热泻火，凉血解毒。【适应证】主治肺胃热盛证。临床应用见于口舌生疮、牙肿痛，目赤眩晕，咽喉肿痛，大便秘结，淋秘溺血，咳血、衄血，头痛骨蒸，咳嗽肺痿者。【随症加减】若热盛不甚者将黄连、黄柏、黄芩适当减量，以减轻苦寒；若热盛津伤明显者加用葛根、淡竹叶；吐血、衄血明显者加侧柏叶、藕节炭；肺痿痰多者加瓜蒌、贝母、半夏化痰；阴虚骨蒸内热较甚者加地骨皮、牡丹皮、银柴胡、胡黄连。【专科应用】①治疗肺胃热盛证痰大便秘结所致的口腔及咽喉部疾病，如牙痛，急、慢性咽炎，扁桃体炎、腮腺炎等。②本方可预防幼儿及学龄儿童的急性传染性疾病，如水痘、麻疹、流行性腮腺炎等。③可治疗面部糖皮质激素依赖性皮炎、虫咬皮炎、结节性红斑、酒渣鼻、单纯疱疹性角膜炎、婴儿湿疹、毛囊炎等。

【临床经验】①本方苦寒之药较多，大量应用易致腹痛腹泻，其重要药物剂量应根据个体差异而定。对脾胃虚弱及非实热证者禁用。孕妇慎用。在使用栀子金花丸时不要吸烟、饮酒及吃辛辣食物。为了药物不影响肠胃，建议患者可以选择在饭后半小时后服用。②治疗面部糖皮质激素依赖性皮炎，并配合茶叶水做面部冷湿敷。③本方在皮肤科应用。a. 虫咬皮炎：栀子金花丸适量研细，入芝麻油中，调成稠糊状，涂患处，每日2次。b. 口舌生疮：栀子金花丸适量研细储瓶中，用时棉签蘸搽患处，每日3次。c. 结节性红斑：栀子金花丸适量研细，入凉茶中调成糊状，涂患处，干后即换。d. 酒渣鼻：栀子金花丸适量研细，入甘油中调成糊状，涂患处，每日2次。e. 婴儿湿疹：栀子金花丸适量研细粉，入香霜中，调成15%药霜，涂患处，每日2次。f. 小腿丹毒：栀子金花丸适量研细，入食醋中，调成糊状，涂敷患处，干后即换。g. 腮腺炎：栀子金花丸适量研细，入凡士林中，调成20%软膏，涂敷患处，每日2次。h. 毛囊炎：栀子金花丸30g，研末，入60%乙醇200 mL中，浸泡1周后，棉签蘸搽患处，每日数次。i. 单纯疱疹：栀子金花丸适量，研细，入芝麻油中，调成糊状，涂抹，每日2次。④焦树德经验：治疗心肺有热咳嗽，加炒紫苏子、白前、炒莱菔子、瓜蒌、紫菀、枇杷叶。【方歌】栀子金花丸大黄，芩连知柏花粉茶，三焦热甚内外张，上清下泻阴血养。

还阴救苦汤【来源】《原机启微》："有白睛不肿不胀，忽如血贯者，乃血为邪胜，凝而不行之病也，治血为邪胜凝而不行之病。有白睛微变青色，黑睛稍带白色，黑白之间，赤环如带，谓之抱轮红者，此邪火乘金，水衰反制之病也。此病或因目病已久，抑郁不舒，或因目病误服寒凉药过多，或因目病时内多房劳，皆能内伤元气。元气一虚，心火亢盛，故火能克金。金乃手太阴肺，白睛属肺；水乃足少阴肾，黑睛属肾。水本克火，水衰不能克，反受火制，故视物不明，昏如雾露中，或睛珠高低不平，其色如死，甚不光泽，赤带抱轮而红也。口干舌苦，眵多羞涩，稍有热者，还阴救苦汤主之，黄连羊肝丸主之，川芎决明散主之。"【组成】升麻、苍术、甘草（炙）、柴胡、防风、羌活、桔梗、连翘、黄连、黄芩、黄柏、知母、生地黄各 15 g，红花 3 g，当归尾 21 g，细辛 6 g，藁本 12 g，川芎 30 g，龙胆 9 g。【用法】每服 21 g，水 2 盏（60 mL），煎至 1 盏，去滓，热服。【功效】清热解毒，活血祛瘀。【适应证】主治热毒蕴结引起目疮。临床应用以白睛微变青色，黑睛稍带白色，黑白之间，赤环如带，视物不明，睛白高低不平，其色如死，甚不光泽，眵多羞涩为辨证要点。【随症加减】若火热炽盛者可加生石膏、金银花，增强清热泻火之功。瘀血较甚者加桃仁、赤芍活血化瘀；肝阳偏亢者加天麻、钩藤、石决明等以平肝潜阳。【专科应用】①治疗以白睛微变青色，黑睛稍带白色，黑白之间，赤环如带，视物不明，睛白高低不平，其色如死，甚不光泽，眵多羞涩为辨证要点的眼部疾病，如急性结膜炎、角膜炎、角膜溃疡、白内障、白内障术后并发症、急性虹膜睫状体炎等。②本方尚可治疗各种创伤后的发热。【临床经验】①方中黄连、黄芩、黄柏为苦寒泻热之品，不能久服，容易伤胃。②田开愚经验：治疗深层角膜炎，加谷精草、密蒙花。治疗角膜溃疡，加茯苓、白术。治疗巩膜炎并发硬化性角膜炎，加栀子、牡丹皮。治疗急性虹膜睫状体炎，加生石膏。治疗翼状胬肉，加赤芍、木通、淡竹叶。【方歌】还阴救苦羌升麻，防翘细藁芩连加，知柏芍柴苍地草，归尾龙胆桔红花。

金黄膏

【来源】《医宗金鉴》："浴儿不慎水浸脐，或因硼袍烟渍之，脐间淋漓多痛疮，甚则焮肿作疮痍，脐湿必用渗脐散，疮肿金黄散最宜，治疗之法须如此，临证施之不可疑。"【组成】大黄5份，黄柏5份，姜黄5份，白芷5份，制天南星5份，陈皮1份，苍术1份，厚朴1份，甘草1份，天花粉10份。【用法】研细末。用酒、油、菊花、金银花膏、丝瓜叶或生姜等捣汁调敷，或按凡士林8份、金黄膏2份的比例调制成膏外敷。外敷患处，6～12小时换药1次。【功效】清热解毒，散瘀消肿。【适应证】治疮毒红肿疼痛、痈疽发背，丹毒乳痈及无名肿毒等。【随症加减】若火热炽盛者可加生石膏、金银花之类；若湿热为重加秦艽；大便秘结者可加入芒硝、木通、车前草使二便通利，邪热下泄。【专科应用】①治疗以皮肤红肿热痛为主要临床表现的疾病，如静脉炎、粉刺性乳痈、急性化脓性膝关节炎、类风湿关节炎、痛风性关节炎、急性睾丸炎、压疮、中风后肩痛。②用于治疗蛇咬伤、狗咬伤，也可用于治疗水痘、睑腺炎、骨肉瘤、皮肤癌等。【临床经验】①痈疽疮疡已溃之创口或阴证证者忌用。外敷面积最好超过肿胀范围，且中间留孔，使之透气及使肿势集中。忌食烟酒、辛辣发物。不可口服。②用本品油膏治疗睑腺炎，内服清热解毒方药。金黄膏外敷治疗原发性肝癌（晚期Ⅰ、Ⅱ、Ⅲ级）疼痛。【方歌】金黄膏中用大黄，黄柏姜黄白芷方，南星陈术朴草粉，清热解毒消肿方。

金黄散

【来源】《医宗金鉴》："治之者，先宜砭出恶血，看血色红者轻，紫者重，黑者死。次宜牛、羊肉片，遍贴红晕处，微干再易，俟肉片不干，换如意金黄散，用蓝靛清汁调敷。"若儿大能食米面，身热皮红者，系腑热内蒸，湿气外乘之故，即名玉烂疮。宜如意金黄散，蜜水调敷。"【组成】天南星、陈皮、苍术、厚朴、甘草各 1200 g，黄柏、姜黄、白芷、大黄各 3000 g，上白天花粉 6000 g。【用法】上 10 味共为咀片，晒干磨 3 次，用细绢罗筛，储瓷罐，勿泄气。共研细末。可用葱汁、酒、油、蜜、菊花露、金银花露、丝瓜叶捣汁等调敷。现代用法：研成细粉，过 100 目筛，用食醋或白蜜，或饴糖，或麻油，加黄蜡调成糊状外敷，也可用 80% 凡士林调成软膏外敷患处，6～12 小时换一次。红热肿痛，用清茶调敷；漫肿无头，用醋或葱酒调敷。每日数次。【功效】消肿止痛。【适应证】传统应用于疮疡初起，红肿热痛，暑湿流注，跌扑扭挫伤，小儿丹毒，无名肿毒等病症。【随症加减】外敷时可加蜂蜜调匀。凡遇红赤肿痛，发热未成脓者，及夏月时，俱用茶清同蜜调敷；如欲待脓者，用葱汤同蜜调敷；如漫肿无头，皮色不变，湿痰流毒、附骨痈疽、鹤膝风等证，俱用葱酒煎调敷；如风热所生，皮肤亢热，色亮游走不定，俱用蜜水调敷；如天疱、火丹、赤游丹、黄水漆疮、恶血攻注等证，俱用大蓝根井捣汁调敷，加蜜亦可；汤泼火烧，皮肤溃烂，麻油调敷。以上诸引调法，乃别寒热温凉之治法也。【专科应用】①用于治疗以皮肤红肿热痛为主要临床表现的疾病，如静脉炎、粉刺性乳痈、急性化脓性膝关节炎、类风湿关节炎、痛风性关节炎、急性睾丸炎。②用于治疗蛇咬伤、狗咬伤，也可用于治疗疥疮、睑腺炎、水痘、骨肉瘤、皮肤癌等。【临床经验】①孕妇禁服。痈疽疗疡已形成溃烂的创口忌用。服药期间忌烟酒、辛辣、煎炸食物。②本方如口服，宜将生天南星改成制天南星，以减小毒性。散剂，一次 1.5 g，每日 6 次，空腹服用。如口服金黄散治疗糜烂性胃炎，灌肠治疗慢性结肠炎。必须注意，口服如意金黄散，少数患者服用初期有轻度腹泻，但肝肾功能、血常规及心电图等均无明显异常。③a. 治疗急性睾丸炎：取金黄散适量。将金黄散用清水调匀后敷于患处，用纱布覆盖，胶布固定，每日换药 1 次，可连续敷 5～7 日。b. 治疗脓疱疮：取金黄散适量。将金黄散用清水调匀后敷于患处，再用纱布覆盖，胶布固定，每日换药 1 次，可连续敷 2～3 日。c. 治疗慢性骨髓炎：取金黄散、蜂蜜或猪胆汁各适量。将金黄散用蜂蜜或猪胆汁调匀后敷于患处，然后用纱布覆盖，胶布固定，每日换药 1 次，可连续敷 1～2 周。d. 治疗压疮：取金黄散及猪胆汁各适量。先将患处用 2% 碘酊和 75% 乙醇消毒，再去除局部的坏死组织，然后将用猪胆汁调匀的金黄散敷于患处，用纱布覆盖，胶布固定，每日换药 1 次，可连续敷 3～8 周。e. 治疗药物性静脉炎：取金黄散及米醋各适量。将金黄散用米醋调匀后涂于患处，每日可涂 2 次，一般涂 2～3 日即可。f. 治疗疥疮：取金黄散 1 袋，精制硫黄粉 10 g，猪油适量。先将猪油熬开，再将晾凉后的猪油与金黄散和硫黄粉调成糊状，然后将调好的药糊敷于患处，用纱布覆盖，胶布固定，每日换药 1 次，可连续敷 3～5 日。g. 治疗乳腺小叶增生：取金黄散、凡士林各适量。将金黄散用凡士林调匀后敷于患处，用纱布覆盖，胶布固定，每 2 日换药 1 次，可连续敷 2～4 周。h. 治疗腮腺炎：取金黄散、大青叶（鲜品）、米醋各适量。先将大青叶捣烂，再将金黄散及捣烂后的大青叶用米醋调成糊状并敷于患处（药糊干结时可用米醋润之），一般每日换药 1 次，可连续敷 3～5 日。i. 治疗水痘：取金黄散及米醋各适量。将金黄散用米醋调匀后涂于患处，每日涂数次，一般可涂 3～5 日。j. 治疗痈肿：取金黄散适量。将金黄散用清水调匀后敷于患处，然后用纱布覆盖，胶布固定，每日换药 1 次，可连续敷 3～5 日。④外敷金黄散，可产生过敏性皮疹。天南星对皮肤尚有一定的刺激性。【方歌】如意金黄散阳毒，止痛消肿实良方，南陈苍柏姜黄草，白芷天花朴大黄。

银花甘草汤【来源】《外科十法》:"治肿毒初起时,皆可立消。内服此药,外敷远志膏,一切恶毒无不消散,但宜早服为妙。"【组成】鲜金银花(干用 15 g)30 g,甘草 3 g。【用法】水煎服;或煎汤外用,洗涤疮面。【功效】清火解毒。【适应证】主治热毒疮疡。临床应用以疖疮、热毒疮疡初起、红肿热痛为辨证要点。【随症加减】毒在下焦者加牛膝;大便秘结者加大黄;火毒较甚者加栀子、黄连;抽搐者加羚羊角粉、钩藤、石决明;口干甚者加鲜石斛、天花粉;尿赤者加白茅根、淡竹叶。【专科应用】①主治体表皮肤急起炎症性疾病,以初起未化脓、溃破,红肿热痛为主要临床表现,如多发性疖肿、蜂窝织炎等。②主治使用药物后引起的药疹,以局部潮红、瘙痒、皮疹红赤,或皮肤斑片状剥脱,剥脱处皮肤潮红为主要临床表现,如使用药物后导致的皮肤荨麻疹、疱疹、剥脱性皮炎等。③用于治疗化疗患者的口腔炎症、口腔异味、口腔溃疡。【临床经验】①气虚疮疡脓清者忌用;孕妇忌用。②本方服用可口,代茶频饮,服用方便。③《寿世新编》加味银花甘草汤(加皂角刺,和酒服),治阴毒嫩赤肿硬,疼痛异常,一切疮疡。④本方用于鸦片类毒瘾戒治,甘草有明确的解毒作用,可缓解胃肠平滑肌痉挛,并有镇痛与抗惊厥作用,故能较有效地改善鸦片成瘾者的戒断症状,加以金银花清热解毒,可应用于戒毒治疗的整个过程。⑤加柴胡、荆芥、薄荷、牛蒡子可治疗鬓疽。加皂角刺、鹿角片,治疗急性乳腺炎。煎水,漱口腔,每日 5~6 次,用于白塞综合征口、咽溃疡疼痛者。加连翘、桑叶、菊花、荆芥、防风、赤芍,治疗角膜炎。【方歌】银花甘草解毒汤,疮疡有热功效良。

化斑解毒汤【来源】《医宗金鉴》:"呕哕昏胀毒内攻由肝、脾二经,热极生风所致,生于肋骨,延及腰脐,色赤如霞,游步如云,痛如火燎。急向赤肿周围,砭出紫黑血,以瘦牛肉片贴之（羊肉片亦可），其毒即可减半。初服双解贵金丸汗之，次服化斑解毒汤，投方应病者顺；若呕哕昏愦，胸腹膜胀，遍身青紫者，则为毒气内攻属逆。"【组成】升麻、石膏、连翘（去心）、牛蒡子（炒，研）、人中黄、黄连、知母、黑参各 10 g。【用法】用水 400 mL，加淡竹叶 20 片，煎至 320 mL，调人中黄服，不拘时服。【功效】清热解毒。【适应证】主治三焦风热上攻，发为火丹，延及全身痒痛之症。【随症加减】大便闭加大黄；发于上部者加山羊角、野菊花、石决明、生地黄；发于中部者加延胡索、川楝子、瓜蒌、橘叶、陈皮；发于下部者加黄柏、牛膝；心烦失眠者加首乌藤、珍珠母。【专科应用】①治疗以疼痛、皮损为主要临床表现的丹毒、带状疱疹、银屑病、接触性皮炎。②治疗以发热为主要临床表现的流感、肺炎、中暑。【临床经验】①《寿世保元》化斑解毒汤（牛蒡子、牡丹皮、生地黄、木通、当归尾、远志、犀角、紫草茸、知母、茜根、甘草、穿山甲），治热毒发斑，斑色红如胭脂，或见紫黑者。《赵炳南临床经验集》化斑解毒汤（去升麻、牛蒡子、人中黄、淡竹叶，加生地黄、凌霄花、生甘草），主治丹毒，漆性皮炎（漆疮），紫癜。②董智良经验：化斑解毒汤加减（加赤芍、甘草、荆芥、蝉蜕），主治漆气辛热，客于肌腠，化热成毒。汪履秋经验：化斑解毒汤（紫草、土茯苓、虎杖、桑椹、制何首乌、生地黄、牡丹皮、水牛角），治疗系统性红斑狼疮。③治疗接触性皮炎，外用 3%硼酸溶液湿敷，同时服用化斑解毒汤加车前子、泽泻、淡竹叶；治疗寻常型银屑病，服化斑解毒汤加生地黄、牡丹皮、金银花、鱼腥草、紫草、土茯苓，同时与复方甘草酸苷联合应用。【方歌】化斑解毒热生风，致发丹毒云片红，升膏翘蒡中黄等，黄连知母黑参同。

薏苡附子败酱散 【来源】《金匮要略》："肠痈之为

病，其身甲错，腹皮急，按之濡，如肿状，腹无积聚，身无热，脉数，此为肠内有痈脓，薏苡附子败酱散主之。"【组成】薏苡仁18 g，附子（有毒）0.6 g，败酱草1.5 g。【用法】上3味，杵为末，取方寸匕，以水400 mL，煎减半，顿服。小便当下。【功效】排脓解毒，散结消肿。【适应证】主治肠痈已成而未溃破之证。临床应用以局部皮肤粗糙不润泽，如鳞甲交错，腹部皮肤拘紧，腹部恶积聚包块，按之濡软，脉数无力为辨证要点。【随症加减】脓证较大而濡软，苔厚腻，脉濡缓等湿邪蕴阻者，重用冬瓜子、红藤以解毒排脓；病程经久，年老体弱，气血衰弱见"其身甲错"，加全当归、生黄芪以去瘀生新，益气生肌，托疮排脓；若痈肿属瘀热所致，加桃仁、红花以活血化瘀。【专科应用】①用于治疗肠痈已成而未溃破者，以腹部不适、疼痛或局限性腹膜炎，兼见厌食、恶心、呕吐、腹泻或便秘等腹部疾患，如急性阑尾炎、阑尾周围脓肿、慢性阑尾炎、腹膜内脓肿、腹膜后脓肿、腹腔内脏脓肿等。②治疗以下腹部疼痛、阴道出血或是白带异常，或兼有腹部包块为主要临床表现的妇科疾病，如慢性盆腔炎、盆腔脓肿、输卵管积液、宫外孕包块、卵巢囊肿、附件炎等。③治疗以腹泻、黏液脓血便、腹痛等为主要临床表现的肠道疾病，如溃疡性结肠炎、克罗恩病等。④治疗以神疲畏寒、面色㿠白、咳痰如破旧棉絮样，舌淡苔白为辨证要点的慢性肺脓肿、支气管扩张症。⑤治疗阴囊脓肿、丹毒、带状疱疹、脐痈、慢性前列腺炎等。

【临床经验】①皮肤溃破者不宜使用；少数用后皮肤过敏者应及早停药；附子有毒，使用时应严格掌握剂量，避免中毒。②治疗慢性阑尾炎，加制大黄、牡丹皮、桃仁、厚朴、红藤、土鳖虫、制乳香、没药、大白芍、炒延胡索、失笑散。治疗肾脓肿，加黄芪、杜仲、牛膝、续断、泽泻、白茅根、赤芍。治疗慢性结肠炎，加木香、炒枳壳、槟榔、延胡索。治疗急性盆腔炎，加红藤、土茯苓、蒲公英、桃仁、延胡索、香附、砂仁。治疗持久性痤疮，加当归、赤小豆、金银花、连翘、蜈蚣、生牡蛎。治疗久泻，加党参、炒白术、茯苓、白扁豆、山药、大枣、陈皮。③黄煌经验：临证时薏苡仁可用至 60 g，甚至 120 g，败酱草可用至 30 g，但附子一般不宜超过 10 g。【方歌】气血凝痈阻外肤，腹皮虽急按之濡，附宜二分苡仁十，败酱还须五分驱。

瓜蒌牛蒡汤 【来源】《医宗金鉴》："乳疽乳痈乳房生，肝气郁结胃火成。痈形红肿焮热痛，疽形木硬觉微疼，痈发脓成十四日，疽发月余脓始成。未溃托里排脓治，已溃大补养荣灵。注：此证总由肝气郁结，胃热壅滞而成。男子生者稀少，女子生者颇多，俱生于乳房。红肿热痛者为痈，十四日脓成；若坚硬木痛者为疽，月余成脓。初起寒热往来，宜服栝蒌牛蒡汤。"【组成】瓜蒌子 12 g，牛蒡子、天花粉、黄芩、栀子、金银花、连翘、皂角刺各 9 g，青皮、陈皮、柴胡、生甘草各 3 g。【用法】水煎服，每日 1 剂，分 2 次服。【功效】清热解毒，消痈散结。【适应证】乳房结块肿痛，伴有恶寒发热，舌苔薄白，脉浮数等。【随症加减】乳汁壅滞不通者加穿山甲、鹿角霜、漏芦、王不留行、路路通；乳汁过多者加生山楂、生麦芽；若乳头溢液明显者加龙骨、牡蛎；若乳房结块明显者加橘核、荔枝核、三棱、莪术、赤芍、川芎、当归；偏热盛者加生石膏、鲜生地黄、知母；偏于气郁者加金铃子、橘叶、合欢皮、炒枳壳；若乳房红肿明显加蒲公英、鹿衔草；肿痛甚者加乳香、没药、延胡索、香附；新产妇恶露未尽加当归、益母草、减黄芩、栀子；便秘者加生大黄；表寒重者加荆芥、防风；成脓期加黄芪。【专科应用】①治疗以乳房红肿热痛为主要临床表现的乳腺炎。②治疗以发热或疖疮为主要临床表现的皮肤感染、感冒等。③治疗各种恶病质引起的发热。【临床经验】①本方芳香辛燥，易耗气伤阴，不宜久服，孕妇也当慎

用。②治疗急性乳腺炎，瓜蒌、牛蒡子、柴胡、青皮、陈皮、蒲公英、丝瓜络、连翘、皂角刺、鹿角霜。疼痛剧烈加乳香、没药；乳汁壅滞明显加漏芦、王不留行、路路通；产后不哺乳或需断乳加山楂、麦芽；产后恶露未尽加川芎、益母草；发热加知母、石膏。药渣装入 15 cm×15 cm 布袋，放于乳房上，药袋外紧贴一装满热水的热水袋，外敷 0.5～1 小时，疗效显著。③周国芳经验：炎症初起者用瓜蒌牛蒡汤，乳头皲裂的，用鸡蛋黄熬油外敷，局部病灶处外敷金黄散。④辛文华等经验：治疗带状疱疹，加金钱草。治疗结节性红斑，加山慈菇、川芎。治疗面部白头粉刺，加猫爪草、生山楂。【方歌】乳痈初起需金银，连翘花草山栀芩，青陈柴胡皂角刺，瓜蒌牛蒡汤最神。

第五节　清脏腑热剂

导赤散【来源】《小儿药证直诀》："治小儿心热。视其睡，口中气温，或合面睡，及上窜咬牙，皆心热也。心气热则心胸亦热，欲言不能而有还冷之意，故合面睡。"**【组成】**生地黄、木通、生甘草（梢）各 60 g。**【用法】**上药为末，每服9 g，水一盏（30 mL），入淡竹叶同煎至五分，食后温服。现代用法：水煎服，用量按原方比例酌情增减。**【功效】**清心利水养阴。**【适应证】**主治心经热盛或心热下移小肠证。临床应用以心胸烦热，口渴面赤，口舌生疮或小便赤涩刺痛，舌红脉数为辨证要点。**【随症加减】**心火较盛者可加黄连以清心泻火；心热移于小肠，小便不通者可加车前子、赤茯苓等以增强清热利水之功；阴虚较甚者加麦冬增强清心养阴之力；小便淋涩明显者加萹蓄、瞿麦、滑石之属，增强利尿通淋之效；出现血淋者可加白茅根、小蓟、墨旱莲等以清热凉血，祛瘀通淋。【专科应用】①治疗以口舌生疮为主要症状的疾病，如口腔炎症、放射性口腔溃疡、复发性口腔溃疡、手足口病、疱疹性口腔炎、白塞综合征、慢性舌炎、鹅口疮等。②治疗以心胸烦热为主要症状的疾病，如病毒性心肌炎、流行性腮腺炎、小儿发热、猩红热等。③治疗以小便赤涩为主要症状的疾病，如尿路感染、尿路结石、男性不育症、淋病、肾炎尿血、产后尿潴留、泌尿系感染、慢性非细菌性前列腺炎、肾结石等。④用于治疗坏死性肠炎、过敏性紫癜、急性荨麻疹、带下病、鼻出血、小儿夜啼等。【临床经验】①脾胃虚弱者慎用。②《片玉痘疹》麦门冬导赤汤（去生地黄，加麦冬、栀子、淡竹叶），治小儿痘疹发热，心烦啼哭。《仁斋直指方》增味导赤散（加黄芩、车前子、栀子、川芎、赤芍），治血淋，血尿。《医宗金鉴》十味导赤汤（加栀子、瞿麦、滑石、茵陈、黄芩、猪苓），治膀胱蓄热，小便不通，淋漓涩痛。《医宗金鉴》泻心导赤散（加黄连），治心脾积热上发，口舌疮赤糜烂。《幼幼集成》加减导赤散（木通、车前子、瞿麦穗、白滑石、赤茯苓、黑栀子、淡竹叶），治小儿痘后余热，郁积膀胱，小便赤涩。又方（加枯黄芩、黑栀子、泽泻、车前子、北柴胡），治心热，肝热，小便赤涩。《普济方》（加黄芩、车前草、栀子、川芎、赤芍），治小儿血淋。《胎产心法》知柏导赤散（加赤芍、麦冬、黄柏、知母、桂心、益元散），治产后血去阴虚生内热，小便成淋而涩痛。③治疗口腔溃疡，加金银花、连翘、焦栀子。口渴甚加天花粉；咽红肿加桔梗、山豆根。又，加黄芩、黄连、大黄、生石膏。高热惊厥加钩藤、僵蚕；溃疡面融合成片者加金银花、蒲公英；颌下淋巴结肿大者加夏枯草。治疗手-足-口综合征，加灯心草、板蓝根、重楼、黄芩；热重于湿加石膏、知母、栀子、连翘、板蓝根、大青叶、重楼、僵蚕；湿重于热去生地黄，加茯苓、泽泻、苍术、黄柏、板蓝根、重楼、滑石。④治疗疖痈、丹毒、外伤感染，加赤芍、黄连。畏寒发热，患处红肿疼痛加荆芥、金银花、连翘、黄柏、赤小豆、茜草；口渴加天花粉；瘙痒加地肤子、蝉蜕；气虚加黄芪、党参；血虚加女贞子、当归。【方歌】导赤木通生地黄，草梢兼加竹叶尝；清心利水又养阴，心经火热移小肠。

清心莲子饮

【来源】《太平惠民和剂局方》："治心中蓄积，时常烦躁，因而思虑劳力，忧愁抑郁，是致小便白浊，或有沙膜，夜梦走泄，遗沥涩痛，便赤如血，或因酒过度，上盛下虚，心火炎上，肺金受克，口舌干燥，渐成消渴，睡卧不安，四肢倦怠，男子五淋，妇人带下赤白；及病后气不收敛，阳浮于外，五心烦热。药性温平，不冷不热，常服清心养神，秘精补虚，滋润肠胃，调顺血气。"【组成】黄芩、麦冬（去心）、地骨皮、车前子、炙甘草各 15 g，莲子（去心）、白茯苓、黄芪（蜜炙）、人参各 23 g。【用法】上药锉散。每服 9 g，用麦冬 10 粒，水 225 mL，煎取 180 mL，去滓，水中沉冷，空腹时服。【功效】清心利湿，益气养阴。【适应证】主治心火偏旺，气阴两虚证。临床应用以心火妄动，气阴两虚，湿热下注，遗精白浊，妇女带下赤白；肺肾亏虚，心火刑金，口舌干燥，渐成消渴，睡卧不安，四肢倦怠，病后气不收敛，阳浮于外，五心烦热等为辨证要点。【随症加减】发热者加柴胡、薄荷；热盛阴伤较甚，口干舌燥者加芦根、天花粉等生津止渴；气虚较甚者加人参、西洋参益气养阴。《寿世保元》："上盛下虚，加酒炒黄柏、知母各一钱。"《证治准绳》："小便涩而脉无力者，用清心莲子饮加制甘草"，又云："口苦燥，血沸而成，用黄芩汤、荆芥散，或清心莲子饮加竹沥、生地黄汁。"《景岳全书》："男子，玉茎肿痛，小便如淋，自汗，甚苦，时或尿血少许，尺脉洪数，按之则涩，用清心莲子饮加牛膝、山栀、黄柏、知母、柴胡。"《古今医彻》："妇人心火炽甚，烦热脉数，经水过多，清心莲子饮加山栀。"《张氏医通》："白浊者，混浊如脓，此膀胱经热，失治当生痈疽，清心莲子饮加萆薢。"若兼风热者加金银花、连翘；兼阴虚内热证者加侧柏叶、茜草；有血瘀征象者加牡丹皮、当归；若兼排尿不畅加萹蓄、瞿麦；若湿热较盛可加白花蛇舌草、蒲公英；口渴可加天花粉清热生津；血尿加白茅根。【专科应用】①用于治疗非感染性尿道综合征、老年慢性泌尿系感染、慢性原发性肾小球肾炎、隐匿性肾小球肾炎、肾病综合征、慢性肾盂肾炎、小儿功能性遗尿等泌尿系统疾病。②用于治疗糖尿病、代谢综合征、睡眠障碍、带下病等其他疾病。【临床经验】①孕妇慎用。②《一盘珠》加减清心莲子饮（去黄芩、地骨皮、车前草、茯苓、黄芪、人参，加黄连、生地黄、当归、远志肉、茯神、酸枣仁、黄柏、灯心草），用于遗精，白浊，小便痛。张琪加味清心莲子饮（去黄芩、人参，加党参、柴胡、黄芩、益母草、白花蛇舌草），治疗肾病。如阴虚重加生地黄、玄参、金银花、蒲公英；血尿加大蓟、小蓟、白茅根、蒲黄、侧柏叶。《顾氏医镜》加减清心莲子汤（莲子、西洋参、麦冬、地骨皮、黄芩、焦栀子、生甘草、车前子），治因心火不静，热传于脾，脾中湿热，蒸郁化火而为赤带者。③治疗Ⅲ期糖尿病肾病，加制大黄取其通利中焦湿热和活血祛瘀之功。治疗难治性慢性肾盂肾炎，去黄芩、人参，加党参、瞿麦、萹蓄、败酱草、白花蛇舌草、土茯苓、生山药、柴胡。血尿明显加白茅根、大蓟、小蓟、藕节、蒲黄；尿频、尿急明显加益智、桑螵蛸、补骨脂、小茴香；畏寒明显加鹿角霜、熟地黄、肉桂、附子；腰痛明显加狗脊、桑寄生、杜仲、续断；尿道疼痛明显加大黄、桃仁。④日本汉方界应用清心莲子饮的经验较多。a. 对于60～70岁后逐渐精气不足、烦躁不安的老年人，清心莲子饮是益气除烦的良剂。抗抑郁、抗焦虑药虽有效，但这类药年龄越大副作用越强。b. 外科手术前后因精神紧张导致的虚证，通常多用清心莲子饮。特别在使用导尿管时，易引起尿道的各种症状，并多伴有全身倦怠、食欲不振、失眠。这些均是清心莲子饮的适应证。c. 清心莲子饮对精神因素为基础病因引起的膀胱症状有效，对器质性膀胱炎则不如龙胆泻肝汤、猪苓汤，治疗乳腺癌术后尿频、夜尿频、糖尿病伴有头晕眼花、尿失禁、慢性膀胱炎及带下症等。d. 清心莲子饮是治疗复发性膀胱炎、尿频等症状非常有效的方剂之一。如为 40 岁以上的患者，虽尿检正常，但尿频伴有轻度排尿异常，且有胃肠虚弱的自觉症状时，应首先试用清心莲子饮。e. 清心莲子饮在皮肤科适用于以下病症：（a）体质虚弱伴有复发性膀胱炎的变态反应性皮炎、特应性皮炎；（b）伴有排尿异常，焦虑神经症的慢性皮炎；（c）糖尿病皮肤瘙痒；（d）带下等引起的阴部瘙痒症。有易感染倾向者，给予清心莲子饮合补中益气汤；胃肠功能较弱者，清心莲子饮合六君子汤；兼见痉挛性疼痛者，并用芍药甘草汤；伴有腹满、腹部拘急者，并用大建中汤；口腔炎疼痛明显者，并用甘草汤；伴有虚证型肾病综合征，欲增强利尿作用时，并用五苓散；脾胃虚弱明显者，并用小建中汤。【方歌】清心莲子参芪苓，地骨车前麦草芩，益气生津清心火，烦渴淋浊与遗精。

龙胆泻肝汤

【来源】《医方集解》："治肝经实火，湿热，胁痛，耳聋，胆溢口苦，筋痿，阴汗，阴肿阴痛，白浊溲血。"【组成】龙胆（酒炒）、木通、生甘草、柴胡各 6 g，黄芩（炒）、生地黄（酒炒）、栀子（酒炒）、车前子各 9 g，泽泻12 g，当归（酒炒）3 g。【用法】作水剂煎服，根据病情轻重决定用药剂量。也可制成丸剂，每次 6～9 g，每日 2 次，温开水送下。【功效】清泻肝胆实火，清利肝经湿热。【适应证】本方为治肝胆实火上炎，湿热下注的常用方。临床适用于：①肝胆实火上炎证。头痛目赤，胁痛，口苦，耳聋，耳肿，舌红苔黄，脉弦数有力。②肝经湿热下注证。阴肿，阴痒，筋痿，阴汗，小便淋浊，或妇女带下黄臭等，舌红苔黄腻，脉弦数有力。临床应用以口苦溺赤，舌红苔黄，脉弦数有力为辨证要点。【随症加减】若肝胆实火较盛者可去木通、车前子，加黄连以助泻火之力；若湿盛热轻者可去黄芩、生地黄，加滑石、薏苡仁等以增强利湿之功；若火毒滞结，玉茎生疮，或便毒悬痈，以及阴囊肿痛，红热甚者可去柴胡、加连翘、黄连、大黄等以泻火解毒消痈；风火上炎见头痛眩晕，目赤易怒者可加菊花、桑叶、夏枯草等以清肝泻火。【专科应用】①用于治疗急性黄疸型肝炎、肝脓肿并发肝性脑病、急性胆囊炎、多发性大动脉炎、Mondor病、原发性高血压、白塞综合征、丝虫病、急性膀胱炎、尿道炎、无症状性蛋白尿、肾盂肾炎、淋病、红细胞增多症、甲亢、流脑、结核性脑炎、脑膜炎、三叉神经痛、坐骨神经痛等内科疾病。②用于治疗急性化脓性胆囊炎并出血、痔疮、急性胆囊炎、急性阑尾炎、急性睾丸炎、带状疱疹等外科疾病。③用于治疗慢性宫颈炎、带下病、盆腔炎、带环后流血、崩漏、外阴瘙痒、外阴白斑病、倒经、多囊卵巢综合征、不孕症、乳衄、妊娠后乳胀乳汁自流、梦交、前庭大腺脓肿（阴茧）、习惯性流产、泌乳综合征等疾病。④用于治疗缩阴症、滑精、勃起功能障碍、强中症、血精、阴囊坏疽等男科疾病。⑤用于治疗脂溢性皮炎、带状疱疹、湿疹（下肢、外阴、阴囊处湿疹常用）、药疹、玫瑰糠疹、亨特综合征、异位性皮炎等皮肤科疾病。⑥用于治疗急性中耳炎、鼻前庭、外耳道疖肿、角膜溃疡、角膜炎、结膜炎、春季结膜炎、泪管阻塞、急性球后视神经炎、视盘炎、急性虹膜睫状体炎、青光眼、萎缩性鼻炎、急性上颌窦炎、口疮等眼耳鼻咽喉口腔科疾病。⑦治疗精神分裂症、睡行症等精神疾患。【临床经验】①方中药多苦寒，易伤脾胃，须中病即止，不可久服；孕妇忌服；对脾胃虚寒，大便溏薄及阴虚阳亢之证，皆非所宜。②

《兰室秘藏》同名方，由柴胡梢、泽泻、车前子、木通、生地黄、当归梢、龙胆组成，治肝经实火上攻而成喉口热疮；肝经湿热下注所致小便涩痛，阴部热痒及臊臭。《卫生宝鉴》方由黄芩、柴胡、生甘草、人参、天冬、黄连、知母、龙胆、栀子、麦冬、五味子组成，治胆气上溢，致成胆瘅，口中常苦；肝胆湿热，小便赤涩，或寒热胁胀。《医宗金鉴》方，由龙胆、栀子、黄芩、泽泻、木通、车前子、柴胡、当归、生地黄、甘草组成，主治肝热头晕、耳痛耳鸣、胁痛口苦、小便短赤等症。《外科正宗》方，由龙胆、连翘、生地黄、泽泻、车前子、木通、当归尾、栀子、甘草、黄连、黄芩组成，便秘加大黄，治肝经湿热，玉茎患疮，或便毒、悬痈，小便赤涩，或久溃烂不愈；又治阴囊肿痛，红热甚者。缠腰火丹，色红赤，形如云片，上起风粟，作痒发热。日本龙胆泻肝汤出自《一贯堂》，其方为黄连、黄芩、黄柏、栀子、当归、白芍、熟地黄、川芎、连翘、薄荷、木通、防风、车前子、龙胆、泽泻、炙甘草各 2 g，水煎服，主要用于壮年之泌尿系慢性炎症等。③治疗弱精子症，合五子衍宗丸，精液中有脓细胞者加土茯苓、蒲公英等；卵磷脂小体减少如何首乌；精液不液化加石菖蒲；白浊者加萆薢、黄柏。治疗淋病，加土茯苓、萆薢煎服，若湿盛热轻者去黄芩、生地黄，加滑石、薏苡仁；肝胆实火较盛去木通、车前子，加黄连；生疮红热甚者去柴胡，加连翘、黄连、大黄。治疗小儿多发性抽动症，加白芍、钩藤、全蝎煎服，发作期肝胃热盛者重用清肝药并酌加人中白、杭菊花等；便干者加枳壳；便秘者酌加大黄。治疗肝炎，若胁痛甚者加川楝子、延胡索；腹胀者加枳壳、陈皮、厚朴、佛手；呕逆者加法半夏、陈皮、竹茹、藿香；腹泻者加白术、茯苓；湿重者加豆蔻、草果、茵陈；有瘀症者加丹参、红花、桃仁等。本方去当归，加金银花、连翘、赤芍，治急性化脓性中耳炎、急性腮腺炎、急性睑腺炎、急性结膜炎等。加茵陈，治急性黄疸型肝炎、肝区疼痛发热者。去当归、栀子，加天麻、钩藤、白芷，治肝阳上亢兼湿热所致的高血压，症见脉弦数、头痛、心烦、失眠者。④治疗痤疮，丘疹、脓疱性痤疮加金银花、连翘、白芷，囊肿性痤疮加黄芪、薏苡仁、法半夏，结节性痤疮加赤芍、丹参、猪牙皂等。治疗真菌性角膜溃疡，加桑白皮、大黄、谷精草等煎服，同时用煎药过程中的热气熏患眼或利用药渣残热湿敷患眼，另用眼药水滴眼及碘酊烧灼溃疡灶表面。治疗白塞病，气虚加黄芪、党参；肝肾阴虚加墨旱莲、女贞子；痒剧加白鲜皮、苦参；大便秘结加大黄；湿重加苍术。目赤、角膜炎、结膜炎加夏枯草、蝉蜕、菊花、决明子；脉络膜炎、玻璃体混浊加石决明、决明子；头晕沉重加蔓荆子、沙苑子；发热加地骨皮、牡丹皮、鳖甲；声音嘶哑加射干、马勃、麦冬；腹胀恶心呕吐，食欲不佳加苍术、厚朴、姜半夏、砂仁；毛囊炎加白鲜皮、地肤子；便秘加白头翁、黄柏、木香；小便短赤加苍术、黄柏、车前子、滑石；口腔溃烂重者外用锡黄散、珠黄散；生殖器溃烂者外用苦参30 g，白矾50 g，蛇床子15 g，煎洗；月经失调加丹参；午后发热加墨旱莲、胡黄连；白带多加海螵蛸、芡实。治疗带状疱疹，若炎症较著、皮损面积较大加大青叶、板蓝根、连翘；疼痛著者加延胡索、川楝子、乳香；发于头面部加菊花；发于上肢加羌活；发于下肢加牛膝。治疗湿疹，加大青叶、金银花、石膏、连翘。阴耗者则加天花粉、天冬、麦冬、丹参；湿邪重加炒薏苡仁、炒白术；风邪加防风、防己、苦参、白鲜皮、地肤子等，并配合三黄矾皮汤（黄柏、黄芩、大黄、白矾、牡丹皮、芒硝）外治，煮沸15分钟，温后敷患处。⑤《外科发挥》加味龙胆汤（去柴胡），治肝经湿热，阴部生疮，阴囊肿痛，小便赤□，便毒悬痛，妇女阴挺。《中医妇科治疗学》加味龙胆汤（去柴胡、甘草、生地黄），治肝郁气滞兼有湿热，以致妊娠腹痛，头目昏眩，胁痛耳聋（或耳鸣），口苦咽干，心烦易怒，少腹作痛有热感，小便短黄，阴道流浊带，并感疼痛者。⑥龙胆泻肝丸中的木通含有高剂量的马兜铃酸，长期服用会导致肾衰竭，不宜多服久服。【方歌】龙胆泻肝栀芩柴，生地车前泽泻偕，木通甘草当归合，肝经湿热力能排。

当归龙荟丸

【来源】《丹溪心法》："胁痛，肝火盛，木气实，有死血，有痰流注，肝急。木气实，用苍术、川芎、青皮、当归之类；痛甚者，肝火盛，以当归龙荟丸，姜汁下，是泻火之要药。"【组成】当归、龙胆、栀子、黄连、黄柏、黄芩各30g，芦荟、青黛、大黄各15g，木香0.3g，麝香1.5g。【用法】上为末，炼蜜为丸，如小豆大，小儿如麻子大，每服20丸，生姜汤下。【功效】清泻肝胆实火。【适应证】主治肝胆实火证。头晕目眩，耳聋耳鸣，惊悸搐搦，躁扰狂越，大便秘结，小便涩滞，或胸胁作痛，阴囊肿胀，凡属肝经实火，皆宜服之。临床应用以头晕目眩，神志不宁，谵语发狂，或大便秘结，小便赤涩为辨证要点。【随症加减】眼葡萄膜炎加夏枯草、石斛；耳鸣胁痛加牛胆南星、青礞石；大便秘结者加用大黄；胁痛者加重青黛。【专科应用】①治疗以头晕目眩为主要症状的疾病，如内耳眩晕病、原发性高血压、眼葡萄膜炎、真性红细胞增多症、原发性血小板增多症以及慢性粒细胞白血病等。②治疗以神志不宁、谵语发狂为主要症状的疾病，如精神分裂症，小儿急、慢性惊风。③治疗以大便秘结、小便赤涩为主要症状的疾病，如功能性便秘、老年性便秘、化疗性便秘及肠功能失调。④用于治疗胆道蛔虫病、胆囊炎、胆道术后、胆石症、黄疸型肝炎、青春痘。【临床经验】①本方药物偏于苦寒，孕妇及阳气虚弱之人禁用，老幼体弱脾胃虚寒者慎用。冷积便重秘结者慎用。服药后大便次数每日2～3次者，应减量；每日3次以上者，应停用。忌烟、酒及辛辣、油腻食物。②临床可用冰片代替麝香。③《济阳纲目》加减当归龙荟丸（去黄连、黄柏、青黛，加青皮、柴胡、牛胆南星），治耳病。《幼科发挥》加减当归龙荟丸（去黄连、黄柏、大黄、青黛、麝香，加人参、炙甘草、柴胡、川芎、青皮、半夏、陈皮），治小儿疟疾发搐，随又成痔，汗出便泄，心下跳，腹中鸣，面色㿠白，囟陷发疏，体渐羸瘦者。④《丹溪心法》小龙荟丸（去黄连、黄芩，加川芎），主治肝胆脾胃积滞，饱食之后，劳力胁痛。⑤王孟英经验：用涤痰、熄风、理气、潜镇、清心、养阴、柔肝等汤药送服龙荟丸，汤丸并用。或多与雪羹汤（海蜇、荸荠）送服，食药并投。⑥顾伯华经验：治疗急性睾丸炎，内服当归龙荟丸加减（龙胆、当归、黄柏、焦栀子、生大黄、木香、金铃子、荔枝核、苍术、粉草薢），送服黄连片，加用阴囊托，金黄膏掺十香散腰部热敷。【方歌】当归龙荟用四黄，栀子木香与麝香，和蜜为丸加青黛，肝胆实火悉能攘。

清肝止淋汤 【来源】《傅青主女科》："妇人有带下而色红者，似血非血，淋沥不断，所谓赤带也。夫赤带亦湿病，湿是土之气，宜见黄白之色，今不见黄白而见赤者，火热故也。火色赤，故带下亦赤耳。惟是带脉系于腰脐之间，近乎至阴之地，不宜有火。而今见火症，岂其路通于命门，而命门之火出而烧之耶？不知带脉通于肾，而肾气通于肝。妇人忧思伤脾，又加郁怒伤肝，于是肝经之郁火内炽，下克脾土，脾土不能化，致湿热之气蕴于带脉之间；而肝木藏血，亦渗于带脉之内，皆由脾气受伤，运化无力，湿热之气，随气下陷，同血俱下，所以似血非血之形象，现于其色也。其实血与湿不能两分，世人以赤带属之心火误矣治法须清肝火而扶脾气，则庶几可愈。方用清肝止淋汤。"【组成】白芍（醋炒）、当归（酒洗）、小黑豆各 30 g，生地黄（酒炒）15 g，阿胶（白面炒）、粉牡丹皮各 9 g，黄柏、牛膝各 6 g，香附（酒炒）3 g，大枣 10 枚。【用法】水煎服。【功效】养血清肝，祛湿止带。【适应

证】主治肝火犯脾，湿热下注证。症见带下色赤，似血非血，带中夹血，淋沥不断，或子宫不规则出血，伴低热，手足心热，或急躁易怒，纳少便溏，舌红，少苔，脉弦数。**【随症加减】**少腹疼痛者加延胡索、乌药各 10 g；赤白带多者加车前子 15 g，荆芥炭 10 g。**【专科应用】**①治疗以赤带为临床表现的妇科疾病，如排卵期出血、放环后经期延长、带下病等。②治疗以尿血为临床表现的内科及男科疾病，如肾炎衄血、肾炎尿血、前列腺炎精血等。**【临床经验】**①虚寒性崩漏者，本方忌用。②治疗排卵期有周期性的子宫出血，去阿胶、大枣，加小蓟、茯苓。出血期间，去当归、香附、牛膝，酌加茜草根、海螵蛸；带下量多者酌加马齿苋、土茯苓；食欲不振或食后腹胀者去生地黄、白芍，酌加厚朴、麦芽；大便不爽者去当归、生地黄，酌加薏苡仁、白扁豆。治疗放环后经期延长，去香附、大枣，加炒地榆、续断、白及、炒茜草。腰痛者加桑寄生；经血臭秽者加败酱草、土茯苓；心烦、口干苦者加墨旱莲、麦冬；神疲乏力、头晕者加党参、何首乌。治疗崩漏去当归、阿胶、大枣，加小蓟、薏苡仁、墨旱莲、仙鹤草、三七粉（冲服）、生麦芽。治疗赤带，去阿胶、大枣，加小蓟、茯苓。③治疗血精去当归、阿胶、大枣、延胡索，加大黄、虎杖、侧柏叶、黄芩、三七粉。**【方歌】**清肝止淋用归芍，生地牡丹炒阿胶，黄柏牛膝小黑豆，酒炒香附加红枣。

泻肝汤

【来源】《秘传眼科龙木论》："此眼初患之时，忽因疼痛发歇，作时难忍，夜卧不得睡，即瞳人干缺。或上或下，或东或西，常不圆正，不辨三光，久后俱损，大人多患。其瞳人或白黑不定，白者脑脂流下为患，黑者胆热，肾脏俱劳，肝风为患，宜服泻肝汤、镇肝丸，立效。"**【组成】**麦冬、玄参、黄芩、知母、地骨皮各 10 g，赤芍、茺蔚子各 15 g。**【用法】**上为细末。每服 10 g，以水 1 盏（30 mL），煎至 5 分，去滓，食后温服。【功效】滋阴降火。【适应证】主治瞳仁干缺外障。瞳神缩小并与其后晶珠粘连，而致偏缺不圆，如锯齿、梅花，且黄仁干枯不荣反复发作，发时症状较轻，手足心热，舌红无苔，脉细数。【随症加减】阴虚重者加枸杞子、白菊花、女贞子、楮实子；虚火重者加黄柏、牡丹皮。【专科应用】用于治疗慢性虹膜睫状体炎、前葡萄膜炎、周边部葡萄膜炎、后葡萄膜炎、全葡萄膜炎等。【临床经验】①本方名《普济方》作"泻胆散"。方中赤芍，《普济方》作黄芪。②本方用于久病后瞳神干缺，或并发云雾移睛，或继发绿风内障、圆翳内障，甚则眼球萎缩。镇肝丸（羌活、石决明、藁本、干山药、细辛、五味子、茯苓、车前子、人参、茶），用于暴赤眼后，瞳仁干缺，生翳外障。③治疗月经不调、崩漏，加女贞子、墨旱莲。【方歌】瞳神干缺成外障，眼科龙木泻肝汤，玄麦赤芍茺蔚配，知芩地骨虚热方。

化肝煎

【来源】《景岳全书》："若怒气伤肝，因而动火、胁痛、胀满、烦热，或动血者，宜化肝煎。"【组成】牡丹皮、栀子、白芍各6 g，青皮、陈皮、泽泻各4.5 g，土贝母6～9 g。【用法】水一钟半（45 mL），煎七八分，食远温服。现代用法：水煎服。【功效】疏肝泻热，和胃止痛。【适应证】胃脘灼痛，泛酸嘈杂，痛热急迫，或胁肋胀痛，烦躁易怒，口干口苦，大便秘结，舌黄或腻，脉弦或数。【随症加减】疼痛，特别是胁肋部位疼痛明显者加延胡索、川楝子；嘈杂甚者加吴茱萸、黄连；食纳欠佳者加焦三仙；胃脘胀满甚者加厚朴、木香；黑便者加白及、三七粉（冲服）、大黄；反酸明显者加浙贝母、海螵蛸；胃肠溃疡者加五味子、赭石；呕吐明显者加半夏、竹茹、砂仁；肝胆湿热者加鸡骨草；阴虚者加麦冬、枸杞子；血瘀者加郁金；大便秘结者加生大黄；大便下血者加地榆；小便下血者加木通；如兼寒热加柴胡；如火盛加黄芩；如胁腹胀痛加白芥子；胀滞多者勿用芍药。【专科应用】①用于治疗急、慢性溃疡性结肠炎，急性胃溃疡、急性十二指肠溃疡、慢性胃炎、食管炎、胃食管反流。②用于治疗慢性肝炎、非酒精性脂肪肝、肝硬化、肝癌，急、慢性胆囊炎，药物性肝病、联苯双酯停药后丙氨酸氨基转移酶反跳。③用于治疗经行头痛、痛经、月经不调、月经先期、倒经、不孕、乳腺增生、子宫肌瘤等。④用于治疗咳嗽、哮喘、咯血、鼻出血、特发性水肿、淋病、痤疮、皮疹等。【临床经验】①《医学集成》加郁金、香附，治怒伤吐血。②殷义才经验：化肝煎（鳖甲、穿山甲、大黄、桃仁、川芎、当归、三棱、莪术、丹参、赤芍）软坚散结，活血化瘀。治肝硬化或肝癌。③王益谦经验：治疗功能性失声，加连翘、柴胡、射干、蝉蜕、木蝴蝶、夏枯草、瓜蒌、丹参。治疗咽炎咳嗽，加紫苏梗、柴胡、枳壳、蒲公英。治疗肋间神经痛，去泽泻，加当归、金铃子、延胡索、生地黄、柴胡、丝瓜络。④徐景藩经验：治疗贲门炎、浅表性胃炎，去泽泻、栀子，加木蝴蝶、黄连、制香附、麦冬、鸡内金、麦芽、佛手、刀豆壳、炙甘草、石见穿、合欢花。另外，以三七粉 2 g，藕粉适量，温开水调服。⑤治疗丙肝肝硬化，解毒化肝煎（泽泻、白芍、赤芍、陈皮、山药、大枣皮、枸杞子、麦冬、茯苓、薏苡仁、醋鳖甲、三七粉、郁金、白花蛇舌草、虎杖、珍珠草、绞股蓝、大黄）。⑥治疗十二指肠炎，去泽泻、白芍、土贝母，加黄连、吴茱萸，如肝郁较甚者可加柴胡、郁金、香附以疏肝解郁，使火随郁泄；如络伤吐血加白茅根、侧柏炭、生藕节、白及等以凉血止血；郁热伤阴，症见口干、舌红，加生地黄、玄参、麦冬，养阴清热；如大便干结加大黄或芦荟以通便泻热。治疗胃憩室去泽泻，加枳实、黄连、柴胡。若胃脘灼痛较剧者加蒲公英、石膏、升麻；胃内嘈杂吞酸者加瓦楞子、海螵蛸、栀子；嗳气、呃逆等胃中热气上冲动膈者加竹茹、生姜。治疗胃食管反流合左金丸加减，药如陈皮、青皮、牡丹皮、吴茱萸、枳实、栀子、浙贝母、白芍、黄连、瓜蒌、甘草。若嗳气、吐酸较甚者，多由胆胃气逆所致，可加赭石、龙胆，并加大枳实用量以清降胆胃；胸痛较甚者加郁金、延胡索以理气止痛；若心烦口渴，呕吐带血者，系肝火灼伤血络，则可加青黛、大黄以凉肝泻胃止血；若烦郁不宁，心神不定者，多挟痰热，可加竹茹等以清热化痰。⑦治疗射精障碍，合定志丸加减，药如青皮、白芍、牡丹皮、石菖蒲、炙远志、茯苓、炒酸枣仁、郁金、制香附、枳实、琥珀粉。【方歌】化肝煎将肝气化，青陈白芍效不差，泽泻利浊土贝母，丹皮栀子热结下。

羚羊角饮子

【来源】《审视瑶函》："有障名逆顺，泪出且睛疼，上下围将至，中间未掩睛，若不乘时治，遮满失光明。此症色赤而障，及丝脉赤虬，纵横上下，两边往来。若是色白不变者，乃治后凝定，非本症生来如是，治之亦不同。若色浮嫩，能大，或微黄色者，又非此症，乃花翳白陷也。凡是风轮所处，由白睛而来，粗细不等，赤脉周遭圆圆，侵入黑睛上，障起昏涩者，即此症，必有瘀滞在内。盖滞于左则从左而来，右则从右而来，诸脉络皆有所滞，则四围而来，睥虽不赤肿，珠虽不障疼，亦有瘀滞在内，不可以为轻视。若伤于膏水者，则有翳嫩白大，而变为花翳白陷也。若燥涩甚者，则下起一片，变为黄膜上冲之病。若头疼珠痛胀急，其症又重而急矣。宜服羚羊角饮子。"【组成】羚羊角（锉末）、犀角（锉末）、防风、桔梗、茺蔚子、玄参、知母、大黄（炮）、草决明、甘草（减半）、黄芩（炒）、车前子各 10 g。【用法】上锉，以白水 2 盏（60 mL），煎至 8 分，去滓，食后温服，羚羊角、犀角先煎。现代用法：用水 400 mL，煎至 320 mL，去滓，食后温服。【功效】清肝明目。【适应证】眼目外障，红赤肿胀，流泪，眵多黏稠，沙涩不适，头痛，珠痛胀急者。【随症加减】

热重加龙胆、牡丹皮、栀子；性情暴躁加柴胡、郁金、香附；难入睡加龙齿、合欢皮、酸枣仁；外障明显者加生牡蛎、浙贝母、丹参、三棱、莪术；术后眼内出血者加牡丹皮、白茅根、仙鹤草、大蓟、小蓟；眼内出血重者加生蒲黄、血竭、花蕊石；术后感染加金银花、连翘、大青叶、蒲公英、黄芩、生地黄、赤芍、荆芥、甘草。【专科应用】用于治疗角膜基质炎、角膜血管翳、流行性角膜结膜炎、白内障、青光眼性视神经萎缩等。【临床经验】①若温病后期，热势已衰，阴液大亏，虚风内动者，不宜应用。②同名方，《审视瑶函》另方（羚羊角、细辛、知母、人参、车前子、黄芩、防风）治不痛不痒，圆翳内障。《秘传眼科龙木论》方一（羚羊角、人参、茯苓、大黄、天冬、玄参、黄芩、车前子）治眼目疼痛外障，初患之时，忽然发动，疼痛如锥刺，睑皮亦如火灸。方二（羚羊角、黄芪、茺蔚子、黄芩、天冬、玄参、知母、桔梗），治眼赤膜下垂外障。方三（羚羊角、五味子、细辛、大黄、知母、芒硝、防风），治小儿实热急疳，黑翳如珠外障。方四（羚羊角、羌活、玄参、细辛、桔梗、黄芩、柴胡、车前子、茺蔚子、防风），治黑风内障。③周国雄等经验：去犀角、桔梗、茺蔚子、玄参、大黄、草决明、甘草，加细辛、人参，治老年性白内障肝火上亢证。【方歌】羚羊饮子治外障，犀防桔草芩大黄，茺蔚车前草决明，玄参知母清肝心。

牛黄清心丸 【来源】《痘疹世医心法》："痘疮红紫干燥，壮热口渴，谵妄者，退火丹，或万氏牛黄清心丸。"【组成】牛黄 10 g，朱砂 60 g，黄连 200 g，黄芩、栀子各 120 g，郁金 80 g。【用法】以上 6 味，除牛黄外，朱砂水飞成极细粉；其余黄连等 4 味粉碎成细粉；将牛黄研细，与上述粉末配研，过筛，混匀。每 100 g 粉末加炼蜜 100～120 g 制成大蜜丸，即得。空腹及睡前服用。灯心汤下；若喉中痰鸣，可用竹沥水送

下。小丸每次 2 丸，大丸每次 1 丸，每日 2～3 次。【功效】清热解毒，开窍安神。【适应证】主治温邪内陷，热入心包，身热烦躁，神昏谵语；中风痰热内闭，神昏语謇，及小儿惊风，发热抽搐。症见失眠、烦热、口舌生疮，心烦郁郁不舒，小便短赤，舌尖红，苔黄，脉数。【随症加减】心火亢盛、心肾不交之不寐，加六味地黄丸补益肝肾，使心火得降，肾水得以滋养；口舌生疮者加生地黄、木通、淡竹叶、生甘草尖以清新利小便，若见心烦郁闷不舒明显者加香附、川芎，重用栀子，以清热除烦。【专科应用】①临床可用于治疗症见失眠或高热的神经系统疾病，如神经衰弱、自主神经功能紊乱、睡眠障碍、流脑、病毒性脑炎、颅内高压昏迷、热性惊厥和癫痫、精神疾病等。②可用于治疗眼耳鼻咽喉口腔科疾病，如复发性口腔溃疡等。③可用于治疗症见心烦、壮热的呼吸系统疾病，如肺炎等。【临床经验】①脾胃虚寒者，不宜使用，孕妇慎用；对于脱证，即使神昏，也不能使用。牛乳过敏者禁用。②本方中含朱砂、雄黄，不宜过久服，肝肾功能不全者慎用。依据《中国药典》规定，朱砂和雄黄的日用剂量分别为 0.1～0.5 g 和 0.05 g～0.1 g。③同名方，《太平惠民和剂局方》牛黄清心丸由天然牛黄、麝香、人参、羚羊角、川芎、冰片等 29 味中药组成，具有清心化痰、镇惊祛风之功效，用于风痰阻窍所致的头晕目眩、痰涎壅盛、神志混乱、言语不清及惊风抽搐、癫痫等症。《疡医大全》牛黄清心丸由胆南星、防风、黄连、雄黄、五倍子、玄参、天竺黄、桔梗、白茯神、当归、乌犀角（镑）、荆芥、真冰片、珍珠、真麝香、轻粉等组成，薄荷汤下，能清热解毒，化痰散结，用于锁喉毒。④王晋三经验：调入犀角、羚羊角、金汁、甘草、人中黄、连翘、薄荷等汤剂中，效果更好。⑤现代用人工牛黄替代牛黄。制成万氏牛黄清心片，方便临床应用。【方歌】牛黄清心丸朱砂，郁金山栀芩连抓，热陷心包神昏瞶，清热开窍温水下。

左金丸 【来源】《丹溪心法》:"肝火胁痛。""治肝火。一名回令丸。""左金丸治肝火,有气郁而胸胁痛者,看其脉沉涩,当作郁治。"【组成】黄连180 g,吴茱萸30 g。【用法】上药为末,水丸或蒸饼为丸,白汤下50 丸 (60 g)。现代用法:为末,水泛为丸,每服2~3 g,温开水送服。亦可作汤剂,用量参照原方比例酌定。【功效】清泻肝火,降逆止呕。【适应证】主治肝火犯胃证。临床应用以呕吐吞酸,胁痛口苦,舌红苔黄,脉弦数为辨证要点。【随症加减】胸痛者加佛手;胁肋痛甚者合四逆散;气滞者加柴胡;气虚者加黄芪;有湿者加豆蔻;泛酸者加海螵蛸、瓦楞子。【专科应用】①用于治疗消化系统疾病,如胃炎、消化性溃疡、反流性食管炎、胆结石、结肠炎、功能性消化不良、急性菌痢等。②用于治疗老年顽固性便秘、梅核气、不寐、牙痛、胁痛、睾丸肿痛、慢性附睾炎、尿毒症等。③用于治疗乳痈、乳房肿痛、妊娠恶阻、小儿口腔炎等。【临床经验】①虚寒者忌用。②《太平惠民和剂局方》戊己丸 (加白芍),治肝痛吞酸,腹痛泄泻。香连丸 (加木香),治下痢赤白相兼,腹痛,里急后重。③黄连与吴茱萸的用量比例宜为6:1;吞酸重者加海螵蛸、煅瓦楞子以制酸止痛;胁肋痛甚者可合四逆散、金铃子散以加强疏肝和胃之功。其实,朱丹溪用黄连、吴茱萸治疗吞酸是没有固定剂量比例的,应当随时令而灵活配比。《丹溪心法》:"冬月倍茱萸,夏月倍黄连。"《丹溪心法》:"吴茱萸三两 (汤浸煮少时),黄连八两。粥糊为丸,每服五七十丸,白术陈皮汤下。"两药剂量比即牛6:1。《局方发挥》中提到了黄连与吴茱萸的配伍:"予尝治吞酸用黄连、吴茱萸制炒,随时令迭为佐使,苍术、茯苓为主病,汤浸炊饼为小丸,吞之。仍教以粗蔬菜自养,则病易安。"④《集验良方》加味左金丸 (加青皮、木香、槟榔、川芎),用于因酒食怒气所伤,致肝火郁结,两胁胀痛,及胃脘当心痛，吐酸，不思饮食。《冰玉堂经验方》加味左金丸（加柴胡、枳实、白芍、延胡索、川楝子、青黛、竹茹、香附、甘草），主治呃逆连声，因情志不舒而诱发，气冲引胁，脘闷纳呆，两胁胀痛，咽中不利，肠鸣矢气，舌苔薄白，脉弦。⑤廖人燕经验：治疗肝与中焦脾胃寒证的时候，倒用左金丸（吴茱萸和黄连之比为6：1），宜当适量加用温补之品，如生姜。⑥李平等经验：根据体质不同，黄连与吴茱萸的用量比例可以调整为3：1或者1：1；是扩大临床应用的重要环节。【方歌】左金连萸六一丸，肝火犯胃吐吞酸，再加芍药名戊己，热泻热痢服之安。

千金苇茎汤（又称苇茎汤）

【来源】《备急千金要方》："苇茎汤方：薏苡仁、瓜瓣（各半升）、桃仁（30枚）、苇茎（切二升），水二斗，煮取五升，去上四味咬咀，纳苇汁中煮取二升，服一升，当有所见吐脓血。"【组成】苇茎（切、煮、去滓）60 g，薏苡仁30 g，瓜瓣24 g，桃仁9 g。【用法】研末，内苇汁中，煮取2 L，服1 L，再服，当吐如胶。现代用法：水煎服。【功效】清肺化痰，逐瘀排脓。【适应证】主治肺痈，热毒壅滞，痰瘀互结证。身有微热，咳嗽痰多，甚则咳吐腥臭脓血，胸中隐隐作痛，舌红苔黄腻，脉滑数。【随症加减】肺痈脓未成，偏于热毒壅肺而见胸满作痛，咳嗽气急，咳吐浊痰，呈黄绿色者，宜加鱼腥草、蒲公英、金银花、连翘等；脓已成，属痰热蕴肺而见咳出大量脓痰，腥臭异常，或时有咯血者，宜加贝母、桔梗、甘草；热病后期，余热未清而见咳嗽痰多者，可加瓜蒌皮、枇杷叶等。【专科应用】①用于治疗呼吸系统疾病，如肺脓肿、大叶性肺炎、支气管炎、百日咳等。②用于治疗消化系统疾病，如肝脓肿、慢性结肠炎、慢性阑尾炎等。③用于治疗妇科疾病，如盆腔炎、产后便秘等。④用于治疗小儿化脓性扁桃体炎、小儿支原体肺炎、肺心病、角膜溃疡、湿疹等。【临床经验】①本方中苇茎一药，现代临床上多用芦根，而鲜用茎者，是古今用药习惯不同使然；方中瓜瓣一药，《张氏医通》："瓜瓣即甜瓜子"，后世常以冬瓜子代瓜瓣，有时也可用甜瓜子代替，因其功用近似。本方禁用于邪在肌表之恶寒发热、咳嗽、咳吐稀白痰涎者。阴虚或虚寒证者忌用。孕妇慎用。②治疗眼科疾病，如口渴烦热加知母、天花粉；大便不畅加杏仁、火麻仁；便秘加郁李仁，或加大黄、芒硝；干咳或吐痰加杏仁、贝母；咳嗽声嘎，且壮热加桑叶、枇杷叶；眼病而兼鼻衄加荷蒂。③治疗肺脓肿，去薏苡仁，苇茎改用芦根100 g，加玉米须、蒲公英、金银花、地丁、连翘、黄连、栀子、甘草。口渴加石膏、天花粉；吐血加白及、仙鹤草。④治疗上颌窦炎，热盛者加金银花、连翘；清涕加细辛、桂枝；黄脓涕加连翘、忍冬藤。⑤李发枝经验：治疗肺痈，若痰浊阻肺，咳痰脓浊量多、不得卧者，当泻肺泄浊，加葶苈子；咳痰黄稠，配桑白皮、瓜蒌、射干等清化之品；黄芩、黄连、栀子清火泻热；鱼腥草、金银花、红藤、紫花地丁清热解毒。症见呼吸急促，喉中哮鸣有声，痰咯吐不爽，外寒内饮（风寒表证较轻，证属痰饮郁结、肺气上逆）者，合用射干麻黄汤加减。外感风寒、痰热内蕴者，合定喘汤加减。表寒里热，合麻杏石甘汤加减。痰热郁肺，合桑白皮汤加减。⑥普天慧经验：治疗变应性鼻炎，加太子参、黄芪、辛夷花、苍耳子、白芷、路路通、忍冬藤、桃仁、藁本。治疗上颌窦炎，加连翘、蒲公英、辛夷花、苍耳子、白芷、路路通、忍冬藤。【方歌】苇茎汤是千金方，桃仁薏苡瓜仁裹；热瘀在肺成痈毒，泻热排脓气道畅。

泻白散（又称泻肺散）【来源】《小儿药证直诀》：

"又名泻肺散。治小儿肺盛，气急喘嗽。地骨皮、桑白皮炒各一两、炙草一钱上药，右锉散，入粳米一撮（10 g），水二小盏（60 mL），煎七分，食前服。"【组成】地骨皮、桑白皮（炒）各30 g，甘草（炙）3 g。【用法】上药锉散，入粳米一撮，水二小盏，煎七分，食前服。或者，上为细末。每服6～9 g，以麦门冬汤调下。现代用法：水煎服。【功效】清泻肺热，止咳平喘。【适应证】主治肺热喘咳。以咳喘气急，皮肤蒸热，日晡尤甚，舌红苔黄，脉细数为辨证要点。【随症加减】肺经热重者加黄芩、知母；燥热咳嗽者可加瓜蒌皮、川贝母；阴虚潮热者加银柴胡、鳖甲；热伤阴津，烦热口渴者加天花粉、芦根；大便干燥难解者加瓜蒌子、决明子；兼有表热者可与银翘散合用。【专科应用】①可用于治疗小儿麻疹初期、喉源性咳嗽、肺炎或支气管炎、支气管扩张症、肺结核咳嗽、急性呼吸窘迫综合征、非小细胞肺癌等。②用于治疗白睛眼病、顽固性鼻出血、盗汗、低热、便秘等。③用于治疗痘、粉刺、瘾疹、白疕、小儿湿疹、荨麻疹等。【临床经验】①本方药性平和，尤宜于正气未伤，伏火不甚者。风寒咳嗽或肺虚喘咳者不宜使用。②《脉因证治》泻白散（去粳米，加青皮、五味子、生姜、茯苓、人参、杏仁、半夏、桔梗），治阴气在下，阳气在上，咳喘呕逆。《症因脉治》同名方（去粳米，加荆芥穗、防风、柴胡、葛根），治外感咳血，表邪外束，身发寒热，咳嗽带血者。《济生方》泻白散（去粳米，加桔梗、半夏、瓜蒌子、升麻、杏仁、生姜），治肺脏实热，心胸壅闷，咳嗽烦喘，大便不利。《杨氏家藏方》泻白散（去粳米，加紫苏叶、人参、汉防己、甜葶苈子、半夏、麻黄、甘草、陈皮、吴茱萸），治肺气上奔咽膈，胸胁隘满，喘急不止；甚者头面浮肿，腹胀，小便不利。③《卫生宝鉴》加减泻白散（去粳米，加桔梗、知母、麦冬、黄芩、五味子），治因膏粱而饮，劳心过度，肺气有伤，以致肺经伏火，咳嗽气喘，气息腥臭，涕唾稠黏，口舌干燥，咽喉疼痛者。又同名方（去粳米，加桔梗、知母、陈皮、青皮、黄芩）泻肺清火，治胸膈不利，烦热口干，时时咳嗽。《医学发明》加减泻白散（去粳米，加陈皮、青皮、五味子、人参、白茯苓），治阴气在下，阳气在上，咳嗽呕吐喘促。《伤寒全生集》加减泻白散（去粳米，加知母、橘红、黄芩、贝母、桔梗、瓜蒌、紫苏子），治烦热膈不利，上气喘促，口燥或咳者。④聂惠民经验：合小柴胡汤加减治疗支气管扩张；合小陷胸汤加减治疗过敏性哮喘；合方栀子豉汤加减治疗支气管炎。⑤李蕴华经验：加黄芩、栀子、枇杷叶（蜜炙）、辛夷花，治疗鼻门热疮；加黄芩治不明原因的右眼白睛出血。

【方歌】泻白甘草地骨皮，桑皮再加粳米宜，泻肺清热平喘咳，肺中伏火用之宜。

清胃散

【来源】《脾胃论》："治因服补胃热药，致使上下牙疼痛不可忍，牵引头脑。满面发热火痛，此足阳明别络入脑也。喜寒恶热，乃是阳明经中热盛而作ист，其齿喜冷恶热。"

【组成】生地黄、当归身、黄连（夏月倍之）各 6 g，牡丹皮、升麻各 9 g。

【用法】上药为细末，都作一服，水一盏半（45 mL），煎至七分，去滓，放冷服之。现代用法：作汤剂，水煎服。

【功效】清胃凉血。

【适应证】主治胃火牙痛。症见牙痛牵引头疼，面颊发热，其齿喜冷恶热，或牙宣出血，或牙龈红肿溃烂，或唇舌腮颊肿痛，口气热臭，口干舌燥，舌红苔黄，脉滑数。

【随症加减】若兼肠燥便秘者可加大黄以泄热通便，导热下行；胃热较甚，口渴饮冷者加重石膏用量，再加玄参、天花粉以清热生津；胃火炽盛之牙衄可加牛膝导血热下行；口臭甚者，可加茵陈、藿香、豆蔻等以芳香化浊。

【专科应用】①临床常用于治疗症见胃脘痛的消化系统疾病，如慢性胃炎、胃和十二指肠溃疡、食管反流征、结肠炎、菌痢、功能性便秘等。②常用于治疗耳目鼻咽喉口腔科疾病，如牙龈炎、急性牙髓炎、急性智齿冠周炎、急性牙周炎、急性根尖周炎、齿衄、齿龈肿痛、复发性口腔溃疡、口炎、舌炎、唇炎、咽喉炎、疱疹性咽峡炎等。③还可用于治疗痤疮、眩晕、口臭、口周红疹、肾囊风、面部激素依赖性皮炎、手足口病等。【临床经验】①牙痛属风寒及肾虚火炎者不宜。②《医方集解》载本方有石膏，其清胃之力更强。《校注妇人良方》加味清胃散（加犀角、连翘、甘草），治妇女胃火伤血，唇裂内热者。《症因脉治》升麻清胃散（加升麻、熟大黄），治内伤牙衄，右关脉洪数，肠胃积热者。《保婴撮要》加味清胃散（加柴胡、栀子），治小儿脾胃实火作渴，口舌生疮，或唇口肿痛，齿龈溃烂，嫩连头面，或恶寒发热，或重舌马牙，吐舌流涎；因乳母情欲厚味，积热传儿，致小儿膏淋，小便不通。③本方煎汤口服并研末外用于牙周局部治疗牙周炎，疗效显著。④如夹有风邪者可配合消风散或荆芥、防风、苍耳子等疏散风邪之品；夹有心火者可配合导赤散、竹叶石膏汤等清降心火的方药；夹有痰瘀之邪者可加薏苡仁、贝母、夏枯草、栀子、川牛膝等药化痰散结活血。⑤赵广川经验：牙痛验方（加黄柏、龙胆、柴胡、桔梗、白术、石膏、甘草、细辛）主治各种急、慢性牙痛，牙龈炎、牙髓炎、口腔上下左右齿痛。牙痛兼偏头痛、巅顶痛者加白芷、藁本。牙齿松动、出血、便秘尿赤者加大黄、牛膝、杜仲。牙痛并发腮腺炎者加蒲公英、制桃仁、全蝎。⑥王怀宇经验：治疗黄褐斑，加青黛。金明洙经验：治疗面部痤疮，加大黄、蒲公英、桃仁。【方歌】清胃散中当归连，生地牡丹升麻全，或加石膏泻胃火，能消牙痛与牙宣。

玉女煎

【来源】《景岳全书》："若肾阴本虚，胃火复盛，上实下虚，而为热渴肿痛者，玉女煎为最妙。""阴虚有火而病为齿衄者，其证或多燥渴，或见消瘦，或神气困倦，或小水短涩而热，或六脉浮大而豁。此虽阳明有余，而亦少阴不足，宜玉女煎主之。""阳明火盛，兼少阴水亏者，玉女煎。""阴虚水亏，血热发斑者，玉女煎。"【组成】石膏9～15 g，熟地黄9～

30 g，麦冬 6 g，知母、牛膝各 5 g。【用法】上药用水一盅半（45 mL），煎七分，温服或冷服。现代用法：水煎服。【功效】清胃热，滋肾阴。【适应证】主治少阴不足，阳明有余之阴虚胃热证。症见头痛，牙痛，齿松牙衄，烦热干渴，舌红苔黄而干，脉沉取欠力。亦治消渴，消谷善饥等。临床应用以牙痛齿松、烦热干渴，舌红苔黄而干为辨证要点。【随症加减】火盛烦热明显者可加栀子、地骨皮；血分热盛，齿衄出血量多者可去熟地黄，加生地黄、牡丹皮、墨旱莲、玄参；胃热伤津明显，见舌红而干、口渴者加用芦根、天花粉、沙参、石斛；肾阴虚甚，见腰膝酸软者，重用熟地黄，加女贞子、龟甲；多汗多渴者加北五味子；小水不利或火不能降者加泽泻，或茯苓亦可；如金水俱亏，因精损气者加人参。【专科应用】①治疗以牙痛、牙齿松动、烦热干渴、舌红苔黄而干为主要临床表现的口腔科疾病，如急性牙龈炎、急性口腔炎、舌炎、口疮、急性牙周炎、慢性牙周炎等。②治疗以消瘦、能食、舌红少苔为主要临床表现的代谢性疾病，如甲亢、2 型糖尿病、原发性干燥综合征等。③用于治疗鼻出血、白塞病、支气管扩张并咯血、血精、五更泻、退行性膝关节病、三叉神经痛、急性痛风性关节炎、胃食管反流、全身性瘙痒症、脂溢性皮炎等。【临床经验】①脾虚便溏者，或者阳虚者不宜使用本方。②若胃火炽盛者，或虚火之证，亦宜改熟地黄为生地黄。③治疗消渴，加生石膏、知母、麦冬。治疗口疮，伴牙龈肿痛加金银花、蒲公英；便秘加大黄、芒硝；胃火盛加栀子、黄连；阴虚明显加北沙参、石斛；失眠加酸枣仁、首乌藤。治疗咯血，加黄芩、虎杖、生赭石、生芡实、仙鹤草、白茅根、藕节。④治疗三叉神经痛，加升麻、防风、全蝎、草乌、僵蚕、草红花、龙胆、大黄。⑤《温病条辨》竹叶玉女煎（加淡竹叶），治妇女温病，经水适来，脉数耳聋，干呕烦渴，甚至十数日不解，邪陷发痉等。《温病条辨》玉女煎去牛膝熟地黄加细生地黄玄参方，治太阴温病，气血两燔。⑥张季高经验：加减玉女煎（去熟地黄、牛膝，加生地黄、茜草根、蒲黄、生石膏、水牛角、甘草），治疗紫癜。⑦治疗异位性皮炎，加玄参、木贼、连翘、桑白皮。治疗脂溢性皮炎，加地骨皮、牡丹皮、山茱萸、枸杞子、泽泻、沙苑子、甘草。瘙甚者加蝉蜕、乌梢蛇、徐长卿、防风；脱屑多者加何首乌、当归、芍药；伴疱疹者加野菊花、黄连、大黄；囊性者加浙贝母、夏枯草、白英；溢脂甚者加五味子、五倍子、乌梅；伴有脱发者加何首乌、侧柏叶、地榆；皮肤湿瘘者加薏苡仁、龙胆、黄连、苦参。另取黄精、苦参、五倍子、徐长卿，煎汤外洗。【方歌】玉女煎用熟地黄，膏知牛膝麦冬襄，肾虚胃火相为病，牙痛齿衄宜煎尝。

清热泻脾散 【来源】《医宗金鉴》："鹅口白屑满舌口，心脾蕴热本胎原，清热泻脾搽保命，少迟糜烂治难痊。""注鹅口者白屑生满口舌，如鹅之口也，由在胎中受母饮食热毒之气，蕴于心脾二经，故生后遂发于口舌之间，治法以清热泻脾散主之。"【组成】栀子（炒）、石膏（煅）、黄连（姜炒）、生地黄、黄芩、赤茯苓各 10 g。【用法】灯心为引，水煎服。【功能】清脾泄热。【适应证】治小儿心脾蕴热，致患鹅口，白屑生满口舌，如鹅之口者。【随症加减】湿热明显者加佩兰、淡竹叶；津亏气弱者加参须、麦冬；喉中痰鸣者加川贝母、射干；大便秘结加大黄通腑泻热；口干喜饮加芦根、天花粉清热生津。【专科应用】①治疗小儿假丝酵母菌感染的鹅口疮、复发性口腔溃疡等。②治疗睑腺炎、小儿手足口病、咽干症、急性化脓性扁桃体炎、鼻前庭炎、慢性唇炎、继发感染性唇炎、小儿厌食症、滞颐、小儿反复呼吸道感染、小儿秋冬季腹泻病、类风湿关节炎、无菌性脑膜脑炎、急性菌痢、寻常性痤疮、慢性盆腔炎症等。【临床经验】①本方大寒大苦，脾胃虚弱者忌用；患者宜饮食清淡，多食蔬菜，改变生活方式，讲究

卫生。②治疗口腔瘢痕，加金银花、连翘、薏苡仁。③治疗手足口病，去茯苓，加玄参、薏苡仁、金银花、连翘。治疗疱疹性喉炎，发热，加金银花、寒水石；咽喉红痛，加板蓝根、蒲公英；大便秘结加生大黄。④治疗小儿厌食症，湿热困阻者加扁豆花、荷叶；腹胀者加木香、厚朴、炒莱菔子；苔白腻加半夏、佩兰；嗳气泛恶加半夏、竹茹；大便干燥加枳实、炒莱菔子；大便稀溏加山药、薏苡仁；饮食不化加炒谷芽、炒麦芽、山楂；情志抑郁加柴胡、佛手；夜寐不安加酸枣仁、莲子心、牡丹皮。【方歌】清热泻脾治鹅口，石膏生地赤苓煎，芩连栀子合成剂，加入灯心病即安。

栀子胜奇散

【来源】《原机启微》："锐者，手太阳小肠之脉也。锐之病，必轻于内者，盖枝蔓所传者少，而正受者必多也。俗呼为攀睛，即其病。还阴救苦汤主之，拨云退翳丸主之，栀子胜奇散主之。"【组成】蛇蜕、草决明、川芎、荆芥穗、蒺藜（炒）、谷精草、菊花、防风、羌活、密蒙花、甘草（炙）、蔓荆子、木贼、栀子、黄芩各 10 g。【用法】上药为细末。每服 6 g，食后临睡，热茶清调下。【功效】祛风清热。【适应证】主治胬肉攀睛之心肺风热证。治疗目内角生瘀肉，色黄赤如脂，或似膏膜韧，日久渐厚，贯过黑睛，掩及瞳神失明。临床以胬肉初生，渐见胀起，赤脉集布，多眵多泪，痒涩羞明，舌苔薄黄为辨证要点。【随症加减】夏秋之间，红赤多眵，便结肠洪者可去密蒙花、羌活，加大黄；若赤脉密布者可加赤芍、牡丹皮、郁金以散瘀退赤；便秘者去羌活、荆芥穗，酌加大黄以通腑泻热。【专科应用】①治疗以胬肉初生，渐见胀起，赤脉集布，多眵多泪，痒涩羞明，舌苔薄黄为主要临床表现的眼科疾病，如翼状胬肉。②本方尚可治疗上皮型单纯疱疹性角膜炎。【临床经验】①本方性偏寒凉，脾胃虚弱者忌用；孕妇慎用。②配合角膜缘干细胞移植治疗翼状胬肉，本方去蛇蜕，加蝉蜕，能增强自体组织增生修复能力和速度。【方歌】栀子胜奇蜕决明，芎穗蒺防与谷精，菊花密蒙蔓荆子，羌草木贼黄芩行。

泻肺饮 【来源】《秘传眼科纂要》："治肝虚雀目，恐变成内障，先服卓肝汤，后服泻肺饮。"【组成】石膏 30 g，赤芍、炒黄芩、炙桑白皮、连翘、白芷、栀子、羌活各 10 g，枳壳、木通、荆芥、防风、甘草各 5 g。【用法】每服 3 钱匕 (4.5 g)，水 1 盏半 (45 mL)，煎至 1 盏，入芒硝半字 (1.5 g)，去滓放温，食后临卧服。现代用法：水煎服。【功效】清热泻火，兼以疏风。【适应证】暴风客热之热重于风型，症见白睛浮肿，赤痛较重，胞睑红肿，眵多胶结，重者可见灰白色伪膜附着，热泪如汤，怕热畏光；全身并见口渴溺黄，苔黄脉数等。其则可有大便秘结，烦躁不宁。【随症加减】气滞者加枳壳可行气导滞；大便秘结者可加大黄、芒硝泻火通腑；治流行性结膜角膜炎，若初起者加蝉蜕、蒺藜；角膜病变重者去羌活，加龙胆、蒺藜、柴胡。【专科应用】①治疗以发热、呼吸困难等症状的肺心病、慢性心力衰竭、包裹性胸膜炎等。②治疗以肝肺火盛所致急性结膜炎、流行性结膜炎、滤泡性结膜炎、翼状胬肉、球结膜下出血、眼睑皮下出血等。【临床经验】①戒疲劳、熬夜、酗酒、吸烟等。选用四环素眼药膏、卡那霉素眼膏，于睡前涂眼，可防止眼睑粘连。②《圣济总录》泻肺饮 (防风、黄芩、芍药、桔梗、大黄、芒硝)，治肝虚雀目，恐变成内障者。③张怀安经验：加味泻肺饮 (加大黄、黄连)，清热泻火，兼以祛风，治疗白睛疾病。④廖品正经验：加地黄、牡丹皮、紫草，治疗流行性出血性结膜炎见白睛或睑内有点状或片状之溢血者。选用大青叶 20 g，金银花、菊花各 15 g，蒲公英 30 g 清热解毒之品，煎汤熏洗患眼，每日 2～3 次。配合针刺合谷、曲池、攒竹、丝竹空、睛明等穴。点刺眉弓、眉尖、耳尖、太

阳放血。【方歌】泻肺饮用桑芩膏，枳壳甘草山栀翘，荆防羌芷木通芍，白睛赤肿服之消。

泻心汤

【来源】《银海精微》："眼痛如针刺者，即是神祟症中，如艾之灸如针之刺痛同，然此症皆因心脏潜伏热毒，风壅在于膈间，目眩头痛，眼系常急，欲卧涩痛，泪出难开，时时如针刺相似，急服泻心汤。"【组成】大黄、黄芩、桔梗、知母、玄参、马兜铃、防风各 10 g。【用法】水煎，食后服。【功效】泻心降火、清利小便。【适应证】主治心经实火证。临床应用以两眦赤脉粗大鲜红，横贯白睛，痒涩刺痛，眵多干结，头痛烦热，口干咽燥，或口舌生疮，大便燥结，小便黄赤，舌苔黄，脉数为辨证要点。【随症加减】吐血、衄血、发斑者可加玄参、生地黄、牡丹皮以清热凉血；瘀热发黄者可加茵陈以清热祛湿退黄。【专科应用】①用于治疗上消化道出血、原发性高血压所致鼻出血脑血管意外、肺结核支气管扩张咯血、精神分裂症、复发性口腔溃疡等疾病伴烦躁、失眠、面色潮红、口渴、吐血、衄血、口舌生疮、小便黄、大便秘结、舌质红、苔黄、脉数等。②用于治疗感染性疾病如菌痢、肠伤寒、急性黄疸型肝炎、病毒性肺炎、急性结膜炎、巩膜炎、角膜炎、慢性牙周炎、小儿鹅口疮及泌尿生殖系统感染伴发热、烦躁、口苦、口舌生疮、目赤肿痛、黄疸、大便溏泻或秘结、小便短赤或白浊不尽或带下色黄异味、舌质红或绛、苔黄腻或舌苔干燥无津、脉滑或滑数等。③用于治疗急、慢性胆囊炎，手术感染不易愈合、痔疮、烧烫伤、湿疹、疱疹、痤疮等外科、皮肤科常见疾病伴发热、烦躁、面赤或周围组织红肿热痛、失眠、大便秘结、脉滑或数等。④用于治疗某些功能性疾病、精神病如功能性消化不良、围绝经期综合征、神经症、失眠症、性功能障碍及急、慢性胃炎伴烦躁、易兴奋、面色潮红、口干苦、口臭、头痛、出汗多、胸腹痞满、食欲不振、大便易秘结、脉弦滑或滑数等。⑤用于治疗糖尿病、失眠、头痛、眩晕、原发性高血压、高脂血症、冠心病、心肌梗死、慢性肾病肾衰竭、脑梗死后遗症等患者伴烦躁、失眠、面赤、大便秘结等。【临床经验】①本方苦寒，不宜大剂量服用及久服，应中病即止，否则伤脾阳。须根据病情，选择不同炮制品的大黄，以及煎煮的后下与否。②张仲景泻心汤由黄芩、黄连、大黄组成。《喉科秘诀》加山豆根，名三黄丸，治疗喉风。③《银海精微》同名方泻心汤（黄芩、大黄、黄连、连翘、荆芥、赤芍、车前子、薄荷、菊花）治血翳包睛。方应善经验：治疗暴发火眼，该方内清外散、风热同治，并有祛瘀退赤，消肿止痛之能，不失为清热泻火，祛风明目之妙剂。《银海精微》："血热交聚，故生淫肤粟肉红缕偷针之类，服用泻脾汤（人参、黄芩、大黄、桔梗、白茯苓、芒硝、茺蔚子、白芍药、黑参、细辛、白芷）、泻心汤主之，点用清凉散（升麻、赤芍药、川芎、柴胡、玄参、黄芩、荆芥、甘草、白术、栀子、赤茯苓、干葛、草决明）。有淫肤粟肉可洗至平，洗止。""眼热经久，复有风冷所乘，则赤烂。点用清凉散，服用泻心汤、洗肝散（黑参、大黄、桔梗、知母、朴硝、栀子、黄芩）主之，洗用绵裹散（当归、黄连、铜青、枯矾、朴硝），其效甚捷。"【方歌】泻心汤方用大黄，桔梗黄芩知母襄，黑参防风马兜铃，泻心降火清利良。

泻黄散 【来源】《小儿药证直诀》："目内证，黄者，脾热，泻黄散主之。""脾脏微热，令舌络微紧，时时舒舌。治之勿用冷药及下之，当少与泻黄散渐服之。"【组成】藿香叶20 g，栀子仁3 g，石膏15 g，甘草80 g，防风（去芦，切焙）100 g。【用法】上锉，同蜜酒微炒香，为细末，每服3～6 g，水一盏（30 mL），煎至五分，温服清汁，无时。现代用法：水煎服，用量依照原方比例增减。【功效】泻脾胃伏火。【适应

证】主治脾胃伏火证。症见脾胃伏火，口燥唇干，口疮口臭，烦渴易饥；或小儿身凉身黄腹黄，疳热口臭唇焦，泄泻黄沫，脾热口甜，胃热口苦，不吮乳；小儿弄舌。临床应用以口疮口臭，烦渴易饥，口燥唇干，舌红脉数，以及脾热弄舌等为辨证要点。【随症加减】若胃火内盛烦渴易饥者可减防风，加知母、天花粉等以养阴清热生津；神烦尿短赤者加淡竹叶、木通、滑石等以清热通淋；心脾积热，见烦躁不宁者可加灯心草、赤茯苓等以清心降火；肠道结热便秘者可加大黄以泻热通便；脾胃郁热之口疮弄舌当以清泻为主，宜酌减防风用量。【专科应用】用于辨证属脾胃有伏火者。①内科：治疗头痛呕吐、HP 相关性口臭、胃炎、舌痛舌痈、便秘、上呼吸道感染、支气管炎、肺炎、慢性咳嗽、抗精神病药流涎、过敏性紫癜、皮肤黏膜淋巴结综合征、乙肝。②儿科：治疗小儿鹅口疮、小儿咽喉炎、手足口病、汗证、厌食症、疳积、滞颐。③眼耳鼻咽喉口腔科：治疗口周皮炎、舌裂、剥脱性唇炎、口炎、舌炎、顽固性口腔溃疡、急性疱疹性咽峡炎、漏睛、胞生痰核、睑弦赤烂、多发性睑腺炎。④皮肤科：治疗脂溢性皮炎、日光性皮炎、指端皮炎、手指湿癣、汗疱疹、痤疮、酒渣鼻、银屑病、阴痒。【临床经验】①小儿先天不足，大脑发育不全，舌色淡白而弄舌者禁用。阴虚有热者禁用。②《医醇賸义》加味泻黄散（去藿香，加葛根、石斛、茯苓）治疗脾有伏火，口燥唇干，烦渴易饥，热在肌肉。刘国富经验：加味泻黄散（加黄连、石菖蒲、乌梅、荷叶、粳米）治疗复发性口腔溃疡心脾积热证疗效确切。张锁庆经验：加味泻黄散（加柴胡、牡丹皮、升麻、淡竹叶、黄柏、龙胆）治疗复发性口疮。③美娜经验：外感热病口腔糜烂者加柴胡、黄芩；热重于湿者加金银花、连翘、青蒿、薏苡仁、知母、滑石；湿重于热者加苦参、草薢、车前草。虚火者加人中白、白薇。④王勇经验：治疗白塞病，内服泻黄散合土苓百合梅草汤（土茯苓、百合、乌梅、生甘草）加金银花、黄连、淡竹叶、当归。另处吴萸生栀散（生吴茱萸、生栀子各等份，研粉），晚间外敷两足心涌泉穴。⑤钟江经验：治疗脂溢性皮炎，用泻黄散加味（加黄芩、山楂、荆芥、皂角刺、薏苡仁、土茯苓）。毒热重者加野菊花、金银花、茵陈；湿重者去石膏，加炒白扁豆、法半夏、陈皮。再配合脂溢洗剂（王不留行、苍耳子、侧柏叶、白矾）局部外洗，祛风除湿、收敛止痒，直达病所，使皮疹得以迅速消退。⑥倪珠英经验：运用泻黄散治疗鼻衄、面部白斑、咳嗽、尿频、血尿等小儿杂症，辨证要点有四：a. 患儿平素多喜食辛辣肥甘之品；b. 临床多见纳差或纳食可，但偏食、口臭，或有龋齿；c. 口干喜饮，大便干结，小便黄；d. 舌质红，苔薄黄中厚或苔白微腻或苔黄腻，脉滑或滑数。临证若见以上证候，便可以泻黄散为基本方，并随症加减治之，多有效验。【方歌】泻黄甘草与防风，石膏栀子藿香充，炒香蜜酒调和服，胃热口疮并见功。

菊花决明散

【来源】《证治准绳》："治目久病，白睛微变青色，黑睛稍带白色，黑白之间赤环如带，谓之抱轮红，视物不明，昏如雾霭中，睛白高低不平，其色如死，甚不光泽，口干舌苦，多多羞涩，上焦应有热邪。"【组成】草决明、石决明（东流水煮一伏时，另研极细入药）、木贼、防风、羌活、蔓荆子、甘菊花、甘草（炙）、川芎、石膏（另研极细入药）、黄芩各15 g。【用法】上为细末，每服6 g，水一盏半（50 mL），连末食后服。【功效】疏风清热，祛翳明目。【适应证】主治肺热亢盛，金乘肝木证。风热毒攻，卒生翳膜，赤脉贯睛，羞明多泪，渐成内障，暴发客热。兼见头痛发热、鼻塞流涕；舌红，苔薄白，脉浮数。【随症加减】气滞者加枳壳；大便秘结者加大黄、芒硝。【专科应用】用于治疗眼科疾病，如急性虹膜睫状体炎、病毒性角膜炎、流行性角结膜炎、角膜移植排斥反应、过敏性结膜炎。【临床经验】①注意个人卫生，不用脏手、脏毛巾揉擦眼部。禁止包扎患眼。②治疗结膜炎白膜侵睛，若大便秘结，加生大黄以通腑泄热，活血散结；口苦咽干，加天花粉、玄参生津润燥散结。③李越经验：治疗流行性角结膜炎，即天行赤眼暴翳，若白睛红赤浮肿明显，加桑白皮、金银花以清热泻肺；若黑睛翳障明显，加蝉蜕、沙苑子祛风退翳。并予重组人干扰素α-1b滴眼液，滴患眼，每次1滴，每小时1次；0.15%更昔洛韦联用凝胶滴患眼，每次1滴，每日4次。④马东丽等经验：运用本方防治角膜移植排斥反应，局部继续使用皮质类固醇眼药水，全身应用糖皮质激素等免疫抑制药逐步减量，口服菊花决明散加减（主要成分：菊花、生白芍、鳖甲、赤芍、生石决明、晚蚕沙），每次250 mL，每日2次，7日为一疗程。治疗2周后，临床患者用药7～14日结膜混合充血、角膜混浊和水肿得到不同程度改善，表明本方具有缓解对角膜移植后免疫排斥反应。【方歌】菊花决明木贼草，羌防蔓荆芎石膏；甘草黄芩再加入，清肺泻热有功效。

泻肝散 【来源】《银海精微》："肝风积热者，肝家劳苦，七情郁结，二三年间来来往往，一发一歇，遂生翳膜，或聚或散，赤涩泪出。此症多是夜勤灯光观书史，或雕画打银细巧之人，久累肝家，积热成风，肝若受风，必有脑疼，不觉渐渐昏蒙。治法：有翳者吹以丹药，内服泻肝省风之剂，除肝家之风热，忌口将息，一年半载，病根除矣。其洗眼根据疼痛肿涩洗眼之方，载在前症条下。问曰：眼目连年歇发无时者何也？答曰：肝经积热也。经云：肝劳则气逆，肝宁则气顺。气急则发，气顺则歇。治宜按时痛甚者服洗肝散、省风汤之类，常服此数方则能除此病。"【组成】玄参、大黄、黄芩、知母、桔梗、龙胆、羌活、当归各10 g，车前子15 g，芒硝3 g。【用法】为末。每服6～9 g，食后热水调下，每日2次。或水煎服。【功效】清肝泻火通腑。【适应证】主治绿风内障肝胆火盛

证。症见翳从四周蔓生，迅速扩展串联，漫掩瞳神，或翳厚色黄，中间低陷，瞳神紧小，黄液上冲，白睛混赤，胞睑红肿，泪热眵多，头目剧痛，发热口渴，溲赤便结，舌红苔黄厚，脉数。【随症加减】吐血、衄血、发斑者可加玄参、生地黄、牡丹皮以清热凉血；瘀热发黄者可加茵陈以清热祛湿退黄；混合充血严重者加桑白皮、金银花、夏枯草；伴前房积脓者加栀子、泽泻、生石膏、天花粉。【专科应用】①治疗睑弦赤烂等症状的眼科疾病，如急性闭角性青光眼、化脓性角膜溃疡、急性结膜炎等。②治疗小儿便结溲赤等症状的小儿疾病，如小儿疳症等。【临床经验】①本方苦寒药物较多，有碍脾胃，不宜大剂量服用及久服，应中病即止。使用于小儿时剂量要较少。使用过程中，定期检测肝肾功能等。②《银海精微》同名方（去玄参、龙胆、羌活，加茺蔚子、防风、赤芍、栀子、连翘、薄荷），治玉翳遮睛，初则红肿，赤脉穿睛，渐渐生白翳膜，初起时如碎米，久则成片遮满乌珠，凝结如玉色。另同名方（大黄、黄芩、桔梗、芒硝、栀子、车前子），治小眦赤脉传睛。③治疗绿风内障急性期，去当归，加防风、钩藤、石决明。若肝火更盛，加水牛角、黄连；伴呕吐者，加竹茹、法半夏。④黄淑仁经验：绿风内障肝胆火盛风火攻目证用龙胆汤（去玄参、知母、桔梗、羌活、当归、车前子，加夏枯草、栀子、桃仁、刘寄奴、枳实、柴胡、赤芍、法半夏、大枣、生姜），若舌红苔黄腻，大便溏者，去芒硝，加车前子、木通。⑤竺友泉经验：治疗躁狂症，去桔梗、羌活、当归、车前子，加龙骨、牛膝、白芍，以此平肝、泻火，则肝火熄，肝气达。【方歌】泻肝散用龙胆草，硝黄玄桔知母好，羌活黄芩归车前，绿风内障治宜早。

泻心导赤散 【来源】《医宗金鉴》："木舌心脾积热成，肿胀木硬证多凶，外用川硝敷舌上，内服泻心导赤散。木舌一

证，皆因心脾积热而成，盖脾之脉络在舌下，又舌为心苗，遇火上冲，令儿舌肿满木硬，不能转动，故名木舌，外用川硝散敷舌上，内服泻心导赤汤，若不急治，必致难救。（川硝散）朴硝五分真紫雪二分盐一分以上为细末，以竹沥调敷舌上。"【组成】木通、生地黄、黄连、甘草（生）各 10 g。【用法】滚汤淬服之。加灯心为引，水煎服，名泻心导赤汤。【功效】清心泻火，滋阴生津。【适应证】主治心脾积热证。症见口腔满布白屑，周围红晕较甚，面赤，唇红，烦躁，多啼，口干或渴，大便干结，小便黄赤，舌红，苔薄白，脉滑或指纹青紫。【随症加减】大便秘结者加生大黄、玄明粉；尿少者加车前子、滑石；口渴甚者加石膏、白茅根、天花粉。【专科应用】①治疗以口疮为主的口腔疾病，如溃疡性口腔炎、疱疹性口炎、咽炎、小儿咽结膜热。②治疗以烦躁、大便干结为症状的神志病，如精神分裂症、抑郁症、焦虑症等。【临床经验】①忌辛辣刺激食物。中病即止，否则伤脾阳。②可局部外用冰硼散或西瓜霜喷剂等。③《活幼心书》导赤散（去黄连，加黄芩、赤茯苓），主治妇女胎前内热，小便尿血。张步桃经验：前方加黄连、车前子、仙鹤草，名泻心导赤汤，治疗血尿。④治疗小儿疱疹性咽峡炎，加灯心草、栀子、生石膏。⑤治疗焦虑症，加栀子、灯心草、炒酸枣仁，小便混浊赤痛加白茅根，渴喜冷饮加生石膏，口舌生疮加金银花、连翘。【方歌】泻心导赤汤最良，心热吐舌即堪尝，木通生地黄连草，灯心加入服自强。

枇杷清肺饮 【来源】《医宗金鉴》："此证由肺经血热而成。每发于面鼻，起碎疙瘩，形如黍म，色赤肿痛，破出白粉汁，日久皆成白屑，形如黍米白屑。宜内服枇杷清肺饮，外敷颠倒散，缓缓自收功也。"【组成】人参、枇杷叶（刷去毛，蜜炙）、甘草（生）、桑白皮（鲜者佳）各 6 g，黄连、黄柏各 3 g。【用法】水一钟半（45 mL），煎七分，食远服。【功效】

清泻肺胃积热。【适应证】治疗疔疮肿毒初期疹散在分布，多见于颜面、前额，重者可发生在胸背部。针头或芝麻大小，日渐增多，顶端有黑头，挤压可出粉刺，有时可见脓头，颜面油滑光亮。兼见口干渴，大便秘结，小便短黄，舌质红，苔薄黄或厚腻，脉滑数。【随症加减】丘疹、脓疱较多者加蒲公英、紫花地丁；皮肤潮红、遇热症状加重明显者加青蒿、地骨皮；渗出明显者加黄柏、生薏苡仁、生白术、生枳壳；干燥脱屑明显者加当归、首乌藤；便秘者加大黄；有瘘管者加百部；气虚者加黄芪；皮疹与月经有关，证有肝郁者加香附、益母草；肺胃热甚者加黄芩、地丁；肺热甚者加桔梗；风热犯肺者加沙苑子、党参参人；痰热互结者加僵蚕；血瘀者加甲珠、桃仁、红花；形成囊肿或结节者加夏枯草；脓肿未破溃者加穿山甲、皂角刺、花粉；口渴甚者加麦冬、玉竹。【专科应用】①治疗以粉刺为症状的皮肤疾病，如寻常性痤疮、酒渣鼻、头面部脂溢性皮炎、毛囊炎、皮肤的感染性疾病、蜂窝织炎初期等。②可用于治疗症见咳喘的呼吸系统疾病，如肺炎、上呼吸道感染等。【临床经验】①本方中有药较苦寒，伤脾胃，不可久服。日常生活中注意调节饮食，保持大便通畅；禁忌辛辣、酒、油腻等食物，经常用10%温醋水清洗面部，避免搔抓和挤压患部，以免引起感染而加重病情。②郭建辉经验：治疗青春痘，去人参，加黄芩和栀子。皮脂腺分泌较多者加薏苡仁、白术；瘙痒明显者加苦参、白鲜皮；大便秘结者加生大黄、芦荟；结节囊肿难消者加夏枯草、三棱、莪术；口唇干燥者加玄参、麦冬、天花粉；月经不调者加当归、白芍、益母草、川芎。③陈端洪经验：治疗表皮生长因子受体酪氨酸激酶抑制药（EGFR-TKI）厄洛替尼及吉非替尼等致皮疹，予加味枇杷清肺饮有效。④赵雅梅等经验：采用中药配方颗粒，本方去人参、黄连、黄柏、生甘草，加黄芩、虎杖、蒲公英、连翘、防风、浙贝母、生牡蛎、皂角刺、丹参、白鲜皮、苦参，治疗秕糠马拉癣菌毛囊炎，效果显著。⑤孙法元经验：人参改为西洋参，加芦根、天花粉、栀子，治疗酒渣鼻。人参改为党参，加猪苓、茯苓、泽泻、当归，治疗脂溢性皮炎。⑥艾儒棣经验：常用此方合简化消风散（忍冬藤30 g，连翘15 g，牡丹皮、射干各10 g，龙骨、紫荆皮各20 g）加减化裁治疗寻常性痤疮，热毒较重加用白花蛇舌草、重楼，有结节加丹参、夏枯草、浙贝母之类，瘙痒则用地肤子、石决明、磁石等品。对一些严重的结节性的痤疮则用简化消风散、简化仙方活命饮（忍冬藤、皂角刺、丹参各30 g，防风、白芷各10 g，赤芍15 g）或套用消瘰丸（浙贝母30 g，牡蛎、玄参各20 g）之类加减。痤疮的后期邪气已经退去或者残留痘印，再用一些养肾之品促进皮肤生长，如在处方中加入二至丸、黄精等。【方歌】枇杷清肺枇杷叶，参草黄连桑白皮，黄柏同煎食远服，肺风粉刺尽皆宜。

清咽利膈汤 【来源】《外科正宗》：

"夫咽喉虽属于肺，然所致有不同，自有虚火、实火之分，紧喉、慢喉之说。又咽为心、肺、肝、肾呼吸之门，饮食、声音吐纳之道。此关系一身，害人迅速，故曰：走马看咽喉，不待少顷也。假如虚火者，色淡微肿，脉亦细微，小便清白，大便自利，此因思虑过多，中气不足，脾气不能中护，虚火易至上炎，此恙先从咽嗌干燥，饮食妨碍，咳吐痰涎，呼吸不利，斑生苔藓，垒若虾皮，有如茅草常刺喉中，又如硬物噎于咽下，呕吐酸水，哕出甜涎；甚则舌上白胎，唇生矾色，声音雌哑，喧急多痰。以上等症，皆出于虚火、元气不足中来。治此不可误投凉药，上午痛者属气虚，补中益气汤加麦冬、五味子、牛子、玄参；午后痛者属阴虚，四物汤加黄柏、知母、桔梗、玄参，如服不效者，必加姜、附以为引导之用；亦为佐治之法也。实火者，过饮醇酒，纵食膏粱，叠褥重衾，餐辛烈，多致热积于中，久则火动痰生，发为咽肿；甚者风痰上壅，咽门闭塞，少顷汤水不入，声音不出，此为喉闭、紧喉风是也。用药不及事，先用针刺喉间，发泄毒血，随用桐油沾鸡翎探吐稠痰，务使痰毒出尽，咽门得松，汤药可入，语声得出，乃止。内服清咽利膈汤疏利余毒，如牙关紧闭难入，必当先刺少商出血，其闭自开，如针刺、探吐无痰，声如拽锯，鼻煽喘喘，汤水不入，语声不出者，真死候也。又有喉痛、喉痹、乳蛾、上痈等症，其患虽肿而咽门半塞半开；其病虽凶，而喉道又宽又肿，此皆标病，虽重无妨，当用金锁匙吐出痰涎，利膈汤推展热脓，胀痛者开之，损而痛者益之，其患自安。凡喉闭不刺血，喉风不倒痰，喉痛不放脓，喉痹、乳蛾不针烙，此皆非法。又有痰火劳瘦、咳伤咽痛者，无法可治。"【组成】连翘、黄芩、甘草、桔梗、荆芥、防风、栀子、薄荷、金银花、黄连、牛蒡子、玄参各 3 g，大黄、朴硝各 6 g。【用法】水二钟（600 mL），煎八分，食远服。【功效】清咽利膈。【适应证】主治心脾蕴热，或咽喉腮舌肿痛。症见积热咽喉肿痛，痰涎壅盛及乳蛾、喉痹、喉痛、重舌、木舌，或胸膈不利，烦躁饮冷，大便秘结等。【随症加减】热甚者加石膏、羚羊角粉（冲服）；咳嗽者加前胡、浙贝母；咽痛发音嘶哑者加僵蚕、野菊花；伤阴口渴者加生地黄、葛根。【专科应用】①用于治疗以发热、咳嗽、咳痰、腹泻、脓血便、咽痛流涕等临床表现的内科系统疾病，如不明原因发热、支气管炎、肺炎、传染性单核细胞增多症、口腔溃疡、贲门痉挛、病毒性心肌炎等。②用于治疗咽喉腮舌肿痛等的眼耳鼻咽喉口腔科疾病，如急性咽喉炎、急性扁桃体炎、扁桃体周围脓肿、滤泡性咽炎、慢性咽喉炎、急性会厌炎、经行咽痛等。【临床经验】①脾胃虚寒者慎用。②夏朝庆经验：去甘草、桔梗、黄连，配合鱼腥草注射液 10 mL，加入生理盐水50 mL，超声雾化吸入，治疗急性扁桃体炎。③秦伯未经验：清咽润喉粉基本方（西青果 110 g，金银花、金莲花、连翘、射干各 120 g，桔梗 75 g，玄参 150 g），1 号方（加黄芩苷和茶多酚的用量分别为1.8g和0.2g，两者之比为9∶2）治疗急性咽炎，清咽润喉粉2号方（加黄芩苷和茶多酚的用量分别为3.6和1.5g，两者之比为2.4∶1）治疗慢性咽炎。④陆莺经验：去甘草、防风、黄连、玄参、朴硝，加赤芍、浙贝母，治淋巴滤泡性咽炎在病程中期，或风热邪毒侵犯，自觉咽痛明显，吞咽困难，言语塞涩，咽喉梗塞感。检查可见咽部黏膜充血，咽后壁淋巴滤泡红肿，咽侧索肿大，或咽后壁附有分泌物，舌质红，苔黄，脉浮数或洪数。⑤陶洁经验：大黄、朴硝用至大便2~3次即可，不可泻之过甚，否则伤正留邪。⑥茹十眉经验：治疗急性扁桃体炎常用方有疏风清热汤，疏风散表、清热解毒，清咽利膈汤清热解毒、利膈消肿等。外用冰硼散（消肿），或锡类散（溃烂）频吹患处。【方歌】清咽利膈汤翘芩，甘桔荆防栀薄银，大黄牛子黄连等，朴硝加上再玄参。

四顺清凉饮子【来源】《审视瑶函》："若问凝脂翳，

世人皆不识，此是祸之端，变症不可测，血滞神膏伤，气壅经络涩，热向脑中催，脓攻如风急，有糟或无糟，嫩而带黄色，长大不多时，盲瞽定可必，缓则膏俱伤，非枯应是凸，若不急早医，当作终身疾。此症为疾最急，昏瞽者十有七八。其病非一端，起在风轮上，有点，初生如星，色白，中有糟，如针刺伤，后渐渐长大，变为黄色，糟亦渐大为窟者；有初起如星，色白无糟，后渐大而变，色黄始变出糟者有初起便带鹅黄色，或有糟无糟，后渐渐变大者，或初起便成一片如障，大而浓色白而嫩，或色淡黄，或有糟无糟而变者；或有障，又于障内变出；一块如黄脂者；或先有痕糟，后变出凝脂一片者。所变不一，为祸则同。治之不问星障，但见起时肥浮脆嫩，能大而色黄，善变而速长者，即此症也。初起时微小，次后渐大，甚则为窟为漏为蟹睛，内消睛膏，外为枯凸，或气极有声，爆出稠水而破者，皆此郁迫之极，蒸灼肝胆二络，清气受伤，是以枯及神膏，溃坏虽迟，不过旬日而损及瞳神。若四围见有瘀滞者，因血阻滞道路，清汁不得升运之故。若四围不见瘀滞之甚者，其内络深处，必有阻滞。凡见此症，必当昼夜医治；若迟，待长大而蔽满黑睛者，虽救得珠完，亦带疾矣。治后，珠上必有白障，如鱼鳞圆状等翳，终身不能脱，若结在当中，则视昏渺耳。凡目病有此症起，但有头疼珠痛，二便燥涩，即是极重之症，二便通利祸亦稍缓，一有于斯，尤为可畏，世之治者，多不能识其患者，为害甚矣。宜服四顺清凉饮子。"【组成】当归身、龙胆（酒洗、炒）、黄芩、桑白皮（蜜制）、车前子、生地黄、赤芍、枳各24 g，炙甘草9 g，熟大黄、防风、川芎、川黄连（炒）、木贼、羌活、柴胡各18 g。【用法】上锉剂。白水二盅（60 mL），煎至八分，去滓，食远服。现代用法：用水400 mL，煎至300 mL，去滓，食远服。【功效】清肝祛风，凉血退翳。【适应证】用于凝脂翳里热炽盛证，黑睛溃陷大而深，凝脂大片，黄液上冲，瞳神紧小，胞脸红肿，白睛混赤，头目疼痛剧烈，羞明难睁，热泪如汤，眵多色黄或黄绿；可兼有发热口渴，便秘溲赤；舌红苔黄腻，脉数有力。【随症加减】若大便秘结不通者，还可硝黄合用；大便秘结明显者加玄明粉；赤热肿痛严重者可加犀角、牡丹皮、乳香、没药；眵呈黄绿，邪毒炽盛者再加金银花、蒲公英、菊花、千里光。【专科应用】①治疗胞脸红肿，羞明难睁，热泪频流，眵多色黄等症状的眼耳鼻咽喉口腔科疾病，如疣腮、病毒性角膜炎、单纯疱疹性角膜炎、细菌性角膜炎、真菌性角膜炎、角膜穿通伤、角膜溃疡穿孔、角膜后弹力层脱离、急性虹膜睫状体炎、眼疖、角膜白斑、急性流行性出血性结膜炎、毕夏综合征等。②治疗眵多色黄，发热便结等症状的消化系统疾病，如顽固性便秘、小儿便秘等。③用于治疗小儿发热、干咳、气喘、烧烫伤等。【临床经验】①体质虚弱者不宜用。②《太平惠民和剂局方》清凉饮子（酒当归、炙甘草、蒸大黄、赤芍）治小儿血脉壅实，脏腑生热，颊赤多渴，五心烦躁，睡卧不宁，四肢惊掣；哺乳不按时，寒温失度，肠胃不调，呕吐，大便秘结；头面生疮疖，目赤咽痛，疮疹余毒。《症因脉治》四顺饮（当归、大黄、白芍、生地黄）治燥火腹痛，大便秘结。③《片玉痘疹》加减四顺饮（当归尾、枳壳、木通、酒炒大黄、生地黄、紫草茸、麦冬、干葛、滑石、连翘、天花粉、薄荷叶）主治天痘，火邪内甚，发热作渴，时时饮水，面赤唇焦，大便秘结，小便赤者。④张友胜经验：四顺清凉饮子诸药合用，外邪得散，内邪得清，邪去则正安，局部气滞得行，血瘀得化，又治以退翳明目，角膜病变可望愈合。根据临床辨证加减：病初起，眼痛头痛、流泪羞明；舌红苔薄黄或薄白，脉浮数或弦数者，上方去桑白皮、黄连、生地黄、川芎，加蔓荆子6 g，大便通畅去大黄。神水混浊，瞳神紧小，疼痛剧烈，口苦咽干，小便黄赤；舌红苔黄，脉象弦数者，上方去川芎，羌活、防风各3 g。黑睛凝脂翳深陷如窟，黄液上冲日增，小便短赤，大便秘结者治以原方。起病日久未愈，症状时轻时重，或用上方日久，病情基本控制；舌淡苔薄黄，或舌红少津，脉细数者，上方去龙胆、黄连、黄芩，加太子参15 g、沙参10 g。病初起属肝经风热，以疏风清热为主，故清热泻火药及活血化瘀药减味，加用疏风清热药；病情进展属肝胆火炽，以清肝泻火为主，恐风药辛散助热故减量减味；若凝脂翳深大，黄液上冲，属阳明脏腑实，以通腑泻火解毒为主，采用原方；后期热邪伤阴，邪未尽去而正气已虚，故减用苦寒药，辅以益气养阴药，扶正祛邪。【方歌】四顺清凉退翳功，龙胆三黄羌柴防，车前生地芐归芍，枳壳甘草木贼桑。

柴胡清肝汤 【来源】《医宗金鉴》："肝疳面目爪甲青，眼生眵泪涩难睁，摇头揉目合面卧，耳流脓水湿疮生，腹大青筋身羸瘦，燥渴烦急粪带青，清热柴胡同芦荟，调养逍遥抑肝

灵。肝属木，包青主筋，故肝疳则见面目爪甲皆青，眼生眵泪，隐涩难睁，摇头揉目，合面睡卧，耳疮流脓，腹大青筋，身体羸瘦，燥渴烦急，粪青如苔之证也，治宜先清其热，用柴胡清肝散，芦荟肥儿丸主之，治病势稍退，当以逍遥散抑肝扶脾汤调理。"【组成】银柴胡、栀子（微炒）、连翘（去心）、生地黄、胡黄连、赤芍、青皮（炒）各 10 g，龙胆、甘草（生）各 6 g。【用法】用水 400 mL，煎至 320 mL，空腹时服。引用灯心竹叶水煎。【功效】清肝泻火。【适应证】主治小儿肝疳。症见面目爪甲皆青，眼生眵泪，隐涩难睁，摇头揉目，合面睡卧，耳疮流脓，腹大青筋，身体羸瘦，燥渴烦急，粪青如苔。【随症加减】湿热重者加车前子；通耳窍者加郁金、石菖蒲；风重者加荆芥、防风。【专科应用】①用于治疗慢性胆囊炎、肝炎、膈下脓肿、脂肪肝、肝脓肿、阿米巴肝脓肿等。②用于治疗疖腮、小儿感冒、支气管炎、喉炎、咽炎、鼻炎、急性甲状腺炎、带状疱疹、急性化脓性中耳炎、急性淋巴结炎、多发性疖等。【临床经验】①本方适合初起尚未成脓者，脓已成者不宜使用。②加败酱草、白花蛇舌草、薏苡仁、鱼腥草、黄芪、山药，并结合抗生素治疗老年性多发性肝脾脓肿，其中抗生素在体温及血常规正常、肝区疼痛消失后可停用，但中药应继续坚持服用一段时间，以排尽余毒，防止复发。③治疗乳房部湿疹，加茯苓、白鲜皮。治疗颈部淋巴结炎，加蒲公英、金银花、夏枯草。治疗多发性疖，加蒲公英、金银花、夏枯草、淡竹叶。治疗带状疱疹，加板蓝根、大青叶、延胡索、滑石、车前子。④按上药比例制成浸膏剂，治疗小儿异位性皮炎。在给药前 2 周先停用抗过敏药物，原则上不使用含有类固醇激素类软膏。【方歌】柴胡清肝治肝疳，银柴栀子翘胡连，生地赤芍龙胆草，青皮甘草一同煎。

止痛如神汤 【来源】《医宗金鉴》："初起成偏，不破者

为痔，易治；破溃而出脓血，黄水浸淫，淋沥久不止者为漏，难痊。斯证名因形起，其名虽有二十四种，总不外乎醉饱入房，筋脉横解，精气脱泄，热毒乘虚下注；或忧思太过，蕴积热毒，愤郁之气，致生风、湿、燥、热，四气相合而成。如结肿胀闷成块者，湿盛也；结肿痛如火燎，二便闭者，大肠、小肠热盛也；结肿多痒者，风盛也；肛门围绕，折纹破裂，便结者，火燥也；初俱服止痛如神汤消解之，外俱用菩提露或田螺水点之。若坚硬者，以五倍子散，唾津调涂之，兼用朴硝、葱头煎汤洗之。顶大蒂小者，用药线勒于痔根，每日紧线，其痔枯落，随以月白珍珠散撒之收口；又有顶小蒂大者，用枯痔散枯之。内痔不出者，用唤痔散填入肛门，其痔即出；随以朴硝、葱头煎汤洗之。又有因勤苦劳役，负重远行，以致气血交错而生痔者，俱用止痛如神汤加减服之。"【组成】秦艽（去苗）、桃仁（去皮、尖，研）、皂角子（烧存性，研）、熟大黄各 3 g，苍术（米泔水浸，炒）、防风各 2 g，黄柏（酒炒）1.5 g，当归尾（酒洗）、泽泻各 0.9 g，槟榔 0.3 g。【用法】上药除桃仁、皂角子、槟榔外，用水 400 mL，将药煎至 200 mL，再入桃仁、皂角子、槟榔，再煎至 160 mL，空腹时热服。待少时以美膳压之，不犯胃也。【功效】清热利湿，活血化瘀，祛风消肿。【适应证】本方是治疗痔疮的首方。症见痔核肿胀痛痒。【随症加减】如肿有脓者加白葵花（去蕊心）、青皮、木香，则脓从大便出也；如大便秘甚者倍大黄加火麻仁、枳实；如肿甚者倍黄柏、泽泻，加防己、猪苓、条芩；如痛甚者加羌活、郁李仁；如痒甚者倍防风，加黄芪、羌活、麻黄、藁本、甘草；如血下者倍黄柏，多加地榆、槐花、荆芥穗、白芷；如小便涩数不通者加赤茯苓、车前子、灯心草、萹蓄。【专科应用】①用于治疗肛裂、内痔出血、环状混合痔伴嵌顿、血栓外痔、炎性外痔、肛门脓肿、肛瘘发作期、肛隐窝炎、肛门湿疹、慢性阑尾炎、肠粘连、慢性非特异性溃疡性结肠炎、盆底失弛缓及各种肛门直肠术后并发疼痛等。②用于治疗急性痛风性关节炎、陈旧性宫外孕、前列腺增生等。③治疗多有局部红、肿、热、痛的症状，并常伴见发热、口渴、小便短赤、大便干结等全身热毒症状的疾病，如急性化脓性扁桃体炎、扁桃体周围脓肿、咽旁脓肿、急性腮腺炎、急性中耳炎、急性乳腺炎、急性淋巴结炎等。【临床经验】①本方多苦寒药物，易伤脾阳，宜饭后服用。忌生冷、五辛、火酒、硬物、大料、湿面之类。②毕朝忠经验：治疗乳蛾常用止痛如神汤化裁，组方为苍术、黄柏、秦艽、防风、当归尾、桃仁、泽泻各15 g，槟榔6 g。风热为甚者加金银花、连翘；发热者加石膏；扁桃体炎伴颌下淋巴结肿大者加三棱、莪术。急乳蛾加板蓝根、夏枯草、黄芩、生石膏；慢乳蛾加板蓝根、夏枯草、浙贝母、神曲、鸡内金。③患者手术后3小时开始口服加减止痛如神汤煎剂100 mL，每日3次，饭后服用，共4日。治疗肛肠病术后大便秘结、小便不畅、伤口疼痛、水肿、感染、愈合较慢等症。肛周脓肿加青皮、木香；疼痛重者加羌活、郁李仁、延胡索；水肿明显加防己、猪苓、黄芩；混合痔出血加地榆、槐花、荆芥穗、白芷；有瘙痒症状加黄芪、藁本、麻黄、甘草；小便不通者加赤茯苓、车前子或灯心草、萹蓄；便秘甚者加火麻仁、枳实。治疗嵌顿痔：a. 内服药物：秦艽15 g，桃仁、泽泻各12 g，苍术、皂角刺、防风、黄柏、当归尾、槟榔、黄芩、血竭、生蒲黄各9 g，黄连10 g。每日1剂，水煎2次，取汁200 mL，分2次温服。b. 外洗药物：上药药渣加乳香、没药各10 g，苦参15 g，煎液1500 mL，煎沸10分钟后将药液滤入瓷盆中，嘱患者蹲坐瓷盆上，让药液蒸汽熏蒸肛门，待药液温度降与皮肤温度相近（38 ℃～40 ℃）时，坐浴20分钟，以浸泡住肛门病变部位为度。早晚各坐浴1次。【方歌】止痛如神诸痔疮，风湿燥热总能防，归柏桃榔皂角子，苍术艽风泽大黄。

白头翁汤【来源】《伤寒论》："热利下重者，白头翁汤主之。下利欲饮水者，里有热故也，白头翁汤主之。"【组成】白头翁 15 g，黄柏、秦皮各 12 g，黄连 6 g。【用法】上药 4 味，以水 7 L，煮取 2 L，去滓，温服 1 L，不愈再服 1 L。现代用法：水煎服。【功效】清热解毒，凉血止痢。【适应证】主治热毒血痢。症见腹痛，里急后重，肛门灼热，下痢脓血，赤多白少，渴欲饮水，舌红苔黄，脉弦数。【随症加减】若外有表邪，恶寒发热者加葛根、金银花、连翘等以透表解热；腹痛里急后重较甚加木香、槟榔、枳壳、芍药等以导滞止痛；血分热盛，纯下赤痢加赤芍、牡丹皮、地榆等以凉血和血；夹有食滞者加焦山楂、枳实以消食导滞；腹痛拒按，苔黄腻，夹食滞者加枳实、山楂等以消食导滞；若发病急骤，利下鲜紫脓血，壮热口渴，烦躁，舌绛者，属疫毒痢，可加升麻、马齿苋、金银花、穿心莲等以加强清热解毒之功。【专科应用】①治疗以腹痛、里急后重为主的疾病，如菌痢、阿米巴痢疾、溃疡性结肠炎、慢性直肠炎、放射性直肠炎、假膜性肠炎、伤寒、浅表性胃炎、慢性胆囊炎。②用于治疗肺炎、支气管炎、肾炎、频发室性早搏、铅中毒腹绞痛、血管神经性头痛、人芽囊原虫病等。③治疗以疼痛为主的外科疾病，如急性化脓性乳腺炎、急性阑尾炎等。④治疗以腹痛为主的妇科疾病，如急、慢性盆腔炎、盆腔脓肿、阴道炎、月经不调等。⑤用于治疗儿科疾病，如小儿菌痢等。⑥治疗其他如带状疱疹、银屑病、急性结膜炎等。【临床经验】①素体脾胃虚弱者当慎用此方。②《普济方》以椿皮代秦皮，治热痢滞下，下血连月不愈。或者去秦皮，刘寄奴花代白头翁亦可，加甘草、阿胶、陈皮，主治产后下痢虚极。或者去秦皮、黄柏，加炙酸石榴皮、犀角（镑屑），治小儿热毒下痢如鱼脑，手足壮热。《明医指掌》去黄柏，治协热自利，小便赤涩，热痢下重。《杏苑》去秦皮，加陈皮，治一切湿热痢疾。③加味白头翁汤,《温病条辨》加白芍、黄芩,治内虚下陷,热利下重腹痛,脉左小右大者。《重订通俗伤寒论》加青子芩、鲜贯众(醋炒)、生白芍、鲜茉莉花(冲),治伤寒邪传厥阴,厥而兼呕,胸胁烦满,热利下重,继即便血,甚或便脓血,舌紫苔黄,脉寸浮数,尺弦数者。④用于阿米巴痢疾,配合吞服鸦胆子(龙眼肉包裹),疗效更佳。⑤屈统红经验:白头翁汤加味保留灌肠治疗放射性直肠炎。【方歌】白头翁汤热痢方,连柏秦皮四药良,味苦性寒能凉血,坚阴止痢在清肠。

芍药汤

【来源】《素问病机气宜保命集》:"有自太阴脾经受湿而为水泄,虚滑微身重,不知谷味,假令春,宜益黄散补之,夏宜泻之,法云,宜补宜泻宜和宜止,假令和则芍药汤是也。……芍药汤,下血调气。经曰:溲而便脓血。气行而血止。行血则便脓自愈。调气则后重自除。"【组成】芍药30 g,当归、黄芩、黄连各15 g,槟榔、木香、甘草(炙)各6 g,大黄9 g,肉桂4.5 g。【用法】上药㕮咀,每服半两(15 g),水2盏(60 mL),煎至1盏,食后温服。现代用法:水煎服。【功效】清热燥湿,调气和血。【适应证】主治湿热痢疾。症见便脓血,或血多脓少,赤白相兼,里急后重,便意频频,腹部窘痛,肛门灼热,小便短赤,舌苔黄腻,脉弦数。【随症加减】若泻痢后重明显、积滞较重者可增大黄用量;如血痢则渐加大黄;汗后脏毒加黄柏;兼食滞者可去甘草,加神曲、焦山楂以消食导滞;气滞较重,腹胀满者加枳壳、莱菔子以增行气导滞之功;热毒重者加白头翁、金银花增强解毒之力;苔黄而干,热盛伤津者可去肉桂,加生地黄、乌梅以养阴清热;泻下赤多白少者可加牡丹皮、地榆以增凉血行血之力。【专科应用】①治疗以腹痛、便血、里急后重为主的疾病,如菌痢、阿米巴痢疾、急性肠炎、过敏性结肠炎、溃疡性结肠炎、放射性结肠炎、肠易激综合征、痔疮，结、直肠癌。②治疗以经行腹痛为主的妇科疾病，如慢性附件炎。③治疗以腹痛为主的慢性阑尾炎、急性胆囊炎、非感染性腹泻。④还可应用于治疗胃炎、胃溃疡、胆肝疾病、原发性高血压、心脑血管病、阴部湿疹等。

【临床经验】①痢疾初起有表证者，虚寒性下利者，均禁用本方。②《医宗金鉴》芍药汤，无大黄和肉桂。③《医门八法》加味芍药汤（去黄连、木香、黄芩、肉桂，加厚朴、枳壳、生山楂、神曲），生姜为引。治痢疾初起，舌有厚苔，胸中满闷，坚硬拒按者。服药之后，努圊变为滑利，红白变为黄粪，即为药已中病。如一药尚未痊愈，更进一剂，须本察积滞之轻重，以酌大黄之去留。④邓中甲经验：白多赤少，加厚朴、砂仁、车前子、泽泻；赤多白少，去肉桂、当归，加牡丹皮、地榆、白头翁；热盛伤津，去肉桂，加乌梅；兼食积，苔腻脉滑，热重者，加白头翁、金银花。⑤焦树德经验：目前本方多作为汤剂使用，很少为粗末再煎服。常用剂量是把当归、黄芩、黄连改为9～12 g，生大黄改为6～9 g，木香10 g，槟榔12 g，甘草3～5 g，肉桂2 g（体壮热盛者则不用此药），并且随症加减。并且常加焦三仙（焦山楂、焦神曲、焦麦芽），腹胀者再加厚朴、炒莱菔子，化积、消胀、导滞。大便色红而血多脓少，或纯为少量多次的血便者，加白头翁、马齿苋；口渴者去肉桂，加葛根、枳壳。对重病患者还常嘱其每日服3次（即3剂药2日服完），疗效良好可靠。⑥任东峰经验：可用本药灌肠治疗放射性结肠炎。⑦李军经验：加石膏、牡丹皮、白芷、升麻、茯苓，治疗痤疮湿热蕴结胃肠，气血凝塞者。**【方歌】**芍药汤中用大黄，芩连归桂槟草香，清热燥湿调气血，下利腹痛自安康。

驻车丸 **【来源】**《备急千金要方》："驻车丸，治大冷洞痢肠滑，下赤白如鱼脑，日夜无度，腹痛不可忍者。"**【组成】**黄

连 6 g，干姜 2 g，当归、阿胶各 5 g。【用法】以上 4 味，粉碎成细粉，过筛，混匀，用醋 60 mL 加适量的水泛丸，干燥，即得。每服 30 丸，昼夜三服。米饮下。【功效】养阴和营，清肠止泻。【适应证】主治阴虚痢、休息痢。久痢伤阴，或素体阴虚，阴液亏虚，余邪未净，阴虚作痢，症见痢下赤白，或下鲜血黏稠，虚坐努责，量少难出，午后低热，口干心烦，舌红绛或光红。【随症加减】热重于湿并兼表者，见发热恶寒，头身重痛，痢下赤白以红为主，里急下迫、烦渴躁扰、肛灼溲赤而短，加用葛根、黄芩；兼夹积滞者加莱菔子、神曲、槟榔、枳壳、山楂；脾气下陷，脱肛者加黄芪、升麻、煨诃子；口干口渴明显者加石斛、沙参、天花粉养阴生津；阴虚火旺、湿热内盛，下痢鲜血黏稠者，加黄柏、秦皮、白头翁清热化湿解毒，加牡丹皮、赤芍、槐花凉血止血。【专科应用】①治疗以痢下赤白，或下鲜血黏稠，虚坐努责，量少难出，午后低热，口干心烦，舌红绛或光红为主的疾病，如痢疾、溃疡性结肠炎、放射性直肠炎等。②可用于治疗慢性小腿溃疡、甲亢性腹泻等。【临床经验】①湿热，积滞，痢疾初起者忌服。寒湿、虚寒下利者忌用。②《普济方》蓄水驻车丸（加蓄水），蓄水口含净洗，却用《局方》驻车丸，研细敷之，治嵌甲脓出，痛不可忍。周密《志雅堂杂钞》记载：因夏湿生足疡不愈而引发臁疮，敷糁膏（用当归须、黄柏皮、羌活三味为细末，以忍冬藤捣汁调敷疮头周围）濯至冬，仍糜烂不愈，痛痒杂作。俞和父用淡蓄水洗涤疮口后，用驻车丸研细，加乳香少许外敷，数日痊愈。③《痢疟纂要》阿胶驻车丸（加木香、黄芩、醋煅龙骨、赤石脂、姜炒厚朴），治冷热不调，伤犯三阴，腹痛下脓血。④柳宝诒经验：治疗休息痢，无论内伏之湿热积清与不清，总以补中益气汤为主方。其有湿热未清，或复作痢，或粪后有余垢。如红垢病在血分，于煎剂外可间服驻车丸；如白垢病在气分，可间服香连丸，或戊己丸；如腹中作痛加入木香、白芍，如此调理，凡寻常休息之痢可望向愈。设或久痢而致滑者、脱者，当兼固涩；久痢而伤及肾脏者，当用温补，此须别有见证可据，非凭空悬疑可足为定论也。⑤治疗溃疡性结肠炎，可采用驻车丸加味（加白芍、石斛、秦皮、白头翁、仙鹤草、甘草）口服加灌肠，口渴、口干加沙参。每日 1 剂，水煎 2 次，每次 200 mL，温服。疗程 40 日。保留灌肠：白及 15 g，白头翁、苦参、地榆各 20 g，防风 10 g。水煎 2 次，共取汁约 150 mL，药温 37 ℃～39 ℃，睡前排空大便，导尿管插入约 20 cm，将药液保留灌肠。10 日为一疗程，间隔 5 日，共 3 个疗程。【方歌】驻车丸中有黄连，阿胶当归干姜全，虚坐努责阴虚痢，清肠温脾力能堪。

猪苓散 【来源】《银海精微》："问曰：人之患眼目有黑花，芒芒如蝇翅者何也？答曰：此肾水衰。肾乃肝之母，肾水不能济于肝木则虚热，胆乃生于肝之侵，肝木枯焦胆气不足，故行动举止，则眼中神水之中，荡漾有黑影如蝇翅者。治之须用猪苓散顺其肝肾之邪热，次用黑参汤以凉其肝，则胆经清净之廓，无邪热之所侵，后用补肾丸，黑花自消。"【组成】猪苓、木通、大黄、栀子、黑狗脊、滑石、萹蓄各 30 g，车前子 15 g，苍术 10 g。【用法】上为末。每服 9 g，盐汤下。【功效】清肝肾之邪热。【适应证】主治肾阴亏虚，湿热上扰证所致的云雾移睛、视衣水肿、视瞻有色、眼前黑影飘动等眼疾。症见眼前似有黑影遮挡，或伴有视物变形，口干或口干不欲饮，小便频数或小便急痛，尿色黄，大便燥；舌质红，苔黄腻或薄白，脉滑数或细数。【随症加减】失眠多梦者加首乌藤、珍珠母、酸枣仁；头目眩晕者加牛膝、地龙；热象较重者加黄芩、知母、黄连。【专科应用】治疗以视物欠清为主的眼科疾病，如玻璃体积血、白内障等。【临床经验】①淡渗之品，不可久用，后用黑参汤（玄参、黄芩、生地黄、赤芍、菊花、青葙子、沙苑子），补肾丸（石菖蒲、枸杞子、白茯苓、人参、山药、泽泻、菟丝子、肉苁蓉）治疗。②玻璃体积血的中、后期，尤其是采用其他疗法治疗半个月以上仍不见效，症见玻璃体积血日久不吸收，眼内干涩，口干，舌暗或见瘀点。其病机为水血互结，均可采用水血同治的方法，常用生蒲黄汤合猪苓散加减，药用生地黄、猪苓、茯苓、当归、墨旱莲、车前子、麦冬、萹蓄、生炒蒲黄、三七粉、枳壳、丹参、赤芍、白茅根等以养阴增液、活血利水。如果能注意守方3～6个月，往往能收到较好的临床疗效。③张怀安经验：治疗中心性浆液性脉络膜视网膜病变，去木通、大黄、黑狗脊、萹蓄、苍术，加杏仁、厚朴、白蔻草、淡竹叶、薏苡仁、半夏、泽泻、柴胡。开通上焦，宣畅中焦，清利下焦，条达气机。【方歌】猪苓散末盐汤下，车前木通黑狗脊，大黄栀子滑石萹，再入苍术祛目疾。

第六节　清虚热剂

青蒿鳖甲汤 【来源】《温病条辨》："夜热早凉，热退无汗，热自阴来者，青蒿鳖甲汤主之。"青蒿鳖甲汤，用小柴胡法而小变之，却不用小柴胡之药者，小柴胡原为伤寒立方，疟缘于暑湿，其受邪之源，本自不同，故必变通其药味，以同在少阳一经，故不能离其法。青蒿鳖甲汤，以青蒿领邪，青蒿较柴胡力软，且芳香逐秽开络之功，则较柴胡有独胜。寒邪伤阳，柴胡汤中之人参、甘草、生姜皆扶阳者也，胃热伤阴，故改用鳖甲护阴，鳖甲乃蠕动之物，且能入阴络搜邪。柴胡汤以胁痛、干呕为饮所致，故以（生）姜、半（夏）通阳降阴而清饮邪。青蒿鳖甲汤以邪热伤阴，则用知母，花粉以清热邪而止渴，牡丹皮清少阴血分，桑叶清少阳络中气分。宗古法而变古方者，以邪之偏寒偏热不同也，此叶氏之读古书，善用古方，岂他人之死于句下者，所可同日语哉。"【组成】青蒿、知母各6 g，鳖甲15 g，细生地黄12 g，牡丹皮9 g。【用法】水5杯（250 mL），煮取2杯，日再服。现代用法：水煎服。【功效】养阴透热。【适应证】主治温热病后期，余热未尽而阴液不足之阴虚内热证。症见温病后期，邪伏阴分证。夜热早凉，热退无汗，舌红苔少，脉细数。【随症加减】暮热早凉，汗解渴饮者可去生地黄，加天花粉以清热生津止渴；兼肺阴虚者加沙参、麦冬等滋阴润肺；若阴虚甚者可加玄参、玉竹等以养阴滋液；肺痨骨蒸、阴虚火旺者加北沙参、墨旱莲等以养阴清肺；气阴两伤、身倦干渴者加人参、麦冬等益气养阴；小儿夏季热属阴虚有热者可酌加白薇、荷梗等以解暑退热；慢性肾炎或肾结核见低热不退、尿热短黄、脉细数者可加白茅根、白薇、地骨皮、银柴胡等以退虚热。【专科应用】①临床可用于治疗肝炎、肝硬化发热、肾结核、肾盂肾炎、亚急性甲状腺炎、糖尿病并结核性胸膜炎、系统性红斑狼疮、老年社区获得性肺炎、肺结核、自主神经功能紊乱、颈性眩晕等。②可用于治疗肿瘤疾病，如肿瘤发热、恶性肿瘤如急性淋巴细胞白血病多汗、恶性淋巴瘤发热等。③可用于治疗皮肤科疾病，如面部激素性皮炎、慢性荨麻疹等。④可用于治疗妇产科疾病，如围绝经期综合征、妇女产后发热等。⑤还可用于治疗热性病后期、真性红细胞增多症、复发性口疮、维生素D缺乏性佝偻病、小儿夏季热、术后无菌性发热、不明原因的发热等。【临床经验】①当牢记吴鞠通"邪气深伏血分，混处血络之中，不能纯用养阴，又非壮火，更不得任用苦燥"之嘱。瘟病初起，邪在气分，热性病高热者或阴虚搐搦，或阴虚欲作动风者，均不宜使用。青蒿不耐高热，可用沸药计泡服。②秦艳芬经验：用于治疗重度虚热，每位患者均经过 5～8 种抗生素治疗，但均无出现降温效果。中医会诊后，全部停用抗生素及支持疗法，改用中药方剂加味青蒿鳖甲汤治疗。基本方：黄芪、西洋参、青蒿、知母、牡丹皮、鳖甲、麦冬、地骨皮、丹参。对肺癌、肺结核咳嗽者加味杏仁、葶苈子、川贝母；对咳血者加白及、三七，减丹参。对白血病、再生障碍性贫血加味黄连、苦参以预防感染。对非霍奇金恶性淋巴瘤有淋巴结肿大者加味穿山甲、生牡蛎。对血性乳糜尿加味白及、血余炭，减丹参。对便秘者加味桃仁、生大黄、枳壳。③《中医妇科治疗学》加减青蒿鳖甲汤（去知母，加地骨皮、赤芍、麦冬、茯神）用于养阴清热。主治产后阴虚血燥，发热数日，午后更甚，肤热颧红，手心发热，心烦不安，舌质淡，苔薄微黄而干，脉细数。【方歌】青蒿鳖甲地知丹，热由阴来仔细看，夜热早凉无汗出，养阴透热服之安。

清骨散 【来源】《证治准绳》："清骨散，专退骨蒸劳热。"【组成】银柴胡 5 g，胡黄连、秦艽、鳖甲、地骨皮、青蒿、知母各 3 g，甘草 2 g。【用法】水煎服，或研末，每次 9 g，每日 3 次，冲服。【功效】清虚热，退骨蒸 【适应证】主治骨蒸潮热证。症见骨蒸潮热，或低热日久不退，午后或夜间潮热，形体消瘦，唇红颧赤，困倦盗汗，手足心热，或口渴心烦，舌红少苔，脉细数等。【随症加减】盗汗较甚者可去青蒿，加牡蛎、浮小麦、糯稻根固表敛汗；烘热汗出甚者加防风、黄芪、五味子、麦冬、沙参等以益气养阴；头晕耳鸣、腰膝酸软者加生地黄、山茱萸、枸杞子等补益肝肾；足跟隐痛加杜仲、牛膝等强健筋骨；大便干结加玄参、火麻仁等润肠通便；少寐多梦加酸枣仁、钩藤、茯神、合欢皮、柏子仁、首乌藤等养血宁心安神；如果心悸怔忡，手足心热，舌尖红，脉细数者，此属心阴虚，可加丹参、远志、酸枣仁之类；如见头目眩晕，肉抽胁

痛，脉弦数者，此属肝阴血虚，加熟地黄、生地黄、麦冬、白芍、当归、阿胶、玄参、制何首乌等以滋阴养血；如见口干欲饮，不思饮食，大便燥结，舌干脉数者，此属脾阴不足，可加沙参、玉竹、麦冬之类；如见干咳少痰，音哑咯血，鼻燥咽干者，此属肺阴偏虚，可加玄参、阿胶、麦冬、百合、五味子之类；如见腰膝酸软，咽疼遗精，脱发者，此属肾阴亏虚，可加枸杞子、山茱萸、地黄、茯苓之类，或酌加大补阴丸、六味地黄丸等；若阴虚较甚，内热不甚者，去胡黄连，加生地黄以助滋阴之效；气虚者加北沙参、黄芪、党参、白术、山药、五味子等健脾益气；肝郁气滞者加川芎、白芍、郁金、合欢花、柴胡等疏肝解郁、养肝柔肝。【专科应用】①用于治疗皮肤科疾病，如荨麻疹、瘙痒症、手足皲裂等。②用于治疗肺结核发热、顿挫型伤寒、围绝经期综合征、白血病、癌性发热、血管神经性头痛、胸膜炎、肝硬化腹水、肝脓肿、晚期血吸虫病发热、风湿热、严重创伤和较大手术后持续发热、慢性骨髓炎、瘰疬等。【临床经验】①若阴虚较甚、潮热较轻者，不宜使用。青蒿不耐高热，可用沸药汁泡服。②《医宗金鉴》柴胡清骨散（去银柴胡，加柴胡、韭白、猪脊髓、猪胆汁、童便），治劳瘵热甚人强，骨蒸久不痊。③治疗风湿骨痛，外用清骨散：银柴胡30 g，炙甘草、秦艽、地骨皮各50 g，青蒿25 g，胡黄连40 g，鳖甲、知母各20 g，骨碎补60 g，煎水外洗后加局部按摩，每日1剂，20剂为一疗程。④李立、刘玺珍经验：白血病邪毒肝火者，清骨散合黄连解毒汤加白花蛇舌草、半枝莲、龙胆、地龙；血热妄行者加生地黄、阿胶、黄药子、栀子、白茅根、侧柏叶、紫草、水牛角；阴虚火旺者合青蒿鳖甲汤；气阴两虚者，与参芪地黄汤合方或交替应用；正虚瘀血阻滞者合血府逐瘀汤加太子参、西洋参、猫爪草、牡蛎。⑤郑万善经验：凡迁延日久或热伏骨髓，或骨蒸潮热重者，剂量宜大，新病轻证及产乳者，宜用常规剂量。【方歌】清骨散君银柴胡，胡连秦艽鳖甲辅，地骨青蒿知母草，骨蒸劳热一并除。

当归六黄汤 【来源】《兰室秘藏》："治盗汗之圣药也。"
【组成】当归、生地黄、熟地黄、黄芩、黄柏、黄连各 6 g，黄芪 12 g。 【用法】上药为粗末，每服 5 钱（15 g），水 2 盏（60 mL），煎至 1 盏，食前服，小儿减半服之。现代用法：水煎服，食前服，小儿减半服之。【功效】滋阴泻火，固表止汗。【适应证】主治阴虚火旺盗汗证。症见发热盗汗，面赤心烦，口干唇燥，大便干结，小便黄赤，舌红苔黄，脉数。【随症加减】若阴虚而实火较轻者，可去黄连、黄芩，加知母，以其泻火而不伤阴；津亏液乏，口干便干较甚可加麦冬、玄参等以生津养液；汗出甚者可加浮小麦、山茱萸、麻黄根、五味子等增强收敛止汗作用；潮热咽干，尺脉有力，为肾火偏旺者，可加龟甲、知母等以加强滋阴清热之功；若阴虚阳亢，潮热颧赤突出者加白芍、龟甲滋阴潜阳；如潮热甚者加秦艽、银柴胡、白薇清虚热；纯虚无火者去"三黄"，加玄参、麦冬滋阴；潮热咽干，尺脉旺盛者，此为肾火旺，加知母、龟甲等。【专科应用】①治疗以发热、盗汗为主要症状的疾病，如甲亢、结核病、围绝经期综合征、糖尿病、慢性骨髓炎、自主神经功能紊乱、心肌梗死后、痔疮术后等。②治疗以心烦易怒为主要症状的疾病，如心肌炎、心律失常、失眠等。③治疗以口干唇燥为主要症状的疾病，如白塞病、慢性口腔溃疡、慢性咽炎、化脓性扁桃体炎等。④慢性骨髓炎、月经过多、慢性尿路感染、痢疾、遗精、失血性贫血、肾病、坐骨神经痛、慢性支气管炎等也可辨证运用此方。用于以上疾病辨证属阴虚火旺者。【临床经验】①本方滋阴清热之力较强，且偏于苦燥。若阴虚火旺不甚，或脾胃虚弱，纳减便溏者不宜使用。②李中梓："六黄汤唯火实气强者宜之。"张景岳："阳证自汗或盗汗者，但察其脉证有火，或夜热烦渴，或便热喜冷之类，皆阳盛阴虚也，宜当归六黄汤为第一。"③《济阴纲目》加减当归六黄汤（去熟地黄、黄柏、黄连，加白栀子、阿胶珠、炙甘草、浮小麦），治妊娠伤寒发汗后，汗漏不止，胎气受损者。《杂病源流犀烛》化裁为正气汤（炒知母、黄柏、甘草）治阴火盛之盗汗。《医林绳墨大全》加味当归六黄汤（加味枣仁、牡蛎、麦冬、五味子、大枣），治盗汗。④谢兆丰经验：加减当归六黄汤（去黄芪、黄芩，加乌梅、五味子、龙骨、牡蛎），治疗各种盗汗。肺结核者，加地骨皮、青蒿、炙鳖甲；兼自汗者，加白术、防风、大枣；兼气虚者，加党参、黄芪、大枣。【方歌】当归六黄二地黄，芩连芪柏共煎尝，滋阴泻火兼顾表，阴虚火旺盗汗良。

百合地黄汤

【来源】《金匮要略》："百合病不经吐、下、发汗，病形如初者，百合地黄汤主之。" 【组成】百合（擘）7 枚，生地黄汁 200 mL。【用法】上以水洗百合，渍一宿，当白沫出，去其水，更以泉水 400 mL 煎取 200 mL，去滓，纳地黄汁，煎取 300 mL，分温再服，中病勿更服，大便常如漆。【功效】养心润肺，益阴清热。【适应证】主治百合病。百合病，阴虚内热，神志恍惚，沉默寡言，虚烦不眠，如寒无寒，如热无热，时而欲食，时而恶食，口苦，小便赤，脉微数。【随症加减】肝郁化火者加龙胆、柴胡；痰热内扰者，加竹茹、半夏、白芥子、珍珠母；阴虚火旺者加知母、黄柏、黄连；心脾两虚加茯神、柏子仁；心胆气虚者加龙齿、人参；时时汗出发热者加牡丹皮、地骨皮；烦躁易怒者，加栀子；肝火炽盛者加栀子、黄芩；肺阴亏虚者加沙参、麦冬；久病气虚者加太子参、党参。【专科应用】①治疗以心神不宁、虚烦不眠为主的神经精神疾病，如精神分裂症、抑郁症、焦虑症、失眠症、睡行症、眩晕、神经衰弱、癔症、癫痫等。②治疗以饮食行为失调、心神不宁为主的内分泌系统疾病，如甲六。③治疗免疫系统疾病，如心肌炎、系统性红斑狼疮、干燥综合征、白塞病等。④治疗肿瘤，如鼻咽癌、恶性淋巴瘤、肺癌放化疗后、多发性纤维脂肪瘤等。⑤治疗以饮食行为失调、口苦为主的消化系统疾病，如慢性浅表性胃炎。⑥治疗皮肤病，如老年皮肤瘙痒症、神经性皮炎。⑦治疗妇科疾病，如围绝经期综合征等。⑧治疗其他疾病，如肺气肿、肺心病、肺结核、大叶性肺炎恢复期、心动过速、原发性高血压、冠心病、鼻出血等。【临床经验】①方中药物多属甘寒滋润，脾虚便溏食少者，本方不宜。服药后大便色黑如漆。②有报道用本方加炒酸枣仁、竹茹、远志、茯苓等，并随症加减治疗癔症；加黄连、阿胶、鸡子黄、浮小麦等治疗神经衰弱；合甘麦大枣汤加减治疗癫痫；加炒酸枣仁、茯苓、合欢花、桑椹、白芍等治疗睡行症；加炙甘草、淮小麦、大枣，并随症加减治疗精神分裂症等。【方歌】金匮百合地黄汤，心肺阴虚内热方，地汁一升百合七，阴柔最是化阳刚。

第五章　祛暑剂

第一节　祛暑清热剂

香薷散【来源】《太平惠民和剂局方》："治脏腑冷热不调，饮食不节，或食腥、生冷过度，或起居不节，或路卧湿地取凉，而风冷之气，归于三焦，传于脾胃，脾胃得冷，不能消化水谷，致令真邪相虚弱，因饮food变乱于肠胃之间，便致吐利，心腹疼痛，霍乱气逆。有心痛而先利者而先利者，有吐利俱发者，有发热头痛，体疼而复吐利虚烦者，或但吐利心腹刺痛筋拘急疼痛，或但呕而无物出，或四肢、逆冷而脉欲绝，或烦闷昏塞而欲死者。"【组成】香薷 500 g，白扁豆（微炒）、厚朴（去粗皮，姜制）各 250 g。【用法】上为粗末，每服 3 钱（9 g），水一盏（30 mL），入酒一分，煎七分，去滓，水中沉冷。连吃二服，随病不拘时。现代用法：水煎服，或加酒少量同煎，用量按原方比例酌减。【功效】祛暑解表，化湿和中。【适应证】主治夏月伤于寒湿的阴暑证。症见恶寒发热，头重身痛，无汗，腹痛吐泻，胸脘痞闷，舌苔白腻，脉浮。【随症加减】若表邪重，鼻塞流清涕者可与葱豉汤同用；暑月伤风咳嗽者加干葛，名香薷葛根汤；胸闷脘痞腹胀痛较甚者可加藿香、佩兰、枳壳、木香等化湿行气；若暑热内甚，身热烦躁，舌红苔黄腻者可加黄连、金银花、连翘等清热解暑；兼内热者加黄连以清热；湿盛于里者加茯苓、甘草以利湿和中；素体脾虚，中气不足者可再加人参、黄芪、白术、橘红以益气健脾燥湿；中暑兼中风，僵仆搐搦者加羌活、防风、黄芪、芍药。

【专科应用】①治疗以恶寒发热、无汗、头重身痛为主的外感性疾病，如夏季小儿发热、夏季感冒、流感、病毒性感冒、风湿热、日射病、肺炎、脑炎、局灶性化脓性感染。②治疗以腹痛吐泻，胸脘痞满为主的疾病，如胃肠炎、急性菌痢、急性胃肠炎。③治疗以无汗、恶寒发热、脉浮，舌苔白腻为主的皮肤科疾病，如湿疹、荨麻疹、冻疮、日光性皮炎。④治疗眼耳鼻咽喉口腔科的鼻炎、鼻息肉、喉炎、中耳炎；泌尿外科的急性肾炎、慢性肾小球肾炎、肾盂肾炎、前列腺增生等。**【临床经验】**①本方是夏月乘凉饮冷，感寒伤湿的常用方剂，后人通称三物香薷饮。夏月伤暑见发热汗出、心烦口渴等暑热病证者不可使用；表虚有汗者亦不宜使用。②由于香薷属辛温解表药物，因此，凡外感风寒，内有湿邪者，虽病不在暑月，亦可应用。其中若表寒甚者，可合入葱白、淡豆豉以加强解表散寒的作用。③《类证活人书》方不用白扁豆，加黄连，以生姜汁同研匀，炒令黄色，名曰黄连香薷散，有解表清热化湿，治夏月外感风寒，饮食不节，脾胃升降失常，致成霍乱吐利，腹痛转筋者。④本方又称三物香薷饮。加甘草，名四味香薷饮（《医学心悟》），治风寒闭暑之证。加茯苓、甘草，名五物香薷饮（《和剂局方》），化湿之力均得到加强。再加木瓜，名六味香薷饮（《医方集解》），除湿舒筋，治中暑湿盛。再加人参、黄芪、白术、陈皮，名十味香薷饮（《奇效良方》），侧重扶正祛邪，治暑湿内伤，头重吐利，身倦神昏。六味香薷饮去茯苓，加香附、陈皮、苍术、紫苏，名二香散（《世医得效方》），治宜于表寒、里湿均盛，身热腹胀者。⑤明清时期，有立秋时服香薷饮消除暑湿、预防感冒的民俗。《帝京岁时纪胜》记载，在立秋前一日，陈冰瓜，蒸茄脯，煎香薷饮，至立秋日合家饮之。【方歌】三物香薷豆朴先，散寒化湿功效兼，若益银翘豆易花，新加香薷祛暑煎。

新加香薷饮 【来源】《温病条辨》："手太阴暑温，如上条证，但汗不出者，新加香薷饮主之。"【组成】香薷、厚朴、连翘各 6 g，金银花、鲜扁豆花各 9 g。 【用法】上药加水 800 mL，煮取 400 mL，先服 200 mL，得汗止后服，不汗再服。【功效】祛暑解表，清热化湿。【适应证】主治暑温复感于寒湿。临床应用以恶寒发热，头痛，恶寒无汗，口渴面赤，胸闷不舒，舌苔白腻，脉浮而数为辨证要点。【随症加减】高热汗多者去香薷；大便稀者加蝉蜕；腹泻者加茯苓皮、生薏苡仁；大便干结者加草决明、瓜蒌子；高热、烦渴者加生石膏；暑呕者加藿香、制半夏、姜竹茹；腹痛者加丁香、小茴香；咳嗽者加僵蚕、浙贝母、川贝母，或合桑杏饮；咽痛者加牛蒡子；有高热惊厥史，大便干结者加钩藤；初起发热恶寒，旋即暴泻如注者加葛根、黄连，或再加六一散；全身疼痛者加羌活、独活、防风。【专科应用】①治疗以恶寒发热、无汗、头痛为主的外感性疾病，如夏季发热、小儿夏湿发热、阴暑、小儿暑感高热、夏季感冒、流感、病毒性感冒、空调外感病、风湿热、日射病、肺炎、脑炎、局灶性化脓性感染。②治疗以腹痛吐泻、胸闷不舒为主的疾病，如空调外感病、急性肠炎、胃肠炎、急性菌痢、急性胃肠炎。③治疗以无汗、恶寒发热、脉浮、舌苔白腻为主的皮肤科疾病，如湿疹、荨麻疹、冻疮、日光性皮炎。④治疗眼耳鼻咽喉口腔科的鼻炎、鼻息肉、喉炎、中耳炎；泌尿外科的急性肾炎、慢性肾小球肾炎、肾盂肾炎、前列腺增生等。【临床经验】①本方治疗感冒，一般在 24～48 小时即可退热，最迟不超过 72 小时。另外，香薷在煎服方法上需要注意，煎煮时间不能过长，否则会降低疗效。本方一般每日

1 剂，病情严重时也可每日 2 剂，服药后最好能卧床休息，多饮用热水，以出微汗为佳。②章允格经验：本方证可能无汗亦可能少汗，无汗并非定例，所以临证不以少汗为禁用疏表之据，而以恶寒与发热并见作为邪在卫表之征。至于得汗止后服之说，如药后得汗，邪从汗泄，表证已解，自当停用后服，勿使过剂；若汗出不畅，表邪并未因此而解，其证犹在者，亦不妨再服。③张银增经验：治疗感暑贪凉，暑热郁遏肌表，热闭于内，不能外达者，加生石膏；盛夏暑湿秽浊之气，扰动胃腑，浊气不降，胃气上逆者，加制半夏、竹茹（姜汁炒）；暑伤其外，湿伤其中，脾胃受病，邪热下迫大肠，导致泄泻者，加六一散（布包）、葛根；暑湿热毒侵入肠中，而成痢疾者，加马齿苋、白头翁、木香、黄连。④叶振宇经验：香薷、丝瓜络、连翘、金银花各 10 g，厚朴、木棉花各 12 g，扁豆花 15 g，洗净后加入 3 碗水，先用武火煲滚再用文火煲 10 分钟即可。亦名新加香薷饮，祛除暑湿，以调治岭南地区"春困"。【方歌】新加香薷朴银翘，扁豆鲜花一齐熬，暑温口渴汗不出，清热化湿又解表。

第二节　祛暑利湿剂

六一散 【来源】《宣明论方》："治身热，吐痢泄泻，肠澼下痢赤白，癃闭淋痛，利小便，偏主石淋（久服金石热药，而结为砂石，从小便淋出者也），肠胃中积聚寒热，宣积气，通九窍六腑，生津液，去留结，消蓄水，止渴宽中，除烦热心躁，腹胀痛闷，补益五脏，大养胃肾之气（此肾水之脏，非为主之府也），理内伤阴痿，定魂定魄，补五劳七伤，一切虚损，主痫痓，惊悸健忘，烦满短气，藏伤咳嗽，饮食不下，肌肉疼痛，并口疮牙齿疳蚀，明耳目，壮筋骨，通经脉，和血气，消水谷，保元真，解百药酒食邪毒，耐劳役饥渴，宣热，辟中外诸邪所伤，久服强志，轻肩驻颜延寿，及解中暑伤寒疫疠，饥饱劳损，忧愁思虑，恚怒惊恐传染，并汗后遗热劳复诸疾，并解两感伤寒，能令遍身结滞宣通，气和而愈，及妇人下乳催生，产后损益血衰，阴虚热甚，一切热证，兼吹奶乳痈，此神验之仙药也。唯孕妇不宜服，滑胎也。"【组成】滑石180 g，甘草30 g。【用法】上药为细末，每服9～18 g，包煎，或温开水调下，每日2～3次，亦常加入其他方药中煎服。入汤剂时按比例酌情减量。【功效】清暑利湿。【适应证】主治感暑夹湿，暑湿下注证。临床应用以身热烦渴，小便不利，或泄泻为辨证要点。【随症加减】若暑热较重可酌加淡竹叶、西瓜翠衣之类以祛暑；伤津而口渴舌红者可加麦冬、沙参、石斛等养阴生津止渴；心火较旺而舌红心烦者可加淡竹叶、灯心草、黄连等泻火除烦；气津两伤可加西洋参、五味子等益气养阴，小便涩痛或有砂石诸淋者可选加白茅根、小蓟、车前草及瞿麦、海金沙、金钱草、鸡内金等利尿通淋；血淋者可加小蓟、白茅根、侧柏叶等以通淋止血。【专科应用】①治疗以小便不利为主的泌尿系疾病，如膀胱炎、尿道炎。②可用于治疗药物中毒，临床报道对轻症敌敌畏、有机磷中毒，红霉素过敏性皮炎有效。③可用于治疗小儿流涎、小儿疱疹、百日咳等儿科疾病。④可用于治疗皮肤过敏、肾囊风、破伤风中毒晕厥等其他疾病。⑤临床新用于治皮肤划痕症、小儿夏季热、中暑、胃肠型感冒、泌尿系结石、慢性前列腺炎、湿疹、压疮等。【临床经验】①若阴虚，内无湿热，或小便清长者忌用，孕妇忌服。②临床上用于解毒，如破伤风中毒晕厥，可用绿豆汤送服，且不拘于次数，可一日内反复给药。临床上用于皮肤过敏以及有机磷中毒，除予以汤剂口服，还可以外用。③中暑后必然有体温升高、发热的症状，或出现中医所说的"上火"症状，即热象；而且由于人体津液损失，往往会伴有口渴喜饮的脱水症状；以及小便量少、热痛、颜色发黄甚至尿闭等症状；如若暑湿伤及肠胃，还会出现呕吐或腹泻的症状。当出现以上症状中的3种就可考虑服用六一散。判断关键在于是否兼有小便赤黄短涩之症，如若小便清而长（无色而量多易排出）则不宜用。一般以凉开水调服效果最好。心烦不安者，可加上朱砂少许调服，名为"益元散"；若兼目赤咽痛、口舌生疮，可加青黛少许，名为"碧玉散"；如兼有轻微的外感（发热、头痛等）的症状，可用鲜薄荷叶煎汤或捣汁少许同服，名为"鸡苏散"。《古今医鉴》加适量冰片调匀，发热之初，用败毒散调下，或春、秋各用灯心草煎汤候冷调服，夏月新汲泉水调服，治痘疹热毒太盛，红紫黑陷，狂言引饮者。④小儿浴后以六一散涂撒，既可防止痱毒，又可预防湿疹。【方歌】六一散中滑石草，一方两法义须清，清热祛暑为常法，利水通淋亦细参。

益元散【来源】《伤寒直格》："（一名天水散，一名太白散）治身热、呕吐、泄泻、肠澼、下痢赤白；治淋闭、癃闭疼痛、利小腑，偏主石淋，荡胸中积聚寒热，大益精气，通九窍、六腑津液，去留结，消蓄水，止渴利中，除烦热、心躁，治腹胀痛闷，补益五脏，大养脾肾之气（此肾水之脏，非胃土之腑也），理内伤、阴痿，安魂定魄，补五劳七伤，一切虚损。"【组成】滑石36 g，甘草6 g，朱砂15 g。【用法】灯心汤调服。【功效】清心解暑，兼能安神。【适应证】主治暑湿壅滞证兼心神不安者。临床应用以身热烦渴、心悸怔忡、失眠多梦为辨证要点。【随症加减】失眠多梦加橘皮、竹茹、龙骨、牡蛎等。如虚加人参。【专科应用】①治疗以身热烦渴、三焦湿热为主要临床表现的小儿神经性遗尿。②配合清心散可治疗小儿诸疾，如治疗发热、小溲黄少、大便干结、口腔黏膜及舌边有大小不等溃疡，咽喉红肿为主要临床表现的小儿口疮，以夜间小儿啼哭不安，见灯火更甚，白天如常为主要临床表现的夜啼以及尿色异常，排出尿后不久色转白如泔浆，尿时并无疼痛的小儿白浊（小儿慢性肾炎蛋白尿）。③益元散加用冰片、蜂蜜调成糊均匀外敷，可治疗化疗中见有化疗药物外渗及药物性静脉炎者。④也用于治疗膀胱炎、晕厥、疱疹、小儿肠炎等。

【临床经验】①若阴虚，内无湿热，或小便清长者忌用。②现代研究结果表明，朱砂毒性作用机制是汞中毒，汞在体内半衰期为65～70日，排泄缓慢，长期超量服用，可出现蓄积性汞中毒，特别是肝肾功能不全的患者，更容易产生中毒。故本方有毒，不宜大量服用，也不宜少量久服，肝肾功能不全患者禁用。孕妇忌服。③《证治准绳》名辰砂六一散，用防风、荆芥、薄荷、天麻煎汤，候冷调下，治小儿狂言，发搐，惊闷。④散剂应用较为灵活，可调服、外敷等，应根据病情的需要灵活应用。**【方歌】**六一散用滑石草，清暑利湿此方饶，加入辰砂名益元，兼能镇心亦有效。

苓桂甘露饮（又称桂苓甘露饮）**【来源】**《宣明论方》："治伤寒中暑冒风饮食中外一切所伤，传受湿热霍乱吐下腹满痞闷及小儿吐泻惊风。"**【组成】**茯苓、泽泻、猪苓各15 g，石膏、寒水石、滑石各30 g，甘草6 g，白术12 g，肉桂3 g。**【用法】**上为末，每服3钱（9 g），温汤调下，新水亦得，生姜汤尤良。小儿每服1钱（3 g），同上法。现代用法：水煎服。**【功效】**祛暑清热，化气利湿。**【适应证】**主治中暑并水湿内停证。主饮水不消，呕吐泻利，水肿腹胀，泄泻不能止者。临床应用以发热头痛、烦渴引饮、小便不利为辨证要点。

【随症加减】对暑热不甚，发热及烦渴不重者可减寒水石、石膏用量，以免寒凉太过而伤中阳；阴液耗伤，兼有发热者加青蒿、芦根等。如果患者出现恶心、腹泻，应去寒水石、滑石，加入佩兰、广藿香；如果泄泻如水，则去寒水石、滑石，加木香、肉豆蔻、葛根、党参。【专科应用】①治疗以发热、头痛、恶心呕吐、泄泻为主要临床表现的中暑病、夏季腹泻、日射病等。②治疗以发热、小便不利、烦渴引饮等症为主要临床表现的泌尿系疾病，如尿路感染、膀胱炎、急性肾盂肾炎。③治疗以恶心呕吐、泄泻为主要临床表现的消化系统疾病，如小儿中毒性消化不良、小儿轮状病毒性腹泻、急性胃肠炎等。④治疗以口渴、发热（特别是暑季）为主要临床表现但不明病因者。⑤可以治疗小儿湿热。⑥还可以治疗霍乱，而中医所说的霍乱，主要是指急性发作的大吐大泻、腹痛烦闷的症状表现，相当于西医所说的急性肠胃炎。【临床经验】①临床上用本方须注意其季节性，但也不可拘泥于此，须灵活思辨；中病即止，本方中石膏、寒水石等大寒之品，易伤脾胃，故不可过用，且宜于食后服用；对于中暑，可一日内服用数次，不拘于两次。②张子和去猪苓，减三石一半，加人参、干葛、藿香、木香，亦名桂苓甘露饮，脉虚水逆（水入则吐名曰水逆）服之堪。《伤暑全书》加味桂苓甘露饮（加人参、香薷、甘草），治伏暑渴饮，腹胀霍乱。【方歌】桂苓甘露猪苓膏，术泽寒水滑石草，祛暑清热又利湿，发热烦渴吐泻消。

碧玉散 【来源】《宣明论方》：

"治夏伤暑热，身热吐泻，下痢赤白，癃闭淋痛；或兼见目赤咽痛，口舌生疮者。滑石六两，甘草一两，青黛适量，前二味，为细末，加青黛至药末呈碧青色。每服三钱，加蜜少许，温水或新汲水调下，日三服。"【组成】滑石600 g，甘草100 g，青黛35 g。【用法】前2味为细末，加青黛至药末呈碧青色。每服9 g，加蜜少许，温水或新汲水调下，每日3次。【功效】祛暑清肝。【适应证】主治暑湿证兼有肝郁郁热者。夏伤暑热，身热吐泻，下痢赤白，癃闭淋痛；或兼见目赤咽痛，口舌生疮。【随症加减】中暑夹湿者去青黛；暑湿兼见心悸怔忡，失眠多梦者去青黛，加朱砂；暑湿证兼有肝胆郁热较重者去青黛,加薄荷。【专科应用】①治疗以发热、头痛、恶心呕吐、泄泻为主要临床表现的中暑病、夏季腹泻、日射病等。②治疗以发热、小便不利、烦渴引饮等症为主要临床表现的泌尿系疾病,如尿路感染、膀胱炎、急性肾盂肾炎等。③治疗以恶心呕吐、泄泻为主要临床表现的消化系统疾病,如小儿中毒性消化不良、小儿轮状病毒性腹泻、急性胃肠炎等。④治疗以口渴、发热(特别是暑季)为主要临床表现但不明病因者。⑤可以治疗小儿湿热、霍乱。⑥本方加减化裁可用于治疗手足口病、婴儿湿疹、流行性腮腺炎、淋病、慢性砷中毒、百日咳等。【临床经验】①临床上用本方须注意其季节性,但也不可拘泥于此,须灵活思辨;中病即止,本方中滑石大寒,易伤脾胃,故不可过用,且宜于食后服用;对于中暑,可一日内服用数次,不拘于两次。孕妇忌服。②《医宗金鉴》琥珀碧玉散(加琥珀),用灯心煎汤调下,治疯犬咬伤,毒物血片堵塞茎中,以致小便涩滞若淋者。《御药院方》咽喉碧玉散(去滑石,加芒硝、蒲黄),治心肺积热上攻,咽喉肿痛闭塞,水浆不下,或生喉疖,重舌、木舌。③李玉甡经验:七叶一枝花碧玉散(去滑石、甘草,加重楼、白及、天花粉、黄柏、冰片),研末调糊外敷,治疗流行性腮腺炎。【方歌】六一散用滑石草,清暑利湿有功效,或加青黛名碧玉,目赤咽痛俱可消。

清暑汤

【来源】《外科全生集》:"治一切暑热,头面生石疖。"【组成】连翘、天花粉、赤芍、甘草、滑石、车前子、野菊花、泽泻、淡竹叶各 12 g。【用法】水煎服。【功效】清暑利湿、利尿解毒。【适应证】用于脓疱疮、痱子、黄水疮等。【随症加减】热毒较甚者重用连翘、野菊花,加黄连、蒲公英;湿偏重可加佩兰、茯苓、藿香,小便不利者可重用六一散;身热口渴,汗大出之暑热重证者加石膏、知母、生地黄等;暑湿之邪又易困阻脾胃，使脾气不运，加太子参、茯苓、陈皮；体虚者加党参、麦冬；上呼吸道感染者加金银花、射干；干咳者加川贝母、紫菀。【专科应用】①治疗以身热口渴、大汗出为主要临床表现的夏季中暑、日射病等。②治疗以红斑、丘疹等为主要临床表现的皮肤病证，如脓疱疮、痱子等皮肤病症。③治疗以小便异常为主要临床表现的泌尿系统疾病如尿道炎、膀胱炎、肾炎、肾盂肾炎、尿潴留、过敏性紫癜肾炎等。④可用于治疗夏季不明原因发热、恶性网状细胞增多症、夏季不明原因下肢瘫痪、小儿夏季热、小儿发育迟缓、血汗症等其他疾病。【临床经验】①本方性寒而滑，脾虚者不宜。②治疗脓疱疮，注意平时可用硫黄皂洗澡，衣服也须消毒清洗后方可继续使用，并需注意局部治疗以杀菌、消炎、止痒、干燥为原则。疱壁未破者可外搽 1% 樟脑、10% 硫黄炉石洗剂，每日数次。疱壁已破形成糜烂面或结痂者，可先以 0.1% 依沙吖啶溶液湿敷，敷后外用 0.5% 新霉素软膏或莫匹罗星软膏、环丙沙星软膏等，亦可用 2% 甲紫溶液；或用中药制剂颠倒散或如意金黄散外用；普及卫生教育，注意避免交叉传染。③在治疗痱子时，注意可局部涂擦滑石粉等。【方歌】清暑车前菊泽竹，滑石草芍粉连翘，暑湿脓疱痱子疮，利尿解毒有功效。

第三节　祛暑益气剂

清暑益气汤【来源】《脾胃论》："时当长夏，湿热大胜，蒸蒸而炽，人感之多四肢困倦，精神短少，懒于动作，胸满气促，肢节沉痛，或气高而喘，身热而烦，心下膨痞，小便黄而少，大便溏而频，或痢出黄糜，或如泔色，或渴或不渴，不思饮食，自汗体重少或汗少者，一其脉中得洪缓。若湿气相搏，必加之以迟，迟病虽互换小差，共天暑湿令则一也，宜以清燥之剂治之，名之曰清暑益气汤主之。"【组成】黄芪、苍术、升麻各12 g，人参、泽泻、神曲、橘皮、白术、麦冬、当归、炙甘草各3.6 g，青皮、黄柏各3 g，葛根2.4 g，五味子9枚。【用法】上件同㕮咀。都作一服，加生姜2片，大枣2枚，水2大盏（30 mL），煎至1盏，去渣，大温服，食远。剂之多少，临病斟酌。【功效】清暑化湿，益气生津。汗少者，黄芪减半（6 g）。【适应证】主治平素气阴俱虚，又感暑湿，或暑湿耗伤气阴，身热而烦，四肢困倦，精神短少，胸满气促，肢体沉痛，口渴自汗，大便溏薄，小便坐赤，苔腻，脉虚。【随症加减】脾胃不足者少用升麻，更加柴胡；若中满者去甘草；咳甚者去人参；如口干嗌干者加干葛；如烦乱犹不能止，少加黄连以去之；如气浮心乱，则以朱砂安神丸镇固之，得烦减，勿再服；如心下痞，亦少加黄连；长夏湿土客邪火旺，可以权加苍术、白术、泽泻，上下分消其湿热之气也；湿气大胜，主食不消化，故食减，不知谷味，加炒神曲以消之。复加五味子、麦冬、人参泻火，名曰生脉散，益肺气，助秋损也；浊气在阳，乱于胸中，则腹满闭塞，大便不通，夏月宜少加酒洗黄柏大苦寒之味，冬月宜加吴茱萸大辛苦热之药以从权，乃随时用药，以泄浊气之下降也；清气在阴者，乃人之脾胃气衰，不能升发阳气，故用升麻、柴胡辛甘之味，以引元气之升，不令飧泄也。暑月阳盛，则于正药中加青皮、陈皮、益智、黄柏，散寒气、泄阴火之上逆；或以消痞丸合滋肾丸，滋肾丸，黄柏、知母，微加肉桂，三味是也；或更以黄连另作丸。如食已心下痞，另服橘皮枳术丸；如脉弦、四肢满闭，便难而心下痞，加甘草、黄连、柴胡；如大便秘硬，心下痞，加黄连、桃仁，少加大黄、当归身；如心下夯闷者加白芍、黄连；如心下痞腹胀加五味子、白芍、砂仁；如天寒少加干姜或中桂；如心下瘀，中寒者加附子、黄连；如心下瘀、呕逆者加黄连、生姜、橘皮；如冬月不加黄连，少入丁香、藿香叶；如口干嗌干加五味子、干葛；如胸中满闷郁郁然加橘红、青皮、木香各少许；如食少不饥加炒曲；如食不下，乃胸中、胃上有寒，或气涩滞加青皮、陈皮、木香，此三味为定法；如冬天，加益智、草豆蔻仁；如夏月少用，更加黄连；如秋月气涩滞、食不下，更加槟榔、草豆蔻仁、砂仁，或少加豆蔻仁；如三春之月，食不下，亦用青皮少、陈皮多，更加风药以退其寒复其上；如初春犹寒，更少加辛热以补春气之不足，以为风药之佐，益智、草豆蔻皆可也；如胸中窒塞或气闭闷乱，肺气涩滞而不行者，宜破滞气，少加木香、槟榔；如冬月，加吴茱萸、人参；丹田有热者，必尻臀冷、前阴间冷汗，两丸冷，是邪气乘其本而正气走于经脉中也。遇寒则必作阴阴而痛，以此辨丹田中伏火也，加黄柏、生地黄，勿误作寒证治之；如多唾或唾白沫者，胃口上停寒也，加益智；如腹中气上逆者，是冲脉逆也，加黄柏3分（1 g），黄连1分半（0.5 g）以泄之；如腹中或周身间有刺痛，皆血涩不足，加当归身；如哕，加五味子多、益智少；如脉涩，觉气涩滞者，加当归身、天冬、木香、青皮、陈皮，有寒者，加桂枝、黄芪；如秋、冬天气寒凉而腹痛者，加半夏或益智或草豆蔻之类；如胁下急或痛甚，俱加柴胡、甘草；如头痛有痰、沉重懒倦者，乃太阴痰厥头痛，加半夏5分（1.5 g）、生姜2分（0.6 g）或3分（1 g）；气犹短促者，为膈上及间有寒所遏，当引阳气上升，加羌活、独活、藁本最少，升麻多，柴胡次之，黄芪加倍；如脚膝痿软，行步乏力或疼痛，乃肾肝中伏湿热，少加黄柏，空心服；不愈，更增黄柏，加汉防己5分（1.5 g），则脚膝中气力如故也；如湿热乘其肾肝，行步不正，脚膝痿弱，两脚欹侧，已中痿邪，加黄柏（酒洗）、知母，令两足涌出气力矣；如大便涩滞，隔一二日不见者，致食少，乃血中伏火而不得润也，加当归身、地黄、桃仁泥、麻仁泥以润之。【专科应用】①用于治疗上呼吸道感染低热、小儿夏季热、慢性咽炎、传染性单核细胞增多症、心肌炎、慢性肾小球肾炎、慢性肾衰竭、非特异性结肠炎、过敏性紫癜肾炎等。②用于治疗休克、缺铁性贫血、甲状腺功能减退症（简称甲减）、2型糖尿病、三叉神经痛、面神经炎、周期性麻痹、僵人综合征、脑供血不足、慢性疲劳综合征、亚健康者等。③用于治疗内耳眩晕病、眼色素膜炎、变应性鼻炎、神经性耳聋、脂膜炎、跟痛症、痤疮、肛门湿疹等。【临床经验】①服药期间，忌食辛辣、冷、油腻、烟酒等刺激之物。《医学读书记》谓津涸火炽，体实，脉盛者此方不可与之。②本方除青皮、泽泻、干葛，名黄芪人参汤（《脾胃论》），治暑伤元气，长夏倦怠，胸满自汗，时作头痛。本方除白术、青皮、麦冬、五味子，加茯苓、猪苓、柴胡、防风、羌活、连翘、知母，名补肝汤（《脾胃论》），治阴汗如水，阴冷如冰，脚痿无力。③王孟英认为本方"虽有清暑之名，而无清暑之实"，故自创王氏清暑益气汤（西洋参、石斛、麦冬、黄连、淡竹叶、荷秆、知母、甘草、西瓜皮、粳米）。后人认为，东垣适用于元气不足之体，感受暑湿（尤在泾），或脾肺气虚湿盛之人兼感微暑（王孟英），或体虚因避暑而袭凉饮冷，内伤脾胃，酿生湿热（王晋三）。临床上，王氏清暑益气汤主要用于暑温，暑热伤及气阴而出现自汗，气短神疲，舌苔黄而干燥。东垣清暑益气汤则用于暑湿，为暑湿内蕴而损及元气，故有胸闷气短，大便溏薄，舌苔腻。④柯联才经验：治疗顽固性眩晕，用本方合半夏白术天麻汤化裁为治；眩晕愈后再嘱患者以血肉有情之食饵（白绒鸡1只，杀净、去五尖、内脏；蛎干100 g，洗净浸泡；将蛎干纳入鸡肚内，用线缝密，加入黄芪30 g、天麻10 g、枸杞子15 g共炖食）调补之，常事半功倍。调理亚健康状态，本方加仙鹤草、生麦芽；并以党参、黄芪、茯苓、山药、芡实、莲子、枸杞子炖瘦肉，每3日吃1次，以巩固疗效。治疗小儿夏季热，用盛国荣消夏汤（珠儿参、茵陈、泽泻、半夏、苍术、茯苓、青皮、谷芽、麦芽、甘草）加藿香、滑石，健脾益气，清暑化湿；并嘱以四神汤（茯苓、山药、芡实、莲子）加绿豆、薏苡仁同煮食，以作善后之图。⑤高中祖经验：自拟清暑益气汤（柴胡、升麻、当归、栀子、大黄各15 g，黄芪、党参各30 g，茵陈25 g，麦冬、白术各20 g，陈皮、五味子各10 g，甘草6 g），治疗秋冬季节伏暑发病，气虚乏力所致头晕、汗多、心烦、眠差、耳鸣、便秘、夜尿频等症。随症加减。1 剂药开水煎 4 次，每次 30 分钟，每日 3 次。连服 4 日为一疗程。【方歌】东垣清暑益气汤，参芪归术加草苍；升葛泽曲麦味合，健脾祛湿此方强。

王氏清暑益气汤 【来源】《温热经纬》：“湿热证，湿热伤气，四肢困倦，精神减少，身热气高，心烦溺黄，口渴自汗，脉虚者。东垣用清暑益气汤适应证。同一热渴自汗，而脉虚神倦，便是中气受伤，而非阳明郁热。方中药味颇多，学者当于临证时斟酌去取可也……余每治此等证，辄用西洋参、石斛、麦冬、黄连、淡竹叶、荷秆、知母、甘草、粳米、西瓜翠衣等，以清暑热而益元气，无不应手取效也。”【组成】西洋参5 g，石斛、荷梗、粳米各15 g，麦冬9 g，竹叶、知母各6 g，黄连、甘草各3 g，西瓜皮30 g。【用法】将上药浸入清水中，水位高出药品约 2 cm，浸泡半小时。微火煎煮约半小时，去滓，空腹温服。量之多少，临病斟酌，也可少量频服。【功效】清暑益气，养阴生津。【适应证】主治暑热气津两伤证。症见身热汗多，口渴心烦，小便短赤，体倦少气，精神不振，脉虚数。【随症加减】若暑热较高加石膏以清热解暑；暑热夹湿，苔白腻者去阴柔之麦冬、石斛、知母，加藿香、六一散、草豆蔻等，以增强祛湿之功；黄连味苦质燥，若暑热不盛者可去之；用于小儿夏季发热者，去黄连、知母，加白薇、地骨皮

等。【专科应用】①治疗以身热、汗出、口渴心烦、小便短赤、体倦为主要临床表现的夏季中暑、日射病、急性胃肠炎等。②治疗以小便异常为主要临床表现的泌尿系统疾病，如尿道炎、膀胱炎、肾小球肾炎、肾盂肾炎、尿潴留、过敏性紫癜肾炎等。③用于治疗夏季不明原因发热、恶性网状细胞增多症、夏季不明原因下肢瘫痪、小儿厌食症、夏季哮喘、中暑合并多器官功能障碍、小儿夏季热、小儿发育迟缓、血汗症、干燥综合征、放疗后咽干症等。④用于治疗冠心病、原发性高血压、糖尿病、甲亢、慢性浅表性胃炎、慢性萎缩性胃炎、顽固型便秘、肺结核、支气管扩张、慢性支气管炎、失声、神经衰弱、肋间神经炎、亚健康人群等。【临床经验】①本方因有滋腻之品，故暑病夹湿者不宜使用；伤暑无气虚者不可使用，如单纯暑症，症见高热烦躁者。②西瓜皮、荷梗等为夏季时令药，当季使用效果最佳。本方的使用不局限于时令与病种，如在秋冬季节，本方的用量不可过大，或可酌情将本方苦寒药换作其他功效相似的平和药代替。西洋参可用北沙参代替。③刘吉善经验：王氏之方偏于寒凉，侧重于清热、生津、养阴；李氏之方偏于温，清热之力稍逊，侧重于燥湿健脾、益气养阴。素体虚弱者，受暑邪兼有湿邪，宜用李氏清暑益气汤；如暑邪伤人已使患者气阴两伤，则宜用王氏清暑益气汤。【方歌】清暑益气西洋参，竹叶知草与荷梗，麦冬米斛连瓜翠，暑热伤津此方能。

第六章 温里剂

第一节 温中祛寒剂

理中丸（又称理中汤）

【来源】《伤寒论》："霍乱，头痛发热，身疼痛，热多欲饮水者，五苓散主之；寒多不用水者，理中丸主之。"《伤寒论》："大病瘥后，喜唾，久不了了，胸上有寒，当以丸药温之，宜理中丸。"【组成】人参、干姜、甘草（炙）、白术各90 g。【用法】上4味，捣筛，蜜和为丸，如鸡子黄大。以沸汤数合，和1丸，研碎，温服，每日3~4次，夜2次。服后腹中未热，可加至3~4丸，然不及汤。汤法：以四物依两数切，用水1.6 L，煮取600 mL，去滓，每次温服200 mL，日三服（每日3次）。服汤后，如食顷，饮热粥200 mL左右，微自温，勿发揭衣被。现代用法：上药共研细末，炼蜜为丸，重9 g，每次1丸，小蜜丸则每次9 g，温开水送服，每日2~3次；亦可做汤剂，水煎服，药后饮热粥适量。【功效】温中祛寒，补气健脾。【适应证】①脾胃虚寒证：脘腹绵绵作痛，喜温喜按，呕吐，大便稀溏，脘痞食少，畏寒肢冷，口不渴，舌淡苔白润，脉沉细或沉迟无力。②阳虚失血证：便血、吐血、衄血或崩漏等，血色暗淡，质清稀。③脾胃虚寒所致的胸痹；或病后多涎唾；或小儿慢惊风等。【随症加减】自利腹痛者加木香；蜷卧沉重，利不止加附子；呕吐去白术，加半夏、姜汁；脐下动气去白术，加桂；心悸加茯苓；阴黄加茵陈；寒结胸加枳实；不痛利多者倍白术；渴者倍白术；腹满去甘草；若virus寒甚者可加附子、肉桂；脾气虚者重用人参，加黄芪；下利甚者可加茯苓、煨诃子、白扁豆；阳虚失血者可将干姜易为炮姜，加艾叶、伏龙肝、阿胶（烊化）；胸痹可加薤白、桂枝、枳实；带下色白如涕，量多伴下肢浮肿者与五苓汤共用，并加党参、桑螵蛸。【专科应用】①治疗以脘腹绵绵作痛，喜温喜按为主要临床表现的消化系统疾病，如溃疡病、胃炎、肠炎、结肠炎、痢疾、胃扩张、胃下垂等属脾胃虚寒者。②治疗以咳嗽、痰多色白为主要临床表现的呼吸系统疾病，如慢性气管炎、肺心病。③治疗以出血为主要临床表现的出血性疾病，如消化性溃疡出血、血小板减少性紫癜等证属脾胃虚寒者。④还可用于治疗慢性肾功能不全、小儿慢惊风、小儿肺炎肺不张、小儿疳积、小儿肠痉挛、小儿多涎症、盆腔炎、头痛、头晕、勃起功能障碍、遗精、慢性肝炎、贫血、妊娠恶阻、慢性口腔溃疡、鼻出血、咽痛、手心发痒脱皮、子宫脱垂、白带过多、胆囊炎、术后胆汁分泌过多、胆道蛔虫病、慢性阑尾炎等证属脾胃阳虚者。【临床经验】①本方由辛温燥热之品组成，针对中焦虚寒而设，应用时应注意辨清寒热真假，对于脾胃阴虚、失血、湿热内蕴中焦之证，不可使用。孕妇慎服。服药期间注意控制饮食，忌寒凉生冷食物。②有人总结理中汤治疗胃脘痛性质多为隐痛、嘈痛或钝痛；饥则较甚，得食稍可；痛后喜按；疲劳后加剧，次数亦增多；得补剂则效，攻利则剧。③本方作汤剂，在《金匮要略》中称人参汤，治"胸痹，心中痞气，气结在胸"。理中丸方后亦有"然不及汤"四字。盖汤剂较丸剂力强，临床可视病情之缓急酌定剂型。本方加附子名附子理中丸（《阎氏小儿方论》），主治脾胃虚寒，风冷相乘，脘腹疼痛，霍乱吐利转筋等；加桂枝名桂枝人参汤（《伤寒论》），主治太阳病，外证未除而数下之，遂协热下利，利下不止，心下痞硬，表里不解；加黄连名连理汤（《症因脉治》），主治泻痢烦渴，吞酸腹胀，小便赤涩，心痛口糜等；去甘草，加花椒、乌梅、茯苓，名理中安蛔汤（《万病回春》），主治脾胃虚寒以及蛔虫引起的腹痛；加枳实、茯苓、干姜，名枳实理中丸（《太平惠民和剂局方》），主治脾胃虚寒、气滞水湿停留；加木香、砂仁，名香砂理中汤（《医灯续焰》），主治脾胃虚寒气滞，肠鸣泄泻，腹痛喜温喜按，或见呕吐，胸膈满闷，腹中雷鸣。④李时珍："口疮，久服凉药不愈，理中加附子反治之，合以官桂。"⑤门纯德经验：治疗妇女白带过多，少腹虚冷者加山药；少腹虚冷，宫寒不孕者加桂枝、吴茱萸；虚寒胃病呕吐酸水者加黄连；脾胃虚弱噎息者加茯苓、桂枝、半夏；冠状动脉供血不足者加阿胶（烊化）、附子。单宏敏经验：加白芍、瓦楞子治吐血便血；加肉豆蔻、木香、香附治五更泻；加甘松、鸡内金、三仙治慢性消化不良。【方歌】理中丸主温中阳，人参甘草术干姜，原为脾胃虚寒设，后人衍化许多方。

丁香散 【来源】《三因极一病证方论》："丁香散，治咳逆噎汗。"《类证活人书》：治"伤寒咳逆、噎、汗。久病呃逆因于寒者"。【组成】丁香、柿蒂各 3 g，甘草（炙）、高良姜各 1.5 g。【用法】上药为细末。每服 6 g，用热汤调下，乘热服，不拘时。【功效】温中散寒，降逆止呕。【适应证】主治胃寒哕逆。临床应用以呕吐、腹痛等为辨证要点。【随症加减】脾肾阳虚甚者加炮姜炭、吴茱萸、补骨脂、肉豆蔻（去油）、五味子、赤石脂、山药、砂仁等；呕吐甚者加法半夏、陈皮。【专科应用】①治疗以呕吐为主要症状的疾病，如妊娠呕吐、梅尼埃病、后循环缺血、良性位置性眩晕、食物中毒、反流性食管炎、中暑等。②治疗以腹痛为主要症状的疾病，如小儿肠痉

挛、小儿腹泻、小儿疝气，急、慢性胃肠炎，胃和十二指肠溃疡、克罗恩病、结肠炎、肠梗阻等。③治疗以呃逆为主要症状的疾病，如膈肌痉挛、顽固性呃逆等。【临床经验】①本方偏于温热，阴虚内热者忌用，阳虚失血而阴血亏损者，也当慎用。②《妇人大全良方》加人参，名人参丁香散，治妊娠恶阻，甘寒呕逆，翻胃吐食，心腹刺痛。【方歌】丁香散方能暖胃，可将虚寒呃逆退，炙甘草与高良姜，柿蒂降气功为最。

丁香柿蒂汤

【来源】《症因脉治》："治胃寒呃逆脉迟者。"【组成】丁香、生姜各 6 g，柿蒂 9 g，人参 3 g。【用法】水煎服。【功效】温中降逆，益气和胃。【适应证】主治虚寒呃逆。临床辨证以呃逆不已，胸脘痞闷，舌淡苔白，脉沉迟为辨证要点。【随症加减】兼气滞痰阻，舌苔白腻者加半夏、陈皮以理气化痰；中寒有饮，舌苔白滑者加桂枝、茯苓以温化痰饮；胃气不虚者去人参；胃寒较甚者加吴茱萸、干姜以增温中祛寒之力；气滞胸脘胀满者加陈皮、木香以理气除满。【专科应用】①治疗以呕吐为主要症状的疾病，如妊娠呕吐、梅尼埃病、后循环缺血、良性位置性眩晕、食物中毒、反流性食管炎、中暑等。②治疗以呃逆为主要症状的疾病，如单纯性膈肌痉挛、顽固性呃逆、脑卒中后呃逆、肿瘤化疗后呃逆、重型肝炎伴顽固性呃逆、胃肠神经症、胃炎、胃扩张、胸腹腔肿瘤、肝硬化晚期、脑血管病、尿毒症以及胸腹手术后引起的呃逆。【临床经验】①肾元虚惫、阴虚火旺及胃热呃逆者，禁用。②胃气不虚者，可去人参，名柿蒂汤（《济生方》）；胃气不虚而寒不甚者，去生姜，名柿钱散（《洁古家珍》）；去人参、生姜，名丁香柿蒂汤，主治咳逆（《妇人大全良方》）。③谯兴兰经验：治疗肿瘤化疗后呃逆，本方煎汤代水饮，每次 20～50 mL，每日 3 次。④刘佩燕经验：治疗顽固性呃逆，用丁香柿蒂汤合旋覆代赭汤化裁，足三里、内关穴位注射，左右穴位交替，5 次为一疗程。【方歌】丁香柿蒂人参姜，呃逆因寒中气伤，温中降逆又益气，胃气虚寒最相当。

附子理中丸 【来源】《太平惠民和剂局方》："治脾胃冷弱，心腹绞痛，呕吐泄利，霍乱转筋，体冷微汗，手足厥寒，心雷鸣，呕哕不止，饮食不进，及一切沉寒痼冷，并皆治之。"【组成】附子（炮）、人参（去芦）、干姜（炮）、白术、甘草（炙）各 90 g。【用法】上为细末，炼蜜为丸。每服 1 丸（6 g），以水一盏（30 mL），化开，煎至七分，稍热服之，空心食前。服药后，如食顷，饮热粥 1 L 许，微自温，勿发揭衣被。【功效】温阳祛寒，补气健脾。【适应证】主治脾胃虚寒较甚，或脾肾阳虚证。临床上以脘腹疼痛，下利清谷，恶心呕吐，畏寒肢冷，或霍乱吐利转筋，舌淡苔白润，脉沉细或沉迟无力等为辨证要点。【随症加减】虚甚者可重用人参，可加肉桂；虚寒并重者，干姜、人参并重；胃逆见呕吐较重者可加生姜、半夏、砂仁；寒湿下注见下利较重者重用白术，可加茯苓、薏苡仁；阳虚失血者可将干姜易为炮姜，加艾叶、伏龙肝；胸痹可加薤白、桂枝、枳实；腹痛可加丁香、小茴香、高良姜。【专科应用】①治疗以脘腹疼痛为主要症状的疾病，如胃神经症、功能性消化不良、功能失调性子宫出血、急性胰腺炎、阑尾炎、便秘、肠痛、慢性盆腔炎等。②治疗以腹泻为主要症状的疾病，如霍乱、急性胃肠炎、溃疡性结肠炎、胃和十二指肠溃疡、小儿慢性腹泻等。③治疗临床上可见于脾肾阳虚证的老年病，如风心病、肺心病、窦性心动过缓、冠心病、心力衰竭、慢性迁延性肝炎等。④另外，用于治疗反流性食管炎、过敏性紫癜、口腔溃疡、糖尿病、多涎、干燥综合征、脚气病、小儿肺炎、小儿慢惊风、尿失禁、产后间歇性颈痉挛、男性不育症、勃起功能障碍、腰肌劳损等。【临床经验】①服药后应忌食生冷物。孕妇忌服。②附子有毒，使用的附子必须严格炮

制，否则应将附子分包后先煎1～2小时。本药严禁加量服用。适用于阴寒体质，但热病伤津及阴虚燥渴者不宜使用。个别患者服药后出现过敏反应，偶可引起心律失常，面部浮肿及舌头卷缩，失去味觉等症状。《景岳全书》："加制附子一、二、三钱，随宜用之。其有寒甚势急者，不妨生用，或炮用亦可。"③人参可用党参代替。炮姜可用干姜代替。④服药后观察睡眠、小便、动静三方面的变化，如三症齐进，则附子减量或停用。即患者服用附子后，睡眠安然，尿量增多，活动自如而无躁动不安状，为正常反应。⑤王维澎经验：应用附子理中丸时，在治疗中渐次减量。初用每次3丸，每日5次；之后每次2丸，每日3次；最后改为每次1丸，每日3次；或者每次1丸，乃至每次半丸，每日2次。虚火上炎者，方用附子理中丸，每日2丸，加水煎煮约10分钟，使之溶化，取药液300 mL置杯中，代茶饮，冷服，一日内缓缓服尽，能缓而收功。⑥有报道，治疗脚癣用附子理中丸研极细末，加蜂蜜调为膏状或加水调为糊状，涂敷于患处，外以纱布覆盖，每日换药2～3次，经过2～3日即可获愈。⑦后世治疗中焦虚寒而有热者，制有连理汤，即理中汤加黄连、茯苓。连理汤可与附子理中丸对等相看。冉雪峰《冉氏方剂学》："后贤加黄连，名连理丸，为中而兼上之治；加附子，名附子理中丸，为中而兼下之治。"【方歌】理中丸主温中阳，人参甘草术干姜，呕哕腹痛阴寒盛，再加附子更扶阳。

小建中汤 【来源】《伤寒论》："伤寒，阳脉涩，阴脉弦，法当腹中急痛，先与小建中汤。不瘥者，小柴胡汤主之。""伤寒二三日，心中悸而烦者，小建中汤主之。"《金匮要略》："虚劳里急，悸，衄，腹中痛，梦失精，四肢酸疼，手足烦热，咽干口燥，小建中汤主之。"【组成】桂枝（去皮）、生姜（切）各9 g，甘草（炙）6 g，大枣（擘）4 枚，芍药18 g，胶饴

60 g。【用法】水煎取汁，兑入饴糖，文火加热溶化，分两次温服。【功效】温中补虚，和里缓急。【适应证】主治中焦虚寒之虚劳里急证。临床应用以腹中拘急疼痛，喜温喜按，神疲乏力，虚怯少气；或心中悸动，虚烦不宁，面色无华；或伴四肢酸楚，手足烦热，咽干口燥；舌淡苔白，脉细弦为辨证要点。

【随症加减】寒甚者重用桂枝、生姜；虚损甚而偏气虚者加黄芪，偏血虚者加当归，气血俱虚者加当归、黄芪；营阴不守而见自汗心悸，虚烦不寐者加酸枣仁、浮小麦；中焦寒重者加干姜；兼有气滞者加木香；便溏者可加白术；面色萎黄、短气神疲者加人参、黄芪、当归。【专科应用】①治疗以腹痛为主要临床表现的胃和十二指肠溃疡、慢性肝炎、慢性胃炎、习惯性便秘、黄疸等。②治疗以心中悸动、面色无华为主要临床表现的神经衰弱、再生障碍性贫血、失血性贫血、白细胞减少症、崩漏等。③治疗以手足烦热、咽干口燥为主要临床表现的功能性发热、围绝经期综合征。④还可用于治疗白塞综合征、震颤症、小儿腹痛、小儿遗尿等。【临床经验】①呕吐或中满者不宜使用。阴虚火旺之胃脘疼痛忌用。忌海藻、菘菜、生葱。②小建中汤非治中焦虚寒之方、温脾阳之剂，方中滋阴药与助阳药并用，而前者的分量超过后者，其意不在"阴中求阳"，以补脾阳之虚，而在于滋荣脾阴。例如，《吴鞠通医案》治诸虚不足，减姜、桂之半，加柔药（大生地黄、麦冬、五味子）兼以护阴。治咳嗽未止，加云茯苓、半夏。③饴糖替代方法：用生麦芽40 g，红糖30 g，加500 mL水浸泡后，文火先煎20分钟，滤取药液200~300 mL，再与方中他药共煎，其效果虽逊于饴糖，但总不至于失真。④《千金要方》建中汤治虚劳内伤、寒热、呕逆、吐血，即本方加半夏；《苏沈良方》谓此药治腹痛如神，然腹痛按之便痛，重按却不甚疼，此只是气痛……气痛不可下，下之愈甚，此虚寒证也，此药偏治腹中虚寒，补血尤止腹痛；《三因方》加味小建中汤，治心腹切痛不可忍，按轻却痛，按重则愈，皆虚寒证……此药主之，即本方加远志肉；《济阴纲目》小建中汤治内虚霍乱转筋；《证治准绳》小建中汤治痢，不分赤白、久新，但腹中大痛者，神效；《张氏医通》形寒饮冷，咳嗽兼腹痛，脉弦者，小建中汤加桔梗，以提肺气之陷。寒热、自汗加黄芪。⑤《金匮要略》黄芪建中汤（加黄芪），增强益气建中之力，阳生阴长，治诸虚不足之证。《千金翼方》当归建中汤（加当归），乃偏重于和血止痛。若去血过多，崩伤内衄不止，加地黄、阿胶；若无当归，以川芎代之；若无生姜，以干姜代之。【方歌】小建中汤芍药多，桂枝甘草枣姜和，饴糖为君补中气，虚劳腹痛服之瘥。

黄芪建中汤

【来源】《金匮要略》："虚劳里急，诸不足，黄芪建中汤主之。"【组成】饴糖 30 g，桂枝、生姜各 9 g，芍药 18 g，大枣 6 枚，黄芪 5 g，炙甘草 6 g。【用法】煎服法同小建中汤。【功效】温中补气，和里缓急。【适应证】主治脾胃虚寒，正气不足证。临床应用以里急腹痛，喜温喜按，形体羸瘦，面色无华，心悸气短，自汗盗汗为辨证要点。【随症加减】虚寒者加炒白术、党参、附片；胃阴不足者减桂枝、生姜，加沙参、生地黄、鲜石斛；痰湿交阻者加法半夏、厚朴；肝胃不和者加香附、柴胡、绿萼梅、郁金、枳壳；胀甚者加大腹皮、降香、丹参。【专科应用】①治疗以腹胀反酸为主要临床表现的胃炎、胃肠痉挛、胃和十二指肠溃疡、功能性消化不良等。②治疗以腹泻为主要临床表现的急、慢性肠炎、食物中毒、克罗恩病、五更泻等。③治疗以肝区疼痛为主要临床表现的黄疸、肝炎、肝硬化、肝癌等。④治疗神经衰弱、再生障碍性贫血、失血性贫血、白细胞减少症、崩漏、功能性发热、围绝经期综合征、白塞综合征、震颤症、小儿腹痛、小儿遗尿等证属阴阳气血俱虚者。【临床经验】①叶天士经验：黄芪建中汤治虚劳提出具体指征为久病消瘦；有操劳过度史；脉虚无力；胃纳不佳，时寒时热，喘促短气，容易汗出。阴虚内热者忌用。②《外台秘要》引《必效方》加当归、人参，治虚劳，下焦冷，不甚渴，小便数；若失精加龙骨、白薇。《外台秘要》引《深师方》加入人参、半夏，治虚劳腹满，食少，小便多。《丹溪心法》桂枝改用肉桂。《济阴纲目》治产后诸虚不足，发热，或恶寒，腹痛，桂枝改用肉桂；虚甚，加附子。《医宗金鉴》治少血，荣养衰弱者，经行后，出血过多者，用本方。《治病法轨》："小儿肺风疾喘，加半夏、茯苓，无不愈者。又，左关浮弦右虚弱，或浮虚且缓，或沉细且弱，或加荆芥、防风，或加川黄连、赭石。"③陈宝贵经验：合六君子汤加减治疗脾胃虚弱、胃纳失常之虚寒胃痛。胃脘胀重者加木香、佛手；口黏者加藿香、佩兰；泄泻者加山药、豆蔻；纳差者加砂仁、鸡内金；脘腹冷痛者加延胡索、吴茱萸；泛酸者加海螵蛸。④何少山经验：常将之用于不孕症、慢性盆腔炎、盆腔性包块、子宫内膜异位症及经闭、痛经、产后虚羸等疾。加炒白术、茯苓，代替饴糖。对兼夹湿热者，如慢性盆腔炎小腹疼痛可加红藤、马齿苋、败酱草、蛇舌草等；对有盆腔粘连者可加熟大黄、牡丹皮、桃仁；对输卵管炎性阻塞可加炙穿山甲片、细辛、路路通、皂角刺、炒土鳖虫、水蛭等；对兼夹瘀积，如盆腔炎性包块、内膜异位囊肿可加防己、血竭、制没药、三棱、莪术等，可改白芍为赤芍，或赤芍、白芍同用；营血不足者，可加当归、川芎、熟地黄等；但对于明显的实证腹痛，尤其是湿热之象显著者，非本方所宜，临床应辨而用之。

【方歌】小建中汤芍药多，桂枝甘草姜枣和，更加饴糖补中气，虚劳腹痛服之瘥，黄芪建中补不足，表虚身痛效无过。

当归建中汤 【来源】《千金翼方》："治产后虚羸不足，腹中疼痛不止，吸吸少气，或若小腹拘急挛痛引腰背，不能饮食，产后一月，日得服四五剂为善，令人强壮内补方。"【组

成】当归 12 g，桂心、生姜各 9 g，芍药 18 g，大枣 6 枚，炙甘草 6 g。【用法】上 6 味，以水 2000 mL，煮取 600 mL，分为三服，一日令尽。若大虚，加饴糖 30 g，作汤成，内之于火上暖，令饴糖消。【功用】温补气血，缓急止痛。【适应证】主治产后虚羸不足。临床应用以腹中隐痛不已，或小腹拘急挛痛引腰背，不能饮食者为辨证要点。【随症加减】若大虚，纳饴糖 30 g，汤成纳之于火上，饴消；若无生姜，则以干姜 15 g 代之；若其人去血过多，崩伤内衄不止，加地黄 30 g，阿胶 9 g，合入神汤成，去滓，纳阿胶；若无当归，以川芎代之。【专科应用】①治疗以腹痛为主要症状的疾病，如胃炎、胃肠痉挛、胃和十二指肠溃疡。②治疗以虚弱为主要临床表现的疾病，如剖宫产术后、贫血、崩漏、慢性低血压等。③治疗以腹泻为主要临床表现的急、慢性肠炎、五更泻、克罗恩病、结肠炎、食物中毒等。④治疗以肝区疼痛为主要临床表现的肝炎、肝硬化、肝癌。【临床经验】①阴虚发热，热盛伤津者不宜使用。②本方加酒制大黄能加速剖宫产术后的康复。治疗慢性低血压，加党参、玉竹、陈皮、枳实。气虚明显者另加黄芪；气阴两虚，舌红少苔者另加北条参、太子参；腰酸腿软，肢冷重加续断、肉桂。③《世医得效方》改甘草为黄芪，其补气之力更强，此即黄芪建中之变法。治血滞身疼及劳伤虚羸腹痛，呼吸少气，小腹拘急连腰背，时自汗出，不思饮食。《罗氏会约医镜》加味当归建中汤（加人参、黄芪），治内生之风，肝虚掉眩，血海干者。【方歌】小建中汤芍药多，桂枝甘草姜枣和，更加饴糖补中气，虚劳腹痛服之瘥，又有当归建中汤，产后诸虚皆可却。

大建中汤 【来源】《金匮要略》："心胸中大寒痛，呕不能饮食，腹中寒，上冲皮起，出见有头足，上下痛而不可触近，大建中汤主之。"【组成】花椒、人参各 6 g，干姜 12 g。

【用法】上 3 味，以水 800 mL，煮取 400 mL，去渣，内饴糖 30 g，微火煮取 300 mL，分温再服，如一炊顷，可饮粥 400 mL，后更服，当一日食糜，温覆之。【功效】温中补虚，降逆止痛。【适应证】主治中阳衰弱，阴寒内盛之脘腹剧痛证。主中阳虚衰，阴寒内盛，或蛔虫为患，脘腹寒痛，呕不能食，腹皮高起，出现头足状包块，痛而拒按，或腹中辘辘有声，舌苔白滑，脉细紧，甚则肢厥脉伏。心胸中大寒痛，呕不能食，中寒，上冲皮起，出现有头足，上下痛而不可触近。饮食下咽，自知偏从一面下流，有声决决然。心腹寒痛，呕不能食，腹中虫物乘之而动。阴黄。厥逆。脉伏。寒饮升降，心腹剧痛而呕；疝瘕腹中痛者；又治夹蛔虫者。临床应用时以腹痛连及胸脘，腹部时见块状物上下撑作痛，呕吐不能饮食，舌质淡，苔白滑，脉沉伏而迟为辨证要点。【随症加减】咳嗽者加款冬花，咳血者加阿胶；便精遗泄者加龙骨；怔忡者加茯神。【专科应用】①治疗以腹痛为主要症状的消化系统疾病，如胃溃疡、胆绞痛、胰腺炎、胆道蛔虫病合并胆系感染、十二指肠球部溃疡、胃下垂、蛔虫性腹痛、胆结石、肝炎、慢性胆囊炎、肝硬化、肠粘连、肠梗阻、痢疾等。②用于治疗脑梗死后遗症、发作性睡病、梅尼埃病、勃起功能障碍、腹部手术后、慢性关节炎、老年性白内障、慢性头痛、心绞痛、腹股沟斜疝、盲肠周围炎、睾丸鞘膜积液等。【临床经验】①实热内结，湿热积滞，阴虚血热，瘀热内蓄而致腹痛者禁用。素体阴虚者慎用，寒凝气滞者亦不宜应用。人参需另煎兑入。②小建中汤（饴糖、桂枝、芍药、甘草、大枣、生姜）主治中焦虚寒，肝脾不和证。既建立脾胃之阳气，又建立脾胃之阴气。③《备急千金要方》改生姜，加甘草、半夏，主虚劳，寒饮停在胁下，决决有声，有头上冲皮起，引两乳，腹痛里急，多梦健忘，失精气短，眼目昏花。里急拘引加芍药、桂心；手足厥，腰背冷加附子；劳者加黄芪。《重订严氏济生方》改生姜，去花椒，加黄芪、炮附子、鹿茸、地骨皮、续断、石斛、川芎、当归、白芍、远志、炙甘草，主诸虚不足，小腹急痛，胁肋膜胀，骨肉酸痛，短气喘促，咳嗽痰多，潮热多汗，心下惊悸，腰背酸痛，多卧少气。《临证指南医案》加减大建中汤（去干姜，加桂心、当归身、茯苓、白芍、炙甘草、大枣），治劳伤阳气，不肯复元，清阳凋丧，闪气疼痛，脘中痞结，经和补调理，右脉濡，来去涩者。虚劳腹痛。④史载祥经验：治疗寒性腹痛，认为要抓住病机的关键是中焦阳虚，阴寒内盛。而识证尤为重要，需抓住如下的证候特点：一是腹痛的程度比较重，而且涉及部位广泛，"心胸中大寒痛，上下痛而不可触近"，说明疼痛部位可以上及心胸，下连脘腹，而且痛不可触；二是可表现为游走性疼痛，部位不固定；三是疼痛呈发作性，时发时止；四是阳微阴盛的表现，如形寒，怕冷，手足厥冷，嗜卧懒言，脉象沉微等；五是中气已伤的表现，如不能饮食、恶心、呕吐、腹泻等。临证时上述证候不必悉具，只要符合中焦阳虚阴盛的病机，便可放胆应用本方。如寒甚者加附子、细辛；合并胸痛者加瓜蒌、薤白；夹瘀血者多合用活血效灵丹或失笑散。另外饴糖不易求，常用大剂甘草 8～12 g，百合 30 g，代替饴糖。⑤治疗小儿功能性便秘，党参代人参，加厚朴、木香、炙甘草、槟榔、茯苓、白术、苍术。腹痛者加生白芍、延胡索；面色㿠白，舌淡有畏寒加附片，干姜、花椒加量。治疗蛔虫性肠梗阻，改党参，加饴糖、槟榔、使君子；并用青葱、老姜切碎捣烂，加胡椒末拌匀，白酒炒热，布包揉熨腹部，冷则加热再熨。治疗胃下垂，加附片、山茱萸。治疗慢性浅表性胃炎并胃溃疡黑便，加海螵蛸、白及、黄芪、地榆。治疗胆绞痛，加川楝子、吴茱萸、赤芍、白芍。治疗勃起功能障碍，加淫羊藿、巴戟天、蜈蚣。治疗腹股沟斜疝、睾丸鞘膜积液，加乌药、茴香、橘核、吴茱萸。【方歌】大建中汤建中阳，蜀椒干姜参饴糖，阴盛阳虚腹冷痛，温补中焦止痛强。

吴茱萸汤

【来源】《伤寒论》："食谷欲呕，属阳明也，吴茱萸汤主之。""少阴病，吐利，手足逆冷，烦躁欲死者，吴茱萸汤主之。""干呕，吐涎沫，头痛者，吴茱萸汤主之。"《金匮要略》："呕而胸满者，茱萸汤主之。"【组成】吴茱萸（洗）、人参各 9 g，生姜（切）18 g，大枣（擘）4 枚。【用法】水煎服。【适应证】主治肝寒犯胃证或中虚胃寒。临床应用以食后泛泛欲呕，或呕吐酸水，或干呕，或吐清涎冷沫，胸满脘痛，巅顶头痛，畏寒肢凉，甚则伴手足逆冷，大便泄泻，烦躁不宁，舌淡苔白滑，脉沉弦或迟为辨证要点。【随症加减】呕吐较甚者加半夏、陈皮、砂仁；呃逆者加肉桂、丁香；头痛较甚者加川芎；肝胃虚寒重证者加干姜、小茴香；疝气卒痛者加小茴香、肉桂、沉香、丁香。【专科应用】①治疗以恶心欲呕、呕吐酸水或干呕为主要临床表现的后循环缺血、前庭神经元炎、梅尼埃病、耳源性眩晕、神经性呕吐、妊娠呕吐、尿毒症性呕吐、食管癌，急、慢性胃炎、胃溃疡、膈肌痉挛、贲门痉挛、幽门痉挛、瘢痕性幽门梗阻、慢性菌痢、更年期顽固性呕吐、慢性肝炎、慢性胆囊炎等。②治疗以剧烈头痛为主要临床表现的高血压脑病、颅内压增高性头痛、结核性脑膜炎、偏头痛、神经性头痛、颅内血肿、原发性高血压、神经症、急性充血性青光眼、视疲劳、角膜溃疡、角膜炎、急性结膜炎、急性视盘炎、闪辉性暗点、多发性顽固性睑腺炎等。③本方还可用于治疗男性缩阳症、勃起功能障碍、遗尿、妇女痛经、不孕症、腹疝、牙痛、厌食症、多寐、失眠、毒品戒断症状、精神分裂症、癫痫、脏躁，急、慢性肾炎、慢性肾衰竭、克山病、荨麻疹、过敏性紫癜、上肢震颤症、血小板减少性紫癜等。【临床经验】①肝阳上亢之头痛均禁用本方。热性或阴虚呕吐、头痛、胃脘痛不宜使用。服本方汤剂后，常见胸中难受、头痛剧增或眩晕，但半小时左右反应消失，故服药后可稍事休息，以减轻反应。②生姜量应倍于吴茱萸，人参量应等于吴茱萸，人参多由党参代替，但对较衰弱的患者仍用人参。治疗头痛、眩晕、痛经时吴茱萸剂量常超出常用量；生姜、干姜、炮姜适于不同的主症；大枣在治疗失眠、头目眩晕时常用，在治疗泄泻、脘腹疼痛时少用或不用。③《备急千金要方》加半夏、小麦、甘草、桂心，治久寒，胸胁逆满，不能食。《审视瑶函》去大枣、生姜，加姜制半夏、川芎、炙甘草、白茯苓、白芷、广陈皮，治厥阴经头风头痛，四肢厥冷，呕吐涎沫。《医方集解》以本方加附子名吴茱萸加附子汤，治疗寒疝腰痛，牵引睾丸，尺脉沉迟。④李克绍经验：吴茱萸用15 g，加神曲，治疗寒饮涎痰不食。张俊杰经验：加半夏、茯苓，治疗神经性呕吐。黄煌经验：合小半夏加茯苓汤可加强止呕之功效；治疗胃酸过多、胃中痞痛、嗳气频频等，合旋覆代赭汤；治疗头痛头晕、胃部胀满，有振水音等，合苓桂术甘汤等。【方歌】吴茱萸汤重用姜，人参大枣共煎尝，厥阴头痛胃寒呕，温中补虚降逆良。

甘草干姜汤 【来源】《金匮要略》："肺痿吐涎沫而不咳者，其人不渴，必遗尿，小便数。所以然者，以上虚不能制下故也。此为肺中冷，必眩、多涎唾，甘草干姜汤以温之。若服汤已渴者，属消渴。"《伤寒论》："伤寒脉浮，自汗出，小便数，心烦，微恶寒，脚挛急，反与桂枝，欲攻其表，此误也。得之便厥，咽中干，烦躁吐逆者，作甘草干姜汤与之，以复其阳。"【组成】甘草（炙）60 g，干姜（炮）30 g。【用法】上咬咀，以水600 mL，煮取300 mL，去滓，分温再服。【功效】温肺复气，温阳散寒。【适应证】主治虚寒肺痿。临床应用以频吐涎沫，不咳，口淡不渴，遗尿，小便频数，头眩为辨证要点。【随症加减】脾虚而神疲乏力加党参、黄芪；胃寒明显者加附子、肉桂；呕吐者加半夏、陈皮；大便溏者加白扁豆、莲子。血证多加血余炭、阿胶；遗尿多加益智、麻黄；变应性鼻

炎加白芷、防风；胃脘嘈杂、吞酸，伍左金丸；咳喘加细辛、五味子、茯苓、半夏。【专科应用】①治疗以分泌物、排泄物增多而清稀无味为特征的疾病，如小儿流涎、唾液分泌过多症、尿失禁、遗尿、慢性胃肠炎、变应性鼻炎、夜尿症、老年虚弱尿频、慢性肾炎、萎缩肾、劳淋、花粉症、鼻渊、口疮。②治疗血证，如鼻衄、吐血、崩漏、咯血等。③治疗其他疾病，如呕吐、吐酸、胃脘痛、眩晕、梅尼埃病、咳喘、肺气肿、肺不张、胃溃疡、消渴。【临床经验】①本方主要治疗阳虚、外感风寒之寒症，病除即止，不可久服，易耗血动血。禁用于火热证、阴虚证。忌海藻、菘菜。②本方甘草量倍干姜，旨在复脾胃之阳。加附子即为四逆汤，加人参、白术即人参汤，加白术、茯苓即肾着汤。③郑钦安经验：无论吐衄血、牙血、二便血，先不分阴阳，都先止其血，大剂甘草干姜汤加加余炭，屡用屡效。唐宗海经验：加五味子以止肺出血。岳美中经验：加阿胶治疗鼻衄。④晚期肺痿咯血，可运用甘草干姜汤，分别选用益气药如党参、黄芪、白术等，化痰软坚药如半夏、川贝母、穿山甲等，活血药如水蛭、土鳖虫等，清热药如白花蛇舌草、白茅藤等，取得较好疗效。【方歌】甘草干姜出金匮，虚寒肺痿诚可贵，姜须炮透旨须探，气到津随得指南。

第二节　回阳救逆剂

四逆汤 【来源】《伤寒论》：“少阴病，脉沉者，急温之，宜四逆汤。”“吐利汗出，发热恶寒，四肢拘急，手足厥冷者，四逆汤主之。”【组成】炙甘草、干姜各9 g，附子（生用，去皮，破8片）1枚。【用法】以水3 L，煮取一升三合（1.3 L），去滓，分温再服。强人可大附子 1 枚，干姜 3 两（90 g）。现代用法：水煎服。生附子先煎 30～60 分钟，再加余药同煎，取汁温服。【功效】回阳救逆。【适应证】主治少阴病之阳气衰微，阴寒内盛证。临床应用以四肢厥逆，恶寒蜷卧，神衰欲寐，面色苍白，腹痛下利，呕吐不渴，舌苔白滑，脉微细为辨证要点。【随症加减】阴盛格阳、真阳欲脱者重用附子、干姜；体壮之人可用生附子 12 g；气血大伤，体虚赢弱者加红参、黄芪；脾气不足者加焦白术、炒山药；腰痛者加桑寄生、杜仲；下肢浮肿、小便少者加连皮茯苓、泽泻；汗多面红脉微者加龙骨、牡蛎；寒湿困脾可去甘草之壅滞，加半夏、白术燥湿健脾；伴腹痛者加芍药缓急止痛；下利日久加赤石脂涩肠，兼外感风寒加桂枝、羌活解表散寒；呕吐者加半夏、生姜化饮止呕。【专科应用】①治疗以四肢厥逆、神衰欲寐、面色苍白为主要临床表现的心肌梗死、心力衰竭、恶性贫血等。②治疗以腹痛下利为主要临床表现的急性胃肠炎、菌痢、霍乱等。③治疗以大汗而见休克为主要临床表现的失血性休克、感染性休克等证属阳衰阴盛者。④本方还可用于治疗胃下垂、重型黄疸型肝炎、放射性白细胞减少、咳喘、小儿麻疹等。【临床经验】①若服药后，出现呕吐拒药者，可将药液置凉后服用。本方纯用心热之品，手足温和即止，不可久服。真热假寒者忌用。②《伤寒论》四逆加人参汤，主治四肢厥逆，恶寒蜷卧，脉微而复自下利，利虽止而余症仍在者。白通汤（去甘草，加葱白、胆汁、人尿），主治手足厥逆，下利，脉微，面赤者。茯苓四逆汤（加人参、茯苓），治伤寒汗下之后，病证不解而烦躁者。干姜附子汤（去甘草），主治下利之后，复发汗，昼日烦躁不得眠，夜而安静，不呕、不渴、无表证，脉沉微，身无大热者。③《卫生宝鉴》茵陈四逆汤（加茵陈），治黄疸阴证。《云歧子脉诀》附子四逆汤（加肉桂、白术），治伤寒寒结膀胱，脐似冰，饮水下焦声沥沥，主治脉沉，客脉滑者。④制成四逆注射液，方便临床应用。⑤治疗胃下垂，腹痛者加肉桂、樟木子、吴茱萸；腹胀者加枳实、木香、厚朴；嗳气者加山楂、麦芽；恶心者加砂仁、法半夏。治疗腹泻，粪稀薄如蛋花汤者加黄连。⑥李可经验：不管南方、北方，60岁以上的老年人，都可以用少量的四逆汤长期服用作为保健，以消除长期积累的六淫外邪，以及内生的一些寒邪；调整元阳，使不受损伤；从而达到延年益寿。并且认为对一些急症、痛症剂量要大，如大汗淋漓后四肢发冷，屈伸不利，腹痛所伴发的冷汗大出，但对一些慢性的阳虚证剂量要小些为宜。用熟附子轻则 30 g，重则 100 g，干姜轻则 20 g，重则 30~50 g，从未发生不良反应。⑦用于慢性病时，可用金匮肾气丸善后。【方歌】四逆汤中附草姜，四肢厥冷急煎尝，腹痛吐泻脉沉细，急投此方可回阳。

通脉四逆汤 【来源】《伤寒论》："少阴病，下利清谷，里寒外热，手足厥逆，脉微欲绝，身反不恶寒，其人面色赤；或腹痛，或干呕，或咽痛，或利止脉不出者，通脉四逆汤主之。""下利清谷，里寒外热，汗出而厥者，通脉四逆汤主之。"【组成】附子 20 g，干姜 9~12 g，炙甘草 6 g。【用法】上 3 味，以水 600 mL，煮取 240 mL，去滓，分温再服，其脉即出者愈。【功效】破阴回阳，通达内外。【适应证】主治少阴病，阴盛格阳证。症见下利清谷，里寒外热，手足厥逆，脉微欲绝，身反不恶寒，其人面色赤，或腹痛，或干呕，或咽痛，或利止，脉不出者。【随症加减】面色赤者加葱九茎；腹中痛者去葱加芍药；呕者加生姜；咽痛者去芍药，加桔梗；利止脉不出者去桔梗，加人参。【专科应用】①治疗以脉微欲绝、面红为主要临床表现的心肌梗死、心力衰竭、恶性贫血等。②治疗以腹痛下利为主要临床表现的急性胃肠炎、菌痢、霍乱、克罗恩病等。③治疗以大汗而见休克为主要临床表现的失血性休克、感染性休克、过敏性休克等证属阳衰阴盛者。④本方还可

用于治疗咽痛、干呕、胃下垂、重型黄疸型肝炎、放射性白细胞减少、咳喘、小儿麻疹等。【临床经验】①若服药后出现呕吐拒药者，可将药液置凉后服用。本方纯用辛热之品，中病手足温和即止，不可久服。真热假寒者忌用。②本方在四逆汤的基础上重用干姜、附子以回阳复脉，故方后注明"分温再服，其脉即出者愈"。③若"吐已下断，汗出而厥，四肢拘急不解，脉微欲绝者"，加猪胆汁半合（50 mL），名通脉四逆加猪胆汁汤。"分温再服，其脉即来；无猪胆，以羊胆代之。"④肖琢如经验：阴盛于内，格阳于外，症见身热，喘息，痰涌，汗出如泉溢，生气既离，亡在顷刻，有气室亡阳之险。先用黑锡丹以固镇欲脱之阳，此急救法也。外用吴茱萸敷足心，以引阳下行，是急则治标之法。方用通脉四逆重加茯苓，以姜、附回阳，倍干姜仍不减甘草者，恐散涣之阳，不能当姜附之猛，还借甘草柔缓之性以收全功，重加茯苓者，以茯苓甘淡，理先天无形之气，安虚阳之内扰也。继用六君加姜附调理脾胃之阳。【方歌】一枚生附草姜三，招纳亡阳此指南，外热里寒面赤厥，脉微通脉法中叹。面赤如葱茎用九，腹痛去葱真好手，葱去换芍二两加，呕者生姜二两偶，咽痛去芍桔梗加，桔梗一两循经走，脉若不出两参，桔梗丢开莫擘肘。

回阳救急汤 【来源】《伤寒六书》："治寒邪直中阴经真寒证，初病起无身热，无头疼，止恶寒，四肢厥冷，战栗腹疼，吐泻不渴，引衣自盖，蜷卧沉重，或手指甲唇青，或口吐涎沫，或至无脉，或脉来沉迟而无力者，宜用。"【组成】熟附子、白术（炒）、茯苓、制半夏各 9 g，干姜、人参、甘草（炙）、陈皮各 6 g，肉桂、五味子各 3 g。【用法】水 2 盅（60 mL），姜 3 片，煎之，临服入麝香 3 厘（0.1 g）调服。中病以手足温和即止，不得多服。现代用法：水煎服，麝香冲服。【功效】回阳固脱，益气生脉。【适应证】主治寒邪直中三

阴,真阳衰微证。临床应用以四肢厥冷,神衰欲寐,恶寒蜷卧,吐泻腹痛,口不渴,甚则身寒战栗,或指甲口唇青紫,或吐涎沫,舌淡苔白,脉沉微,甚或无脉为辨证要点。【随症加减】呕吐涎沫者加盐炒吴茱萸;泄泻不止者加升麻、黄芪;利不止加陈壁土炒升麻少许;口吐涎沫加吴茱萸(盐炒);呕吐不止者加姜汁;无脉加猪胆汁;战栗加麻黄;腹痛甚加芍药、木香、老姜汁;小腹绞痛加青皮、吴茱萸。【专科应用】①治疗以腹痛、腹泻为主要临床表现的急、慢性胃肠炎,食物中毒、五更泻、中暑等。②治疗以胸闷气促为主要临床表现的慢性心力衰竭、冠心病、甲状腺危象、风心病、心包炎、胸腔积液等。③治疗各种休克,如感染性休克、失血性休克、过敏性休克等。【临床经验】①方中麝香用量不宜过大。服药后手足温和即止,不可过量。孕妇禁用。麝香应冲服。②《重订通俗伤寒论》回阳救急汤(加麦冬,去茯苓),治少阴病下利脉微,甚则利不止,肢厥无脉,干呕心烦。《寿世新编》加减回阳救急汤(去半夏、陈皮、五味子,加胡芦巴、淡苁蓉、北枸杞、补骨脂、淡吴茱萸),主治一切阴寒危症。《丹台玉案》回阳汤(去白术、茯苓、半夏、五味子,加大枣),主治直中阴经,无热,恶寒,面惨,手足厥冷,唇紫舌卷,爪甲青黑,身重难以转侧,不渴,卧多踡足,大便泄利,小便清白,脉沉细微。③本方广泛治疗阴盛或阳虚之寒证,统四逆、理中、四君、二陈等方于一剂,在临证时,要善于灵活运用,如阴盛者,重用理中;阳虚者,重用四逆;而一般之证,则可重用六君。④治疗慢性心力衰竭,气虚明显加黄芪,瘀血明显加三七和益母草,阴虚加麦冬,尿少加香牡丹皮,食欲不振加白扁豆等。【方歌】回阳救急用六君,桂附二姜五味随,加麝三厘或胆汁,三阴寒厥有奇功。又方名同治稍异,加入麦冬去茯苓。

四味回阳饮 【来源】《景岳全书》:"治元阳虚脱,危在

顷刻者。""大温，阳脱气虚者宜此。"【组成】人参30～60 g，炙甘草3～6 g，制附子、炮干姜各6～9 g。【用法】上药用水400 mL，武火煎至250 mL，温服，徐徐饮之。【功效】益气回阳救脱。【适应证】主治元阳虚脱证。临床应用以手足厥冷，冷汗淋漓，脉微欲绝为辨证要点。【随症加减】体壮之人可用生附子12 g，若一服未愈而有气虚现象，需再服药者宜加量人参以益气固脱；汗多面红脉微者可加龙骨、牡蛎以镇摄固脱。【专科应用】①治疗以身疲乏力、汗多、口渴为主要临床表现的失血性休克、感染性休克、过敏性休克、心力衰竭、肺心病等危急重症。②还可用于治疗心绞痛、顽固性呃逆、心肌梗死等证属元阳虚脱者。【临床经验】①方中人参不宜用党参代替。病情危重者，应加大参、附用量，连续服用。休克患者无法口服者，可鼻饲。②《正体类要》参附汤主治四肢厥逆，冷汗淋漓，呼吸微弱，脉微欲绝。③《景岳全书》六味回阳饮（加熟地黄、当归身）治阴阳将脱。如泄泻或血动者以白术易之，如肉振汗多者，加炙黄芪，或白术；如泄泻者，加乌梅，或北五味子。【方歌】四味回阳景岳方，人参附子草炮姜，阳气虚衰猝昏仆，面白汗出肢冷尝。

独参汤

【来源】《正体类要》："一切失血，与疮疡溃后，气血俱虚，恶寒发热，作渴烦躁者，宜用此药补气。盖血生于气，阳生阴长之理也，用人参二两，枣十枚，水煎服。"【组成】人参30 g，大枣10枚。【用法】水煎服。【功效】大补元气，回阳固脱。【适应证】主治诸般失血与疮疡溃后，气血俱虚，元气大亏，阳气暴脱证。临床应用以面色苍白，恶寒发热，手足清冷，自汗或出冷汗，脉微细欲绝者等为辨证要点。【随症加减】《医学集成》加姜汁、竹沥冲服。《辨证录》加附子。《校注妇人良方》加炮姜，如不应加炮附子。《医钞类编》加炒糯米、煨姜、大枣。《种痘新书》加白花蛇（焙干，为末）。【专科应用】①治疗以面色苍白、恶寒发热为主要临床表现的失血病，如产后血崩、产后出血、上消化道出血等。②临床上治疗气血俱虚的疾病，如肝硬化大量腹水、第二产程宫缩乏力、慢性充血性心力衰竭、心肌梗死、心源性休克、顽固性呃逆、恶性心包积液、肺心病心力衰竭、新生儿硬肿症、儿童摆头运动症等。【临床经验】①用于急救时，成人用量至少要30 g，体重者还要酌情加量，同时要求必须是1支参，才能发挥出应有的药力，如果是2支或多支凑成，药力会明显减弱，支数越多药力越小，甚至全无药力可言。故要求必须是一整支，这也是命名为独参汤的又一原因。②煎前需要先切片，因参质较硬，故应先隔水烧煮10分钟左右，取出后切成薄片，太厚则不能全部煎出，具体煎煮时应将参片置于瓷碗中先注入冷水50～60 mL，盖上盖子，然后将瓷碗置于一锅中，锅中注水适量，再用武火煮，中医称"隔汤炖"。③服药时不能直接掀开瓷碗盖子，免药气散逸，而应先将瓷碗从锅中取出，待自然冷却到适合进服时，即揭开盖子，顿服，服后嘱患者静卧养息。④独参汤起源颇早。《肘后方》人参散（人参）。《千金翼方》夺命独参汤，治伤寒汗下后，终日昏闷，不省人事，发热发渴，似有狂言，一切危急之证宜服此药。服后额上鼻尖有微汗，是其应也。《是斋百一选方》破证夺命丹（人参）。⑤焦树德经验：人参的用量临床实际应用上要加大，一般要用25～60 g，病情较重者用50～80 g，极危重者则可用至100 g，病情较轻者则可用30～40 g。浓煎顿服，或急煎灌服或鼻饲，待元气渐回，再随症加减。人参有野山参、园参和移山参之区别。一般药店配药以园参为主，移山参较少，野山参则更少且价格昂贵。根据炮制加工，人参又可分为生晒参、红参、白人参、白糖参，较上述品种药力药性平和，适用于一般补益方中使用，独参汤则不选用。另有大力参、高丽参，选其上者则可用于独参汤。最适宜用于独参汤者，为野山参。若遇经济条件较差者，则可用一般红参 30 g，加党参 60 g，上好白术 30 g 同时煎服，以加强人参的药力；但若经济条件允许，还是重用人参为好。⑥可以西洋参代替人参。勿与萝卜、浓茶和莱菔子同用。【方歌】独参汤中用人参，枣汤调服益脾神，气血虚弱肢厥冷，大补元气此方珍。

第三节　温经散寒剂

当归四逆汤【来源】《伤寒论》："手足厥寒，脉细欲绝者，当归四逆汤主之。若其人内有久寒者，宜当归四逆加吴茱萸生姜汤。""下利脉大者虚也，以强下之故也。设脉浮革，因而肠鸣者，与当归四逆汤主之。"【组成】当归 12 g，桂枝（去皮）、芍药各 9 g，细辛 3 g，甘草（炙）、通草各 6 g，大枣（擘）8 枚。【用法】上 7 味，以水 1600 mL，煮取 600 mL，去滓。温服 200 mL，日三服（每日 3 次）。现代用法：水煎服。【功效】温经散寒，养血通脉。【适应证】主治血虚寒厥证。临床应用以手足厥寒，舌淡苔白，脉细欲绝为辨证要点。【随症加减】腰、股、腿、足疼痛者加续断、牛膝、鸡血藤、木瓜；游走性疼痛者加威灵仙、乌梢蛇；寒凝者加熟附子；气滞者加陈皮、木香、香附；气虚者加党参、白术；血瘀者加五灵脂、红花、桃仁；内有久寒，兼有水饮呕逆者加吴茱萸、生姜；经期腹痛及男子寒疝、睾丸掣痛、牵引少腹冷痛、肢冷脉弦者加乌药、茴香、高良姜、香附；手足冻疮，不论初期未溃或已溃者加黄芪、吴茱萸。【专科应用】①治疗以手足寒痛为主要症状的疾病，如雷诺病、冻疮、无脉症、手足发绀、勃起功能障碍、寒疝等。②治疗以腰、股、腿、足、肩臂疼痛为主要症状的疾病，如痛经、经行头痛、产后身痛、子宫内膜异位症、慢性盆腔炎、缺乳、带下等妇科疾病，颈椎病、坐骨神经痛、肩周炎、膝关节骨性关节炎、肥大性脊椎炎、腓肠肌痉挛、不安腿综合征、骨折等骨科疾病，类风湿关节炎、血栓闭塞性脉管炎、系统性硬化病、心力衰竭、冠心病、心绞痛、消化性溃疡、慢性腹膜炎、术后肠粘连、真菌性肠炎、痢疾、阴囊挛缩症、不射精症、腹股沟斜疝、附睾炎、精索静脉曲张、小儿睾丸鞘膜积液、有机磷农药中毒后周围神经病变、糖尿病周围神经病变、多发性神经炎、中风偏瘫、运动性癫痫、偏头痛、坐骨神经痛、小儿麻痹症、大动脉炎、红斑肢痛症、寒冷性多形红斑等。③用于治疗月经周期性水肿、不孕症、子宫脱出、皮质硬化症、虚人感冒、慢性肺心病、哮喘、尿血、夜盲、前列腺炎、急性胆囊炎、过敏性紫癜、变应性鼻炎、慢性荨麻疹等。【临床经验】①桂林本《伤寒论》："少阴病，脉微而弱，身痛如掣者，此荣卫不和故也，当归四逆汤主之。""伤寒，手足厥逆，脉细欲绝者，当归四逆加人参附子汤主之；若其人内有久寒者，当归四逆加吴茱萸生姜附子汤主之。"湘古本《伤寒论》："少阴病，脉浮而弱，弱则血不足，浮则为风，风血相搏，则疼痛如掣，宜桂枝汤加当归主之。"冯世纶认为，参考散佚资料，当归四逆汤的主症是：少阴病，脉微而弱，身痛如掣；当病趋向传里时，发生了手足厥寒，脉细欲绝的症状，此时应该用当归四逆加人参附子汤。②周扬俊："四逆汤全在回阳起见，四逆散全在和解表里起见，当归四逆汤全在养血通脉起见。"③治疗冻疮，加炙黄芪、附子、蒲公英；或加麻黄、大黄。治疗过敏性紫癜，加炙黄芪、羌活、独活、川乌。治疗下肢疼痛，加川乌、草乌，腰部疼痛再加威灵仙、补骨脂；痛有灼热感，加忍冬藤；游走性疼痛加秦艽、防风。治疗肩周炎，加桑枝、羌活、防风。治疗系统性硬化病，加仙茅、淫羊藿、巴戟天、鹿角霜、丹参、黄芪。治疗子宫内膜异位症疼痛，加乌药、熟附子、生姜。治疗肥大性脊椎炎，加狗脊、伸筋草、杜仲、牛膝。治疗血栓闭塞性脉管炎，加地龙、牛膝、丹参、制乳香、制没药、桃仁、红花。治疗真菌性肠炎，用本方加薤白为基本方，热毒盛者加黄连、黄柏、金银花；气滞者加槟榔、枳壳；阴虚者加生地黄、麦冬、玄参；食积者加山楂、鸡内金。治疗乳腺病，加钟乳石（打粉）、漏芦、前胡。④杨海波经验：川芎当归四逆汤（加川芎）治疗痛经、子宫肌瘤、不孕等。闭经者，川芎用量要大，再加紫石英；有瘀血证，经前憋得难受，经来得解，机体有"欲下之势"，又没有阳明实象，方中选加水蛭、桃仁、土鳖子一二味也很好。崩漏者，月经淋漓或暴下不止者，加大量的仙鹤草、地榆炭、侧柏炭、血余炭。头痛者，加白芷。【方歌】当归四逆桂芍枣，细辛甘草与通草，血虚肝寒四肢厥，煎服此方乐陶陶。

黄芪桂枝五物汤

【来源】《金匮要略》："血痹，阴阳俱微，寸口关上微，尺中小紧，外证身体不仁，如风痹状，黄芪桂枝五物汤主之。"【组成】黄芪 15 g，芍药、桂枝各 12 g，生姜 25 g，大枣 4 枚。【用法】上药以水 1200 mL，煮取 400 mL，温服 140 mL，每日 3 次。【功效】益气温经，和营通痹。【适应证】主治营卫虚弱之血痹。临床应用以肌肤麻木不仁，或肢节疼痛，或汗出恶风，舌淡苔白，脉微涩而紧为辨证要点。【随症加减】风邪重而麻木甚者加防风；血行不畅而兼疼痛者加桃仁、红花、鸡血藤；日久不愈，邪深入络者加地龙、蕲蛇；中风后脉络瘀阻而半身不遂，手足无力，肢体不仁者加当归、鸡血藤；肝肾不足而筋骨痿软者加杜仲、牛膝；兼阳虚畏寒者加附子；用于产后或月经之后，可加当归、川芎、鸡血藤以养血通络。【专科应用】①治疗以四肢功能障碍为主要临床表现的风湿性关节炎、类风湿关节炎、痛风性关节炎、颈椎病、腰椎病、卒中后遗症、雷诺病、不安腿综合征、酒精中毒等。②治疗以身痛为主要临床表现的产后身痛、产后腰腿痛、颈椎病、腰椎病、肩周炎、胸廓出口综合征、肱骨外上髁炎、肘管综合征、桡管综合征、腕管综合征等。③治疗以皮肤病变为主要临床表现的银屑病、神经性皮炎、湿疹、荨麻疹、过敏性皮炎等。④治疗以易感染为主要临床表现的白细胞减少症、恶性贫血、低蛋白血症、免疫力低下等。⑤还可用于治疗癫痫、窦性心律不齐、多发性神经炎、自汗、盗汗、低热、胃脘痛、便秘、慢性鼻炎、变应性鼻炎、系统性硬化病。【临床经验】①本方为温补之剂，忌热证患者，且不宜长期服用，易耗血伤阴。四肢麻木、疼痛，伴困重、肿胀、身热、舌苔黄腻等证属湿热者勿用。②胡国栋经验：加味黄芪桂枝五物汤（加当归、威灵仙、穿山甲、防风、蜈蚣、生姜、羌活）主治卫气亏虚，贼风邪气入侵，寒湿阻滞经络。③李彦民经验，守原方病机加减，上肢痹痛时加防风、桑枝、羌活，下肢痹痛时加杜仲、牛膝、木瓜；血虚重者加当归、鸡血藤；气虚重者倍用黄芪，加党参；阳虚肢冷者加附子；阴虚潮热者加龟甲、知母、生地黄；筋挛麻痹者加地龙、乌梢蛇，血痹痛甚者加桃仁、红花、丹参。④黄煌经验：将黄芪桂枝五物汤看作是一种调体方，用此方治疗身体臃肿、老态龙钟的老年人的心脑血管疾病和糖尿病。其身体特征是面色黄暗或暗红，舌质多淡红或淡胖，或紫暗，肌肉松弛，皮肤缺乏弹性，腹部按之松软，下肢多有浮肿；食欲虽好，但容易疲乏，头晕、气短，尤其是在运动时更感力不从心，甚至出现胸闷胸痛，或头晕眼花。⑤防治希罗达相关性手足综合征，加鸡内金、白术、地龙、陈皮、木瓜、当归、鸡血藤、茯苓。治疗局限性冻伤，加鸡血藤、制附片；有瘀斑肿胀加桃仁、炮穿山甲、当归；有水疱加茯苓、乌梢蛇、苍术、玉米须。治疗坐骨神经痛，加制川乌（先煎）、制草乌（先煎）、五加皮、续断、川牛膝、当归、威灵仙、甘草；气虚明显者重用黄芪；血虚者重用当归、白芍；阳虚加附子；肾虚者重用续断、五加皮；局部发冷，疼痛剧烈者加川乌、草乌。治疗中风，加地龙、僵蚕、蜈蚣、桃仁、红花。治疗小舞蹈症，加鸡血藤、蝉蜕、珍珠母。治疗系统性硬化病，加鸡血藤、伸筋草、当归、红花。治疗末梢神经炎，加牛膝、红花、木瓜和天麻等。治疗面神经麻痹，加当归、白芷、细辛、威灵仙等。加羊肉 250 g 煎汤并加鸡血藤、当归等治疗产后身痛；加党参、白术、赤芍、川芎等治疗肢端麻木；治疗桡神经损伤，加全蝎、地龙、蜈蚣、细辛。治疗脱疽，加炙乳香、没药、牛膝、红花、当归、水蛭等。【方歌】桂枝汤中去甘草，加入黄芪名五物，益气温经和营卫，善治血痹肌麻木。

暖肝煎【来源】《景岳全书》："肝肾寒滞，小腹气逆而痛者，必暖肝煎以温之。"【组成】当归 6～9 g，枸杞子 9 g，肉桂 3～6 g，小茴香、乌药、茯苓各 6 g，沉香（或木香亦可）3 g。【用法】水一盅半（50 mL），加生姜三五片，煎七分，食远温服。现代用法：水煎服。【功效】温补肝肾，行气止痛。【适应证】主治肝肾阴寒，寒凝经脉之少腹痛与疝气痛。临床应用以睾丸冷痛，或小腹疼痛，畏寒喜暖，得温痛减，舌淡苔白，脉沉迟为辨证要点。【随症加减】原书于方后云："如寒甚者加吴茱萸、干姜，再甚者加附子。"说明寒有轻重，用药亦当相应增减，否则药不及病，疗效必差。肝脾寒凝见胁腹胀痛者，加香附、高良姜行气散寒止痛；气滞较甚见睾丸痛胀者加青皮、橘核疏肝散结止痛。【专科应用】①治疗以小腹疼痛为主要临床表现的慢性结肠炎、术后肠粘连、腹型癫痫等内科疾病。②治疗以排尿困难、尿少或尿时疼痛为主要临床表现的男科疾病，如前列腺炎、前列腺增生、前列腺癌、睾丸炎、附睾炎、尿道炎、精索静脉曲张、鞘膜积液、腹股沟疝。③治疗以不育为主要临床表现的无精子症、少精子症、弱精子症、精子无力症、勃起功能障碍、早泄等。④可用于治疗妇科疾病，如原发性痛经、子宫腺肌症等。⑤本方还可用于治疗不稳定性心绞痛、肋间神经痛等。【临床经验】①因湿热下注，阴囊红肿热痛者，切不可误用。②治疗痛经，气滞血瘀者加香附、川楝子、牡丹皮、赤芍、泽兰；寒凝肝脉者加吴茱萸、巴戟天、皂角刺、郁金。湿热瘀血互结者加黄连、黄芩、薏苡仁、车前子、虎杖、赤芍、连翘。气血虚弱者加黄芪、党参、吴茱萸、巴戟天、白术、白芍、白扁豆。肝肾不足者加杜仲、菟丝子、白术、巴戟天、补骨脂、鹿衔草。③焦树德经验：治疗慢性睾丸炎肝肾虚寒、下焦气滞者，加炒橘核、炒川楝子、炒荔枝核、青皮、吴茱萸，去沉香加广木香；腹痛明显者再加白芍；如寒甚者加吴茱萸、干姜，再甚者加附子。如再加香附、延胡索对妇女行经时少腹、小腹攻窜疼痛者，也有良效。④沈绍功经验：治疗疝气，暖肝煎加炒橘核、白芍，炒橘核一定要用30 g。【方歌】暖肝煎中用当归，杞苓乌药与小茴，行气逐寒桂沉配，小腹疝痛一并摧。

阳和汤 【来源】《外科证治全生集》：治"鹤膝风、贴骨疽及一切阴疽。""夫色之不明而散漫者，乃气血两虚也；患之不痛而平塌者，毒痰凝结也。治之之法，非麻黄不能开其腠理，非肉桂、炮姜不能解其寒凝，此三味虽酷暑不可缺一也。腠理一开，寒凝一解，气血乃行，毒亦随之消矣。"【组成】熟地黄30 g，鹿角胶9 g，白芥子（炒、研）6 g，肉桂（去皮、研粉）、生甘草各3 g，麻黄、炮姜炭各2 g。【用法】水煎服。【功效】温阳补血，散寒通滞。【适应证】主治阳虚寒凝，营血虚滞，痰湿凝滞于骨节、腠理、经络的阴疽。临床应用以患处漫肿无头，皮色不变，酸痛无热，面色㿠白，口不渴，舌淡脉细为辨证要点。【随症加减】兼气虚不足者可加党参、黄芪等甘温补气；阴寒重者可加附子温阳散寒；肉桂亦可改桂枝，加强温通血脉、和营通滞作用。【专科应用】①治疗属寒湿凝滞

的骨伤科疾病，如骨结核、慢性骨髓炎、骨膜炎、坐骨神经痛、梨状肌综合征、肩周炎、类风湿关节炎等。②治疗以肢体发麻疼痛，得热后疼痛缓解为特点的疾病，如雷诺病、无菌性肌肉深部脓肿、血栓闭塞性脉管炎。③治疗以虚寒性顽固性喘为特点的心肺疾病，如慢性支气管炎、支气管哮喘、肺心病等。④治疗虚寒性消化系统性疾病，如结肠炎、腹膜结核等。⑤治疗虚寒及寒湿凝滞导致的妇科疾病，如痛经、闭经、乳腺小叶增生、虚寒性盆腔炎等。⑥治疗寒湿外侵或是虚寒所致的皮肤病，如荨麻疹、皮疹、黄褐斑、寒冷性多形红斑等。⑦治疗慢性鼻窦炎、变应性鼻炎等。【临床经验】①本方温补药较多，故阳证疮疡红肿热痛，或阴虚有热，均不宜使用本方。阴疽已溃破者不能用，"麻黄未溃可用，已溃之后，断不可重开腠理"。②麻黄要少用，若重用则喧宾夺主，有失阳和通滞、温补开腠之机。③秦伯未《谦斋医学讲稿》中首倡阳和汤治顽痰咳喘。祝味菊经验：方中缺乏附子，为美中不足。加附子、磁石，治疗穿骨流注、缩脚瘫疯、阴实痹症等效佳。④治疗膝关节骨性关节炎，加木瓜、鸡血藤、汉防己。偏气滞血瘀者再加用川芎、当归、红花；偏风寒湿者加用杜仲、羌活、独活；偏痰湿者加用浙贝母、薏苡仁。治疗骨结核，阳虚者肉桂、炮姜可增加1~2倍，或加附子；疗程5个月左右。治疗乳腺小叶增生症，加香附、青皮、陈皮、郁金。治疗慢性溃疡性结肠炎，加血竭（研末分冲）、枯矾（研末分冲）、诃子肉、黄柏、桃仁。脾胃湿甚者再加土炒白术、炒薏苡仁；因感寒而诱发或有低热者去熟地黄，加柴胡、金银花、防风；过劳而发者加黄芪、当归；情绪忧郁而发者加郁金、柏子仁、朱茯神。治疗乳腺炎，初期可加郁金、枳壳，将要成脓加橘红、姜半夏，脓已成加瓦楞子、土贝母，炎症僵块加黄芪、牡蛎、皂角刺。治疗虚寒型痛经，血瘀者加当归、川芎、延胡索。治疗病毒性心肌炎、冠心病、肺心病、风心病等并发的心律失常，口干，舌苔黄腻，舌质红，舌尖起刺，加黄连、山豆根；夜寐不宁，心悸易发加淮小麦、琥珀、龙骨、牡蛎；口渴喜饮，舌红脉数加生地黄、五味子、麦冬、柏子仁、阿胶等；畏寒肢冷，脉沉缓加附子、紫石英、赤石脂；脚痛加瓜蒌、郁金等；胸腺胀满，脉滑数加竹沥、半夏、石菖蒲、茵陈等。⑤周志远经验：阳和汤的临床应用不可以呆滞，不可以拘于王洪绪在其著作中所述的"不可增减一味"，亦不可盲目迷信马培之抨击的阳和汤易造成严重的不良后果之说。临床应用时，应根据患者具体情况，加减进退。泽苓阳和汤（加泽泻、茯苓、猪苓、牡丹皮、白芍）用于春夏季节服阳和汤者；桑麦阳和汤（加桑白皮、麦冬）用于肺火旺盛者；对于素有痰湿，湿在上者则可选用阳和二陈汤（加陈皮、法半夏）；湿在下者，可在阳和汤原方基础上加味薏苡仁、牛膝、车前子等。对于风寒盘踞体内较久，已成瘀血顽痰者，用二活阳和汤（加羌活、独活），若寒邪在患者太阳经，患者出现背痛、腰痛、颈项痛等症状，可更进一步加味葛根、桂枝、赤芍等加强疗效。【方歌】阳和汤法解寒凝，贴骨流注鹤膝风，熟地鹿胶姜炭桂，麻黄白芥甘草从。

小金丹 【来源】《外科证治全生集》："治一应流注、痰核、瘰、乳岩、横、贴骨疽、善头等症。"【组成】枫香脂、制草乌、五灵脂、地龙、木鳖子各 150 g，乳香、没药（各去油）、当归身（俱净末）各 75 g，麝香 30 g，墨炭 12 g。【用法】各研细末，用糯米粉一两二钱（36 g），同上药末糊厚，千锤打融为丸，如芡实大。每料约 250 粒，临用陈酒送下一丸，醉盖取汗。如流注未溃及溃久者，以 10 丸均作 5 日服完，以杜流走不定，可绝增人者。如小儿不能服煎剂，以一丸研碎，酒调服之。但丸内有五灵脂与人参相反，断不可与参剂同日服也。现代用法：以上 10 味，除麝香外，其余 9 味粉碎成细粉，将麝香研细，与上粉末配研，过筛。每 100 g 粉末加淀

粉 25 g，混匀。另用淀粉 5 g，制稀糊泛丸，阴干或低温干燥即得。每丸含量 0.18 g，每服 2～5 丸，每日 2 次，小儿酌减。

【功效】化痰祛瘀，除湿通络，消肿散结。【适应证】主治寒湿痰瘀，阻于经络之流注、痰核、瘰疬、乳癌、横痃、贴骨疽等。临床应用以皮色不变，肿硬作痛为辨证要点。【随症加减】若肿块坚硬者可加赤芍、蜂房、牡蛎；痰湿内阻，舌苔厚腻者加茯苓、天南星；脾虚食少者加白术、党参之类。【专科应用】用于治疗乳腺、淋巴结、甲状腺、食管、胃、肺、肝、肾、骨、前列腺等处良性或恶性肿瘤。①以体表肿块为主要临床表现的颈部淋巴结结核、腮腺炎、甲状腺腺瘤、甲状腺癌、多发性神经纤维瘤、皮肤猪囊虫、皮脂囊肿、淋巴肉瘤、脂肪瘤。②以体内肿物为主要临床表现的青春期乳腺炎、乳腺小叶增生、乳房纤维腺瘤、乳房结核、骨或关节结核、胸壁结核、皮肤转移癌等。【临床经验】①本方系辛温通络，散结活血之剂，孕妇忌服。丸内有五灵脂，不可与参剂同服。忌生冷。②小金丹的君药是木鳖子，木鳖子药力峻猛，易伤正气，有大毒，《中国药典》2005 年版记载的用量为 0.9～1.2 g，入丸、散。草乌是本方的臣药，其主要有效成分乌头碱有大毒。但久煎能解其毒，煎 1 小时以上者，其毒性不足生药的 1/2000。传统小金丹中用的草乌是经过绿豆同煮，煮到绿豆开花，再磨粉入药。③《素问遗篇》小金丹方，"辰砂二两，水磨雄黄一两，叶子雌黄一两，紫金半两，同入盒中，外固了，地一尺，筑地实，不用炉，不须药制，用火二十斤煅之也。七日终，候冷，七日取，次日出盒子，埋药地中，七日取出，顺日研之三日，炼白沙蜜为丸，如梧桐子大，每日望东吸日华气一口，冰水下一丸，和气咽之，服十粒，无疫干也。"④《椿田医话》小金丹，"凡瘟疫盛行之际，空心开水服一钱，每食后仍服三丸，亦可将此丸投入井中及水缸中，不拘多少皆妙，并治山岚瘴气、痰疟、沙蜮、霍乱、邪祟诸证。"⑤治疗慢性盆腔炎，将本方药物研极细末，醋调为糊，敷于脐内，用 100 W 白炽灯照脐部，以有热感不烧伤为度。每日 2 次，每次 30 分钟，理疗后将药固定。共治疗 3 个月，疗效确切，无胃肠道不适，且简单方便。【方歌】小金丹内白胶香，木鳖地龙乳没当，麝香五灵墨草乌，流注瘰疬服之康。

艾附暖宫丸

【来源】《沈氏尊生书》:"寒客胞中致宫寒不孕者，症见月经后期，小腹冷痛，畏寒肢冷，面色青白，脉沉紧，治宜温经散寒，方用艾附暖宫丸。"【组成】艾叶、当归(酒洗)各 90 g，香附 180 g，续断、官桂各 45 g，吴茱萸、川芎、白芍(酒炒)、黄芪、生地黄各 60 g。【用法】上为细末，米醋打糊为丸，如梧桐子大，每服 6~9 g，空腹时用淡醋汤送下。【功效】温经散寒，暖宫调经。【适应证】主治妇女月经后期证属冲任虚寒，血海不充者。临床应用以经行后期，量少，色淡红，质清稀，无血块，面色不华，畏寒，小腹冷痛，温熨则舒，腰膝酸楚，小便清长，大便稀溏，舌质淡红，苔薄，脉沉迟无力或细弱为辨证要点。【随症加减】血虚甚者熟地黄代生地黄，以加强补血养阴之力之力。溏泄便溏者加补骨脂、白术以温肾健脾；腰脊冷痛者加淫羊藿、鹿角霜、菟丝子以温肾壮阳；室女初潮较迟，既潮又延后多歇，乃肾气未充，加肉苁蓉、紫河车、紫石英以温阳补肾益精。【专科应用】治疗因冲任虚寒，血海不充所致痛经、不孕症、带下病，或者腹痛、泄泻、尿频等症。【临床经验】①忌食用生冷食物，避免受寒。实热证禁用。血瘀或化热者不宜使用本方。②朱小南经验：加减艾附暖宫丸(去川芎、吴茱萸，加煨木香、乌药、川楝子)水煎服，治痛经胞宫虚寒，冲任气滞者。如经水夹有瘀块，可加山楂、青皮、红花、枳壳等以化瘀行滞而止痛。③吴克明经验：加巴戟天、延胡索、乌药、鸡血藤等，治疗寒凝冲任，胞宫虚冷，致月经不调、经来腹痛、宫寒不孕等病症。治疗原发性痛经时，中、重度痛经加延胡索、川楝子；乳房胀痛者加郁金、柴胡；经中夹血块者加蒲黄、茜草，伴腰部酸痛者加狗脊、杜仲；伴恶心呕吐者加法半夏、生姜。于经前1周服药至月经干净，每日1剂，水煎分早、中、晚3次服，连续3个月为一疗程。在临床应用时随症加减外，常配以通脉大生片、胎宝胶囊、延胡止痛软胶囊等，效果更佳。【方歌】艾附暖宫四物配，吴萸续断芪肉桂，温经养血暖子宫，止带调经腹痛退。

乌头汤 【来源】《金匮要略》："病历节，不可屈伸，疼痛，乌头汤主之。""乌头汤方，治脚气疼痛，不可屈伸。"【组成】麻黄、芍药、黄芪、甘草（炙）各45 g，川乌5枚。【用法】上5味，咬咀4味，以水600 mL，煮取200 mL，去滓即出乌头，蜜400 mL纳煎中，更煎之，服140 mL，不知，尽服之。【功效】温经散寒，除湿宣痹。【适应证】治寒疝腹中绞痛，贼风入攻五脏，拘急不得转侧，发作有时，使人阴缩，手足厥逆。临床应用以关节疼痛剧烈，屈伸活动不利为辨证要点。【随症加减】背痛加羌活、狗脊；肩痛加姜黄；上肢痛加秦艽、桂枝；下肢痛加木瓜、独活；腰痛加杜仲、续断；若体质强壮，寒盛痛剧者加制川乌、制附子、干姜；肿著者加薏苡仁、防己、苍术、泽泻；热痹加石膏、黄柏、生地黄；气血亏虚者加党参、黄芪、当归、鸡血藤；肝肾亏损加杜仲、桑寄生、千年健；兼阳虚者加巴戟天、淫羊藿；夹痰瘀者加制天南星、僵蚕、白芥子、土鳖虫；顽痹者加全蝎、穿山甲。【专科应用】①用于治疗风湿性关节炎、类风湿关节炎、坐骨神经炎、小儿风湿性舞蹈症、腓肠肌痉挛。②用于治疗椎管狭窄、腰腿痛、阴缩、眩晕、直立性低血压、偏头痛、阳虚外感、牙痛、肠梗阻等。【临床经验】①阴虚、血虚及孕妇忌用；方中川乌毒性较大，用量应慎；作汤剂，宜久煎。②口服乌头6～12 g可中毒，主要毒性成分为乌头碱，口服乌头碱3～5 mg可死亡。由消化道途径中毒的临床表现：首先表现为口腔、咽部黏膜接触部位的刺痛及烧灼感，说话不流利，四肢麻木。重

者尚有躁动不安，肢体发硬或肌肉强直而不能伸屈，偶有搐搦，耳鸣，复视和牙关紧闭等症状。中枢：先兴奋后麻醉。胃肠道：恶心、呕吐、流涎、肠鸣亢进、腹痛、腹泻，少数出现血样便，里急后重，酷似痢疾。心脏：心悸、气急、心动过缓、心律失常，可出现结性心律，多源频繁的过早搏动，二联律，房室脱节，窦性停搏，最后心搏骤停。中毒抢救：催吐、输液及对症处理。口服浓茶一碗，可沉淀生物碱，阻止其吸收。绿豆、甘草、黑豆水煎服，能解乌头中毒。心律失常用阿托品、普鲁卡因酰胺解救。③加白术、威灵仙、桂枝、桑寄生等治疗坐骨神经痛；加鸡血藤、地龙、当归等治疗小儿风湿性舞蹈症；加桂枝、豹皮樟等治疗风湿性关节炎，均取得明显效果。④周福贻经验：加味乌头汤（加威灵仙、鸡血藤），治疗腰椎间盘突出症，对于疼痛较剧且痛有定处、拒按偏瘀者再加制乳香、制大黄等活血药，取"通则不痛"；甚者再加槟榔破气，取"气行则血亦行"之义，诸药合用，寒除络通，气血畅行，痹痛自止。⑤制成乌头汤膜控型缓释浓缩丸，以备临床使用。【方歌】乌头汤方用蜜煎，麻黄芪芍甘草联，寒留关节难伸屈，非此温经不易痊。

赤石脂丸（又称乌头赤石脂丸）【来源】《金匮要略》："心痛彻背，背痛彻心，乌头赤石脂丸主之。"【组成】花椒 10 g，乌头 0.5 g，附子（炮）7.5 g，干姜、赤石脂各 15 g。【用法】上 5 味，末之，蜜丸如梧子大，先食服 1 丸，日三服（每日 3 次），不知，稍加服。【功效】温阳散寒，止痛救逆。【适应证】主治心痛重证。临床应用以心痛彻背，背痛彻心，痛势急剧而无休止，甚者伴发四肢厥冷，冷汗出，面色白，舌淡胖紫暗苔白腻，脉沉紧甚至微弱欲绝为辨证要点。【随症加减】心悸易发者加淮小麦、琥珀、龙骨、牡蛎；口干渴喜饮，多汗，舌红，脉细数加生地黄、麦冬、柏子仁、阿胶；畏寒肢冷，脉沉缓加桂枝、巴戟天；气短，面色少华，舌

淡，脉弱加党参、黄芪、当归；胸闷痛加瓜蒌、郁金、香附；胸部剧痛如刺，舌边有瘀斑或舌质紫暗加桃仁、红花、川芎、丹参；胸脘闷胀，咽梗泛恶，舌苔黄腻，脉滑加竹沥、半夏、石菖蒲。【专科应用】①治疗以心痛彻背，背痛彻心，痛势急剧而无休止为主要临床表现的不稳定型心绞痛、急性心肌梗死、病态窦房结综合征等。②治疗以疼痛剧烈为主要临床表现的偏头痛、肩周炎、风湿性关节炎、类风湿关节炎、肋间神经痛、胆石症、胃和十二指肠溃疡、溃疡病出血、坐骨神经痛、腰椎病、颈椎病、带状疱疹后遗神经痛、脊髓结核危象等，及其某些原因不明而产生的剧痛。【临床经验】①乌头赤石脂丸大辛大热，燥烈走窜之品，临床运用本方须辨证精当，谨守"阴寒痼结"之病机。阴虚体质、血虚及孕妇忌用；虚火偏亢者禁用；真热假寒者禁用；无明显寒象或寒象轻者不宜久用。各种先天性心脏病或心脏病已成器质性病变者，须在严密观察下使用。本方服后，时间稍长可见舌红、口干、便秘等，可减药或停药。②有的专家认为应将乌头和附子中乌头碱含量控制在 0.21％ 和 0.003％ 以下，患者每日最大服量各为 25 mg 及 125 mg。改为汤剂时，方中乌头用川乌头或者草乌头，与附子同煎，均先煎 1 小时以减缓其毒性。③本方从小剂量开始，根据病情需要逐渐增减，要慎用，注意防止毒性反应。④治疗心源性休克，加人参、炙甘草。治疗心绞痛急性发作，去赤石脂，加川芎、丹参、汉三七、血竭。心绞痛缓解后，服用附片、花椒衣、白蜜（蒸兑），以防复发。治寒厥腹痛，腹泻急作，手足逆冷，脉象沉微，加人参。【方歌】乌头石脂丸《金匮》，蜀椒附子干姜配，寒邪从背注于心，背痛彻心心彻背。

《金匮》温经汤 【来源】《金匮要略》："问曰：妇人年五十所，病下利数十日不止，暮即发热，少腹里急，腹满，手掌烦热，唇口干燥，何也？师曰：此病属带下。何以故？曾经半产，瘀血在少腹不去。何以知之？其证唇口干燥，故知

之。当以温经汤主之。"亦主妇人少腹寒，久不受胎，兼取崩中去血，或月水来过多，及至期不来。"【组成】吴茱萸、麦冬（去心）各9g，当归、芍药、川芎、人参、桂枝、阿胶、牡丹皮（去心）、生姜、甘草、半夏各6g。【用法】上12味，以水一斗（10L），煮取3L，分温三服。现代用法：水煎服，阿胶烊冲。【功效】温经散寒，养血祛瘀。【适应证】主治冲任虚寒、瘀血阻滞证。亦治妇女宫冷，久不受孕。临床应用以漏下不止，血色暗而有块，淋漓不畅，或月经超前或延后，或逾期不止，或一月再行，或经停不至，而见少腹里急，腹满，傍晚发热，手心烦热，唇口干燥，舌质暗红，脉细而涩。【随症加减】月经推后，或闭经，小腹冷痛甚者去牡丹皮、麦冬，加艾叶、小茴香，重用桂枝、当归，或桂枝易为肉桂，以增强散寒止痛之力；寒凝而气滞，少腹胀痛，胸胁不舒者加香附、乌药以理气止痛；瘀重而月经推后，或痛经，或闭经，或漏下不止而经来快多，少腹痛甚者重用当归、川芎，加蒲黄、乳香、没药以化瘀止痛；漏下不止而血色暗淡者去牡丹皮，加炮姜、艾叶以温经止血；气虚甚，体倦乏力者加黄芪、白术以益气健脾；汗出不止加黄芪、酸枣仁；虚甚而见月经提前，或一月数行，或漏下不止者重用当归、阿胶，加熟地黄、大枣以助养血滋阴；烦热时作加生地黄、赤芍以退瘀热；傍晚发热甚者加银柴胡、地骨皮、黄芩以清虚热；咳嗽加杏仁、桔梗、五味子、半夏；妇女久不受孕者加艾叶、鹿角霜、淫羊藿暖宫调冲任。【专科应用】①治疗以月经不调，小腹冷痛，经有瘀块，时发烦热为主要临床表现的子宫肌瘤、盆腔感染、子宫内膜异位症、围绝经期综合征等。②治疗以漏下不止，血色暗而有块，淋漓不畅为主要临床表现的功能失调性子宫出血、老年阴道下血、急性盆腔炎、慢性盆腔炎、卵巢囊肿、子宫肌瘤、宫颈癌、产后恶露不绝等。③治疗以久不受孕为主要临床表现的多囊卵巢综合征、原发性不孕症、输卵管不通、排卵紊乱、生殖道感染、免疫性不孕、习惯性流产、子宫发育不良、子宫萎缩等。④用于治疗带状疱疹后遗神经痛、急性感染性多发性神经根炎、手掌角皮症、手足皲裂、湿疹、荨麻疹、黄褐斑、睾丸炎、勃起功能障碍、慢性前列腺炎、慢性阑尾炎、十二指肠溃疡、血管神经性头痛、睡眠障碍、冠心病、心肌梗死、心悸等。【临床经验】①本方主血分虚寒而月候不调，或来多不断，或过期不来，或崩中去血过多不止者；又治曾经损娠，瘀血停留，少腹急痛，发热下利，手掌烦热，唇干口燥；及治少腹有寒，久不受胎。若属实热或无瘀血内阻者忌用。服药期间忌食生冷之品。②焦树德经验：治疗老年崩漏症，去人参、半夏，加续断炭、赤石脂（先煎）、艾炭；治疗青中年妇女子宫寒冷、月经不调、久不受孕之症，去人参、半夏、麦冬，加炮干姜、紫石英（先煎）、香附、紫肉桂。③黄煌经验：治疗体型中等偏瘦的女性痤疮者，月经量少或闭经，加麻黄；如体型偏胖者，或痤疮在背部者，或有脓疱者，可加麻黄、葛根等；如疮体硬结色暗者，可加桃仁。又，制成温经膏〔吴茱萸50g，麦冬150g，制半夏、炙甘草、肉桂、干姜各60g，党参、当归、白芍、川芎、牡丹皮、生地黄各120g，大枣、阿胶各250g。其他药除阿胶外，水煎3次，过滤去渣，文火浓缩；加入核桃仁（碾粉）、黑芝麻（碾粉）各200g，然后阿胶加黄酒炖化后，与冰糖一起收膏。〕每次服用15g，每日2次，开水冲服。此为女性调经美容膏，多用于闭经、不孕症、功能失调性子宫出血等，也可用于围绝经期失眠、腹泻、老年性阴道炎、外阴瘙痒症、手足皲裂、指掌角化症、黄褐斑、口唇干枯、发枯黄脆等。其人多羸瘦而皮肤松弛，腹壁薄而无力。口唇干燥而不红润，皮肤干枯发黄发暗，缺乏光泽，或潮红，或暗红，或黄褐斑。有些患者的手掌脚掌出现裂口，疼痛或发热感。还有的妇女可以出现阴道炎、阴道干枯瘙痒。不少妇女的毛发出现脱落、干枯、发黄，易于折断。【方歌】温经汤用萸桂芎，归芍丹皮姜夏冬，参草益脾胶养血，调经重在暖胞宫。

温经汤 【来源】《校注妇人大全良方》："若经道不通，绕脐寒疝痛彻，其脉沉紧，此由寒气客于血室，血凝不行，结积血为气所冲，新血与故血相搏，所以发痛。譬如天寒地冻，水凝成冰。宜温经汤及桂枝桃仁汤、万病丸。"【组成】当归、川芎、肉桂、莪术（醋炒）、牡丹皮、人参、牛膝、甘草各3g。【用法】水煎服。【功效】温经补虚，化瘀止痛。【适应证】主治血海虚寒及血气凝滞证。临床应用以月经不调，或闭经，脐腹作痛，得热痛减，脉沉紧为辨证要点。【随症加减】寒甚经者加附子、吴茱萸、鹿茸；经闭者加王不留行、穿山甲；子宫出血者可再加艾叶炭、棕榈炭、阿胶珠、赤石脂。【专科应用】①治疗以月经不调、小腹冷痛、经有瘀块为主的妇科疾病，如子宫肌瘤、盆腔感染、围绝经期综合征、功能失调性子宫出血、急性盆腔炎、慢性盆腔炎、宫颈癌、产后恶露不绝等。②治疗以久不受孕为主的多囊卵巢综合征、原发性不孕症、输卵管不通、排卵紊乱、生殖道感染、免疫性不孕等。③治疗以腹痛为主的小肠炎、阑尾炎、疝气、慢性前列腺炎等。【临床经验】①临床使用时用量可适当加重。本方行滞祛瘀之力较强；瘀血阻滞证较重者用。崩漏患者服药后，会出现出血增多的正常现象。②《中医妇科治疗学》加减温经汤（去牡丹皮、人参，加芍药、党参）用于温经行血，主治积冷脏寒所致的经闭，少腹冷痛拒按，喜热熨，脉沉紧者。③焦树德经验：治疗子宫肌瘤，去川芎、人参、牛膝，加桃仁、红花、三棱、续断炭、炒五灵脂、艾叶炭。无大量出血者，可去艾叶炭；反之如伴有子宫出血者，可再加棕榈炭、阿胶珠、赤石脂（先煎）。【方歌】陈氏温经汤肉桂，参草归芎莪术寻，丹皮牛膝同配入，能治血海虚寒瘀。

第七章　表里双解剂

第一节　解表清里剂

葛根黄芩黄连汤【来源】《伤寒论》:"太阳病,桂枝证,医反下之,利遂不止,脉促者,表未解也;喘而汗出者,葛根黄芩黄连汤主之。"【组成】葛根15 g,甘草(炙)6 g,黄芩、黄连(味苦寒)各9 g。【用法】上4味,以水8 L,先煮葛根,减2 L,内诸药,煮取2 L,去滓,分温再服。现代用法:水煎服,先煮葛根。【功效】解表清热,止利平喘。【适应证】主治热盛于里,邪热下迫大肠,挟有表邪之证。临床应用以下利不止,利下臭秽稠黏,肛门灼热,小便短赤,喘而汗出,或兼表证,舌红、苔黄,脉数为辨证要点。【随症加减】早期兼有表证者加连翘、金银花;发热者加藿香、柴胡、寒水石;呕吐腹胀者加竹茹、砂仁、半夏、大腹皮;腹泻次数多且伴有脱水症状者加芡实、赤石脂;大便溏烂而不爽者加薏苡仁;湿邪偏重,胸腹满闷,口不渴,或渴不欲饮,舌苔微黄厚腻者加苍术、厚朴、陈皮;挟食滞,腹痞满,嗳腐酸臭,不思饮食,舌苔垢浊或厚腻,脉滑者加神曲、麦芽、山楂;夏季寒湿,自汗面垢,烦渴尿赤者酌加藿香、香薷、佩兰;兼有腹痛者,用汤剂可酌加木香、芍药等药调气和血;腹胀、腹鸣者加槟榔、大腹皮;

腹痛甚者加延胡索、五灵脂；下痢赤白、里急后重者酌加木香、槟榔、马齿苋；脓血便明显加大黄、地榆；若热痢神昏者可酌加安宫牛黄丸以清热解毒，芳香逐秽。【专科应用】①治疗以腹痛、腹泻为主要临床表现的疾病，如痢疾、急、慢性肠炎、小儿夏季腹泻、五更泻、溃疡性结肠炎、细菌性胃肠炎、肠伤寒、胃肠型感冒。②治疗以咳嗽、发热、腹泻为主要临床表现的感染性疾病，如急性支气管炎、细菌性肺炎、间质性肺炎。③也可用于治疗糖尿病、病毒性心肌炎、消渴、痤疮、抑郁症、赤带、小儿麻痹症。【临床经验】①先煮葛根后纳诸药，解肌之力优，而清中之气锐，又与补中逐邪之法迥殊矣。②本方为寒凉之品，病愈即止，不可久服，易伤阳耗气。下利而不发热，脉沉迟或微弱，病属虚寒者，不宜用；忌猪肉、冷水、海藻、菘菜。③有片剂、胶囊剂、颗粒剂、微丸剂、口服液等中成药可供选择。治疗早期病毒性心肌炎，表热重加金银花、薄荷；表寒重加荆芥、紫苏叶、板蓝根、紫草。治疗小儿麻痹症，加生石膏、金银花、白芍、全蝎、蜈蚣。治疗小儿夏季腹泻，合五苓散。治疗上消化道出血，加地榆炭、干姜、木香、白芍。治疗重症肌无力，加蒺藜、钩藤。治疗盗汗，加牡蛎。治疗鼻出血，加白茅根、焦栀子。④聂惠民经验：急性肠炎症见发热口渴，泻下臭秽，肛门灼热，尿短而赤，苔黄腻，脉滑数等，可酌加金银花、马齿苋、黄芩、芍药等清热利湿之品。菌痢，便脓血，里急后重，身热腹痛，苔黄脉数，酌加白头翁、秦皮、黄柏、黄芩、芍药等清热解毒止利之品。小儿腹泻，便稀日行数次，口干苔黄，溲赤，指纹紫，可酌加茯苓、白术、薏苡仁等健脾利湿之品；若挟食积，酌加鸡内金、麦芽、山楂、神曲消食导滞之品。慢性结肠炎，属于湿热下注者，可酌加金银花、茯苓、白芍、薏苡仁、秦皮、车前子等清热利湿之品。咳喘胸闷，伴有大肠湿热便稀泄泻，宜本方加桑白皮、桔梗、贝母、茯苓等。⑤《赵锡武医疗经验》治脊髓灰质炎（小儿麻痹症）

的急性期，制加味葛根芩连汤（加生石膏、金银花、杭白芍、全蝎、蜈蚣）。若病初起，加《太平惠民和剂局方》的至宝丹或《温病条辨》的安宫牛黄丸；无汗者加麻黄；发热者加大青叶、板蓝根、连翘；烦躁者加龙胆、钩藤；疼痛者加天麻、芍药；通络者加地龙、僵蚕；麻痹在下肢者加牛膝、桑寄生；麻痹在上肢者加川芎、地龙、桑寄生；口眼㖞斜者加细辛、辛夷、川芎、白芷；兼暑者加藿香、滑石；呕吐者加半夏、陈皮、竹茹，后期加用加味金刚丸。【方歌】葛根黄芩黄连汤，再加甘草共煎尝，邪陷阳明成热痢，清里解表保安康。

葛根石膏汤 【来源】《伤寒总病论》："主天行热毒未解，欲生豌豆疮，发热疼痛。"【组成】葛根、麻黄各 30 g，石膏 60 g，黄芩、芍药、桂枝、甘草各 15 g。【用法】上为粗末。每服 12 g，水 1 盏半（50 mL），煎 8 分，温服。取小汗。现代用法：水煎服。【功效】发汗解肌，清热解毒。【适应证】主治太阳阳明合病。感受四时风热毒疠之气，发热口渴，头面㿠红肿痛，丹毒，白睛红赤，咽喉肿痛，下痢或者便秘，舌赤而干，脉洪数。【随症加减】自汗者去麻黄；咽痛者加桔梗、橄榄；头痛合芍芷散；头面阳合消毒饮；有少阳证加柴胡；火盛者加黄连；便秘者加大黄；风邪盛者加当归、防风；疼痛或压痛者加制乳香、制没药；颈痛重者加羌活、乌梢蛇；头晕、恶心、上肢麻木者加红花、半夏、蜈蚣；病程较长者加全蝎、土鳖虫、鸡血藤；足膝肿痛者加防己、牛膝。【专科应用】①用于治疗疔疮、慢性胃肠炎、克罗恩病、溃疡性结肠炎、放射性肠炎、菌痢、胃肠型感冒、五更泻、小儿轮状病毒肠炎、小儿手足口病等。②用于治疗胃炎、胃和十二指肠溃疡、反流性食管炎等。③用于治疗过敏性紫癜、天疱疮、银屑病、痤疮、麻疹、系统性硬化病、神经性皮炎等。④也可用于治疗咀嚼肌痉挛症、颈椎病、糖尿病并发症等。【临床经验】①本方来源于

《伤寒论》葛根汤，加石膏、黄芩，去生姜、大枣，治太阳病，项背几几，无汗恶风；亦治太阳阳明合病下利。或者葛根汤加黄芩即《太平惠民和剂局方》葛根解肌汤，再加石膏，桂枝改肉桂（去粗皮），治伤寒温病，时行寒疫，头痛项强，发热恶寒，肢体拘急，骨节烦疼，腰脊强痛，胸膈烦闷者。②《圣济总录》葛根汤（去黄芩），治脾瘅，面黄口甘，烦渴不止。又，去石膏，加柴胡，治伤寒及天行后，头痛，余热不解。《普济方》葛根汤（去麻黄、桂枝），加葱白、薄荷，主天时炎热，小儿欲发痘疮。《症因脉治》葛根石膏汤（葛根、石膏、黄芩、栀子、荆芥、牡丹皮、生地黄），热甚者，加黄连；大便结，加大黄；治外感吐血，表邪已散，阳明热极盛，吐血不止，身仍发热，目痛不眠。又，无黄芩、栀子、荆芥、牡丹皮、生地黄，有知母、粳米，治燥火腹痛，口干脉数者。③焦树德经验：此方加减（葛根、桂枝、麻黄、赤芍、生姜、姜黄、羌活、红花、茯苓、附子、炙甘草）治疗颈椎病，葛根用量常在30～60 g，寒湿重着加威灵仙24 g；局部凉甚加附子；颈项沉困加羌活、独活；手臂麻木加当归、川芎、川牛膝；病程较长加天麻、全蝎、地龙；肾虚者加鹿角霜、山茱萸、威灵仙。④胡希恕经验：葛根汤再加生石膏45～100 g，即葛根加生石膏汤治葛根汤证口舌干燥者。【方歌】葛根石膏汤麻桂，黄芩芍草表里清，四时风热瘟疫毒，法在解肌毒汗出。

第二节　解表攻里剂

大柴胡汤【来源】《伤寒论》："伤寒发热，汗出不解，心中痞硬，呕吐而下利者，大柴胡汤主之。""伤寒十余日，热结在里，复往来寒热者，与大柴胡汤。"太阳病，过经十余日，反二三下之，后四五日，柴胡证仍在者，先与小柴胡汤。呕不止，心下急，郁郁微烦者，为未解也，与大柴胡汤，下之则愈。"《金匮要略》："按之心下满痛者，此为实也，当下之，宜大柴胡汤。"【组成】柴胡、生姜（切）各 15 g，黄芩、芍药、半夏（洗）、枳实（炙）各 9 g，大枣（擘）4 枚，大黄6 g。【用法】以水一斗二升（12 L），煮取 6 L，去渣再煎。温服 1 L，日三服。现代用法：先将方药煎煮约 30 分钟，去滓，再煮药汤约 15 分钟，或者将方药煎煮约 50 分钟，去滓，取药汤服用，每日分 3 次服。【功效】和解少阳，内泻热结。【适应证】主治少阳阳明合病。临床应用以往来寒热、胸胁苦满、心下满痛，呕吐，便秘，苔黄，脉弦数有力为辨证要点。【随症加减】兼黄疸者可加茵陈、栀子以清热利湿退黄；胁痛剧烈者可加川楝子、延胡索以行气活血止痛；胆结石者可加金钱草、海金沙、郁金、鸡内金以化石；热盛烦躁，日久不大便，口干渴，欲饮水，面红，脉洪实加黄连、芒硝；大便黏滞者可加苍术、厚朴、木香；下痢时发时止者去生姜，加黄连、木香；心下实痛，痛及左胁，难于转侧，大便实者加瓜蒌、青皮；若眩晕者加天麻、菊花，以清脑止晕；呕吐不止加姜竹茹、芦根；若心烦失眠者加酸枣仁、黄连，以清心凉血，舍魂安神等。【专科应用】①治疗以发热为主要症状的疾病，如小儿风热感冒、高热、疱疹性口腔炎、急性化脓性扁桃体炎、腮腺炎等儿科疾病。②治疗以腹痛、恶心呕吐、便秘为主要症状的消化系统疾病，如急性胰腺炎、急性胆囊炎、胆石症、胃和十二指肠溃疡、胆汁反流性胃炎、胆系急性感染、胆道蛔虫病、黄疸型肝炎、急性肠梗阻、粘连性肠梗阻、腹膜炎术后等。③还用于治疗糖尿病及其周围神经病变、肝癌及肝癌栓塞后综合征等上腹部恶性肿瘤、痤疮、非酒精性脂肪肝、原发性高血压、哮喘、急性盆腔炎等。【临床经验】①单纯少阳证或阳明证及少阳阳明合病患儿阳明尚未结热成实者，均非本方所宜。病属虚寒者不可妄投，或既无发热又无便秘硬结者，亦勿轻用。治疗消化系统疾病时，大便通后，慎重用泻下之药，当中病即止。②大柴胡汤在《伤寒论》中原方无大黄，但方后云："一方加大黄二两，若不加，恐不为大柴胡汤。"考《注解伤寒论》《金匮玉函经》《普济本事方》所载本方均有大黄，故以有大黄为是。若病证表现有大便不通，煎煮大黄应后下；若病证表现无大便不通，煎煮大黄不后下。③《中西医结合治疗急腹症》复方大柴胡汤（去半夏、生姜、枳实、大枣，加枳壳、川楝子、延胡索、木香、蒲公英），其行气止痛、清热解毒之功，较大柴胡汤为优，治疗溃疡病急性穿孔缓解后，腹腔感染。上腹及右下腹压痛，肠鸣，便燥，身热，苔黄，脉数。《寒温条辨》增损大柴胡汤（去生姜、大枣、半夏，加薄荷、陈皮、黄连、黄柏、栀子、姜黄、僵蚕、蝉蜕、黄酒、蜂蜜，呕加生姜），治温病热郁腠理，以辛凉解散，不致还里，而成可攻之证。④治疗肝郁气滞型急性轻症胰腺炎，在应用西医常规治疗的基础上，本方能提高疗效，缩短疗程，还可减少患者的经济压力以及节省和优化医疗资源，以最小的医疗消费获取最佳的治疗。治疗胆汁郁滞、隐性黄疸，选用茵陈先煎 1 小时。⑤全小林经验：运用本方治疗糖尿病，黄连、黄芩均为 30 g，配山楂、五味子等，对于降血糖有着相当好的疗效。【方歌】大柴胡汤用大黄，枳芩夏芍枣生姜，少阳阳明同合病，和解攻里效力强。

防风通圣散 【来源】《宣明论方》："湿热内郁，而时有汗泄者。或因亡津液而成燥，淋闭者。或因肠胃燥郁，水液不能宣行于外，反以停湿而泄。或燥湿往来，而时结时泄者。或表之阳和正气，与邪热相合，并入于里，阳极似阴，而战烦渴者。表气寒故战，里热甚则渴。或虚气久不已者。合则病作，离则病已。或风热走注，疼痛麻痹者。或肾水真阴衰虚，心火

邪热暴甚而僵仆。或卒中，久不语。或一切暴喑而不语，语不出声。或暗风痫者。或洗头风。或破伤或中风，诸潮搐，并小儿诸疳积热。或惊风积热。伤寒、疫疠而能辨者。或热甚怫结，而反出不快者。或痘黑陷将死。或大人小儿风热疮疥，及久不愈者。或头生屑，遍身黑𪒟，紫白斑，或面鼻生紫赤风刺瘾疹，俗呼为肺风者。或成疠风，世传为大风疾者。或肠风痔漏。并解酒过热毒，兼解利诸邪所伤，及调理伤寒未发汗，头项身体疼痛者，并两感诸证。兼解产后血液损虚，以致阴气衰残，阳气暴甚，为诸热证，腹满涩痛，烦渴喘闷，谵妄惊狂。或热极生风，而热燥郁，舌强口禁，筋惕肉，一切风热燥证，郁而恶物不下，腹满撮痛而昏者。兼消除大小疮及恶毒。兼治堕马打扑伤损疼痛。或因而热结，大小便涩滞不通，或腰腹急痛，腹满喘闷者，防风通圣散。"【组成】防风、川芎、当归、芍药、大黄、薄荷叶、麻黄、连翘、芒硝（朴硝是者）各15 g，石膏、黄芩、桔梗各30 g，滑石90 g，甘草60 g，荆芥、白术、栀子各0.3 g。【用法】上每服4钱（12 g），水1盏（30 mL），加生姜3片，煎至6分，去滓温服，不拘什候，每日3次。病甚者，5～7钱至1两（15～21 g至30 g）；极甚者，可下之，多服2两（60 g）或3两（90 g），得利后，却当服3～5钱（9～15 g），以意加减。病愈，更宜常服，则无所损，不能再作。现代用法：上药水煎或研粉水泛为丸。丸剂每次6 g，每日2次。口服。汤剂清水340 mL，生姜3片，煎成200 mL，每次100 mL，每日2次。【功效】宣通气血，上下分消，表里交治。【适应证】主治表里俱实之证。用于风热怫郁，筋脉拘倦，肢体焦痿，头目昏眩，腰脊强痛，耳鸣鼻塞，口苦舌干，咽嗌不利，胸膈痞闷，咳呕喘满，涕唾稠黏，肠胃燥热结，便溺淋闭；或夜卧寝汗，咬牙睡语，筋惕惊悸；或肠胃怫郁结，水液不能浸润于周身，而但为小便多出者；或湿热内郁，而时有汗泄者；或因汗液而成燥淋闭者；或因肠胃燥郁，水液不能宣行于外，反以停湿而泄；或燥湿往来，而时结时泄者；或表之，阳中正气与邪热相合，并入于里，阳极似阴而战，烦渴者；或虚气久不已者。或风热定注，疼痛麻痹者；或肾水真阴衰虚，心火邪热暴甚而僵仆，或卒中久不语，或一切暴喑而不语，语不出声，或喑风痫者；或洗头风，或破伤，或中风诸潮搐，并小儿诸疳积热，或惊风积热，伤寒疫疠而能辨者；或热甚怫结而反出不快者，或热黑陷将死。或大人、小儿风热疮疥久不愈者，或头生屑，遍身黑黧，紫白斑驳，或面鼻生紫赤风刺瘾疹，俗呼为肺风者，或成风疠，世传为大风疾者；或肠风痔漏，及伤寒未发汗，头项身体疼痛者，并两感诸症。兼治产后血液损虚，以致阴气衰残，阳气郁甚，为诸热症，腹满涩痛，烦渴喘闷，诸妄惊狂，或热极生风而热燥郁，舌强口噤，筋惕肉瞤，一切风热燥症，郁而恶物不下，腹满撮痛而昏者。兼消除大小疮及恶毒，兼治堕马扑扑伤宕疼痛，或因而热结，大小便涩滞不通，或腰腹急痛，腹满喘闷者。临床应用以憎寒壮热无汗，口苦咽干，二便秘涩，舌苔黄腻，脉数为辨证要点。**【随症加减】**风邪偏盛者可加蝉蜕、地肤子、全蝎、白花蛇舌草等；温邪偏盛者可加防己、薏苡仁、茯苓皮、苦参等；热毒偏盛者可加板蓝根、金银花、黄柏、紫草等；瘀滞偏盛者可加泽兰、牛膝，甚者加三棱、莪术；气血不足，面色无华者可加黄芪、鸡血藤；足痹作热加黄柏；痰涎壅盛者加天南星、半夏、枳实；体倦气弱者加木香；鼻渊，久病热郁深者加黄连；涎嗽者可加姜半夏；无大便秘结去大黄、芒硝；无小便黄赤去栀子、滑石。**【专科应用】**①治疗以恶寒发热无汗为主要症状的疾病，如产后发热等。②治疗以咳嗽、口苦咽干为主要症状的肺系疾病，如支气管哮喘、肺炎、支气管炎等。③治疗以二便秘涩为主要症状的疾病，如便秘、热淋、急性尿路感染等。④治疗以头痛、头晕为主要症状的神经内科疾病，如头痛、鼻窦炎、原发性高血压、脑病后遗额痛、流脑、乙脑、结核性脑膜炎、脑血栓形成、癫狂、不寐、眩晕症、耳闭耳胀等。⑤治疗以丹斑瘾疹为主要症状的皮肤病，如痤疮、银屑病、接触性皮炎、湿疹、系统性红斑狼疮、老年性皮肤瘙痒症、过敏性紫癜、瘙痒症、面部蝴蝶斑、荨麻疹、湿疹、扁平疣、疮疖等。⑥治疗临床上还有表现为疮疡肿毒的疾病，如肠痈、乳腺炎、急性化脓性扁桃体炎、口腔溃疡、急性化脓性中耳炎等。⑦另外，治疗肥胖症、高脂血症、非酒精性脂肪肝、脂肪肝、菌痢、聚星障、眼睑赤烂等。【临床经验】①若时毒饥馑之后胃气亏损者，须当审察，非大满大实不用。体虚便溏者及孕妇慎用。临床上若大便干可用生大黄，量可偏大；无便秘者，则应量小，可用制品。②通圣散（《伤寒标本》）。本方去芒硝，名贾同知通圣散；去麻黄、芒硝，加砂仁，名崔宣武通圣散；去芒硝，加砂仁，名刘庭瑞通圣散。《御药院方》增损通圣散（牛蒡子、桔梗、桑白皮、紫菀茸、荆芥穗、甘草、防风通圣散各一半和匀），治肺气不和，鼻塞不利。③治疗精神分裂症，常规抗精神病药物治疗，基本方：防风、麻黄、大黄、黄芩、连翘、桔梗、栀子、木通、白芍、川芎、当归、白术、半夏、天南星、生莱菔子、枳实、石菖蒲、甘草。④黄煌经验：本方为甘草麻黄汤、调胃承气汤、当归芍药散等经方的加减方，本方功用全面，既能发汗解表，又能泻下通里，还能清热除烦。主治表里实热证，其主要表现为发热无汗、面色黄红或黄暗、头痛头昏、咽喉不利、目睛赤痛、咳嗽喘息、痰液唾涕黏稠、皮肤痒疹、腹胀腹满、尿赤便秘、口苦腻、舌苔厚等。一般认为本方的主治证是人体一种闭塞的体质状态，它可以包括汗孔、肛门、尿道甚至是经道的闭塞。本方治疗皮肤病以皮肤干燥、粗糙、风团、丘疹或苔藓样变为主要表现的皮肤病。适用于荨麻疹、痤疮、湿疹、扁平疣、毛囊炎、特应性皮炎等皮肤病的治疗。据不同疾病进行合方加减：如治疗毛囊炎见红疹密布，高出皮面，有脓头、疼痛，唇舌暗红者，常合黄连解毒汤加减；治疗小儿特应性皮炎见全身疹子和疙瘩多，皮肤增厚，瘙痒难耐，不得安宁，严重影响睡眠者，常合麻杏苡甘汤加减。而对于荨麻疹、痤疮等则常用原方，或径用成药防风通圣丸。本方治疗妇科病，治疗以月经不调、闭经、不孕、肥胖等为主要表现的妇科病。适用于多囊卵巢综合征、高催乳素血症、闭经、不孕症等的治疗，如治疗多囊卵巢综合征见肥胖、肌肉充实、体毛增多、下肢皮肤粗糙者常合桂枝茯苓丸加减；治疗高催乳素血症见肥胖、腹部充实拒按者常合当归芍药散加减；治疗不孕症见肥胖、月经有血块、大便秘结者常予原方小剂量长服以改善体质而助孕；治疗肥胖者的闭经则常合当归芍药散加牛膝。还将本方常用于治疗胰岛素抵抗、脂肪瘤、顽固性鼻出血、变应性鼻炎、习惯性便秘等。【方歌】防风通圣大黄硝，荆芥麻黄栀芍翘，甘桔芎归膏滑石，薄荷芩术力偏饶，表里交攻阳热盛，外科疡毒总能消。

疏凿饮子 【来源】《重订严氏济生方》："治遍身水肿，喘呼口渴，大小便秘。"【组成】羌活、槟榔、大腹皮、茯苓皮、椒目、木通、泽泻、商陆、赤小豆各 5 g。【用法】每服 4 钱（12 g），水 1 盏半（50 mL），加生姜 5 片，煎至 7 分，去滓温服，不拘时候。现代用法：按证酌量，改汤剂，加姜 5 片，水煎服。【功效】解表攻里，泻下逐水。【适应证】主治水肿，乳蛾、心悸、疮毒、紫癜以及久病体虚之人，轻者眼睑、头面、四肢、腹背甚至全身浮肿，作为水肿，严重者还可伴有胸腔积液、腹水等，伴有气喘不能平卧，腹大胀满，甚至可见尿闭、恶心呕吐、口有秽味、鼻衄牙宣、神昏、谵语、搐搦等。临床症见遍体浮肿，皮肤绷急光亮，胸脘痞闷，烦热口渴，或口苦口黏，小便短赤，或大便干结，舌红，苔黄腻，脉滑数或沉数。【随症加减】小便不利，水肿胀满加茯苓、猪苓、牵牛子；热淋涩痛加木通、赤芍、牡丹皮；痰饮者加白术；痰饮眩晕加白术、

半夏、天麻；发热，黄染加生石膏、茵陈、田基黄；腹满较甚，大便秘结者加大黄、葶苈子；呼吸喘促较甚者，则去羌活、秦艽，加紫苏子、葶苈子、白芥子；湿阻纳差加陈皮、木香、草豆蔻、枳壳；阴虚加北沙参、女贞子、龟甲、白芍；高脂血症加何首乌、黄精、山楂、金樱子、决明子。【专科应用】①治疗以遍身浮肿、小便不利为主的泌尿系疾病，如原发性肾病综合征、难治性肾病综合征、急性肾炎、慢性肾小球肾炎、肾盂肾炎、肾功能不全、尿毒症、肝硬化腹水等。②治疗以喘息伴浮肿为主的疾病，如支气管哮喘、喘息性支气管炎、慢性支气管炎、慢性阻塞性肺气肿、心包积液、心力衰竭。③治疗以身体局部浮肿为主要临床表现的疾病，如肝硬化腹水、结核性腹膜炎、变态反应性水肿、特发性水肿、急性痛风性关节炎、风湿性关节炎、外伤性关节炎、类风湿关节炎、早期恶性腹水。④治疗以大便秘结、脉滑为主的顽固性便秘、老年性便秘、痔疮。⑤还可用于降低颅内压，治疗腰椎间盘突出症、肿瘤急症、出血性脑卒中、大面积脑梗死等等。【临床经验】①中病即止，不可太过，以免过伤正气，须随时调整方药，加服用补养正气药物，腹水一减少，酌加女贞子、北沙参、枸杞子、生黄芪、龟甲。②若腹满不减，大便不通者，可合己椒苈黄丸，以助攻泻之力，使水从大便而泄；若症见尿痛、尿血，乃湿热之邪下注膀胱，伤及血络，可酌加凉血止血之品，如大蓟、小蓟、白茅根等；若肿势严重，兼见气机喘满，倚息不得平卧，脉弦有力，系胸中有水，可用葶苈大枣泻肺汤合五苓散加杏仁、防己、木通，以泻肺行水，上下分消；若湿热久羁，化燥伤阴，症见口燥咽干、大便干结，可用猪苓汤以滋阴利水。③施志明经验：用疏凿饮子加减治疗卵巢肿瘤。气虚乏力加生黄芪、太子参、生白术；阳虚肢冷加附子、肉桂、炮姜；大便不畅加牵牛子、槟榔、玄明粉（冲）、生大黄（先煎）、皂角刺。【方歌】疏凿饮子泻水方，木通泽泻与槟榔，羌艽苓腹椒商陆，赤豆姜皮退肿良。

第八章　补益剂

第一节　补气剂

四君子汤【来源】《太平惠民和剂局方》："荣卫气虚，脏腑怯弱。心腹胀满，全不思食，肠鸣泄泻，呕哕吐逆，大宜服之。""常服温和脾胃，进益饮食，辟寒邪瘴雾气。"【组成】人参（去芦）、白术、茯苓（去皮）各9g，甘草（炙）6g。【用法】上为细末。每服15g，水一盏（30mL），煎至七分，通口服，不拘时候；入盐少许，白汤点亦可。现代用法：水煎服。【功效】益气健脾。【适应证】本方是治疗脾胃气虚证的常用方，亦是补气的基本方。临床应用以面色萎白，语声低微，气短乏力，食少便溏，舌淡苔白，脉虚弱为辨证要点。主治脾胃气虚证。【随症加减】胃气失和，恶心呕吐者加半夏、陈皮以降逆止呕；中虚运化无力，气机失畅，胸膈痞满者加枳壳、陈皮以行气宽胸；心悸失眠者加酸枣仁以宁心安神；气虚及阳，脏腑失于温煦，畏寒肢冷、脘腹疼痛者加干姜、附子以温里助阳，散寒止痛；气虚者加山药；吐泻腹痛烦渴者加黄芪、白扁豆、藿香、干葛；和气加生姜；心神不定者加朱砂、大枣；心忪心烦，心神不定者加茯神；惊啼，手足瘈疭，睡卧不安者加全蝎、钩藤、甘附子；脾虚胃弱，生风多困者加半夏曲、没食子、冬瓜子；发渴者加干葛、木瓜、枇杷叶（去毛）；烦渴者加黄芪；胃冷，呕吐涎沫者加丁香；呕逆者加藿香；脾胃不和者倍加白术、姜、枣；脾困者加人参、木香、砂仁；脾弱腹胀，不思饮食者加白扁豆、粟米；伤食加炒神曲；胸满喘急者加豆蔻；涎嗽者加杏仁、桑白皮、半夏曲；风壅邪热者加生姜、荆芥；经络蕴热，头面生疮者加瓜蒌根、桔梗；有寒及遇天寒发热者去瓜蒌根、桔梗；疮疹已出未出，大便闭涩，发渴者加瓜、桔；劳热往来者加川芎；盗汗者加陈浮麦；虚汗多，夜嗽者加犀角、麦冬；小便赤涩者加麦冬；大便闭者去白术，加陈皮；温中和气止泻加陈皮、大枣；吐逆、四肢厥逆，囟门低陷者加藿香、丁香；吐利过多，脾胃虚乏，欲生风候者加白附子；泄泻加陈皮、制厚朴、姜、枣；泻痢者加炒罂粟壳；赤痢者加赤芍、当归、粟米；白痢者加炮姜、粟米；脏腑滑泄者加煨诃子肉。【专科应用】①治疗以面色萎白、食少为主的消化系统疾病，如功能性消化不良、胆汁反流性胃炎、萎缩性胃炎、胃黏膜脱垂、消化性溃疡、慢性腹泻等。②治疗以气短乏力为主的疾病，如支气管哮喘、慢性呼吸衰竭；老年性糖尿病、慢性疲劳综合征、心律失常、冠心病、卒中后遗症、重症肌无力。③可以用于治疗妇产科的产后汗证、经前期紧张症、妊娠胎动不安。④用于治疗儿科的小儿贫血、小儿厌食、小儿感染后脾虚证、小儿支原体肺炎、小儿乙肝、小儿鼻出血。⑤还用于治疗眼耳鼻咽喉口腔科的复发性口腔溃疡、慢性咽炎。另外，肿瘤及其放疗、化学治疗（简称化疗）后等也可加减运用。　【临床经验】①阴虚火旺及实证发热者禁用。②《圣济总录》中又称白术汤。四君子汤为健脾补气的祖方。《小儿药证直诀》中加陈皮为异功散，加强理气和胃之力，尤消脘胀；《医学正传》再加半夏、姜、枣为六君子汤，加强温化痰湿之力，专治脾虚痰湿证；《太平惠民和剂局方》再加木香、砂仁为香砂六君子汤，加强理气散寒之力，可治脾胃虚寒，痰饮中阻，痞痛吐泻证；《局方》还以四君子加白扁豆、黄芪、藿香，名为六神散或加减四君子汤，加强健脾消食除湿之力。《证治准绳》以四君子汤加葛根、木香、藿香，名为七味白术散，健脾和胃，清热生津，专治脾虚纳少，发热口渴证。③临床大多以党参代人参。④加味四君子汤，《三因极一病证方论》加黄芪、白扁豆，治痞血已久，脾胃气虚，面色萎黄，心悸耳鸣，脚弱气乏，口淡，食不知味；《仁斋直指方》再加白芍、生姜、大枣，治色疸、湿疸及久疸不愈。《兰室秘藏》加柴胡、薄荷叶、黄芩、生姜、大枣，治久疟，热多寒少。《世医得效方》加川芎、黄芪、罂粟壳、生姜、大枣、乌梅，治久患痢疾，服药已多，而疾不愈者。《校注妇人良方》加川芎、当归，治气血俱虚之症。《罗氏会约医镜》加炮干姜、白芍（酒炒）、当归、生姜、大枣；如气倦加蜜芪；如气胀加木香；如中寒腹痛滑泻泻加吴茱萸、肉豆蔻、豆蔻、补骨脂之属；如胃寒呕逆加半夏、生姜，或加附子；如虚热甚生风者加肉桂、钩藤；或少人参，用炒山药，治小儿体弱泄泻，不食昏倦，虚热不止者；又加炒山药、当归、炒白扁豆、芡实、生姜、大枣，或加杜仲、续断，主妇女脾虚气弱，易于堕胎；又加白芍，或少人参，用炒山药；如脉实而热者，必烦躁、舌干加黄芩；如脉虚尿清，或腹痛喜按，谷食不甚化者加炒干姜、乌梅，或加肉豆蔻；如小便短少，口渴，属湿热者加萆薢、煨木香，至于白扁豆、藿香、诃子之类，俱可加用，治妇女泄泻；又加白芍、乌梅、罂粟壳，治产后久痢，积垢去而不止，脾虚肠滑者；又加陈皮、炒白扁豆、炮干姜、山药，治痢疾呕恶，或恶闻食气，胃虚有寒者；若服之平安，而不大效者，加附子，但须冷服。《朱氏集验方》加桔梗，治消渴。《医学纲目》引王海藏方，加杏仁、桑白皮、半夏曲，治涎嗽。⑤《素问病机气宜保命集》四君子汤，有黄芪无甘草，治肺损，皮聚毛落。【方歌】四君子汤中和义，参术茯苓甘草比，食少便溏体羸瘦，甘平益胃效相当。

异功散【来源】《小儿药证直诀》："温中和气，治吐泻，不思乳食。凡小儿虚冷病，先与数服，以助其气。"【组成】人参、茯苓、白术、陈皮、炙甘草各6 g。【用法】上为细末，每服6 g，水1盏（30 mL），加生姜5片，大枣2枚，同煎，食前温服，量多少与之。【功效】益气健脾，行气化滞。【适应证】主治脾胃气虚兼气滞证。以饮食减少，大便溏薄，胸脘痞闷不舒，或呕吐泄泻等为辨证要点。【随症加减】脘腹胀甚者加砂仁、黄连；腹痛者加木香、槟榔；呕吐酸水者加黄连、吴茱萸；呕吐清水者加生姜、法半夏；涎多者加益智、山药、鸡内金、麦芽，或加薏苡仁、车前子、黄连；食积加神曲；多梦少寐，体倦者加远志、当归；泄泻者加山药；睡眠不安者加钩藤、蝉蜕安神定志。【专科应用】①本方治疗以饮食减少，大便溏薄或呕吐泄泻为主要临床表现的小儿疾病，如小儿厌食症、小儿疳积、小儿慢性腹泻、小儿多涎、小儿尿闭症、小儿低热、遗尿、咳喘、嗜睡、胃痛等。②亦可治疗成人脾胃气虚等为主的胃肠道疾病，如肠易激综合征，大病瘥后不思饮食，胃痛、呕吐等。③治疗妇科疾病，如带下、妊娠恶阻等。④其他可治疗脾虚不能生肺金，而出现的长期久咳不愈；尚可治疗由脾虚引起的水肿、消渴病等。【临床经验】①本方性味虽平和，但仍带温性，久服可出现口舌干燥、渴饮、烦躁等现象，应注意增减药物，避免性偏。凡高热、阴虚火盛、津液不足、烦渴便秘者宜慎用。②本方专为小儿而设，剂量偏小，故应视病情轻重及患者年龄大小及时增减剂量，以期达到良效。③《保婴撮要》异功散（去甘草，加泽泻、去皮猪苓、朱砂）、灯心、竹叶汤化下，治小儿脾胃虚寒，泻痢兼呕，或腹中作痛。《片玉痘疹》异功散（加山药、莲子、木香、青皮、煨诃子、泽泻、升麻、炒车前子）、大枣、莲子、糯米为引，泄而作渴，加麦冬、干葛、天花粉、乌梅；寒甚而泄不止，加炒干姜、丁香，治小儿元气下陷，痘疹光壮而色灰白，里虚作泻无后重者。《奇效良方》去陈皮，加白扁豆、山药、生姜、大枣；虚冷泄泻，加附子；风证，加天麻；痢，加罂粟壳，治小儿吐泻思食，及小儿虚冷病。《揣摩有得集》加豆蔻，生姜、大枣为引，治小儿脾虚胃寒，吐泻不食。《症因脉治》加木香、诃子、肉豆蔻，治脾元不足，有痢无积，久不愈者。《幼幼新书》加藿香、木香、煨肉豆蔻，以紫苏饮调下，治胃气不和，脏腑泄泻，不思乳食；或吮奶呕逆。《保命歌括》加苍术、香附子、白芷，治气虚之人腹痛，不可下者。《医宗金鉴》归芍异功汤（加当归、白芍、灯心草），治舌痛，舌菌，兼见大便溏薄。④治疗白血病，加仙鹤草、生侧柏叶、艾叶、藿香、木香。治疗小儿厌食，加炒谷芽、炒麦芽、炒薏苡仁、茯苓，联合三棱针刺四缝以挤出黄白色黏液，若大便溏薄则加肉豆蔻和砂仁；汗多者加黄芪和防风。治疗小儿疳症，加使君子、槟榔、川楝子、炒山楂、麦芽、谷芽、咸橄榄，腹泻甚者加肉豆蔻、诃子；面黄肌瘦者加黄芪、黄精；夜啼者加生龙齿、生白芍；好发脾气，烦躁易怒者加莲子心、麦冬；吮指磨牙者加生龙齿、麦冬、玄参。⑤方药中经验，加味异功散（加苍术、青皮、黄精、当归、焦山楂曲、丹参、鸡血藤、柴胡、姜黄、郁金、薄荷），肝区疼痛剧烈者加金铃子、延胡索，用于迁延性肝炎、慢性肝炎、肝硬化、肝癌等病，症见胸胁满闷，胁下隐痛，纳呆纳少，便溏，舌质淡润，舌苔薄白，脉濡细。上述肝病患者，虽见有阴虚证，但服养阴剂后，胃脘不适，纳差便溏者，服用本方注意中病则止，不宜长服久服，亦可在服用养阴方剂过程中间断服用本方。【方歌】钱氏书中有异功，四君谦冲陈皮中，健脾化痰又理气，阳和布护气斯充。

六君子汤 【来源】《世医得效方》："治脾胃虚弱，面黄

体瘦，或久患疟痢，不思饮食，或呕吐泄泻，饮食不化，或时患饮食停滞，或母有前症，致儿为患。"【组成】人参、白术、茯苓各9g，炙甘草6g，陈皮3g，半夏4.5g。【用法】上为细末，作一服，加大枣2枚，生姜3片，新汲水煎服。【功效】益气补中，健脾养胃，行气化滞，燥湿除痰，理气降逆。【适应证】主治脾胃虚弱，气逆痰滞症。食少便溏，咳嗽有痰，色白清稀，短气痞满，呕恶呃逆，吞酸，面色萎黄，四肢倦怠；以及脾虚膨胀，外疡久溃，食少胃弱者；痔漏日久，脉数而涩，饮食日减，肢体愈倦，一切不足之证；胃气虚热，口舌生疮；中气不和，时时带下。【随症加减】腹胀明显者加柴胡、威灵仙；腹痛明显者加白芍、延胡索；烦躁易怒者加当归、枳壳、牛膝；疲倦者加太子参、黄芪。【专科应用】①用于治疗慢性胃炎、消化性溃疡、消化功能不全、慢性肠炎、慢性肝炎、非酒精性脂肪肝、肝纤维化、原发性肝癌介入术后栓塞综合征等。②用于治疗小儿腹泻、小儿疳积。③用于治疗血管性头痛、原发性震颤、梅尼埃病、椎基底动脉硬化、帕金森病等。④用于治疗慢性支气管炎、慢性咳嗽、慢性肺部感染等。⑤用于治疗产后出血、再生障碍性贫血等疾病。【临床经验】①本病外感表实者慎用；真阴亏损者忌用。②临床常用党参代人参。③《嵩崖尊生》六君子汤，有神曲、山楂、麦芽，治脾弱，方食已即困欲卧；又方加柴胡、黄芩，治脾虚唇动。《医门八法》经验：治痰饮者，健脾、暖肾、敛肝，盖缺一不可矣，宜六君子汤重加乌梅，送四神丸。《德生堂方》六君子汤，无陈皮、半夏，有黄芪、山药，如渴，加干葛、乌梅；大便自利，加陈皮、厚朴、砂仁、肉豆蔻；余热，加银柴胡，治伤寒汗、下之后，将见平复者。《嵩崖尊生》加黄芪、酸枣仁，治年高不寐。《济生方》六君子汤，无茯苓、陈皮，有橘红、麸炒枳壳。《丹溪心法》有砂仁，均治脾脏不和，不进饮食，上燥下寒，服热药不得者。《普济方》六君子汤，无甘草，有枳壳，治胸膈痞塞，脾寒不嗜食，服燥药不得者；痰气上攻，头晕目眩，呕吐，胸膈不快；及痰疟潮作，寒热往来，头痛不止。《朱氏集验方》六君子汤，无陈皮，有冬瓜子、没食子，治脾虚胃弱，生风多困。④加味六君子汤，《医宗金鉴》加炮姜、升麻、柴胡、肉桂，治小儿肝木乘脾，食少气弱，阳气不营于四末，以致产生五硬，仰头取气，难以动摇，气壅疼痛，连及膈间，手心、足心冰凉而硬者。《古今医鉴》加炮干姜、豆蔻、黄连、制吴茱萸，治脾胃大虚，以致膈噎不食。《证治准绳》加黄芪、芍药、木瓜、大腹皮，治病后脾虚浮肿。⑤治疗十二指肠球部溃疡，加延胡索、赭石、海螵蛸、白芷，痛剧者加乳香、没药；嘈杂者加黄连；口苦泛酸者合左金丸；胁胀痛、嗳气者合四逆散；心下痞满者加枳实；大便隐血或便血者加白及、地榆等。治疗原发性肝癌介入术后栓塞综合征，疼痛者加佛手、郁金、川楝子、延胡索；恶心呕吐者加吴茱萸、生姜、大枣；发热者加石膏、知母、柴胡。【方歌】四君子汤中和义，参术茯苓甘草比，益以夏陈名六君，健脾化痰又理气。

香砂六君子汤

【来源】《太平惠民和剂局方》："治气虚痰饮，呕吐痞满，脾胃不和，变生肿症者。"《古今名医方论》："治气虚肿满，痰饮结聚，脾胃不和，变生诸症者。"【组成】人参、半夏各3g，白术6g，陈皮、砂仁各2.5g，木香、甘草各2g。【用法】上加生姜6g，水煎服。【功效】益气健脾，行气化痰。【适应证】主治脾胃气虚，痰阻气滞证。临床应用以呕吐痞闷，不思饮食，脘腹胀痛，消瘦倦怠，或气虚肿满为辨证要点。【随症加减】米食所伤加谷芽；面食所伤加麦芽；肉食所伤加山楂；偏于郁热者加黄芩、黄连；兼食热作呕加柴胡、生姜；兼呕吐腹痛，手足逆冷加姜、桂；泄泻黄色加木香、煨肉豆蔻；腹痛较重加延胡索、白芷；便血者加杜仲炭；作呕不食，腹痛恶寒加术、香、姜、桂；命门火衰加益智。【专科应用】①治疗以呕吐痞闷、不思饮食、脘腹胀痛为主要临床表现的胃肠道疾病，如慢性浅表性胃炎、多器官功能不全综合征、胃肠功能障碍、糖尿病胃轻瘫、泄泻、肠易激综合征、急性胃黏膜损伤、脾虚型胃溃疡、肿瘤患者厌食症、功能性消化不良、抑郁症伴功能性消化不良、胆汁反流性胃炎等。②可用于治疗慢性口腔溃疡、化疗恶心呕吐、改善癌症患者生活质量等。③还可治疗乳糜尿、肝硬化腹水、妊娠恶阻等。【临床经验】①应注意饮食调理，戒酒，少食辛辣肥腻及生冷之食物，必要时可结合药膳进行调养。②《口齿类要》无木香，有藿香，治脾胃虚寒，恶心呕吐，食欲不振，或口舌生疮。③《万病回春》加香附，治因过于饮食，胃气自伤，不能运化，致昏冒食厥者；又去木香，加藿香、白芍、山药、当归、莲子、乌梅、炒粳米，治久病胃虚呕吐。《万氏女科》去木香，加枳实、炒神曲、炒砂仁，治孕妇伤食，腹满吞酸，恶心不喜食者。《名医杂著》去木香，加香附、藿香、砂仁，治中寒呕吐痰水，微寒微热，甚则昏晕不醒，二便皆遗，脉沉细者；痰火初起之时，外无寒热诸症，内无烦热气急，但见神昏不安，肢体无力，声音低小，饮食不进，脉来沉细无力者；痰泻者，或多或少，或泻或不泻，中焦有痰，饮食入胃，里结不化，所以作泻，脉来弦细无力者。《张氏医通》加乌梅，治气虚痰食气滞。④治疗胃和十二指肠溃疡、胃炎合并上消化道出血，加黄芪、炮姜、仙鹤草、制香附。治疗慢性萎缩性胃炎，加枳实、厚朴，若胃脘痛者加延胡索、丹参、香附；胃阴不足者加麦冬、生地黄、石斛；脾阳不振者加附子、干姜。【方歌】香砂六君治脾气，增来陈夏痰涎涤，行气消胀加香砂，水谷精微阴以化。

保元汤 【来源】《博爱心鉴》："人参益内，甘草和中，实表宜用黄芪，助阳须凭官桂。前三味得三才之道体，后一味扶

一命之巅危。"【组成】人参、甘草各 10 g，黄芪 30 g，肉桂 5 g。【用法】水煎服。【功效】补气温阳，滋养益气，扶弱补虚。【适应证】主治虚损劳怯，元气不足证。临床应用以精神倦怠，肌肉萎软，饮食少进，面青㿠白，睡卧宁静，痘顶不起，浆不足，及有杂证，或婴儿怯弱，痘毒内陷，面色苍白，气陷久泻，肢体无力，恶寒自汗为辨证要点。【随症加减】呕吐者加半夏、干姜和胃降逆；腹泻者加苍术、山药运脾燥湿；腹胀者加木香、枳壳理气助运；喉中痰多者加半夏、川贝母化痰；气息微弱者加脐带、蛤蚧补气纳气。【专科应用】①治疗以精神倦怠、面青为主要症状的疾病，如慢性肾衰竭、肾炎。②治疗以胸闷气促、神疲乏力为临床表现的心脏疾患，如冠心病、心律失常、顽固性心力衰竭、病态窦房结综合征等。③治疗慢性再生障碍性贫血，原发性血小板减少症，白细胞减少症等。④治疗慢性乙肝，虚喘，胃脘痛，重症肌无力，老年性膝关节病。⑤治疗妇产科疾病，如月经不调、带下病、妊娠小便不通、习惯性流产、产后郁冒证、输卵管结扎术后切口延迟愈合等。⑥治疗小儿痘疮，小儿尿道综合征。⑦外科手术后康复调理。【临床经验】①阴虚内热、血热毒壅之火证禁用。禁忌生冷。不宜久服，以免出现口渴、燥热等副作用，防止阴阳失调。②《观聚方要补》改桂枝，加当归、生附子，肾气易动而燥者，加芍药、地黄，治中风虚脱，卒然昏迷，不省人事，半身不遂。《种痘新书》加川芎、白术，气不行加木香，治痘顶陷皮薄而软者。《外科正宗》去肉桂，加白术。《医宗金鉴》再加当归，治痘痈出脓之后，脾胃虚弱，脓清不敛者，气血虚弱，痘痂留经络中，发无定处肿不红。《易简方》去人参，治阴疸。③《张氏医通》以保元汤为祖方，去甘草，加生地黄、熟地黄、川芎、当归，名圣愈汤，治失血过多久疮溃脓；加白术、茯苓、熟地黄、当归、川芎、白芍、肉桂、姜、枣，名十全大补汤（《局方》），治营卫气血俱虚；加白术、茯苓、橘皮、熟地黄、当归、芍药、肉桂、远志肉、五味子，名人参养荣汤（《局方》），治心脾虚寒；加黄连、茯苓、白芍、生甘草，名人参安胃散，治小儿心脾虚极弄舌；加白术、芍药，初发加桂枝，久疟加乌梅，名人参实卫汤，治疟自汗不止；去参，重用黄芪，加甘草、大枣，名黄芪六一汤（《局方》），治卫虚自汗，昼日烦热；去人参、甘草，重用黄芪，加当归，名当归补血汤，治血虚至夜发热，烦渴引饮，其脉洪大而虚，重按全无者；去人参、甘草，重用黄芪，加防风、白术、姜、枣，名玉屏风散，治卫虚自汗，易感风邪，用此补脾实卫；加升麻、葛根、蔓荆子、芍药、酒黄柏，此保元汤合升麻汤，名益气聪明汤，治气虚目暗生翳，耳聋耳鸣；重用黄芪，加人参、甘草、白芍、蔓荆子、橘皮，名神效黄芪汤，治气虚耳目不明无阴火者；加川芎、当归、肉桂、白芷、防风、桔梗、白芍、天冬、连翘、金银花、生姜，名千金托里散，治气血虚寒，溃疡不收；加川芎、当归、肉桂、白芷、防风、桔梗、木香、厚朴，名参芪内托散，治溃疡感冒风邪，痘疹触秽伏陷，及痈疽久不溃；本方去木香，名十宣散，治痘痈；加当归、芍药、茯苓、白术、金银花、白芷、连翘，名托里消毒散，治痈疽痘疹，毒盛不能起发；加白术、茯苓、五味子、酸枣仁，名内补黄芪汤，治溃疡脓水出多，虚热不寐盗汗；加当归、白术、茯苓、酸枣仁、金银花、连翘，名人参固肌汤，治痘疮表虚，斑烂不能收靥；补中益气汤乃本方参芪甘草减半，加白术、当归、橘皮、柴胡、升麻，劳力感寒加羌活、姜、枣，冬加桂枝，春加香豉、葱白。④小儿痘疮经验：先三日潮热之时，内加紫苏叶；不饮食，乃气郁，加山楂、木香；热甚加薄荷、干葛；如痘毒壅塞不行，加桂。次三日见标之时，三日内加减主方用人参、白术、黄芪、甘草、五味子、姜、枣；如痘顺加当归、枸杞子；如逆则加川芎、桂；如渴加麦冬、天花粉。次灌浆三日，加减主方用人参、黄芪、白术、甘草、麦冬、川芎、熟地黄、当归，加姜、枣、糯米煎服；胃弱加山楂；浆不起加白酒、人乳，额上不起加川芎，面不起加升麻，腹上不起加桔梗，腰腿不起加牛膝，手上不起加桂枝；厥逆加附子；泄泻加赤茯苓、白芍；冷泄加炒干姜；靥速加柴胡、连翘、黄芩、白芍；靥迟加桂、干姜。次三日落痂时，用药主方陈皮、白术、茯苓、半夏、当归、枳实、甘草、姜；如落痂迟加人参、黄芪、升麻、大枣，痂收速加黄芩、连翘，痘痛加赤芍、黄连、黄芩、炒栀子；如痘痒加羌活、白芷、蒺藜、赤芍、蝉蜕；气虚加人参、黄芪、白术等类。⑤本方加减治疗抗甲状腺药物所致白细胞减少，药物组成：黄芪、山药各 30 g，枸杞子、党参各 20 g，何首乌、鸡血藤、白术、淫羊藿各 15 g，玄参 12 g，当归 6 g，肉苁蓉 10 g。随症加减：乏力重者加黄精；头晕者加川芎、丹参；心悸者加远志、柏子仁；纳少者加鸡内金；咽痛者加金银花、蒲公英；口干者加生地黄、麦冬。【方歌】保元汤方性甘温，桂草参芪四味存，男妇虚劳幼科痘，补肺益脾显奇能。

补中益气汤 【来源】《内外伤辨惑论》："夫脾胃虚者，因饮食劳倦，心火亢甚，而乘其土位，其次肺气受邪，须用黄芪最多，人参、甘草次之。脾胃一虚，肺气先绝，故用黄芪以益皮毛而闭腠理，不令自汗，损伤元气；上喘气短，人参以补之；心火乘脾，须炙甘草之甘以泻火热，而补脾胃中元气；白术苦甘温，除胃中热，利腰脐间血；胃中清气在下，必加升麻、柴胡以引之，引黄芪、人参、甘草甘温之气味上升，能补卫气之散解，而实其表也，又缓带脉之缩急，二味苦平，味之薄者，阴中之阳，引清气上升；气乱于胸中，为清浊相干，用去白陈皮以理之，又能助阳气上升，以散滞气，助诸辛甘为用。""唯当以甘温之剂，补其中，升其阳，甘寒以泻其火则愈。"【组成】黄芪（病甚、劳役热甚者）18 g，甘草（炙）、

白术各9 g，人参（去芦）、橘皮（不去白）、升麻、柴胡各6 g，当归（酒焙干或晒干）3 g。【用法】为粗末，都作一服，水2盏（60 mL），煎至1盏，去滓，食远稍热服现代用法：水煎服。或作丸剂，每服10 g～15 g，每日2～3次，温开水或姜汤下。【功效】补中益气，升阳举陷。【适应证】主治脾胃气虚，少气懒言，四肢无力，困倦少食，饮食乏味，不耐劳累，动则气短；或气虚发热，气高而喘，身热而烦，渴喜热饮，其脉洪大，按之无力，皮肤不任风寒，而生寒热头痛；或气虚下陷，久泻脱肛。【随症加减】病甚劳役、热甚者加重黄芪；咳嗽者去人参，加五味子、麦冬；渴者加麦冬、五味子；腹中痛者加白芍、炙甘草；气滞者加木香、枳壳；若恶热寒重而腹痛者再加黄芩；恶寒冷痛加桂心；大便不通加肉苁蓉、火麻仁；头痛加蔓荆子、细辛；痛甚者加川芎；顶痛、脑痛加藁本；尺脉虚大加黄柏、知母、熟地黄；夹风邪加桂枝、白芍；体虚冒风发肿加桂枝、防风、木通、木瓜；产后水肿去升麻、柴胡、当归，加木瓜、白芍、木通、紫苏、苍术、厚朴、大腹皮。

【专科应用】①本方常用于治疗肌迟缓性疾病，如子宫脱垂、胃肝脾肾等内脏下垂、胃黏膜脱垂、脱肛、疝气、膀胱肌麻痹之癃闭、重症肌无力、肠蠕动迟缓引起的虚性便秘等。②用于治疗原因不明的低热、慢性结肠炎、乳糜尿、功能失调性子宫出血、习惯性流产、慢性肝炎、原发性低血压、神经衰弱之失眠、健忘、血管扩张性头痛、阿尔茨海默病、癫痫、恶性肿瘤及其放疗、化疗后毒副作用明显、麻痹性斜视、视神经及视网膜病变、慢性鼻炎、鼓膜内陷、复发性口疮、慢性咽炎等。

【临床经验】①阴虚发热及内热炽盛者忌用；肾元虚惫者亦不可服。②李东垣经验：《脾胃论》记载，恶寒冷痛者，加去皮中桂1分（1分≈0.3 g）或3分（桂心是也）；恶热喜寒而腹痛者，于已加白芍二味中更加生黄芩3分或2分；夏月腹痛，而不恶热者亦然，治时热也。如天凉时恶热而痛，于已加白芍、甘草、黄芩中，更少加桂。如天寒时腹痛，去芍药，味酸而寒故也，加益智3分或2分，或加半夏5分、生姜3片。如头痛，加蔓荆子2分或3分。如痛甚者，加川芎2分；如顶痛脑痛，加藁本3分或5分。如苦痛者，加细辛2分，华阴者。诸头痛者，并用此4味足矣；如头上有热，则此不能治，别以清空膏主之。如脐下痛者，加真熟地黄五分，其痛立止；如不已者，乃大寒也，更加肉桂（去皮）2分或3分。《内经》所说少腹痛，皆寒证，从复法相报中来也。经云：大胜必大复，从热病中变而作也，非伤寒厥阴之证也（仲景以抵当汤并丸主之，乃血结下焦膀胱也）。如胸中气壅滞，加青皮2分；如气促，少气者，去之。如身有疼痛者，湿，若身重者，亦湿，加去桂五苓散1钱（3g）。如风湿相搏，一身尽痛，加羌活、防风、葛根，以上各5分，升麻、苍术以上各1钱（3g），勿用五苓，所以然者，为风药已能胜湿，故别作一服与之；如病去，勿再服，以诸风之药，损人元气，而益其病故也。如大便秘涩，加当归梢1钱（3g）闭涩不行者，煎成正药，先用一口，调玄明粉5分或1钱（3g），得行则止，此病不宜下，下之恐变凶证也；如久病痰嗽者，去人参；初病者，勿去之；夏月或春寒，或秋凉时，各宜加去根节麻黄5分；如春令大温，只加虎耳草3分，款冬花1分；如夏月病嗽，加五味子32枚，麦冬（去心）2分或3分；如舌上白滑苔者，是胸中有寒，勿用之；如夏月不嗽，亦加人参3分或2分，并五味子、麦冬各等份，救肺受火邪也；如病患能食而心下痞，加黄连1分或3分；如不能食，心下痞，勿加黄连；如胁下痛，或胁下急缩，俱加柴胡3分，甚则5分。《内外伤辨惑论》记载，手扪之肌表热，服补中益气汤1～2服后，若再烦乱，腹中或周身有刺痛，皆血涩不足，加当归身5分或1钱（3g）；如精神短少，加人参5分，五味子20个；头痛，加蔓荆子3分，痛甚，加川芎5分；顶痛脑痛，加藁本5分，细辛3分；如头痛有痰，沉重懒倦者，乃太阴痰厥头痛，加半夏5分，生姜3分；耳鸣，目黄，颊颔肿，颈、肩、臑、肘、臂外后廉痛，面赤，脉洪大者，以羌活1钱（3g），防风、藁本各7分，甘草5分，通其经血，加黄芩、黄连各3分，消其肿，人参5分，黄芪7分，益元气而泻火邪，另作1服与之；嗌痛颔肿，脉洪大，面赤者，加黄芩、甘草各3分，桔梗7分；口干咽干者，加葛根5分升引胃气上行以润之；如夏月咳嗽者，加五味子25个，麦冬（去心）5分；如冬月咳嗽，加不去根节麻黄5分，秋凉亦加；如春月天温，只加佛耳草、款冬花各5分；若久病痰嗽，肺中伏火，去人参，以防痰嗽增盛；食不下，乃胸中胃上有寒，或气涩滞，加青皮、木香各3分，陈皮5分；如冬月，加益智、草豆蔻仁各5分；如夏月，少加黄芩、黄连各5分；如秋月，加槟榔、草豆蔻、豆蔻、砂仁各5分；如春初犹寒，少加辛热之剂，以补春气不足，为风药之佐，益智、草豆蔻可也；心下痞，夯闷者，加芍药、黄连各1钱（3g）；如痞腹胀，加枳实、木香、砂仁各3分，厚朴7分，如天寒，少加干姜或中桂；心下痞，觉中寒，加附子、黄连各1钱（3g）；不能食而心下痞，加生姜、陈皮各1钱（3g）；能食而心下痞，加黄连5分，枳实3分；脉缓有痰而病，加半夏、黄连各1钱（3g）；脉弦，四肢满，便难而心下痞，加黄连5分，柴胡7分，甘草3分；腹中痛者，加白芍5分，甘草3分；如恶寒觉冷痛，加中桂5分；如夏月腹中痛，不恶寒，不恶热者，加黄芩、甘草各5分，芍药1钱（3g），以治时热；腹痛在寒凉时，加半夏、益智、草豆蔻之类；胁下痛，或缩急，俱加柴胡3分，甚则5分，甘草3分，脐下痛者，加真熟地黄5分，如不已，乃大寒，加肉桂5分，如卧而多惊，小便淋溲者，邪在少阳、厥阴，宜太阳经所加之药，更添柴胡5分，如淋，加泽泻5分；大便秘涩，加当归1钱（3g），大黄（酒洗，煨）5分或1钱（3g）；如有不大便者，煎成正药，先用清者1口，调玄明粉 5 分或 1 钱，大便行则止；脚膝痿软，行步乏力，或痛，乃肾肝伏热，少加黄柏 5 分，空心服，不已，更加汉防己 5 分；脉缓，沉困怠惰无力者，加苍术、人参、泽泻、白术、茯苓、五味子各 5 分。③本方去当归、白术，加苍术、木香，便是调中；加麦冬、五味子，便是清暑。《丹溪心法》同名方，加葛根。又云，不渴者，去葛根；口干、咽干或渴者，加葛根 5 分，升胃气上行以润之。④龚廷贤经验：用本方去升麻、柴胡，加炒酸枣仁治常人汗多，又治失眠不寐；虚火上炎加玄参；阴虚生火加黄柏、知母，阴虚痰多加贝母；泄泻去当归，加白茯苓、泽泻、白芍；手足冷或腹痛加附子；心刺痛重用当归，加豆蔻；用心太过，神思不宁，怔忡惊悸加茯苓、酸枣仁、柏子仁、远志、石菖蒲；咽干加葛根和天花粉；精神短少倍人参；夏加五味子、麦冬；梦遗加龙骨、牡蛎；头痛加蔓荆子，痛甚再加川芎；腰痛加牛膝、杜仲；脚弱加木瓜、防己；五心烦躁加生地黄；气浮心乱与朱砂安神丸并服。⑤《景岳全书》去陈皮、当归，名举元煎，治疗气虚下陷，血崩血脱，亡阳垂危之证。⑥本方合小柴胡汤能明显改善慢性疲劳综合征肝郁脾虚证患者的临床症状，提高机体的免疫力。本方治疗癌症食欲不振-恶病质综合征，不仅能改善临床症状，而且可通过介导机体免疫机制，抑制癌的增殖而发挥抗癌作用。治疗吉兰-巴雷综合征，在接受激素联合免疫球蛋白静脉滴注及补充 B 族维生素基础上，加用本方疗效满意。【方歌】补中益气芪术陈，升柴参草当归身，劳倦内伤功独擅，气虚下陷亦堪珍。

玉屏风散 【来源】《丹溪心法》："玉屏风散治自汗。"

【组成】防风、黄芪（蜜炙）各 30 g，白术 60 g。【用法】研末，每次 9 g，每日 2 次，煎服；亦可作汤剂，水煎服，用量按原方比例酌减。【功效】益气固表止汗。【适应证】本方是治疗表虚自汗的基础方。临床应用以自汗恶风，面色㿠白，舌淡脉虚为辨证要点。主治表虚自汗证。【随症加减】自汗较重者加浮小麦、糯稻根、五味子、煅牡蛎、麻黄根；鼻塞、涕多、喷嚏甚加辛夷、苍耳子、蝉蜕、细辛、五味子；头痛甚加蔓荆子、藁本、白芷；咽痛明显加知母、牛蒡子、竹蜂；低热不退加柴胡、黄芩、党参、半夏；容易感冒、四肢冰冷者加熟附子、桂枝、山药；表证明显与桂枝汤合用；气虚甚合补中益气汤。【专科应用】①治疗以自汗恶风，面色㿠白，舌淡脉虚为主要临床表现的变异反应性疾病，如咳嗽变异性哮喘、变应性鼻炎、慢性荨麻疹等。②治疗体质虚弱、怕风、自汗出的小儿疾病，如小儿迁延性腹泻、小儿咳嗽、小儿慢性扁桃体炎等。③尚可治疗皮肤病，如足湿癣、风瘾疹、牛皮癣、多发性疖肿等。④治疗头面部疾病，如面肌痉挛、面神经麻痹、偏头痛、痤疮等。【临床经验】①若属外感自汗或阴虚盗汗，则不宜使用。②关于本方剂量和名称，《素问病机气宜保命集》名白术防风汤，白术、黄芪各30 g，防风60 g；《究原方》名玉屏风散，白术、黄芪用量相同，且加大枣1枚；《丹溪心法》名玉屏风散，黄芪、防风各30 g，白术60 g，且加生姜3片；《此事难知》名黄芪汤，三药等量。临床上，黄芪用量大于白术效果较好。③加陈皮、山药、生牡蛎，主治体弱儿反复感冒，支气管炎反复发作等。加葛根、山药、茯苓，适用于脾肺气虚常感冒患儿，症见神疲、多汗、少寐、纳呆、五迟等。加党参、蛤蚧，主治反复感冒、慢性支气管炎等呼吸系统疾病，症见咳嗽无力或咳后气短，久咳，咳涎清稀，少痰或无痰，呼吸短促，兼有倦怠乏力，自汗，以及舌质淡，苔薄白，脉细弱无力者。加炙麻黄、蜂房、射干、地龙、茯苓、白术、甘草，治疗小儿哮喘，预防呼吸道感染。【方歌】玉屏组合少而精，芪术防风鼎足形，表虚汗多易感冒，固表敛汗效特灵。

生脉散（又称生脉饮）【来源】《医学启源》："补

肺中元气不足。"【组成】人参、麦冬各 9 g，五味子 6 g。【用法】长流水煎，不拘时服。现代用法：水煎服。【功效】益气生津，敛阴止汗。【适应证】主治气阴两虚证。症见肢体倦怠，气短懒言，口干作渴，汗多脉虚；久咳伤肺，干咳少痰，食少消瘦，虚热喘促，气短自汗，口干舌燥，脉微细弱；或疮疡溃后，脓水出多，口干喘促，烦躁不安，睡卧不宁。【随症加减】肺阴不足，干咳无痰，病久不愈者加生地黄、熟地黄、玄参以滋肾润肺；阴虚生热，五心烦热者加生地黄、知母、鳖甲等以清退虚热；汗出较多者加山茱萸、麻黄根、煅龙骨、煅牡蛎等以增敛阴止汗之力；心悸气短，神疲自汗等心肺气虚证较重者可加黄芪、茯苓、白术、天冬等以健脾益气；肺阴虚较甚，见干咳少痰，或痰少而黏不易咳出，咳喘无力，动则益甚者可去人参，加北沙参、天花粉、桑叶、川贝母、地骨皮、百合、黄芩等以滋阴润肺，化痰止咳；心阴不足较甚，见心烦心悸，少寐多梦，潮热盗汗者可加生地黄、玄参、柏子仁、酸枣仁、牡丹皮等以滋阴清热，养心安神；若出现亡阳证，突然冷汗淋漓，四肢厥冷，呼吸微弱，面色苍白，脉微欲绝者可重用红参至 50 g，并加用附子、肉桂、龙骨、牡蛎、大剂量山茱萸等以回阳救逆固脱。【专科应用】①治疗肢体倦怠、气短为主的心肺系统疾病，如冠心病、心绞痛、急性心肌梗死、心律失常、心肌炎、心力衰竭、低血压、肺心病、肺结核、慢性支气管炎等。②治疗各类休克、中暑等危重重症。③治疗神疲乏力为主的神经衰弱、阿尔茨海默病等。④亦可应用于新生儿硬肿症。【临床经验】①若属外邪未解，或暑病热盛，气阴未伤者均不宜用。久咳肺虚，亦应在阴伤气耗，纯虚无邪时，方可使用；对实证不可妄投，以免闭门留寇，加重病情。②本方原为气阴两虚，元气虚脱之证而设，方中人参为益气固脱要药，临证应视病情需要而酌情选用不同品种：元气大虚者当用红参或别直参；阴虚较显者可选生晒参、西洋参；对于气阴不足未至虚脱之轻证者，人参可代之为党参或太子参；病情急重者人参的剂量宜重。③《医门补要》改西洋参，加生地黄，治暑伤气弱。《辨证录》加黄芩，治小便不出，中满作胀，口中甚渴，投以利水之药不应，属于肺气干燥者。《嵩崖尊生》加白术、阿胶、陈皮，治气不布息，呼吸不接续，出多入少。《济阳纲目》加杏仁、陈皮、白术，治胃虚极，气上逆而喘急，抬肩撷肚。《痘医大全》去麦冬、五味子，加炙黄芪，治痘后灰白，气血两亏。《外科大成》加干姜炭治鼻衄。《胎产心法》加当归身、生地黄、炙甘草、石菖蒲，治产后去血太多，心血虚弱，不能上荣于舌，语言不清，含糊蹇涩；或怔忡。《医方考》加香薷，主治人本阴虚，复遇暑途，饮困劳倦，暴仆昏绝者。《温病条辨》加减生脉散（去人参，加沙参、牡丹皮、细生地黄），主治太阴伏暑，邪在血分、口渴、汗多、舌赤者等。④关幼波经验：加味解毒生脉散强心护阴，清营解毒。治大肠埃希菌败血症而致中毒性休克，毒热入营，热深厥深，气阴两伤者。药用西洋参（另煎对服）、麦冬、五味子、玄参、生地黄、牡丹皮、天花粉、知母、黄柏、金银花、赤芍、远志、鲜茅根、川贝母、犀角（对服）、羚羊角粉（对服）。⑤用于各种心脏病，胸闷、心前区疼痛者加蒲黄（包煎）、五灵脂、丹参、延胡索；惊悸、夜卧不宁加柏子仁、炒酸枣仁、合欢皮、首乌藤；脉结代者（心律失常、多发性室性早搏或室上性早搏）加炙甘草、桂枝、阿胶（烊化冲服）、玉竹；高血压患者表现为烦躁易怒、面红耳赤、耳鸣等，加赭石、牛膝、龙齿、天麻；高血压合并糖尿病者，加山茱萸、黄芪、山药、石斛、天花粉；病态窦房结综合征，表现为心率缓慢、头晕胸闷、心悸、气短、四肢不温、肢体麻木者，加黄芪、桂枝、川芎、丹参；房颤表现为心悸不安、头晕或晕厥等，加茯苓、石菖蒲、柏子仁、远志、琥珀粉（冲服）；慢性充血性心力衰竭，加黄芪、丹参、红花、川芎。【方歌】生脉麦味与人参，保肺清新治暑淫，气少汗多兼口渴，病危脉绝急煎斟。

举元煎【来源】《景岳全书》："治气虚下陷，血崩血脱，亡阳垂危等证，有不利于归、熟等剂，而但宜补气者，以此主之。"【组成】人参、黄芪（炙）各15 g，升麻（炒用）1.5 g，炙甘草、白术（炒）各6 g。【用法】水一盅半（50 mL），煎七八分，温服。现代用法：用水220 mL，煎至160～180 mL，温服。【功效】益气举陷。【适应证】主治气虚下陷，血崩血脱，亡阳垂危等证。【随症加减】如兼阳气虚寒者，桂、附、干姜，随宜佐用；如兼滑脱者，加乌梅2个，或文蛤3 g；气虚滑胎，腰酸痛甚者加杜仲、桑寄生；阴道下血者加阿胶、艾炭、海螵蛸；气血两虚者加熟地黄、白芍、川芎。【专科应用】①多用于治疗妇产科疾病，如崩漏、功能失调性子宫出血、月经失调、子宫不规则出血、慢性盆腔炎、前置胎盘、先兆流产、胎漏、胎动不安、产后遗尿、妊娠小便不通、小便失禁、围绝经期血崩、阴道出血、人工流产术后出血、子宫腔内放置宫内节育器出血。②亦可用于治疗慢性非特异性溃疡性结肠炎、内痔出血、胃下垂、膀胱癌术后血尿、紫癜、小儿缺锌等。【临床经验】①阴虚火旺及实证发热者禁用，肾元虚惫者，亦不可服。②《类证治裁》治孕妇久痢后重，宜升举其阳，用举元煎。③凡崩漏月经过多，产后子宫复旧不良之恶露不绝属于虚、瘀、热者皆可用本方治疗。治疗功能失调性子宫出血，本方加枳壳、益母草、侧柏炭、海螵蛸、阿胶珠、续断、黄柏炭、三七粉。脾肾亏虚者加茯苓、炒山药；血分瘀热者加茜草、墨旱莲、生地黄炭、地榆炭；血瘀者加当归、龟甲；腹痛者加乌药、鱼腥草，疗效满意。《竹林女科》举元益血丹［当归（酒洗）、熟地黄、白芍（酒炒）、黄芩（酒炒）］治冲任伤损，不能约束经血而崩漏。④治疗溃疡性结肠炎，加儿茶、乌梅炭、仙鹤草。治疗妊娠小便不通，加桔梗。【方歌】举元煎中用人参，黄芪甘草升麻仁，更加白术补中脏，气虚下陷亦堪珍。

人参健脾丸（又称大健脾丸、人参健脾汤）

【来源】《证治准绳》："治一应脾胃不和，饮食劳倦。"【组成】白术（麸炒）15 g，白茯苓（去皮）10 g，人参9 g，木香（研）、黄连（酒炒）、甘草、神曲（炒）、陈皮、砂仁、麦芽（炒）、山楂（取肉）、山药、肉豆蔻（面裹纸包槌去油）各6 g。【用法】共为细末，水泛为丸如梧桐子大小，每服6～9 g，空腹服，每日2次，白水送服。亦可作汤剂服。【功效】健脾消食，泻热导滞。【适应证】适用于脾胃虚弱、气滞挟湿或兼食滞消化不良，即虚中挟实证候。可见于大病、久病之后，或素常脾胃虚弱之人，由于饮食不慎，一时过饱而食滞不化所形成；但也有因长期饮食不节，屡屡伤于饮食，以致脾胃渐虚所形成。症见面色萎黄、气短乏力、脘腹胀满、饮食减少、多食则胀甚、腹鸣腹泻、大便溏薄或完谷不化、食欲不振等，苔白腻或微黄，脉虚濡弱。【随症加减】湿胜大便溏薄，小便少者加薏苡仁、茯苓、车前子、泽泻以利水渗湿；若中虚寒凝，腹痛较剧者去黄连，加干姜、木香、白芍以散寒行气止痛；兼气滞脘腹痞胀者加枳壳、砂仁以行气消痞；兼久泻不愈者加莲子、诃子以涩肠止泻；若积滞中阻，胃失和降，呕吐者宜加半夏、丁香以降逆止呕；若乳食内停，兼化热者宜加黄连以清热燥湿。【专科应用】①可用于治疗溃疡性结肠炎、功能性消化不良、慢性腹泻、腹泻型肠易激综合征、原发性肝癌、慢性胃炎、十二指肠炎症、十二指肠壅积症、胃肠功能紊乱、胃肠术后综合征、过敏性结肠炎、小儿反复呼吸道感染、慢性咳嗽、慢性阻塞性肺疾病、抗结核药毒副作用等。②还可用于治疗复发性口疮、慢性咽炎、慢性扁桃体炎、慢性鼻炎、慢性中耳炎、声带炎、喉肌弱等眼耳鼻咽喉口腔科疾病。③用于治疗精少不育、青春痘等。【临床经验】①方中人参，可代以党参。在临床应用时主要根据虚实的主次、寒热的兼夹不同进行加减。例如，以脾虚为主而食滞次之者，应以补脾胃为主，原方可去黄连、豆蔻，并减少神曲、麦芽、山楂之剂量；若以食积为主而脾虚次之者，则以消导食积为主，原方可去人参、甘草，加厚朴；若脾虚食滞而无湿热仅兼寒凉，表现为肢冷、便溏、口泛清水等症状者，原方去黄连，酌加干姜、附子等。②脾虚食滞的证候在临床较为多见，所用方剂也较多，健脾丸属于基本方，依据药物的不同加减变化，则有不同名称，如《医方集解》理气健脾丸（白术、陈皮、山楂、香附、木香、半夏、茯苓、神曲、黄连、当归、芍药，一方无芍药），荷叶烧饭为丸，治脾胃虚弱，久泻久痢。《医方集解》所载的益气健脾丸（人参、土炒白术、陈皮、炒麦芽、山楂、枳实）治脾虚气弱，饮食不消；《医学六要》以治食后不便转化，因而理少。《医学六要》又有养荣健脾丸（人参、白术、枳实、当归、白芍、川芎、麦冬、柏子仁），生地黄煎汤熬膏，神曲糊丸，米饮送下，治血少肠胃枯涩，口干便秘，皮肤干燥，食不能运；妇女经血干涸，色淡来少。③食积实证，不宜使用本方。忌食油腻生冷食物，服药期间不宜喝茶和吃萝卜。孕妇慎用。
【方歌】健脾参术苓陈草，肉蔻香连合山药，楂肉砂仁曲麦芽，消补兼施此方效。

归灵内托散

【来源】《医宗金鉴》梅疮结毒论治："体虚者，归灵内托散。服至筋骨不痛，疮色淡白，内毒已解，再用金蟾脱壳酒（醇酒、大虾蟆、土茯苓）一料，扫余毒以绝其源。若溃烂脓秽，浸淫成片，而痛者，以鹅黄散（轻粉、石膏、炒黄柏）掺之。翻花者，鹅黄散加雄黄末，香油调敷。"

【组成】人参、甘草、防己、白鲜皮、天花粉各 6 g，威灵仙、木瓜、川芎、土茯苓、白术、金银花、薏苡仁、当归、熟地黄、白芍各 10 g。【用法】水 3 钟（90 mL），煎 2 钟，作 2 次，随病上下服之，渣再煎服。现代用法：用水 600 mL，煎至 400 mL，分 2 次，量病上下，食前或食后服之。滓再煎服。【功效】补益元气，清热除湿，活血通络止痛。【适应证】主治杨梅疮，不问新久，但元气虚弱者。症见疳疮溃破肿痛，昼轻夜重，小便赤涩淋漓，头目眩晕，腰酸腿软，自汗盗汗，发热口干，憔悴瘦弱，精神倦怠，舌红苔少，脉细数。【随症加减】下部加牛膝：元气虚者倍加人参、当归；毒气盛者倍金银花，加蒲公英。【专科应用】①治疗以阴部不适为主要临床表现的梅毒、阴道炎等。②治疗以上腹部胀痛为主要临床表现的肝硬化、肝癌及其他恶病质。③还用于治疗脊柱梅毒。【临床经验】①治疗脊柱梅毒可有效缓解患者疼痛、肿胀、脊柱炎性改变、发热等症状，疗效也优于青霉素，且无明显不良反应，可降低长期使用抗生素对人体肾脏、肝脏的损害，以及产生耐药性的担忧。②必须联合西医治疗，并配合外治方法。③另外，以麦冬、薏苡仁各 15 g，土茯苓 30 g。煎汤常服以代茶。【方歌】归芪内托参木瓜，术银四物己天花，土苓鲜薏威灵草，梅疮体弱服堪夸。

升阳益胃汤

【来源】《内外伤辨惑论》："脾胃之虚，怠惰嗜卧，四肢不收，时值秋燥令行，湿热少退，体重节痛，口苦舌干，食无味，大便不调，小便频数，不嗜食，食不消，兼见肺病，洒淅恶寒，惨惨不乐，面色恶而不和，乃阳气不伸故也。当升阳益胃，名之曰升阳益胃汤。"【组成】黄芪 30 g，半夏、人参（汤洗）、甘草（去芦）、炙甘草各 15 g，独活、防风、白芍、羌活各 9 g，橘皮 6 g，茯苓、柴胡、泽泻、白术各 5 g，黄连 1.5 g。【用法】上为末，每服 15 g，加生姜 5 片，大枣 2 枚，用水 3 盏（450 mL），煎至 1 盏，去滓，早饭后温服。现代用法：每服 9 克，加生姜 5 片，大枣 2 枚，用水

450 mL，煎至 150 mL，去滓，早饭、午饭之间温服。【功效】益气升阳，清热除湿。【适应证】主治脾胃气虚，湿郁生热证。用于湿热滞留中焦，怠惰嗜卧，四肢不收，体重节肿，口苦舌干，饮食无味，食不消化，大便不调，小便频数；兼见肺病，洒淅恶寒，惨惨不乐，面色恶而不和者。【随症加减】肢体痛加羌活、威灵仙；痛甚加延胡索、川楝子；胀甚加沉香、厚朴；恶呕加姜半夏、竹茹、旋覆花；嗳气加刀豆子、降香；吐酸加煅瓦楞子、海螵蛸；胃脘灼热加栀子、龙胆、淡豆豉；泛吐清涎者加半夏、苍术、茯苓皮；脘腹痞满去独活，加半夏、干姜、黄芩、炙甘草；食后不舒加焦槟榔、麦芽。【专科应用】①治疗各种内科疾病，如感冒、咳嗽、无名热、水肿、眩晕、慢性萎缩性胃炎、胃下垂、糖尿病性胃轻瘫、慢性结肠炎、肠易激综合征、缺血性肠病、大肠癌术后大便异常、慢性肾炎、顽固性蛋白尿、过敏性紫癜肾炎、肺癌癌性发热、生理性低血压、类风湿关节炎、重症肌无力、吉兰-巴雷综合征、神经性耳鸣、神昏乱语、顽固性失眠、坐骨神经痛、周期性麻痹、抑郁性神经症、脑动脉硬化症、慢性疲劳综合征、寒冷性荨麻疹等。②还可用于治疗妇科疾病，如崩漏、经行泄泻、妊娠水肿伴羊水过多、带下、产后受风等。【临床经验】①若喜食，初一二日不可饱食，恐胃再伤，以药力尚少，胃气不得转运升发也。须薄滋味之食，或美食，助其药力，益升浮之气，而滋胃气也，慎不可淡食，以损药力，而助邪气之降沉也。可以小役形体，使胃与药得转运升发，慎勿大劳役，使复伤。若脾胃得安静尤佳。若胃气少觉强壮，少食果，以助谷药之力。经云：五谷为养，五果为助者也。②方后注早饭午饭之间温服。早上 7～9 时乃辰巳之时正是肝当令，阳升之时，肝得时助则更能发挥升发疏泄之功。服药后，如小便罢而病加增剧，是不宜利小便，当去茯苓、泽泻。③李士懋经验：脉象常见弦缓滑无力、寸脉弱即为主证，或见脉缓滑无力、弦濡无力，舌象常见舌质淡齿痕苔白，脾胃虚弱常见腹痛、腹泻、纳呆、倦怠乏力、腹胀、便秘等，清窍失养常见头昏、头痛、耳鸣、鼻塞。只要主证见，兼证或见一二即可以升阳益胃汤治之，不局限于治疗脾胃病症，符合上述指征不论内外妇儿皆可用之。④治腹泻用本方加黄芪31 g，黄连、羌活、独活各3 g，姜枣为引。无腹痛者去白芍，年龄小者药量宜小，黄连用量不宜过大。治慢性胆囊炎用本方加柴胡12 g，黄芪18 g，黄连6 g，羌活、独活各8 g。若血瘀者去茯苓、泽泻、独活，加炒蒲黄、五灵脂各12 g，丹参15 g。治带下湿盛加川楝子15 g，汗多加煅龙骨、煅牡蛎各20 g。【方歌】升阳益胃参芪草，羌独苓术芍陈枣，黄连柴胡泽泻姜，脾虚湿胜东垣方。

益气聪明汤

【来源】《东垣试效方》："令目广大，久服无内外障、耳鸣耳聋之患。又令精神过倍，元气自益，身轻体健，耳目聪明。"【组成】黄芪、人参各20 g，升麻、葛根各10 g，蔓荆子15 g，芍药、黄柏(酒炒)、甘草各6 g。【用法】水煎服，临睡热服，五更再服。【功效】益气升阳，聪耳明目。【适应证】治疗中气不足，清阳不升证。临床应用以视觉微昏，空中有黑花，神水变淡绿色，次则视歧，睹一成二，神水变淡白色，久则不睹，神水变纯白色或耳鸣、耳聋、眩晕为辨证要点。【随症加减】中气虚甚去党参用人参(切片)单独浓煎后兑服；脾胃虚寒者去黄柏，加炒白术、石菖蒲、砂仁；形寒怕冷，夜尿增多，舌淡胖苔滑者加鹿角霜、淫羊藿、桂枝；阴部多汗减蔓荆子，加牡蛎、五味子或柴胡；便稀溏加车前子、炒山药；心烦、胸闷或有热加知母、黄连、莲子心、栀子；目涩羞明加枸杞子、菊花；眩晕去黄芪、人参，加姜半夏、茯苓、陈皮；少痰者可用炒白术、茯苓；痰多者用茯苓、半夏、陈皮；颈椎病加鹿衔草、桂枝；高血压去黄芪、人参、升麻，加夏枯草、钩藤、川牛膝、罗布麻、楮实子、玫瑰花；血脂偏高者加决明子、山楂；血糖偏高者加枸杞子、天花粉、黄连。【专科应用】①治疗以视物模糊、复视等为主要临床表现的眼部疾患，如老年性白内障、中心性浆液性脉络膜视网膜病变、色盲等。②治疗由脑动脉硬化、梅尼埃病、椎基底动脉供血不足、位置性眩晕、颈椎病、分泌性中耳炎、排尿性晕厥、链霉素反应引起的眩晕、脑鸣、耳鸣及耳聋等症。③治疗中气不足，清阳不升导致的记忆力、计算力、认知功能等下降为主要表现的痴呆，如血管性痴呆、阿尔茨海默病、老年性脑萎缩等。④其他：亦可治疗慢性低血压、变应性鼻炎、排尿性晕厥、多发性硬化、运动神经元病、重症肌无力、周期性麻痹、帕金森病、落枕、脑外伤后综合征等症。【临床经验】①忌食油腻、生冷及不易消化之食物；忌烟酒、火热及酸性食物。目疾属血虚肝热或耳鸣耳聋属肝胆湿热者禁用。②如有热烦乱者，可渐加黄柏，春夏加之，盛暑倍加之，加多则不效，脾胃虚者去之，热减少用。热倍此者，泻热黄连汤主之。③干祖望经验：选加葱茎、石菖蒲、防己、路路通、蝉蜕、马兜铃开清窍以宣通耳窍笼聪。④高健生经验：从脾肾论治重症肌无力眼肌型，在益气聪明汤或补中益气汤中加用鹿角霜、淫羊藿、附子、川草乌等温补肾阳之药。【方歌】益气聪明蔓荆升，升葛参芪黄柏并，再加芍药炙甘草，耳聋目障服之清。

黄芪汤 【来源】《金匮翼》："虚闭有二，一以阴虚，一以阳虚也。凡下焦阳虚，则阳气不行，阳气不行，则不能传送而阴凝于下。下焦阴虚，则精血枯燥，精血枯燥，则津液不到，而肠脏干槁。治阳虚者，但益其火，则阴凝自化。治阴虚者，但壮其水，则泾渭自通。"【组成】黄芪 20 g，火麻仁、白蜜、陈皮各 10 g。【用法】水煎服，每日 1 剂，分 2 次服。【功效】益气润肠通便。【适应证】主治气虚性便秘，大便并不硬，虽有便意，但排便困难，便后乏力，面白神疲，脉弱。【随症加

减】老年性便秘加莱菔子、肉苁蓉；腰膝酸软者加黄精、黑芝麻、桑椹；津亏血少者加生地黄、当归；便秘干结如羊屎状者加柏子仁（捣）、火麻仁、瓜蒌子；咳喘便秘者加紫苏子、瓜蒌子、杏仁；兼痔疮便血者加槐花、地榆；面白眩晕者加玄参、何首乌、枸杞子；腹中冷痛，小便清长加肉苁蓉、锁阳；气虚较甚可加人参、白术；气虚下陷，肠弛脱肛者加人参、升麻、柴胡、桔梗；气滞甚者加木香、佛手；忧郁寡言者加柴胡、白芍、合欢花；气郁化火者加栀子、龙胆；手足心热、午后潮热者加知母、胡黄连；乏力汗出、腹部坠胀者加党参、升麻、桔梗；脘痞苔腻者加薏苡仁、白扁豆；食少纳差者加炒麦芽、神曲。【专科应用】用于治疗术后便秘或老年便秘，化疗、放疗后胃肠动力障碍，肝硬化、糖尿病胃肠道并发症、肠道内细菌平衡失调、肠易激综合征。【临床经验】①服用本方后若下利不止，可停药后好转。②注意调整饮食结构，多食蔬菜，定时如厕。③老年患者加三七效果更佳。④于亚杰经验：加味黄芪汤（加白术、莱菔子、杏仁、甘草）治疗功能性便秘，出现排便困难、排便次数减少、粪质变硬或有排便不尽感症状者。气滞甚加木香、佛手；腹部坠胀者减莱菔子，加党参、升麻；津亏血少者加生地黄、当归；脘痞苔腻者加薏苡仁、白扁豆；食少纳差者加炒麦芽、神曲。⑤时昭红经验：参麦注射液足三里（双侧）、肺俞（双侧）、气海穴位注射，联合黄芪汤（加生白术、枳实、莱菔子、甘草）内服，兼有肝郁气滞者加广木香、乌药、佛手；兼有脾肾阳虚者加肉苁蓉、牛膝、升麻；兼有肠道热结者加生地黄、厚朴、枳实；兼有津亏血少者加当归、熟地黄。治疗肺脾气虚证便秘型肠易激综合征有效。

【方歌】黄芪汤法意在补，气虚便秘此为主，麻仁陈皮白蜂蜜，肠通之后无痛苦。

益气健脾汤（又称健脾益气汤）【来源】《寿

世保元》："治气虚泄泻，饮食入胃不住，完谷不化者。""一论泄泻腹痛，泻水如热汤，痛一阵泄一阵者，火也。宜。"【组成】人参、陈皮、诃子（煨）各6g，白术（去芦，土炒）、苍术（米泔浸）各4.5g，白茯苓（去皮）、白芍（炒）各9g，干姜（炒黑）、炙甘草各2.4g，肉豆蔻（面裹煨）1.8g，升麻（酒洗）1.2g。【用法】上药锉碎。加生姜、大枣，水煎服。【功效】益气健脾，温中止泻。【适应证】主治气虚泄泻证。临床应用以脘痞腹胀，乏力，泄泻，甚或完谷不化为辨证要点。【随症加减】腹痛加肉桂；暴泄水泻加滑石；脾胃气虚食积者加炒神曲、山楂、木香、焦三仙；有痰加半夏、乌梅；湿热中阻者加黄芩、黄连（酒炒）、佩兰；暴痢赤白相杂，腹痛里急后重加槟榔、木香、黄连；胃络瘀血者加三七粉、蒲黄炭；气恼加木香；肝脾失调者加北柴胡、香附、佛手；胃阴亏虚者人参改沙参，加天花粉、生地黄；肝胃郁热者人参改北沙参，加黄连、吴茱萸。【专科应用】①多用于治疗消化系统疾病，如肠易激综合征、脂肪肝、小儿厌食症、胃和十二指肠溃疡、胃下垂、功能性消化不良、胆汁反流性胃炎、溃疡性结肠炎。②可用于治疗免疫疾病，如复发性口腔溃疡、胃肠恶性肿瘤术后恢复。③还可治疗围绝经期功能失调性子宫出血。【临床经验】①服药期间忌油腻。②治疗耐药幽门螺杆菌相关性疾病，去人参、诃子、苍术、干姜、升麻、肉豆蔻，加太子参、半夏、炒枳壳、丹参、蒲公英、酒黄芩、黄连、佩兰。肝胃热加牡丹皮、栀子；肝郁气滞加柴胡、郁金；胃阴不足加白芍、石斛、沙参；血瘀加红花、莪术；脾胃虚寒加桂枝、荜茇、炙黄芪；腹泻者不去诃子、肉豆蔻。③《医学传灯》益气健脾汤（六君子汤加山楂、神曲、薏苡仁、泽泻）治脾胃气虚，饮食少。症非泄泻下痢，宜加当归；气虚甚者，加黄芪、炮姜；滞重者，加厚朴。【方歌】龚氏益气健脾汤，人参二术伍二姜，肉蔻陈皮枣炙草，白芍诃子固胃肠。

《外台》茯苓饮 【来源】《外台秘要》:"茯苓饮,治心胸中有停痰宿水,自吐出水后,心胸间虚,气满不能食,消痰气,令能食。"【组成】茯苓、人参、白术各90 g,枳实60 g,橘皮75 g,生姜120 g。【用法】上6味,水1200 mL,煮取360 mL,分温三服,如人行八九里进之。【功效】补中益气,消饮除痰,下气宽中。【适应证】主治中虚不运、痰饮停积之证。临床应用以胸脘痞闷,食少为辨证要点。【随症加减】胃脘疼痛甚加延胡索;胃脘烧灼、泛酸易生姜为干姜,加左金丸;单纯泛酸加海螵蛸;恶心呕吐加半夏;纳呆加三仙;嘈杂不适加山药、白扁豆、柏子仁;大便干加火麻仁;大便稀溏加莲子、薏苡仁。【专科应用】①治疗以胸脘痞闷为主要症状的疾病,如慢性胃炎、奔豚气等。②治疗以食少为主要症状的疾病,如厌食、乙肝等。③另用于治疗脱发、牛羊谷物酸中毒、斑秃、术后吻合部狭隘等。【临床经验】①应用本方时必须保持大便通畅,大便干会导致胃气难以下降,因而效果不佳。不可与甘草、黄芪等甘味药合用,甘味性缓壅滞,不利于通降。阴虚火旺及实证发热者,禁用。肾元虚惫者,也不可服。忌酢物、桃、李、雀肉。②用于胸痹等上焦疾患时,必须与风药川芎、桂枝等合用,以便升降并用,升清降浊,此时剂量应减半,否则药物剂量过重必然重滞不灵,不利于阳气通畅,效果不显。③又,《外台》茯苓饮(茯苓、生姜、橘皮、紫苏叶、杏仁、升麻、柴胡、犀角屑、连皮子槟榔)治脚气肿,气急上气,心闷热烦,呕逆不下食。④吉益东洞谓:本方治心下痞硬而悸,小便不利,胸满自吐宿水者,则此腹证可与仲景所论互考而运用。⑤《杂病广要》治伤酒食兼呕逆眩晕,加煨葛根。⑥冯世纶经验:"本方加半夏则效尤捷,不问其吐水与否,若以心胸满不能食为目的活用于胃炎、胃下垂以及溃疡诸病,均有良验。"并且,在本方中的常用剂量陈皮30 g,清半夏15 g;

白术改用苍术；加海螵蛸、浙贝母治吞酸嗳气。【方歌】《外台》茯苓饮参术，枳实生姜广橘皮，胸有停痰因吐水，消痰行水必扶脾。

透脓散 【来源】《外科正宗》："治痈疽诸毒，内脓已成，不穿破者，服之即破。"【组成】黄芪 20 g，穿山甲（炒末）5 g，当归 10 g，皂角刺 7 g。【用法】水二钟（400 mL），煎一半，随病前后服，临入酒一杯亦好。现代用法：上药用水 400 mL，煎至 200 mL，温服。临时入酒适量亦好。【功效】透脓托毒。【适应证】治一切外科痈疽诸毒，内脓已成，不穿破者。以及痈疡脓已溃不畅，兼有正气不足，不能迅速毒化脓者。或轻微发热，舌淡，苔薄，脉涩或弱。【随症加减】兼风热加金银花、僵蚕；肺胃热盛加炒黄芩、山豆根、天花粉、芦根；日久郁而生热者加金银花、连翘；酸痛明显者加乳香、没药；夹瘀血者加王不留行、桃仁；络脉阻滞者加蜈蚣、僵蚕；兼虚火上炎加炒黄柏、麦冬、天冬、知母；兼虚阳上浮可加肉桂、干姜；若气虚明显者上方重用黄芪或加人参、炒白术；高热加薄荷、荆芥；口疮加淡竹叶、生地黄；咳嗽加川贝母、桔梗；呕吐加竹茹、黄连；皮疹加赤芍、玄参；惊厥加钩藤；便干加大黄。【专科应用】①用于治疗外科痈病，如化脓性扁桃体炎、深部脓肿、脓毒血症后发热不退、肛旁脓肿术后并发症、深度烧伤、急性阑尾炎、阑尾周围脓肿、胆石症、慢性细菌性前列腺炎、深部静脉炎等。②治疗内科痈病，如内脏脓肿、糖尿病周围神经病变、婴儿久泻、慢性胃溃疡、皮肌炎、系统性红斑狼疮、淋巴结结核、末梢神经炎等。③还可用于治疗产后缺乳、迁移性乳腺炎、乳腺脓肿、耳前瘘管感染等疾病。【临床经验】①正气虚弱、老人、小儿慎用。②《外科正宗》加川芎，名川芎透脓散，主治痈疽诸毒内毒已成，不易外溃者。《医学心悟》透脓散（加白芷、川芎、牛蒡子、金银花），治痈毒内已成脓，不穿破者。③常以透脓散为基础方，加鸡血藤、木瓜、桑枝、桂枝、葛根、玄参等能温通经脉、生津止渴而增强疗效；加白芷、牛蒡子、金银花增加其辛散透邪，清热解毒之用；加用党参、茯苓，一方面补脾益气，脾为后天之本，脾土旺则万物生，另一方面茯苓有淡渗利水之效，能使余毒从小便中去除。内痈即内脏脓肿，加用蒲公英、重楼、忍冬藤、金银花清热解毒，生甘草调和诸药，炒谷芽、炒麦芽健胃和中，小青皮、狗脊、丝瓜络引药入经，诸药共奏解毒排脓及扶正祛邪之效。阑尾周围脓肿属肠痈，用蒲公英、败酱草、红藤、白花蛇舌草清热解毒散结。④治疗霍奇金病，加川芎、焦山楂、焦神曲、谷芽、麦芽、甘草。治疗化脓性扁桃体炎则加用白芷、牛蒡子、金银花。治脓毒血症后发热者加川芎、金银花、白芷、牛蒡子。治糖尿病周围神经病变，麻木疼痛甚者加鸡血藤，肢体沉重明显者加木瓜、桑枝，肢冷畏寒加桂枝，血糖明显增高者加葛根、玄参。治疗慢性细菌性前列腺炎，小腹坠胀加乌药、青皮；尿道空阴刺痛加延胡索、川楝子、丹参、川芎、桃仁、红花；尿频尿急加草薢、车前子；前列腺指诊示前列腺结节者加三棱、莪术；勃起功能障碍，遗精者加菟丝子、枸杞子、覆盆子、沙苑子。⑤治疗产后乳汁不行，血乳同源故脓乳同源，加王不留行、漏芦、通草。【方歌】透脓散内用黄芪，山甲芎归总得宜；加上角针头自破，何妨脓毒隔千皮。

托里消毒散

【来源】《医宗金鉴》："若脾胃素弱，营卫不调，则有托里消毒散之法，必须斟酌而用。"《外科正宗》："治痈疽已成，不得内消者。"【组成】甘草、桔梗、白芷、川芎各 5 g，生黄芪 20 g，当归、皂角刺、金银花、白芍、白术、人参、茯苓各 10 g。【用法】上 12 味，水 2 盅（400 mL），煎八分，食远服。现代用法：上药用水 400 mL，煎至 320 mL，空腹时服。【功效】补益气血，托里解毒。【适应证】本方是治疗痈疡邪盛、正虚不能托毒的痈疡的常用方。临床应用以痈疮平塌，化脓迟缓；或脓成难溃，腐肉不去，新肉不生；或溃后脓水稀少。并见身热神倦，面色少华，脉数无力为辨证要点。主治痈疡邪盛、正虚不能托毒的痈疡。【随症加减】乳痈脓毒不透者加王不留行、路路通；脾气虚而见面白气短体倦者去白芷，倍人参；中阳不振而见疮形平塌，食少口淡，呕恶泄泻者加附子、炮姜；阳气虚弱而见溃后脓水清稀者加肉桂；中气不和而见食少肿坚者合二陈汤加减；痈疮溃后营血虚滞而痛不可忍者加熟地黄、乳香、没药。【专科应用】①可用于治疗慢性骨髓炎、化脓性骨髓炎、创面感染、慢性前列腺炎、烧伤、妇科术后切口延迟愈合、乳腺导管扩张症、坏疽性脓皮病、化脓性肛周汗腺炎、肛周坏死性筋膜炎、尖锐湿疣、蛇伤溃疡等外科疾病。②可用于治疗脾栓塞发热、类风湿关节炎、慢性鼻窦炎、肝癌、溃疡性结肠炎、急性重型胰腺炎、慢性肾盂肾炎、糖尿病足等内科疾病。③还可用于治疗化脓性中耳炎、角膜炎、复发性睑腺炎、齿龈囊肿、慢性中耳炎等眼耳鼻咽喉口腔科疾病。【临床经验】①《外科正宗》："不可用内消泄气、寒凉等药，致伤脾胃为要。""脾弱者，去白芷，倍人参。"②托法可用于治疗创面感染、创伤久不愈合、皮肤久溃不愈、术后窦道形成、乳腺脓肿、糖尿病性坏疽、肝脓肿、慢性骨髓炎、骨脓肿、慢性化脓性中耳炎、慢性鼻窦炎、慢性上颌窦炎、复发性睑腺炎、面部疖痈、急性化脓性淋巴结炎、骨髓炎、慢性前列腺炎、非淋菌性尿道炎、支气管扩张、顽固性肺结核、溃疡性结肠炎、胃和十二指肠溃疡、寒湿阻络型糖尿病足、糖尿病合并有头疽、糖尿病合并足部溃疡、肛痈脓肿等。总之，一切外科、皮肤疾病，当气血不足时，都可应用。③《保婴撮要》加味托里消毒散（去皂角刺、桔梗、白术，加连翘、乳香、没药），治溃疡余毒，发热作痛。【方歌】托里消毒助气血，补正脱腐肌易生，皂角银花甘桔芷，芎芪归芍术苓参。

第二节　补血剂

四物汤【来源】《仙授理伤续断秘方》:"凡伤重,肠内有瘀血者用此。"【组成】熟地黄 12 g,当归、白芍各 9 g,川芎 6 g。【用法】上为粗末。每服 15 g,水一盏半(50 mL),煎至七分,空心热服。【功效】补血和血。【适应证】本方是补血的常用方,又是调经的基本方。临床应用以头晕心悸、面色无华,舌淡,脉细为辨证要点。主治营血虚滞证。【随症加减】若兼气虚者加人参、黄芪,以补气生血;以血滞为主者加丹参、桃仁、红花,白芍易为赤芍,以加强活血祛瘀之力;血虚有寒者加肉桂、炮姜、吴茱萸,以温通血脉;血虚有热者加黄芩、牡丹皮、青蒿,熟地黄易为生地黄,以清热凉血;食少有痰加白术、茯苓;肝不藏血加阿胶珠;妊娠胎漏者加阿胶、艾叶(酒炒),以止血安胎。【专科应用】①治疗痛经、月经不调、流产、不孕症、胎位不正、功能失调性子宫出血、黄体功能不全、子宫肌瘤、产后感染、盆腔炎、精神病药所致闭经等妇产科疾病。②治疗血管神经性头痛、低钙性抽搐症、肾炎、胆囊切除术后、肩周炎、坐骨神经痛、慢性便秘、荨麻疹、扁平疣、银屑病、皮肤瘙痒症、变态反应性皮肤病等疾病。③还可用于治疗扁桃体增生、变应性鼻炎、视网膜病、黄斑出血、缺血性视神经病变、视神经萎缩等眼耳鼻咽喉口腔科疾病。【临床经验】①方中熟地黄滋腻,当归润滑,故湿胜中满,大便溏泻者忌用;若大失血者,重在补气以固脱,本方不宜。②四物汤作为一种补剂来说,它具有温燥性质。服用四物汤经常会感觉口干舌燥,血热的要减少川芎的用量;虚寒体质的要用熟地黄，热性体质的用生地黄；既需要补又需要清热时生地黄、熟地黄各半；口干舌燥要加入玄参。③张璐经验："若血虚加参耆，血结加桃仁红花，血闭加大黄芒硝，血寒加桂附，血热加芩连，欲行血去芍，欲止血去芎，随所утре而行之，则又不必拘拘于四矣。"④《医宗金鉴》加味四物汤，加柴胡、栀子、龙胆，治妇女阴疮肿痛。加附子、炮姜、官桂，治日久滑脱者。加升麻、柴胡举之，龙骨、牡蛎、赤石脂涩之，治寒湿带下，胞中冷痛。《内科摘要》加白术、茯苓、柴胡、牡丹皮，治血虚发热。《济阴纲目》加木通、王不留行、天花粉，治乳汁不通。《妇人大全良方》加吴茱萸，若阴脏少使吴茱萸，若阴脏多使吴茱萸，治妇女百疾。《喉科家训》加生甘草、玄参、麦冬、桔梗、制香附，治阴虚液少，午后咽痛喉燥，舌干无苔，一切贫血症经久不愈。《证治汇补》加陈皮、红花、黄芩（酒炒）、苍耳子、五灵脂，治鼻渣。《洞天奥旨》加炒荆芥、白术，治手足麻裂疮。⑤《济阴纲目》加栀子、麦冬、牡丹皮、玄参、知母（酒炒）、白术、甘草、陈皮、黄柏（酒炒），治吐血、呕血初起。如身热，加地骨皮、枳实、黄芩各 1 钱（3 g），软柴胡（酒洗）5 分（1.5 g）；呕吐血，加知母、石膏，以泻胃火；咳血，加白茅根、黄芩，以泻肺火；唾咯血，加栀子、黄柏、肉桂各少许，以泻肾火；吐衄不止，加炒黑干姜、侧柏叶、茜根、大蓟、小蓟各 1 钱（3 g）；大便血不止，加炒槐花、地榆、百草霜各 1 钱半（4.5 g）；小便溺血不止，倍加栀子，更加车前子、小蓟、黄连，俱炒半黑，各 8 分（2.4 g）；诸失血久，加升麻、阿胶、人参，入童便、姜汁、韭汁。【方歌】四物归地芍与芎，营血虚滞此方宗，妇女发病凭加减，临证之时可变通。

桃红四物汤 【来源】《玉机微义》：治"腰痛麻木，月经不调，吐衄屎黑，及血肿，下利脓血；血滞经闭，或吐衄屎

黑、喜忘，瘀痛及下利脓血；麻木，纯属死血者；妇人内有瘀血，月经血多有块，色紫稠黏；血肿。"【组成】熟地黄12 g，当归、白芍、桃仁各9 g，川芎、红花各6 g。【用法】水煎服。作汤剂，可每日服用3次，早、中、晚空腹时服。【功效】养血活血，调经止痛。【适应证】主治血虚兼血瘀证。临床应用以妇女经期超前，血多有块，色紫稠黏，腹痛为辨证要点。【随症加减】月经先期去桃仁，加牡丹皮、黄芩；后期加肉桂、炮姜；先后不定期加柴胡、香附、菟丝子、枸杞子；出血甚者加三七、仙鹤草、茜草；痛经加延胡索、乌药、川楝子；闭经或肌瘤者加三棱、莪术、丹参、益母草、昆布、海藻等；带下多者加苍术、白术、茯苓、椿皮；少尿者加猪苓、茯苓、车前子；大便秘结加大黄、芒硝。【专科应用】①可用于治疗冠心病、哮喘、慢性阻塞性肺疾病、肝炎、胃轻瘫、顽固性便秘、慢性肾小球肾炎、卒中后遗症、椎基底动脉供血不足、脑卒中、视网膜静脉阻塞、脑卒中后抑郁、糖尿病、糖尿病周围神经病变、糖尿病足、类风湿关节炎等内科疾病。②常用于治疗痛经、围绝经期综合征、子宫出血、乳腺增生、不孕症、卵巢囊肿、子宫内膜息肉、闭经、药物流产后阴道持续出血、慢性附件炎性包块、宫腔粘连等妇科疾病。③可用于治疗骨质增生、膝骨性关节炎、急性脊髓损伤、外伤性骨折、股骨头缺血性坏死、股骨粗隆间骨折、骨质疏松症、脑外伤后综合征、膝关节慢性创伤性滑膜炎等骨科疾病。④还可用于治疗黄褐斑、银屑病、白癜风、慢性湿疹、囊肿性痤疮、面部黄褐斑、慢性荨麻疹、带状疱疹、过敏性紫癜、鸡眼、烧伤、浆液性视网膜炎、萎缩性鼻炎、肛隐窝炎、下肢深静脉血栓、精囊炎性血精症等疾病。【临床经验】①孕妇慎用。阴虚血热之月经过多，胎动漏红则非本方所宜。②《杂病证治新义》去红花，加羌活、防风、牛膝、黄芩、黄柏，主治瘦人历节，红肿疼痛。《济阴纲目》加延胡索、蓬术（醋煮）、香附（醋煮）、砂仁，治经水将来，作疼不止。《嵩崖尊生》加牡丹皮、枳壳、延胡索，重者加厚朴、大黄、甘草，治胃脘痛自上而下，自闻唧唧有声，属血瘀者。《万氏家抄方》去红花，加槐花、黄连，治下痢纯血，久不愈，属阴虚者。【方歌】四物地芍与归芎，血家百病此方通，加入桃红活血脉，养血活血此方行。

胶艾汤（又称芎归胶艾汤）

【来源】《金匮要略》："妇人有漏下者，有半产后因续下血都不绝者，有妊娠下血者，假令妊娠腹中痛，为胞阻，胶艾汤主之。"【组成】川芎、阿胶、甘草各 6 g，艾叶、当归各 9 g，芍药 12 g，干地黄 18 g。【用法】将上药水煎去渣，或加酒适量，入阿胶烊化，分 3 次温服。【功效】养血止血，调经安胎。【适应证】主治冲任脉虚，阴血不能内守所致下血之证。临床应用以经水淋漓不断地漏下，或半产后的下血不止，或妊娠胞阻下血，血色暗淡，夹少许血块，小腹隐痛，舌淡苔薄润，脉沉滑细弦为辨证要点。【随症加减】气虚加人参、黄芪、升麻；阴虚血热去当归、川芎、艾叶，加沙参、麦冬、女贞子、墨旱莲、生地榆炭、贯众炭；或加龟甲、黄柏；损伤五脏吐血加干姜；肝肾亏损，劳伤冲任，去当归、川芎，加菟丝子、杜仲、续断、桑寄生、枸杞子；挟瘀腹痛加延胡索、三七；腰疼腹痛加枳实、厚朴；月经出血较多加仙鹤草、地榆；妊娠下血可加茯苓、白术；漏血不止加黑地榆、黑干姜、黑艾叶、炒蒲黄；功能失调性子宫出血加茯苓、牡蛎；胎动不安加黄芩、白术、菟丝子、桑寄生、杜仲；胎动闷痛合保产无忧方。【专科应用】①治疗以妇女阴道出血为主要临床表现的疾病，如先兆流产、不全流产、人工流产术后阴道出血不止、功能失调性子宫出血、产后恶露不绝、剖宫产术后子宫复旧不良、产后子宫复旧不全、妇女崩漏等。②治疗以月经不调为主要临床表现的疾病，如黄体功能不全性经期延长等。③还可用于治疗肾性贫血、血小板减少性紫癜、消化性溃疡、外伤出血、失血性贫血、眼出血、肛门出血、血尿、肠出血等。【临床经验】①月经过多、崩漏、漏下因血热妄行及瘀阻胞宫所致者忌用。方中生地黄滋腻，当归润滑，故湿盛中满，大便溏泻者忌用；若大失血者，重在补气以固脱，本方不宜予之。虚寒性出血夹有瘀血或出现贫血者，是本方主治病症的特征。②刘渡舟经验：如用于安胎时，一般常加黄芩9～12 g、白术6～9 g、桑寄生20～30 g、续断12～18 g。③济生方治胎动经漏，腰痛腹满，抢心短气，加黄芪。孙思邈治从高处坠下，损伤五脏吐血，及金疮经肉绝者，加干姜。【方歌】胶艾汤中四物先，更加炙草一同煎，暖宫养血血行缓，胎漏崩中自可痊。

圣愈汤

【来源】《脉因证治》：治"月经先期，虚甚者"。《兰室秘藏》："治一切失血，或血虚烦渴燥热，睡卧不宁，五心烦热，作渴等症。"【组成】熟地黄、人参各20 g，白芍、当归各15 g，川芎8 g，黄芪18 g。【用法】水煎服。【功效】补气，补血，摄血。【适应证】主治气血虚弱，气不摄血证。症见诸恶疮血出过多；心烦不安，不得睡眠；一切失血或血虚，烦渴燥热，睡卧不宁；疮证脓水出多，五心烦热，口渴；妇女月经超前，量多色淡，其质清稀，少腹有空坠感；心慌气促，倦怠肢软，纳谷不香，舌质淡，苔滑润，脉细软。【随症加减】血热重者加生地黄、黄芩、栀子；血瘀重者加益母草；食欲不振加砂仁、陈皮、豆蔻；胃脘胀满加陈皮、半夏、麦芽；便秘加郁李仁、火麻仁、杏仁；气虚及阳加附子、肉桂；气虚自汗加牡蛎、麻黄根；血虚阳亢加鳖甲、地骨皮、秦艽；腰骶酸痛加桑寄生、杜仲、菟丝子；痛经加香附、延胡索；崩漏加茜草根、艾叶、阿胶。【专科应用】本方常用于治疗月经先期、量多等属气血两虚而血失所统证者。临床常用于治疗出血过多，血虚而气亦虚，以烦热，烦渴，睡卧不宁，心慌气促，倦怠无力，舌质淡，苔薄润，脉细软等为辨证要点。【临床经验】①湿热盛者忌用本方。②《医宗金鉴》加柴胡，治疮疡溃后血虚内热，心烦气少者。《医宗金鉴》加味圣愈汤（加杜仲、续断、砂仁），治妊娠伤胎，腹痛下血者；《洞天奥旨》加味圣愈汤（加生地黄、金银花），治疮疡脓水出多，或金刀疮，血出多，不安，不得眠，五心烦热。③艾儒棣运用本方加减治疗黄褐斑，基本方：生黄芪、西洋参、制何首乌各30 g，当归、白芍各20 g，川芎10 g。辨证加减：偏于肾阴虚者，基本方中加入女贞子、墨旱莲等；偏于肾阳虚者，基本方中加入肉苁蓉、杜仲、续断、牛膝等；兼有血热者，基本方去西洋参，加牡丹皮、栀子等凉血活血之品；血虚夹瘀者，基本方中酌加入丹参、鸡血藤、益母草等补血、活血化瘀调经之品；肝郁气滞者，基本方中加柴胡、陈皮、延胡索等疏肝解郁，行气止痛之品。④脊髓型颈椎病，在选用前路减压植骨融合术后，常规康复基础上，联合本方去熟地黄，加丹参、制天南星、半夏、地龙、桂枝、蜈蚣、鸡血藤、白术、陈皮，在改善脊髓功能状态上，效果显著。【方歌】益气补血圣愈汤，参芪芎归芍地黄，体倦神衰经量多，胎产崩漏气血伤。

当归补血汤 【来源】《内外伤辨惑论》："治肌热，燥热，口渴引饮，目赤面红，昼夜不息，其脉洪大而虚，重按全无。《内经》曰脉虚血虚，又云血虚发热证象白虎，唯脉不长实有辨耳，误服白虎汤必死。此病得之于饥困劳役。"【组成】黄芪30 g，当归（酒洗）6 g。【用法】水煎，空腹时温服。【功效】补气生血。【适应证】临床应用时除肌热、口渴喜热饮、面赤外，以脉大而虚，重按无力为辨证要点。主治血虚阳浮发热证。肌热面赤，烦渴欲饮，脉洪大而虚，重按无力。亦治妇人经期、产后血虚发热头痛；或疮疡溃后，久不愈合者。【随症加减】若妇女经期，或产后感冒发热头痛者加葱白、淡

豆豉、生姜、大枣以疏风解表；若疮疡久溃不愈，气血两虚而又余毒未尽者可加金银花、甘草以清热解毒；若血虚气弱出血不止者可加煅龙骨、阿胶、山茱萸以固涩止血。【专科应用】①治疗以发热为主要症状的疾病，如痹症、围绝经期综合征、肿瘤化疗后骨髓抑制等。②治疗以血少、出血等为主要症状的疾病，如白细胞减少症、原发性血小板减少性紫癜、过敏性紫癜、子宫肌瘤、牙龈出血、结肠炎、骨髓异常综合征、癌症、贫血、子宫发育不良性闭经、功能失调性子宫出血、月经延长、月经量多、慢性肾小球肾炎、慢性肾炎、先兆流产、小儿缺铁性贫血等。③治疗老年性皮肤瘙痒、弱精子症、糖尿病肾病、骨折、慢性舌炎、复发性口腔溃疡、心律失常、冠心病等。【临床经验】①本方为"甘温除热"法的代表方。由黄芪和当归两味药以5:1比例组成的，阴虚发热证忌用。临床多用于妇女，但非独妇女专用，其本意于劳倦所伤。②《金匮翼》加生地黄、甘草，治血虚发热。《症因脉治》加柴胡、白芍，治三阴久疟不愈，并一切血虚发热。《陈素庵妇科补解》加生姜、大枣，治妇女气虚血少，经水三月一来，名曰居经，艰于子息，其脉微而涩。《辨证录》加熟地黄，治男子血少、面色萎黄，不能生子者。《鲁府禁方》加红花、独活，治打伤，血气不足。《玉机微义》加糯米，治妊娠下痢腹痛，小便涩。《傅青主女科》加三七根末、桑叶，治妇女年老血崩。《不知医必要》加党参、炒干姜、制附子，治胞衣下后，血脱而晕，眼闭口开，手足厥冷者。《医略六书》加炙甘草、防风、羌活、竹沥（冲）、姜汁（冲），治产后去血过多，筋无血养，挛急发痉，脉浮软者。③治疗围绝经期综合征，加首乌藤、桑叶、核桃仁、三七。气血双虚者加熟地黄、白芍；肝肾阴虚者加枸杞子、牡丹皮；脾肾阳虚者加附子、山药、白术；心肾不交者加丹参、酸枣仁、黄柏。④治疗白细胞减少症，加三棱、甘草。

⑤治疗原发性血小板减少性紫癜，加血余炭、生甘草、仙鹤草。气虚者加党参、白术、黄精；血虚者选加熟地黄、阿胶、枸杞子；阴虚者选加生地黄、麦冬、五味子、山茱萸、鳖甲；肾阳虚者选加菟丝子、补骨脂、鹿角胶、巴戟天；胃热盛者选加石膏、知母、川大黄、黄连；血热盛者选加牡丹皮、赤芍、紫草、羚羊角；伴感染者选加金银花、连翘、蒲公英、败酱草、大青叶等。⑥治疗足底痛，加杜仲、续断、狗脊。偏肝肾阴虚者加熟地黄、玄参、枸杞子、知母等；偏脾肾阳虚者加肉桂、附子、菟丝子、补骨脂等。⑦治疗牙龈出血，合失笑散加味。血瘀加熟地黄、白芍；气阴两虚加太子参、生地黄、麦冬、枸杞子；阳虚加炮姜、肉桂。【方歌】当归补血重黄芪，甘温除热法颇奇，芪取十分归二份，阳生阴长理奥秘。

当归生姜羊肉汤

【来源】《金匮要略》："寒疝腹中痛，及胁痛里急者，当归生姜羊肉汤主之。""产后腹中痛，当归生姜羊肉汤主之。并治腹中寒疝，虚劳不足。"【组成】当归90 g，生姜150 g，羊肉500 g。　【用法】上3味，以水1600 mL，温服140 mL，日三服，若寒多者，追加生姜至500 g；痛多而呕者，加橘皮60 g，白术30 g。加生姜者，亦加水1000 mL，煮取640 mL，服之。【功效】养血补血，温阳散寒。【适应证】主治寒疝、虚劳。临床应用以腹中痛引及胁肋，绵绵作痛，喜温喜按，或伴筋脉拘急，或产后少腹疼痛，痛及腰胁，舌淡苔白，脉虚大或脉弦涩或微紧为辨证要点。【随症加减】如见寒甚加重生姜剂量，或加肉桂、附子；痛而呕者加橘皮、白术；痛剧加乌药、沉香、川楝子；气虚加黄芪、人参；瘀血内阻加桃仁、红花、丹参；肝肾不足加枸杞子、当归、何首乌、菟丝子；若血虚重，面色无华，脉细明显可加大枣益气养血。如恶露不尽加桂；恶露不尽加川芎；有寒加吴茱萸。【专科应用】①治疗以腹痛为主要症状的疾病，如消化性溃疡、慢性胃炎、痛经、肠易激综合征、闭经等。②治疗以产后感寒导致的症状，如产后感受风寒、痹症、感冒、缺乳、痛风、巨幼细胞贫血等。③另外，室性早搏、糖尿病、多发性神经炎、枕大神经痛、慢性支气管炎、经期发热、疝气、产后腹痛、崩漏、冻疮等亦可运用本方加减应用。【临床经验】①在服用本方过程中，常人难以忍受羊肉与当归同煮后的混合气味，可将羊肉单做汤，与其他药同服。羊肉味道虽美味，但因其性温，故有外感或素体痰火湿浊较重或有严重皮肤病者当忌用。本方药轻力薄，服用无效时，或血虚寒疝及产后血虚寒凝重证，当令求他方；寒凝气滞疝气疼痛或产后腹痛属瘀热证者，素体阳盛者亦不宜使用本方。②肠胃功能弱，湿困脾胃、不思饮食及大便溏泻者慎服。孕妇亦应慎用。羊肉属于腥膻性温之物，有可能使患有皮肤病、过敏性哮喘者旧病复发或新病加重，故这类人不宜食用。平时怕热、容易上火、口腔溃疡、手足心热的人以及虚火旺盛、感冒、发热、咽喉疼痛、腹泻初愈、痰火较重者，也不宜食用。③《经效产宝》治疗"产后大虚，心腹急痛，血气上抢，心气息乏"的"补益方"，由当归生姜羊肉汤合黄芪、白术、人参、炙甘草而成。改善体质是一项长期的事，当大虚之象扭转之后，还应遵《素问》之训："谷肉果菜，食养尽之，无使过之，伤其正也。"④预防冻疮除要注意保暖外，可用本方。【方歌】腹痛胁疼急不堪，羊斤姜五并归三；于今豆蔻香砂法，可笑依盲授指南。

归脾汤 【来源】《重订严氏济生方》："治思虑过度，劳伤心脾，健忘怔忡。"《正体类要》：治"跌仆坠伤等症，气血损伤；或思虑伤脾，血虚火动，寤而不寐；或心脾作痛，怠惰嗜卧，怔忡惊悸，自汗，大便不调；或血上下妄行"。【组成】白术、当归、白茯苓、炒黄芪、远志、龙眼肉、酸枣仁（炒）各3 g，人参6 g，木香1.5 g，甘草（炙）1 g。【用法】加生姜、大

枣，水煎服。【功效】益气补血，健脾养心。【适应证】主治心脾气血两虚证：心悸怔忡，健忘失眠，盗汗，体倦食少，面色萎黄，舌淡，苔薄白，脉细弱。脾不统血证：便血，皮下紫癜，妇女崩漏，月经超前，量多色淡，或淋漓不止，舌淡，脉细弱。思虑伤脾证：发热体倦，失眠少食，自汗盗汗，吐血下血，妇女月经不调，赤白带下，以及虚劳、中风、厥逆、癫狂、眩晕等见有心脾血虚者。【随症加减】若血虚较甚，面色无华，头晕心悸者加熟地黄、阿胶等以加强补血之功；若崩漏下血兼少腹冷痛，四肢不温者加艾叶炭、炮姜炭以温经止血；崩漏下血兼口干舌燥，虚热盗汗者加生地黄炭、阿胶珠、棕榈炭以清热止血。【专科应用】①治疗以心悸、体倦为主要临床表现的缺血性心肌病、冠心病心绞痛、冠心病心律失常、原发性高血压以及抗甲状腺药致白细胞减少症等。②治疗以睡眠障碍、头晕、健忘为主要临床表现的失眠、后循环缺血、神经衰弱、抑郁症、脑外伤综合征、广泛性焦虑障碍、精神分裂症、神经失调症、缺铁性贫血等。③治疗以出血、瘀斑为主要临床表现的恶性贫血、血小板减少性紫癜、功能失调性子宫出血等。【临床经验】①出血属阴虚血热者，慎用。②《正体类要》加味归脾汤（加柴胡、栀子），主治妇女血虚，心脾郁结，经闭发热，产门不闭，及乳岩初起；脾经血虚发热；因肝脾二脏郁怒，气血亏损者，伴有内热，夜热，五心发热，肢体倦瘦，月经不调。《口齿类要》加味归脾汤（加柴胡、牡丹皮、栀子），治思虑动脾火，元气损伤，体倦发热，饮食不思，失血牙痛，思虑之过，血伤火动，口舌生疮。《保婴撮要》加味归脾汤（加牡丹皮、栀子），令子母俱服之，治小儿因乳母忧思伤脾，以致小儿血虚发热，腹痛发抽，怔忡失眠，自汗盗汗，口舌生疮；妊娠吐衄；因乳母郁怒积热，婴儿腹痛发搐者；小儿因乳母忧思郁怒，胸胁作痛，或肝脾经分患疮疡之证，或寒热惊悸无寐，或便血盗汗，口疮不敛。有报道，用《保婴撮要》加味归脾汤加漏芦，治一小儿因乳母怀抱郁结，腹痛发搐，久而不愈，母子并服渐愈。《医宗金鉴》加味归脾汤（加伏龙肝），治妇女心、脾伤损，每交接辄出血者。又，加味归脾汤（加朱砂、琥珀末），治妇女七情内伤，心脾亏损，神无所护，致夜梦鬼交，独笑独悲。又，加味归脾汤（加朱砂、龙齿），治妇女产后，忧愁思虑伤心脾，惊悸恍惚者。③治疗失眠，兼肝气郁滞化热，加郁金、柴胡、香附、焦栀子、淡豆豉、生龙齿；年老虑其肝阴虚易躁动，加柴胡、白芍；脾肾阳虚，火不生土，加炮干姜、补骨脂、当归（土炒）。顽固性失眠，加柏子仁、知母、黄柏等组成知柏归脾汤，并吞服丹栀逍遥丸；治疗病程久加磁石、龙骨、牡蛎；恶心或苔白腻加半夏、陈皮；血瘀加丹参；气滞加香附；阴血虚加首乌藤；心肝血虚加酸枣仁；兼阳虚加肉桂。产后失眠者，加合欢花、五味子、熟地黄、阿胶等。④功能失调性子宫出血，阴道出血量少，漏下不止者，加炮姜、三七粉；出血量多加海螵蛸、荆芥炭；夹血块加益母草、茜草。⑤经行头痛，经前疼痛烦躁去志，加菊花、夏枯草、牛膝；经期及经后疼痛加阿胶、川芎；恶心呕吐加竹茹；巅顶头痛加沙苑子、桃仁；少腹痛加延胡索。⑥视疲劳者，脾虚甚者重用党参、黄芪、白术或加神曲、陈皮；心虚甚者加党参、酸枣仁、当归，必要时加沙参、麦冬、玉竹等；目胀加川芎、石决明；眼干涩重用当归或白芍、生地黄。⑦特发性水肿者，晨起眼睑浮肿甚加麻黄、防风；失眠、情绪不稳加淮小麦、远志、生龙骨；头痛加川芎、白芷；午后潮热加生地黄、地骨皮；腰酸肢冷、性欲淡漠加杜仲、仙茅、淫羊藿。【方歌】归脾汤用术参芪，归草茯神远志齐，酸枣木香龙眼肉，煎加姜枣益心脾。

壮筋养血汤 【来源】《伤科补要》："盖筋因柔软，全断

则缩于肉里，无用巧之处也；若断而未全，宜用续筋药敷之，内服壮筋养血汤可愈。"【组成】白芍、当归、牡丹皮、牛膝各9 g，川芎、杜仲各6 g，红花5 g，续断、生地黄各12 g。【用法】河水煎服。【功效】养血柔筋。【适应证】主治伤筋络诸证，包括肌肉、韧带、筋膜、腱鞘、关节软骨、关节囊、滑膜囊等部位的损伤。临床应用以膝膝酸痛、筋骨不利、肢体有瘀滞伤疾为辨证要点。【随症加减】气虚明显者加黄芪、党参、白术；血虚者加熟地黄、何首乌、鸡血藤；腰络损伤者加桑寄生、土鳖虫；痛甚者加乳香、没药；化热者加郁金、赤芍。头部加羌活、白芷、防风；胸部加枳壳、枳实、木香；背部加乌药、五灵脂；胁部加柴胡、龙胆、紫荆；腰部加大茴香、木蝴蝶、桑寄生；手部加桂枝、五加皮、姜黄、桑枝；腕部加桔梗、石菖蒲、厚朴；腿部加独活、木瓜、威灵仙；若骨折迟缓愈合者，加紫河车、何首乌、阿胶、鱼鳔胶、鹿角胶、菟丝子、熟地黄。【专科应用】用于治疗扭伤、脱臼、网球肘、软组织损伤、骨折后期、断骨愈合迟缓、腰椎间盘突出症、增生性脊柱炎、颈椎病等疾病。【临床经验】①用于筋伤中后期，早期不宜使用。对于产妇、孕妇、体虚之人要慎用，一定要察其全身酌情用药。②配合外敷药物破血祛瘀、消肿止痛，如三棱、莪术、穿山甲、苏木、白芷、伸筋草，伍用肉桂、麻黄温通经脉，独活、杜仲补益肝肾，麝香、冰片开通走窜，马钱子透达经络等。【方歌】壮筋养血杜续膝，归芎地芍红丹皮，活血壮筋治法好，新旧筋伤两相宜。

神应养真丹 【来源】《外科正宗》："油风乃血虚不能随气荣养肌肤，故毛发根空，脱落成片，皮肤光亮，痒如虫行，此皆风热乘虚攻注而然。治当神应养真丹服之，外以海艾汤熏洗并效。"【组成】当归、川芎、白芍、天麻、羌活、熟地黄（捣膏）、木瓜、菟丝子各等份。【用法】每次9 g，每日2次，

饭后温酒或盐汤送下，同时配用海艾汤（艾叶、菊花、藁本、蔓荆子、防风、薄荷、荆芥、藿香、甘松各 6 g），加水煎数滚，先将热气熏头面，候汤稍温，用布蘸洗，每日 2 次。1 剂用 4 日后再换新药。**【功效】** 养血生发，祛风活络。**【适应证】** 用于风邪外袭以致风盛血燥，不能荣养毛发者，虚痒发生，眉发脱落，皮肤光亮，心烦失眠，性情急躁，大便干结。治厥阴经为四气所袭，脚膝无力，左瘫右痪，半身不遂，手足顽麻，言语蹇涩，气血凝滞，遍身疼痛者并服；妇女产后中风，角弓反张；或坠车落马，打扑伤损，瘀血在内者。**【随症加减】** 若气虚者加黄芪、白术、太子参；气滞者加路路通、郁金、柴胡、陈皮；肝肾亏虚者加山茱萸、女贞子、墨旱莲、桑椹、杜仲。**【专科应用】** 本方现代可用于治疗脱发、斑秃、偏头痛、块状斑秃、湿性脂溢性脱发、干性脂溢性脱发、白癜风、糖尿病周围神经病变、声带水肿等。**【临床经验】** ①有合并皮肤溃疡破损者慎用。②脚痹，薏苡仁浸酒下；中风，温酒、米汤下。③治疗血虚风燥证斑秃，加生何首乌、大黄、酸枣仁；虚证脱发加生地黄、黄芪、何首乌、鸡血藤、墨旱莲、冬虫夏草等，同时配合补骨脂酊外用。头皮屑多油腻，瘙痒者，服二陈汤加味（茯苓、半夏、陈皮、白术、川芎、路路通、甘草）；头皮油腻止，改服神应养真丹去当归、白芍、天麻、熟地黄、菟丝子，加制何首乌、女贞子、墨旱莲、桑椹、路路通、陈皮。③治疗白癜风肝肾阴虚证，去天麻、川芎、羌活，加女贞子、何首乌、枸杞子、沙苑子。皮损在面部者加红花、月季花、凌霄花、玫瑰花；上肢者加片姜黄、桂枝；腰部者加狗脊、续断；下肢者加独活、牛膝；四肢者加桑枝、威灵仙。**【方歌】** 神应养真丹木瓜，当归芎芍共天麻，羌活熟地菟丝子，蜜丸酒服效堪夸。

神功内托散 **【来源】**《外科正宗》："治痈疽、脑项诸发

等疮，至十四日后，当腐溃流脓时不作腐溃，更兼疮不高肿，脉细身凉者用。"【组成】当归 20 g，白术、黄芪、人参各 15 g，白芍、茯苓、陈皮、附子各 10 g，木香、炙甘草、川芎各 5 g，穿山甲（炒）8 g。【用法】煨姜 3 片，大枣 2 枚，水 2 茶钟（400 mL），煎八分，食远服。现代用法：煨姜 3 片，大枣 2 枚，用水 400 mL，煎至 320 mL，空腹时服。【功效】益气养血，温阳托毒。【适应证】用于痈疽等气虚不能托毒外出者。痈疽疮疡日久，气血两虚，寒邪凝滞，不肿不痛，不能腐溃，身凉，舌淡，脉细。【随症加减】正气不足者重加人参补气脱毒生肌；结核者加十大功劳叶。【专科应用】可用于治疗脑疽、发背、化脓性骨髓炎、脑膜炎、脊柱结核。【临床经验】①"大疮须忌半年，小疮当禁百日。"饮食太过，必致脾泱；疮愈之后，劳役太早，乃为羸症。入房太早，后必损寿；不避风寒，复生流毒；不减口味，后必疮痒无度。②外科先用针通，随行拔法，搽上化腐之药膏盖，再用补托。特别注意，外科峻补之法不同内科。"凡大疮每日脓出一碗，用参必至三钱，以此为则。"大损小补，必生变证。又外科乃破漏之病，最能走泄真气，如损补两不相敌，无以抵当，往往至于不救者多矣。【方歌】神功内托散芎宜，归术陈皮白芍宜，附子木香甘草炙，参苓山甲起颓危。

秦艽丸

【来源】《医宗金鉴》："及形势已定，则无论虚实，干疥服消风散，湿疥服苍术膏，疥虫服芦荟丸，砂疥服犀角饮子，脓窠疥服秦艽丸，经久不愈，血燥者，服当归饮子。"【组成】秦艽、苦参、大黄（酒蒸）、黄芪各 90 g，防风、漏芦、黄连各 45 g，乌蛇肉（酒浸，去皮、骨，炙焙令微黄）15 g。【用法】共为细末，炼蜜为丸，如梧桐子大。每服 30 丸，食后温酒送下。【功效】祛风燥湿，清热解毒。【适应证】主治风湿热毒外侵，遍身生疥，干痒，搔之皮起。【随症加减】

部位为下者加川牛膝、伸筋草、海桐皮；部位为上者加桑枝、路路通、大青叶；皮肤瘙痒者加鬼箭羽、皂角刺、千里光、徐长卿；疮疡成脓者加土茯苓、龙胆、白蔹。【专科应用】①可用于治疗脓窠疮、慢性湿疹、神经性皮炎、皮肤瘙痒症、寻常性狼疮、盘状性红斑狼疮、疥疮、湿疹、顽癣等皮肤科疾病。②可用于治疗狼疮性肝炎、结缔组织病恢复期的辅助治疗。

【临床经验】①体弱者慎用，孕妇忌服。②《圣济总录》记载秦艽丸"早晚、食后以蒺藜子煎汤送下"，主治"风毒气客经络，成风疰"。③赵炳南运用秦艽丸治疗系统性红斑狼疮的经验：根据红斑狼疮病情变化，以秦艽丸为基本方，其壮热不退者加玳瑁、沙参、鲜芦根、干地黄、犀角（或重用水牛角亦可）、生地黄炭（取其凉血，解血分之热毒）；低热缠绵、数月不退者加南沙参、北沙参、地骨皮、防己、玄参、青蒿，以清解肌肤乃至骨之虚热；肩、肘、腕、膝、踝关节痛者加桂枝、油松节、伸筋草、海桐皮、草薢；周身肌肉酸痛者加鸡血藤、延胡索、没药、乳香；腰痛拒按者加云南白药、路路通、天仙藤、丹参、茜草、鬼箭羽、豨莶草；腰痛喜按者加炒杜仲、核桃仁、续断、徐长卿、五加皮；腰软乏力、难以支撑者，加白人参、红人参、石斛、南沙参、北沙参、玉竹、当归、参茸卫生丸；麻木者加刘寄奴、徐长卿、桑寄生、丝瓜络、伸筋草；颜面蝶形红斑者加玫瑰花、凌霄花、鸡冠花、红花、金莲花（药味取花，花性轻扬，凡红斑在面部，病在血分者皆宜）；指（趾）端苍白、青紫、冰冷者加玄参、石斛、鸡血藤等甘寒通络之品；心慌、胸闷不舒，发时则不能自主，甚则心痛阵作者加龙眼肉、石斛、紫石英、莲子、薄荷梗、老紫苏梗、蛇胆陈皮末、合欢花、瓜蒌、薤白；两胁疼痛，食欲减退，或者食后腹胀不适者加沉香末、广木香、橘红、大腹皮、厚朴、陈皮、枳壳、白术、薏苡仁、伏龙肝；全身浮肿，小便量少，腰酸痛者加白人参、红参、抽葫芦、防己、泽泻、楮实子、山茱萸、车前子、生薏苡仁、仙人头、丹参、枸杞子、女贞子益气扶阳，利水消肿；尿检红细胞增多者加银花炭、生地黄炭、白茅根、金钱草以凉血、止血、解毒；尿检蛋白为（＋＋）～（＋＋＋）者加海金沙、萹蓄、瞿麦、川木通、水葱、赤小豆、石韦、韭子、山茱萸、楮实子、菟丝子以通利温肾秘精。以秦艽丸加味（银花炭、生地黄炭、秦艽各 30 g，白花蛇舌草、漏芦、生大黄各 9 g，生黄芪 50 g，每日 1 剂，水煎服），并适时配合泼尼松治疗自身免疫性肝炎合并系统性红斑狼疮。妙在大队苦寒清热药中，重用黄芪益气扶正，走而不滞，托毒外出，助血行而化瘀。④治疗儿童尿位性皮炎时，合异功散。【方歌】秦艽丸服脓疥愈，清热痒除疮自去，苦参大黄风漏芦，乌蛇黄连芪蜜聚。

秦艽汤 【来源】《圣济总录》："治产后恶露不断。"【组成】秦艽（去苗土）、玄参、芍药各 30 g，艾叶（炙）、白芷、续断、当归（切，焙）各 45 g。【用法】上为粗末。每服 2 钱匕（3 g），水 1 盏（30 mL），加生姜 3 片，煎 7 分，去滓温服，不拘时候。【功效】滋阴养血，活血止血，祛风散结。【适应证】产后恶露不断。又治邪气乘虚，恍惚不乐，身体强直，面目变色，小儿寒热往来，妇女阴户忽然肿而作痛者；治风热毒气，客于皮肤，遍身疙瘩，形如豆瓣，堆累成片，皮肤瘙痒。【随症加减】恶露不断色淡者加黄芪、人参、五味子；恶露不断色深者加茺蔚子、山楂、丹参；下瘀血块多者加三七粉（分冲）；出血日久者加桑叶；血气臭者加黄柏、败酱草、毛冬青、重楼；阴虚发热者加鳖甲、地骨皮；腹痛者加延胡索、蒲黄、川楝子；腰痛者加杜仲、桑椹、桑寄生；血崩多者加棕榈炭、白及、阿胶。【专科应用】可用于治疗崩漏、产后恶露不尽、习惯性流产等妇科疾病；慢性溃疡性结肠炎、痔疮出血、

肛瘘等肛肠科疾病。也用于治疗慢性荨麻疹、过敏性皮肤病等。【临床经验】①胎盘娩出后，必须仔细检查胎盘胎膜是否完整，有无副叶胎盘。如发现有宫腔残留，多应立即清宫。②热盛迫血妄行者去白芷、艾叶，宜加黄柏、牡丹皮、炒栀子、水牛角等清热解毒。【方歌】秦艽汤方艾芷归，续断赤芍伍玄参，无论恶露与血崩，产后邪风乘虚损。

第三节 气血双补剂

八珍汤【来源】《瑞竹堂经验方》："脐腹疼痛，全不思食，脏腑怯弱，泄泻，小腹坚痛，时作寒热。"【组成】人参、白术、白茯苓、当归、川芎、白芍、熟地黄、炙甘草各30 g。【用法】上为末，每服9 g，水一盏半（50 mL），加生姜5片，大枣1枚，煎至七分，去滓，不拘时候，通口服。现代用法：或作汤剂，加生姜3片，大枣5枚，水煎服，用量根据病情酌定。【功效】益气补血。【适应证】本方是治疗气血两虚证的常用方。临床应用以面色苍白或萎黄，头晕耳眩，四肢倦怠，气短懒言，心悸怔忡，饮食减少，舌淡苔薄白，脉细弱或虚大无力为辨证要点。主治气血两虚证。【随症加减】以血虚为主，眩晕心悸明显者加大熟地黄、白芍用量；气短乏力明显者可加大人参、白术用量；兼见不寐者可加酸枣仁、五味子；脘腹胀满者加枳壳、厚朴、木香；兼纳呆食滞者加砂仁、山楂、麦芽、神曲；兼有便溏、浮肿者加山药、薏苡仁、车前子。【专科应用】①治疗失血、贫血症，如缺血性贫血、肾性贫血、气血两虚之崩漏或经期延长、药物流产出血等。②治疗某些心血管疾病，如冠心病、心律失常、低血压等。③治疗因气血不足所致妇科疾病，如先兆流产、习惯性流产、月经不调、胎萎不长、胎位不正、结核性盆腔炎等。④降低肿瘤放疗、化疗后骨髓抑制等不良反应。⑤创伤愈合，如颅脑损伤、骨折、手术伤口愈合、溃疡久不愈合等。⑥还可用于治疗神经衰弱、白细胞减少症、卒中后遗症等。【临床经验】①有热象者忌用。②加肉桂、益母草、淫羊藿，同时兼服胎盘丸，治疗席汉综合征。③在化疗前服用八珍汤，预防白细胞下降后免疫功能低下，特别是能解决反复多次化疗所致的严重骨髓抑制和白细胞下降。去白芍，加黄芪、黄精、枸杞子、何首乌、莲子、鸡血藤、山药。④对于卒中后遗症患者，肢体偏瘫者加鸡血藤、丹参、桃仁、红花，上肢重者加桑枝、忍冬藤、桂枝，下肢重者加牛膝、独活，口眼㖞斜、语言不利者加石菖蒲、郁金，便秘者少佐大黄、生地黄，小便频数或失禁者加益智、桑螵蛸，头晕耳鸣目眩者加天麻、钩藤、枸杞子，面色潮红者加牡丹皮、知母，痰涎涌盛者加陈皮、胆南星、竹茹。【方歌】双补气血八珍汤，四君四物合成方，煎加姜枣调营卫，气血亏虚服之康。

十全大补汤（又称十全大补丸）【来源】《太平惠民和剂局方》："治男子、妇人诸虚不足，五劳七伤，不进饮食，久病虚损，时发潮热，气疼痛，夜梦遗精，面色萎黄，脚膝无力，一切病后气不如旧，忧愁思虑伤动血脾肾气弱，五心烦闷，并皆治之。此药性温不热，平补有效，养气育神，醒邪、温暖脾肾，其效不可具述。"【组成】人参、川芎各6 g，肉桂、甘草各3 g，黄芪、干熟地黄各12 g，茯苓、白术、当归、白芍各9 g。 【用法】上为细末，每服9 g，用水1盏（30 mL），加生姜3片、枣子2枚，同煎至七分，不拘时候温服。【功效】温补气血。【适应证】主治气血两虚证：面色萎黄，倦怠食少，头晕目眩，神疲气短，心悸怔忡，自汗盗汗，四肢不温，舌淡，脉细弱；以及妇女崩漏，月经不调，疮疡不

敛等。【随症加减】兼心血不足而见眩晕、心悸者加龙眼肉、丹参、何首乌以养血安神；若兼气滞者加厚朴、大腹皮、枳壳以行气。脾虚便溏者重用黄芪，减当归用量。脘腹胀满者加木香。若以血虚为主，眩晕心悸明显者可加大地、芍用量；以气虚为主，气短乏力明显者可加大参、术用量；兼见不寐者可加酸枣仁、五味子。【专科应用】本方常用于治疗病后虚弱、各种慢性病，以及妇女崩漏，月经不调，疮疡不敛等属气血两虚证。还可用于治疗慢性萎缩性胃炎、席汉综合征、胃下垂、顽固性荨麻疹、肿瘤等病证。【临床经验】①忌不易消化食物。感冒发热患者不宜服用。孕妇忌用。身体壮实不虚者忌服。②《医宗金鉴》加味十全大补汤（加阿胶、升麻、续断、酸枣仁、山茱萸、炮姜炭）主治产后血崩，血脱气陷。③月经后期，经来色淡，量多质薄，加阿胶（化冲）、艾叶；下血过多，去川芎，加海螵蛸。④虚劳气血俱损，渐成劳瘵，加柴胡、黄连。如热在骨髓，更加青蒿、鳖甲。⑤久患瘰疬不消，经大补溃后，坚核去而疮口不敛者，加乌药、香附。杨梅疮发已久，将欲结痂而复犯房事，以致作痛生圈者加柴胡、土茯苓。【方歌】四君四物八珍汤，气血双补是名方；再加黄芪与肉桂，十全大补效更强。

大补元煎

【来源】《景岳全书》："治男妇气血大坏，精神失守危剧等证。此回天赞化，救本培元第一要方。"【组成】人参少则用3～6 g，多则用20～60 g，熟地黄少则用6～9 g，多则用60～90 g，山药（炒）、杜仲各6 g，当归6～9 g（若泄泻者去之），山茱萸3 g（如畏酸吞酸者去之），枸杞子6～9 g，炙甘草3～6 g。【用法】用水400 mL，煎至280 mL，空腹时温服。【功效】救本培元，大补气血。【适应证】主治气血大亏，精神失守之危剧病证。临床表现为元气大虚，神疲乏力，面色少华，腰膝酸软，头晕耳鸣等症状。【随症加减】如元阳不足多寒者加附子、肉桂、炮姜；如气分偏虚者加黄芪、白术，如胃口多滞者不必用；如血滞者加川芎，去山茱萸；如滑泄者加五味子、木蝴蝶之属。【专科应用】①治疗以精神疲惫、倦怠乏力为症状的疾病，如病毒性心肌炎。②治疗以倦怠乏力，腰膝酸软，头晕耳鸣为症状的疾病，如过敏性紫癜肾炎、慢性布鲁菌病、原发性肾病综合征、癌症化疗副反应。③在原方基础上，拓展为治疗眩晕耳鸣、腰膝酸软等肾虚性疾病，如不孕症、子宫下垂、卵巢早衰等妇科疾病，原发性精子少、精子活动力差、精液量少、畸形精子超过异常、无精虫排出等男科疾病，低颅压性头痛、肌萎缩性侧索硬化症、斑秃等。④临床也用于治疗贫血、神经衰弱等气血阴阳俱虚类疾病。【临床经验】①本方用药甘温滋补，阴虚内热者慎用，中虚湿阻、便溏胸痹者不宜用。原方为气血大坏，虚极危剧等证而设，一般虚证，不可骤用本方；方中黏腻滋填之品，容易伤脾纳呆，若小虚用大补，轻病下重药，则出现壅气减食。②《医门八法》加减大补元煎（人参改党参，去山药，甘草，加黄芪、桂心、制附片、羌活、乌梅肉）用于虚寒腰痛，身痛。③《千家妙方》大补元煎（去甘草，加升麻、鹿角胶）治年老体虚，中气不足，重度子宫脱垂。【方歌】大补元煎元气伤，萸肉杜仲入肾阳；熟地参草怀山药，当归枸杞生化藏。

人参养荣汤（又称人参养营汤、人参养荣丸、人参养营丸）

【来源】《三因极一病证方论》："治五痨脚弱，心忪口淡，耳响微寒，发热气急，小便白浊。当作虚劳治之。"【组成】黄芪、当归、桂心、炙甘草、橘皮、白术、人参各30 g，白芍、熟地黄各90 g，五味子、茯苓各40 g，远志15 g。【用法】上锉为散，每服4钱（12 g），用水一盏半（50 mL），加生姜3片，大枣2枚，煎至七分，去滓，空腹服。炼蜜为丸即"人参养营丸"，每服 10 g，每日 2 次，开水送下。（亦可作汤剂，水煎服，用量酌减。）【功效】益气补血，养心安神。【适应证】主治心脾气血两虚证。治积劳虚损，四肢沉滞，骨肉酸痛，吸吸少气，行动喘喝，小腹拘急，腰背强痛，心虚惊悸，咽干唇燥，饮食无味，阴阳衰弱，悲忧惨戚，多卧少起。久者积年，急者百日，渐至瘦削，皮肤干枯，五脏气竭，难可振复。又治肺与大肠俱虚，咳嗽下痢，喘乏少气，呕吐痰涎；或疮疡溃后气血不足，寒热不退，疮口久不收敛。【随症加减】夜寐不安加茯神、酸枣仁、首乌藤；血虚甚重用黄芪；脘闷纳呆、恶心呕吐者加半夏、厚朴、木香；耳鸣、虚烦者加黄精、何首乌、枸杞子；脾不统血所致出血可酌加藕节炭、侧柏叶炭、蒲黄。【专科应用】内科用于治疗再生障碍性贫血、血小板减少性紫癜、营养不良、营养不良性浮肿、心律失常、神经症、盗汗、肾炎、排尿性晕厥、血管性痴呆、肿瘤化疗后白细胞减少症；外科用于治疗骨结核、毛发脱落、皮肤瘙痒症、颈椎病；妇科用于治疗闭经、滑胎、产后诸证等。【临床经验】①阴虚阳旺而致心悸、自汗、失眠、健忘诸症者，不可用本方。②用于颈椎病时，头痛明显者加川芎、细辛、白芷；颈、肩、背、上肢麻木者加川芎、姜黄、威灵仙；失眠者加茯神、酸枣仁、龙眼肉；耳鸣、虚烦者加黄精、何首乌、枸杞子。③王肯堂经验：生地黄"有热者用此，无汗用熟地黄"。陈修园经验："但芍药之性略同大黄，凡泄泻必务去之。"④《伤寒全生集》加味人参养荣汤（去陈皮、远志，熟地黄改生地黄，加川芎、麦冬）治汗下过多，血气两虚，肉眴筋惕者。阴虚火动，加黄柏、知母；若阳虚内寒，脉微足冷者，加干姜、熟附子。【方歌】四君四物八珍汤，气血双补是名方，若加志陈味姜枣，去芍养荣有专长。

先天大造丸 【来源】《外科正宗》："治风寒湿毒袭于经

络，初起皮色不变，漫肿无头；或阴虚外寒侵入，初起筋骨疼痛，日久遂成肿痛，溃后脓水清稀，久而不愈，渐成漏症者服。"【组成】紫河车（酒煮捣膏）1具，熟地黄120 g，当归身（酒煮捣膏）、茯苓、人参、黑枣肉、枸杞子、菟丝子、肉苁蓉（酒洗，捣膏）、黄精、白术、何首乌（去皮，用黑豆同蒸捣膏）、川牛膝、仙茅（浸去赤汁，蒸熟，去皮捣膏）各60 g，骨碎补（去毛，微炒）、川巴戟（去骨）、补骨脂（炒）、远志（去心，炒）各30 g，木香、大青盐各15 g，丁香9 g。【用法】上为细末，炼蜜为丸，如梧桐子大。每服70丸，空腹时用温酒送下。【功效】补益气血，壮筋骨。【适应证】主治气血不足，风寒湿毒袭于经络，初起皮色不变，漫肿无头；或阴虚，外寒侵入，初起筋骨疼痛，日久遂成肿痛，溃后脓水清稀，久而不愈，渐成漏证；亦可用于损伤后期、内伤虚损、气血亏虚，肝肾不足，男妇久不生育者。【随症加减】肢体疼痛者加桑枝、桂枝；腰痛者加狗脊；遗精滑精者加金樱子、五味子、山茱萸；小便不禁者加桑螵蛸、益智、炙麻黄；视弱者加菊花、桑叶；伤科内伤者加乳香、没药；漫肿无头者加皂角刺、穿山甲；溃疡成漏者合小金丹。【专科应用】可治疗附睾结核、脊柱结核、淋巴结结核、痈疽等疾病。【临床经验】①风湿热胜者不宜服用。②服后须白再黑，齿落重生，并不畏冷，筋骨强健。③鹳口疽若失治久而不敛者，宜服先天大造丸，兼服琥珀蜡矾丸［白矾、黄蜡、雄黄、琥珀（研极细）、朱砂、蜂蜜］，久久收敛。【方歌】先天大造参术杞，归苓牛膝补骨脂，首乌碎补丁木香，黄精青盐远志丝，河车黑豆枣肉地，仙茅苁戟最适宜。

毓麟珠【来源】《景岳全书》："治妇人气血俱虚，经脉不调，或断续，或带浊，或腹痛，或腰酸，或饮食不甘，瘦弱不孕，服一、二斤即可受胎。凡种子诸方，无以加此。"【组成】

人参、白术（土炒）、茯苓、杜仲（酒炒）、鹿角霜、花椒、芍药（酒炒）各60 g，川芎、甘草各30 g，当归、熟地黄（蒸，捣）、菟丝子（制）各120 g。【用法】上药为末，炼蜜丸，弹子大。每服1～2丸，空腹时用酒或白汤送下。亦可为小丸吞服。【功效】温肾养肝，调补冲任。【适应证】本方是治疗肾虚不孕的代表方之一，临床应用以或断续，或带浊，或腹痛，或腰酸，或饮食不甘，或瘦弱不孕为辨证要点。主治妇女气血俱虚，经脉不调诸症。【随症加减】如男子服加枸杞子、核桃仁、鹿角胶、山药、山茱萸、巴戟天各60 g；妇女经迟腹痛宜加补骨脂（酒炒）、肉桂，甚者再加吴茱萸（汤泡1宿，炒用）；如带多腹痛加补骨脂、北五味子，或加龙骨（醋煅用）；如子宫寒甚，或泄或痛加制附子、炮干姜随宜；如多郁怒气，有不顺而为胀为滞者宜加香附（酒炒），或甚者再加沉香；如血热多火，经早内热者加续断、地骨皮，或另以汤剂暂清其火，而后服此，或以汤引酌宜送下亦可。【专科应用】治疗气血俱虚、经脉不调导致的各种妇产科疾病，如不孕症、闭经、痛经、月经后期、体外授精胚胎移植中子宫内膜过薄、先兆流产、围绝经期功能失调性子宫出血、黄体期出血、多囊卵巢综合征、产后抑郁、卵巢早衰等。【临床经验】①毓麟珠原为肾虚不孕所设。其立方特点在于益气养血（四君健脾益气，四物补血行血）与补肾（鹿角霜、菟丝子、杜仲、花椒温肝肾，助元阳、填精血）并重，此最符合妇女"以血为本，以血为用"之生理特性。故完全可推广应用于女科凡血虚肾亏之证。熟地黄、当归、菟丝子为君药，在原方中用量也最大，是其他药物的2倍。鹿角霜是方中另一味要药。其药性温而不燥，与熟地黄配伍益肾填精效佳。其用量亦宜大，可用至15～30 g。原方中花椒一味，辛、温，有小毒，临床应用较少，多以巴戟天代之。②焦树德经验：若月经后错，行经腹痛者可加补骨脂、紫肉桂各 30 g，甚者再加吴茱萸 15 g，若兼白带可再加龙骨 30 g。若子宫寒甚，或泄或痛可加制附片、炮姜各 30 g。若肝气郁滞，怒气不顺而气滞腹胀者可加香附 60 g，甚者可再加沉香 15 g。若血热多火，月经超前者可加续断、地骨皮各 60 g。若内热甚者可用汤剂先暂清其火，以后再服本丸，或用清热药煎汤为引送服。男性气血不足，肝肾两虚，精液清冷而不育者可加枸杞子、核桃仁、鹿角胶、山药、山茱萸、巴戟天各 60 g。治疗妇女婚后久不生育，常先用本方随证加减，改为汤药，先服 20～30 剂，以调理月经，月经调顺后，即以本方加减制成丸药服用，绝大多数都能成功。焦树德常用的调经汤方和助孕丸方：

a. 调经汤：熟地黄 10～20 g，白芍 12 g，川芎 6 g，茯苓 15 g，当归、白术、香附各 10 g，生艾叶 6～9 g，续断 10～15 g，炮姜 3～6 g，红花、桃仁各 5 g，水煎服。月经赶前、量多者去川芎、红花，加炒黄芩 10 g，杜仲炭 15 g，黄柏炭 10～12 g。改熟地黄为生地黄、熟地黄各 12 g，炮姜改为 3 g，续断改为续断炭 15～20 g，或再加阿胶珠 6～9 g。行经腹痛者加吴茱萸 6 g，延胡索 10 g，炒五灵脂、乌药各 12 g。月经后错，量少色淡者加党参 10 g，紫肉桂 5 g，改川芎 9 g，改红花、桃仁各 9 g。白带多者加半夏、苍术各 10 g，白鸡冠花 15 g，煅龙骨 15～20 g，改茯苓 20～25 g。多次于怀孕二三个月即自然流产者加桑寄生 20～30 g，杜仲 15 g，党参、补骨脂、山茱萸各 10 g，山药 12 g。去炮姜、生艾叶。并嘱再怀孕后即赶紧服中药保胎，以防再流产。输卵管不通者除按上述随症加减药物外，可再加莪术 3～6 g，三棱、制附子、炙穿山甲各 6 g。小腹经常发凉，子宫寒冷，久不受孕者可加紫石英（先煎）15～30 g，紫肉桂 3～6 g，花椒 3～5 g。b. 助孕丸：熟地黄 90 g，生地黄 15 g，党参、白术、当归、茯苓、鹿角霜、续断、山茱萸、香附各 50 g，益母草、白芍、杜仲各 60 g，吴茱萸、川芎、补骨脂各 40 g，生艾叶、炙甘草各 30 g，花椒 25 g，紫肉桂 20 g。共为细末，炼蜜为丸，每丸 9 g，每日 3 次，每次 1 丸，饭前服。③婚久不育，精子运动度低于Ⅲ级，或见精子量少，活动率低，伴见气和血之症者，用毓麟珠去花椒，加枸杞子、山茱萸、巴戟天、黄芪、桑椹、何首乌、黄精。【方歌】毓麟珠中八珍裁，菟丝杜仲椒鹿霜，气血两虚经为乱，或有不孕受此方。

健步虎潜丸 【来源】《伤科补要》："必得力大者三、四人，使患者侧卧，一人抱住其身，一人捏膝上拔下，一手撩其骺头迭进；一手将大膀曲转，使膝近其腹，再令舒直，其骺有响声者，以上。再将所翻之筋向前归之，服生血补髓汤，再服加味健步虎潜丸。骨，即膝下踝上下腿骨也，俗名胫骨。其形二根；在前名成骨，其形粗；在后名辅骨，其形细，俗名劳堂骨。下至踝骨、骨之下，足跗之上，两旁突出之高骨也。在内名内踝，俗名合骨；在外为外踝，俗名核骨。其骺出者，一手抬住其脚踝骨，一手扳住脚后跟拔直，拨筋正骨，令其复位，其骺有声，转动如故，再用布带缚之，木板夹定，服舒筋活血汤。一、二日后，解开视之，倘有未平，再用手法，按摩其筋结之处，必令端直，再服健步虎潜丸。稍愈后，若遽行劳动，致骨之端复走。向里歪者，则内踝突出肿大，向外歪者，则外踝突出肿大，瘀聚凝结，步履无力，颇费调治，必待气血通畅，始可行动。若脚趾骺失，与手指同法治之。跗者，足背也，一名足趺，俗称脚面，其骨乃足趾本节之骨也。其受伤不一，轻者仅伤筋肉易治，重则骨缝参差难治。先以手轻轻搓摩，令其骨合筋舒，洗八仙逍遥汤，贴万灵膏，内服健步虎潜丸及补筋丸可也。"【组成】龟甲胶（蛤粉炒成珠）、鹿角胶（制同龟甲胶）、虎胫骨（酥油炙）、熟地黄、何首乌（黑豆拌、蒸、晒各 9 次）、川牛膝（酒洗、晒干）、杜仲（姜汁炒断丝）、

锁阳、威灵仙（酒洗）、当归（酒洗，晒干）各 60 g，黄柏（酒洗，晒干，盐水拌，酒少许炒）、人参、羌活、白芍（微炒）、白术（土炒）各 30 g，大附子（童便、盐水各 250 mL，生姜 30 g 切片，同煮一日，令极熟，水干再添盐水，煮毕取出，剥皮切片，又换净水，入黄连、甘草各 15 g，同煮约 2 小时，取出晒干，如琥珀色，明亮可用）。【用法】共为细末，炼蜜丸如绿豆大，每次 10 g，空腹淡盐水送下，每日 2~3 次。【功效】补气血，壮筋骨。【适应证】本方是填补精血之要剂。主治跌打损伤，血虚气弱，下部腰胯膝腿疼痛，筋骨酸软无力，步履艰难。【随症加减】瘀血重者加乳香、没药；肢体疼痛者加桑枝、桂枝；腰痛者加狗脊。【专科应用】①治疗以关节活动不利为主的骨科疾病，如老年性膝关节滑膜炎、膝关节骨性关节炎、髌骨软骨软化症、原发性骨质疏松症、颈椎病、股骨干骨折、股骨颈骨折、股骨头无菌性坏死、骨折不愈合等。②治疗肌肉无力的疾病，如进行性肌萎缩脊髓侧索硬化症、缺钾性麻痹、不安腿综合征、运动神经元病、假肥大型肌营养不良、重症肌无力、小儿麻痹症后遗症、脊髓空洞症等。③用于治疗外伤性截瘫、脑损伤性瘫痪、卒中瘫痪、虚损性瘫痪、风湿瘫痪，严重的颈腰椎病变瘫痪等。【临床经验】①饮食宜高蛋白，富含维生素、钙、锌，瘦肉、鸡蛋、鱼、虾仁、动物肝脏、排骨、木耳、蘑菇、豆腐、黄花菜等可适当多食，少吃或忌食过辣、过咸、生冷等不易消化和有刺激性食品。风寒湿痹证不宜；孕妇忌服。②《医宗金鉴》加味健步虎潜丸（加干姜）主治跌打损伤，气血虚衰，下部腰、胯、膝、腿疼痛，酸软无力，步履艰难。③治疗脊髓空洞症、进行性肌营养不良、进行性肌萎缩脊髓侧索硬化症等，内服加味平胃散、健步虎潜丸，并结合功能锻炼。【方歌】健步虎潜龟鹿虎，牛杜锁归地首乌，威灵黄柏大附子，补气补血壮筋骨。

第四节 补阴剂

小营煎 【来源】《景岳全书》："治血少阴虚，此性味平和之方也。"【组成】当归、山药（炒）、枸杞子、芍药（酒炒）各 6 g，熟地黄 6~9 g，炙甘草 3 g。 【用法】上药用水 400 mL，煮取 280 mL，空腹时温服。【功效】养血滋阴。【适应证】阴血亏虚证。主治三阴亏弱，血虚经乱，无热无寒，经期腹痛，痛在经后者；妇女体本虚而血少，产后腹痛；产后阴虚发热，必素禀脾肾不足及产后气血俱虚，其证倏忽往来，时作时止，或昼或夜，进退不常，或精神困倦，怔忡恍惚，但察其外无表证，而脉见弦数，或浮弦豁大，或微细无力，其来也渐，非若他证之暴至者。血亏则涩而难产；胎衣不下。临证以阴虚血少，头晕心悸，面色萎黄，脉象细弱，妇女月经后期，量少色淡，小腹隐痛为主。【随症加减】若惊恐怔忡，不眠多汗者加酸枣仁、五味子、茯神；心烦不寐者酌加柏子仁、丹参、珍珠母；营虚兼寒者去芍药，加生姜；如有气滞疼痛者加香附；火盛烦躁加真龟胶，或加麦冬、生地黄；骨蒸潮热、盗汗加青蒿、鳖甲、地骨皮；如身热加青蒿；阴虚肺燥，咳嗽咯血者酌加白及、仙鹤草；闭经者加鸡内金、鸡血藤、川牛膝、泽兰；血枯瘀阻者加丹参、桃仁、牛膝；大便干结者加火麻仁、何首乌；小腹疼痛者加延胡索、五灵脂；下腹包块者加鸡血藤、三棱、莪术。【专科应用】①用于治疗妇女月经后期、围绝经期综合征、多囊卵巢综合征、人工流产术后闭经、卵巢功能发育不良、月经过少、带下过少等。②用于治疗再生障碍性贫血、营养不良性贫血、上消化道出血、维生素 A 缺乏病、神经衰弱、原发性高血压、神经症、支气管哮喘、各种慢性消耗性疾病的晚期如肿瘤化疗后等。【临床经验】①热象较盛者不宜使用。②本方实乃调经要剂，月经久不至，或室女经闭者加泽兰、牛膝、卷柏、续断活血补肾；肾虚精亏者加五味子、菟丝子、覆盆子、车前子补肾；血虚亏损者加山萸肉、阿胶、黄芪、党参补气养血。脾虚不运食少便溏者加当归、白术、白扁豆、砂仁以增强健脾和胃之功；心悸少寐加远志、五味子以交通心肾，宁心安神；如营虚于上而为惊恐，怔忡不眠、多汗者加酸枣仁、茯神；如营虚兼寒者去芍药，加生姜；如气滞有痛者加香附，引而行之。【方歌】小营枸杞炙甘草，山药熟地归芍齐，血虚经闭源头枯，血源血室两兼补。

六味地黄丸（又称六味地黄汤）【来源】《小儿药证直诀》："地黄丸，治肾怯失音，囟门不合，神不足，目中白睛多，面色苍白等症。"【组成】熟地黄 24 g，山茱萸、干山药各 20 g，泽泻、牡丹皮、茯苓（去皮）各 9 g。【用法】上为末，炼蜜为丸，如梧桐子大。空心温水下 3 丸。作汤剂用，水煎服，用量按原方比例酌定。【功效】滋补肝肾。【适应证】主治肝肾阴虚证。症见腰膝酸软，头晕目眩，耳鸣耳聋，盗汗，遗精，消渴，骨蒸潮热，手足心热，口燥咽干，牙齿动摇，足跟作痛，小便淋漓，以及小儿囟门不合，舌红少苔，脉沉细数。【随症加减】腰膝疼痛则加入牛膝、枸杞子、杜仲、桑寄生、鹿角，汤内镑，酒焙亦可；龟甲，汤内炙用，丸中煎膏；腿胫酸痛亦如之，再加牛膝、虎胫；痛风者加车前子、土牛膝；小便频数则要去泽泻，加益智、覆盆子；发热作渴加鳖甲、二冬、天花粉；气壅加沉香、砂仁、麦冬；痰嗽加贝母、天花粉、百合、麦冬；咳嗽气促者加五味子、麦冬；眩晕加甘菊、钩藤、枸杞子；耳鸣耳聋加磁石、羊肾、天花粉；咽燥舌痛加二冬、玄参；齿牙不固加鹿茸，猪、牛脊髓，麦冬、五味

子；齿缝牙龈出血加麦冬、童便，骨碎补、麦冬；便血加麦冬、龟甲、五味子、白芍、人参；溺血若痛者加牛膝；如阴茎时举，溺管胀痛者再加黄柏、知母；不痛者加麦冬、白芍、牛膝、降香，入童便、藕汁、人参、茅根汁和服；盗汗加酸枣仁、五味子、白芍、龙眼肉；失声加麦冬、生鸡子、人乳、竹沥、梨汁；水泛为痰倍茯苓，加白术、砂仁、陈皮；小便淋闭俱加二冬、牛膝、车前子；茎中痛加甘草梢；梦遗精滑加莲须、五味子、龙齿、牡蛎、鳔胶；相火盛，阳易举者加知母、玄参、黄柏（盐炒）；足心干热加二冬、牛膝、龟甲；足跟作痛加牛膝、鹿角、龟甲、虎胫骨；经水不调，血枯闭绝加阿胶、当归、白芍。【专科应用】①可用于治疗症见头晕目眩、腰膝酸软、耳鸣耳聋、手足潮热等的原发性高血压。②可用于治疗症见腰膝酸软、小便异常的肾疾病，如隐匿性肾炎、急性肾炎、慢性肾炎、肾结核、无症状性蛋白尿、顽固性多尿症等。③可用于治疗由于服用氯氮平引起的遗尿症，还可增强化疗效果，辅助治疗甲胎蛋白低浓度持续阳性、食管癌癌前病变、肿瘤、癌症，减少化疗毒副作用。④治疗呼吸系疾病证属肾不纳气者，如老年性哮喘、久咳。⑤治疗症见腰膝酸软、四肢乏力等神经系统疾病，如重症肌无力、失眠、周期性麻痹、脑血栓形成、脑血管意外后遗症、吉兰-巴雷综合征、帕金森病。⑥治疗症见头晕耳鸣、腰膝酸软、手足发热等血液系统疾病，如白细胞减少症、嗜酸性粒细胞增多症、再生障碍性贫血、血小板减少性紫癜。⑦可用于治疗术后顽固性呃逆、食管癌手术后复发、男子乳房发育、慢性前列腺炎、骨结核、血栓性脉管炎以及痔疮等外科疾病。⑧可用于治疗骨折缺血性坏死、足跟痛、颈椎综合征等骨科疾病。⑨可用于治疗妇科疾病，如围绝经期综合征、功能失调性子宫出血、带下病、倒经、女子梦交、黄褐斑等。⑩用于治疗皮肤黑变、脱发、皮肤皲裂、阴囊湿冷、鹅掌风、老年皮肤瘙痒症等皮肤病。⑪可用于治疗眼耳鼻咽喉口腔科疾病，如复发性口疮、舌黑、牙周脓肿、复视、中心性浆液性脉络膜视网膜病变、白内障、外伤性角膜溃疡、睫状体炎、青光眼综合征、老年黄斑盘性变性；鼻渊、突发性耳聋等。⑫可用于治疗男性不育、食管癌术后复发、肾上腺皮质功能亢进等疾病，并具有抗衰老等保健作用。⑬用于治疗儿科疾病，如小儿发育不良、小儿疳积、小儿呼吸道反复感染、小儿尿频、抽动秽语综合征、遗尿症等。【临床经验】①脾虚泄泻者慎用；忌辛辣肥甘之品。《何氏虚劳心传》经验：久服六味地黄丸"须人参补脾补胃药以收功"。②地黄丸类方很多，其类方方剂选药的药性特点为多用寒、温、平，配用凉热，药味特点为重用甘味，淡，苦，酸涩咸并举，佐以辛味，地黄丸类方方证的病位规律为多见五脏，以肾为本，肝次之，兼有心脾，少有肺；少见六腑，偶有膀胱、胃，少有余腑。a. 桂附八味丸：加附子、肉桂，治相火不足，虚羸少气。尺脉弱者宜之。b. 知柏地黄丸，滋阴八味丸、六味地黄丸加黄柏知母方：加黄柏、知母，治阴虚火动，骨瘘髓枯。尺脉旺者宜之。c. 七味地黄丸：加肉桂，主治肾水不足，虚火上炎，发热作渴，口舌生疮，牙龈溃烂，咽喉作痛，或形体憔悴，夜汗发热。又，七味丸：加桂枝，主治肾虚火不归根，游散在上在外。d. 都气丸：加麦冬，治劳嗽。e. 麦味地黄丸、清金壮水丸：加五味子、麦冬、紫河车，并治虚损劳热。f. 济生加味肾气丸、资生肾气丸：加车前子、牛膝，治蛊胀。g. 清火滋阴汤：加天冬、麦冬、赤芍、栀子、黄连、甘草，主治阴虚，先吐血而后见痰者。h. 八仙长寿丸：加麦冬、五味子，或再加人参，是合生脉也，治肺肾亏虚。i. 杞菊地黄丸：加枸杞子、甘菊花，治两目昏花，视物模糊。j. 荆防地黄汤：去泽泻，加荆芥、防风、生甘草，主治血虚出痘初起。k. 加减八味丸，加味地黄丸：加肉桂、北五味子，主治痈疽作渴。l. 耳聋左慈丸：加煅磁石、石菖蒲、北五味子，主治温热病后期肾虚精脱之耳鸣耳聋。m. 救肾安逆汤：加沙参、五谷虫，主治吐屎，久病体虚脉虚者。n. 加味地黄汤：加骨碎补，主治肾火外越，齿衄出血，牙宣之症。o. 加味地黄汤：加骨碎补，主治肾火外越，齿衄出血，牙宣之症。p. 河车六味丸：加紫河车，主治禀质素虚，将欲成劳。q. 滋水清肝饮：加柴胡、白芍、栀子、酸枣仁、当归，主治燥火生风，发热胁痛，耳聋口干，或热甚而痛，手足头面似觉肿起。r. 八味地黄丸：加五味子、炙黄芪，主治产后虚脱，汗多不止，手足发冷。s. 纳气丸：加沉香、砂仁，主治脾肾皆虚，蒸热咳嗽，倦怠少食等。又，纳气丸：加益智，主治气散腹胀，气不归原者。t. 九味地黄丸：去泽泻，加赤川芎、当归、川楝子、使君子，主治肾疳。u. 加味地黄丸、抑阴地黄丸：加柴胡、五味子，主治肝肾阴虚疮证，或耳内痒痛出水，或眼昏痰气喘嗽，或作渴发热，小便赤涩等证。v. 归芍地黄汤：加当归、白芍，主治外感吐血，脉乱而涩者。③薛立斋加减之法甚多，即如本方去泽泻加黄芪，以合养血之奇。又入生脉散，以生金滋水，更名曰人参补气汤。赵养葵治阴虚咳嗽，起于房劳，火上刑金，先以六味之类壮其水；有痰则咳嗽，咳嗽甚则喘，宜六味丸加麦冬、五味子、牛膝之属，大剂重饮。【方歌】六味地黄益肾肝，山药丹泽萸苓掺，肾阴亏损虚火上，滋阴补肾自安康。

知柏地黄汤（又称知柏地黄丸）

【来源】《医方考》："肾劳，背难俯仰，小便不利，有余沥，囊湿生疮，小腹里急，便赤黄者，此方主之。"【组成】熟地黄 24 g，山茱萸、干山药各 12 g，泽泻、牡丹皮、茯苓（去皮）各 9 g，知母（盐炒）、黄柏（盐炒）各 6 g。【用法】水煎服。或将上为细末，炼蜜为丸，如梧桐子大，每服 2 钱（6 g），温开水送下。【功效】滋阴降火。【适应证】本方是治疗肝肾阴虚，虚火上炎证的常用方。临床主要表现为头目昏眩，耳鸣耳聋，虚火牙痛，五心烦热，腰膝酸痛，血淋尿痛，遗精梦泄，骨蒸潮热，盗汗颧红，咽干口燥，舌质红，脉细数。【随症加减】虚火上炎之口舌生疮可加牡丹皮、栀子；咳血加白茅根、侧柏叶；津伤便秘加玄参、火麻仁以润肠通便。【专科应用】①治疗月经失调、外阴瘙痒为主要临床表现，伴有五心烦热，腰膝酸痛，盗汗颧红，舌质红，脉细数为主要伴随症状的妇科疾病，如经期头痛、逆经、经间期出血、崩漏、阴痒、老年性阴道炎等。②治疗以勃起功能障碍、遗精、早泄为主要临床表现，伴有五心烦热，腰膝酸痛，盗汗颧红，舌质红，脉细数的男科疾病，如早泄、不射精症、血精、免疫性不孕、前列腺炎等。③治疗以头晕目眩、腰膝酸软或手足心热、心烦少眠、舌红少苔、脉细数为主要伴随症状的眼耳鼻咽喉口腔科疾病，如耳聋、耳鸣、脓耳、慢性咽炎、慢性喉炎、舌痛、牙龈出血等。④治疗伴有阴虚火旺证的小儿疾病，如小儿遗尿、情感性交叉擦腿症、哮喘合并心肌炎等。⑤其他：本方尚可治疗自身免疫性疾病，如系统性红斑狼疮及阴虚火旺型的紫癜、慢性肾盂肾炎、痤疮等。【临床经验】①湿热蕴脾，食少便溏者慎用。②若需要长期服药，可作为丸剂长期服用。③类方。a. 滋补济阴丸：加芍药、龟甲、地骨皮、青蒿、五味子、牛膝、杜仲，主治骨蒸劳热，或干嗽痰火，或精滑淋漓等症。b. 龟柏地黄汤：去泽泻、知母，加生龟甲、白芍、砂仁、陈皮，主治阴虚阳亢，虚火上炎，颧红骨蒸，梦遗滑精。c. 大补地黄丸：加玄参、肉苁蓉，主治精血枯涸燥热。d. 芦柏地黄丸：去知母，加芦荟，主治阴虱疮，瘙痒难忍，抓破色红，中含紫点。e. 古巷心肾丸：去知母，加枸杞子、龟甲、牛膝、鹿茸、当归、朱砂、黄连、生甘草，主治发白无子，惊悸征忡，遗精盗汗，目暗耳鸣，腰痛足痿，失眠健忘。f. 坎离既济丸：加天冬、麦冬、甘枸杞、肉苁蓉、当归、白芍、五味子、拣参、远志，主治虚损证属心血，肾水不足者。g. 滋阴地黄汤：加石菖蒲、远志、酒当归、川芎、煨白芍，主治色欲动相火及耳右聋，或大病后耳聋者。【方歌】六味地黄益肾肝，山药丹泽萸苓掺，再加知柏成八味，阴虚火旺可煎餐。

明目地黄丸 【来源】《审视瑶函》："治肾虚目暗不明。"
【组成】熟地黄（焙干）120 g，生地黄（酒洗）、山药、泽泻、山茱萸（去核酒洗）、牡丹皮（酒洗）、当归身（酒洗）、五味子（烘干）各60 g。【用法】上为细末，炼蜜为丸，如桐子大。每服3钱（9 g），空心淡盐汤送下。忌萝卜。【功效】平肝滋肾，泄风明目。【适应证】肝肾两亏，目涩羞明，迎风流泪，视物模糊。【随症加减】头晕、眩晕明显者加钩藤、羚羊角等；腰酸、四肢乏力明显者加山药、桑椹等；伴血瘀症状者加牡丹皮、红花等。【专科应用】①可用于治疗眼耳鼻咽喉口腔科疾病，如视神经萎缩、角膜炎、单纯性青光眼、视网膜病变、白内障等。②可用于治疗原发性高血压、糖尿病并视网膜病变等内科疾病引起的眼部病变。【临床经验】①暴发火眼者忌用，其表现为白睛充血发红，怕光流泪，眼屎多。②类方。a. 益阴肾气丸：加柴胡，主治神水宽大，视物成二体，久则光不收，及内障神水淡绿色或淡白色。b. 益阴肾气丸：加柴胡、朱砂，治肾虚目昏。c. 滋肾生肝饮：加柴胡、白术、甘草，主治肾虚肝郁，症见月经不调，小便淋漓不利。d. 明目地黄丸：加柴胡、茯神，主治肾虚目暗不明。【方歌】明目地黄益肾肝，生熟二地五味丹，柴胡山茱萸与泽泻，茯神归身山药掺。

杞菊地黄丸 【来源】《医级》："杞菊滋阴疗目疾，味冬润肺咳能安。"【组成】熟地黄24 g，山茱萸、干山药各12 g，泽泻、牡丹皮、茯苓（去皮）、枸杞子、菊花各9 g。【用法】上为细末，炼蜜为丸，如梧桐子大，每服3钱（9 g），空腹服。【功效】滋肾养肝明目。【适应证】肝肾阴虚证。主治两目

昏花，视物模糊，或眼睛干涩，迎风流泪等。【随症加减】两目昏花重者加桑叶、白芍、石决明、苍术。【专科应用】①可用于治疗眼耳鼻咽喉口腔科疾病，如视神经萎缩，角膜炎，单纯性青光眼，视网膜病变，白内障等。②可用于治疗原发性高血压、糖尿病并视网膜病变等内科疾病引起的眼部病变。③可用于治疗原发性高血压、糖尿病、短暂性脑缺血发作、干燥综合征等内科疾病。【临床经验】①暴发火眼者忌用，其表现为眼白充血发红、怕光、流泪、眼屎多。②儿童应用时应先到医院检查眼部情况，如无其他眼病方可服用。③如有迎风流泪，又有视力急剧下降，应及时去医院就诊。④类方。a. 滋阴地黄丸：去泽泻、山药、枸杞子，加何首乌、黄柏，主治肾阴不足，两耳虚鸣，脓汁不干。b. 加减地芝丸：去山药、茯苓、泽泻、牡丹皮，加天冬、麦冬、五味子、当归身，主治肾水不足，目能远视，不能近视。c. 归肾丸：去菊花、泽泻、牡丹皮，加当归、杜仲、菟丝子，主治肾水真阴不足，精衰血少，腰酸脚软，形容憔悴，遗泄阴衰等症。【方歌】六味地黄益肾肝，山药丹泽萸苓掺，六味再加杞与菊，目视昏花治可痊。

麦味地黄丸

【来源】《寿世保元》："一论年高之人，阴虚筋骨柔弱无力，面无光泽，或暗淡，食少痰多，或喘或咳，或便溺数涩阳痿，足膝无力者，并治形体瘦弱无力，多因肾气久虚，憔悴盗汗，发热作渴，并皆治之。" 【组成】熟地黄24 g，山茱萸、干山药各12 g，泽泻、牡丹皮、茯苓（去皮）各9 g，麦冬、五味子各15 g。【用法】上为细末，炼蜜为丸，如梧桐子大，每服3钱（9 g），空腹时用白汤送下。【功效】滋补肺肾。【适应证】主治肺肾阴虚证。症见虚烦劳热，咳嗽吐血，潮热盗汗。【随症加减】潮热盗汗加牡丹皮、地骨皮、龙骨、牡蛎；阴虚火旺不寐加五味子、柏子仁、酸枣仁、龙眼肉、合欢花、首乌藤；心悸加远志、朱砂、珍珠母；吐血加白及、仙鹤草、血余炭、藕节。【专科应用】①可用于治疗症见咳嗽、咳血的呼吸系统疾病，如慢性支气管炎、支气管扩张、肺结核、慢性阻塞性肺疾病、肺癌放疗后放射性肺炎、咳嗽变异性哮喘等。②可用于治疗复发性口疮、慢性咽炎、慢性喉炎、慢性鼻炎、牙周脓肿等眼耳鼻咽喉口腔科疾病。③可用于治疗症见失眠、汗出的神经系统疾病，如睡眠障碍、神经衰弱、自主神经功能紊乱等。④可用于治疗围绝经期综合征、无症状性蛋白尿等其他疾病。【临床经验】①虚寒，大便稀溏者慎用。②类方。a. 明目壮水丸：加天冬、石枣、人参、当归、枸杞子、菟丝子、川牛膝、柏子仁、家菊花、黄柏、知母、豆蔻，主治肝肾不足，眼目昏暗，常见黑花，多有冷泪。b. 八仙长寿丸：去泽泻，加益智，主治年高之人，阴虚筋骨痿弱无力，面无光泽或暗惨，食少痰多，或嗽或喘，或便溺数涩，阳痿，足膝无力，以及形体瘦弱，无力多困，肾气久虚，憔悴寝汗，发热作渴等症。c. 益阴汤：去茯苓，加白芍、地骨皮、莲子、灯心草，主治里虚盗汗有热。d. 滋阴地黄丸：去五味子，加天冬、知母、贝母、当归、香附，主治妇女虚劳。e. 三一肾气丸：加锁阳、龟甲、牛膝、枸杞子、人参、天冬、知母、黄柏、肉桂，主治心肾诸脏精血不足，心肾诸脏火淫偏盛。f. 润燥安胎汤：去茯苓、泽泻、牡丹皮，加阿胶、黄芩、益母草，主治妊娠至三四个月，自觉口干舌燥，以致胎动不安，甚则血流如经水者。g. 加减八味丸：去麦冬，加肉桂，主治肾水不足，虚火上炎以致目之神光失序，发热作渴，口舌生疮，或牙龈溃烂，咽喉作痛，或形体憔悴，寝汗发热，五脏齐损，火炬上焦等症。【方歌】六味地黄益肾肝，山药丹泽萸苓掺，地黄丸中加麦味，咳喘盗汗皆能挽。

调元肾气丸 【来源】《外科正宗》："多骨疽者，由疮溃久不收口，气血不能运行，骨无荣养所致，细骨由毒气结聚化

成，大骨由受胎时精血交错而结，肾主骨，宜服肾气丸、十全大补汤。"【组成】生地黄（酒煮，捣膏）120 g，山茱萸、山药、牡丹皮、白茯苓各 60 g，人参、当归身、泽泻、麦冬（捣膏）、龙骨、地骨皮各 30 g，木香、砂仁各 9 g，黄柏（盐水炒）、知母（童便炒）各 15 g。【用法】上为末，鹿角胶120 g，老酒化稠，加蜜 120 g，同煎滴水成珠，和药为丸，如梧桐子大。每服 80 丸，空腹时温酒送下。【功效】滋阴降火，益气养血。【适应证】主治房欲劳伤，忧恐损肾，肾阴不足，虚火内灼，气血两亏，骨无荣养。症见骨瘤坚硬如石，形色或紫或不紫，推之不移，坚贴于骨，形体日渐衰瘦，气血不荣，皮肤枯槁，甚者寒热交作，饮食无味，举动艰辛，脚膝无力者。【随症加减】以气滞为主者加陈皮、槟榔、沉香；以血瘀为主者加丹参、桃仁、红花；以痰结为主者加浙贝母、天南星、猫爪草、海浮石、夏枯草、海藻、昆布、鳖甲；以湿聚为主者加生薏苡仁、苍术、半边莲、金钱草；热毒蕴结者加金银花、地丁、野菊花、败酱草、马齿苋；阴伤津亏者加西洋参、玄参、天花粉；疼痛甚者加延胡索、血竭；大便脓血、有下坠之感加马齿苋、白头翁、地榆；骨结核去知母、黄柏，加肉桂、百部；骨肿瘤加山慈菇、半枝莲、白花蛇舌草、商陆、大黄；化疗或放疗后加黄芪、黄精、紫河车。【专科应用】用于治疗慢性骨髓炎、原发性骨组织肿瘤、骨结核、骨转移癌、甲状腺肿瘤、乳腺肿瘤等。【临床经验】①服药期间，忌服白萝卜、火酒；禁房事。②良性骨瘤逐渐增大者或恶性骨瘤早期未发现有转移者，应手术治疗。③配合外治法，局部用黑退消掺阴和解凝膏贴。【方歌】调元肾气归木香，再加知柏地黄汤，龙骨地骨砂仁蜜，麦冬鹿角骨瘤康。

滋阴地黄丸 【来源】《赤水玄珠》："治肾阴不足，两耳虚鸣，脓汁不干者。"【组成】熟地黄 30 g，山茱萸 15 g，白茯

苓、菊花、牡丹皮、何首乌（黑豆蒸 3 次）、黄柏各 12 g。【用法】上药炼蜜为丸，如梧桐子大。每次 30～50 丸，空腹时用淡盐汤送下。【功效】滋阴降火【适应证】主治肾阴不足、虚火上炎、充斥耳窍证。症见两耳虚鸣，耳痛流脓、脓汁不干，甚至耳聋，腰酸乏力，头晕头胀，双眼干涩，烦躁易怒，口干口苦，纳差多梦，大便干结，小便灼热。【随症加减】潮热盗汗加秦艽、地骨皮；伴心烦易怒者加知母、柴胡、黄芩；伴头胀昏者加钩藤、石决明以潜肝阳；眼睛干涩者加石斛、枸杞子；两目昏花者加桑叶、白芍、石决明；听力下降者，加磁石、石菖蒲、细辛；耳痛流脓、脓汁不干者加皂角刺、栀子、青黛、黄芪、白芥子；口干口苦、大便干结小便赤痛者加栀子、夏枯草；色动相火耳聋加知母、地骨皮、龙胆；大病后耳聋者加五味子、紫河车、山药。【专科应用】①用于治疗药物中毒性聋、老年性聋、梅尼埃病、慢性化脓性中耳炎或卡他性炎症、耳硬化病晚期、神经性耳鸣等。②用于治疗中心性浆液性脉络膜视网膜病变、中心性渗出性脉络膜视网膜病变、渗出型年龄相关性黄斑变性、飞蚊症等。③用于治疗妇女围绝经期综合征、痤疮、月经不调、相火妄动之遗精、某些癌症等。【临床经验】①单纯阴虚者慎用；平素脾胃虚弱纳少便溏者慎用；可按比例改汤剂服用。服药期间忌恼怒、过食辛辣寒冷之物。②加味滋阴地黄丸（去何首乌、黄柏，加山药、泽泻、枸杞子、当归、白芍、蒺藜、煅石决明）滋阴清热，和血明目。用于阴虚内热所致口燥咽干，腰膝酸软，午后潮热，视瞻昏渺，云雾移睛，内障昏暗等症。③屠金城经验：耳鸣耳聋久病、渐发多虚。治以补益肝肾，滋阴清热。滋阴地黄丸去何首乌、山茱萸、茯苓，加枸杞子、杭白芍、杜仲炭、牛膝、沙苑子、蒺藜、知母、生石决明、生龙骨、生牡蛎；或更加女贞子、蝉蜕、磁石。【方歌】滋阴地黄丸首乌，柏苓菊花丹茱黄，肾虚脑空两耳鸣，盐汤送服目亦明。

都气丸 【来源】《医宗金鉴》:"肾虚呃逆用都气。"【组成】熟地黄24 g，山茱萸、干山药各20 g，泽泻、牡丹皮、茯苓（去皮）各9 g，五味子6 g。【用法】上为细末，炼蜜为丸，如梧桐子大，每服9 g，空腹服。本方改为饮剂，名都气饮（《医方一盘珠》）。【功效】益肺之源，以生肾水。补肾纳气。【适应证】主治肺肾两虚，肾水不固证。症见肾虚不能纳气，呼多吸少，喘促胸闷，久咳咽干气短，遗精盗汗，小便频数，脉两尺洪盛或弦细而数，时有面赤。【随症加减】动则气短难续加核桃仁、紫石英、诃子；畏寒肢冷加补骨脂、附片；痰多色白、屡吐不绝者加白果、芡实；发热咳痰黄稠加黄芩、冬瓜子、金荞麦；肾阳虚显著者加附子、肉桂；便秘者加当归、肉苁蓉；便溏者加补骨脂；尿频者加桑螵蛸；肾虚喘促，多兼血瘀，如面、唇、爪甲、舌质黯黑，舌下青筋显露等可酌加桃仁、红花、川芎；喘逆甚剧，张口抬肩，鼻翼扇动，端坐不能平卧，稍动则喘剧欲绝加龙骨、牡蛎、山茱萸，或合黑锡丹，同时还可加服蛤蚧粉以纳气定喘。【专科应用】①治疗以咳嗽为主要症状的肺系疾病，如慢性阻塞性肺疾病、肺间质纤维化、慢性支气管炎、慢性声带炎等。②用于治疗牙痛、失眠、顽固性呃逆等。【临床经验】①外感咳嗽、气喘者忌服。②张磊经验：阴证纯属"静"之病证，当主要以动药治之。如治疗支气管哮喘予七味都气丸加炙麻黄、炒紫苏子，纳中有宣，静中有动，以正本清源，固本纳气。薛生白经验：治疗阳动咳嗽咯血，以静药填阴摄阳，加石斛、山药、薏苡仁，味甘者益脾补中；或早服都气丸加河车，午服异功散。姜春华经验：治疗重症肺气肿咳喘肾不纳气证，青年女性着重肾阴，用七味都气丸合参蛤散。【方歌】都气丸中有六味，五味酸敛纳肾气。

左归丸 【来源】《景岳全书》:"治真阴肾水不足，不能滋养营卫，渐至衰弱，或虚热往来，自汗盗汗，或神不守舍，血不归原，或虚损伤阴，或遗淋不禁，或气虚昏晕，或眼花耳聋，或口燥舌干，或腰酸腿软。凡精髓内亏，津液枯涸等证，俱速宜壮水之主，以培左肾之元阴，而精血自充矣。宜此方主之。"【组成】熟地黄240 g，川牛膝（酒洗蒸熟）90 g，山药（炒）、枸杞子、山茱萸、鹿角胶（敲碎，炒珠）、龟甲胶（切碎，炒珠）、菟丝子（制）各120 g。【用法】上药先将熟地黄蒸烂，杵膏，炼蜜为丸，如梧桐子大。每食前用滚汤或淡盐汤送下约9 g。亦可水煎服，用量按原方比例酌减。【功效】滋阴补肾，填精益髓。【适应证】主治命门中之真阴真水不足证。营卫失养或虚热往来，自汗盗汗，或神不守舍，血不归源，或遗淋不禁，或气虚昏晕，或眼花耳聋，或口燥舌干，或腰酸腿软，一切精髓内亏，津液枯涸等症。临床应以头晕目眩、腰膝酸软、舌光少苔，脉细为辨证要点。【随症加减】若真阴不足，虚火上炎去枸杞子、鹿角胶，加女贞子、麦冬以养阴清热；火烁肺金，干咳少痰加百合以润肺止咳；夜热骨蒸加地骨皮以清热除蒸；小便不利、不清加茯苓以利水渗湿；大便燥结去菟丝子，加肉苁蓉以润肠通便；兼气虚者可加人参以补气。【专科应用】①治疗以头晕目眩、腰膝酸软、舌光少苔，脉细为主要临床表现的妇科疾病，如围绝经期综合征、绝经前后诸证、卵巢早衰继发闭经、功能失调性子宫出血、不孕不育、闭经、月经量少等。②治疗腰膝酸软、舌光少苔，脉细为主要临床表现的骨质疾病，如老年骨质疏松症、骨折延迟愈合等。③本方尚可治疗慢性肾病蛋白尿、帕金森病、阿尔茨海默病、小脑萎缩、吉兰-巴雷综合征、肝硬化晚期难治性腹水、勃起功能障碍、早泄、腰肌劳损等。【临床经验】①左归丸主要用于治疗阴虚之重症，起到速补真阴的作用。诸药以阴柔滋润为主，若久服易滞脾碍胃，故脾虚泄泻者慎用。②王加维经验：治疗外阴白斑病，用左归丸合用二至丸，性交困难者加淫羊藿、仙茅、菟丝子、肉苁蓉；头晕目眩者加当归、川芎、菊花、钩藤；大便燥结者加麦冬、玄参；小便热者加知母、黄柏。彭坚经验：治疗老年退行性疾病、小儿发育不良、妇女内分泌严重失调闭经，常运用左归丸合用二至丸加哈士蟆。③王为兰经验：治疗强直性脊柱炎，用左归丸合益肾通督汤（鹿角胶、龟甲胶、淫羊藿、巴戟天、补骨脂、菟丝子、炒杜仲、熟地黄、枸杞子、山茱萸、女贞子、当归、白芍、炒白芥子、水蛭、蜈蚣、细辛、降香、川乌）加减。【方歌】左归丸内山药地，黄肉枸杞与牛膝，菟丝龟鹿二胶合，壮水之主方第一。

左归饮

【来源】《景岳全书》："此壮水之剂也。凡命门之阴衰阳胜者，宜此方加减主之。此一阴煎、四阴煎之主方也。"【组成】熟地黄 9～30 g，山药、枸杞子各 6 g，炙甘草 3 g，茯苓 4.5 g，山茱萸 3～6 g（畏酸者少用之）。【用法】以水二盅（400 mL），煎至七分，食远服。【功效】补益肾阴。【适应证】主治真阴不足证。以腰膝酸软，盗汗，口燥咽干，口渴欲饮，舌尖红，脉细数为主症。【随症加减】腰酸加续断、桑寄生、狗脊、杜仲、牛膝；盗汗加五味子、知母、黄柏、龙骨、牡蛎、地骨皮；失眠加酸枣仁、柏子仁；如肺热而烦者加麦冬；血滞者加牡丹皮；心热而躁者加玄参；口渴重者加沙参、天花粉；脾热易饥者，加芍药；脾胃运化力弱加陈皮、砂仁；肾热骨蒸多汗者加地骨皮；血热妄动者加生地黄；阴虚不宁者加女贞子；上实下虚者加牛膝以导之；血虚而燥滞者加当归。【专科应用】①治疗以腰酸遗泄，盗汗，口燥咽干，口渴欲饮，舌尖红，脉细数为主要临床表现的妇科疾病，如围绝经期综合征、绝经后出血、经后血虚等。②本方尚可治疗肾阴虚型高血压、阴虚肠燥所致的便秘、阴虚不寐等症。【临床经验】①本方为纯甘益水之品，补力较缓，适用于肾阴不足之轻证；肾阴不足较重或肾阳虚者不宜使用。若脾胃虚弱、食少便溏，以及火热属于实证者不宜使用。②左归饮与左归丸均为纯补之剂，同治肾阴不足之证。然左归饮皆以纯甘壮水之品滋阴填精，补力较缓，故用饮以取其急治，适宜于肾阴不足较轻之证，左归丸则在滋阴之中又配以血肉有情之味及助阳之品，补力较峻，常用于肾阴亏损较重者，意在以丸剂缓图之。③罗元恺经验：不孕治宜调补肾阴肾阳。在经后期以养血益肾为主，可用佛手散（当归、川芎）合左归饮加女贞子、金樱子、桑寄生、地骨皮之类。排卵期前，加党参、淫羊藿、菟丝子、巴戟天、附子等助阳之品，以促进排卵；若黄体不健者，可加入菟丝子、大枣、肉苁蓉之类。男性不育肾阴虚者，治宜滋肾养阴，可用左归饮或左归丸加减。液化时间长或畸形精子多者，宜着重养阴或清热养阴，可用六味地黄汤或知柏地黄汤，或一阴煎加减。同房时不射精，多因精神紧张，肝气郁结，除养育肝阴外，宜佐以解郁之品，可于一阴煎中加入柴胡、郁金、白芍、香附、王不留行、路路通之类。同时，要进行心理治疗。若相火过旺，阳强不倒而不射精者，宜于一阴煎中加入知母、黄柏、栀子等泻火之品。④谢萍经验：治疗外阴营养不良以归芍首乌左归饮为基础随症加减，基本方药为：当归、白芍、何首乌、熟地黄、山药、山茱萸、枸杞子、茯苓、甘草、鸡血藤、白芷、荆芥等。若瘙痒严重可酌加白鲜皮、地肤子、土茯苓等；皲裂和溃疡加大青叶；少气无力，头晕自汗，外阴萎缩者加黄芪；局部破溃者加茯苓、连翘；带下量多色黄者加黄柏、苍术；腰酸膝软者加牛膝、杜仲、续断；情绪抑郁者加郁金、香附；失眠多梦者加酸枣仁；情绪难以控制，失眠多梦严重者加煅龙骨、牡蛎。配合中药熏洗方：苦参、蛇床子、苍耳子各 30 g，黄柏、地肤子、土茯苓各 15 g，花椒 10 g，煎水熏蒸后坐浴；或以皮肤康洗液外用，外搽黄芪霜。⑤周仲瑛经验：精不足者补之以味。除一般草木药外，要采用血肉有情之品补其不足。药如熟地黄、枸杞子、山茱萸、龙眼肉、大枣、鹿角胶、紫河车、龟甲、阿胶、海参之类。凡体质薄弱，老幼产妇之虚证，无明显偏于阳虚、阴虚倾向者，可取平补法，用轻柔小剂调养，"缓补"图效，以免滋腻壅滞碍胃。药补不如食补，如羊肉、海参、雀肉、淡菜、核桃仁、栗子、牛乳、羊乳、龙眼肉等具有温补作用，甲鱼、龟肉、鸭子、黑鱼、白木耳等具有清补作用，山药、莲子、百合、黑芝麻、大枣、燕窝、猪腰等具有平补作用，可根据不同体质有选择性地食用，以辅助治疗。

【方歌】左归饮用地药黄，杞苓炙草一并齐，煎汤养阴滋肾水，既主腰酸又止遗。

大补阴丸（又称大补丸）

【来源】《丹溪心法》："大补阴丸降阴火，补肾水。"**【组成】**熟地黄（酒蒸）、龟甲（酥炙）各 180 g，黄柏（炒褐色）、知母（酒浸，炒）各 120 g。**【用法】**上为细末，猪脊髓适量蒸熟，捣如泥状；炼蜜，混合拌匀和药粉为丸，每丸约重 15 g，每日早、晚各服 1丸，淡盐水送服；或作汤剂，水煎服，用量按原方比例酌减。

【功效】滋阴降火。**【适应证】**主治阴虚火旺证。临床应用以骨蒸潮热，舌红少苔，尺脉数而有力为辨证要点。**【随症加减】**若阴虚较重者可加天冬、麦冬以润燥养阴；阴虚盗汗者可加地骨皮以退热除蒸；咯血、吐血者加仙鹤草、墨旱莲、白茅根以凉血止血；遗精者加金樱子、芡实、桑螵蛸、山茱萸以固精止遗。**【专科应用】**①治疗以潮热盗汗为主要症状，属阴虚火旺证的疾病，如肾结核、骨结核、汗证、恶性肿瘤、术后发热、帕金森病、甲亢、糖尿病、围绝经期综合征等。②治疗以出血为主要症状的出血性疾病，如肾病综合征、慢性肾炎、肾盂肾炎、尿路感染、过敏性紫癜、慢性再生障碍性贫血、经间期出血、系统性红斑狼疮等。③治疗以骨蒸、潮热盗汗、咳嗽咯血为主要症状的肺部疾病，如肺结核。④治疗以心烦易怒为主要表现的疾病，如围绝经期综合征、顽固性失眠等。⑤治疗以遗精、盗汗等为症状的疾病，如不射精症、精少不育症、男子免疫性不育症、性功能障碍、前列腺炎、精囊炎等。⑥还用于治疗儿科的注意缺陷障碍、真性性早熟女童，皮肤科的慢性荨麻疹、黄褐斑，眼耳鼻咽喉口腔科的慢性咽炎、声带麻痹，以及顽固性腰痛、皮肌炎、血栓闭塞性脉管炎，对于由脑炎肺炎等引起的小儿双目失明，证属热甚伤阴阴邪热犹存者，也有一定的治疗作用。【临床经验】①本方较为滋腻，若脾胃虚弱、食少便溏，以及火热属于实证者不宜使用。肝经实热、风阳上扰所致的头晕目眩，温热实火所致的遗精等实证忌用。用药期间忌食辛辣油腻之品，以免助火碍胃。②猪脊髓入药，能补精髓，益肾阴。用于肾阴不足，阴虚内热，骨蒸盗汗、遗精，或腰脊酸软、下肢痿弱。现代用法，将药物装入纱布袋扎口，煎熬成药汁，去纱布袋；或以生地黄替代。③张龑梅经验：治疗狐惑病去熟地黄，加生地黄、金银花、京赤芍、粉丹皮、鲜白茅根、人中黄、芦荟、生甘草，外用锡类散吹敷患处。治疗尿路感染加大青叶、草河车、净连翘。治疗阴茎勃起异常，加生鳖甲、栀子、牛膝、木通、炮穿山甲、土鳖虫。治疗过敏性紫癜去熟地黄，加生地黄、女贞子、紫草、当归、赤芍、谷芽、麦芽、墨旱莲、藕节、乌梅。④洪庆祥经验：治疗干燥综合征加板蓝根、半枝莲、大青叶、土茯苓、连翘、拳参、玄参。⑤颜德馨经验：再生障碍性贫血发热去熟地黄，加生地黄、石斛、地骨皮、西洋参、天冬、麦冬、沙参及青蒿。治疗慢性粒细胞减少症，用大补阴丸加升麻；如阴虚而兼瘀滞者，宜加丹参、赤芍等。【方歌】大补阴丸地柏，龟板脊髓蜜成方，咳嗽咯血骨蒸热，阴虚火旺制亢阳。

　　一贯煎【来源】《续名医类案》："予早年亦用此（滋水生肝饮），却不甚应，乃自创一方，名一贯煎，用北沙参、麦冬、地黄、当归、杞子、川楝子六味出入加减，投之如应桴鼓，口若燥者加酒连尤捷，可纯治胁痛吞酸吐酸疝瘕，一切肝病。"

【组成】北沙参、麦冬、当归身各 9 g，生地黄 18～30 g，枸杞子 9～18 g，川楝子 4.5 g。【用法】水煎服。【功效】滋阴疏肝。【适应证】主治肝肾阴虚，肝气郁滞，肝胃不和证。临床应用以脘胁疼痛，吞酸吐苦，舌红少津，脉虚弦为辨证要点。【随症加减】若大便秘结加知母、火麻仁、瓜蒌子；有虚热或汗多加地骨皮；痰多去枸杞子，加川贝母、桑白皮；舌红而干，阴亏过甚加石斛；胁胀痛，按之硬加鳖甲；如无胁肋疼痛，仅仅两肋胀痛可不用川楝子，改用柴胡；肝区痛则去当归，加入白芍、郁金、三七末；烦热而渴加知母、石膏、淡竹叶；肝火盛者去女贞子、麦冬，加龙胆炭、夏枯草；肝大加生牡蛎、鳖甲、泽泻、丹参；胃胀满，难消化时加入鸡内金、砂仁、神曲；腹痛加芍药、甘草；两足痿软加牛膝、薏苡仁；不寐加酸枣仁；口苦燥少加黄连；若日久胃阴虚难复可加乌梅、山楂肉、木瓜。【专科应用】①治疗久病或素体虚弱引起阴虚肝郁之胃脘部，可伴有吞酸吐苦，如胆汁反流性胃炎、慢性浅表性胃炎、慢性萎缩性胃炎、胃和十二指肠溃疡等胃部疾患。②治疗肝胃不和、兼有阴虚症状如心烦、寐差、咽干口燥、舌红少苔，脉细数等肝脏疾病，如急性肝炎、迁延型肝炎、肝硬化、脂肪肝、慢性肝炎、血吸虫病肝病变等。③治疗阴虚火旺型不寐、带状疱疹后遗神经痛、经前期紧张综合征、围绝经期综合征等。④治疗以阴虚肝郁为主的闭经、经行乳房胀痛、绝经前后诸证、经行头痛、子宫肌瘤等妇科疾患。⑤治疗以阴虚肝郁为主的银屑病、黄褐斑、痤疮、老年性皮肤瘙痒症等皮肤病。⑥用于肿瘤放疗后阴道干涩症、原发性高血压、神经症、不安腿综合征、肺结核、性功能减退、中心性视网膜炎、上肢末端组织劳损性疾病、带状疱疹、软组织劳损等。【临床经验】①在本方中生地黄剂量宜大，川楝子则剂量宜小；《时氏处方学》再加白芍、女贞子，滋阴和肝胁痛痊。张山雷认为在一贯煎的基础上再加一二味吹嘘流动之品，如延胡索和陈橘饼之类，收效更佳。②治疗中心性视网膜炎，用本方加丹参、桑椹、青葙子；口干、眼干涩较甚，舌红而干加石斛、玉竹；眼胀痛去川楝子，加白芍、郁金、珍珠母；便秘加玄参、火麻仁；失眠多梦加首乌藤、酸枣仁、生龙齿；纳差、乏味加神曲、砂仁、麦芽；黄斑水肿，渗出甚者加泽泻、茯苓或茯神、车前子；黄斑区充血或有出血点加牡丹皮、墨旱莲、三七。③治疗慢性肝炎，加人参（黄花菜）、郁金；若肝硬化可加丹参、鳖甲；转氨酶高者加五味子；有黄疸者加茵陈；腹胀者加广木香。④治疗胃溃疡，胃酸过多加海螵蛸、煅瓦楞子；兼有瘀血者当归改当归尾，加桃仁、红花；脘腹胀满加生麦芽、炒枳壳、木香；口苦加黄连（酒炒）；气逆上攻加赭石、法半夏、旋覆花。⑤陈可冀经验：治疗冠心病用一贯煎加减。方用：生地黄、沙参、女贞子、墨旱莲、麦冬、当归、白芍、炒川楝子、丹参、桂枝、生甘草。若症见心悸、怔忡、心烦少寐属心阴虚为主者，宜用天王补心丹加减治疗；因情绪激动而诱发，兼见肝气郁结症状者加柴胡、郁金、防风疏肝解郁、活血定痛；冠状动脉痉挛反复发作者加龟甲、炙鳖甲、地龙、秦艽滋阴熄风解痉；兼有肝阳上亢者加天麻、钩藤、桑叶、菊花、生石决明平肝潜阳；瘀血症状明显者，加赤芍、桃仁、红花活血通脉止痛。⑥顾伯华经验：变通一贯煎［生地黄、何首乌、枸杞子、茵陈、虎杖、生大黄（后入）、生山楂、鸡内金（研粉分吞）、麦芽、玫瑰花、佛手、绿萼梅］治疗胆石症胆囊炎。【方歌】一贯煎中生地黄，沙参归杞麦冬藏，少佐川楝泄肝气，阴虚胁痛此方良。

补肺阿胶汤

【来源】《小儿药证直诀》："治小儿肺虚，气粗喘促。"【组成】阿胶（麸炒）9 g，牛蒡子（炒香）3 g，炙甘草 1.5 g，焙马兜铃、杏仁（去皮尖）、炒糯米各 6 g。【用法】上为细末，每服 6 g，水煎，食后温服。【功效】养阴补肺，清热止血。【适应证】主治小儿肺虚有热证。症见咳嗽气喘，咽喉干燥，咳痰不多，或痰中带血，舌红少苔，脉细数。【随症加减】咳嗽引胸胁痛者减阿胶、甘草，加竹茹、丝瓜络；干咳甚、痰中带血者加藕节、百合、百部；久咳、呛咳者减杏仁，加罂粟壳、地龙、五味子；痰黏稠不易咯者减阿胶，加天竺黄、川贝母、蜜紫菀。【专科应用】①常用于治疗慢性支气管炎、支气管扩张并咯血、肺结核、感冒后顽固性咳嗽、喉源性咳嗽、小儿咳嗽、小儿咳嗽变异性哮喘、鼻后滴流综合征、成人呼吸窘迫综合征等。②用于治疗口腔黏膜溃疡病、白塞综合征、毛囊炎、结节性红斑、痤疮等。【临床经验】①若属肺虚无热，或外有表寒，内有痰浊者，均非所宜。②马兜铃有肾毒性，所以现在一般用桑叶 10 g 或者川贝母 10 g 替代。③勿食辛辣食品。【方歌】补肺阿胶马兜铃，鼠粘甘草杏糯停，肺虚火盛人当服，顺气生津嗽哽宁。

上下相资汤

【来源】《石室秘录》："欲使口舌之干者重润，必须使精血之竭者重生。补精之方，六味丸最妙。然而六味丸，单补肾中之精，而不能上补口舌之津也。虽补肾于下，亦能通津于上，然终觉缓不济急。吾今定一奇方，上下兼补，名上下相资汤。……此方补肾为君，而佐之补肺之药，子母相资，上下兼润，精生而液亦生，血生而津亦生矣，安在已死之症，不可庆再生耶。"【组成】熟地黄、麦冬各 30 g，人参、玄参各 9 g，沙参、山茱萸、玉竹、当归、牛膝各 15 g，北五味子 6 g，车前子 3 g。【用法】水煎服。【功效】上润肺阴，下滋肾水。【适应证】主治崩漏虚热证。症见经血非时而下，量少淋漓，或量多势急，血色鲜红而质稠。用于各种上热下寒证。【随症加减】心火重加黄连、栀子、莲子心；中焦热盛加黄芩；下焦热甚者加黄柏、知母。【专科应用】①用于治疗功能失调性子宫出血、月经先期、月经过多、经期延长、赤带、围绝经期综合征、无排卵型不孕症、胎漏、胎动不安、生殖器肿瘤出血等。②用于治疗再生障碍性贫血、血小板减少性紫癜、焦虑症、失眠症等。【临床经验】①便溏者慎用。②李可经验：龙雷之火鉴别要点有双膝独冷，上下温度如常，独膝盖部其冷如冰；来势暴急跋扈，如迅雷闪电，顷刻生变；随阴阳盛衰之年节律、日节律演变，天人相应现象最著，如冬至阳生则病，春令阳升转重，夏至阴生渐缓，日出病作，日中病甚，日落病缓，入夜自愈；热势轰轰，或由脚底，或由脐下，上攻头面误用苦寒直折则危；不渴尿多，渴喜热饮。"龙雷之火上奔无制者，加肉桂粉 1.5 g（刮去粗皮研粉，蒸烂小米为丸，药前先吞），引无根之火降而归肾，见效尤速。"③谢宗经验：治疗围绝经期综合征，加黄芪、党参、鸡血藤、何首乌、首乌藤、黄连、肉桂。【方歌】上下相资用三参，归地五味车前追；葳蕤麦冬牛膝入，虚热崩漏此方推。

百合固金汤 【来源】《慎斋遗书》："手太阴肺病，因悲哀伤肺，背心、前胸、肺募间热，咳嗽咽痛，咯血恶寒，手大拇指循白肉际间上肩臂致胸前如火络。"【组成】熟地黄、生地黄、当归身、麦冬各 9 g，百合 12 g，白芍、贝母、桔梗各 6 g，甘草、玄参各 3 g。【用法】水煎服。【功效】滋养肺肾，止咳化痰。【适应证】主治肺肾阴亏，虚火上炎证。以咳嗽气喘，痰中带血，咽喉燥痛，头晕目眩，午后潮热，舌红少苔，脉细数为辨证要点。【随症加减】《医宗金鉴》有天冬。若痰多而色黄者加瓜蒌、竹茹、胆南星、黄芩、瓜蒌皮以清肺化痰；如咳嗽初一二服加五味子；若咳嗽明显者加桑白皮、黄芩，以泻热止逆；咳嗽气喘者加杏仁、厚朴、枳壳；若咳喘甚者可加杏仁、五味子、款冬花以止咳平喘；失声咽痛者可加天冬、知母；若咳血重者可去桔梗之升提，加白及、白茅根、仙鹤草、三七粉或云南白药以止血；咯血胸闷者合七厘散；胸胁胀满

者，加枳实、柴胡；若骨蒸明显者加银柴胡、胡黄连，以清退虚热；若大便干者加火麻仁、石斛，以滋阴润肠通便等；支气管扩张咯血加青黛；肺结核加白及、百部、夏枯草；肺癌加鱼腥草、半枝莲、白花蛇舌草；兼感冒发热、咳嗽则合麻杏石甘汤；肾虚加女贞子、墨旱莲；肝风内动加天麻、钩藤、石决明、全蝎、蜈蚣；胸痛加丹参、赤芍、三棱、莪术；胸腔积液加葶苈子、大枣、龙葵；上腔静脉综合征加商陆、车前子。

【专科应用】①常用于治疗呼吸系统疾病，如肺结核、百日咳、慢性支气管炎、支气管扩张咯血、硅沉着病、慢性咽喉炎、咽易感症、萎缩性鼻炎、鼻出血、自发性气胸、晚期肺癌等。②其他，如治疗阴虚便秘、梅核气、口腔溃疡、女子月经不调、男子遗精等。【临床经验】①脾虚便溏，饮食减少，痰热蕴肺证者，慎用或忌用。肺气虚咳嗽、痰白、畏冷、气短声低者，忌用。②焦树德经验：临床上运用本方时，常根据症状的不同而进行加减增损。a. 咽喉干燥疼痛明显者，把生地黄加至10～15 g，玄参加至9～12 g，另加青果6～9 g；喘咳明显者，把百合加至9 g，另加紫菀（蜜炙）12～15 g，炒紫苏子9 g，枇杷叶（蜜炙）15 g，蛤蚧尾粉1.2 g（装胶囊分两次随汤药冲服）；痰黄而多者，加瓜蒌20～30 g，天竺黄、金沸草各9 g，贝母改为9 g；咳血明显者，生地黄加至15～20 g（或更多些），百合加至9～12 g，玄参加至15 g，另加生藕节30 g，栀子6 g，白及、炒紫苏子各9 g，三七粉1.5 g（分两次随汤药冲服）。用本方治疗支气管扩张患者的大咳血，血止后，再服十余剂巩固疗效，然后去栀子、藕节，另加生白术、茯苓、半夏等健脾、利湿、化痰之品，以杜生痰之源。b. 治疗硅沉着病时，此方常用于二、三期硅沉着病，有咽干口渴、咳喘、痰中带血者，并加茜草炭12 g，白及、海金沙、天花粉各10 g，石菖蒲、炒紫苏子、鸡内金各9 g，平喘止咳、化痰止血、恢复体力。c. 百合固金汤与补肺汤：桑白皮（蜜炙）、熟地黄各 6 g，人参、黄芪（蜜炙）、五味子、紫菀各 3 g，补肺阿胶散、紫菀汤俱治肺虚咳嗽。但前方治肺被虚火所伤而咳嗽咽痛等，偏治肺阴虚不能生水，肾火上炎之证。补肺汤则偏治肺气虚，子病累母，脾气亦虚证。补肺阿胶散（阿胶、马兜铃、炙甘草、牛蒡子、杏仁、糯米）偏治肺中津液不足，口干气哽，咳嗽少痰之证。紫菀汤（紫菀、阿胶、知母、贝母各 3 g，桔梗、人参或党参、茯苓、甘草各 1.5 g，五味子 12 枚）偏治肺伤气损、气阴两虚，劳热久嗽，痰中带血之疾。d. 用本方减熟地黄、当归，加生石膏（先下）、瓜蒌各 30 g，知母、紫苏子、沙参各 9 g，用于治疗肺癌肺阴虚咳嗽、口渴痰黄、痰中带血、面晦消瘦。【方歌】百合固金二地黄，玄参贝母桔草藏，麦冬芍药当归配，喘咳嗽血肺家伤。

益胃汤

【来源】《温病条辨》："阳明温病，下后汗出，当复其阴，益胃汤主之。"【组成】沙参 9 g，冰糖 3 g，麦冬、细生地黄各 15 g，玉竹（炒香）4.5 g。【用法】水煎服。【功效】养阴益胃。【适应证】主治胃阴损伤证。症见胃脘隐痛或灼痛，嘈杂似饥，饥不欲食，口干咽燥，烦渴思饮，干呕呃逆，心烦不寐；舌红少苔或有裂纹或光剥苔，脉细数。临床应用以饥不欲食，口干咽燥，舌红少津，脉细数为辨证要点。【随症加减】若汗多，气短者加党参、五味子；食后脘胀者加陈皮、神曲；若阴伤甚者加北沙参、玉竹；恶心呕吐甚者加旋覆花、赭石；疼痛明显者加延胡索；吐酸多者加左金丸；大便干结者加生大黄；湿热中阻者加栀子、黄连；脾胃虚弱者加党参、茯苓；溃疡者加海螵蛸、白及。【专科应用】①治疗以嗳气、反胃、胀气、胃痛、舌红少苔等以胃阴虚证为主要临床表现的胃部疾病，如慢性萎缩性胃炎、幽门螺杆菌相关胃炎、消化性溃疡、胃下垂、胆汁反流性胃炎等。②治疗以食欲不振或减退，食量明显减少，甚至拒食，面色少华，形体偏瘦，但精神尚好为主要临床表现的脾胃阴虚型厌食症及精神因素引起的厌食症、妊娠恶阻。③配合西药如奥美拉唑尚可治疗胃和十二指肠溃疡等疾病。④治疗以口干少津，进硬食需用水冲，大便干结，牙痛，舌红少苔脉细为主要临床表现的脾胃阴虚证的干燥综合征。⑤其他：尚可治疗以胃阴亏虚证为主的干燥综合征、糖尿病、慢性肾衰竭、眩晕、慢性肝炎、子宫内膜异位症、红斑萎缩型口腔白假丝酵母菌感染、化疗副作用引起的反应。【临床经验】①本方甘凉清润，故寒证及阳虚证不宜使用。忌饮食失节、生冷、硬物、饮酒、湿面。②吴志红经验：用益胃汤治疗干燥综合征，眼干、口干重者加天花粉、石斛；关节疼痛者加独活、羌活；阴虚有热者加知母、黄柏；夹瘀血者加桃仁、牡丹皮。③王忠全经验：去生地黄之滋腻碍胃（治老年人津枯便秘时亦用），冰糖亦不用（治疗儿科疾病为使患儿服药亦用）；加入善清土焦之热的柴胡、黄芩；易生地黄为补脾肺肾，益气养阴之山药；气虚甚者加入黄芪、党参；鼻衄者加钩藤、菊花、牡丹皮、白茅根、白及、三七粉；吐血、便血者加海螵蛸、白及、三七粉；感冒者加牛蒡子、僵蚕、白术、神曲、焦山楂、炒麦芽。广泛应用于内科、妇科、儿科多种杂病中。【方歌】益胃汤能养胃阴，冰糖玉竹与沙参，麦冬生地同煎服，温病须忌热伤津。

胎元饮

【来源】《景岳全书》："治妇人冲任失守，胎元不安不固者，随证加减用之。或间日，或二、三日，常服一、二剂。"【组成】人参（随宜）、当归、杜仲、芍药、熟地黄各20 g，白术15 g，炙甘草5 g，陈皮（无滞者，不必用）7 g。【用法】水二钟（40 mL），煎七分，食远服。【功效】补肾固胎。【适应证】妇女冲任不足，素体虚弱，气血两虚而胎不安者，阴道少量出血，色淡红、腰酸痛，神昏气倦，舌淡，苔薄白，脉细缓滑。一切不足之证。【随症加减】如下元不固而多遗浊者加山药、补骨脂、五味子之类；如气分虚甚者倍白术，加黄芪。但白术气浮，能滞胃口，倘胸膈有饱闷不快者须慎用之；如虚而兼寒多呕者加炮姜七八分（2.1～2.4 g），或一二钱（3～6 g）；如虚而兼热者加黄芩一钱五分（4.5 g），或加生地黄2钱（6 g），去杜仲；如阴虚小腹作痛加枸杞子2钱（6 g）；如多怒气逆者加香附无妨，或砂仁亦妙；如有所触而动血者加续断、阿胶各一二钱（3～6 g）；如呕吐不止加半夏一二钱（3～6 g），生姜3～5片。脾肾两虚，精血不足者去当归，加菟丝子、桑寄生、阿胶、续断、砂仁，安胎作用更强。【专科应用】用于治疗习惯性流产、先兆流产、胎动不安、不孕等。【临床经验】①赵伟经验：配合脐疗法，菟丝子、续断、杜仲、阿胶、艾叶等等份，研细末，每次10 g，加蜂蜜或香油调成糊状，外敷肚脐。血热者加黄芩；纳差者加白术、陈皮；恶心呕吐者加生姜、制半夏。②忌食黑木耳、杏子、杏仁、薏苡仁、马齿苋、螃蟹、甲鱼、海带等。【方歌】人参归芍胎元饮，杜仲熟地白术迎，再加陈皮炙甘草，固肾补胎功效灵。

熟地首乌汤

【来源】陆南山《眼科临证录》。邹菊生："目得血而能视。陆氏所拟本方，取其养阴血，补肝肾为中医之大法，另有见地。陆氏认为阴衰不能配阳，继之则相火升，百脉沸，取磁石重镇，妙也。"。【组成】熟地黄15 g，玄参12 g，制何首乌、制黄精、枸杞子各9 g，磁石（先煎）30 g。【用法】水煎服。【功效】补肝肾，益精血，明目。【适应证】主治肝肾阴虚证。【随症加减】阴虚火旺者加知母、黄柏、女贞子、墨旱莲；气虚者加炙黄芪、党参、白术、山药；气郁者加柴胡、郁金、枳壳；血滞者加当归、丹参、桃仁、红花；阳虚者加巴戟天、益智、附片、肉桂、肉苁蓉；纳呆者加炒山楂、炒白扁豆、陈皮、神曲；心悸失眠加茯神、远志；咳嗽加杏仁、北沙参、桑白皮。【专科应用】①常用于治疗老年性白内障。②用于治疗顽固性失眠、焦虑症、慢性脑供血不足、复发性口腔溃疡、神经性耳聋等。【临床经验】①脾虚便溏者慎用。②邹菊生经验：配合局部采用冰香散搽眼，方为黄芩4 g，黄柏、黄连、防风、蝉蜕、栀子、白芷、羌活、薄荷、川芎、黄菊花、荆芥、当归、大黄、赤芍、连翘、木贼各3 g，煎汁去渣，投入制炉甘石60 g，在日光下晒干，再加入海螵蛸6 g，荸荠粉9 g，冰片7.5 g，珍珠粉1.2 g，牛黄、熊胆各0.6 g，淡硇砂0.3 g，朱砂，蕤仁霜各3 g，麝香0.75 g，共研粉，1日内制成，以免泄气，装入玻璃瓶内密封。【方歌】陆氏熟地首乌汤，补益肝肾治内障，黄精玄杞配伍入，磁石先煎效更彰。

归肾丸

【来源】《景岳全书》："治肾水真阴不足，精衰血少，腰酸脚软，形容憔悴，遗泄阳衰等证。此左归、右归二丸之次者也。"【组成】熟地黄30 g，当归15 g，山药、山茱萸、茯苓、枸杞子、杜仲（盐水炒）、菟丝子（制）各20 g。【用法】炼蜜同熟地黄膏为丸，桐子大。每服百余丸，饥时，或滚水或淡盐汤送下。【功效】滋补肾阴。【适应证】治肾水真阴不足，精衰血少，腰酸脚软，形容憔悴，遗泄阳衰等证。【随症加减】气虚者加人参；血虚者加当归、赤芍；阴虚发热者加地骨皮；畏寒肢冷者加桂枝、熟附片、乌药；经期加莪术、香附；下腹隐冷者加艾叶、乌药。【专科应用】①用于治疗慢性肾炎、慢性肾盂肾炎、糖尿病、骨质疏松症等。②用于治疗勃起功能障碍、早泄、免疫性不育症等。③用于治疗多囊卵巢综合征、卵巢早衰、月经过少、围绝经期综合征、盆腔淤血综合征、功能失调性子宫出血、不孕症、子宫内膜异位症、高催乳素血症等。【临床经验】①忌辛辣食物。②罗元恺经验：临证中调经常以归肾丸加减为第一方，俟肾气营血充盛后，再用调经汤加减予以利导。③雷磊经验：治疗高催乳素血症，归肾丸加鸡血藤、何首乌、麦芽。④梁学林经验：根据月经不同时期，阴阳的变化规律，临床以归肾丸为基本方剂，并结合卵巢周期性变化，进行分期酌情加减用药，治疗多囊卵巢综合征。经后期是阴长阳消，天癸滋长的阶段，张景岳："善补阴者，必于阳中求阴。"故此期应在补阴的基础上加入适宜的补阳药物，促进阴长阳消，如覆盆子、肉苁蓉、续断等。行经期是由阳转阴，排出经血，治则用活血化瘀，以排旧为主，常用牛膝、泽兰、赤芍等。排卵期是由阴转阳，排出卵子，治法以活血通经，以生新为主，常用茺蔚子、丹参、鸡血藤等。经前期是月经期的后备阶段，阳长阴消的过程，应补肾助阳，用药以巴戟天、仙茅、淫羊藿等为主。【方歌】景岳全书归肾丸，杜仲枸杞菟丝各，归地药苓山茱萸，调经补肾又养肝。

河车大造丸 【来源】《景岳全书》："治阴虚血热诸证。""此方治阴虚血热，能使耳目聪明，须发乌黑，有夺造化之功，故名大造。亦治心风失志，虚劳水亏等证。"【组成】紫河车（采用头生壮盛者，以米泔洗净，少加酒，蒸极烂捣膏，以山药末收，烘干用；或洗净即以新瓦上焙干用）1具，败龟甲（自死者，酥炙）60 g，黄柏（盐酒炒）、杜仲（酥炙）各45 g，牛膝（酒洗）、天冬、麦冬各36 g，熟地黄（用砂仁末18 g，与茯苓60 g一起，同稀绢包，入好酒煮7次，去茯苓不用）75 g。夏加五味子21 g，妇女加当归60 g，去龟甲；男子遗精白浊，妇女带下，加牡蛎45 g。【用法】上除熟地黄另杵外，共为末，用酒煮米糊同熟地黄膏捣丸，共捣千余杵，为丸如梧桐子大；或蜜丸亦可。每服八九十丸，空心临卧盐汤、姜汤任下，冬月酒下。现代用法：共研为极细末，炼蜜成小丸，如绿豆大，每丸重9 g，每次1丸，每日2次，温开水送下。【功效】滋阴益肾，补养元气。【适应证】适用于劳损虚弱、性生活频繁而致身体虚弱、肝肾阴亏、身体消瘦、阳物易举、潮

热盗汗、头晕耳鸣、腰膝酸软、神倦乏力、舌红苔少、脉细数或细涩；梦遗滑精，因恣情纵欲、耗伤肾阴、相火妄动、封藏失职所致的梦遗滑精、头昏目眩、腰酸腿软、心悸耳鸣、形体消瘦、小便短黄、舌红少津、脉细数或弦细者。【随症加减】夏月加五味子；妇女去龟甲，加当归，以乳煮糊为丸；男子遗精，妇女带下并加牡蛎粉；肝肾阴亏，腰膝疼痛，低热心烦，或午后潮热加地骨皮、女贞子；相火偏亢加牡蛎、鳖甲；形寒肢冷，夜尿频而清长者加淫羊藿、炮附子；视物昏花，口干咽燥，虚烦失眠加枸杞子、菊花、北沙参、麦冬。【专科应用】①治疗以头晕为主要临床表现的慢性再生障碍性贫血、白细胞减少、血小板减少、大病后恢复期、虚劳、母乳缺乏症。②治疗以消瘦、潮热盗汗为主要临床表现的结核感染、老年肾虚咳喘、癌症、围绝经期综合征。③治疗以咳嗽为主要临床表现的慢性支气管炎、支气管哮喘、老年肺气肿、肺结核、慢性阻塞性肺气肿。④用于治疗男子不育症、子宫发育不全、子宫萎缩、子宫出血、功能性无月经、乳汁缺乏、慢性肾炎、慢性肾盂肾炎、气管炎、原发性高血压、冠心病、小儿遗尿症、慢性肝炎、皮肤溃疡。【临床经验】①若耳鸣腰酸、遗精滑泄等属实证者禁用；本药滋阴清热，脾虚便溏、食欲不振者慎用；忌食辛辣滋腻之品，以免辛热伤阴、滋腻碍胃。②《本草纲目》《扶寿精方》《医方集解》均有人参 30 g。《活人心统》经验：妇女加当归 60 g，去龟甲；男女患怯症者加人参；男子遗精白浊、妇女赤白带下，加煅牡蛎粉 45 g。《药典》则更减去人参，使之成为专于滋补肾精的方剂。③紫河车治虚劳，当以骨蒸药佐之，气虚加补气药，血虚加补血药。以侧柏叶、乌药叶，俱酒洒，九蒸九曝，同之为丸，大能补益，名补肾丸。【方歌】河车大造运天机，龟板地黄补肾虚，二冬黄柏阴水济，人参杜仲怀牛膝。

寿胎丸 【来源】《医学衷中参西录》："保胎所用之药，当注重于胎，以变化胎之性情气质，使之善吸其母之气化以自养，自无流产之虞。若但补助妊妇，使其气血壮旺固摄，以为母强自能荫子，此又非熟筹完全也。是以愚临证考验以来，见有屡次流产者，其人恒身体强壮，分毫无病；而身体软弱者，恐生育多则身体愈弱，欲其流产，而偏不流产。以于知或流产，或不流产，不尽关于妊妇身体之强弱，实兼视所受之胎善吸取其母之气化否也。" 【组成】菟丝子（炒炖）20 g，桑寄生、续断、阿胶各 10 g。【用法】上药将前 3 味轧细，水化阿胶和为丸 1 g。每服 20 丸，开水送下，日再服。【功效】固肾安胎。【适应证】肾虚胎元不固，肾虚滑胎，及妊娠下血，胎动不安，胎萎不长者。【随症加减】下元不固，多遗浊者加山药、补骨脂、五味子；腰痛者加杜仲、覆盆子；腹痛下坠加升麻、白芍；气虚者加人参；大气陷者加生黄芪；食少者加炒白术；阳虚者加补骨脂、仙鹤草、艾叶炭；有热者加牡丹皮、栀子、黄芩、生地黄、墨旱莲、苎麻根、地榆；喜怒加柴胡、砂仁；呕吐加半夏；早孕反应严重者加陈皮、砂仁、紫苏梗；血瘀加五灵脂、炒蒲黄、香附；湿热加黄柏、白芷；凡出血量多，日久不愈者加三七（冲）、生地黄、墨旱莲、仙鹤草。【专科应用】①本方常用于治疗先兆流产、习惯性流产、崩漏、胎萎不长、胎位不正、黄体功能不良、功能失调性子宫出血、人工流产术后月经过少、性激素低下的闭经或子宫发育不良、痛经、恶露不绝等。②用于治疗原发性高血压、妊娠尿血、不孕症、腰肌劳损、骨关节炎等。【临床经验】①禁房事；有阴道出血等绝对卧床休息；忌食生冷。②张锡纯经验：本方乃思患预防之法，非救急之法。若胎气已动，或至下血者，又另有急救之方。生黄芪、生地黄各 60 g，白术、山茱萸（去净核）、龙骨（捣）、牡蛎（捣）各 30 g，煎汤一大碗，顿服之，胎气遂安。③罗元恺经验：滋肾育胎丸（加白术、杜仲、人参、党参、熟地黄、何首乌、艾叶、枸杞子、砂仁、巴戟天、鹿角霜），治疗自然流产、月经不调、围绝经期疾病、男性弱精症、女性排卵障碍性不孕及免疫性不孕等，拓展了寿胎丸的应用范围。罗颂平经验：经过药效验证实验，寿胎丸优选 1 号方（菟丝子：桑寄生：续断：阿胶＝15：21：21：0），寿胎丸优选 2 号方（菟丝子：桑寄生：续断：阿胶＝20：10：10：0）与寿胎丸常量方（菟丝子：桑寄生：续断：阿胶＝20：10：10：5）均具有较好的补肾安胎作用，与阳性对照药物抑制流产作用相当。寿胎丸优选 2 号方＞阳性对照药物＞寿胎丸优选 1 号方＞常量方，均可以保护胚胎、降低流产率。④陈宝贵经验：寿胎加味丸（加炒杜仲、补骨脂、生地黄、女贞子、墨旱莲、黄芪、白术、炼蜜为丸），通过脾肾母子同治，临证收到满意的效果。【方歌】衷中参西寿胎丸，续菟寄生阿胶全，肾虚胎漏加艾炭，胎动不安加术参，胎萎不长加养胎，覆盆桑椹及党参。

虎潜丸

【来源】《丹溪心法》："治痿与补肾丸同。"【组成】黄柏（酒炒）240 g，龟甲（酒炙）120 g，知母（酒炒）、熟地黄、陈皮、白芍各 60 g，锁阳 45 g，虎骨（用狗骨代，炙）30 g，干姜 15 g。【用法】上为末，酒糊丸，一方加金箔一片，一方用生地黄，懒言者加山药。现代用法：上为细末，炼蜜为丸，每丸重 9 g，每次 1 丸，每日 2 次，淡盐水或温开水送下。亦可水煎服，用量按原方比例酌减。【功效】滋阴降火，强壮筋骨。【适应证】主治肝肾不足，阴虚内热之痿证。症见腰膝酸软，筋骨痿弱，腿足消瘦，步履乏力，或眩晕，耳鸣，遗精，遗尿，舌红少苔，脉细弱。【随症加减】遗精加鹿茸、巴戟天、金樱子、淫羊藿、桑螵蛸、芡实、山茱萸；遗尿加补骨脂、益智、菟丝子；眩晕加龟甲、鳖甲、牛膝、杜仲；乏力加黄芪、白术；耳鸣加山药、山茱萸、墨旱莲、女贞子、石菖蒲；睡眠差加酸枣仁、天麻；精不足明显加牛骨髓、菟丝子；阴虚明显加枸杞子、女贞子、天冬、麦冬；阴虚盗汗者加地骨皮；咯血、吐血者加仙鹤草、墨旱莲、白茅根；风湿关节疼痛者加丹参、威灵仙、三七、土鳖虫、制川乌；肌肉萎缩者加黄芪、黄精、玄参、何首乌、紫河车。【专科应用】①治疗以头晕为主要临床表现的贫血、颈椎病、眩晕、梅尼埃病。②治疗以四肢无力为主要临床表现的重症肌无力、脊髓灰质炎后遗症、进行性肌萎缩脊髓侧索硬化症、缺钾性麻痹、吉兰-巴雷综合征、脊髓空洞症、进行性肌营养不良、线粒体肌病、多灶性运动神经病、脊髓肿瘤和脑干肿瘤。③治疗以多饮、多尿、消瘦为主要临床表现的甲亢、肾结核、骨结核、糖尿病。④治疗以尿频、尿急为主要临床表现的前列腺增生。⑤治疗以遗尿、遗精为主要临床表现的慢性肾炎、附睾炎。⑥用于治疗风湿性关节炎、骨质疏松症、腰椎间盘突出症术后、强直性脊柱炎、髌骨软骨软化症、膝关节结核、膝关节骨性关节炎、下肢慢性骨髓炎、维生素D缺乏病、维生素B_1缺乏病、勃起功能障碍、卒中后遗症等。【临床经验】①脾肾阳虚，消化不良，大便溏泻者均忌服；阴虚阳亢，脾虚泄泻，实热便秘均忌服。凡脾胃虚弱、痰湿风寒、湿热浸淫所致痿症，不宜本方投治。②血虚津亏肠燥便秘，可单用熬膏服，或与肉苁蓉、火麻仁、生地黄等同用。如《本草切要》治肝弱精虚，阴衰血竭，大肠燥涸，便秘不通，即单用本品煎浓汁加蜜制膏服。③《丹溪心法》加龙骨，名龙虎济阴丹，治遗泄；加干姜、白术、茯苓、甘草、五味子、菟丝子、紫河车名补益丸，治痿；《症因脉治》虎潜丸（无白芍、锁阳、陈皮、干姜，有当归、川牛膝）治热痹，湿热入血分者。《医方集解》所载虎潜丸尚多当归、牛膝、羊肉3味，或本于此方。④虎骨具有固肾益精、强筋健骨、益智延年、舒筋活血、通血脉、强筋健骨等功效。中国于 1980 年 6 月 25 日正式加入《濒危野生动植物国际贸易公约》。虎骨在被禁止之列。所以，虎骨用猴骨代替，或用狗脊骨、狗膝骨、狗胫骨代替；现在用人工虎骨代替。【方歌】虎潜足痿是神方，虎骨陈皮并锁阳，龟板干姜知母芍，再加柏地作丸尝。

保阴煎

【来源】《景岳全书》："治男妇带浊遗淋，色赤带血，脉滑多热，便血不止，及血崩血淋，或经期太早，凡一切阴虚内热动血等证。"【组成】生地黄、熟地黄、芍药各 6 g，山药、续断、黄芩、黄柏各 4.5 g，生甘草 3 g。【用法】水400 mL，煎至 280 mL，空腹时温服。【功效】滋阴清热，止血调经。【适应证】主治妇女带浊遗淋，色赤带血，脉滑多热，便血不止，及血崩血淋，或经期太早，一切阴虚内热动血。胎气热而不安，及产妇淋漓不止。【随症加减】如小水多热或兼怒火动血者加焦栀子；如夜热身热有汗加地骨皮；无汗加牡丹皮；盗汗加酸枣仁（炒，研细）、五味子；如肺热多汗者加麦冬、酸枣仁；如血热甚者加黄连；如血虚血滞，筋骨肿痛者加当归；精虚腰痛加枸杞子、杜仲，或猪腰子、脊髓；如气滞而痛去熟地黄，加陈皮、青皮、牡丹皮、香附之属；如血脱血滑及便血久不止者加地榆，或乌梅，或百药煎、文蛤亦可；如少年或血气正盛者不必用熟地黄、山药；如肢节筋骨疼痛或肿者加秦艽、牡丹皮；咳嗽加鲜百合、款冬花、枇杷叶；有痰加贝母；有血加藕汁、童便；食少加薏苡仁（炒）；肺经无热、肺脉按之无力者量加人参；便溏去生地黄、天冬。【专科应用】常用于治疗妇产科疾病，如崩漏、胎漏、胎动不安、产后恶露不尽、月经过多、月经先期、先兆流产、上环后经期延长、女性抗精子抗体阳性不孕症、精液过敏等病症。【临床经验】①本方适用于虚热之证，实热则不宜使用。②《不知医必要》加减保阴煎（去熟地黄、续断，加柴胡、牡丹皮或地骨皮）用于凉血，主治因伤寒劳役，怒气而发热，适遇经行，以致热入血室，或血不止，或血不行，令人昼则明了安静，夜则谵语如见鬼神。《顾松园医镜》保阴煎［熟地黄、生地黄、蒸山药、麦冬、天冬、牛膝（酒蒸）、茯苓、玉竹、鳖甲、龟甲、龙眼肉］，治疗虚劳真阴虚衰，相火炽盛而发热，其热在于午后子前，或皮寒骨蒸，五心常热，鼻中干燥，唇红颧赤，口苦舌干，耳鸣目眩，腰膝酸软，四肢无力，倦怠嗜卧，大便燥结，小便黄赤，六脉弦数或虚数无力。或病日久，饮食少思，大便溏泻，午后洒淅恶寒，少顷发热，或热至鸡鸣寅卯时分，盗汗身凉等证。《何氏虚劳心传》保阴煎（熟地黄、生地黄、麦冬、山药、玉竹、鳖甲、龟甲、龙眼肉、人乳牛乳），治真阴虚，相火炽而发热，其热在午后子前（属阴分）或皮寒骨蒸。骨髓空虚，火焰骨唇红颧赤，口苦舌干（皆内热之征也）。耳鸣目眩，腰膝酸软，四肢无力，倦怠嗜卧（皆精血虚损内伤之故）。大便燥结小便黄赤（内热）。六脉弦数，或虚或无力（皆虚损的症，不必吐血咳嗽也。故有吐血咳嗽症，而无上文之内热虚症，脉数仍非虚劳，不可不辨）。若病久饮食少思，大便溏泻（脾胃伤之故也）。午后洒淅恶寒，少顷发热，或至鸡鸣，寅卯时分盗汗出而解，并以本方，或六味、左归加减治之。骨蒸内热，有汗加地骨皮，无汗加牡丹皮；腰痛加枸杞子、杜仲、猪腰子、猪脊髓、五味子；怔忡不寐加酸枣仁倍龙眼肉；咳嗽加桑白皮，或童便；食少加薏苡仁；泄泻去生地黄、天冬、乳汁，加白芍、大枣、莲子、山茱萸或用石斛煎汤煎药；肺经无热，肺脉按之无力者量加人参。③刘仕顶经验：二至保阴煎治疗月经不调诸证，实务先期者去熟地黄，加牡丹皮、青蒿；经期量多者加地榆、炒槐花、炒蒲黄；虚热者去黄芩，加玄参、麦冬、地骨皮、青蒿、炒蒲黄、阿胶；肝郁化热者去熟地黄，加牡丹皮、栀子、柴胡；兼气虚者去熟地黄，加党参、黄芪、龙骨、牡蛎、海螵蛸、茜草炭；以血虚为主者去黄芩、黄柏、生地黄，合举元煎并加阿胶、焦艾叶、海螵蛸、陈棕炭；气阴两虚者去黄芩，加党参、麦冬、五味子、沙参、乌梅炭；兼肾虚者去黄芩，加山茱萸、杜仲；夹瘀血者加炒蒲黄、茜草炭、小蓟、益母草、川大黄炭或桃仁泥少许；月经量多久不止者加马齿苋、益母草、炒蒲黄、炒阿胶、陈棕炭。外感化火成毒者，去熟地黄、续断，加金银花、败酱草、蒲公英、桃仁、牡丹皮；湿热内蕴扰动精室者去熟地黄，加薏苡仁、牡丹皮、苍术、小蓟。经尽或血止后加龟甲、五味子、山茱萸，再服2～3剂以巩固疗效。④史晓源经验：治疗产后恶露不绝，方用保阴煎加味：生地黄、熟地黄、赤芍、山药、续断、炒蒲黄、五灵脂、黄柏、黄芩、益母草、甘草。兼气虚者加党参、黄芪；出血多者加茜草、海螵蛸、仙鹤草、大蓟、小蓟；有邪毒内侵者加红藤、蒲公英、败酱草。【方歌】保阴煎中两地芩，柏草山药续断行；经来量多并烦渴，清热凉血功效灵。

滋阴退翳汤

【来源】路际平《眼科临证笔记》："主治鱼鳞障症（结核性角膜实质炎）。症见两黑珠之上白膜层层，瞳孔微露，酸涩昏蒙，白珠略带水红色。""此肾水不足，致伤肝胆，肝胆不正之火上冲于脑而致。"【组成】玄参、生地黄各15 g，知母、麦冬、菊花、青葙子、菟丝子各10 g，蒺藜（炒）、木贼各12 g，蝉蜕8 g，甘草6 g。【用法】水煎服。【功效】滋阴，退翳，明目。【适应证】本方是治疗鱼鳞障症的常用方。临床症见角膜病变反复发作，缠绵不愈，眼内干涩，微畏光，轻度睫状充血，两黑珠之上白膜层层，瞳孔微露，酸涩昏蒙，白珠略带水红色，伴口干咽燥；舌红少津，脉细数。【随症加减】久病体虚易感冒者加黄芪、白术、防风；兼有头痛者加川芎、防风、白芷、羌活；口干咽燥明显者加天花粉；迎风流泪者加决明子，重用蝉蜕、菊花；角膜溃疡者加金银花、栀子、连翘、荆芥；血压高，大便秘结者加夏枯草、草决明、大黄；角膜瘢痕者加海螵蛸、蒲公英。【专科应用】治疗以两黑珠之上白膜层层，瞳孔微露为主要临床表现的眼科疾病，如结核性角膜实质炎、细菌性角膜炎、病毒性角膜炎、单纯疱疹性角膜炎、基质性角膜炎后期、Mooren 角膜溃疡、角膜瘢痕等。【临床经验】①实热证眼病不宜使用本方。要预防感冒、发热、情志刺激、日晒，注意甾体激素的运用，不用局部刺激大的眼药，防止外伤，不吃刺激性食物，如辣椒、胡椒、牛肉、羊肉、酒等。②本病属眼科急重症之一，尤其是铜绿假单胞菌感染者，可在二三日角膜穿孔失明，密切观察时复诊尤其重要。局部注抗生素、点抗生素眼药水及散瞳孔，药渣热敷是必要手段。③《张皆春眼科证治》滋阴退翳汤（酒生地黄、当归、酒白芍、麦冬、知母、天花粉、木贼、谷精草、玄参）主治混睛障后期邪退正衰，秽浊赤障渐退，风轮表面逐步恢复光泽，病情趋向恢复阶段者。【方歌】滋阴退翳玄地麦，菊知蒺藜青葙赅；木贼蝉衣菟丝草，翳障后期正合拍。

补肾地黄丸 【来源】《眼科百问》："问：目常晚上即昏者何也？答曰：此手足厥阴病也，时酉戌亥。《铜人图》曰：手厥阴心包络，足厥阴肝也。经曰：手足厥阴少气多血。鬼臾区曰：巳亥之岁，上见厥阴，风木主之。手厥阴配三焦相火者多，是厥阴肝，风木之所主也。亦当分治：如右手尺脉沉大而无力，乃相火大动，房劳失节，以致五心烦热而目昏。治宜前补肾丸以益真水，加牡丹皮、天冬、苦茗、薄荷以致相火，再加枸杞子、蒺藜而自愈矣。"【组成】熟地黄 120 g，山药、茯苓、山茱萸、牡丹皮（炒黑）、薄荷、天冬、苦茶、地骨皮、枸杞子、蒺藜各 60 g，泽泻 15 g。【用法】上为细末，炼蜜为丸，每服 15～25 g，白水送下。【功效】补肾降火，滋肝明目。【适应证】主治高风雀目内障。症见白昼目明，至暮则昏，不能辨物，视野缩小，眼睛干涩，伴有腰酸腿软，头晕目眩，口

干心烦，少寐遗精，舌红苔少，脉象细弱数。【随症加减】头晕目眩者加谷精草、鬼箭羽；口干心烦者加莲子心、知母、黄柏；口干不欲饮，大便闭结者加玉竹、天花粉、石斛；颧赤面红、潮热盗汗者加白薇、青蒿；少寐者加五味子、首乌藤；胁肋隐痛不止者加延胡索、郁金；崩漏者加阿胶（烊化）、墨旱莲、白及；月经后期加阿胶、麦冬、鸡血藤；遗精阳痿者加芡实、益智、覆盆子。【专科应用】①用于治疗夜盲、弱视、青光眼、白内障等。②用于治疗维生素 A 缺乏病、弥漫性脉络膜炎、广泛的脉络膜缺血萎缩、视网膜色素变性、甲亢、晚期青光眼、高度近视、视神经萎缩、肝硬化、高血压头痛等。【临床经验】①多食含维生素 A 的蔬菜，多吃动物肝脏及蛋类，避免过度疲劳，禁食有刺激性及燥热食物如花椒、辣椒、洋葱、大蒜、桂皮、丁香、茴香、砂仁、大葱等，不饮酒、不抽烟。②兼脾胃虚弱者，多见于小儿，伴有腹大、面黄肌瘦、头发稀疏、白天视力正常而夜间或光线暗弱处则不能见物等，加黄精、朱茯神、苍术等。兼相火旺盛、肝阳上亢者，目眵多而黏，头痛头晕目眩，面红升火，加川楝子、桑叶、菊花等。【方歌】眼科补肾地黄丸，高风雀目熟六味，枸杞天冬地骨皮，蒺藜薄荷苦茶配。

芍药甘草汤

【来源】《伤寒论》："伤寒脉浮、自汗出、小便数、心烦、微恶寒、脚挛急，反与桂枝，欲攻其表，此误也。得之便厥，咽中干、烦躁吐逆者，作甘草干姜汤与之，以复其阳。若厥愈足温者，更作芍药甘草汤与之，其脚即伸；若胃气不和谵语者，少与调胃承气汤；若重发汗，复加烧针者，四逆汤主之。"【组成】白芍、炙甘草各 15 g。【用法】上 2 味，以水 600 mL，煮取 300 mL，去滓，分温再服。现代用法：水煎 2 次温服。【功效】酸甘化阴，柔筋缓急。【适应证】临床应用以脚挛急，经脉挛急为辨证要点。适用于伤寒伤阴，筋脉失濡，筋脉拘急，肌肉疼痛或跳动，筋脉或关节屈伸不利，或关节活动疼痛，肝脾不和，脘腹疼痛，两目干涩，手足心热，心烦，微恶寒，或倦怠乏力，舌红，脉细弱。【随症加减】病久虚弱者常加黄芪、党参等合用；阴虚者加麦冬、石斛，以滋补阴津；气滞重者可酌加枳壳、香附、佛手等药；寒凝重者可加肉桂、干姜等；血瘀重者可酌加乳香、没药、桃仁、红花；脘腹疼痛者加石斛、延胡索、川楝子；大便干者加生地黄、玄参。【专科应用】①用于治疗血虚津伤所致的腓肠肌痉挛、肋间神经痛、胃扭转、胃痉挛、胃痛、肠粘连、腹痛、坐骨神经痛、妇科炎性腹痛、痛经；胃和十二指肠溃疡、萎缩性胃炎、胃肠神经症、慢性肝炎、过敏性肠炎、急性水肿性胰腺炎、胆石症等。②用于治疗不安腿综合征、腓肠肌痉挛、颜面抽搐痉挛、脑卒中后肢体痉挛、先天性或萎缩性肌强直、颈椎综合征、血栓闭塞性脉管炎、血管平滑肌痉挛、血小板减少性或过敏性紫癜、支气管炎、支气管哮喘、特发性肾出血、慢性肾盂肾炎、关节损伤、骨质增生、髂骨炎、腰椎伤、急性乳腺炎、慢性盆腔炎、急性附件炎、荨麻疹、类风湿关节炎、高睾酮血症、高催乳素血症性勃起功能障碍等。【临床经验】①本方应先解表再用之，若用后本证解则止后服。凡外因引起的寒实证，实热证，湿热并重，以及肝阳上亢等引起的肌肉挛急证，则非本方所宜。忌食生冷、油腻、肥甘、辛辣食物，戒烟酒。②临床应用。a. 胃脘痛：加高良姜、沙参、黄芪。b. 胃和十二指肠溃疡：脾胃虚寒型加党参、黄芪、茯苓、干姜；胃阴不足型加沙参、麦冬、当归、生地黄；气滞血瘀型加乳香、没药、丹参、川芎；肝атипичный肝胃不和型加柴胡、白术、陈皮、茯苓。c. 便秘：气虚者加白术；阴寒凝滞者加附子；血虚燥者加阿胶；血虚偏寒者加当归；气滞者加麦芽；血压高去甘草加赭石；习惯性便秘加生地榆、枳壳。d. 菌痢：加槟榔、厚朴、当归。腹痛重者加青皮、神曲；气滞加柴胡、枳实；热甚加黄芩、黄连；血热加地榆等。e. 病毒型肝炎（包括急性甲型黄疸型肝炎、急性乙型黄疸型肝炎、急性乙型无黄疸型肝炎、慢性迁延性肝炎、慢性活动性肝炎）：将本方制成颗粒冲剂，每 100 g 冲剂含原生药量：白芍 21 g，甘草 14 g。f. 哮喘：白芍 30 g，甘草 15 g。共为细末。每次 10～15 g，开水 250～350 mL，煮沸 3～5 分钟，澄清温服。g. 百日咳：加五味子。咳嗽频繁者加百部、百合；发热者加桑叶、黄芩；呕吐者加法半夏、橘皮；气喘痰鸣加地龙、葶苈子、蜈蚣；鼻衄加白茅根、阿胶。h. 紫癜（包括血小板减少性紫癜、过敏性紫癜）：合犀角地黄汤化裁（生地黄、白芍、牡丹皮、续断、杜仲、甘草）为基本方。热象重加水牛角、栀子、侧柏炭、生地黄炭；过敏性紫癜去杜仲，加十大功劳。服药期间忌香燥、腥臭（鱼虾）、辛辣等助热之品。i. 泌尿系结石：加冬葵、滑石、车前子。气滞加乌药、木香；血瘀加益母草、王不留行；脾虚加党参、白术、茯苓；肾阳虚加附子、肉桂、鹿角霜；肾阴虚加女贞子、墨旱莲；腰痛甚加桑寄生、续断；血尿加蒲公英、地丁；结石不下行加牛膝、威灵仙。或者，应用芍药甘草汤合猪苓汤加味：甘草、白芍、猪苓、茯苓、泽泻、海金沙（包煎）、滑石、阿胶（烊化冲服）、金钱草、鸡内金、冬葵子。或者，合四金汤加减：白芍、甘草、金钱草、郁金、海金沙（包煎）、鸡内金、淫羊藿、菟丝子、续断、白茅根、车前子、琥珀（冲服）。或者，用核桃仁、生鸡内金、生穿山甲、浙贝母、青皮、莪术、蜈蚣，共研极细粉，每次用上述药汁吞服 6 g。或者，加威灵仙、金钱草、海金沙（包煎）、鸡内金、滑石、瞿麦、石韦、车前子。另外：海金沙、生鸡内金、威灵仙、琥珀、芒硝、硼砂，共研极细粉，用上述药汁冲服 3～6 g，每日 3 次。j. 糖尿病：在应用过程中体会到本品对糖尿病的治疗效果持久稳定，副作用小，可长期服用，对 1 型糖尿病及轻中型病例可减少胰岛素用量至停用；对重型病例用胰岛素加用本方也能收到一定的效果。k. 急性胰腺炎：急性水肿型胰腺炎加木香、川楝子、延胡索、柴胡；腓肠肌痉挛者加桂枝、木瓜，或加龙骨。l. 不安腿综合征：加葛根、丹参、木瓜、牛膝。失眠加生龙齿、炒酸枣仁、首乌藤；湿热加苍术、黄柏、淡竹叶、车前子、薏苡仁；高热加生石膏、桂枝。m. 坐骨神经痛：合薏苡附子散加减。薏苡仁、制附子（先煎2～3小时）、赤芍、炙甘草、党参、当归、鸡血藤、秦艽、海风藤、川牛膝、徐长卿、蜂蜜。左脚跟痛，加生地黄、地骨皮、女贞子、墨旱莲、牛膝、木瓜。n. 三叉神经痛：加酸枣仁、木瓜。o. 面肌痉挛：加知母、葛根、蝉蜕。面部烘热，加炙龟甲（先煎）、生地黄、栀子。p. 腓肠肌痉挛症（包括腓肠肌过劳、小腿静脉瘀血、慢性醇中毒而发病者、因营养不良而发病者）：用本方。或者，合羚羊角钩藤汤加减：白芍、甘草、木瓜、薏苡仁、钩藤（后下）、羚羊角（冲服）。q. 肌肉痛性痉挛综合征：上肢肌肉痛加桂枝、伸筋草；下肢肌肉痛加续断、牛膝；肩背颈项肌肉痛加葛根、川芎；胸胁肌肉痛加柴胡、桔梗；腹部肌肉痛加佛手、白术。r. 肌强直症（包括遗传性疾病、先天性肌强直症、萎缩性肌强直症）：加牛膝、木瓜、薏苡仁、蝉蜕、僵蚕。s. 小儿习惯性抽动症：加蝉蜕、防风、珍珠母。t. 骨质增生症（包括颈椎骨质增生、腰椎骨质增生、其他部位）：加木瓜、鸡血藤、威灵仙。病变在颈椎者加葛根；胸背加狗脊；腰椎加杜仲、牛膝；腹泻加炒白术、茯苓。颈椎病合四物汤加减：芍药、甘草、葛根、白芷、姜黄、羌活、当归、川芎、生地黄、鸡血藤、木瓜、威灵仙。类风湿关节炎者合四妙散：白芍、甘草、牛膝、苍术、黄柏、薏苡仁、独活、海桐皮、豨莶草、忍冬藤、海风藤、络石藤、青风藤。u. 寻常型痤疮：加连翘、败酱草。v. 痔疮（包括炎性外痔、血栓性外痔、内痔嵌顿、痔瘘术后）：加大黄、乌头。先熏后洗，待不烫后坐浴，每日数次，药冷后可加热再用，每日1剂。w. 痔手术后并发肛门激惹征：加醋延胡索。输卵管结扎术后腹痛加金银花、桂枝、丹参、乌药、黄芪；腰酸加狗脊，肢冷加附子，腹部压痛加延胡索。x. 勃起功能障碍：加蜈蚣、当归。y. 多囊性卵巢综合征：用本方。z_1. 高睾酮血症性不孕及排卵障碍：用本方。z_2. 痛经：用本方，气滞血瘀加赤芍，寒凝血滞加肉桂。于经前2～3日至经期2～3日服药，每月服6剂，一般用药2～7个月经周期。又用本方加延胡索、香附，于经前1日开始服用，连服3日。z_3. 眼眶痛加生地黄、地骨皮、女贞子、墨旱莲、羌活、防风、黄芩、白芷。④芍药甘草汤原方用量等同，临床应用芍药与甘草用量之比，多为5∶1；少则3∶1，非此难有止痛之效。但芍药增大用量，恐有过苦伤脾胃之虞，故改用炒白芍，以炒制苦，可防其弊而用其长；甘草一般遵原方用炙甘草，取其温中益脾。凡挟热者，改用生甘草，意取清热和中。此虽一重、一炒、一生之变，贵在"权衡得失"，实乃用药之妙也。癌痛：加赤芍、郁金、当归、莪术、瓜蒌、生鳖甲、制香附、云南白药（吞服）。另用冰片30 g，加75%乙醇100 mL溶解后，用棉签涂痛处，每日反复多次。④甘草长期服用可产生水肿，甚或血压升高，这可能由于甘草次酸去氧皮质酮样作用所致。【方歌】芍药甘草能舒筋，筋脉疼痛或挛急，酸甘养阴能益肝，胃阴不足更相宜。

二至丸 【来源】《医方集解》："补腰膝，壮筋骨，强阴肾，乌髭发。价廉而功大。冬青子即女贞实，冬至日采。不拘多少，阴干，蜜酒拌蒸，过一夜，粗袋擦去皮，晒干为末，瓦瓶收贮，或先熬干，旱莲膏旋配用。旱莲草，夏至日采，不拘多少，捣汁熬膏，和前药为此丕少阴药也。女贞甘平，少阴之精，隆冬不凋，其色青黑，益肝补肾。旱莲甘寒，汁黑。"《本草纲目》引《简便方》："用女贞实（十月上巳日收，阴干，用时以酒浸一日，蒸透晒干）一斤四两，旱莲草（五月收，阴

干）十两，为末，桑椹子（三月收，阴干）十两，为末，炼蜜丸如梧子大。每服七八十丸，淡盐汤下。若四月收桑椹捣汁和药，七月收旱莲捣汁和药，即不用蜜矣。"【组成】女贞子（蒸）、墨旱莲各等份。【用法】以上2味，女贞子粉碎成细粉，过筛；墨旱莲加水煎煮2次，每次1小时，合并煎液，滤过，滤液浓缩至适量，加炼蜜60g及水适量，与上述粉末泛丸，干燥，即得。【功效】补益肝肾，滋阴止血。【适应证】主治肝肾阴虚证。临床症见眩晕耳鸣，视物昏花，腰膝酸痛，月经量多，失眠多梦，遗精体倦，下肢痿软，咽干鼻燥，口苦口干，舌红少苔，脉弦细等。【随症加减】须发早白者加桑椹；胃痛胃寒者生姜汤送服；老年腰痛加鹿角、当归、肉苁蓉、肉桂、小茴香；小儿头发色黄合四物汤加制何首乌、菟丝子；阴虚五心烦热加龟甲、鳖甲；阴虚夹湿者多予沙参、丹参、白背叶根；有血瘀者加川芎、桃仁、益母草。【专科应用】①治疗以眩晕耳鸣为主要症状的疾病，如原发性高血压、甲亢、糖尿病、神经衰弱、老视等。②治疗以腰膝酸软为主要症状的疾病，如围绝经期综合征、重症肌无力、强直性脊柱炎、骨质疏松症等。③治疗以月经量多为主要症状的妇科疾病，如青春期功能失调性子宫出血、经间期出血、经间期延长、崩漏、不孕（育）、先兆流产、卵巢早衰等。④治疗以出血为主要症状的疾病，如泌尿系感染、IgA肾病、慢性肾炎、慢性肾小球肾炎、慢性肾衰竭、肾小球硬化、过敏性紫癜肾炎、狼疮肾炎、糖尿病肾病等泌尿系疾病，血小板减少性紫癜、鼻出血、齿出血等。⑤治疗临床可见肝肾阴虚症状较突出的皮肤科疾病，如白癜风、斑秃、脱发、痤疮、脂溢性皮炎、黄褐斑、慢性荨麻疹、红斑狼疮、血液透析后瘙痒症等。⑥另外，治疗慢性口腔溃疡、难治性贫血、病毒性心肌炎、病毒性肝炎、酒精性肝病、便秘、精液不化、白细胞减少病、肠易激综合征、乳腺增生等。【临床经验】①血热出血者不宜服用；脾胃虚寒、大便清薄者慎用；忌食滋腻。②费伯雄经验：二至丸，取意甚佳，尚嫌力量浅薄，加入天冬、地黄、人参，以三才合二至始为得力。③董建华经验：治疗斑秃（油风），用一麻二至丸（加黑芝麻、制何首乌、侧柏叶、枸杞子、熟地黄、生地黄、黄精）。若血虚神倦、头晕、心悸甚者加当归、白芍、黄精、玄参等，失眠重者加生龙骨、生牡蛎、栀子，或丹参、酸枣仁、首乌藤；若失眠而苔腻夹痰者加合欢皮；腰酸重者加菟丝子、续断；口干少津者加石斛、麦冬；头皮红亮且瘙痒甚者加沙苑子、地骨皮；若头皮不甚红亮，瘙痒不甚者减牡丹皮、侧柏叶为半量。④治疗甲亢服药后继发白细胞减少症，加味二至丸（加麦冬、白术）。口干、低热明显者加石斛、地骨皮；乏力、纳差者加太子参、黄芪、炒谷芽；头昏、多梦者加制何首乌、黄精、首乌藤。⑤治疗围绝经期月经紊乱、月经提前量少、崩或漏、经色鲜红或停经、潮热、汗出、情绪波动大，加熟地黄、炒山药、枸杞子、山茱萸、川牛膝、菟丝子、鹿角胶、龟甲胶。治疗少女月经量过多过早，合六味地黄丸加菟丝子、地骨皮。治疗青春期功能失调性子宫出血，加覆盆子、侧柏炭、益母草、阿胶珠、续断、北沙参、茜草炭、香附子。治疗抗精子抗体阳性不孕，加黄柏、黄芩、熟地黄、生地黄、续断、白芍、山药。【方歌】二至女贞与旱莲，桑椹熬膏和成圆，肝肾阴虚得培补，消除眩晕与失眠。

耳聋左慈丸 【来源】《伺鹤亭集方》："主肾水不足，虚火上升，头眩目晕，耳聋耳鸣。"【组成】熟地黄 120 g，山茱萸（炙）、山药各 60 g，茯苓、牡丹皮、泽泻各 45 g，磁石 90 g，柴胡 33 g。【用法】炼蜜为丸。每服 15 g，淡盐汤送下。【功效】滋阴清热，益气平肝，开通耳窍。【适应证】主治肝肾阴亏，虚火上炎证。症见听力逐渐减退，耳鸣如蝉声，头晕目眩，目涩昏花，视物不清，兼有腰膝酸软，神疲倦怠，遗精，

病程持续，日久不愈，舌红少苔，脉细数无力者。【随症加减】阴血亏虚者加白芍、桑椹、女贞子、墨旱莲之类；若有手足心热加知母、黄柏；若兼耳鸣如潮，心烦失眠，夜寐多梦者合用黄连阿胶鸡子黄汤、交泰丸加减。【专科应用】①治疗以耳鸣耳聋为主要症状的疾病，如药物中毒性耳聋、间断脉冲噪声损伤、神经性耳聋、爆震性耳聋、小儿耳聋、突发性聋、主观性耳鸣、眩晕症等。②治疗以视物昏花为主要症状的疾病，如目暗昏花、视物不清、白内障等。③临床上治疗头痛、哮喘、失眠等。【临床经验】①本方只用于肝肾阴虚证之听力逐渐减退，耳鸣如蝉声者，凡属外耳、中耳病变而出现的耳鸣，均不宜使用。②忌食生冷、粗糙、坚硬、肥腻、煎炸、腌制、过酸、过咸、过甜的食物；少食辛辣、热性的食物。③《圣济总录》独圣散（磁石）治汗后耳聋。《杂病源流犀烛》六味地黄丸加柴胡、五味子，加味地黄丸治疗耳聋；加磁石，名磁石六味丸治疗老年耳聋。《医学见能》六味地黄丸加磁石、朱砂、五味子、石菖蒲，名加味磁朱丸治疗耳聋。《重订广温热论》耳聋左慈丸（六味地黄丸加磁石、石菖蒲、北五味子）治肝肾阴亏，虚火上炎，耳鸣耳聋，头眩目赤，视物昏花，口舌干燥。另有同名中成药耳聋左慈丸，是在本方基础上再加生地黄、五味子、菊花、通草组成，养明清热之力更强，须区别运用。【方歌】耳聋左慈精亏方，《小儿药证直诀》倡，六味地黄磁柴并，滋肾降火鸣聋当。

两地汤 【来源】《傅青主女科》："又有先期经来只一、二点者，人以为血热之极也，谁知肾中火旺而阴水亏乎！夫同是先期之来，何以分虚实之异？盖妇人之经最难调，苟不分别细微，用药鲜克有效。先期者火气之冲，多寡者水气之验，故先期而来多者，火热而水有余也；先期而来少者，火热而水不足也。倘一见先期之来，俱以为有余之热，但泄火而不补水，或水火两泄之，有不更增其病者乎！治之法不必泄火，只专补水，水既足而火自消矣，亦既济之道也。方用两地汤。"【组成】生地黄（酒炒）、玄参各 15 g，白芍（酒炒）、麦冬各 10 g，地骨皮、阿胶各 8 g。【用法】水煎服。阿胶烊化冲服。【功效】养阴清热。【适应证】虚热内扰证。经水先期而至，量少，色红，手足发热，舌红少苔，脉细数。【随症加减】热蕴者加青蒿、黄芩、牡丹皮、栀子清热凉血；气阴两虚者加黄芪、西洋参；伴腹痛色黑有块者加川楝子、蒲黄炭、延胡索炭、柴胡、佛手理气止痛；湿盛加薏苡仁、苍术健脾燥湿；月经过多者加焦艾叶、蒲黄炭、益母草；出血多有热者则加大黄炭、藕节、地榆炭、紫草、小蓟清热止血；阴道出血淋漓不止而量少者加墨旱莲、龟甲、海螵蛸、茜草根（炒炭）；气虚者加黄芪、党参；胃纳不佳者加陈皮、白术。【专科应用】①用于治疗月经先期、经期延长、上环后经期延长、排卵期子宫出血、功能失调性子宫出血、产后阴虚发热、产后恶露不尽、黄体功能不全、继发性不孕症、经行口糜、妇女脏躁、围绝经期综合征、慢性盆腔炎、子宫次全切除术后发热等。②用于治疗精液不液化症、男性不育症、紫癜、鼻出血、咯血、大便出血、汗证、原发性高血压、糖尿病、高脂血症、脑动脉硬化症、心律失常、自主神经功能紊乱、便秘、顽固性皮肤病、痤疮等。【临床经验】①阿胶珠的炮制方法：将蛤粉炒至沸水样，如水蒸气般向空中飞腾时，投入阿胶丁，待胶珠变圆约 5 秒，离火，继续翻炒，利用余热使之膨大成圆珠形。②治疗围绝经期综合征，去阿胶，加墨旱莲、女贞子。汗多者加浮小麦、牡蛎；烦躁易怒者加生龟甲；情志抑郁者加夏枯草、广郁金；失眠者加首乌藤、合欢花、酸枣仁；心烦、口苦者加栀子、黄芩、牡丹皮；心悸者加磁石、首乌藤、远志；头痛、高血压者加天麻、沙苑子、珍珠母；皮肤蚁走感加赤芍、防风、蝉蜕。③治疗精液液化时间延长导致的男性不育症，加白薇、石斛、女贞子、墨旱莲。口干梦多者加知母、黄柏；舌暗或有瘀斑者加丹参、牡丹皮。④施今墨经验：蒺藜两地汤（去地骨皮、阿胶、白芍，加蒺藜、沙苑子、熟地黄、石斛、天花粉、五味子、党参、黄芪、山药、绿豆衣）治血虚燥阴伤证糖尿病。【方歌】两地汤中用生地，玄参麦冬地骨皮，阿胶白芍用酒炒，补水泄火服之宜。

~~~~~~~~~~~~~~~~~~~~

第五节　补阳剂

金匮肾气丸（又称肾气丸、附桂八味丸）

【来源】《金匮要略》："虚劳腰痛，少腹拘急，小便不利者，八味肾气丸主之。""夫短气有微饮，当从小便去之，苓桂术甘汤主之。肾气丸亦主之。""男子消渴，小便反多，以饮一斗，小便一斗，肾气丸主之。""问曰：妇人病饮食如故，烦热不得卧，而反倚息者，何也？师曰：此名转胞，不得溺也，以胞系了戾，故致此病。但利小便则愈，宜肾气丸主之。"【组成】干地黄8份，山药、山茱萸各4份，茯苓3份，泽泻、牡丹皮各2份，附子、桂枝各1份。【用法】上8味，为末，炼蜜和丸，如梧桐子大。每服15丸，用酒送下，加至20丸，每日3次。现代用法：每次9g，每日2～3次口服；或做汤剂，水煎服，用量按原方比例酌减或做冲剂、散剂。片剂：每次6片，每日2次，口服。口服液：每次1支，每日2次，口服。胶囊剂：每次5粒，每日2次，口服。【功效】补肾助阳。【适应证】治肾阳不足，腰酸脚软，肢体畏寒，少腹拘急，小便不利或频数，舌质淡胖，尺脉沉细，及痰饮喘咳，水肿脚气，消渴，转胞，久泄。【随症加减】方中干地黄，现多用熟地黄；

若畏寒肢冷较甚者可将桂枝改为肉桂，并加重桂、附之量，以增温补肾阳之效；小便不利，腰重脚肿，腹胀喘急者加车前子、牛膝；兼痰饮咳喘者加干姜、细辛、半夏等以温肺化饮；虚热不退者加黄芪、知母、芍药；夜尿多者可加巴戟天、五味子、益智、金樱子、芡实等以助温阳固摄之功；小便数多，色白体羸，为真阳亏虚，宜加补骨脂、鹿茸等，加强温阳之力；若用于阳痿，证属命门火衰者酌加淫羊藿、补骨脂、巴戟天等以助壮阳起痿之力；天癸将竭，崩漏加鹿角胶、仙鹤草、荆芥炭、海螵蛸温补肾气以止血；带多如水，带中夹赤加龟甲胶、椿皮、薏苡仁、贯众炭。【专科应用】①治疗以腰痛脚软为主要症状的疾病，如慢性肾小球肾炎、勃起功能障碍、遗精、遗尿、肾虚腰痛、精子缺乏症、不育、腰椎间盘突出症等。②治疗以小便不利或反多为主要症状的疾病，如慢性尿路感染、前列腺增生、尿潴留、小儿遗尿、老人尿失禁、遗尿、神经性尿频、顽固性遗尿、尿崩症、糖尿病等。③用于治疗再生障碍性贫血、白细胞减少症、溶血性贫血、白血病、原发性血小板减少性紫癜等。④用于治疗甲减、肾上腺皮质功能减退、乏力感综合征、神经衰弱、复发性口腔溃疡、眼肌麻痹、老年性白内障、前列腺增生、骨质疏松症、带下症、高催乳激素血症性不孕症、老年性阴道炎、围绝经期综合征、功能失调性子宫出血、慢性气管炎、支气管哮喘缓解期、血吸虫病肝硬化腹水、营养不良性浮肿、原发性高血压、高脂血症、动脉硬化症、维生素 B_1 缺乏病等。【临床经验】①消化系统功能弱的人服用本方可引起食欲减退或呕吐、腹泻，有的出现荨麻疹。这主要由地黄引起的，以酒为引或许可以避免。极少数有过敏反应，表现为全身瘙痒，起红色斑丘疹，伴阵发性心悸，心电图示窦性心律失常，停药后消失。若咽干口燥、舌红少苔属肾阴不足，虚火上炎者，不宜应用；肾阳虚而小便正常者，为纯虚无邪，不宜使用本方；忌房欲、气恼；不宜和外感药、赤石脂或其制剂同时服用；忌食生冷物；孕妇忌服。②《中医大辞典》："桂附地黄丸即肾气丸。"但是，王加锋等认为，这种同名异方的混乱情况，极易造成临床医师选方错误，影响对该方疗效的评价与研究。两方在临床上应区别运用。原方用大量的生地黄作为君药，用桂枝使肾气蒸腾气化。《备急千金要方》最早将桂枝改为桂心，桂、附用量各增至二两（60 g）。《太平惠民和剂局方》治诸虚载本方，将桂枝改为肉桂，将干地黄改为熟地黄，名曰八味圆。所用的熟地黄至少六蒸六晒以上，这样效果才会好。《医宗金鉴》将干地黄易为熟地黄，桂枝易为肉桂，名八味地黄丸，即今之桂附地黄丸。从用量上看，肾气丸中桂、附的用量在本方中仅占1/8的比例；桂附地黄丸中桂、附的用量在本方中占2/8的比例。金匮肾气丸与桂附地黄丸组成功效虽相似，但两者亦有不同。金匮肾气丸平补肾气，适用于肾气亏虚、气化失司而无明显寒热之象的病证；桂附地黄丸为金匮肾气丸的衍变方，将干地黄改成了熟地黄，桂枝易为肉桂，温补之性增强，进而变为温补肾阳之剂，临床适用于肾阳不足寒象明显的病证，临床适用于肾阳亏虚、命门火衰所致腰膝冷痛、夜尿频多、遗尿或尿失禁、阳痿精冷、精少滑泄、宫寒不孕等症。③a. 慢性肺心病，加麻黄。每日1剂，水煎2次，滤取药液200～300 mL，分2次空腹内服；病证减轻后改服丸剂，每次9 g，每日2次。b. 支气管哮喘缓解期、慢性肾小球肾炎、勃起功能障碍、精子缺乏症、高催乳激素血症性不孕症、肾虚腰痛、复发性口腔溃疡，用丸剂，每日3次，每次9 g，饭后半小时吞服，连服半年以上，疗程中哮喘发作时停服。c. 原发性高血压，加丹参、车前子、牛膝、巴戟天、淫羊藿、龙骨、牡蛎。d. 阳虚头痛，加鹿角、磁石、枸杞子、菟丝子。畏寒肢凉者加桂枝，眉棱骨痛加白芷，便溏加干姜，头跳痛加黄芪。e. 功能失调性子宫出血，肾虚证加鹿角霜、巴戟天、枸杞子；阳虚血热证加女贞子、墨旱莲、茜草根；肾虚挟瘀证加蒲黄、五灵脂、丹参；脾肾两虚证加黄芪、党参、白术；肾虚肝郁证加柴胡、香附、白芍、合欢皮。④肾气丸最好与补中益气丸合用，效果更好。【方歌】金匮肾气治肾虚，地黄淮药及山萸，丹皮泽泻加桂附，水中生火在温煦。

济生肾气丸

【来源】《重订严氏济生方》："治肾虚腰重，脚肿，小便不利。"【组成】白茯苓、泽泻、山茱萸（取肉）、山药（炒）、车前子（酒蒸）、牡丹皮（去木）各30 g，附子（炮）、官桂（不见火）、川牛膝（去芦，酒浸）、熟地黄各15 g。【用法】上为细末，炼蜜为丸，如梧桐子大，每服70丸（9 g），空心米饮送下。亦可水煎服，用量按原方比例酌减。【功效】温补肾阳，利水消肿。【适应证】主治肾阳不足，水湿内停证。水肿，小便不利。主蛊证，脾肾大虚，肚腹胀大，四肢浮肿，喘急痰盛，腰膝酸重，小便不利，大便溏黄；亦治消渴，饮一溲一。主要见症为腰部冷痛酸重，或全身浮肿，腰以下为甚，动辄气喘，肢冷寒，下半身欠温，少腹拘急，小便不利或小便反多，大便溏，舌质淡胖，脉沉细或虚弱。【随症加减】舌体淡胖有齿痕，四肢不温者加菟丝子，舌苔白腻者加砂仁、石菖蒲，伴气短乏力、腹泻者加黄芪、白术，伴肢体疼痛、舌有瘀斑者加葛根、细辛，尿闭重者加王不留行。【专科应用】①治疗以水肿为主要临床表现的疾病，如慢性肾衰竭、糖尿病肾病、胫前黏液性水肿、特发性水肿、功能性水肿、难治性心力衰竭、慢性心力衰竭。②治疗以视物模糊、眼前暗影等为主要临床表现的眼部疾病，如糖尿病角膜损害、中心性浆液性脉络膜视网膜病变、老年性白内障。③治疗以尿频、尿急、尿失禁或排尿困难等为临床表现的泌尿系疾病，如慢性尿路感染、慢性肾炎、糖尿病神经元性膀胱前列腺炎、前列腺增生、产后尿潴留，以及小儿遗尿、老人尿失禁、神经性尿频。④还可治疗冠心病、慢性支气管哮喘、慢性支气管炎、小儿夏季热、慢性类风湿关节炎、痛风性关节炎、骨结核等疾病。【临床经验】①本方含肉桂，忌与含赤石脂的药物同用；含附子，忌与含半夏、瓜蒌、贝母、白蔹、白及的药物同用。阴虚火旺之遗精滑泄者，不可使用本方。本方含钾量高，与保钾利尿药螺内酯、氨苯蝶啶合用时，防止高钾血症。避免与磺胺类药同时服用。②张景岳经验："若其人因大病之后，脾气大虚而病水肿者，服此虽无所碍，终不见效，每熟计之，脾气大伤，诚非肾药之所能治，专用理中汤一两，加茯苓一两。命火衰者，加附子；两足冷者，加肉桂；腹胀甚者，加厚朴。三大剂而足胫渐消，十余剂而腹胀退。凡治中年之后脾肾虚寒者，悉用此法。盖气虚者，不可复行气；肾虚者，不可复行水；肾虚者，不可专利水，温补即所以化气，塞因塞用之妙，顾在用之者何如耳。"③治疗继发性水肿，长期使用激素药物引起者加泽兰、益母草、栀子活血利水；长期使用抗癌药物引起者加白花蛇舌草、金钱草、土茯苓解毒利水；治疗淋巴管瘀阻水肿者加小通草、防己、苏木、乳香、没药、王不留行破血利水消肿。【方歌】肾气丸名别济生，车前牛膝合之成，癃闭阴阳俱不化，妙方服后病能痊。

桂附理中丸

【来源】《证治宝鉴》桂附理中汤治"肾虚呃逆，妊娠痢疾"。《饲鹤亭集方》附桂理中丸治"脾胃虚寒，痰饮内停，中焦失运，呕吐食少，腹痛便溏，脉来迟细者"。《中国药典》桂附理中丸"用于肾阳衰弱，脾胃虚寒，脘腹冷痛，呕吐泄泻，四肢厥冷"。【组成】肉桂、附片各30 g，党参、白术（炒）、炮姜、甘草（蜜炙）各90 g。【用法】以上6味，粉碎成细粉，过筛，混匀。每100 g粉末加炼蜜120～140 g制成大蜜丸，即得。用姜汤或温开水送服，每次1丸，每日2次。【功效】补肾助阳，温中健脾。【适应证】适用于脾胃虚寒，阳气不足引起的脘腹冷痛、呕吐腹泻、腹胀肠鸣、不欲饮食、手足发凉等症及脾肾两虚，寒凝不化所致之精神倦怠，形寒肢冷，不思饮食，脘腹冷痛，大便溏泻，带下清稀等症。本方以腹痛喜温按，吐泻，手足冷，脉沉迟为辨证要点。

【随症加减】呕吐甚者可加半夏，改炮姜为生姜；下利甚者可加茯苓、白扁豆健脾渗湿以止泻；阳虚失血者可加艾叶、伏龙肝温涩止血。**【专科应用】**①治疗以腹痛、腹胀为主要临床表现的急、慢性肠炎，胃和十二指肠溃疡，胃痉挛、胃下垂、胃扩张、慢性结肠炎、幽门梗阻、腹泻等。②治疗以胸痛为主要临床表现的慢性心力衰竭、冠心病等。③用于治疗糖尿病、慢性盆腔炎、窦性心动过缓、过敏性紫癜、血小板减少性紫癜、复发性口腔溃疡、湿疹等。**【临床经验】**①忌生冷、油腻、不易消化食物。不适用泄泻兼有大便不畅，肛门灼热者。有原发性高血压、心脏病、肝病、糖尿病、咳喘、肾炎性水肿患者等慢性病严重者慎用。②《三因极一病证方论》附子理中汤（无肉桂），治五脏中寒，口噤，四肢强直，失音不语；下焦虚寒，火不生土，脘腹冷痛，呕逆泄泻。《奇效良方》记载，如血少加当归，同煎服。③久病不愈，黎明前脐腹作痛，肠鸣即泻，便中夹杂有黏液，泻后则安者，加补骨脂、肉豆蔻、五味子、吴茱萸、厚朴、山药、砂仁、黄柏炭、陈皮。脾肾阳虚，血瘀气滞，水湿内停者，加当归、猪苓、茯苓、丹参、鸡血藤、车前子、泽泻、龙胆。**【方歌】**理中汤主理中乡，甘草人参术黑姜，呕利腹痛阴寒盛，或加桂附总扶阳。

附子理中汤

【来源】《三因极一病证方论》："治五脏中寒，口噤，四肢强直，失音不语。"**【组成】**人参、白术、甘草（炙）、干姜（炮）、大附子（炮，去皮、脐）各等份。**【用法】**上为锉散。每服 12 g，用水 150 mL，煎至 105 mL，去滓温服。**【功效】**补虚回阳，温中散寒。**【适应证】**主治五脏、下焦虚寒证。主脾胃虚寒，腹痛食少，泄利呕逆，口噤肢厥，以及寒厥痼冷，霍乱脏毒，阴斑瘴毒，喉肿疮疡，口舌生疮，脉沉迟或沉细；并治阴盛格阳，发热烦躁。临床应用以五脏中寒，口噤，四肢强直，失言不语；下焦虚寒，火不生土，脘腹冷痛，呕逆泄泻为辨证要点。**【随症加减】**虚寒甚者可加肉桂；呕吐甚者可加生姜、半夏；下利甚者可加茯苓、白扁豆；阳虚失血者可将干姜易为炮姜，加艾叶、伏龙肝；胸痹可加薤白、桂枝、枳实；腹痛可加丁香、小茴香、高良姜。**【专科应用】**①治疗以脘腹冷痛为主要症状的疾病，如功能性消化不良、功能失调性子宫出血等。②治疗临床可见虚寒性质的老年性疾病，如冠心病、心力衰竭、心绞痛、糖尿病等。③治疗以呕逆泄泻为主要症状的疾病，如霍乱等。④用于治疗慢性迁延性肝炎、腰肌劳损、勃起功能障碍、休息痢等。**【临床经验】**①本方中附子有毒，使用的附子必须严格炮制，否则应该将附子分包后先煎1～2小时。本药严禁加量服用。②忌生冷，因此煎服时应于热水中煎药，同时服药后应忌食生冷物。③热病伤津及阴虚燥渴者不宜使用。④附子理中丸（《阎氏小儿方论》）即理中丸加附子，治脾胃虚寒，心痛，霍乱吐利转筋；桂附理中汤（《三因极一病证方论》）即理中丸加肉桂、附子而成，治脾胃虚寒，功同附子理中丸，唯其补阳祛寒之力更甚。肉桂理中汤（《全国中药成药处方集》）乃理中丸加肉桂，治阴寒腹痛，霍乱呕吐停食，呕噎等症。参茸理中丸（《全国中药成药处方集》）即理中丸加鹿茸，治肾虚精竭，命门火衰，及脾胃痛，痰多腹胀，或停饮，呕噎等症。六味回阳饮（《景岳全书》）即理中丸去白术，加附子、当归、熟地黄，用于治疗命门火衰，阴阳将脱等症。**【方歌】**理中丸主温中阳，人参甘草术干姜，呕哕腹痛阴寒盛，再加附子更扶阳。

十补丸 **【来源】**《重订严氏济生方》："治肾脏虚弱，面色黧黑，足冷足肿，耳鸣耳聋，肢体羸瘦，足膝软弱，小便不

利，腰脊疼痛。"【组成】附子（炮，去皮、脐）、五味子各60 g，山茱萸（取肉）、山药（锉，炒）、牡丹皮（去木）、鹿茸（去毛，酒蒸）、熟地黄（洗，酒蒸）、肉桂（去皮，不见火）、白茯苓（去皮）、泽泻各30 g。【用法】上为细末，炼蜜为丸，如梧桐子大。每服70丸，空腹时用盐酒或盐汤送下。【功能】补肾阳，益精血。【适应证】主治肾阳虚损，精血不足证。症见面色黧黑，足冷足肿，耳鸣耳聋，肢体羸瘦，足膝软弱，小便不利，腰脊疼痛。【随症加减】脾虚泄泻加人参、茯苓、麦芽；心虚惊悸加桂枝、磁石、龙齿；肝虚筋急加白芍、石决明、乌梅；肺虚喘咳加玉竹、诃子、玄参；肾虚阳浮加知母、黄柏、紫河车。【专科应用】用于治疗糖尿病、慢性肾炎、阿尔茨海默病、脑供血不足、甲减、性功能低下、精子缺乏症、中老年男性雄激素缺乏综合征、围绝经期综合征、腰肌劳损、慢性疲劳综合征、腰骶关节紊乱、骨质疏松症。【临床经验】①阴血虚，有内热者忌服。②治疗慢性肾炎，加益母草、黄芪为基础方，蛋白尿者加芡实、白术；血压高者加赭石、生牡蛎。治疗性功能减退加淫羊藿、仙茅、狗肾、菟丝子为基础方，遗精者加覆盆子、金樱子；小便余沥者加桑螵蛸、益智；夜尿频繁者加芡实、菟丝子、金樱子；眩晕者加枸杞子、何首乌、白芍；耳聋者加石菖蒲、磁石；盗汗者加龟甲、鳖甲、麦冬；气促者加补骨脂、人参、沉香。治疗闭经加仙茅、当归、紫石英、淫羊藿为基础方，少腹痛者加延胡索、香附、小茴香；乳房胀者加王不留行、柴胡、桔梗；肥胖者加苍术、枳实、胆南星、香附。【方歌】十补丸中八味底，填精补阳加茸味，诸虚不足补忌急，羸瘦老衰总能敌。

右归丸【来源】《景岳全书》："治元阳不足，或先天禀衰，或劳伤过度，以致命门火衰，不能生土，而为脾胃虚寒，饮食少进，或呕恶膨胀，或番胃噎膈，或怯寒畏冷，或脐腹多痛，或大便不实，泻痢频作，或小水自遗，虚淋寒疝，或寒侵溪谷而肢节痹痛，或寒在下焦而水邪浮肿。"【组成】熟地黄240 g，山茱萸（微炒）、枸杞子（微炒）、当归各 90 g，鹿角胶（炒珠）、山药（炒）、菟丝子（制）、杜仲（姜汤炒）各120 g，制附子、肉桂各 60 g（渐可加至 180 g）。【用法】先将熟地黄蒸烂杵膏，加炼蜜为丸，如梧桐子大。每服 100 余丸，食前用滚汤或淡盐汤送下。或丸如弹子大，每嚼服 2～3 丸，以滚白汤送下。现代用法亦可水煎服，用量按原方比例酌减。【功效】温补肾阳，填精益髓。【适应证】主治肾阳不足，命门火衰证。症见神疲气怯，或心跳不宁，或四体不收，或肢节痹痛，周身浮肿，或眼见邪祟，或阳衰无子，或呕恶膨胀，或翻胃噎膈，或脐腹多痛，或大便不实，泻痢频作，小便自遗等。临床应用以神疲乏力，畏寒肢冷，腰膝酸软，阳痿遗精、大便稀溏、尿频而清，脉沉迟为辨证要点。【随症加减】如阳衰气虚加人参以补之；如阳虚精滑，或带浊、便溏加补骨脂（酒炒）以补肾固精止泻；如肾泄不止加北五味子、肉豆蔻（面炒，去油用）以涩肠止泻；如饮食减少，或不易消化，或呕恶吞酸，皆脾胃虚寒之证加干姜（炒黄用）以温中散寒；如腹痛不止加吴茱萸（汤泡半日，炒用）以散寒止痛；如腰膝酸痛加核桃仁（连皮）；如阴虚阳痿加巴戟肉、肉苁蓉，或加黄狗外肾 1～2 副，以酒煮烂捣人之。【专科应用】①用于治疗勃起功能障碍、性功能减退、遗精、精浊、精子缺乏症、中老年男性雄激素缺乏综合征等男科疾病。②用于治疗闭经、多囊卵巢综合征、围绝经期功能失调性子宫出血、不孕、老年型赤白带过多症、乳腺囊肿、产后不明原因发热、人工流产术后月经过多等妇科疾病。③尚可用于治疗火衰耳鸣、阳虚鼻衄等眼耳鼻咽喉口腔科疾病。④本方可治疗慢性肾炎、肾病综合征、慢性肾衰竭、神经衰弱、慢性支气管炎、慢性阻塞性肺疾病稳定期、变异性哮喘、慢性胃炎、慢性腹泻、胃溃疡合并大出血、糖尿病、原发性高血压、冠心病不稳定型心绞痛、心力衰竭、骨质疏松症、病态窦房结综合征、原发性低血压、甲状腺功能减退性心肌病、甲减、胃下垂、坐骨神经痛、腰肌劳损、膝骨关节炎、假肥大型进行性肌营养不良、遗传性小脑共济失调、白细胞减少症、系统性红斑狼疮、恶性肿瘤放疗辐射损伤等。【临床经验】①本方纯补无泻，对于肾虚兼有湿浊者，不宜使用。忌食生冷，避风寒。②治疗男性不育症，配合狗、猪、羊等动物睾丸、阴茎、肾脏等不限，将其焙干研细末服用。③段玮玮经验：运用右归丸加减治疗月经过少，若肾虚兼有血瘀，经血色暗有小块，或经行腹胀痛，在补肾的基础上加活血化瘀之丹参、鸡血藤；脾虚食少者酌加炒白术、茯苓、党参、鸡内金、砂仁；形寒肢冷者酌加淫羊藿、人参；夜尿频数者酌加益智、桑螵蛸；心悸失眠者酌加炒酸枣仁、五味子；兼少腹冷痛者酌加吴茱萸，并加重肉桂用量。④许继祥经验：治疗坐骨神经痛，用本方去吴茱萸，加川牛膝、麻黄、炒白芍、甘草为基本方，刺痛明显加丹参、制乳香、制没药；麻木重加鸡血藤；夜间痛甚加何首乌；夹湿者去枸杞子加苍术，便溏纳差加砂仁、山楂；自汗去麻黄加黄芪。喻峰经验：治疗肥大性脊椎炎，用本方减鹿角胶、菟丝子、当归，加威灵仙、枣皮、甘草为基本方，痛甚加乳香、甲珠；寒甚加川乌、草乌；肢体麻木加全蝎或蜈蚣；便秘加熟大黄；气血亏虚加黄芪、当归；寒痰加白芥子或生天南星。⑤在常规激素治疗的同时加虫类药，治疗难治性肾病患者，有助于蛋白尿转阴。治疗退行性膝关节炎，疼痛明显加制川乌头、制草乌头；遇阴雨天加重者加独活、细辛；骨质变形者加自然铜、狗脊；晨僵明显者加三七、姜黄。【方歌】右归丸中地附桂，山药茱萸菟丝归，杜仲鹿胶枸杞子，益火之源此方魁。

右归饮 【来源】《景岳全书》："其有倏热往来，或面赤如

脂，而腹喜热饮，或上热如烙，而下冷如冰，或喉口大热，而大便不实，此其证虽若热，而脉必细微，或虽洪大而浮空无力者，是皆阳气无根而孤浮于上，此阴中之火虚也。治宜益火之本，使之归源，如海藏八味地黄丸，或右归饮之类主之。"【组成】熟地黄9～30 g，山药、枸杞子各6 g，山茱萸、甘草各3 g，杜仲9 g，肉桂3～6 g，制附子6～9 g。【用法】水煎服。【功效】温补肾阳，填精补血。【适应证】主治肾阳不足证。症见腰膝酸痛，气怯神疲，畏寒肢冷，咳喘，大便溏薄，小便频多，手足不温，阳痿遗精舌苔淡薄，脉象沉细者；阳虚咳嗽；以及产妇虚火不归元而发热者；肾franchise火衰，晕坠而痛；或阴盛格阳，真寒假热之证。【随症加减】如气虚血脱，或厥，或昏，或汗，或晕，或虚狂，或短气者必大加人参、白术；如火衰不能生土，为呕哕吞酸者加炮干姜；如阳衰中寒，泄泻腹痛加人参、肉豆蔻；便溏加肉豆蔻、五味子；如小腹多痛者加吴茱萸；如淋带不止加补骨脂；怕冷加补骨脂；如血少血滞，腰膝软痛者加当归。【专科应用】①用于治疗闭经、勃起功能障碍、遗精、不射精症、慢性前列腺炎、早泄、功能失调性子宫出血、黄体功能不足、多囊卵巢综合征、妊娠期高血压疾病、外阴慢性上皮营养不良性疾病、男性乳房发育症等。②用于治疗肾病综合征、慢性肾功能不全、糖尿病肾病、直立性低血压、席汉综合征、甲减、神经衰弱、重症肌无力、神经源性膀胱、冠心病、病态窦房结综合征、难治性哮喘、特发性血小板减少性紫癜、白细胞减少症、小儿发育不良。③用于治疗膝关节骨关节炎、强直性脊柱炎、激素性股骨头坏死、腰肌劳损、风湿性坐骨神经痛、系统性硬化病、系统性红斑狼疮、变应性鼻炎、白内障、神经性耳聋。【临床经验】①肺肾阴虚，阴虚内热而干咳无痰，颧红盗汗慎用。脾胃虚弱或者夹湿，有水湿壅滞不适合。②用右归饮加味治疗精子缺乏症，有遗精史及早泄者加韭菜子、金樱子、龙骨、牡蛎；大便频溏者加补骨脂、炒白术、党参、干姜；举而不坚者加牛膝、巴戟天、续断。除每晚服汤剂外，早晨及中午各服右归丸（鹿角胶改为鹿茸，并加人参）。③治疗妊娠期高血压疾病，应用本方为基本方，纳差加白术、砂仁、焦山楂；恶心呕吐加陈皮、竹茹；水肿严重加车前子、桑白皮、赤小豆、泽泻、大腹皮；内热盛加红藤、黄芩、板蓝根。【方歌】右归饮治命门衰，附桂山萸杜仲施，地草淮山枸杞子，便溏阳痿服之宜。

桂枝甘草龙骨牡蛎汤

【来源】《伤寒论》："火逆下之，因烧针烦躁者，桂枝甘草龙骨牡蛎汤主之。"【组成】桂枝（去皮，味辛甘温）10 g，甘草（炙，味甘平）、牡蛎（熬，味咸微寒）、龙骨（味甘涩平）各 20 g。【用法】上 4 味，以水1000 mL，煮取 500 mL，去滓，温服 160 mL，日三服。现代用法：龙骨、牡蛎先煎，2 次温服。【功效】温通心阳，潜镇安神。【适应证】主治心阳虚弱，心神不敛之证。以心悸、烦躁、舌淡，苔白为辨证要点。【随症加减】若有气虚者加黄芪、太子参、檀香、丹参；阳虚水泛加生黄芪、泽泻、防己、益母草；阳虚寒凝加瓜蒌、薤白、细辛；阴阳两虚加天花粉、麦冬、黑附子、山楂；气阴两虚或夹湿热桂枝减量，加太子参、苦参、生地黄、丹参；神疲体倦，常有心悸，遗精者生龙骨、牡蛎加量，再加太子参、五味子、金樱子；心脏早搏者加丹参、苦参；胸闷不舒者加瓜蒌、薤白；胸闷如窒甚加桔梗、枳实；胸痛如刺甚加速效救心丸舌下含服；心悸甚，早搏频发用红参代太子参，炙甘草加倍；咽中不适，舌尖红加黄芩或知母；心悸烦躁，胸闷，手足不温者加红参、附子；有肝气郁结，胸闷喜太息者加柴胡、旋覆花、郁金；神疲痴呆，时有单独发笑、动作重复，幻听幻想，默默不语者加紫石英、生白芍；小儿纳少便溏，神烦易怒，夜间啼哭者加乌药、淮小麦、茯苓、蝉蜕；夜间遗尿者加菟丝子、炙黄芪、太子参、五味子、桑螵蛸、淫羊藿；寐差者加丹参、酸枣仁、首乌藤、远志；眼肌痉挛，烦躁者加白附子；头目眩晕、四肢抽搐加石决明；闭证加石菖蒲、郁金、钩藤、天麻、地龙、半夏；脱证加麦冬、五味子、红参；肢体酸软，偏枯不用，舌强语謇加当归、黄芪、地龙、全蝎、牛膝、杜仲、枸杞子、狗脊。【专科应用】①治疗以心悸、胸闷、气促为主要临床表现的窦性心动过速、房室阻滞、心房颤动、阵发性室上性心动过速、高血压心脏病、风心病、病毒性心肌炎、病态窦房结综合征、缺血性心肌病、心绞痛。②治疗以多汗为主要临床表现的自主神经功能紊乱、焦虑障碍、皮脂炎。③治疗以烦躁、抑郁为主要表现的围绝经期综合征、精神分裂症、睡行症、神经性头痛、神经症、失眠、抑郁症。④用于治疗慢性鼻炎、眼肌痉挛、顽固性口腔溃疡、神经性膈肌痉挛、注意缺陷障碍、卒中、痹症、颈椎病、功能性不射精症等。【临床经验】①桂枝甘草龙骨牡蛎汤是适用于心阳受伤，心阴不足，或心肾不交者；心神被扰所致的惊悸、失眠等疾患，酌加黄芪、党参益气助阳，首乌藤、远志安神，益智固精缩尿，白芍敛阴。如阴虚火旺以及其他原因造成的遗精，需要辨证准确，加减适宜，方能取效，或另选他法治之。②《金匮要略》："夫失精家少腹弦急，阴头寒，目眩，发落，脉极虚芤迟，为清谷，亡血，失精。脉得诸芤动微紧，男子失精，女子梦交，桂枝加龙骨牡蛎汤主之。"桂枝加龙骨牡蛎汤（桂枝、芍药、生姜各 45.5 g，甘草 30 g，大枣 12 枚，龙骨、牡蛎各 45.5 g）治疗肝胆痰热所致的烦躁易惊，而桂枝甘草龙骨牡蛎汤治疗心阴虚损，不能温养心脉所致的烦躁易惊。③《伤寒论》："伤寒脉浮，医以火迫劫之，亡阳，必惊狂，卧起不安者，桂枝去芍药加蜀漆牡蛎龙骨救逆汤主之。"与桂枝甘草龙骨牡蛎汤皆是心阳损伤，一则程度较轻，仅出现心神烦扰的烦躁；一则程度较重，遂出现心神浮越的惊狂，卧起不安。因此，两者皆治以温通心阳，重镇安神。一则用桂枝甘草龙骨牡蛎汤，剂量很小，一则用桂枝去芍药加蜀漆牡蛎骨救逆汤，实际是桂枝甘草龙骨牡蛎汤用量增大的加味方，加生姜、大枣以调补脾胃，加蜀漆以劫痰开结。④桂枝甘草龙骨牡蛎汤是仿桂枝汤调和阴阳，将桂枝甘草汤变其用量之比例，改温补心阳之剂为交通阴阳之方，再加龙骨、牡蛎组成，临证效佳。其桂枝用量小，不足以补心阳，但是可引心阳下交于肾；甘草用量倍于桂枝，重在补中益气、滋养血脉，使阴津充而上奉以养神，则阳有所附，此调和阴阳治本之法；牡蛎、龙骨育阴潜阳、宁心安神，加之酸枣仁、首乌藤养心安神，均属治标之策。【方歌】桂枝甘草组成方，龙牡加入安神良，心悸同时兼烦躁，补阳宁心效果彰。

第六节　阴阳双补剂

地黄饮子（又称地黄饮）

【来源】《圣济总录》："肾气虚厥，语声不出，足废不用。"【组成】熟干地黄（焙）12 g，巴戟天（去心）、山茱萸（炒）、石斛（去根）、肉苁蓉（酒浸，切焙）、附子（炮裂，去皮脐）、五味子（炒）、官桂（去粗皮）、白茯苓（去黑皮）、麦冬（去心，焙）、石菖蒲、远志（去心）各15 g。【用法】上为粗末，每服9～15 g，水1盏（50 mL），加生姜3片，大枣2枚，擘破，同煎七分，去，食前温服。现代用法：加姜枣水煎服。【功效】滋肾阴，补肾阳，开窍化痰。【适应证】主治下元虚衰，痰浊上泛之喑痱证。临床应用以舌强不能言，足废不能用，口干不欲饮，足冷面赤，脉沉细弱为辨证要点。【随症加减】若属痱而无喑者减去石菖蒲、远志等宣通开窍之品；喑痱偏于肾阴虚者加地骨皮、鳖甲，偏于肾阳虚者加仙茅、淫羊藿；以痰火偏盛者去附、桂，酌加川贝母、竹沥、胆南星、天竺黄；兼有气虚者加黄芪、人参；兼有内风甚者加僵蚕、钩藤、全蝎及藤类药；口干口渴明显者加葛根、天花粉等；小便频数者加益智、桑螵蛸等；大便干燥结者加瓜蒌子、郁李仁等；视物不清者加菊花、草决明、枸杞子；肢体麻木者加鸡血藤、海风藤、忍冬藤等；皮肤红肿热痛者加赤芍、地丁、蒲公英、黄柏；伴肢体疼痛者加桑寄生、桂枝，上肢疼痛甚者加片姜黄、葛根、桑枝，下肢疼痛甚者加丝瓜络、牛膝、五加皮等。【专科应用】①临床可用于治疗言语不利、感觉异常、足痿的疾病，如脊髓空洞症、脊髓炎、脊髓高位截瘫、先天性脊柱裂、脊髓结核、三叉神经痛、脑血栓形成、脑栓塞、血管性痴呆、阿尔茨海默病、神经衰弱、脑挫伤后遗症、进行性肌营养不良、小脑共济失调、产后失语、有机磷农药中毒后迟发性神经病等。②用于治疗以口干、尿频为主要症状的疾病，如糖尿病、尿崩症、慢性肾炎、甲亢、精神分裂症等。③用于治疗以肢体皮肤疼痛为主的疾病，如足跟痛、多发性系统性硬化病、脊髓型颈椎病、膝骨关节病等。④用于治疗贫血、原发性高血压、冠心病、不育症、脱发、围绝经期综合征、动脉硬化性精神病、睑肌痉挛、正常颅内压脑积水、鼻咽癌、焦虑障碍、抑郁状态等。【临床经验】①本方原名地黄饮，《黄帝素问宣明论方》在原方基础上加少许薄荷，名"地黄饮子"，薄荷疏郁而轻清上行，清利咽喉窍道，对痰阻窍道更为适合。本方药味虽燥润结合，温而不燥，但毕竟偏于温补，若由火山上升，肝阳偏亢，突然舌强足痿者不宜；不宜久服，如须服用较长时间，用仙茅、淫羊藿代附子、肉桂。②张琪经验：偏阴虚去附、桂，加鳖甲、墨旱莲、竹沥、胆南星。脊髓空洞症加人参、黄芪、女贞子、山药；脑挫伤后遗症加龙骨、生铁落；进行性肌营养不良加紫河车、菟丝子、木瓜、鸡血藤、千年健；脑萎缩，痴呆症加紫河车、淫羊藿、益智、红参、鹿角胶。③赵锡武经验：地黄饮子必须用生地黄。生地黄用量增至每剂40～50 g，而桂附仅用6 g，巴戟天仅用12 g。他主张脑梗死非温药不化，脑出血非凉药不止。治疗脑梗死用地黄饮子原方不去桂附，治疗脑出血则主张早期先用风引汤，继用地黄饮子去附子。至于刘河间曾说过的"凡觉中风，必先审六经之候，慎勿用大热药乌附之类"，也是针对脑出血初期而言。对血脉不畅常用归芪加川芎；对气虚、津液不得四布之证，常用春泽汤（即五苓散加党参）；对脑梗死症有时间断使用补阳还五汤；对脑出血症，加大茯苓量，以增渗利之功，促进出血的吸收；对病初神昏，痰涎壅盛者主张用局方至宝丹；血压高者用地黄饮子主方佐草决明、生石决明、杜仲、牛膝等。若心肾不交，气短心悸、脉结代者佐瓜蒌薤白汤、当归芍药散。若肾不纳气作喘，宜加沉香、肉桂以温肾，纳气、归根。若肾不温脾，脾阳衰，出现腹胀、呃逆、不食者宜加党参、半夏、干姜、丁香、柿蒂，温脾降逆。若胸闷有痰宜配伍蠲饮六神汤，去痰通络，调气和胃，解郁安神。在用地黄饮子治喑痱的经验中主要一点是间断投用豁痰方剂如蠲饮六神汤（旋覆花、石菖蒲、胆南星、茯苓、橘皮、半夏），与地黄饮子交替使用。此不仅能防止或减少地黄剂的滋补浊腻、挟痰上涌之弊，而且喑痱用豁痰开窍法，促进神府功能以利神识康复。当见肢体不仁，无触觉时佐人参再造丸，触觉恢复后即停用。④焦树德经验：用本方随症加减治疗脊髓病变，如脊髓痨、脊髓炎、脊髓侧索硬化、联合硬化、脊髓空洞症等，如下肢走路困难，两腿发凉喜暖明显者加淫羊藿、补骨脂、续断、牛膝，并重用桂、附；小便不利者加车前子、木通；小便失控者加覆盆子、桑螵蛸、乌药；肢体筋肉拘急者加伸筋草、生薏苡仁、生白芍、僵蚕；久病难愈者加红花、桃仁、地龙、炙穿山甲。【方歌】地黄饮子山茱斛，麦味菖蒲远志茯，苁蓉桂附巴戟天，少入薄荷姜枣服。

七宝美髯丹【来源】《积善堂方》。【组成】赤白何首乌（米泔水浸三四日，瓷片刮去皮，用淘净黑豆 2 L，以砂锅木甑，铺豆及首乌，重重铺盖蒸之，豆熟取出，去豆晒干，换豆再蒸，如此 9 次，晒干，为末）、赤白茯苓（去皮，研末，以水淘去筋膜及浮者，取沉者捻块，以人乳 10 碗浸匀，晒干，研末）各 500 g，牛膝（去苗，酒浸 1 日，同何首乌第 7 次蒸之，至第 9 次止，晒干）、当归（酒浸，晒）、枸杞子（酒浸，晒）、菟丝子（酒浸生芽，研烂，晒）各 240 g，补骨脂（黑芝麻炒香）120 g。【用法】上为末，炼蜜为丸，如弹子大，共 150 丸。每次 1 丸（5 g），每日 3 次，清晨温酒送下，午时姜汤送下，卧时盐汤送下。现代用法：碾细，炼蜜丸，每丸重 10 g，早、晚各服 1 丸，淡盐开水送服。【功效】补益肝肾，乌发壮骨。【适应证】主治肝肾亏虚证，临床表现以须发早白、牙齿摇动，遗精盗汗，腰酸带下，筋骨痿弱，腰腿酸软，带下清稀、肾虚不育为辨证要点。【随症加减】肾气虚为主时加入黄芪、炒山药；肾精不足者加熟地黄、黑芝麻、紫河车；肾阳虚者加盐杜仲、续断、淫羊藿；肾阴虚者加白芍、女贞子、墨旱莲；言语不利、行动迟缓者加益智、山茱萸、山药、泽泻、远志、石菖蒲；腰膝酸软、筋骨痿弱者加桑寄生、杜仲；不育者加补骨脂、杜仲、巴戟天；脱发甚者配合桑椹、侧柏叶、木瓜各适量煎水外搽。【专科应用】①用于治疗症见发白或脱发的疾病，如早年性白发、早秃、斑秃、先天性脱发、雄激素源性脱发等。②用于治疗症见全身乏力的血液系统疾病，如再生障碍性贫血、缺铁性贫血、粒细胞减少、粒细胞缺乏、白血病等。③用于治疗以症见牙齿摇动为主的疾病，如牙周炎、牙菌斑、牙石、食物嵌塞、牙龈炎、溃疡性牙龈炎、妊娠性牙龈炎、增生性牙龈炎、牙龈瘤等牙周疾病。④用于治疗以不育为主要临床表现的疾病，如阴茎过小或无、尿道下裂、原发性睾丸功能不全、睾丸不发育、异位睾丸、附睾及输精管发育不完善、下丘脑功能低下、垂体功能低下或亢进、雄性交体缺乏、勃起功能障碍、免疫性因素引起的不育等，以及症见不孕、腰膝酸软、月经失调为主的疾病，如围绝经期综合征、排卵障碍性不孕等。④用于治疗肾上腺功能减退、甲减、糖尿病、冠心病、阿尔茨海默病等其他疾病。【临床经验】①本方相传为唐李翱方。《本草纲目》："明嘉靖初，邵元节真人以七宝美髯丹方上进世宗肃皇帝服饵有效，连生皇嗣，于是何首乌之方，天下大行矣。"配制时忌用铁器。脾胃虚弱而食少便溏者不宜使用本方，或合用四君子汤健脾助运。②清晨温酒下，午时姜汤下，卧时盐汤下。③用于再生障碍性贫血，本方加人参、熟地黄、黄芪、肉桂，阴虚可再用玄参、麦冬、山茱萸、乌梅炭、杜仲炭；阳虚加仙茅、肉苁蓉、巴戟天、鹿茸、附子；阴阳两虚加黄精、山药、续断、紫河车，有合并症者，再加辨证方药治疗。④治疗脱发，如发色黄白来杂，枯槁不润加黄芪、熟地黄，水煎，口服2次，外用侧柏叶，另配麻秸、柳枝洗头；如头发色黄而短少加知母、黄柏、麦冬、五味子，水煎，口服2次，配桑叶、麻、淘米水煮汁洗头，每日1次，连洗7日；如发色白多，容易脱落加女贞子、墨旱莲，配用榧子、核桃仁、鲜侧柏叶，捣成泥状，泡冷水洗头，每日1次，连洗7日。⑤治疗男性不育症，阴虚者加天冬、白芍、五味子、牡丹皮；阳虚者加巴戟天、淫羊藿、仙茅、肉桂；兼有湿热者加黄柏、泽泻、地肤子、蛇床子；阳痿者加仙茅、狗脊、附子、鹿鞭。【方歌】七宝美髯何首乌，菟丝牛膝茯苓俱，骨脂枸杞当归合，专益肝肾精血虚。

二仙汤

【来源】《妇产科学》："主妇女月经将绝未绝证。"【组成】仙茅、淫羊藿、当归、巴戟天各9g，黄柏、知母各4.5g。【用法】日服1剂，水煎取汁，分2次服。可随症加益母草、桑寄生、杜仲以补肾调经；或加枸杞子、白菊花以平虚阳。【功效】温肾阳，补肾精，泻肾火，调冲任。【适应证】主治阴阳俱虚于下，虚火上炎证。临床应用以月经周期或前或后，经量或多或少，头眩耳鸣，腰酸乏力，两足欠温，时或怕冷，时或轰热，舌质淡，脉沉细者为辨证要点。【随症加减】妇女围绝经期综合征者加紫苏子、丹参、沉香、白薇；抑郁症者加用石菖蒲、首乌藤；懒言少动、表情呆滞者重用石菖蒲，加郁金；心烦不寐者重用首乌藤，加用酸枣仁；纳呆畏寒者去黄柏，加用干姜；情绪极度抑郁、难以入眠者加合欢皮、茯神。【专科应用】①治疗以月经周期、经量等异常为主要症状的妇科病，如围绝经期综合征、闭经、功能失调性子宫出血、月经不调等。②治疗以头眩耳鸣，腰酸乏力为主要症状的疾病，如原发性高血压、前列腺炎、尿路感染、前列腺增生、勃起功能障碍、早泄等。③治疗以忽冷忽热为主要症状的疾病，如绝经后关节炎、盗汗、甲减、神经症、多发性骨髓瘤、慢性疲劳综合征等。④临床还可治疗见于阴阳俱虚表现的泌尿科疾病，如肾小球肾炎、肾病综合征、慢性肾炎、慢性肾盂肾炎、肾衰竭等。⑤用于治疗高催乳素血症、乳腺小叶增生、慢性结肠炎、坐骨神经痛、风湿性关节炎、类风湿关节炎、慢性乙肝、十二指肠球部溃疡、抑郁症、原发性血小板减少性紫癜、不育症等。【临床经验】①本方具有明显的降血压作用，又因药性较为峻烈，故低血压者及脾胃虚寒和素体阳盛之人慎用。②注意掌握药物比例，讲究适当配比，若以养阴泻火为主，则应加大知柏之量，少佐仙茅等品，或仅用其中一味，亦可加入熟地黄、枸杞子之类；若以温补肾阳为主，则应加重仙茅、淫羊藿的剂量，同时亦应加入滋补肾阴之品，以滋其源；若欲阴阳双补，则应补肾阴温阳两类药物并重使用。③沈绍功经验：因仙茅温燥有小毒，以蛇床子代之。临证的时候还可加味：增行气透窍，调整大脑皮质功能的石菖蒲、郁金；增调肾阴阳的生杜仲、桑寄生、续断；增调理冲任的泽兰、鸡血藤；增升清降浊的川芎、川牛膝；增宁心安神的炒酸枣仁、首乌藤；增补而不滞的云茯苓、泽泻、陈皮。【方歌】二仙汤将隐疾医，仙茅巴戟仙灵脾，方中知柏当归合，调补冲任贵合机。

补肾明目丸

【来源】《银海精微》："人之两目，至日落西之时，渐渐不见，亦系内障，俗谓之鸡蒙眼也。此乃肾之虚也。眼虽属于窍门，乃归肾而为主，肾虚则眼目昏，或贪淫乐欲酒色过度，使肾脏衰惫，禀受天真不全，精神短少，致瞳仁神肾水不清，故目之无光也。治之须有还睛补肾，看人老少虚实，斟酌药饵以平之，饮食以补之，戒色断怒，使会阴水自然明矣。""问曰：人之坐起眼前见花，数般茫茫如蝇翅者何也？答曰：肝肾二经乏气也。经云：肝肾之气充则精彩光明，肝经之气乏则昏蒙眩晕。治法：宜补肝丸、补肝重光散、还精丸、明目固本丸、补肾明目丸，随人气体虚实加减用之。"【组成】羚羊角、生地黄、肉苁蓉、枸杞子、防风、草决明各30g，楮实子15g，干菊花、羌活、当归各60g，羊子肝（煮，焙）120g。【用法】上为末，炼蜜丸，如梧桐子大。每服20丸（10g），空心盐汤送下，日午清茶下，临卧酒下，不饮酒，人参当归汤下。【功效】滋补肝肾。【适应证】临床以视物不明，诸眼服凉药，表里愈后少神光为辨证要点。【随症加减】头晕、眩晕明显者加钩藤；腰酸、四肢乏力明显者加山药、桑椹；阴虚显著者加女贞子、磁石；血虚甚者加何首乌、阿胶、丹参；阴虚火旺者加知母、玄参；伴血瘀症状者加牡丹皮、红花；瘀血重者加丹参、全蝎、桃仁；眼前昏蒙者加昆布、茯苓、牛膝等；高血压者加夏枯草、钩藤、川牛膝、楮实子、玫瑰花；血脂偏高者加山楂、荷叶；血糖偏高者加天花粉、黄连。【专科应用】用于治疗飞蚊症、葡萄膜炎、老年白内障、原发性视网膜色素变性、视神经萎缩、老年黄斑变性、糖尿病肾病、原发性高血压、高血压视网膜病变、糖尿病视网膜病变、玻璃体混浊等。【临床经验】①脾虚便溏者慎用；暴发火眼者忌用，其表现为白睛充血发红，怕光流泪；若症见视力突然下降，甚则暴盲者，应及时急诊。②《银海精微》同名方（川芎、当归、熟地黄、菊花、山药、知母、石菖蒲、黄柏、青盐、远志、沙苑子、川巴戟、五味子、白芍、桑螵蛸、茺蔚子、菟丝子、青葙子、密蒙花、枸杞子、肉苁蓉、石决明），治诸内障，欲变五风，变化视物不明。【方歌】眼科补肾明目丸，羚角羊肝苁蓉楮，杞菊归地草决明，羌防上行瞳仁神。

第七节 益气养阴剂

顾步汤【来源】《外科真诠》："脱疽之生，止四余之末，气血不能周到，非虚而何。大补气血，益之泻毒之品，自可奏功如响。但宜治之早耳。初起内服顾步汤，外用大粟米饭拌芙蓉叶、菊花叶各五钱贴之。"【组成】黄芪、石斛、当归、金银花、牛膝、紫花地丁各 30 g，菊花、蒲公英各 15 g，人参、甘草各 9 g。【用法】水煎服。【功效】益气养阴，和营清热。【适应证】主治气血大亏，火热之毒下注所致脚疽初起。患肢灼热疼痛，暗红肿胀，触之灼热。肢端溃烂坏死，脓液黄而黏，气味恶臭，舌暗红，苔黄腻或黄燥。热毒内陷脏腑时伴恶寒发热，口干渴，烦闷。临床以初起脚趾头忽先发痒，已而作痛，指甲现黑色，以后脚指俱黑，甚则连及足而俱黑者为辨证要点。【随症加减】阴虚火热者加知母、黄柏；阳亢目眩者加石决明、龟甲；肾虚腰酸者加狗脊、牛膝、菟丝子；血瘀者加地龙、全蝎等；热毒伤阴加牡丹皮、生地黄；气血两虚者加丹参、生地黄、白术、鸡血藤；口渴者加天花粉、芦根；肢端坏疽者加穿山甲、白芷；冷痛明显者加桂枝；患肢红肿明显者加泽兰。【专科应用】①治疗以脚指俱黑或身体其他部位发黑为主要临床表现的坏疽，如血栓闭塞性脉管炎、动脉硬化闭塞症、糖尿病足等。②治疗以发热、烦躁不安为主要临床表现的流感、癌症后期等疾病。③治疗以反复发热为主要临床表现的恶性贫血、肺结核等病。【临床经验】①发病初期，一剂而黑色解，二剂而疼痛止，三剂痊愈。若已溃烂，宜多服数剂。②《外科大成》脱疽载："于未延散时，用头发十余根，缠患指本节尽处，扎十余转，渐渐紧之。随用蟾酥饼放原起米粒头上，加艾灸至肉枯疮死为度。次日，本节尽黑，方用利刃寻至本节缝中，将患指徐顺取下。如血流，以金刀散止之。余肿以离宫锭子涂之。次日，倘有黑气未尽，单用蟾酥饼研末掺之，膏盖之，黑气自退，其脓自生，用红黑二膏照常法生肌收口。"③加熄风化痰、化瘀通络的牛黄、穿山甲等，除湿、化痰之薏苡仁、瓜蒌等及宣通阳气之桂枝等。另外，溃疡面可外敷祛腐生肌膏，肢端坏死组织用蚕食疗法清除。热重者加板蓝根、人工牛黄；湿热并重者加大黄、黄柏、黄连、黄芩、穿心莲、土茯苓；感染严重，高热不退者加犀角；疼痛严重者加延胡索、罂粟壳、乳香、没药（或地龙、蜈蚣、全蝎、白花蛇）；病情严重，体质虚弱，有明显贫血可同时采用多次少量输血，以加强体质，改善全身情况。【方歌】外科真诠顾步汤，热毒伤营脱疽方，石斛参芪草归膝，银菊公英紫地丁。

水陆二仙丹 【来源】《洪氏集验方》："鸡头去外皮取实，连壳杂捣令碎，晒干为末；复取糖樱子，去外刺并其中子，捣碎，入甑中蒸令熟，却用所蒸汤淋三两过，取所淋糖樱汁入银铫，慢火熬成稀膏，用以和鸡头末为丸，如梧桐子大。每服五十丸，盐汤送下。"【组成】金樱子、芡实各 30 g。【用

法】水煎服。或捣碎，晒干为末，为丸，如梧桐子大。每服50丸（10 g），盐汤送下。【功效】补肾固精【适应证】主治肾虚不固证。临床以男子遗精、滑精、头昏目眩、耳鸣腰酸、面白少华，畏寒肢冷等为辨证要点。【随症加减】气虚者加黄芪、党参、升麻；脾虚者加白术、山药、茯苓；肝气郁结者加柴胡、枳壳等；肾阳虚者加杜仲、菟丝子；肾精不固者加黄精、五味子、五倍子、煅龙骨、煅牡蛎；小便淋漓不尽者加车前子、白茅根等；阴部坠胀疼痛者加延胡索、金铃子、白芍等；腹泻者加木香、黄连；冲任不固者加续断、墨旱莲、地榆炭、益母草等；恶露不尽者加焦山楂、茜草、五灵脂、蒲黄、乌梅等。【专科应用】①用于治疗以腰膝酸软、面色少华、尿频、小便清长为主的肾系疾病，如肾病综合征、阿奇霉素肾病、糖尿病肾病、小儿遗尿等。②治疗以症见遗精、滑精为主的男科疾病，如勃起功能障碍、慢性前列腺炎、前列腺良性增生、早泄等。③治疗以月经不调、崩漏、滑胎为主的疾病，如功能失调性子宫出血、先兆流产、产后恶露不尽等。④还可用于治疗慢性胃炎、胃溃疡、疲劳综合征等。【临床经验】①《普济方》引《仁存方》：金樱膏同酒糊和芡粉为丸，如梧桐子大。每服30丸，食前酒送下。一方用妇女乳汁为丸妙。②徐福松经验：早泄1号方（加白及、白蔹、醋柴胡、泽泻、白茅根），治疗早泄。③有临床报道，金樱子、芡实用量不宜太小，尤其是金樱子之用量需倍于芡实，否则效果不著。④《医方经验汇编》有水陆三仙膏，由鲜荷叶、鲜菊叶、赤小豆组成，蜜和调涂局部，治疗重症大头瘟、头面痄肿等病。【方歌】水陆二仙金樱芡，经遗带下都能祛。

四神煎 【来源】《验方新编》："名鹤膝风……病在筋伸不能屈，在骨则移动维艰。久则日粗日肿，大腿日细……四神煎……不论近久皆效。"【组成】生黄芪500 g，远志肉、牛膝

各 200 g，石斛 1000 g，金银花 100 g。【用法】生黄芪、远志肉、牛膝、石斛用水 10 碗（5000 mL）煎 2 碗，再入金银花 1 两（30 g），煎 1 碗，一气服之。服后觉两膝如火之热，即盖暖睡，汗出如雨，待汗散后，缓缓去被，忌风。【功效】扶正养阴祛邪，清热解毒，活血通利关节。【适应证】主治鹤膝风。症见两膝疼痛，膝肿粗大，大腿细，形似鹤膝，步履维艰，日久则破溃之证。痛而无脓，颜色不变，成败症矣。【随症加减】寒虚证加桂枝、细辛、山药；瘀血证加桃仁、红花、地龙、虎杖、丹参；湿热证加黄柏、苍术、薏苡仁；咳嗽苔白者加旋覆花，苔黄者加桑白皮；颈项酸强、肢体酸重疼痛较重者加威灵仙、木瓜、葛根、薏苡仁、黄柏；肢体疼痛、麻木甚者加乌梢蛇、僵蚕、地龙、全蝎，还可多用藤类药物，如海风藤、鹿衔草、忍冬藤、络石藤；肢体疼痛甚者加白芍、川芎、鸡血藤；伴睡眠不佳者加茯神、远志等。【专科应用】用于治疗以症见关节肿痛、腿枯细、肢体活动不利为主的疾病，如类风湿关节炎、膝关节退行性变、膝骨关节炎、感染性膝骨关节炎、结核性关节炎、急性痛风性关节炎、滑膜关节炎、损伤性关节炎、强直性脊柱炎、单侧下肢肿胀、卒中后痉挛等。还用于变异型哮喘。【临床经验】①本方对湿热毒所致关节红肿热痛、溃破流脓血者忌用。②岳美中经验：黄芪用量要大，每日多达 400 g。服本方后患者全身出汗，甚则大汗淋漓长达 3 小时之久，恐有亡阳之忧，特别对幼年之体。临床验证不必惊惧，正如陈士铎《辨证录》鹤膝风中释黄芪云："用黄芪补气以出汗，乃发邪汗而非损正汗也……非但不会亡阳，且反能益阳也。"借黄芪等药之力通行经脉，宣畅腠理，充实营卫，阳气旺盛，阴精充足，自然汗出，而使邪有出路，随汗而解。况有益心肾之远志和养阴津之石斛相伍，更乃万无一失。【方歌】四神煎中重斛芪，远志牛膝银花济，正虚脉痹鹤膝风，股胫变细膝如肿。

五痿汤 【来源】《医学心悟》：“痿，大症也。诸痿生于肺热。经云：五脏因肺热叶焦，发为痿。肺气热，则皮毛先痿而为肺鸣。心气热，则脉痿，胫纵不任地。肝气热，则筋痿，口苦而筋挛。脾气热，则肉痿肌肤不仁。肾气热，则骨痿，腰脊不举。丹溪治法：泻南方，补北方。泻南方，则肺金不受刑，补北方则心火自下降，俾西方清肃之令下行，庶肺气转清，筋脉骨肉之间，湿热渐清而痿可愈也。然经云：治痿独取阳明，何也？盖阳明为脏腑之海，主润宗筋，宗筋主束骨而利机关也，阳明虚，则宗筋纵，带脉不引，故足痿不用也，由前论之，则曰五脏有热，由后论之，则曰阳明之虚，二说似异而实同，盖阳明胃属湿土，土虚而感寒热之化，则母病传子，肺金受伤，而痿症作矣。是以治痿独取阳明也。取阳明者，所以祛其湿。泻南补北者，所以清其热。治痿之法，不外补中祛湿，养阴清热而已矣。” 【组成】人参、白术、茯苓各 3 g，甘草（炙）1.2 g，当归 4.5 g，薏苡仁 9 g，麦冬 6 g，黄柏、知母各 1.5 g。 【用法】上药水煎，分 2 次服。 【功效】补中祛湿、养阴清热。 【适应证】主治五脏痿证，以肢体痿软为辨证要点。 【随症加减】心气热加黄连、丹参、生地黄；肝气热加黄芩、牡丹皮、牛膝；脾气热加连翘、生地黄；肾气热加生地黄、牛膝、石斛；肺气热加天冬、百合；夹痰加川贝母、竹沥；湿痰加半夏曲；瘀血加桃仁、红花；发热、里热甚者加大青叶、重楼、连翘等；肝气郁结者，加柴胡、石菖蒲、郁金等。 【专科应用】①用于治疗以肢体痿软为主的疾病，如重症肌无力、脊髓炎、脊髓空洞症、多发性神经根炎、进行性肌萎缩、多发性硬化病、小儿脊髓灰质炎、肌营养不良等。②用于治疗脑瘫、外伤性截瘫等。 【临床经验】①五脏痿证，即痿躄、脉痿、筋痿、肉痿、骨痿。《内经》以皮、肉、筋、骨、脉五痿分属五脏。如气血两虚，另用十全大补汤；肾肝虚热，髓减骨枯，兼用虎潜丸主之。②一般加黄连、黄芩、栀子、石膏等清除湿热之药治疗为主，病重不能接受清湿热药清湿热者死。湿热退者加鹿茸、紫河车、龟甲、蛤蚧等大补气血，清润藏燥。脾胃阴虚者用益胃汤合沙参麦冬汤，加白芍、牛膝、阿胶。【方歌】医学心悟五痿汤，参苓术草归母襄，麦冬黄柏薏苡仁，补益心脾天地长。

人参乌梅汤

【来源】《温病条辨》："久痢伤阴，口渴舌干，微热微咳，人参乌梅主之。"【组成】人参、乌梅、木瓜各9g，莲子（炒）、山药各30g，炙甘草6g。【用法】上药水煎服，分早、晚2次温服。【功效】酸甘化阴，健脾止痢。【适应证】主治久痢伤阴证。以久泻、口渴舌干、微热微咳为辨证要点。【随症加减】若阴液亏甚，脾胃不虚者去山药、莲子，加生地黄、麦冬；阴虚者加麦冬、女贞子、墨旱莲；气阴两虚者加麦冬、五味子等；泻下不止加山楂炭、诃子、赤石脂；大便热臭加黄连、辣蓼；湿热甚者加黄柏、赤小豆、连翘、石膏；恶心呕吐、腹泻甚者加藿香、石榴皮、茯苓；肢体不自主抽动者加白芍，甚者，加钩藤、羚羊角；少食者加山楂、神曲、麦芽；疳积者加山楂；易汗出，汗出多者加白术、生牡蛎、胡黄连、麻黄根等。【专科应用】可用于小儿腹泻、小儿呕吐、小儿厌食症、小儿疳积、小儿夜惊、注意缺陷障碍等疾病。【临床经验】①现人参多用西洋参。其间可少用伏龙肝、赤石脂、山茱萸、秦皮、诃子、罂粟壳等以涩之。②大便次数一般不超过10次，精神尚好，无呕吐，小便量可，属于轻证。泻下急暴，次频量多，神萎或烦躁，或有呕吐，小便短少，属于重证。若见皮肤干枯，囟门凹陷，啼哭无泪，尿少或无，面色发灰，精神委靡等，则为泄泻的危重变证，生脉散合参附龙牡救逆汤加减。③董建仁经验：养阴生津药可加重腹泻，宜补涩并用：沙参、莲子、麦冬、石榴皮、罂粟壳、玉竹、诃子、生地黄、石斛。【方歌】人参乌梅淮山药，木瓜莲肉炙甘草，气阴两伤因泻迫，酸甘并用补中焦。

竹叶黄芪汤 【来源】《医宗金鉴》："是方也，即竹叶石膏汤加生地黄、当归、白芍、川芎、黄芪、黄芩也。彼则治伤寒解后，烦渴，少气，气逆欲吐；此则治消渴，气血虚，胃火盛。因其气虚，故加黄芪佐人参、甘草以补气；因其血虚，故加归、芍、地以补血；因其胃火盛，故加黄芩佐石膏，以清胃火。其烦渴则一，故余药皆同也。于此方推之，用半夏之意自可知矣。脾者，为胃行其津液也。脾湿胃燥，津液不行，得火则化痰，得寒则成饮，故胃火清，脾湿燥，其痰饮自除矣。半夏消痰破饮，使未成痰之津液回清，而已成痰之浊液自化，非他药所可比也。故二方于胃火盛、燥渴中间用之。"【组成】淡竹叶、生地黄各 12 g，人参、黄芪、煅石膏、半夏、麦冬、白芍、川芎、当归、黄芩、甘草、生姜、灯心草各 6 g。【用法】水煎服，分早、晚 2 次温服。【功效】清热除烦，益气生津。【适应证】主治气血两虚，胃火炽盛证。临床以治痈疽发背，疔毒疮疡，表里不实，热甚口渴为辨证要点。【随症加减】气虚明显者重用黄芪、人参；阴虚明显者加五味子、玄参；大便困难者加火麻仁、杏仁；热毒者去半夏，加龙胆、白花蛇舌草。【专科应用】①用于治疗症见疮疡、口渴甚者为主的疾病，如 2 型糖尿病、高脂血症、2 型糖尿病伴皮肤感染、产后多食肥胖症、出汗异常、神经衰弱、睡眠障碍等疾病。②用于治疗慢性唇炎、复发性口疮、痈疮、软下疳、脾切除术后发热等。【临床经验】①本方用于软下疳，舌干津少者加玉竹、芦根；疼痛剧烈者加制乳香、没药；腐肉难脱者加穿山甲、皂角刺。②治疗产后多食肥胖症，气虚明显者重用黄芪、党参；气郁者加佛手、香附；缺乳或乳少者加桔梗、皂角刺、赤小豆；乳汁清稀自出者加五味子、芡实；干呕加沙参、芦根；大便困难者加肉苁蓉、杏仁、玄参；身痛者加桂枝、大枣、鸡血藤。【方歌】竹叶石膏汤四物，熟地易生去粳米，黄芪生姜灯心草，滋

阴生津清热高。

第八节　温阳益气剂

参附汤【来源】《正体类要》。【组成】人参 12 g，炮附子 9 g。【用法】水煎服。【功效】益气，回阳，固脱。【适应证】主治因阳衰至极、元气大亏所致的脱证，是治疗阳衰至极，阳气暴脱证的代表方剂。凡临床上出现以四肢厥冷、汗出喘促、脉微欲绝等为主要表现者，即可使用本方治疗。【随症加减】老人虚寒遗尿者加黄芪；肾消者加青黛；滑泻不止者加肉豆蔻。【专科应用】现代常用于治疗休克、心力衰竭等属于阳气暴脱者，妇女暴崩、外伤及手术后大出血而至血脱亡阳者。【临床经验】①参附汤乃急救之品，不可久用。方中人参不可用党参替代。②《册补名医方论》记载：若表虚自汗，以附子易黄，名人参黄汤，补气兼止汗。失血阴亡，以附子易生地，名人参生地汤，固气兼救阴。寒湿厥汗，以人参易白术，名术附汤，除湿兼温里，阳虚厥汗，以人参易黄芪，名芪附汤，补阳兼固表。【方歌】参附汤是救脱方，益气固阳效力彰；肢厥汗出脉欲绝，阳气暴脱急煎尝。

无比山药丸【来源】《备急千金要方》："令人健，四体润泽，唇口赤，手足暖，面有光悦，消食，身体安和，音声清明。补元脏，益阳气，轻身驻颜。壮头血。补益筋脉，安和脏腑，除心中伏热，强筋骨、轻身，明目，去冷除风。安魂定魄，开三焦，破积聚。"【组成】泽泻、熟地黄、菟丝子各 20 g，山茱萸、杜仲、茯苓、牛膝、肉苁蓉各 15 g，巴戟天、赤石脂各 10 g，山药 25 g。【用法】上药水煎 300 mL，早、晚各服 150 mL 或和蜜为丸，重 9 g，含生药 6 g，每次 1 丸，每日 3 次。【功效】健脾补肾。【适应证】主治健脾肾阳虚诸证。诸虚劳百损，丈夫诸虚百损，五劳七伤，头痛目眩，手足逆冷，或烦热有时，或冷痹骨疼，腰髋不随，饮食虽多，不生肌肉；或少食而胀满，体无光泽，阳气衰绝，阴气不行。临床表现为头痛目眩，昏厥，或烦热，或风湿痛，面色萎黄，腹胀满，梦遗盗汗，小便多。【随症加减】长期服用，加石膏；失性健忘加远志；少腹胀甚者加乌药、青皮；纳差者加焦山楂、焦神曲、焦麦芽；少腹坠胀、小便点滴难尽者加升麻、柴胡、黄芪；伴发热、咽痛、咳嗽者加金银花、连翘、蒲公英、玄参、桔梗；水肿明显者加桑白皮、大腹皮、赤小豆、白茅根；阴虚者加女贞子、墨旱莲、枸杞子；气虚者重用党参、黄芪；血瘀者加当归、赤芍、桃仁、三七；血尿明显者加大蓟、小蓟、益母草、炒蒲黄、白茅根；伴尿频、尿急、尿痛者加萹蓄、瞿麦、蒲公英、紫花地丁、千里光；重度蛋白尿、病程长者加党参（或红参）、黄芪；低蛋白血症者加人参、黄芪、紫河车粉。【专科应用】①用于治疗以泌尿生殖病变为主的蛋白尿、尿道综合征、慢性感染性尿道综合征、非激素敏感性肾病综合征、肾病综合征、肾性血尿、围绝经期综合征、慢性盆腔炎、老年性雄性激素低下综合征、遗精、勃起功能障碍、不孕症、不育症等。②用于治疗阵发性睡眠性血红蛋白尿、运动性疲劳、骨质疏松症、慢性支气管炎、慢性心力衰竭、贫血、放疗及化疗术后患者等。【临床经验】①本方以补阳为主，阴虚有热者，慎用。服药期间，忌辛辣、海鲜、烟酒、油腻等刺激之物；节房事，适当体育锻炼。②治疗慢性疲劳综合征，湿气重者加大腹皮、薏苡仁；失眠者加远志、生龙骨、生牡蛎；腹泻者去肉苁蓉、熟地黄，加车前子、苍术；低热者去肉苁蓉、赤石脂，加柴胡、秦艽；阳虚重者加淫羊藿、仙茅；记忆力下降者加益智、石菖蒲。③治疗慢性非感染性尿道综合征，去山茱萸、赤石脂，加黄芪、淫羊藿、五味子、萆薢、玉米须、琥珀末（冲服）。若少腹坠胀、小便点滴而出者加升麻、柴胡；若面色潮红、五心烦热、舌质红、脉细数者加黄柏、牡丹皮；若面色白、畏寒肢冷者加仙茅、肉桂。④《医部全录》："治诸伤损，肌肉消瘦，耳聋目暗。常服壮筋骨，益肾水，令人不老多子。"**【方歌】**无比山药用牛膝，六味地黄去丹皮，菟杜蓉戟赤石脂，肾虚尿血劳淋宜。

青娥丸 **【来源】**《摄生众妙方》："肾虚腰膝疼痛无力，不孕，并耳聋，眩晕，足无力，耳鸣，头晕目眩。"**【组成】**补骨脂（洗净，酒浸少顷，纸炒香为度）、萆薢（切片，分作4份：30 g用盐水，30 g用童便，30 g用米泔水，30 g用无灰好酒，各浸一宿，晒干）、杜仲（姜汁炒去丝）、黄柏（蜜炒）、牛膝（酒洗，去芦）各120 g，核桃仁（汤泡，去皮）240 g，知母（蜜炒）90 g。**【用法】**上药为细末，春夏用糊，秋冬用蜜，其糊用糯米适量煮粥，将核桃仁捣烂为膏和匀，石臼舂千余下，为丸，如梧桐子大。每服50～80丸，空腹时用盐汤或盐酒送下。**【功效】**补肾壮阳，强筋止痛，乌须，滋肾水，壮骨。**【适应证】**临证以全身骨痛或腰膝酸痛，胸腰部椎体叩击痛，畏寒肢冷，下肢痿软，性功能减退，舌淡嫩、苔白，脉沉迟或细弱等为辨证要点。**【随症加减】**肾精亏虚者加熟地黄、枸杞子、山茱萸；肾阳不足者加川草乌、菟丝子、肉苁蓉；脾肾两虚者加黄芪、党参、白术、茯苓；伴气滞血瘀者加柴胡、枳壳、鸡血藤；伴尿频、尿急、尿痛者加白茅根、茜草、大蓟、小蓟、延胡索、白花蛇舌草；伴情志不畅者加益母草、玫瑰花、郁金、柴胡；伴睡眠障碍者加茯神、酸枣仁、首乌藤。**【专科应用】**①治疗以肾阳不足证之泌尿生殖系统病变为主的老年反复泌尿系感染、慢性肾炎、肾病综合征、肾功能不全、遗精、勃起功能障碍、不育症、不孕症、慢性前列腺炎、慢性盆腔炎等。②治疗以阳虚腰膝酸软病变为主的腰肌劳损、腰椎间盘突出症、骨质疏松症等。③治疗其他如慢性支气管炎、支气管哮喘、进行性肌营养不良、脑梗死后遗症等等。【临床经验】①方中童便现在已不多用，服药时可直接减去。②《太平惠民和剂局方》同名方（核桃仁、补骨脂、杜仲皮），治肾气虚弱，风冷乘之，或血气相搏，腰痛如折，起坐艰难，俯仰不利，转侧不能；或因劳役过度，伤于肾经，或处卑湿，地气伤腰，或坠堕伤损，或风寒客搏，或气滞不散，皆令腰痛；或足膝酸软，头晕耳鸣，遗精早泄，及妇女虚寒型白带。《中国药典》依此加大蒜。《济阳纲目》同名方（补骨脂、草薢、杜仲皮、牛膝、山茱萸、菟丝子、肉苁蓉、枸杞子、骨碎补、五味子、炙虎胫骨、炙黄芪、山药、陈皮、白茯苓、人参），主治腰膝足痛。③加味青娥丸：补骨脂（盐炒）、杜仲炭、核桃仁、制巴戟天、肉苁蓉（酒炙）、乳香（醋炙）、没药（醋炙）。用于前列腺疾病。【方歌】青娥丸中补骨脂，杜仲牛膝胡桃肉，草薢黄柏知母配，滋肾壮阳益筋骨。

助阳活血汤

【来源】《审视瑶函》：目翳"其病红赤睛珠痛，痛如针刺，应太阳眼睑无力，常欲垂闭，不敢久视，久视则酸疼，生翳皆结成陷，所陷者或圆或方，或长或短，或点，或如缕，或如锥，或如凿，睛痛甚者……助阳活血汤主之"。【组成】炙甘草、黄芪、当归、防风各12 g，柴胡、升麻各9 g，蔓荆子、白芷各6 g。　【用法】上锉剂，水2钟（400 mL），煎至1钟，去滓，稍热服。【功效】助阳活血。【适应证】主要用于正气不足、外感疫邪诸证。临证以眼睑无力，常欲垂闭，及视物模糊，致热壅白睛，红眵多泪，无疼痛而瘾涩难开；或服寒药太过，而真气不能通九窍所致眼昏花不明等为辨证要点。【随证加减】口干苦、舌质红、眼局部抱轮红赤者，加生地黄、知母、蒲公英、连翘；眼红赤久不退者加红花；角膜水肿减退者加木贼、蝉蜕、沙苑子。【专科应用】①用于治疗以眼科病变为主的视疲劳、病毒性角膜炎、角膜溃疮久不愈合、结膜炎、沙眼、针眼、白内障、糖尿病视网膜病变、老花眼、视网膜脱落等。②用于治疗以正气不足所致的反复上呼吸道感染、支气管哮喘、慢性支气管炎、头痛、耳鸣、眩晕、重症肌无力、脏器下垂等。【临床经验】①服药期间，忌辛辣、海鲜、烟酒等刺激之物；外出戴墨镜，眼部不适，可滴抗炎眼药水。②《兰室秘藏》称助阳和血汤，《脾胃论》称助阳和血补气汤。《目经大成》同名方，有人参，无升麻。"久病不瘥、眵泪长流者，倍参、芪，或加五味子、白术。"③刘佛刚经验：治疗角膜病后期，用本方辅以祛邪之品如木贼、桑叶、菊花、密蒙花。④本方能防止眼睑肌肤松弛、老化，减少皱纹，用于美容。【方歌】助阳活血蔓荆，升柴芪草芷防归，眼睫无力或赤痛，风燥升阳寓意精。

壮筋续骨丹

【来源】《伤科大成》："腿骨折两段，大小腿皮破骨折，或膝骱处油盖骨脱出。"【组成】当归、补骨脂、菟丝子、党参、刘寄奴各 30 g，川芎、白芍、杜仲、续断、五加皮、桂枝、三七、虎骨、木瓜各 15 g，炒熟地黄 60 g，骨碎补、黄芪、土鳖虫各 45 g。【用法】砂糖泡水泛丸，每温花酒下 12 g。【功效】壮筋续骨。【适应证】主要用于跌打损伤诸证。临证以骨折、脱臼、伤筋等复位之后，肌肤瘀血瘀斑或肿大，肿块性疼痛，舌暗红，脉涩等为辨证要点。【随症加减】伴肌肉萎缩者加白术、茯苓、威灵仙、焦三仙；中风偏瘫者加桑枝、牛膝、路路通、威灵仙、桃仁、鸡血藤；中风伴言语不利者加丹参、石菖蒲、冰片、生半夏；痹痛轻者去桂枝、木瓜、刘寄奴；跌打损伤、痛甚者加延胡索、乳香、没药、冰片。【专科应用】①治疗以跌打损伤为主的外科疾病，如踝关节扭伤、急性腰扭伤、急性软组织损伤、骨折、脱臼、血肿、腰肌劳损、颈椎病、肩周炎等。②治疗以血瘀为主的内科疾病，如肝硬化、肝癌、胃癌、肠癌、肺癌、脑梗死及其后遗症期、腔隙性脑梗死、充血性心力衰竭、特发性肺纤维化、硅沉着病、冠心病、颈动脉斑块伴形成、脑动脉硬化症、阿尔茨海默病、帕金森病、多发性硬化病、骨质疏松症、系统性硬化病等。【临床经验】①凝血功能障碍者，不可长期服用，防止出血。②对于伤科疾病，本方可内服和局部外敷，促进临床疗效。【方歌】四物黄芪党参茋，杜仲川断五加虎；骨碎破故刘寄奴，三虫桂木续接骨。

补肾壮筋汤 【来源】《伤科补要》："下颏者，即牙车相交之骨也。若脱，则饮食言语不便，由肾虚所致。其髁曲如环形，与上颏推进，其髁有响声，齿能合者上也。服补肾壮筋汤。"【组成】熟地黄、当归、山茱萸、茯苓、续断各12 g，牛膝、杜仲、白芍、五加皮各10 g，青皮5 g。【用法】每日1剂，水煎服，早、晚温服。【功效】补益肝肾，强壮筋骨。【适应证】主要用于肾经虚损，下颏关节经常脱位者；损伤后期，肝肾亏损诸证。临床应用以筋骨痿软，腰膝无力，步履艰难，头目眩晕，形体消瘦，舌淡脉弱为辨证要点。【随症加减】肾阴虚者加女贞子、龟甲（先煎）；肾阳虚者加巴戟天、补骨脂、仙茅、淫羊藿；急性发作而疼痛较甚者加乳香、钩藤、丝瓜络；气血虚弱者加黄芪、何首乌。【专科应用】①用于治疗膝关节骨性关节炎、髌骨关节炎、骨质疏松症、腰椎间盘突出症、下颌关节炎、肱骨干骨折迟缓愈合、低钙性小腿转筋、股骨头坏死等。②用于治疗腰肌劳损、早泄、子宫发育不良等。【临床经验】①配合食疗，如枸杞子、黑芝麻、黑木耳、甲鱼、猪脊髓、对虾、麻雀蛋、鹿肉、羊宝、核桃、腰花、桑椹、牛羊鞭、山药、坚果、骨头汤。②退行性骨关节病者加黄芪；发于颈椎者加葛根；发于腰椎者加巴戟天、补骨脂；发于膝关节加木瓜、鸡血藤；夹瘀者加桃仁、红花；夹风湿者加羌活、独活、薏苡仁；夹湿者加薏苡仁、黄柏。【方歌】补肾壮筋杜仲茋，地芍归芩青加皮；牛膝续断强筋骨，肝肾亏损功效奇。

第九节　滋阴养血剂

养精种玉汤【来源】《傅青主女科》:"治肾亏血虚,身体瘦弱,久不受孕。"【组成】熟地黄(九蒸)30 g,当归(酒洗)、白芍(酒炒)、山茱萸(蒸熟)各15 g。【用法】水煎服。【功效】补肾养血。【适应证】主治肾亏血虚诸证。临证以身体瘦弱,久不受孕为辨证要点。【随症加减】阳虚者加附子、肉桂、菟丝子、生地黄、赤芍;气虚者加白术、茯苓、黄芪、党参;伴痰湿者加生半夏、浙贝母、竹茹、薏苡仁、茯苓、白术;伴血瘀者加鸡血藤、水蛭、红花、桃仁;伴低热者加生地黄、知母、黄柏、泽泻、赤芍;伴情志不畅者加益母草、郁金、玫瑰花;伴头晕、耳鸣者加天麻、黄芪、蝉蜕、川芎。【专科应用】①用于治疗以生殖内分泌病变为主的弱精子症、少精子症、精液液化不全、多囊卵巢综合征、过多雄激素诱导卵泡胰岛素抵抗、子宫内膜异位症、月经过少症等。②用于治疗以阴虚不足证的疾病,如贫血、高热病后期、大出血后、产后、慢性消耗性疾病等。【临床经验】①傅萍经验:采用试管婴儿术的孕前调理和孕后保胎的治疗。养精种玉汤用于试管婴儿术的种植前调理,选加穿山甲、路路通、皂角刺、蒲公英、败酱草、淫羊藿、巴戟天、玉竹、枸杞子、白术、桑寄生、菟丝子、续断、紫石英、紫河车(吞)。用于试管婴儿术的孕后保胎,选加阿胶珠、玉竹、黄芩、生地黄炭、艾叶、苎麻根、墨旱莲、杜仲、桑寄生、菟丝子、仙鹤草、藕节、三七粉(吞)、白及粉(吞)。②韩百灵经验:阴虚不孕者治宜滋阴补肾固冲任,方药:熟地黄、山茱萸、杜仲、牛膝各15 g,续断、山药、桑寄生、牡蛎、龟甲各20 g，白芍、海螵蛸各25 g。月经量多加炒地榆；输卵管不通加穿山甲珠、皂角刺；经闭加王不留行、通草；腰痛甚加狗脊。忌酒、姜等辛辣耗阴之品。脾血虚不孕者治宜健脾滋阴生血，方药：熟地黄、当归、茯苓、白术、山药、枸杞子、龟甲、女贞子、木瓜、阿胶各15 g，白芍20 g，黄芪25 g；痛经加泽兰、益母草；输卵管不通加穿山甲珠、皂角刺；输卵管积血加姜黄；月经量少或体虚甚加人参；皮肤干涩加牡丹皮。肝肾阴虚不孕者治宜滋补肝肾，方药：熟地黄、山药、山茱萸、续断、牛膝、炒杜仲各15 g，桑寄生、白芍、煅牡蛎、龟甲各20 g。心悸加麦冬；眼角干涩加女贞子、枸杞子；四肢麻木加木瓜。忌酒、姜等辛辣耗阴之品。③黄绳武经验：身体消瘦乃由精亏血少所致，每以养精种玉汤加减治之。如阴亏火旺者，酌加枸杞子、龟甲、牡丹皮等使其滋水之力更强，增加受孕之机。【方歌】体瘦不孕精血少，傅氏养精种玉汤，四物补血去川芎，配伍山茱萸顾肝肾。

补肝散

【来源】《秘传眼科龙木论》："此眼初患之时，忽然白睛胀起，都覆乌睛和瞳人，或痒或痛，泪出难开，此是暴风客热，久在肺脏，上冲肝膈，致令眼内浮胀白睛，不辨人物，此疾宜服泻肺汤、补肝散，铍镰出血，后点抽风散即瘥。""此眼初患之时，肝有积热冲，肾脏虚劳，亦兼患后风冲，肝气不足，致患此疾，与前状不同，见物有别，唯见顶上之物，然后为青盲，宜服补肝散、还睛丸即瘥。""此眼初患之时，眼朦昏暗，并无赤痛，内无翳膜，此是肾脏虚劳，肝气不足，眼前多生花，数般形状，或黑或白，或黄或青，如此患者，切忌房室，如夜看细书，亦恐失明也，见一物面形难辨，后亦变为青盲。急宜补治五脏，可得疾退，宜服补肝散、山药丸立效。"【组成】人参、茯苓、五味子、川芎、藁本各500 g，芜蔚子、细辛各750 g。【用法】上为末，每日空心米汤调下3 g。现代用法：水煎服。【功效】补肝肾，益气血。【适应证】主治肝肾气血亏损诸证。心脏伏毒，热气壅在膈中。初患之时，微有头痛目眩，眼系常急，夜卧涩痛，泪出难开，时时如针刺，外障相似。临证以胁胀作痛，或胁胀头眩，寒热，或身痛，月经不调，或视物不明，筋脉拘急，面色青，小腹痛者为辨证要点。【随症加减】伴头晕、耳鸣者加天麻、桔梗、牛膝、蝉蜕、决明子；伴目视不明者加决明子、密蒙花、青葙子、菊花；伴胁肋胀痛者加川楝子、延胡索、柴胡；伴筋脉拘急者加僵蚕、蜈蚣；伴血瘀者加桃仁、红花、三七；伴大便秘结者加火麻仁、郁李仁、生地黄、玄参、天冬；伴情志不畅者加柴胡、郁金、佛手。【专科应用】①治疗以眼科病变为主的眼干燥症、夜盲症、弱视、糖尿病视网膜病变、老花眼、视网膜中央动脉阻塞、飞蚊症、结膜炎、反复发作性角膜炎等。②治疗以其他病变为主的反复上呼吸道感染、支气管哮喘、老年慢性支气管炎、慢性阻塞性肺疾病、眩晕、后循环缺血、短暂性脑缺血发作、肝纤维化等。【临床经验】①服药期间，忌辛辣、海鲜、烟酒等刺激之物；节房事，畅情志。②细辛为有毒之品，本方重用细辛，所含的挥发油随着煎煮时间的延长而挥发；故临证煎药时应先煎细辛，防止其毒性产生毒副作用。现代药理研究表明，细辛具有解热、镇痛、抗炎、强心、平喘祛痰、抗菌、抗惊厥、抗衰老、提高机体代谢、免疫抑制和局部麻醉等药理作用；故本方能治疗眼科感染性疾病。③张磊经验：在治疗肝血不足而性失调达者，善用补肝散加减，在补肝剂中加入小量柴胡、薄荷、独活等以唤起生发调达之性，"加独活者，假风药以张其气也"。【方歌】眼科龙木补肝散，人参五味川茯苓，藁本茺蔚贵细辛，主治肝肾亏损证。

五子衍宗丸 【来源】《摄生众妙方》："治肾虚精少，阳痿早泄，遗精，精冷，余沥不清，久不生育。"【组成】枸杞

子、菟丝子（炒）、覆盆子、五味子（蒸）、车前子（盐炒）各等份。【用法】上药研末，与蜂蜜制成丸剂，每丸 10～15 g。每日 2 次，温开水或淡盐汤送下，冬季酒送下。【功效】补肾益精。【适应证】用于肾虚精亏所致的阳痿不育、遗精早泄、腰痛、尿后余沥。辨证要点：①阳痿、早泄，多系久病不愈或恣情纵欲、肾精亏损所致阳事不举、头晕耳鸣、面白少华、精神委靡、腰膝酸软、舌淡苔白、脉沉细。②肾虚遗精，系因平素体弱或恣情纵欲，肾虚精亏、精关不固所致的滑精频作、面色少华、精神委靡、畏寒肢冷、舌淡、脉细弱无力。③不育症，多因肾阳不足、精血亏损所致精液清冷、早泄遗精、久婚不育、腰膝酸痛、精神不振、健忘不寐、舌淡、脉细弱无力。【随症加减】伴阴虚者加生地黄、女贞子、墨旱莲、鸡血藤、黄柏、知母；伴脾胃不足、气血生化乏源者加白术、黄芪、党参、茯苓、当归；伴血瘀者加红花、桃仁、地龙；伴痰湿者加半夏、白术、茯苓、薏苡仁；伴腰膝酸软者加杜仲、牛膝、狗脊；伴小便混浊者加草薢、白茅根、茯苓、猪苓；伴情绪低落者加郁金、柴胡、玫瑰花。【专科应用】①治疗以泌尿生殖系统病变为主的勃起功能障碍、遗精、滑精、精液异常、少弱精症、不育症、慢性前列腺炎、老年性夜尿增多、子宫内膜异位症、子宫发育不良、2 型糖尿病并早期肾脏损害等。②治疗以其他内科病变为主的骨质疏松症、脂肪肝、口腔溃疡、Leber 遗传性视神经萎缩、斑秃、紫癜、围绝经期综合征、功能失调性子宫出血、阿尔茨海默病等。【临床经验】①据考证本方起源于唐代，最早记载于道教的《悬解录》一书。书中记载了张果献于唐玄宗的圣方"五子守仙丸"，即五子衍宗丸的原方名。热证、实证者禁用本方。忌食寒凉生冷食品。慎房事。②《清太医院配方》中也有五子衍宗丸，是在原方基础上加入熟地黄、茯苓、泽泻、山茱萸、山药，取六味地黄丸之意，有填精补髓、扶阳助阴的功用，能健身、明目，乌须黑发。③本方治疗遗精较频繁者，可配服金锁固精丸，以增强补肾固精之效。阳痿不育症伴有形寒肢冷者，可配三肾丸或海肾丸同用，以增强补肾壮阳、益气养血之效。④产后大出血，肾气不足，精血亏乏而致血枯闭经，可用五子衍宗丸内服，并配合四物汤养血调经。⑤五子衍宗丸另外几种服用方法　a. 丸剂：取枸杞子、菟丝子各 240 g，覆盆子 120 g，五味子、车前子各 60 g，共研为末，炼蜜为丸即成，每次 10 g，每日 3 次，温开水送服。b. 汤剂：取枸杞子、菟丝子、覆盆子、五味子、车前子各10 g，水煎服，每日 1 剂。c. 膏剂：取枸杞子、菟丝子各240 g，覆盆子 120 g，五味子、车前子各 60 g，水煎 3 次，3液合并，文火浓缩后，加入等量蜂蜜收膏即成。每次20 g，每日 2 次，早、晚温开水冲饮。【方歌】五子衍宗枸杞子，菟丝覆盆五味子，车前为末加蜜制，补肾益精千秋旨。

养血润肤饮

【来源】《外科证治全书》："治面游风，初起面目浮肿，燥痒起皮，如白屑风状，渐渐痒极，延及耳项，有时痛如针刺。"【组成】当归 9 g，熟地黄、生地黄、黄芪各12 g，天冬（去心）、麦冬（去心）各 6 g，升麻、黄芩各 3 g，桃仁（研泥）、红花各 2 g，天花粉 4.5 g。【用法】每日 1 剂，水煎服，早、晚分服。【功效】养血润肤。【适应证】主治血虚风燥诸证。病程日久，血热伤阴或感秋令燥邪，津液亏损，气津不布，肌肤失于滋养所致。症见皮损多融合成斑块，有明显浸润，基底筛状出血点不明显，鳞屑附着较紧，每逢秋燥时加重，伴咽干唇燥，目涩昏花或有低热，舌质偏红，舌苔薄少润泽，脉细弱。临证皮肤干燥、脱屑、瘙痒、舌质红等为辨证要点。【随症加减】大便燥结者可加火麻仁、郁李仁；风盛痒甚者加明天麻，同时宜配合外治，如用生猪油或鳗鳔油涂抹局部；兼气虚者加黄芪；兼气阴虚者加太子参、沙参；兼湿热下注者加薏苡仁、苦参、黄柏。【专科应用】①治疗以皮肤病变为主的疾病，如特应性皮炎、老年性皮肤瘙痒症、牛皮癣静止期、吉非替尼所致皮疹、色素性紫癜性苔藓样皮炎、激素依赖性皮炎、小腿湿疹、顽固性玫瑰糠疹、手部慢性湿疹、干燥症、糖尿病性皮肤瘙痒、手足皲裂等。②治疗以内科病变为主的疾病，如贫血、营养不良、高热后期、大病后期、出血后、慢性消耗性疾病等。【临床经验】①服药期间，忌辛辣、海鲜、烟酒等刺激之物。"肝家血虚，燥热生风，不可忘投风药。"②张佩芳经验：治疗银屑病，去当归、熟地黄、黄芪、升麻、黄芩、桃仁、红花，加玄参、金银花、赤芍、白芍、玉竹、知母、漏芦、蝉蜕。李林经验：去生地黄、天冬、升麻、黄芩、桃仁、红花、天花粉，加鸡血藤、白鲜皮、党参、玄参、白芍、火麻仁。若初发即为此证者，加土茯苓、北豆根、重楼等。发病初期一般不用外药，若内服药效果不显著，或病情处于静止期时，可外涂玉黄膏或红粉膏。③治疗血虚风燥证儿童特应性皮炎，加阿胶、茯苓皮、甘草皮、白鲜皮、牡丹皮等，以养血补血、润燥止痒；二则以皮肤部分中药引药直达病所，又为佐使之品之妙。【方歌】桃红四物去川芎，养血润肤加二冬，芪升黄芩天花粉，血virile风燥诸证除。

当归饮子

【来源】《医宗金鉴》："及形势已定，则无论虚实……经久不愈血燥者，服当归饮子。"【组成】当归（去芦）、白芍、川芎、生地黄（洗）、沙苑子（炒，去尖）、防风、荆芥各 30 g，何首乌、黄芪（去芦）、甘草（炙）各 15 g。【用法】上药㕮咀。每服 12 g，用水 220 mL，加生姜 5 片，煎至 180 mL，去滓温服，不拘时候。【功效】养血祛风。【适应证】主治血虚风燥证。临床以心血凝滞，内蕴风热，皮肤疮疥，或肿或痒，或脓水浸淫，或皮疹结节脓肿为辨证要点。【随症加减】风盛痒甚者加地肤子、白鲜皮、蝉蜕；血瘀皮肤紫暗者加丹参、桃仁、红花；气虚乏力者加党参、白术；皮肤干燥、肌肤甲错者加牡丹皮、赤芍；胃â津亏者加麦冬；纳差者加焦山楂、炒麦芽、神曲；兼大便干结者加制大黄、火麻仁；瘙痒脱屑严重者加鸡血藤、天冬、麦冬；夜寐不安者加首乌藤、合欢皮。【专科应用】①治疗以瘙痒为主要症状的皮肤病，如皮肤瘙痒症、荨麻疹、湿疹、玫瑰糠疹、银屑病、痒疹、神经性皮炎、鱼鳞病、粉刺等。②治疗临床上变应性鼻炎、咳嗽变异型哮喘、白癜风、斑秃、环形红斑、生殖器疱疹、外阴白斑、过敏性紫癜等。【临床经验】①使用本方时黄芪、沙苑子用量宜大，一般各用 30 g，其余药可酌情加减。②对于各种以痒为主要表现的皮肤疾病，要紧紧抓住风性易动的特点，要尽早足量运用此方，应用及时，只需数剂，即可痊愈。③斑秃乃精血不足，不能濡养肌肤，风邪乘虚袭入，风盛血燥，毛发失养而脱落。故脱发乃血虚风燥，肝肾不足，用当归饮子养血润燥，何首乌加大剂量补肝肾养精血，白芍补血敛阴，女贞子、黑芝麻、墨旱莲补肝益肾。④神经性皮炎为血虚生风，精血不能濡养肌肤致使皮肤干燥、肥厚、鳞屑厚、剧痒；又精血不足，不能养肝，肝血不足，致肝风内动，化火致皮损瘙痒更加剧。运用本方能养血润燥，充肌血，润肌肤，可加用龟甲、白芍、僵蚕、生龙骨、生牡蛎、珍珠母镇肝熄风、疏肝解郁，乌梢蛇、蝉蜕搜风止痒。⑤治疗银屑病，本方加红花、桃仁、鸡血藤、丹参协同当归、川芎、赤芍、黄芪活血祛风，又加玄参、夏枯草、鳖甲、穿山甲软坚，乌梢蛇、全蝎搜风止痒。⑥治疗急性荨麻疹、慢性荨麻疹加减法：急性荨麻疹去黄芪、何首乌、川芎，加薄荷叶、净蝉蜕、炙僵蚕；皮肤烘热者加黄芩、牡丹皮；大便干结者加生大黄（后下）、紫草根；瘙痒甚者加乌梢蛇、净蝉蜕、炙僵蚕；久痒不瘥者重用当归、何首乌，另加熟地黄；伴感染化脓者加金银花、连翘、栀子；伴有渗出者加炒苍术、黄柏、生薏苡仁。一般认为烘热者为血热，瘙痒者为风，脂水渗出者为湿，感染化脓者为毒。治则为清热凉血，祛风，除湿，清火解毒。清热凉血药首选生地黄、牡丹皮、栀子、紫草、当归、赤芍；祛风药首选荆芥、防风、薄荷、蝉蜕、僵蚕、沙苑子；除湿药首选苍术、黄柏、薏苡仁、苦参、白鲜皮；清火解毒药首选金银花、连翘、黄芩、大黄、蒲公英。"治风先治血，血行风自灭。"皮肤病急性期宜凉血祛风，而久治不愈的则宜养血祛风，如当归、熟地黄、何首乌、乌梢蛇等。【方歌】四物熟地易生地，首乌黄芪白蒺藜，荆芥防风配甘草，养血祛风润燥痒。

第十节　气血阴阳并补剂

炙甘草汤 【来源】《伤寒论》："伤寒，脉结代，心动悸，炙甘草汤主之。""脉按之来缓，时一止复来者，名曰结，又脉来动而中止，更来小数，中有还者小动，名曰结，阴也；脉来动而中止，不能自还，因而复动者，名曰代，阴也，得此脉者必难治。"【组成】甘草（炙）12 g，生姜（切）、桂枝（去皮）各9 g，生地黄50 g，人参、阿胶各6 g，麦冬（去心）、火麻仁各10 g，大枣（擘）10枚。【用法】上以清酒7 L，水8 L，先煮8味，取3 L，去滓，内胶烊消尽，温服1L，日三服。现代用法：水煎服，阿胶烊化，冲服。【功效】益气滋阴，通阳复脉。【适应证】主治气阴两虚诸证。①阴血阳气虚弱，心脉失养证：脉结代，心动悸，虚羸少气，舌光少苔，或质干而瘦小者。②虚劳肺痿：干咳无痰，或咳吐涎沫，量少，形瘦短气，虚烦不眠，自汗盗汗，咽干舌燥，大便干结，脉虚数。临床应用以脉结代，心动悸，虚羸少气，舌光色淡少苔为辨证要点。【随症加减】烦躁不安者加酸枣仁、柏子仁，或加龙齿、磁石；偏于心气不足者重用炙甘草、人参；偏于阴血虚者重用生地黄、麦冬；心阳偏虚者易桂枝为肉桂，加附子；阴虚而内

热较盛者易人参为南沙参，并减去桂、姜、枣、酒，酌加知母、黄柏。【专科应用】①治疗以心律失常为主的病变，如冠心病室性早搏、早搏、房性早搏、病毒性心肌炎后遗症期、阿奇霉素心脏毒性作用、β受体亢进综合征、房室阻滞、冠心病、心肌缺血等。②治疗以"脉结代，心动悸"为主的其他病变，如小儿秋季迁延性腹泻、小儿汗证、特发性血小板减少性紫癜、老年顽固性失眠、血虚痉证等。【临床经验】①虚劳肺痿阴伤肺燥较甚者，方中姜、桂、酒减少用量或不用，因为温药毕竟有耗伤阴液之弊，故应慎用。②《温病条辨》加减复脉汤［炙甘草、干地黄、生白芍各 18 g，麦冬（不去心）15 g，阿胶、火麻仁各 9 g］，治温热病后期，邪热久羁，阴液亏虚证。身热面赤，口干舌燥，脉虚大，手足心热甚于手足背者。③柯雪帆经验：炙甘草汤必须遵照《伤寒论》的用量使用。炙甘草 62 g，生姜 47 g，人参 31 g，生地黄 250 g，桂枝 47 g，阿胶 31 g，麦冬 125 g，火麻仁 60 g，大枣 30 枚。④江淑安经验：如缺阿胶一味，则桂枝之辛燥难制，患者每易药后胸烦，必须减桂枝之量；或改用薤白以通阳；或他药代阿胶，当推太子参为好。用炙甘草汤的煎服法是取水 1500 mL，文火慢煎，至诸药快要煎好时，加入白酒 20～40 mL 或丹参酒 20 mL，再共煎 30 分钟后取汁 600 mL，分 2～3 次温服。酒如加入过早会随蒸汽全部挥发，达不到所需要求，故这一点必须注意。【方歌】炙甘草汤参姜桂，麦冬生地和麻仁，大枣阿胶加酒服，虚劳肺痿效如神。

四乌贼骨一藘茹丸 【来源】《素问》："帝曰：有病胸胁支满者，妨于食，病至则先闻腥臊臭，出清液，先唾血，四肢清，目眩，时时前后血，病名为何？何以得之？岐伯曰：病名血枯，此得之年少时，有所大脱血，若醉入房中，气竭伤肝，故月事衰少不来也。帝曰：治之奈何？复以何术？岐伯曰：以四乌鲗骨，一藘茹，二物并合之，丸以雀卵，大如小

豆，以五丸为后饭，饮以鲍鱼汁，利肠中及伤肝也。"【组成】乌贼骨 40 g，茜草 10 g。【用法】二物并合之，丸以雀卵，大如小豆，以 5 丸（10 g）为后饭，饮以鲍鱼汁。【功效】通利肠道，补益肝脏。【适应证】主治妇女血枯诸证。临证以闭经、崩漏，带下异常，身体消瘦等为辨证要点。【随症加减】神疲乏力，经色淡红量多者加党参、生黄芪、熟地黄、白芍、艾叶、生牡蛎；阴虚有热、经色鲜红者加太子参、地骨皮、白芍、女贞子、墨旱莲、地榆；口干口苦者加菊花、黄芩；腹痛血块多者加丹参、三七；湿热重苔腻者加茵陈、薏苡仁；腰痛者加菟丝子、桑寄生；肝郁气滞胸满胁胀者加柴胡、白芍。【专科应用】①治疗以妇科病变为主的闭经、崩漏、带下诸疾、药物流产后子宫出血、宫颈炎、子宫肌瘤、慢性盆腔炎等。②治疗以其他病变为主的眩晕、慢性胃炎、胃和十二指肠溃疡出血、肝脾出血、眼底出血、结膜出血、牙周炎、牙龈出血、痔疮出血、咳血、原发性高血压、冠心病等。【临床经验】①四乌贼骨一藘茹丸虽为血枯而设，以其具有补、通的双相作用，而被广泛应用于治疗闭经、崩漏、带下诸疾。如陈自明以八珍汤合乌贼骨丸治愈因久患血崩而出现"饮食到口则闻腥臊，口出清液，每食少许，腹中作胀"的肺肝脾肾亏损的血枯证（《妇人大全良方》）。蒲辅周在治疗周某崩漏案中亦用此两药，他在按语中说："尤以乌贼骨、茜草祛瘀生新，是应古人以通为补血以和为补之旨。"②朱南孙经验：治疗血崩，气虚明显者加黄芪、党参、白术；血虚明显者加阿胶、熟地黄；气阴两亏者加黄芪、白术、生地黄、白芍；血热明显者加黄芩、桑叶；肾阴虚者加墨旱莲、女贞子；肾阳虚者加附片、炮姜；有瘀血见症者加蒲黄炭、五灵脂、花蕊石等。治疗闭经，将四乌贼骨一藘茹丸与大剂量益气养血填精之品合用，通补兼施，补中寓通，通中兼涩。【方歌】妇女血枯求补益，四乌贼骨一藘茹，丸以雀卵鲍汁服，通利肠道补肝脏。

第九章　固涩剂

牡蛎散【来源】《太平惠民和剂局方》："治诸虚不足，及新病暴虚，津液不固，体常自汗，夜卧即甚，久而不止，羸瘠枯瘦，心忪惊惕，短气烦倦。"**【组成】**黄芪（去苗）、麻黄根（洗）、牡蛎（米泔浸，刷去土，火烧通赤）各30g。**【用法】**为粗散，每服9g，加小麦30g，水煎温服；亦作汤剂，用量按原方比例酌减，加小麦30g，水煎温服。**【功效】**敛阴止汗，益气固表。**【适应证】**本方为治体虚卫外不固，又复心阳不潜所致自汗、盗汗的常用方。临床应用以汗出，心悸，短气，舌淡，脉细弱为辨证要点。**【随症加减】**《太平圣惠方》牡蛎散有杜仲、白茯苓、败蒲扇灰。《医方集解》将小麦改为浮小麦。若气虚明显者可加人参、白术以益气；阳虚可加白术、附子以助阳固表；偏于阴虚者可加生地黄、五味子、糯稻根、地骨皮、白芍以养阴敛汗；血虚可加熟地黄、何首乌以养血止汗；自汗应重用黄芪以固表，盗汗可再加豆衣、糯稻根以止汗。**【专科应用】**①治疗以汗出为主要症状的疾病，如自主神经功能紊乱、肺结核、围绝经期综合征等。②本方还可用于治疗神经衰弱、消化性溃疡、脑外伤后汗出症等。**【临床经验】**①本方收敛固涩之功较著，汗多因实邪而致者禁用。②对于自汗患者，除了汤剂口服外，还可外用，将煅牡蛎、煅龙骨和白术细末和糯米粉装入纱布中，周身粉扑，可有较好的效果。③治疗小儿多汗症时，可合生脉散通用，能显著提高临床疗效。体虚自汗者，合玉屏风散治疗，能使营卫调和，加强卫外之功，改善患者机体免疫力。牡蛎散加柴胡、郁金等，能治疗广泛性焦虑障碍导致的出汗，同时还能降低一些抗焦虑或抑郁药物的副作用。治疗消化性溃疡时，可加三七、赭石等收敛止血之药，改善患者溃疡的症状。治疗脑外伤术后出汗的患者，应与醒神开窍的药物合用，如麝香、冰片、苏合香等，同时加通脐之大黄类药物。【方歌】牡蛎散内用黄芪，浮麦麻根合用宜，卫虚自汗或盗汗，固表敛汗见效奇。

人参五味子汤

【来源】《幼幼集成》："咳而久不止，并无他证，乃肺虚也，此宜补脾为主，人参五味子汤。"【组成】人参20 g，漂白术15 g，云茯苓、五味子各10 g，麦冬5 g，炙甘草6 g。【用法】上药加生姜3片、大枣3枚。水煎温服。【功效】补脾益肺，润燥止咳。【适应证】主治久嗽脾虚，中气怯弱，面白唇白者。临床主要以病程迁延，低热起伏，气短多汗，咳嗽无力，纳差，便溏，面色苍白，神疲乏力，四肢欠温，舌质偏淡，苔薄白，脉细无力为辨证要点。【随症加减】若咳嗽不止者加乌梅、诃子、粟壳、地骨皮、紫菀、款冬花；反复发作，咳嗽痰多，自汗疲乏，气虚痰浊明显去五味子，加黄芪、防风、陈皮、法半夏、莱菔子、薏苡仁、海浮石、杏仁、白前；若虚汗多者加龙骨、牡蛎、黄芪、陈皮、大枣、山药；若面白唇淡，自汗，汗出不温者加桂枝、白芍；颧红唇红，口干咽红，盗汗者加太子参、山药、玉竹、石斛、山楂；食欲不振者加焦三仙、白扁豆；不思饮食者加砂仁、神曲、鸡内金助运开胃；大便不实者加山药、炒白扁豆健脾益气；脾虚肝旺明显者加玉竹、石斛、山药、白芍、独脚金、象牙丝、钩藤、浙贝母、木蝴蝶；夜寐哭吵加首乌藤、合欢皮养心安神；易反复感冒者加黄芪、防风补气固表。【专科应用】①治疗以发热、汗出、咳嗽为主要症状的疾病，如小儿反复呼吸道感染、小儿难治性肺炎、小儿虚咳症、哮喘、汗证等。②治疗以纳差、便溏为主要症状的疾病，如小儿感染后脾虚综合征、小儿厌食症等。③还可治疗见于暑热消渴、脱肛、遗尿、虚劳咳血等儿科病症。【临床经验】①儿科不同病例，其病证不同，而只要其病机病理均见肺脾气阴两虚，均用人参五味子汤加减治疗而收效，说明不同类属疾病，只要它在病变过程中病理变化性质相同，即可运用同一治法和方药进行处理，此即异病同治之旨。②对于脱肛小儿，合补中益气汤治疗的同时，须明确脱肛的程度及治疗的疗效，正确给予后期治疗方案。长期适量运用此方，能有效预防小儿反复呼吸道感染。长期应用激素治疗的患者，可服此药调理，降低激素的副作用。对癌症后期等恶病质患者，可给予本方进行调理，能在一定程度上延长患者的生命、降低患者并发症的发生。③制成人参五味子颗粒、人参五味子糖浆、五味子人参猪脑汤（猪脑、人参、麦冬、五味子、枸杞子、生姜）药膳，方便儿童应用。【方歌】人参五味汤法夏，苓术甘草姜枣藏，再加麦冬养肺胃，敛肺止咳保安康。

真人养脏汤 【来源】《太平惠民和剂局方》："治大人、小儿肠胃虚弱，冷热不调，脏腑受寒，下痢赤白，或便脓血后重，脐腹痛，日夜无度，胸满痞闷，胁肋胀满，全不思食，及治脱肛诸药不效者，并皆治之。"【组成】人参、当归（去芦）、白术（焙）各18 g，肉豆蔻（面裹，煨）15 g，肉桂（去粗皮）、甘草（炙）各24 g，白芍48 g，木香（不见火）42 g，诃子（去核）36 g，罂粟壳（去蒂萼，蜜炙）108 g。【用法】共为粗末，每服6 g，水冲服，饭前温服；亦作汤剂，水煎去滓，饭前温服，用量按原方比例酌减。【功效】涩肠固脱、温补脾肾。【适应证】主治久泻久痢，脾肾虚寒证。临床应用以大便滑脱不禁，腹痛喜温喜按，食少神疲，舌淡苔白，脉迟细为辨证要点。【随症加减】胃寒肢冷加干姜；伴五更腹痛喜按

者加巴戟天、补骨脂;脾肾虚寒、手足不温者可加附子、干姜、淫羊藿、杜仲、补骨脂以温肾暖脾;脱肛坠下者加升麻、黄芪以益气升陷;便血者加棕榈炭、地榆炭、血余炭、槐花、大蓟、小蓟;腹胀纳差者加砂仁、厚朴;肠黏膜溃疡加儿茶;慢性痢疾加赤石脂;久泻伴腹刺痛,舌质瘀黯,脉涩者加五灵脂、蒲黄、细辛。【专科应用】①治疗以腹痛,腹泻,里急后重,倦怠食少,食后腹胀,喜温喜按,时感疲惫,舌淡苔白脉迟细为主要辨证要点的肠道疾病,如溃疡性结肠炎、慢性结肠炎、痢疾后综合征、肠易激综合征、肠结核。②用于治疗氟尿嘧啶引起的慢性顽固性腹泻、糖尿病顽固性腹泻、晚期肝硬化慢性腹泻、结直肠癌术后腹泻、慢性痢疾、带下、阴吹、慢性阻塞性肺疾病等。③其他:本方尚可治疗脾虚失运、肾阴肾阳不足之便秘;以及脾肾阳虚,瘀血浊气下注肠络所致肛门坠胀和脱肛等。【临床经验】①本方主治病程较久,以虚为本,实为标,故纯实证不宜使用。若泻痢虽久,但湿热积滞未去者,忌用本方。本方不可长期服用,方中罂粟壳用量较大,久服易成瘾,药到病除即止。②真人养脏汤合参芩白术散治疗艾滋病腹泻。合椿根皮散治疗放射性直肠炎。合千金苇茎汤治疗溃疡性结肠炎。加五倍子液灌肠治疗非特异性溃疡性结肠炎。对肝癌引起的腹泻伴疼痛时,可加阿魏,加强止痛作用的同时能促进消化。肝病后期,若伴腹水严重者,可合五苓散以利水止泻。③本方具有中和胃酸的作用,同时能抑制胃蛋白酶活性,起消炎止痛的作用,对各种消化道溃疡具有很好的抗溃疡性。④脱肛者另配石榴皮、枯矾、五倍子,水煎洗浴局部,每于大便后1次。【方歌】真人养脏木香诃,粟壳当归肉蔻合,术芍桂参甘草共,脱肛久痢服之瘥。

四神丸 【来源】《内科摘要》:"治脾肾虚弱,大便不实,饮食不思。"【组成】肉豆蔻、五味子各 60 g,补骨脂120 g,

吴茱萸（浸炒）30 g。【用法】以上4味，粉碎成细粉，过筛，混匀。另取生姜200 g，捣碎，加水适量压榨取汁，与上述粉末泛丸，干燥即得。每服9 g，每日1～2次，临睡用淡盐汤或温开水送服；亦作汤剂，加姜、枣水煎，临睡温服，用量按原方比例酌减。【功效】温肾暖脾，固涩止泻。【适应证】主治命门火衰，火不暖土，脾肾阳虚之肾泄证。临床应用以五更泄泻或久泻，肛门下坠，肠鸣腹胀，不思饮食，食少不化，或腹痛，神疲乏力，面黄肢冷，舌淡苔白，脉沉迟无力为辨证要点。【随症加减】若腰酸肢冷较甚者加附子、肉桂、炮姜以增强温阳补肾之功；肢冷畏寒者加桂枝，重用附子、干姜；严重泄泻者加煨诃子、黄芪、党参、白术、升麻；泄泻呈清水者加葛根、车前子；泻下稀水样便的加罂粟壳、诃子、赤石脂；完谷不化可加鸡内金、莱菔子；腹胀肠鸣、矢气甚多者加木香、陈皮；小腹疼痛较甚者可加小茴香、木香；便中血较多者加仙鹤草、地榆，亦可酌用中成药附子理中丸、保和丸等；便秘者加花椒（微焙）、硫黄（精制）；对非特异性结肠炎后期患者重用诃子、罂粟壳；中期者加黄柏、苍术；初期者去肉豆蔻，加厚朴；糖尿病合并顽固性腹泻伴浮肿者加附子、车前子、木瓜。【专科应用】①治疗以泄泻为主要症状的疾病，如慢性结肠炎、过敏性结肠炎、肠结核、肠易激综合征、肠道功能紊乱、溃疡性结肠炎、慢性腹泻、五更泻、大便失禁、糖尿病合并顽固性腹泻、艾滋病相关腹泻、肝硬化慢性腹泻、脾胃虚寒型便秘等消化系统疾病。②治疗滑精、小儿疝气、遗尿症、积瘕、直肠脱垂等。【临床经验】①感受外邪，饮食所伤，情志失调，脾胃虚弱引起的泄泻，不宜使用。胃肠实热、湿热下痢以及肠胃积滞未清所致的泄泻及腹痛者忌用。忌烟、酒及辛辣、油腻、生冷、鱼虾海鲜类食物。②本方可依据患者自身情况合理调整药物的配比，肉豆蔻和补骨脂是必不可少的，但是吴茱萸和五味子可加减。变化方：五味子散（五味子、吴茱黄）；二神丸（补骨脂、肉豆蔻）；四神丸（去五味子、吴茱萸，加茴香、木香，姜枣煮丸），治同。③《医学衷中参西录》加味四神丸（加花椒、生硫黄、大枣、生姜）治黎明腹痛泄泻。《陈素庵妇科补解》二术四神丸［去肉豆蔻、五味子，加苍术（泔浸）、白术（土炒）、厚朴（姜汁制）、陈皮、神曲］，主治产后血气虚损，饮食不能运化，或受风冷以致泄泻，甚则腹痛。《中医妇科治疗学》艾附四神丸（加炒陈艾、厚附片），如胸脘不舒，去五味子，加陈皮，主治妊娠虚寒，腰腹疼痛，精神不振，憎寒喜热，少腹冷，小便清长，食少，舌淡苔白，脉沉迟。④四神片（补骨脂、肉豆蔻、吴茱萸、五味子、干姜、大枣），方便临床应用。【方歌】四神故纸与吴萸，肉蔻五味四般齐，大枣生姜同煎合，五更肾泻最相宜。

桑螵蛸散 【来源】《本草衍义》："治心肾两虚，小便频数，如稠米泔，心神恍惚，健忘食少，或溺后遗沥不尽，或睡中遗尿，或梦遗失精，舌淡苔白，脉细弱者。"【组成】桑螵蛸、远志、石菖蒲、龙骨、人参、茯神、当归、龟甲（酥炙）各 30 g。【用法】除人参外，共研细末，每服 6 g，睡前以人参汤调下；亦作汤剂，水煎，睡前服，用量按原方比例酌定。【功效】调补心肾，涩精止遗。【适应证】主治心肾两虚，水火不交证。症见小便频数，或尿如米泔色，或遗尿，或遗精，心神恍惚，健忘，舌淡苔白，脉细弱。临床应用以尿频或遗尿，心神恍惚，舌淡苔白，脉细弱为辨证要点。【随症加减】方中加入益智、覆盆子等，可增强涩精缩尿止遗之力；肢冷恶寒加制附子；尿频而量不多，面黄体瘦，自汗盗汗者加肉豆蔻、五味子、金樱子、枸杞子、党参；对小儿肾虚型，宜合缩泉丸；若健忘心悸者可加酸枣仁、五味子以养心安神；兼有遗精者可加酸枣仁、五味子、沙苑子、山茱萸以固肾涩精；舌质暗者加桃仁、红花、杏仁；肝胆湿热者加黄芩、栀子、龙胆、萹蓄；

疲倦乏力者加白术、黄芪；腹胀者加莱菔子；嗜睡者加远志、茯苓、茯神；腹胀明显加莱菔子；老年便秘者，须加大量生地黄、麦冬，调补肝肾之时以增水行舟；子宫外脱者应加入升麻、柴胡、黄芪；治疗精神性多尿症，须配伍郁金、柴胡等行气开郁的药物。【专科应用】①治疗以尿频、遗尿等为主要症状的疾病，如小儿习惯性遗尿、神经性遗尿、肾功能尿频、肾功能减退、糖尿病、膀胱综合征、膀胱过度活动症、女性压力性尿失禁。②治疗咳嗽变异性哮喘、冠心病、原发性高血压、肾病综合征、出血热、神经衰弱、子宫外脱、白带过多、老年性便秘等。【临床经验】①若由下焦湿热或相火妄动而致的小便频数、遗尿或遗精滑泄；溺赤涩痛，或由脾肾阳虚所致的尿频失禁，均非本方所宜。②张士卿经验：运用桑螵蛸散和缩泉丸治疗遗尿时常常根据患儿的具体情况随症加减，如心火偏旺加导赤散加减以清心利水；肺脾气虚加黄芪、白术补肺益脾；下焦湿热加苍术、黄柏清热燥湿；小便混浊加萆薢利湿祛浊；夜卧不安伴磨牙，巩膜蓝斑，平日爱咬指甲加乌梅、花椒、使君子等以驱虫；阴阳失调，梦中遗尿加龙骨牡蛎汤、浮小麦气敛汗；肾气不足加巴戟天、菟丝子补肾助阳，固精缩尿；肝经郁热加龙胆、川木通清热利湿。③制成固天泉胶囊治疗遗尿、小便不禁。方便临床应用。【方歌】桑螵蛸散龙龟甲，参归茯神菖远加，调补心肾又涩精，心身两虚尿频佳。

金锁固精丸

【来源】《医方集解》："治精滑不禁。精滑者，火炎上而水趋下，心肾不交也。"【组成】沙苑子（炒）、芡实（蒸）、莲须各 20 g，龙骨（酥炙）、牡蛎（盐水煮 1 日 1夜，煅粉）各 10 g。【用法】莲子粉糊为丸。盐汤送下。【功效】补肾涩精。【适应证】本方为补肾固精的代表方剂。临床应用以遗精滑泄，神疲乏力，腰痛耳鸣，舌淡苔白，脉细弱为辨证要点。主治肾虚不固之遗精。【随症加减】若大便干结者可加熟地黄、肉苁蓉、当归以补精血而通大便；大便溏泻者加五味子、菟丝子、补骨脂以补肾固涩；心烦失眠加酸枣仁、柏子仁；腰膝酸痛者加杜仲、续断以补肾而壮膝；肾阴虚加龟甲、女贞子；阴虚火旺加知母、黄柏；兼寒甚者加附子、肉桂；若兼见阳痿者可加入锁阳、巴戟天、淫羊藿以壮阳补肾；遗精梦泄加金樱子、五味子；小便白浊合萆薢分清饮；妇女白带加茯苓、薏苡仁。【专科应用】①治疗以遗精滑泄为主要症状的疾病，如男子不育症、早泄、梦交、少精弱精症、慢性前列腺炎、精囊炎等。②临床上治疗糖尿病肾病、重症肌无力、神经症、乳糜尿、慢性肠炎、妇女带下症、产后小便失禁、产后自汗等。【临床经验】①本方药物多为收敛固涩之品，为肾精亏损、精关不固所设，故下焦湿热或相火妄动所致之遗精、带下者，不宜使用本方。本方有收敛作用，外感发热者应停用本方。服药期间应忌烧酒、萝卜，节制房事。②遗精与白带，虽有男女之别，但病机相同，可应用本方。加入五味子效果更好。与氯米芬合用，能提高弱精少精症患者精子活动力和密度。与缩泉丸合用，能治疗顽固性盗汗、女性白带过多、隐匿性肾炎、子宫内膜异位症、骨折迟缓愈合等。对重症肌无力者，宜合补阳还五汤加减治疗；对神经症者，宜合酸枣仁汤治之。【方歌】金锁固精芡莲须，龙骨牡蛎与蒺藜，莲粉糊丸盐汤下，能止无梦夜滑遗。

缩泉丸（又称固真丹）

【来源】《魏氏家藏方》："治小便频数。"【组成】乌药、益智（炒）、花椒（去目并合口者，出汗）、吴茱萸（九蒸九晒）各等份。【用法】上为细末，酒煮面糊为丸，如梧桐子大。每服50～60丸，临卧盐汤送下。【功效】温肾祛寒，缩尿止遗。【适应证】主治膀胱虚寒证。症见小便频数，或遗尿不止，舌淡，脉沉弱。【随症加减】尿频尿急显著者加煅龙骨、煅牡蛎；湿热蕴结者加穿心莲、鱼腥草；阴虚火旺者加天冬、地黄；肾阳虚损者加山药、熟地黄；气血瘀滞者加荔枝核、牛膝；小儿遗尿者加桑螵蛸、龙骨；失眠多梦者加琥珀、酸枣仁、首乌藤；面色苍白，神疲体倦，脉细弱者合四君子汤；头昏耳鸣，腰膝酸软，脉细弱者加生地黄、杜仲、山茱萸。【专科应用】①治疗以尿频、遗尿为主要症状的疾病，如神经性尿频、尿崩症、真性及应力性尿失禁、小儿尿频遗尿、女性张力性尿失禁、老年女性非感染性尿频、慢性尿路感染、膀胱调节失常、尿道综合征等。②临床上还可以用于治疗糖尿病、神经衰弱、流眼泪、迎风冷泪症、流涎涕、多涕症、滑精、白浊、宫颈糜烂、五更泻、变应性鼻炎、肾积水、氯氮平所致流涎等。【临床经验】①膀胱湿热引起的小便频数不宜使用本方。方中吴茱萸药味难饮，可加蜂蜜服用。现代临床多结合捏脊、针灸、心理辅导等方面增强缩尿止遗的功效。②本药丸可与米醋调和，睡前敷于肚脐，次晨取下，其功效与汤剂或丸剂无明显差异。③制成缩泉胶囊、缩泉丸、遗尿贴片，方便临床应用。【方歌】缩泉丸治小便频，膀胱虚寒遗尿斟，乌药益智各等分，山药糊丸效更珍。

菟丝子散 【来源】《太平圣惠方》："治肾阳不足，下焦虚冷，小便多或不禁。"【组成】菟丝子（酒浸3日，晒干，另捣为细末）、鸡内金（去黄，微炒）、肉苁蓉各20 g，牡蛎、附子（炮，去皮脐）、五味子各10 g。【用法】上为末，每服6 g，粥汤送下。【功效】温补肾阳，固涩小便。【适应证】主治肾气不固型小儿遗尿。临床以睡中经常遗尿，甚者一夜数次，尿清而长，醒后方觉，神疲乏力，面白肢冷，腰腿酸软，智力较差，舌质淡，苔薄白，脉沉细无力为主要辨证要点。【随症加减】神疲乏力，纳差便溏加党参、白术、茯苓、山楂益气健脾和中助运；智力较差者加人参、石菖蒲、远志补心气，开心窍；阳虚自汗者可加生地黄、麻黄根、浮小麦等。【专科应用】

①治疗以遗尿为主要症状的疾病，如小儿遗尿症、发育不良等。②治疗勃起功能障碍、弱精症等。③治疗自汗。【临床经验】①本方服用量宜从小量开始，缓缓增加，不可骤用大量，以免阳升风动，头晕目赤，或伤阴动血。凡发热者均当忌用。②治疗小儿遗尿症，必须联合排尿功能训练。治疗勃起功能障碍者，可配合按摩及针刺，能加强疗效。对阳损及阴者，合六味地黄丸治之。【方歌】菟丝子散芡蓉附，温补肾阳功效真；五味牡蛎合内金，固涩小便药效灵。

固冲汤

【来源】《医学衷中参西录》："治妇女血崩。""此方独用者，用之，则收涩之力较大，欲借之以收一时之功也。"【组成】白术 30 g（炒），生黄芪 18 g，龙骨（捣细）、牡蛎（捣细）、山茱萸（去净核）各 24 g，生白芍、海螵蛸（捣细）各 12 g，茜草 9 g，棕边炭 6 g，五倍子 1.5 g（轧细药汁送服）。【用法】脉象热者可加生地黄 1 两（30 g）；凉者加乌附子 2 钱（6 g）；大怒之后，因肝气冲激血崩者，加柴胡 2 钱（6 g）。若服两剂不愈，去棕边炭，加真阿胶 5 钱（15 g），另炖同服。服药觉热者宜再加生地黄。现代用法：水煎服。【功效】益气健脾，固冲摄血。【适应证】主治脾气虚弱，冲脉不固证。临床应用以出血量多，色淡质稀，腰膝酸软，舌淡，脉微弱为辨证要点。【随症加减】血崩劳伤甚加红参、三七、鹿角霜；虚寒型加附片、炮姜、艾叶；虚热型加生地黄、牡丹皮、墨旱莲；血瘀型加蒲黄、赤芍、当归；若阳气虚衰欲脱而见面色苍白、神疲乏力，肢冷脉微者可重用黄芪，并加炮附子、高丽参以益气固阳；若因气虚下陷，而致出血不止，食少体倦乏力者加人参、升麻、柴胡以补气升阳。【专科应用】①治疗以阴道出血不止为主要临床表现的功能失调性子宫出血、月经过多、先兆流产、宫内放置节育器后出血、药物流产后子宫异常出血、人工流产术后阴道流血。②治疗以产后出血不止为主要临床表现的产后出血症。③用于治疗月经不调、痛经、闭经、带下、胎动不安、堕胎、滑胎、多囊卵巢综合征不孕、产后阴吹等。④用于治疗过敏性紫癜、消化道溃疡、溃疡病术后出血、脘痛便血、慢性肾炎、慢性肾衰竭等。【临床经验】①辨证要点本方为治脾肾亏虚，冲脉不固之血崩、月经过多的常用方，临床应用以出血量多，色淡质稀，腰膝酸软，舌淡，脉微弱为辨证要点。②血热妄行崩漏者忌用本方。③对于功能失调性子宫出血，应联合雌激素、孕激素治疗。慢性肾炎患者，本方可明显减少患者尿中红细胞及蛋白量。【方歌】固冲汤中用术芪，龙牡牡萸茜草施，倍于海蛸棕榈炭，崩中漏下总能医。

固本止崩汤

【来源】《傅青主女科》："妇人有一时血崩，两目黑暗，昏晕在地，不省人事者，人莫不谓火盛动血也。然此火非实火，乃虚火耳。世人一见血崩，往往用止涩之品，虽亦能取效于一时，但不用补阴之药，则虚火易于冲击，恐随此随发，以致经年累月不能全愈者有之。是止崩之药，不可独用，必须于补阴之中行土崩之法。方用固本止崩汤。"【组成】熟地黄（九蒸）、白术（土炒焦）各 10 g，当归（酒洗）5 g，黑姜 4 g，黄芪（生用）、人参各 6 g。【用法】水煎服。【功效】益气固本，养血止血。【适应证】本方为治疗崩漏不止的常用方剂。主治暴崩下血，或淋漓不净证。临床应用以暴崩下血，或淋漓不净，色淡质薄，面色㿠白，四肢不温，胸闷纳呆，大便溏薄，舌质淡胖，脉微弱等为辨证要点。【随症加减】血色鲜红、无块，口渴欲饮，实热者加白茅根、栀子炭；血色紫红、有块，腹痛块下痛减，血瘀者加红花、茜草、三棱、莪术；血量多，色鲜质稠者加地榆炭、牡丹皮、生地黄；腹痛绵绵，疲乏无力，气短懒言，食欲不振，脾气虚者加白芍、升麻、大枣；流血日久，面色萎黄，畏寒者党参易人参，加艾炭、黑姜；心烦、胸胁及乳房胀痛，肝郁者加柴胡、郁金、川棟子；腰酸痛、畏寒肢冷、肾阳虚者加杜仲炭、菟丝子、桑寄生、续断、肉桂、制附片；手足心热、腰膝软、肾阴虚者加墨旱莲、女贞子、龟甲；年老或年幼，肾亏明显者加鹿角胶、龟甲胶。**【专科应用】**①治疗以阴道出血不止为主要临床表现的功能失调性子宫出血、月经过多、习惯性流产伴近期流产、放宫内节育器后出血、药物流产后子宫异常出血、人工流产术后阴道流血。以产后出血不止为主要临床表现的产后出血症。②治疗以头晕、乏力为主要临床表现的贫血。③用于治疗血小板减少症、白血病、过敏性紫癜肾炎、女性生殖器炎症、妇科肿瘤等。**【临床经验】**①本方为温热之药组成，不能久服，易耗血动血。若血崩数日，血下数斗，六脉俱无，鼻中微微有息，大出血者应以急诊为主，不能依赖此药。②大量出血者，用人参（去芦）9 g，煎成，冲贯众炭末 3 g，服之待气息微旺，然后服本方，仍加贯众炭末 3 g；无力者，加黄酒冲贯众炭末 9 g，服之待其气接，神清，始可取本方，人参以党参代之，服时加贯众炭末 3 g。③治围绝经期子宫出血者，应配合疏肝解郁之药。治疗月经过多者，在补气摄血的基础上，应兼顾清热、化瘀。④制成妇血平颗粒、功血灵颗粒，方便临床应用。**【方歌】**固本止崩熟地黄，参芪归术炮姜匡，益气固本并养血，脾虚崩漏服此方。

第十章 安神剂

第一节 重镇安神剂

朱砂安神丸 【来源】《内外伤辨惑论》："夫脾胃虚者，因饮食劳倦，心火亢甚，而乘其土位……脾胃气虚，不能升浮，为阴火伤其生发之气，荣血大亏，荣气不营，阴火炽盛，是血中伏火日渐煎熬，血气日减，心包与心主血，血减则心无所养，致使心乱而烦，病名曰悗。悗者，心惑而烦闷不安也，故加辛甘微温之剂生阳气，阳生则阴长。或曰：甘温何能生血？曰：仲景之法，血虚以人参补之，阳旺则能生阴血，更以当归和之。少加黄柏以救肾水，能泻阴中之伏火。如烦犹不止，少加生地黄补肾水，水旺而心火自降。如气浮心乱，以朱砂安神丸镇固之则愈，得烦减勿再服，以防泻阳气之反陷也。"《兰室秘藏》："安神丸"治心神烦乱怔忡，兀兀欲吐，胸中气乱而热，有似懊憹之状。皆膈上血中伏火，蒸蒸然不安，宜用权衡法，以镇阴火之浮越，以养上焦之元气"。【组成】朱砂（另研，水飞为衣）15 g，黄连（去须，净，酒洗）18 g，炙甘草16.5 g，生地黄 4.5 g，当归 7.5 g。【用法】上药除朱砂外，4味共为细末，汤浸蒸饼为丸，如黍米大。以朱砂为衣，每服15 丸或 20 丸（3～4 g），津唾咽之，食后。现代用法：上药研末，炼蜜为丸，每次 6～9 g，临睡前温开水送服；亦可作汤剂，用量按原方比例酌减，朱砂研细末水飞，以药汤送服。

【功效】 镇心安神，清热养血。**【适应证】** 治心神烦乱，怔忡，兀兀欲吐，胸中气乱而热，有似懊侬之状，皆膈上血中伏火，蒸蒸然不安。宜用权衡法以镇阴火之浮越……以朱砂纳浮溜之火而安神明也。主治心火亢盛，阴血不足证。临床应用以失眠，惊悸，舌红，脉细数为辨证要点。**【随症加减】** 若胸中烦热较甚加栀子仁、莲子心以增强清心除烦之力；兼惊恐宜加生龙骨、生牡蛎以镇惊安神；失眠多梦者可加酸枣仁、柏子仁以养心安神。**【专科应用】** ①治疗神经衰弱所致的失眠、室性心律失常、射频后心脏神经症、癫症、阿尔茨海默病及精神忧郁症等。②治疗以心悸、怔忡、心慌等为主要临床表现的心律失常，如室性早搏等。③本方尚可治疗产后久热、经期发狂、盗汗证、舌体灼热、口舌生疮、咽喉肿痛、疮毒肿痛等病症。

【临床经验】 ①方中朱砂含有硫化汞，不宜多服、久服，以防汞中毒；阴虚或脾弱者不宜使用；心气不足、心神不安者勿用；消化不良、胃脘嘈杂者忌服；朱砂容易与含甲基结构的药物（如茶碱、普萘洛尔等）生成甲基汞，造成汞中毒；服用朱砂类药物时，不要食用含碘的食物，如海带、紫菜等；还应限制摄入食物中的食盐量，因为食盐可增加汞盐的溶解度，使汞的吸收增加，从而加重汞中毒；与碘溴化物不宜并用，因朱砂成分为硫化汞，在肠胃道遇到碘、溴化物产生刺激性碘化汞、溴化汞，引起赤痢样大便，从而容易导致医源性肠炎。服用本方时，忌食辛辣油腻及刺激性食物、烟酒。②朱砂主要成分为硫化汞，但常夹杂雄黄、磷灰石、沥青质等。朱砂含有硫化汞、铅、钛、镓、银等十几种不宜服用的元素。研究表明，无机汞被人体吸收后，在肠道中硫化汞被转化成甲基汞完全不必依赖外来的含甲基物质，故内服朱砂制剂会增加汞中毒的机会。汞对人体有全面损害，如肾毒性、胎儿畸形、神经毒害、循环衰竭，甚至死亡。汞可以蓄积中毒，如血汞在脑组织量半衰期为240日，其他组织半衰期为70日；另外所含的铅也可导致缓慢接触性中毒。朱砂安神丸中朱砂的用药量在所有含朱砂的中成药制剂中最多，是安宫牛黄丸的两倍。如1990年版《中国药典》规定朱砂安神丸的用法、用量为：口服，水蜜丸一次6 g，小蜜丸一次9 g，大蜜丸一次一丸，一日1～2次。按水蜜丸每100 g粉末加炼蜜45 g，蜜丸加炼蜜110 g计算，在日服2丸的药量下，人体吸收的硫化汞分别为0.794 mg和0.823 mg，汞分为0.786 mg和0.710 mg，而汞盐对人体的致毒量为5 mg，据此推算，水蜜丸连服7日，大蜜丸连服8日即可达中毒量。可见由于朱砂的毒性，从而限制了朱砂安神丸的临床应用。现代临床上，朱砂冲服，不能入煎，以免汞析出中毒；作冲服剂时朱砂用量一次不宜超过2 g。作为汤剂使用时，不宜将朱砂作为朱砂安神丸的君药，可改用龙骨、龙齿、磁石、生铁落等。【方歌】朱砂安神东垣方，归连甘草合地黄，怔忡不寐心烦乱，养阴清热可复康。

珍珠母丸

【来源】《普济本事方》："治肝经因虚，内受风邪，卧则魂散而不守，状若惊悸，真珠丸（真珠母大于常珠，形状不一）。"【组成】珍珠母、酸枣仁、柏子仁、龙齿各12 g，当归、熟地黄、人参、茯神、沉香各6 g，犀角、朱砂各1 g。【用法】制蜜丸如梧桐子大，朱砂为衣，每服40～50丸，金银花、薄荷汤下。【功效】滋阴养血，镇心安神。【适应证】主治阴血不足，肝阳偏亢证。症见神志不宁，入夜少寐，时而惊悸，头目眩晕，脉细弦等。【随症加减】呕恶加生姜、半夏；头痛、心烦易怒加栀子、牡丹皮；汗多加五味子；头晕加天麻、钩藤；耳鸣加磁石；痰瘀头痛甚者加钩藤、菊花、沙苑子、赤芍，以舒挛镇痛；大便干结者加瓜蒌子、生大黄以润肠通便；搐搦动风者加羚角面（分冲）以清肝熄风；狂言乱语、躁动不宁，幻视幻听者加石菖蒲、远志以豁痰开窍，外加礞石滚痰丸。【专科应用】①治疗以心悸失眠、头目眩晕、脉细弦为主要临床表现的睡眠障碍，如负性生活事件所致失眠等。②治疗心律失常、冠心病、慢性心力衰竭等。【临床经验】①本方对纯属痰热、痰火为患的惊悸、少寐之症不适用。方中朱砂不能与碘、溴等试剂合用，容易导致医源性肠炎。运用本方治疗心脏疾患时，应加大活血和利水的药物，改善心肌供血及减轻心脏的负担。②张山雷经验：凡治肝风内动，犀角宜易羚角。现代临床，犀角以水牛角代替。③有人考证，珍珠母指未经钻缀的珍珠。黄文东经验：治疗失眠运用珍珠母丸加减，重用珍珠母，方中珍珠母为主药，用量 30 g，以平肝潜阳，镇静安神，佐以玄参、麦冬、生地黄、石斛等养阴生津之品，用量 15～20 g，祛邪而不伤正。⑤本方宜夜卧时服用。⑤焦树德经验：常以天王补心丹和珍珠母丸两方相合，减去柏子仁、犀角、沉香、人参，加生牡蛎、沙苑子、首乌藤等，随证出入，水煎服，用于治疗神经衰弱表现为失眠、心悸、性情急躁易怒、头昏脑涨、脉细弦而数、证属阴虚阳旺者，效果良好。⑥尤荣云经验：治疗震颤、麻痹、痴呆，用珍珠母丸加全蝎。【方歌】珍珠母丸归地参，犀沉龙齿柏枣仁，朱砂为衣茯神人，镇心潜阳又宁神。

第二节　补养安神剂

天王补心丹 【来源】《校注妇人大全良方》："妇人热劳，由心肺壅热，伤于气血，一致心神烦躁，颊赤心疼，眼涩唇干，口舌生疮，神思昏倦，四肢壮热，食饮无味，肢体酸

楚，心忪盗汗。""心经血虚，天王补心丹。"【组成】人参（去芦）、茯苓、玄参、丹参、桔梗、远志各 15 g，当归（酒浸）、五味子、麦冬（去心）、天冬、柏子仁、酸枣仁（炒）各 30 g，生地黄 120 g。【用法】上药共为细末，炼蜜为小丸，用朱砂水飞 9～15 g 为衣，每服 6～9 g，温开水送下，或用龙眼肉煎汤送服；亦可改为汤剂，用量按原方比例酌减。【功效】滋阴清热，养血安神。【适应证】主治阴虚血少，神志不安证。临床应用以心悸失眠，手足心热，舌红少苔，脉细数为辨证要点。

【随症加减】一方有石菖蒲，无五味子。失眠重者可酌加龙骨、磁石以重镇安神；心悸怔忡甚者可酌加龙眼肉、首乌藤以增强养心安神之功；心悸较甚再加入磁石、龙齿；若心火较甚，见心胸烦热，脉数者可加黄连、栀子以助清心之力；气滞血瘀，见胸闷、心前区隐痛者可加枳壳、川芎、薤白以行气活血，若胸痛甚者宜加生蒲黄、降香、三七等以活血祛瘀；脉结代者可加炙甘草、桂枝以益气通阳复脉；胁肋隐痛者加郁金、川楝子以疏肝理气；遗精者可酌加金樱子、芡实、覆盆子、煅牡蛎以固肾涩精；心火较盛者可加栀子、灯心草；若心悸不安，不能入眠者可加入龙眼肉、首乌藤；高脂血症者须加山楂并重用。

【专科应用】①本方为治疗心肾阴血亏虚所致神志不安的常用方。治疗以心悸失眠为主要症状的疾病，如不寐、眩晕、紧张性头痛、高脂血症、神经衰弱、焦虑症、精神分裂症、青春期功能失调性子宫出血、围绝经期综合征、冠心病、糖尿病、脑梗死、病毒性心肌炎、甲亢等所致的失眠、心悸等。②临床上本方还用于治疗梦遗健忘、不耐思虑、大便干燥或口舌生疮等病症。③勃起功能障碍、神经性皮炎、荨麻疹、老年性皮肤瘙痒症、顽固性咳嗽、复发性口腔炎、慢性迁延性肝炎、老年性癃闭、迟发性运动障碍、淋巴瘤化疗后合并带状疱疹后遗神经痛等亦可加减应用。【临床经验】①本方滋阴之品较多，对脾胃虚弱、纳食欠佳、大便不实者，不宜长期服用。不宜与大载、芫花、甘遂、海藻同用，方中含甘草；忌芫荽、大蒜、萝卜、鱼腥、烧酒。本方不宜与溴化物和碘化物类同用，如三溴合剂，巴氏合剂，碘化钾合剂。②《世医得效方》天王补心丹方（加百部、石菖蒲、杜仲、甘草）。《症因脉治》天王补心丹，去朱砂，加黄连。《医钞类编》加减天王补心丹（熟地黄易生地黄，加石菖蒲、炙甘草、百部、杜仲、茯神）。《中国药典》补心丸（党参易人参，加石菖蒲、柏子仁、甘草）。③亦可水煎服，重用酸枣仁，原方其他药物用量按比例酌减。④临卧时用灯心草、淡竹叶煎汤送下。⑤王子接经验："随神往来者为之魂，当归、柏子仁、丹参流动之药，以悦其魂；心之所忆谓之意，人参、茯神调中之药，以存其意；因思虑而处物谓之智，以枣仁静招乎动而益其智；并精出入者为之魄，以天冬、麦冬、五味子宁静之药面安其魄；生之来谓之精，以生地、元参填下之药定其精；意之所存谓之志，以远志、桔梗动生于静而通其志。若是，则神之阳动而生魂，魂之生而为意，意交于外而智生焉；神之阴静而生魄，魄之生而为精，精定于中而志生焉，神之为不穷矣，故曰补心。"⑥天王补心丹合剂，方便小儿临床应用。【方歌】补心丹用柏枣仁，二冬生地及归身，三参桔梗朱砂味，远志茯苓共养神。

柏子养心丸

【来源】《医部全录》引《体仁汇编》："祛烦热惊悸，聪明不忘。"【组成】柏子仁 12 g，枸杞子 9 g，麦冬、当归、石菖蒲、茯神各 15 g，玄参、熟地黄各 6 g，甘草5 g。【用法】上为末，内除柏子仁、熟地黄蒸过，石器内捣如泥，余药末和匀，加炼蜜为丸，如梧桐子大。每服四五十丸，临睡白汤送下。每次 1 丸（规格 6 g 或 9 g），早、晚各 1 次，1 个月为一疗程，可长期服用。【功效】养心安神，滋阴补肾。

【适应证】主治阴血亏虚，心肾失调证。临床应用以精神恍惚，惊悸怔忡，夜寐多梦，健忘盗汗，舌红少苔，脉细而数为辨证要点。【随症加减】心悸征忡甚者加龙眼肉、首乌藤；遗精者加金樱子、煅牡蛎；健忘甚者加远志、五味子；盗汗甚者加知母、黄柏、浮小麦；抑郁焦虑者加柴胡、郁金。【专科应用】①治疗以精神恍惚、惊悸征忡为主要症状的疾病，如神经衰弱、心血管神经症、心律失常、风心病、病毒性心肌炎、围绝经期综合征等。②以夜寐多梦为主要症状的疾病，如失眠、贫血、遗精等。【临床经验】①服用期间应禁食辛辣，鱼腥，竹笋，牛肉，羊肉，绿豆，萝卜等。②临卧时用淡盐水送下。③《中国药典》柏子养心丸，《体仁汇编》方去枸杞子、麦冬、石菖蒲、玄参、熟地黄，茯苓易茯神，加党参、炙黄芪、川芎、制远志、酸枣仁、肉桂、醋五味子、半夏曲、朱砂。《集验方》柏子养心丸，《体仁汇编》方去枸杞子、麦冬、石菖蒲、玄参、生地黄易熟地黄，加酸枣仁、五味子、朱砂（细研）、犀角（镑）。《丸散育丹集成》本方有黄芪。《叶氏女科》治疗妊娠子烦，左寸脉微弱者，柏子养心汤（柏子仁、当归、茯神、生黄芪、麦冬、酸枣仁、人参、川芎、制远志、五味子、炙甘草）。【方歌】柏子养心归玄参，地杞麦草菖茯神；征忡惊悸神恍惚，两调心肾此方崇。

孔圣枕中丹（又称孔子大圣知枕中方）

【来源】《备急千金要方》："枕中方，常服令人大聪。"【组成】龟甲、龙骨各2份，远志、石菖蒲各1份。【用法】为末，酒服1方寸匕，每日3次，常服令人大聪。亦可蜜丸，每服6g，黄酒送服。将此方作为汤剂使用时，龟甲和龙骨可各用15～25g（先煎），其他两味可各用10g左右，并可随症加味。【功效】补肾宁心，益智安神。【适应证】主治心肾阴亏证。治读书善忘，久服令人聪明。用于精神恍惚，心神不安，健忘失眠，或头目眩晕，舌红苔薄白，脉细弦。【随症加减】夜寐不安重者宜加首乌藤、酸枣仁以益智安神；自汗盗汗者宜加牡蛎、浮小麦以收敛止汗；腰膝背痛酸软者宜加牛膝、生地黄、山茱萸、枸杞子、续断、菟丝子以强筋健骨，滋补阴液；兼见性情急躁易怒、头胀头痛、头晕多梦者加郁金、柴胡、生石决明、香附、黄芩、首乌藤之类；失眠严重，精神不振，心悸气短、耳目不聪者加珍珠母、玄参、炒酸枣仁、首乌藤、合欢皮、合欢花之类；兼见四肢倦怠、食纳不甘、消化不良、大便溏软等症者加生白术、茯苓、龙眼肉、木香之类。【专科应用】①治疗以精力不集中、记忆力减退、抑郁等为主要临床表现的疾病，如失眠症、睡行症、神经衰弱、围绝经期综合征、卒中后抑郁、卒中后痴呆。②还可用于治疗儿科疾病，如注意缺陷障碍、小儿遗尿。【临床经验】①本方药性平和，须久服才能取得效果，长期服用可提高记忆或延缓记忆衰退。肝心火旺而上扰神明所致健忘者不宜用。服药期间要保持情绪乐观，切忌生气恼怒。忌烟、酒及辛辣、油腻食物。②本方与交泰丸合用治疗失眠；加磁石、胆南星、柏子仁治注意缺陷障碍；加覆盆子治小儿遗尿；加莲子治睡行症；加益智治学习障碍；合葛根汤治疗健忘；合柴胡加龙骨牡蛎汤治疗卒中后抑郁。③焦树德经验：用本方随症加减，治疗脑萎缩、神经衰弱，或脑供血不足而致失眠、记忆力减退、精神不易集中，甚至头脑发昏、昨事今忘、无精打彩等症。兼有腰酸膝软、遗精、尺脉弱者加生地黄、山茱萸、枸杞子、续断、牛膝、生白芍、莲须、分心木之类。兼见性情急躁易怒、头胀头痛、头晕多梦、大便干、脉象弦细而数者加生地黄、玄参、生石决明、生赭石、生白芍、香附、黄芩、首乌藤之类。失眠严重，精神不振，心悸气短、耳目不聪，脉象沉细、寸脉弱者加珍珠母（先煎）、麦冬、玄参、炒酸枣仁（30 g左右，先煎）、首乌藤、合欢皮、合欢花之类。兼见四肢倦怠、食纳不甘、消化不良、大便溏软等症者加太子参、生白术、茯苓、炙甘草、香附、合欢花、首乌藤、龙眼肉、木香（少量）之类。本方与天王补心丹皆能治心悸、怔忡、失眠、健忘，但天王补心丹以养心血、收心神、滋阴降火为主；本方则以补肾阴、填精补脑、潜肝阳、收魂安神为主，久服令人聪明，记忆力增强。本方与柏子养心丸比较，本方以补肾养脑治健忘为主；柏子养心丸则补心、肝、肾诸经，治血不养心所致的惊悸、失眠、心神不宁为主。④王耀献经验：治疗肾虚、固肾、健忘、腰膝酸软、尿频、排尿无力、排尿困难等，用孔圣枕中丹方做成袋泡茶，名为腰腿痛代茶饮、缩泉茶。凌一揆经验：以孔圣枕中丹和读书丸化裁为宁心益智口服液（人参、黄芪、五味子、龟甲、玉竹、五味子、远志、石菖蒲、益智、甘松、木香）。上海龙华医院经验：制成小儿智力糖浆（石菖蒲、雄鸡、龙骨、龟甲、远志）。【方歌】孔圣枕丹千金方，龙骨远志加龟板，菖蒲为末黄酒服，心肾阴亏证能康。

安神定志丸

【来源】《医学心悟》："不得卧，有惊恐不安卧者，其人梦中惊跳怵惕是也，安神定志丸主之。"【组成】茯苓、茯神、人参、远志各 15 g，石菖蒲、龙齿各 18 g。【用法】炼蜜为丸，如桐子大，朱砂为衣。每服 7.5 g，开水下。【功效】宁心安神，除痰通窍。【适应证】主治心胆气虚，心神不宁证。主治因惊恐而失眠，夜寐不宁，梦中惊跳怵惕。临床应用以精神烦乱，失眠，梦中惊跳，怵惕，心悸胆怯，舌质淡，脉细弱者为辨证要点。亦治癫痫及遗精。【随症加减】若心神不宁，心悸怔忡，睡眠不香，多梦，精神恍惚者加酸枣仁、柏子仁、远志、浮小麦、鸡血藤等以养心安神滋阴补血；若用于治痰火扰心之癫痫，狂妄，烦躁易怒，心悸，失眠者加入牡蛎、琥珀、珍珠、紫石英、胆南星、贝母、竹茹、天竺黄等重镇安神清热涤痰；若遗精者宜加金樱子、芡实、牡蛎、覆盆子。【专科应用】①治疗以精神烦乱为主要症状的疾病，如焦虑症、抑郁症、睡行症、癫痫。②临床上本方也可用于治疗失眠、心律失常、心脏神经症、遗精等。【临床经验】①心肝血虚而致惊悸者，不宜使用。由于本方中重镇药（朱砂）用量较大，常容易损伤脾胃功能，所以朱砂不可久服。神志昏迷者，不应使用本方，宜用开窍醒神之法。对伴精神疾病者，须在抗精神病药治疗的前提下使用本方。②孙丰润经验：去茯神、朱砂、龙齿后，辨证加减，改汤剂使用，为临床常用方剂。刘永家经验：β受体亢进综合征以心虚胆怯为重要病机，治疗上应以养心定悸、镇静安神为基本治则，用安神定志丸化裁（茯苓、龙骨、酸枣仁、远志、石菖蒲、太子参、炙甘草、首乌藤）益气养心、安神定志。③《杂病源流犀烛》安神镇静茶（龙齿、石菖蒲）。《御药院方》安神丹（朱砂、乳香、炒酸枣仁、人参、远志）。【方歌】安神定志朱龙齿，人参二茯远菖蒲，服药蜜调能益气，心虚痰扰皆能除。

定志丸（又称开心散、定志小丸）【来源】

《太平惠民和剂局方》："治心气不足，血少多惊。"卷五《重订严氏济生方》："治因事有所大惊，梦寐不祥，登高陟险，神魂不安，惊悸恐怯。"【组成】石菖蒲、远志（去心）、茯苓各15 g，人参120 g。【用法】上为细末，炼蜜丸如梧桐子大，朱砂为衣。每服7丸，加至20丸，温米饮下，食后临卧日三服。现代用法：每服6～7丸，每日2次。【功效】益气养心，定志益智。【适应证】主治心气不足致心怯善恐、心神不宁证。临床应用以惊悸恍惚、心怯善恐、夜卧不安、健忘、或目不能远视而能近视者，舌淡苔薄白、脉小弦为辨证要点。【随症加减】心虚血少者加琥珀、茯神、柏子仁、酸枣仁；欲聪明不忘加龙骨、蒲黄；惊悸恐怯者加茯神、龙齿。【专科应用】①治疗以心悸为主要症状的心内科疾病，如心律失常等。②治疗以焦虑、神志异常为主要症状的神内科疾病，如神经衰弱、抑郁症、不寐、焦虑症、精神分裂症、阿尔茨海默病等。③临床用于治疗眼科疾病，如原发性视网膜色素变性、高度近视眼底病变、Leber遗传性视神经病变等。④治疗遗精白浊、中风舌强不语等。【临床经验】①方中人参补气之功较强，故阴虚者慎；若要服用，可配伍滋阴之药，如生地黄、白芍、牛膝等，防止气有余便是火。忌酢物、羊肉、饧。②张子和方无石菖蒲，加茯神、柏子仁、酸枣仁，亦名定志丸。《丹溪心法》用定志丸加琥珀、郁金治疗"痰迷心膈"之惊悸；合珍珠粉丸治形瘦梦遗便浊。《证治准绳》治忘名方不忘散（远志、人参、茯苓、茯神、石菖蒲）。《万病回春》之琥珀定志丸，以开心散加朱砂、琥珀、天南星、人乳，功"专补心生血，定魄安魂"。陈李济养心宁神丸（定志丸合四君子汤）治疗失眠多梦。③庄曾渊经验：用本方治疗与视神经视网膜相关的退行性疾病导致的近视眼。例如，以定志丸合人参补胃汤治疗原发性视网膜色素变性，合用四物五子丸加减治疗高度近视眼底病变，合五子衍宗丸治疗Leber遗传性视神经病变。【方歌】局方定志益心气，远菖参苓朱砂衣。

酸枣仁汤

【来源】《金匮要略》："虚劳虚烦不得眠，酸枣仁汤主之。"【组成】酸枣仁（炒）18 g，知母、茯苓各6 g，甘草、川芎各3 g。【用法】水煎，分3次温服。【功效】养血安神，清热除烦。【适应证】本方是治心肝血虚而致虚烦失眠之常用方。临床应用以虚烦失眠，咽干口燥，舌红，脉弦细为辨证要点。主治肝血不足，虚热内扰证。【随症加减】血虚甚而头目眩晕重者加当归、白芍、墨旱莲、女贞子、枸杞子、龙眼肉增强养血补肝之功；虚火重而咽干口燥甚者加麦冬、生地黄、玄参、淡竹叶以养阴清热；伴有肝气郁结者加柴胡、郁金、香附；伴气郁化火者加牡丹皮、黄芩、黄连、栀子以解郁降火；伴有痰涎阻塞者加半夏、陈皮、胆南星；伴有咳嗽、咳痰、喘促者加半夏、鱼腥草、桔梗、白果；腹大胀满者加猪苓、茯苓、大腹皮；若寐而易惊者加龙齿、生牡蛎、珍珠母镇惊安神；久患失眠，多梦纷纭者加人参、珍珠母、百合花、白芍、首乌藤；眼眶发黑加生地黄、熟地黄、阿胶；若口苦舌尖红加黄连、黄芩；五心烦热加地骨皮、知母；兼见盗汗加柏子仁、五味子、龙骨、牡蛎安神敛汗；心神恍惚健忘者可加人参、石菖蒲、远志；语言謇涩者加石菖蒲、远志；耳鸣者加磁石；腰膝酸软加熟地黄、杜仲炭；遗精者加莲子心、五味子、远志、黄柏。夏天加麦冬、五味子，冬天加桂枝、桂心，均可加延胡索。【专科应用】①治疗以失眠为主要症状的疾病，如失眠、抑郁症、神经衰弱、焦虑障碍、躁狂症等精神类疾病。②临床上本方用于治疗偏头痛、三叉神经痛、紧张性头痛、梅尼埃病、围绝经期综合征等神经系统疾病。③胆碱性荨麻疹、神经性皮炎、手脚多汗症等皮肤科疾病也可应用本方。④治疗室性早搏、心血管神经症、早泄、遗精、先天性非溶血性黄疸、盗汗、嗜酸症等。【临床经验】①心火上炎之心悸失眠不宜使用本方。可治疗精神科、心血管科、皮肤科、妇科及男科疾病。原方药物用量较低，治疗重症者，须加大药物剂量的同时还要随症加减。本方不是镇静药，服用不会立即犯困，日间都随意饮用。②《备急千金要方》酸枣汤（去川芎，加人参、桂心、生姜、石膏）治虚劳烦扰，奔豚气在胸中不得眠。③刘惠民经验：用药之巧在于量。酸枣仁用量：成人一次多在 30 g 以上，甚至可达到 75～90 g，用量 5～6 倍于他人。正由于刘氏善用酸枣仁，友人将其与善用生石膏的张锡纯相提并论。④张孟林经验：原方茯苓改茯神，甘草不再用朱砂拌。治疗不眠虚烦证，加茯神名茯神枣仁汤，主治小儿心气不足；加浮小麦名浮麦枣仁汤，主治小儿多汗；加猪心名猪心枣仁汤，能补心宁神；加人宝名宝枣仁汤，能利胆止惊；加莲须名莲须枣仁汤，能清心火，安心神；加朱砂名朱砂枣仁汤，能镇痫而止狂。⑤沈绍功经验：酸枣仁汤系虚证失眠主方。柔肝除烦，选加生地黄、当归、白芍、女贞子、墨旱莲、生栀子；宁神镇静选加生龙骨、生牡蛎、磁石、柏子仁、炙远志；清热除烦选加草决明、白菊花、川牛膝、蝉蜕、葛根；为增安眠之力，均可加入首乌藤 30 g。如属实证，多见痰瘀互结，上蒙清窍，可选加石菖蒲、郁金、丹参、莱菔子、赤芍，则成攻补兼施方。

【方歌】 酸枣仁汤治失眠，川芎知草茯苓煎，养血除烦清虚热，安然入睡梦乡甜。

甘麦大枣汤

【来源】《金匮要略》："妇人脏躁，喜悲伤欲哭，象如神灵所作，数欠伸，甘麦大枣汤主之。"**【组成】** 甘草 9 g，小麦 15 g，大枣 10 枚。 **【用法】** 上 3 味，以水 1200 mL，煮取 600 mL，温分三服。**【功效】** 养心安神，和中缓急。**【适应证】** 本方为治疗脏躁的常用方剂。临床应用以精神恍惚，常悲伤欲哭，不能自主，心中烦乱，睡眠不安，甚则言行失常，呵欠频作，舌淡红苔少，脉细微数为辨证要点。**【随症加减】** 若心烦不眠，舌青红少苔，阴虚较明显者加生地黄、百合、麦冬、丹参、鲜竹叶以滋养心阴。头目眩晕，脉弦细，肝血不足者加酸枣仁、当归以养肝补血安神。易怒烦热者加香附、川楝子以解热除烦。因心脾两虚引起的眩晕加扁豆花、麦芽、钩藤、素馨花、茯苓等养心益脾、解郁和胃、舒缓气机。**【专科应用】** ①治疗以烦躁不安、打人毁物或抑郁为主要表现的躁狂症、抑郁症、神经症、小儿抽动症、癔症。②治疗以行走摇摆不定、似舞蹈状为主要临床表现的舞蹈症。③治疗以心慌失眠、多梦、头晕为主要临床表现的围绝经期综合征、乳腺疾病、肿瘤化疗后眩晕等。**【临床经验】** ①病情各不相伺，但不离乎"紧张"两字；具体表现为"心神不宁"与"肝苦急"，皆由阴血不足所致。余公侠经验：临床体会甘麦大枣汤的应用标准。a. 患者言行失常，或无故悲伤，或喜怒不节者。b. 心烦不得眠，或恍惚多梦，或坐卧不安，或身如蚁走样者。c. 汗多，口干，不思饮食，大便秘结，常数日不更衣者。d. 怕一切声光，怕与人交言，喜独居暗室者。e. 腹诊右腹肌挛急，或右胁下脐旁拘急，有结块者。②肝脏体柔而用刚，故治疗用甘麦大枣汤常配伍养阴柔肝、熄风舒筋的药物，并加白芍、阿胶、枸杞子、女贞子、丹参、鸡血藤、桑寄生、钩藤、石决明之类，以增强缓肝之力。并且，常需配伍安神药。若精神恍惚，健忘，失眠症状明显，舌红苔少，脉细数，心阴不足，心肾不交者可与天王补心丹合用，酌情加减。若失眠症状明显，舌苔黄，兼有痰热内蕴者可与温胆汤合用，酌情加减。若心境不佳，烦乱不安，呵欠频作，肝郁明显者可与逍遥散或丹栀逍遥散合用，酌情加减。湿浊内盛者不宜用。心火亢盛者不宜用。不可大量服用或小剂量长期服用。因甘草有肾上腺皮质激素样作用，可引起水肿，血压增高。③治疗梅核气，合逍遥丸或合黄连温胆汤。治疗郁证，加炙远志、酸枣仁，不用收敛安神药如龙骨、牡蛎、五味子之类。癫痫患者，可用加味甘麦大枣汤与桂甘龙牡汤的合方。围绝经期综合征加女贞子、墨旱莲；产后自汗，偏于气虚者加黄芪、白术、防风，可益气固表止汗；血虚加当归、酸枣仁，以养血益阴，敛汗涩津；若见心烦不宁、失眠多梦加太子参、麦冬、柏子仁、首乌藤；若见头晕耳鸣、腰膝酸软、手足心热加枸杞子、莲子心和二至丸。经行情志异常，心神不安加酸枣仁、合欢花；烦躁易怒、悲伤啼哭加百合；全身不适、不可名状者加白芍。④程门雪经验：采用甘麦大枣汤加野百合、生地黄为基础方，治疗精神分裂症，特别是经多种抗精神病西药治疗无效或疗效较差者，再加龙骨、牡蛎。精神运动性兴奋明显者加龙骨、牡蛎、磁石、制大黄，幻觉明显者加磁朱丸、六味地黄丸，妄想明显者加酸枣仁、合欢皮、石菖蒲、陈胆南星、萱草；失眠明显者加酸枣仁、合欢皮、首乌藤。⑤应用本方治疗慢性咽炎，咽部水肿加半夏、厚朴；红肿充血加生地黄、玄参；疼痛干灼加半枝莲、金银花；咽部黏腻、泛恶加紫苏梗；烦躁、惊惧加百合、龙齿。⑥可将三物水煮去渣沥汁，代茶饮。有助于减轻失眠、神经衰弱及精神紧张，对于紧张或压力导致的便秘亦有效。【方歌】《金匮》甘麦大枣汤，妇人脏躁喜悲伤，精神恍惚常欲哭，养心安神效力彰。

养心汤

【来源】《仁斋直指方》："治虚劳少血，心虚多惊，精神恍惚。"《证治准绳》："养心汤治心虚血少，惊惕不宁。加槟榔、赤茯苓，治停水怔悸。"【组成】黄芪（炙）、白茯苓、茯神、半夏曲、当归、川芎各15g，远志（取肉，姜汁腌，焙）、肉桂、柏子仁、酸枣仁（浸，去皮，隔纸炒香）、北五味子、人参各7.5g，甘草（炙）12g。【用法】上为粗末。每服9g，加生姜5片，大枣2枚，水煎，空腹时服。【功效】补血养心。【适应证】主治心虚血少，神气不宁证。临床应用以怔忡惊悸、失眠多梦、舌淡脉细为辨证要点。【随症加减】如水饮内停，怔忡心悸者加槟榔、赤茯苓；高脂血症者加山楂、砂仁；血瘀导致失眠者可合桃红四物汤治之；气短善太息者加麦冬、枳实、桔梗；如心率快者加大黄连用量；如伴心烦不安者加栀子豉汤；情志不遂加四逆散，伴胸闷胁肋者加合欢皮、制香附等；胸痛可加丹参饮、金铃子散；怔忡明显者加用生龙骨、生牡蛎等；阵发性心房颤动者加延胡索；原发性高血压者加夏枯草、黄芩、玄参；重症失眠者加大炒酸枣仁用量，加龙齿、牡蛎、磁石；伴潮热者加牡丹皮、知母、朱砂等；食欲不振，胃脘胀满者加炒谷芽、鸡内金、焦三仙、枳壳、槟榔；伴烧心泛酸者去五味子、炒酸枣仁，加煅瓦楞子、海螵蛸、橘红、牡蛎；如风热感冒诱发者加金银花、连翘、板蓝根；风寒感冒诱发者加紫苏叶、荆芥、防风。【专科应用】①治疗以心血不足为主要临床表现的心悸、心绞痛、心律失常、病毒性心肌炎、舒张性心力衰竭等心脏疾患。②治疗以失眠、健忘、心悸怔忡、五心烦热、盗汗、腰酸足软为主要临床表现的围绝经期心血管神经症、原发性低血压、围绝经期功能性消化不良、顽固性失眠、小儿盗汗症、阿尔茨海默病、老年性睡眠障碍及亚健康状态心肾亏虚型失眠等。【临床经验】①本方药性平和，在原方基础上进行加减，可治疗以心血亏虚为主的多种疾病，起效迅速，无成瘾性。②《杂病源流犀烛》加羚羊角、犀角，俱磨冲服，名加味养心汤，治不寐，心肺有火，方卧即大声鼾睡，少顷即醒者。《古今医鉴》同名方本方，去黄芪、白茯苓、半夏曲、川芎、肉桂、柏子仁、北五味子、甘草，加山药、麦冬、白芍、莲子、芡实、莲须、黄芩。气虚加黄芪、白术；血虚加熟地黄；遗久气陷加川芎、升麻，去黄芩。治疗用心过度，心热遗精，恍惚多梦，或惊而不寐者：《叶氏女科证治秘方》去茯苓、肉桂、半夏，加麦冬，名柏子养心汤，治疗妊娠子烦，左寸脉微弱者。《胎产指南》养心汤（去茯苓、半夏、肉桂，加麦冬、龙眼肉）治疗产后心血不定，心神不安。【方歌】养心汤能养心神，二茯芎归半夏寻，桂草参芪北五味，远志酸柏功更纯。

高枕无忧散

【来源】《古今医鉴》："治心胆虚怯，昼夜不睡，百方无效者。虚烦失志，心气不足。"【组成】人参15 g，石膏9 g，陈皮、半夏（姜汁浸，炒）、白茯苓、枳实、竹茹、麦冬、龙眼肉、甘草各4.5 g，酸枣仁（炒）3 g。【用法】水煎服。【功效】养心安神，理气化痰。【适应证】治心气不足，痰涎内阻，心胆虚怯，昼夜不睡。症见心烦不眠、心悸气短、梦多纷纭、口苦苔黄、脉滑数。【随症加减】如惊悸噩梦加龙骨、牡蛎、琥珀末；眩晕加天麻；头痛加川芎、丹参；顽固性失眠者加首乌藤30～60 g；热重加黄连；痰多加川贝母；心脾两虚者加生黄芪、白芍、山药、薏苡仁等；血虚者加熟地黄、鸡血藤；阴虚火旺者加生地黄、龟甲、知母、龙骨、牡蛎、磁石等；潮热盗汗者加黄柏、地骨皮；腰膝酸软甚者加杜仲、菟丝子；脾肾阳虚者加甘松、鹿角霜；心肾不交者加柏子仁、生地黄、玄参、五味子等；心胆气虚者加石菖蒲、茯神等；肝郁气滞者加柴胡、香附、焦栀子；肝郁化火者加钩藤、夏枯草；胃失和降者加厚朴、陈皮、赭石；宿食停积者加神曲、麦芽、山楂；瘀血内阻者加丹参、赤芍、牡丹皮；肝胆湿热、目眩口苦、苔黄厚腻者加龙胆、栀子、石菖蒲。【专科应用】用于治疗失眠症、脑外伤后综合征、神经症、癔症、慢性胃炎、性功能障碍、月经不调、遗精、勃起功能障碍、精神分裂症。【临床经验】①汪玮经验：长期失眠患者临证表现往往虚实夹杂，纯虚纯实者少见，若单纯用归脾汤一类补益方，往往因甘味补气之品过多，而致壅塞；若单纯用涤痰清热之品，又易犯虚虚之误。故治疗应袪邪扶正兼顾。高枕无忧临证可酌情加减，如惊悸噩梦加龙骨、牡蛎；头痛加川芎、丹参；眩晕加天麻；顽固失眠者加首乌藤 30～60 g。本方之妙在于石膏，可缓解失眠常见的烦躁不安。清代名医黄元御在《长沙药解》中指出："石膏清心肺，治烦躁。"古人在《太平圣惠方》中用石膏配粳米、葱白治疗痫证，表明石膏有镇静安神作用。综合全方，扶正袪邪兼顾，益气而不滞，养阴而不壅，袪痰而不燥，对于长期失眠少阳枢机不利，津气失调，心虚胆怯者用之，每获佳效，谓其"高枕无忧"实非过誉也。②路志正经验：治疗顽固性失眠用药频率，由多到少依次为：生牡蛎、薏苡仁、炒苍术、白芍、白术、生龙骨、半夏、黄连、茯苓、厚朴、炒杏仁、酸枣仁、西洋参、五爪龙、太子参。【方歌】医鉴高枕无忧散，参麦枣仁桂圆干，石膏清热治心烦，顽固失眠胆虚怯。

宁志膏

【来源】《太平惠民和剂局方》："治心脏亏虚，神志不守，恐怖惊惕，常多恍惚，易于健忘，睡卧不宁，梦涉危险，一切心疾，并皆治之。"【组成】酸枣仁（微炒，去皮）、人参各 30 g，朱砂（研细，水飞）15 g，乳香（以乳钵坐水盆中研）7.5 g。【用法】上 4 味，研末和匀，炼蜜为丸，如弹子大。每服 1 粒，空腹与临卧时用温酒化下，或人参汤化下，或用荆芥汤化下，枣汤亦得。【功效】宁神定志，安眠止痛。【适应证】治心脏亏虚，神志不宁，恐怖惊惕，常多恍惚，易于健忘，睡卧不宁，失眠，夜多噩梦，头痛，目赤，面色少华，反应迟钝，口苦，大便干结，舌红苔黄，脉弦而数等。【随症加减】惊悸甚者可加朱砂、琥珀等重镇安神之品；心神不安者可加茯神、龙齿；失眠严重者可加龙骨、牡蛎；疼痛者加延胡索、川芎、没药等活血止痛之药；健忘者可加预知子、茯神；痴呆者加益智、远志、桃仁、红花等益智及活血；气虚甚者可加黄芪、党参；心阴虚者加麦冬、五味子、生地黄等养心安神；血瘀者加桃仁、红花、当归、芍药、川芎等活血化瘀；若痰多可加陈皮、半夏、甘草、干姜。【专科应用】①临床可用于治疗症见失眠的神经系统疾病，如神经衰弱、脑外伤后睡眠障碍、焦虑障碍、痴呆、癫痫、精神分裂症等。②也可用于治疗心律失常、冠心病、心力衰竭、疮疡肿毒等。【临床经验】①本方重在滋阴安神定志，以神志不守，恍惚，健忘，睡卧不宁为辨证要点。实热证及虚寒证禁用。方中朱砂不能与碘、溴等试剂合用，容易导致医源性肠炎。方中人参剂量较大，阴虚者慎用；亦不可久服，气有余便是火。②《普济本事方》宁志膏，一方有琥珀、茯神、石菖蒲、远志，名人参琥珀丸；一方无人参，用酒调服，名灵苑辰砂散，治风邪诸痫，狂言妄走，精神恍惚，思虑迷乱，乍歌乍哭，饮食失常，疾发仆地，吐沫戴目，魂魄不守，医禁无验。《圣济总录》治心神恍惚，自语自笑，举止不常，丹砂丸，即本方酒面糊丸，梧桐子大，冷水下 10 丸，不拘时候。《鸡峰普济方》养心丹，宽神消虑，于本方加白茯苓，以枣和丸。《是斋百一选方》宁志膏，治妇女因失血多，心神不安，不得睡，言语失常，于本方加人参、茯神、琥珀为末，每服1钱（3 g），浓煎灯心草、枣汤调下。③本方可睡前用米醋等调成糊状，敷于肚脐，外用胶布固定，每晚一次，次晨收取，治疗失眠或多梦，疗效显著。【方歌】《和剂局方》宁志膏，辰砂乳香参酸枣，精神恍惚卧不宁，温酒送服梦乡甜。

七福饮

【来源】《景岳全书》："七福饮，治气血俱虚，而心脾为甚者。""痴呆证，凡平素无痰，而或以郁结，或以不遂，或以思虑，或以疑惑，或以惊恐，而渐至痴呆。言辞颠倒，举动不经，或多汗，或多愁，其证则千奇万怪，无所不至；脉必或弦或数、或大或小，变易不常，此其逆气在心或肝胆二经，气有不清而然。但察其形体强壮，饮食不减，别无虚脱等症，则悉宜服蛮煎治之，最稳最妙。然此证有可愈者，有不可愈者，亦在乎胃气、元气之强弱，待时而复，非可急也。凡此诸证，若以大惊猝恐，一时偶伤心胆，而致失神昏乱者，此当以速扶正气为主，宜七福饮或大补元煎主之。"【组成】人参、酸枣仁各6 g，熟地黄、当归各9 g，炙甘草3 g，白术（炒）、远志（制用）各5 g。【用法】上药用水400 mL，煎取280 mL，空腹时温服。【功效】收复神气，安神魂，敛心气。【适应证】主治心脾俱虚而惊悸、气短、自汗、神疲、不寐等症。临床应用以大恐大惧，损伤心脾肾气，神消精竭，饮食减少为主要辨证要点。【随症加减】口唇发绀、瘀血重者加桃仁、红花、丹参、赤芍、川芎；痰热者加胆南星、竹茹；痰湿者加半夏、茯苓；胸闷、心悸、气短者加丹参、檀香、桂枝；尿少颜面下肢浮肿者加茯苓、泽泻、沉香；头晕者加菊花、蔓荆子；烦恼者加栀子、莲子心、知母；焦虑者加柴胡、沙苑子；自汗多者可加黄芪、五味子；饮食少思加砂仁、茯苓。【专科应用】①临床可用于治疗神经系统疾病，如血管性痴呆、阿尔茨海默病、脑萎缩、帕金森病、神经衰弱、抑郁症等。②可用于治疗症见心悸等症的心脏疾病，如冠心病、室性早搏、心脏神经症等。③可用于治疗勃起功能障碍、先天性卵巢功能发育不全等。【临床经验】①本方用药甘温滋补，阴虚内热者慎用，中虚证甚，便溏胸痹者不宜。②治疗血管性痴呆，七福饮能提高尼莫地平的临床疗效，在一定程度上能改善患者的临床症状。对于阿尔茨海默病患者，应加强通利三焦、活血化瘀、阴阳双补之药，其临床疗效方可。例如，加味七福饮（去酸枣仁、熟地黄、人参、炙甘草，加黄芪、党参、茯苓、川芎、赤芍、鹿角胶、龟甲胶、石菖蒲、菟丝子、地龙、陈皮、升麻），治疗各类阿尔茨海默病所致的智力低下、记忆力减退、言语迟缓、脑萎缩等。加味七福饮颗粒（去酸枣仁，加龟甲胶、石菖蒲、山茱萸、杜仲、巴戟天、丹参、水蛭）治疗阿尔茨海默病。③若小儿受到惊吓，而导致举动失常，夜不能眠，惊惕不安，宜安神定志丸合七福饮［红参（须炖服）、熟地黄、熟酸枣仁、白术、茯神、远志、龙齿（先煎）、珍珠粉（手沾点于舌头上）］。④《罗氏会约医镜》加味七福饮（加枸杞子、肉桂、附子、枣皮），治疗阳痿，忧思恐惧太过者；如梦遗虚滑，加牡蛎、莲须、龙骨之属。【方歌】七福饮中有当归，参术炙草健性情，重用熟地滋补肾，远志酸仁开窍宜。

四物五子汤（丸）

【来源】《医方类聚》引《澹寮方》："治心肾不足，眼目昏暗。或因嗜酒恣欲，或劳瞻竭视，或思虑太过，肝肾俱伤，目觉干涩不爽，视物昏花。"【组成】当归（去芦，酒浸）、川芎、熟地黄（酒蒸，焙）、白芍、覆盆子（酒浸）、枸杞子、地肤子、菟丝子（酒淘净，浸蒸，别研）、车前子（酒蒸）各等份。【用法】上药为末，炼蜜为丸，如梧桐子大。每服 30 丸，盐汤吞下。【功效】养心益肾，补血明目。【适应证】主治心肾不足，眼目昏暗。临床应用以目觉干涩不爽，视物昏花等为辨证要点。【随症加减】瘀血重者加活血化瘀之品，如丹参、全蝎、地龙、桃仁、红花等。【专科应用】①本方常用于治疗眼干燥综合征、干燥性角膜炎、视疲劳、原发性视神经萎缩、缺血性视盘病变、老年性黄斑变性、青少年调节性近视、高度近视眼底改变、中心性浆液性脉络膜视网膜病变、糖尿病视网膜病变、视网膜色素变性等。②还可用于治疗慢性心力衰竭、阿尔茨海默病、卵巢功能早衰、闭经等。【临床经验】①本方常用于肝肾亏虚，瘀血内阻之眼部病证的常用方。对于视力障碍的患者，在本方基础上加大活血及益气的力度，同时配合营养神经的西药治疗。对于阿尔茨海默病患者，应加强通利三焦、活血化瘀、阴阳双补之药。对于慢性心力衰竭患者，须配伍益气及利水之药，或中西医结合治疗。②《永类钤方》三仁五子丸（去川芎、地肤子）治肝肾不足，体弱眼昏，内障生花，不计远近。【方歌】四物五子熟地归，芎芍覆盆菟丝汇；枸杞车前地肤子，干涩昏花精血亏。

二阴煎 【来源】《景岳全书》："此治心经有热，水不制火之病，故曰二阴。凡惊狂失志，多言多笑，或疮疹烦热失血等证，宜此主之。"【组成】生地黄、麦冬各6～9 g，酸枣仁6 g，生甘草3 g，黄连3～6 g，玄参、茯苓、木通各4.5 g。【用法】上药用水400 mL，加灯心草20根，或淡竹叶亦可，煎至280 mL，空腹时服。如痰胜热甚者，加胆南星（九制）3 g，或天花粉4.5 g。【功效】清心泻火，养阴安神。【适应证】主治阴虚内热，心火上炎证。临床应用以惊狂失志，多言多笑，喜怒无常；或疮疡疹毒，烦热失血等为辨证要点。【随症加减】若有痰加川贝母、杏仁、天花粉；心悸失眠者加首乌藤、酸枣仁、黄连、合欢皮；声嘶加鸡蛋膜、木蝴蝶；心胆气虚而惊悸易惊者可加龙齿、人参；呕恶甚加生姜；如夜热盗汗加地骨皮、山药、山茱萸；多汗气虚加黄芪、人参、五味子；小腹痛

加枸杞子；腰膝无力加杜仲、牛膝；胸闷加陈皮；舌赤无苔为阴虚较重，加百合、玄参以增滋阴之功；平日心烦身热较甚加连翘、丹参、玄参清心安神；如虚火上浮，或吐血或衄血不止者加泽泻、茜根，或加续断，以涩之亦妙；如火载血上者去甘草，加炒栀子；睡眠不实加茯神、琥珀养心镇静安神；癫狂者加生龙齿、磁石、栀子等；苔黄腻为阴虚夹痰，加川贝母、瓜蒌、竹茹清热开郁化痰；顽痰不化可用青礞石、皂角炭坠痰利窍；如血燥经迟，枯涩不至者加牛膝；便秘加火麻仁、柏子仁、天冬、当归润肠通便；心气亏虚去黄连、生地黄，改炙甘草15～30 g，加淮小麦、太子参益气养心安神。【专科应用】①治疗以惊狂失志、多言多笑、喜怒无常为主要症状的疾病，如失眠症、夜惊症、精神分裂症等。②治疗以疮疡疹毒、烦热失血为主要症状的疾病，如慢性喉炎、小儿肺炎、口腔溃疡等。③甲亢、口腔溃疡亦可应用本方加减。【临床经验】①本方为增液汤加减，滋阴之品较多，腹泻或脾胃虚寒者，不可重用滋阴之药，防止加重腹泻或损伤脾阳。对于脾胃虚寒，胃纳欠佳，湿浊流滞者，均不宜用。②方中木通为有毒之品，肝肾功能不全者，慎用。现代改用川木通，不用关木通。③本方还可用熏蒸之法治疗失眠症，其效果与镇静安眠药无明显差异，并且副作用小。④姚培发经验：甲亢痰火相挟者，用二阴煎加半夏、夏枯草化痰散结，白花蛇舌草清热解毒。口腔溃疡为肾水亏之，虚火熏灼于上，以大剂滋阴之品，配用细辛、附子、肉桂，引火归元，乃从治反佐之法。又用一枝黄花，煎汤代水，口中含漱，能清热解毒，对病毒、真菌均有效，咽炎、齿龈炎也可用。顽固性失眠阴虚火旺肝郁者，兼有瘀血，以二阴煎滋肾阴，清心火，加娑罗子、鸡冠花、红花、甘麦大枣汤，又要以精神鼓励、心理开导，方事半功倍。【方歌】二阴煎疗人志失，黄连灯草心火弑，玄参麦冬滋阴血，茯神枣仁共导赤。

第三节　交通心肾剂

交泰丸 【来源】《韩氏医通》:"火分之病,黄连为主。五脏皆有火,平则治,病则乱。方书有君火、相火、邪火、龙火之论,其实一气而已。故丹溪云:气有余便是火。分为数类。凡治本病,略炒以从邪,实火以朴硝汤,假火酒,虚火醋,痰火姜汁,俱浸透炒;气滞火以茱萸,食积泄黄土,血瘀痛干漆,俱水拌同炒,去黄土漆;下焦伏火以盐水浸透拌焙;血疾以人乳浸蒸,或点或服。生用为君,佐官桂少许,煎百沸,入蜜,空心服,能使心肾交于顷刻。"《四科简要方》:"生川连五钱,肉桂心五分,研细,白蜜丸,空心淡盐汤下,治心肾不交,怔忡无寐,名交泰丸。"【组成】生黄连18 g,肉桂3 g。【用法】上2味,研细,白蜜为丸。每服1.5~2.5 g,空腹时用淡盐汤下。【功效】交通心肾、安神定志。【适应证】主治心火偏亢,心肾不交证。临床应用以失眠,性情急躁易怒,不思饮食,口渴喜饮,口苦目赤,大便干,小便黄,舌红少津,脉细数,或表现为入眠困难或眠而不实,头重痰多胸闷,恶心食少,心烦口苦等为辨证要点。【随症加减】若兼心阴不足,口干舌燥,舌红少苔者加生地黄、知母、麦冬;兼腰膝足冷等肾阳不足征象者可加重肉桂之量,加淫羊藿、巴戟天;功能性不射精者加柴胡、黄柏、穿山甲、王不留行;顽固性失眠者加酸枣仁、琥珀;肝郁化火者加郁金、黄芩;心脾两虚者加柏子仁、茯神;心律失常者加沉香;口腔溃疡者加太子参、鳖甲。【专科应用】①治疗以失眠为主要症状的疾病,如失眠症等。②治疗以性情急躁易怒为主要症状的疾病,如抑郁症、焦虑症等。③临床上本方还用于治疗糖尿病、慢性胃炎、慢性复发性口腔溃疡、血管性痴呆等。【临床经验】①本方为交通心肾的著名方剂。交泰丸治心肾不交，乃心火偏亢，不下交于肾，致肾中真阳不足之候。若肾水方乏，不能上济于心，致心火偏亢者，则非此方所宜。②本方以水煎煮时会使肉桂中的桂皮醛挥发而降低疗效，宜选用丸剂。实验表明，黄连（酒制）较生黄连镇静催眠作用强，黄连用量倍肉桂者较 2∶1、3∶1、5∶1 镇静催眠作用强。③本方做汤剂时黄连用量宜稍减。有人认为，黄连、肉桂用量各 6 g；若心火过旺，黄连应加至 9～12 g；若肾阳虚弱偏重，肉桂应加至 9 g。阴虚火旺的失眠不宜单独使用，对顽固性失眠入睡困难者，宜兼潜阳镇心之药，如磁石、珍珠母；若为顽固性失眠痰火扰心者，兼清胆和胃之药，如半夏、竹茹等。对反复发作性溃疡，可大剂量使用黄连 30 g 左右，顿服，几剂即可。血管性痴呆患者，应加强通利三焦、活血化瘀、阴阳双补之药。对糖尿病患者，须辨明证型和三焦，随症加减。④叶显纯经验：心肾不交证分为心火旺肾阴虚、心火旺肾阳虚、心气虚肾阳虚、心气虚肾阴虚 4 种类型，分别以黄连阿胶汤、交泰丸、茯菟丸或《景岳全书》酸枣仁汤、天王补心丹等 4 种不同的交通心肾法加以治疗。可知交泰丸只是适用于心火亢盛，肾阳不足所致的心肾不交，不能泛治一切心肾不交的病证。⑤交泰丸敷脐治疗失眠症、焦虑症，各味和匀研为细末敷脐中，外用纱布覆盖胶布固定，3 日换药 1 次。【方歌】心肾不交交泰丸，少许桂心配黄连，怔忡不寐心阳亢，心肾交时自可安。

黄连阿胶汤

【来源】《伤寒论》："少阴病，得之二三日以上，心中烦、不得卧，黄连阿胶汤主之。"【组成】黄连 60 g，黄芩、芍药各 30 g，鸡子黄 2 枚，阿胶 45 g。【用法】上 5 味，以水 6 L，先煮三物，取 2 L，去滓；内胶烊尽，小冷。内鸡子黄，搅令相得，温服 0.7 L，日三服。现代用法：黄连、黄芩、芍药煎水取汁，阿胶烊化，搅入鸡蛋黄，2 次温服。【功效】滋阴泻火，交通心肾。【适应证】主治少阴病阴虚火旺不寐之证。症见腰膝酸软，骨蒸潮热，耳鸣耳聋，健忘，心悸，心中烦、不得卧，口干咽燥，舌红少苔，脉沉细数。

【随症加减】胸闷如窒者加瓜蒌、薤白、竹茹、炙远志、桂枝；胸痛明显者加檀香、川芎、桃仁、红花；心律失常者加入酸枣仁、知母、生龙骨、生牡蛎；盗汗、心烦不寐者加柏子仁、酸枣仁、当归、远志、首乌藤、麦冬；眩晕加珍珠母、夏枯草、磁石等；脏躁加甘麦大枣汤及玉屏散；便秘者加火麻仁、桃仁、玄参；纳呆、乏力明显者重用黄芪、山楂；失眠焦虑者加磁石、珍珠母、柴胡、郁金；口腔溃疡者加石膏、栀子、生地黄、知母、牡丹皮、天花粉；兼心虚胆怯、惊惕肉瞤、舌淡胖等加党参、黄芪、当归、茯神；兼情绪易激动、烦躁、便结等加龙胆、珍珠母、青龙齿、生决明；尿急尿痛、尿中带血者加知母、栀子、生地黄、滑石、甘草；崩漏者加仙鹤草、棕榈炭、熟地黄、山茱萸、续断、桑寄生；高热昏迷之烦躁加白虎汤、石菖蒲等。【专科应用】①治疗以消瘦为主要临床表现的乙脑后期、癌症中晚期、结核病、糖尿病。②治疗以睡眠障碍为主要临床表现的顽固性失眠、产后失眠、围绝经期失眠、神经衰弱、精神分裂症、抑郁症、焦虑症、神经症。③治疗以心悸为主要临床表现的冠心病心绞痛、病毒性心肌炎、慢性肺心病、心律失常。④用于治疗口腔扁平苔藓、牙龈出血、口腔溃疡、复发性口疮、白塞综合征、慢性咽炎、顽固性失声、顽固性舌炎、鼻咽癌、紧张性头痛、神经性晕厥、脑动脉硬化、阿尔茨海默病、血管性头痛、心律失常、功能失调性子宫出血、先兆流产、月经先期、崩漏、胎动不安、围绝经期综合征、产后发热、小儿慢性菌痢、小儿营养不良性痢疾、结肠炎、原发性血小板减少性紫癜、特发性癫痫、寻常性干癣、老年性皮肤瘙痒、特应性皮炎、2型糖尿病、勃起功能障碍、早泄、慢性非细菌性前列腺炎等。【临床经验】①不要蛋白，只要蛋黄，鸡子黄不可与药同煎，待药汁稍凉时纳入汤中，搅合相得令服。②黄煌经验：归纳黄连阿胶汤方证如下　a. 心中烦，不得眠。b. 出血倾向或诸血证。c. 面色苍白，精神委靡，口燥咽干，手足心热，耳鸣头昏，小便短黄，口舌糜烂。d. 心下痞，腹痛。e. 舌质红或深红，苔薄黄或花剥、起裂，脉细数。治疗血证时多与大剂量生地黄 30～60 g 配用。临床伴有心下痞，不思饮食者，可加用党参、半夏，寓半夏泻心汤之苦辛通降之意。如伴有心悸、心慌者，则常与炙甘草汤合方。而火邪上炎较盛者，可加重黄连、黄芩用量，还可加用栀子、苦参、赤小豆、连翘，乃与黄连解毒汤合方之义。③《温病条辨》加减黄连阿胶汤（去鸡子黄，加炒生地黄、炙甘草）治疗春温内陷下痢，热多湿少，阴液受伤者。【方歌】黄连阿胶鸡子黄，黄芩白芍共成方，水亏火炽烦不卧，滋阴降火自然康。

第十一章　开窍剂

安宫牛黄丸【来源】《温病条辨》："温毒神昏谵语者,先与安宫牛黄丸、紫雪丹之属,继以清宫汤。"【组成】牛黄、郁金、犀角（水牛角代）、黄连、朱砂、栀子、雄黄、黄芩各30g,冰片、麝香各7.5g,珍珠15g。【用法】以水牛角浓缩粉50g替代犀角。以上11味,珍珠水飞或粉碎成极细粉,朱砂、雄黄分别水飞成极细粉;黄连、黄芩、栀子、郁金粉碎成细粉;将牛黄、水牛角浓缩粉及麝香、冰片研细,与上述粉末配研、过筛、混匀,加适量炼蜜制成大蜜丸。每服1丸,每日1次;小儿3岁以内1次1/4丸,4～6岁1次1/2丸,每日1次;或遵医嘱。亦作散剂:按上法制得,每瓶装1.6g。每服1.6g,每日1次;小儿3岁以内1次0.4g,4～6岁1次0.8g,每日1次;或遵医嘱。【功效】清热解毒,开窍醒神。【适应证】本方为治疗热陷心包证的常用方,亦是凉开法的代表方。主治邪热内陷心包证。风温、春温、暑温疫毒,燔灼营血,热陷心包,痰热上蒙清窍所致高热烦躁;神昏谵语,或舌蹇肢厥;以及中风痰壅,突然昏迷,面亦气粗,口眼㖞斜;小儿外感,热极生风,风痰上扰,高热烦躁,喉间痰鸣,神昏谵妄,惊厥抽搐者。临床应用以高热烦躁,神昏谵语,舌红或绛,苔黄燥,脉数有力为辨证要点。【随症加减】用《温病条辨》清宫汤煎汤送服本方,可加强清心解毒之力;若温病初起,邪在肺卫,迅即逆传心包者,可用金银花、薄荷或银翘散加减煎汤送服本方,以增强清热透解作用;若邪陷心包,兼有腑实，症见神昏舌短、大便秘结、饮不解渴者，宜开窍与攻下并用，以安宫牛黄丸2粒化开，调送大黄末9g内服，先服一半，不效再服；热闭证见脉虚，有内闭外脱之势者，急宜人参煎汤送服本方。【专科应用】①治疗以高热神昏为主的脑部疾病，如脑血管意外、重型颅脑损伤、病毒性脑炎、流脑、肺性脑病、肝性脑病等。②治疗小儿热性疾病，如新生儿缺氧缺血性脑病、小儿热性惊厥、婴幼儿肺炎、新生儿黄疸、扁桃体炎、肺炎、哮喘、癫痫、急性肾炎、夏季热、皮肤黏膜淋巴结综合征等。③治疗某些精神疾病，如流脑疫苗所致精神分裂、抑郁症、睡行症等。④治疗热毒入营血所致血液免疫疾病，如狼疮脑病、败血症、紫癜等。⑤治疗某些中毒性疾病，如蛇咬伤、一氧化碳中毒、尿毒症、胰腺炎、急性流行性和内源性的热毒病症等。⑥治疗其他疾病，如重型肝炎、全身炎症反应综合征、胰腺炎、尿毒症、中毒性菌痢、恶性组织增生、传染性单核细胞增多症、急性淋巴细胞性白血病等。【临床经验】①安宫牛黄丸是治病良药，其含有朱砂、雄黄、牛黄、冰片及麝香等药物，一则具有一定的毒性，二则芳香开窍及苦寒药味较多，不适合长期、大剂量服用，而且小儿应减量服用，或虚证患者应配合使用补气的药物。原书在用法中指出："脉虚者，人参汤下"，是取人参补气扶正，托邪外出之意；但脉虚为正不胜邪之兆，故应严密观察其病情变化，慎防其由闭转脱。孕妇慎用，肝肾功能不全患者慎用。高热神昏，中风昏迷等口服本方困难者，当鼻饲给药。②安宫牛黄丸中朱砂、雄黄分别含有汞、砷成分。朱砂不宜与西药中的酶类制剂，或具有还原成分的药物，如碘化钾、硫酸亚铁、亚硝酸钾等合用，否则会产生有毒性的汞盐化合物。雄黄不宜与含硫酸盐、硝酸盐的药物合用，会生成剧毒的三氧化二砷。天然牛黄就是牛的胆结石，外号"乌金"，实际上比黄金更为稀缺。人工牛黄就是依据天然牛黄成分的分析，用现代科学方法，从牛胆汁中提取，人工制造而成的牛黄代用品。患者昏迷不醒，必须用麝香芳香开窍，苏醒神志，所以，作为抢救药物，安宫牛黄丸不能用人工合成的麝香。随着 1993 年后我国严格执行《野生动物保护条例》等环保法规后，野生犀牛角明令禁止用作制药原料，改用水牛角替代。金箔为衣，金衣的作用体现在清热解毒、镇惊开窍，现有多不用。③《全国中药成药处方集》醒脑静注射液，即由本方去犀角、牛黄、珍珠等配成注射液；《上海中成药临床实用手册》安宫牛黄散，即本方犀角改水牛角，配成散剂。临床治疗各类急症，应用甚广。【方歌】安宫牛黄开窍方，芩连栀郁朱雄黄，犀角珍珠冰麝箔，热闭心包功效良。

紫雪丹【来源】《外台秘要》引苏恭方。"疗脚气毒遍内外，烦热，口中生疮，狂易叫走，及解诸石草热药毒发，邪热卒黄等。瘴疫毒疬，卒死温疟，五尸五注，心腹诸疾，绞刺切痛，蛊毒鬼魅，野道热毒，小儿惊痫，百病最良方。"【组成】黄金 3100 g，寒水石、石膏、磁石、滑石各 1500 g，玄参、升麻各 500 g，羚羊角、犀角（水牛角代）、青木香、沉香各 150 g，丁香 30 g，炙甘草 240 g，玄参、升麻各 300 g，芒硝 5000 g，硝石 40000 g，麝香 1.5 g，朱砂 90 g。【用法】现代不用黄金，先用石膏、寒水石、滑石、磁石砸成小块，加水煎煮 3 次。再将玄参、青木香、沉香、升麻、甘草、丁香用石膏等煎液煎煮 3 次，合并煎液，滤过，滤液浓缩成膏，芒硝、硝石粉碎，兑入膏中，混匀，干燥，粉碎成中粉或细粉；水牛角锉研成细粉；朱砂水飞成极细粉；将水牛角浓缩粉、麝香研细，与上述粉末配研、过筛、混匀即得，每瓶装 1.5 g。口服，每次 1.5～3 g，每日 2 次；周岁小儿每次 0.3 g，5 岁以内小儿每增 1 岁，递增 0.3 g，每日 1 次；5 岁以上小儿酌情服用。【功效】清热开窍，熄风止痉。【适应证】本方为治疗热闭心包、热盛动风证的常用方。主治温热病，热闭心包及热盛动风证。高热烦躁，神昏谵语，痉厥，斑疹吐衄，口渴引饮，唇焦齿燥，尿赤便秘，舌红绛苔干黄，脉数有力或弦数，以及小儿热盛惊厥。临床应用以高热烦躁，神昏谵语，痉厥，舌红绛，脉数实为辨证要点。【随症加减】伴见气阴两伤者，宜以生脉散煎汤送服本方，或本方与生脉散注射液同用，以防其内闭外脱。伴痰热者加半夏、竹茹、天竺黄以豁痰开窍。【专科应用】①治疗以高热神昏、搐搦痉厥、口渴唇焦为主要临床表现的急性热病，如乙脑、流脑、猩红热等及小儿高热惊搐属热盛动风者。②治疗以热毒内盛，疹色紫红，或透发不畅，见高热、喘促、昏迷，指纹紫红者为主要临床表现的小儿麻疹。③本方尚可治疗心脑血管疾病，如冠心病心绞痛、心律失常、偏头痛、脑血管痉挛等。④本方有解热、镇静及抗惊厥作用，治疗重型腮腺炎有良好的效果。【临床经验】①本方服用过量有伤元气之弊，甚者可出现大汗、肢冷、心悸、气促等症，故应中病即止。孕妇、寒证者禁用。运动员不能服用，服用后会兴奋一段时间。服用本方禁食辛辣油腻之品。②对小儿急诊病情时，应先明确诊断后，方可服用，或者外用。治疗小儿风疹、小儿麻疹、小儿高热、流感发热、急性扁桃体炎发热、中暑等，取紫雪丹（散）1～2支，加入适量清水，调为稀糊状，外敷肚脐窝内，敷料覆盖，胶布固定，每日换药1次，连续外敷2～3日。治疗小儿肺炎，取紫雪丹1支，吴茱萸10g。将吴茱萸研为细末，与紫雪丹混合均匀，用清水适量调为稀糊状，而后敷贴于患儿双足心涌泉穴及肚脐窝内，敷料覆盖，胶布固定，每日换药2次，早、晚各1次，连续用药1～2日。紫雪丹配合柴胡注射液保留灌肠治疗小儿高热。③据《临证指南医案》记载，紫雪丹能治疗痘症和呕血；《吴鞠通医案》中还记载紫雪丹治疗癫狂，即精神分裂症。有人治疗急性磷化锌中毒，先用清水彻底洗净胃内容物后，速用紫雪丹（散）1g内服，小儿用量酌减并配合补液以促进毒物排泄。【方歌】紫雪犀羚朱朴硝，硝石金寒滑磁膏，丁沉木麝升玄草，热陷痉厥服之消。

苏合香丸（又称吃力伽丸）【来源】《外台秘要》："广济疗传尸骨蒸，肺痿，痒忤鬼气，卒心痛，霍乱吐痢，时气，鬼魅，瘴疟，赤白暴痢，瘀血月闭，癖疔肿，惊痫，鬼忤中人，吐乳，狐魅，吃力伽丸。"【组成】白术（吃力伽）、朱砂（研）、麝香、诃子、香附、沉香、青木香、丁香、安息香、檀香、荜茇、犀角（水牛角代）各30g，熏陆香、苏合香、冰片各15g。【用法】以上15味，除苏合香、麝香、冰片、水牛角浓缩粉代犀角外，朱砂水飞成极细粉；其余安息香等10味粉碎成细粉；将麝香、冰片、水牛角浓缩粉研细，与上述粉末配研、过筛、混匀。再将苏合香炖化，加适量炼蜜与水制成蜜丸，低温干燥；或加适量炼蜜制成大蜜丸。口服，每次1丸，小儿酌减，每日1～2次，温开水送服。昏迷不能口服者，可鼻饲给药。【功效】芳香开窍，行气止痛。【适应证】本方为温开法的代表方，又是治疗寒闭证以及心腹疼痛属于寒凝气滞证的常用方。主治寒闭证。突然昏倒，牙关紧闭，不省人事，面白肢冷，苔白脉迟；或心腹卒痛，甚则昏厥；亦治中风、中气及感受时行瘴疠之气，属于寒闭者。临床应用以突然昏倒，不省人事，牙关紧闭，苔白，脉迟为辨证要点。【随症加减】兼痰饮者加牛黄、石菖蒲。兼血瘀者，加桃仁、红花，或莪术、三棱等活血化瘀。伴大便秘结者加熟大黄以通腑泻热，使清阳上升、浊气下降。【专科应用】①治疗以突然昏倒、不省人事，牙关紧闭等为主要症状的疾病，如急性脑血管病、癔症性昏厥、癫痫、有毒气体中毒等。②临床上本方应用于肝性脑病、冠心病心绞痛、心肌梗死等急性病。③治疗阿尔茨海默病、乙脑、胆道蛔虫病等证属寒闭或寒凝气滞者。【临床经验】①药物辛香走窜，有损肺气，孕妇慎用；脱证禁用。本方为温性处方，阴虚者慎用。②《苏沈良方》关于苏合香丸的记

载："淮南监司官谢执方呕血时久，手足皆冷，鼻息都绝，后以半两苏合香丸灌之即刻苏醒。""又有一船工子患伤寒，日久而死，但心窝尚暖，服四丸苏合香丸即省人事。"有人认为，苏合香丸适用于寒邪侵袭、气郁痰瘀、荣卫阻塞、清窍被蒙诸症。神经内科疾病者，可合通窍活血汤加减，以改善脑组织微循环及加强代谢功能。心脏疾患者，可合血府逐瘀汤加减治疗，改善心血管功能。③清代的宫廷配方中，也收载了苏合香丸，比起本方剂量均减半，且删去熏陆香，并以木香易青木香，药味相对平和。戴瑞鸿在临床药理研究的基础上，对古方苏合香丸进行了精减化裁，选取苏合香、冰片、乳香、檀香和青木香等5味药，研粉装胶囊，制成冠心苏合丸，用来治疗心绞痛中医辨证属痰浊气滞者，取得了良好的临床效果。后历经冠心苏合丸、苏冰滴丸、人参苏合香丸，新一代防治冠心病制剂麝香保心丸，其主要成分包括麝香、人参提取物、苏合香、牛黄、肉桂、蟾酥和冰片等7味中药。【方歌】苏合香丸麝息香，木丁朱乳荜檀囊，犀冰术沉诃香附，再用龙脑温开方。

通关散 【来源】《丹溪心法附余》："治卒中风邪，昏闷不醒，牙关紧闭，汤水不下。"【组成】细辛（洗，去土、叶）、猪牙皂（去子）各3g。【用法】研为细末。每用少许，搐入鼻内。候喷嚏，服药。【功效】开窍通关。【适应证】本方为治疗突然气闭昏厥的方剂。主治中恶客忤或痰厥，属闭证、实证者。临床应用以猝然口噤气寒、人事不省、牙关紧闭、痰涎壅盛等为辨证要点。【随症加减】痰饮甚者加麝香、石菖蒲；虚寒者加桂枝、附子；大便寒凝秘结者加附子、肉桂、大黄、芒硝。【专科应用】①用于治疗突然气闭昏厥，牙关紧闭，不省人事。②提高机体新陈代谢功能，如强心、扩张血管、松弛平滑肌、增强脂质代谢及升高血糖等功效。【临床经验】①暑热闭证者不宜用。脱证忌用，脑实质性病变如癫痫、脑血管意

外、颅脑损伤所致的昏厥亦不宜用。细辛有毒，只可暂用，中病即止。孕妇忌用。②据报道，用蜜调通关散注肛治疗严重特发性便秘；通关散加入冰片、麝香，氧驱动雾化吸入治疗中风神昏；用通关散药面吹鼻治疗支气管异物；加丝瓜子、干蟾酥，治疗双单乳蛾喉闭；通关散外用吹鼻治疗硬膜外麻醉或者骶管麻醉肛肠手术后急性尿潴留；治疗外伤小便不通，用通关散同葱捣烂炒热，敷小肚下；通关散外用敷治疗青春痘；《良朋汇集》治疗中风痰厥，昏迷卒倒，不省人事，喉痹，牙关紧急，本方去细辛，加巴豆，上以纸包捶油，去豆不用，将纸捻成条，送入鼻内，或烧烟熏入鼻内，又称通窍烟；《惠直堂方》本方用法，亦可将烟熏入口内，霎时流痰涎即开，或吐出瘀血立愈。【方歌】通关散用辛皂末，吹鼻得嚏保生还。稀涎皂半草矾班，直中痰潮此斩关。

第十二章　理气剂

第一节　行气剂

越鞠丸【来源】《丹溪心法》:"越鞠丸,解诸郁,又名芎术丸。"【组成】香附、川芎、苍术、栀子、神曲各 6~10 g。【用法】水丸,每服 6~9 g,温开水送服。亦可按参考用量比例作汤剂煎服。【功效】行气解郁。【适应证】本方是主治气血痰火湿食"六郁"的代表方。气郁者,胸胁痛,脉沉涩;血郁者,四肢无力,脉沉涩;痰郁者,动则喘,寸口脉沉滑;火郁者,瞀闷,小便赤,脉沉滑;湿郁者,周身走痛或关节痛,遇寒则发,脉沉细;食郁者嗳酸,腹饱不能食,人迎脉平和,寸口脉繁盛。临床应用以胸膈痞闷,脘腹胀痛,饮食不消为辨证要点。【随症加减】若以气郁为主的,如治乳腺增生,时常乳房胀痛,可重用香附,可酌加柴胡、郁金、路路通、川楝子、莪术等;肝胃不和者加紫苏梗、佛手、枳壳、木香、炒莱菔子、砂仁、厚朴、檀香、陈皮、半夏等;治疗胃肠神经症加木香、枳壳、豆蔻、厚朴;治疗精神抑郁症加石菖蒲、郁金、预知子、丹参、龙骨、牡蛎;血郁为主重用川芎,加桃仁、红花、赤芍、丹参、牡丹皮等,如治疗痛经加当归、延胡索、郁金、细辛、益母草、红花、山楂;治疗肋间神经痛加延胡索、丹参、川楝子、乳香、没药；常加用血府逐瘀汤治疗头痛、胸痛、失眠等病。火郁为主，重用栀子，加黄芩、黄连、虎杖、大黄等，常加用大柴胡汤合金铃子散，治疗急性胆囊炎等；治疗传染性肝炎加重栀子的用量，再加郁金、生大黄、茵陈、板蓝根、虎杖；胆石症再加金钱草、鸡内金、生大黄。痰郁为主的，加半夏、郁金、瓜蒌、僵蚕、夏枯草、生牡蛎等，治疗瘰疬。湿郁为主重用苍术，加茯苓、厚朴、薏苡仁、陈皮、半夏、泽泻等，常加用平胃散、二陈汤加减，治疗急、慢性胃炎等病。食郁为主的，重用神曲，加山楂、莱菔子、鸡内金等，常加用保和丸加减治疗慢性胃炎，消化不良等病。【专科应用】①治疗以胃部胀痛，饮食不消化为主要临床表现的胃肠疾病，如慢性萎缩性胃炎、胃神经症、功能性消化不良、肠易激综合征等。②治疗以胁肋部疼痛，饮食不消化为主要表现的肝胆疾病，如急性胆源性胰腺炎、胆囊切除术后胆道功能障碍等。③治疗以气郁不畅，血瘀凝滞为主要临床表现的妇科疾病，如闭经、痛经、围绝经期综合征、盆腔炎等。④在皮肤病中的应用：如治疗痤疮、黑变病、黄褐斑、扁平疣、斑秃。⑤尚可治疗心脑疾病，如顽固性失眠、冠心病、卒中后抑郁等。⑥其他：尚可治疗带状疱疹后遗神经痛。【临床经验】①本方是治疗"六郁"为主的代表方，在临床应用过程中可以根据某一郁的偏重，将相应药物灵活加量，可以达到更好的效果。在内科、外科、妇科、儿科、男科、骨科、皮肤科、耳鼻咽喉科等疾病中都有应用。用本方治疗胃肠神经症，加木香、枳壳、豆蔻、厚朴；治疗慢性胃炎加紫苏梗、枳实、木香、炒莱菔子、厚朴、鸡内金、砂仁、半夏、蒲公英；治疗消化性溃疡加白及、白术、海螵蛸、延胡索、三七粉；治疗传染性肝炎加重栀子的用量，再加郁金、生大黄、茵陈、板蓝根、虎杖；胆石症再加金钱草、鸡内金、生大黄；治疗肋间神经痛加延胡索、丹参、川楝子、乳香、没药；治疗精神抑郁症加石菖蒲、郁金、预知子、丹参、龙骨、牡蛎；治疗痛经加当归、延胡索、郁金、细辛、益母草、红花、山楂。诸从杂病有六郁见证者，投本方随症加味治之，常常会收到较好疗效。②《医方考》加青黛名火郁越鞠丸；《医方考》加山楂、砂仁名食郁越鞠丸；《寿世保元》去神曲，加海浮石（研，水飞）、胆南星、瓜蒌子、青黛（水飞过、切片，炒）名痰火越鞠丸；《保命歌括》加白术、枳实（炒）名枳术越鞠丸；《古今医鉴》加橘红、白术（炒）、黄芩（炒）、山楂（去核，蒸熟）名加味越鞠丸。③焦树德经验：方中5味药虽然原方的用量皆为等份，但是可根据某部重则加重某药的用量。例如气郁重者可重用香附，湿郁重者可重用苍术等。另外还常常根据某部重而再加味，如湿郁（周身沉重或痛，遇寒即发）加茯苓、白芷，火郁（头胀、急躁、尿赤、脉数）加青黛，痰郁（动则气喘、脉沉滑、胸闷、腻苔）加天南星、半夏、瓜蒌、海浮石，血郁（四肢无力、能食、胸脘或有刺痛）加桃仁、红花，气郁（胸膈闷胀）加木香、槟榔，食郁（嗳酸、腹胀、不能食）加麦芽、山楂、砂仁，挟寒（遇寒加重，得热则舒）可少加吴茱萸。笔者曾多次以本方加厚朴、半夏、紫苏梗、旋覆花（布包）、乌梅、金果榄、茯苓水煎服，用于治疗梅核气，取得了满意的效果。以本方随症加减，用于治疗胃肠神经症、胃和十二指肠球部溃疡、慢性胃炎、消化不良、肋间神经痛等病，属于六郁所致的胸膈闷胀、脘腹疼痛、胁痛恶逆、嗳气吞酸等症。妇女因气郁而致月经不调、行经腹痛等症者，可用本方加当归、白芍、延胡索、川楝子、炒小茴香、吴茱萸等治疗。④临床治疗此类症状时，可配合针灸、按摩，以增强功效。【方歌】越鞠丸治六郁侵，气血痰火湿食因，芎苍香附加栀曲，气畅郁舒痛闷平。

柴胡疏肝散（又称柴胡舒肝散）【来源】《景岳全书》："外感证，邪在少阳，身发寒热而胁痛不止者，宜小

柴胡汤，三柴胡饮，或河间葛根汤之类，酌宜用之。若外邪未解而兼气逆胁痛者，宜柴胡疏肝散主之。"【组成】陈皮（醋炒）、柴胡各 6 g，川芎、枳壳（麸炒）、芍药、香附各 4.5 g，甘草（炙）1.5 g。【用法】上药用水 220 mL，煎至 180 mL，空腹时服。【功效】疏肝解郁。【适应证】主治因怒气郁，肝实胁痛，痛而胀闷，不得俯仰，喜太息，寒热往来，脉弦。【随症加减】气郁血滞见胸胁疼痛甚，舌有瘀点或紫色者加当归、郁金、赤芍、丹参、乌药；肝郁化火，口苦舌红者加菊花、栀子、黄芩、川楝子、蒲公英；湿热重加龙胆、黄柏、木通；便秘者加大黄、芒硝；兼肝阴不足，见胁痛口干，舌红苔少者酌加枸杞子、沙参、麦冬；挟痰湿者加胆南星、石菖蒲；心神不安者加炒酸枣仁、首乌藤、茯神；伴恶寒发热者加防风、荆芥；疼痛喜暖者加吴茱萸、干姜、附片；伴腰酸痛者加杜仲、胡芦巴；日久不愈，睾丸坚硬，瘀血盛者加昆布、三棱。【专科应用】①治疗胃肠疾病，如急、慢性胃炎，胆汁反流性胃炎、消化性溃疡、肠易激综合征等。②治疗肝胆疾病，如治疗病毒性肝炎、酒精性肝炎、脂肪肝、胆囊炎、胆结石等。③治疗心血管疾病，如冠心病等。④治疗妇科疾病，如乳腺增生、不孕症、经前综合征、高催乳素血症等。⑤治疗男科疾病，如治疗男性乳房发育症、勃起功能障碍、睾丸炎等。⑥其他，如男性不射精症、头痛、顽固性失眠、抑郁症、神经症、中耳炎、糖尿病、斑秃、小儿厌食、喑哑、耳聋、梅核气、驱蛔虫、胸胁内伤、术后粘连等病症。【临床经验】①本方为芳香辛燥，易耗气伤阴，不宜久服；孕妇也当慎用。②《景岳全书》又称柴胡舒肝散，主胁肋疼痛，寒热往来。③对于胁肋疼痛者，可内服后将中药外敷，加强功效。对神经内科疾病，应加强养心安神之药，如酸枣仁、远志、益智等。对一些妇科疾病者，应重用柴胡，加郁金之类解郁的药物；调经时可合用四物汤治疗。④柴胡劫肝阴。刘潜江："柴胡为用，必阴气不舒致阳气不达者，乃为恰对。若阴气已虚者，阳方无依而欲越，更用升阳，是速其毙耳。肝阴不足者，常选用绿萼梅、预知子、代代花和佛手等理气而不伤阴之品。⑤成药柴胡疏肝丸、柴胡疏肝片、柴胡疏肝颗粒，方便临床应用。【方歌】柴胡疏肝芍川芎，枳壳陈皮草香附，疏肝行气兼活血，胁肋疼痛皆能除。

金铃子散 【来源】《素问病机气宜保命集》："治热厥心痛，或发或止，久不愈者，当用金铃子散。金铃子、玄胡各一两，上为细末，每服三钱，酒调下。"《袖珍方》："主热厥心痛；肝气郁热之胃脘，胸胁痛，疝气疼痛；妇女经行腹痛，其痛时发时止，口苦，舌红苔黄，脉弦数。或作或止，久不愈者。二维病。肝气郁滞。"【组成】金铃子、延胡索各 30 g。【用法】上药为细末，每服 6～9 g，每日 2～3 次，酒或温开水送服。作汤剂用，用量据病情酌定，亦可根据病情适当增加其他药物。【功效】疏肝泄热，活血止痛。【适应证】主治肝郁化火证。临床应用以心胸胁肋诸痛，时发时止，口苦，或痛经，或疝气痛，舌红苔黄，脉弦数为辨证要点。【随症加减】本方所治疼痛范围甚广，可根据具体病症适当加味，如用于治疗胸胁疼痛可加郁金、柴胡、香附等；脘腹疼痛可加木香、陈皮、砂仁等；妇女痛经可加当归、益母草、香附等；少腹疝气痛可加乌药、橘核、荔枝核等。【专科应用】①治疗以腹部疼痛为主要临床表现的消化系统疾病及妇科病，如萎缩性胃炎、慢性浅表性胃炎、反流性食管炎、消化性溃疡、慢性胆囊炎、原发性痛经、慢性盆腔炎。②可治疗功能性室性早搏、带状疱疹后遗神经痛、前列腺增生。【临床经验】①若肝气郁滞属寒者，则不宜单独使用。孕妇胃病忌用，其他如胆结石及肝脏病，胃溃疡穿孔等均非本方适应证。②金铃子散以二者等份配伍，其传统功用为治疗小便不通和热厥心痛。实验证明延胡索与金铃子比例为 2∶1 时，其止痛效果更好；现代临床主要用于以疼痛为主症的肝胆、胃肠、妇科、心血管等疾病的治疗。对消化道溃疡及炎症患者，应加清热解毒之药，如黄连、栀子、石膏等；同时重用延胡索以行气止痛。急性带状疱疹者，与龙胆泻肝汤合用，青黛外敷患处。③临床不管虚痛、实痛，所有的痛证，都可以用金铃子散。胃痛腹痛发凉加白芍，不用甘草；头痛要加川芎和天麻；项痛加葛根和白菊花；胸痛加瓜蒌和苏木；胃痛加白术和厚朴；腹痛加大腹皮和鸡内金；胁痛加柴胡和枳壳。④金铃子散软膏剂和巴布剂，可以外用。金铃子散滴丸、金铃子散口服液，方便内服。【方歌】金铃子散止痛方，玄胡酒调效更强，疏肝清热行气血，心腹胸胁痛经医。

栝蒌薤白白酒汤

【来源】《金匮要略》："胸痹之病，喘息咳唾，胸背痛，短气，寸口脉沉而迟，关上小紧数，栝蒌薤白白酒汤主之。"　【组成】瓜蒌 24 g，薤白 12 g，白酒 30 mL。【用法】酒水各半，三味同煮，取 200 mL，分温再服。【功效】通阳散结，豁痰下气。【适应证】主治胸阳不振，气滞痰阻之胸痹证。以胸痛，喘息短气，舌苔白腻，脉弦紧为辨证要点。【随症加减】若寒邪较重者可酌加干姜、桂枝、附子等以通阳散寒；气滞甚者可酌加厚朴、枳实以理气行滞；兼血瘀者可酌加丹参、赤芍等以活血祛瘀。【专科应用】①治疗以胸痛、气促为主要临床表现的冠心病、胸膜炎、肋间神经痛等疾病。②治疗以咳嗽、气促为主要临床表现的慢性支气管炎等肺部疾病。③治疗以腹胀、胃脘痛为主要临床表现的慢性胃炎、幽门梗阻等疾病。【临床经验】①栝蒌薤白白酒汤含白酒，近代医家认为能饮酒者可酌加少许（30～60 mL）黄酒为引，不能饮酒者可免用白酒。原方栝蒌实，一般用瓜蒌皮 30 g 或者瓜蒌 30～50 g，不用瓜蒌子。薤白是温通心阳的第一要药，夹杂实热、湿热、虚热等情况（加其他配伍）也要用 15 g，如果是虚寒体质或心阳痹阻明显至少要用到 30 g。②本方药品较温燥，如阴虚肺痨胸痛或肺热痰喘之胸痛，则不宜使用。③胸痹病，其治宜宣痹通阳，栝蒌薤白酒汤为从痰浊论治的主方。痰结胸中，痹阻胸阳更甚者，"心痛彻背""不得卧"，则加法半夏，增强祛痰逐饮之力，便成"瓜蒌薤白半夏汤"。胸痹延及胃脘，"心中痞气""胁下逆抢心"，宜胸胃同治，既以瓜蒌、薤白宣胸痹，又加厚朴、枳实调胃气，再入温通的桂枝，便成"枳实薤白桂枝汤"。④栝蒌薤白白酒汤因其特异气味可引起轻微的消化道反应如胃脘不适、恶心、呕吐等。【方歌】栝蒌白白酒汤，胸痹胸闷痛难当，喘息短气时咳唾，难卧仍加半夏良。

栝楼薤白半夏汤（又称瓜蒌薤白半夏汤）

【来源】《金匮要略》："胸痹不得卧，心痛彻背者，栝蒌薤白半夏汤主之。"【组成】瓜蒌 12 g，薤白、半夏各 9 g，白酒（非现代之白酒，实为黄酒，或用醪糟代之亦可）70 mL。【用法】上四味，同煮，取 4 L，温服 1 L，日三服。【功效】行气解郁，通阳散结，祛痰宽胸。【适应证】主治痰盛瘀阻胸痹证。临床应用以胸中满痛彻背，背痛彻胸，不能安卧者，短气，或痰多黏而白，舌质紫暗或有暗点，苔白或腻，脉迟为辨证要点。【随症加减】用本方加丹参、三七、檀香等治疗冠心病；加浙贝母、芥子、乳香、没药治疗乳腺增生；加紫菀、款冬花等治疗老年咳喘；加杏仁、石菖蒲、射干、紫菀等治疗慢性支气管炎；加枳壳、大腹皮、葛根、丹参等治疗慢性胆囊炎等。若寒邪较重者可酌加干姜、桂枝、附子等以通阳散寒；气滞甚者可酌加厚朴、枳实以理气行滞；兼血瘀者可酌加丹参、赤芍等以活血祛瘀。【专科应用】①治疗以胸痛、气促为主要临床表现的冠心病心绞痛、风心病、室性心动过速、肋间神经痛等心脏疾病。②治疗以咳嗽、气促为主要临床表现的慢性阻塞性肺疾病、气胸、慢性支气管炎等肺部疾病。③治疗以右上腹部疼痛、情志不畅为主要临床表现的慢性胆囊炎等肝胆疾病。④治疗以乳房胀痛为主要临床表现的乳腺增生。⑤非化脓性肋软骨炎、创伤性气胸等亦可加减应用本方。【临床经验】①本方在冠心病急性发作之前使用可起到预防作用。合真武汤治疗慢性肺心病，临床效果满意。对原发性肺癌者，应在补益肺脾、清热解毒的基础上应用本方，能缩小癌肿、缓解患者的症状，甚至能达到人瘤和平共处的目的。对乳腺增生疾病，要重用柴胡、香附、郁金以疏肝解郁。对于慢性消化道疾病者，应加强行气之功。把半夏换成葛根，或加延胡索，治疗冠心病效果更好。②张聿青经验：依据病机，不拘证候，配合理气之品，上治胸膈，下治胃脘。用于心肺疾病，瓜蒌薤白半夏汤"辛润滑利以化痰降浊"。咳嗽痰多者，酌加杏仁、郁金、枇杷叶、枳壳、桔梗，其中枳壳、桔梗升降气机，利气以化痰；杏仁、郁金、枇杷叶皆辛润之品，理气分、开上焦而无燥伤娇脏之弊。胸闷心悸者，加入杏仁、茯苓降气化饮，寓茯苓杏仁甘草汤之意。用于治疗中焦痰饮内阻之脘痛、噎膈等证，张仲景对于中焦痰饮早有"以温药和之"之明训，方用苓桂术甘汤治之。然张聿青却将瓜蒌薤白半夏汤用于中焦痰饮的证治，称之为"辛润通降"法。并去寒之瓜蒌，酌加制香附、丁香、沉香、豆蔻、砂仁、乌药之属，辛香化浊，温通散寒。或宗景岳之法，将丁香、豆蔻研细末先送服，此方名为神香散。治痰先治气，气顺痰自化。张氏常用炒枳壳、橘红、香橼皮理气以消痰化饮，其中香橼皮具理气化痰、疏肝解郁之功，"尤为苏南医家常用之物，陈久而能保持芳香"。痰饮化热者，张氏将半夏改为青盐半夏，更加凉润之川贝母、咸寒之海蛤粉，共奏清润化痰软坚之功。青盐半夏即半夏用青盐水浸拌，晒干入药者。青盐性咸寒，与半夏同制，可减其辛温之性而增清热之用。老痰结滞者，张氏常用瓦楞子、白螺蛳壳。瓦楞子咸平软坚，善"散痰积"；用白螺蛳壳治痰饮，乃是师法丹溪治疗痰积胃脘痛之白螺丸。更甚者，用皂荚子来消痰，皂荚子辛润多脂，通关利窍，能使郁结于中焦之痰浊从大便而解。肝风挟痰饮上行而眩晕者，张氏用沙苑子、天麻以平熄肝风。痰气入络而胁肋作痛者，张氏用橘络、旋覆花汤降气化痰、通络止痛。痰阻心窍而神机不运者，张氏用石菖蒲、远志、白金丸祛痰开窍。白金丸出于《外科全生集》，系白矾、郁金研细末，皂角汁为丸。白矾咸寒，可软顽痰；郁金苦辛，能开结气；皂角汁亦能化顽痰。诸药相合，可治疗痰涎壅盛、闭阻心窍而致的神识昏蒙，甚至癫痫发狂等证。中虚者，张氏加入霞天曲以补中化痰。《韩氏医通》："黄牛肉补气，与绵黄芪同功。"黄牛肉煎汁炼膏，名为霞天膏，大补中虚羸弱。霞天膏又人半夏末为曲，名霞天曲，能治中虚沉痼之痰。若见中阳不足者，张氏常用上瑶桂（肉桂）饭丸姜汤送下。如前所述，张氏常将瓜蒌薤白半夏汤用于痰饮之易于化燥者，然"饮为阴邪，阴霾闭塞，非阳光煦照，安能雾散云收"，故张氏用"辛温大热之品（肉桂），另制为丸，飞渡上焦，免致伤液"。此处"飞渡上焦"，即肉桂研细末、饭丸姜汤送下，直接作用于中焦，使离照当空而阴霾自散，又可免其耗伤上焦之阴液。遣药有如此巧思，足见张氏心思缜密、善于变通，不拘常法而出奇制胜。③瓜蒌薤白半夏汤中半夏不同制品有清半夏、姜半夏、法半夏等。对不同病症的治疗要审证使用半夏制品，痰浊内阻型应用生半夏；瘀痰浊型应用清半夏；血浊浊阻结型应用法半夏；痰阻血瘀型应用姜半夏。对生半夏内服的应用需慎之又慎，在对症用药的前提下，经先煎2～3小时方可服用。【方歌】栝蒌薤白半夏汤，祛痰宽胸效显彰，三味再加酒同煎，宽胸散结又通阳。

枳实薤白桂枝汤 【来源】《金匮要略》："胸痹心中痞气，气结在胸，胸满，胁下逆抢心，枳实薤白桂枝汤主之。人参汤亦主之。"【组成】枳实 4 枚，厚朴 60 g，薤白 240 g，桂

枝 15 g，瓜蒌 1 枚（捣）。【用法】上 5 味，以水 1000 mL，先煮枳实、厚朴，取 400 mL，去滓，纳诸药，煮数沸，分温三服。【功效】通阳散结，降逆除满。【适应证】主治胸阳不振，痰浊中阻，气结于胸所致胸痹。临床应用以胸中痞满，其从胁下冲逆，上攻心胸，舌苔白腻，脉沉弦或紧为辨证要点。【随症加减】寒重者可酌加干姜、附子以助通阳散寒之力；咳嗽痰多加杏仁、石菖蒲、陈皮、半夏、茯苓，以化痰止咳。舌苔黄腻，痰黄，脉滑数，乃痰浊化热之象，去桂枝、薤白，酌加竹茹、陈胆南星、黄芩、黄连、天竺黄，以清热化痰。胸闷气塞较甚，兼有气郁者可加重厚朴、枳实用量，酌加桔梗、紫苏梗、香附、白梅花等，以理气疏肝。治胸痹加半夏、橘皮、桔梗、干姜，名栝蒌汤。治心痹，胸中气坚急，心微痛，气短促，咳唾亦痛，不能欲食者用枳实、桂心、细辛、桔梗、青皮，名枳实散。【专科应用】①治疗以胸闷憋气、胸痛为主要临床表现的疾病，如冠心病心绞痛、肺心病、支饮、结核性渗出性胸膜炎、肺气肿、肺癌、创伤性气胸、胸胁迸伤等。②治疗以胸闷、憋气、心慌、心悸不安为主要临床表现的疾病，如窦性心动过缓、室性早搏等。③尚可治疗以寒凝痰阻证为主要临床表现的慢性消化系统疾病，如慢性胆囊炎、慢性胃炎、反流性食管炎、胃肠功能紊乱、食管癌、急性菌痢、胆道蛔虫病等。④尚可治疗以胸闷憋气、胸痛、怕冷、烦躁易怒为主要临床表现的围绝经期综合征、瘿症；以及以胸胁痛为主要临床表现的乳房胀痛、胁间神经痛等。【临床经验】①本方痰凝气滞寒阻之实证，虚证慎用。本方为温燥之药，阴虚或有热者慎用；病愈即止，不可久服。②应用本方可灵活进行计量及药味加减，以期达到更好的疗效。对心脏疾病患者，在本方基础上应加桃仁、红花等活血化瘀之药；同时配合西医治疗。对于慢性消化道疾病患者，或气滞严重者，应加强行气之功；其他相关兼症，随症加减，如胆道蛔虫病，加乌梅、花椒、干姜、槟榔等。③方中的枳实，笔者认为就是我们现在说的枳壳，观张仲景书中枳实多去瓤，如果是现在的枳实，则大抵无瓤可去。《梦溪笔谈》："六朝以前医方，唯有枳实，无枳壳，故《本草》亦只有枳实。后人用枳之小嫩者为枳实，大者为枳壳，主疗各有所宜，遂别出枳壳一条，以附枳实之后。然两条主疗，亦相出入。古人言枳实者，便是枳壳。"在临证中，一概用枳实，其性较今之枳实，破气之力不足，圆润之功则尤佳。④临证加减：a. 通阳宣痹，活血通脉，用于治疗胸阳不振，心脉瘀阻的冠心病、心绞痛、心肌炎、心肌缺血、心律失常及胸外伤等病症，临床运用时可酌加丹参、郁金、鸡血藤、牛膝、山楂、橘络等活血通络之品。b. 逐饮涤痰，泻肺行水，用于治疗饮停胸胁，气机阻滞之肺心病、胸膜炎等疾病，临床应用时可酌加桑白皮、葶苈子、茯苓、延胡索、川楝子等泻肺逐饮、理气活血之品。c. 宽胸理气，化痰清热，用于治疗痰郁化热，闭阻肺气之慢性支气管炎、支气管哮喘、肺气肿等疾病，临床应用时可酌加射干、贝母、桑白皮、芦根等清热化痰之品。d. 通阳祛瘀，化痰散结，用于治疗痰瘀邪毒久结不散之肺癌、食管癌等疾病，临床应用时可酌加天南星、贝母、山慈菇、夏枯草、桃仁、郁金等化痰祛瘀，解毒散结之品。e. 通阳下气，降逆和胃，用于治疗肝肺气机不利而犯胃的胃炎、消化性溃疡等疾病，临床应用时可酌加枳壳、九香虫、佛手、杏仁、紫苏子、橘皮等理气降气之品。f. 通阳利水，化痰祛湿，用于治疗阳虚阴盛，痰湿内阻之阳痿、甲减水肿等疾病，临床应用时可酌加桂枝、附子、茯苓、泽泻等通阳利湿之品。【方歌】枳实薤白桂枝汤，厚朴瓜蒌组良方，胸痹寒凝心脉证，通阳散结痰气挡。

半夏厚朴汤 【来源】《金匮要略》："妇人咽中，如有炙脔，半夏厚朴汤主之。"【组成】半夏 12 g，厚朴 90 g，茯苓

120 g, 生姜 150 g, 紫苏叶 60 g。【用法】以水 1400 mL, 煮取 800 mL, 分温四服, 日三夜一服。现代用法: 水煎服。【功效】行气散结, 降逆化痰。【适应证】妇女咽中如有炙脔; 喜、怒、悲、思、忧、恐、惊之气结成痰涎, 状如破絮, 或如梅核, 在咽喉之间, 咯不出, 咽不下, 此七气所为也; 或中脘痞满, 气不舒快, 或痰涎壅盛, 上气喘急, 或因痰饮中结, 呕逆恶心。舌苔白润或白腻, 脉弦缓或弦滑。临床应用以咽中如有物阻, 吞吐不得, 胸膈满闷, 苔白腻, 脉弦滑为辨证要点。
【随症加减】若气郁较甚者可酌加香附、郁金助行气解郁之功; 胁肋疼痛者酌加川楝子、延胡索以疏肝理气止痛; 咽痛者酌加玄参、桔梗以解毒散结, 宣肺利咽; 病久气阴两虚, 伴有神疲乏力, 心烦失眠等症加黄芪、沙参、牡丹皮、酸枣仁等; 痰气郁结, 日久化热, 症见口干、口苦、心烦者加栀子、黄连; 郁怒过甚, 肝气郁滞加重, 症见胸胁胀痛者加郁金、青皮; 脾虚失运, 痰饮内盛, 症见恶心呕吐清水者茯苓加大用量, 加白术、砂仁; 思虑过度, 劳伤心脾, 症见少寐多梦者加合欢花、远志。【专科应用】①以咽部异物感为突出临床表现的多种神经症, 如咽易感症、胃神经症、心肌神经症、神经性呕吐、神经性尿频、神经性皮炎、肠易激综合征、心因性勃起功能障碍等。神经衰弱、精神分裂症、癔症、癫痫、抑郁症、帕金森病等神经系统疾病及围绝经期综合征也容易出现本方证。②咽喉部的疾病如咽炎、扁桃体炎、喉源性咳嗽、声带水肿以及生理性腭垂过长, 表现为咽部异物感时也可使用本方。③咽喉附近的颈部疾病如甲状腺肿大、甲亢、颈椎骨质增生等也会出现本方证。④消化系统的食管狭窄、食管痉挛、新生儿幽门痉挛, 急、慢性胃炎、胃下垂、功能性消化不良、小儿厌食症、放疗和化疗后恶心呕吐等出现动力性障碍时可考虑使用本方。⑤呼吸系统的急、慢性支气管炎、肺气肿、支气管哮喘等表现为喉间痰鸣声重, 咳喘声音重浊, 咳喘剧则呕, 痰多易于咯出或呕出，痰症则咳喘减轻等特征者也可参考使用。⑥其他还用于治疗妊娠恶阻、顽固性失眠、梅尼埃综合征、原发性高血压所致头痛、椎基底动脉供血不足等。【临床经验】①方中多辛温苦燥之品，仅适宜于痰气互结而无热者。若见颧红口苦、舌红少苔属于气郁化火，阴伤津少者，虽具梅核气之特征，亦不宜使用本方。肝阳胆火偏亢之体亦当慎用。本方为温燥之药，病愈即止，不可久服。对于神经内科病种精神异常者，应加疏肝解郁之柴胡、郁金等药；同时配伍养心安神之药。对于慢性消化道疾患者，或气滞严重者，应加强行气之功；其他相关兼症，随症加减，如反流性食管炎者，加黄连、石膏等清热解毒之药并重用。②黄煌经验：患者服用本方后，常易出现心烦不安、胸闷、寐差早醒、多梦易惊、咽红痛或暗等烦躁证，应加栀子、连翘、黄芩、甘草清心除烦，疗效卓著，称此加味方为除烦汤。③冯世纶经验：治疗咳嗽，有汗出者而无明显热象者，常选桂枝加厚朴杏子汤；如有里饮，多合用半夏厚朴汤。《类聚方广义》在半夏厚朴汤下有"加桔梗尤佳"，"且用苏子，其功胜于苏叶"等记载。胡希恕经验：用本方加桔梗、杏仁、陈皮治疗咳嗽，症见吐白痰、咽痒胸闷、口干不欲饮、两胁胀、苔白厚腻、脉滑细；另如伤风、咳嗽，随症加桑白皮、瓜蒌、橘皮、杏仁之属亦有捷效。龚士澄经验：用本方加鼠曲草、百部治痰湿咳嗽，症见痰多，易于咯出，咳声重浊、胸脘满闷、舌苔白腻。④龚士澄经验：用本方加白芍、甘草、郁金、丹参治食管痉挛，症见吞咽食物时阻塞难下，胸膈痞闷，隐痛，刚出痰涎和食物方觉轻松，苔白腻。呕吐的同时多伴有眩晕，而茯苓主眩，《神农本草经》谓半夏主"头眩"，药证暗合。《易简方》称本方为"四七汤"，所主有"或中脘痞满"；《三因极一病证方论》称之为"大七气汤"，所主有"心腹胀满"。可见，本方还用于胃肠动力低下性疾病。【方歌】半夏厚朴与紫苏，茯苓生姜共煎服；痰凝气聚成梅核，行气化痰郁自舒。

枳实消痞丸

【来源】《兰室秘藏》："治右关脉弦，心下虚痞，恶食懒倦；开胃进饮食。"【组成】干姜 3 g，炙甘草、麦芽曲、白茯苓、白术各 6 g，半夏曲、人参各 9 g，厚朴（炙）12 g，枳实、黄连各 15 g。【用法】上为细末，汤浸蒸饼为丸，如梧桐子大，每服五七十丸，白汤下，食远服。现代用法：研为细末，水泛小丸或糊丸，每服 6～9 g，饭后温开水送下，每日 2 次。亦可改为汤剂，水煎服。【功效】消痞除满，健脾和胃。【适应证】本方是治疗脾虚气滞，寒热互结之心下痞满证之常用方。临床应用以心下痞满，食少倦怠，苔腻微黄为辨证要点。主治脾虚虚实相兼，寒热错杂，热重寒轻，实多虚少之证。【随症加减】脾虚甚者重用人参、白术以增益气健脾之功；偏寒者减黄连，加重干姜用量，可再加高良姜、肉桂等以助温中散寒之力；胀满重者可加陈皮、木香等以行气消胀。【专科应用】①治疗胃部胀满痞闷、恶心呕吐、肠鸣、下利、纳呆、口渴、倦怠乏力、大便不畅、苔腻而微黄、脉弦等症状为主要临床表现的胃肠疾病，如慢性浅表性胃炎、慢性萎缩性胃炎、胃黏膜脱垂、胃下垂、胆汁反流性胃炎、十二指肠球部溃疡、不全性肠梗阻、胃神经症、胃潴留、老年人习惯性便秘、肿瘤化疗后恶心呕吐、外科腹部手术后并发症等。②本方尚可治疗心下痞满，饮食不振，神疲体倦，食不消化等为主要临床表现的疾病，如功能性消化不良、小儿厌食症、疳积、臌胀、汗证（手足汗）等。【临床经验】①本方中枳实、厚朴用量独重，且黄连用量大于干姜，故本方消重于补，寒大于温，若脾虚较甚，神疲乏力，大便溏薄者，不宜使用。脾胃虚弱者慎用本方。②对于消化道溃疡者，应加石膏、大青叶、栀子等清热解毒之药并重用。伤于肉食者，用山楂；伤于面食或豆类食品者，用莱菔子煮服最好，神曲、谷芽、麦芽也很有效；伤于蛋类者，用陈皮煎服；伤酒者，用葛根或枳椇子煎服。对于小儿消化不良者，重用消食健脾之药，如山楂、神曲、麦芽。③本方在应用过程中可采用单味中药浓缩颗粒配方，无须煎煮，直接冲服，方便快捷，尤其适用于小儿。【方歌】枳实消痞四君全，麦芽夏曲朴姜连，蒸饼糊丸消积满，消中有补两相兼。

枳术丸

【来源】《内外伤辨惑论》引张洁古方。"易水张先生，尝戒不可用峻利食药，食药下咽，未至药丸施化，其标皮之力始开，便言空快也，所伤之物已去；若更待一两时许，药尽化开，其峻利药必有情性，病去之后，脾胃安得不损乎？脾胃既损，是真气、元气败坏，促人之寿。当时说下一药，枳实一两，麸炒黄色为度，白术二两，只此二味，荷叶裹烧饭为丸。以白术苦甘温，其甘温补脾胃之元气，其苦味除胃中之湿热，利腰膝间血，故先补脾胃之弱，过于枳实克化之药一倍。枳实味苦寒，泄小下痞，消化胃中所伤。此一药下胃，其所伤不能即去，须待一两时许，食则消化。是先补其虚，而后化其所伤，则不峻利矣。当是之时，未悟用荷叶烧饭为丸之理。老年味之始得，可谓神奇矣。"【组成】枳实 30 g，白术 60 g。【用法】共为末，糊丸，每服 6～9 g，荷叶煎汤或温开水送下，每日 2 次。【功效】健脾消痞。【适应证】本方是治疗脾虚气滞，饮食停聚的常用方。临床应用以胸脘痞满，不思饮食为辨证要点。主治脾虚气滞，饮食停聚证。【随症加减】老幼饮食不消，气滞痞闷加用橘皮，脾湿停痰及伤食，小便淋沥者加半夏、泽泻。健脾消痞，化痰湿，胸痞痰多的作用加用橘皮、半夏。停饮胸满呕逆加用茯苓、干姜。过食肉类者加用神曲、麦芽。健中行气，对气滞较重的食积证加木香、砂仁。冷食内伤，寒凝气滞加用木香、干姜。【专科应用】①治疗胃下垂胃部胀满、嗳气、恶心、呕吐、食欲减退、便秘或腹泻等为主要临床表现的胃肠疾病，如胃下垂、胃食管反流等。②治疗无器质性病变的功能型便秘、脾虚便秘等。③本方尚可治疗癌性厌食。【临床经验】①枳术丸适用于慢性、虚损性疾病，需长期服用者；不适用于大病、急病。对于慢性胃肠炎、脏器脱垂者，可合补中益气汤，须长期服用。对于胃肠急诊患者，应以西医为主，不可固执己见。②李东垣经验：既继承了枳术丸原方补元气、通胃气、泻邪气的基本原则，又能因证制方，灵活权变，创制了七首枳术丸的变方，收于《内外伤辨惑论》和《脾胃论》中。a. 橘皮枳术丸：治老幼元气虚弱，饮食不消或脏腑不调，心下痞闷。b. 曲蘗枳术丸：治为人所勉劝强食之，致心腹满闷不快。c. 木香枳术丸：破滞气，消饮食，开胃进食。d. 半夏枳术丸：治因冷食内伤。e. 三黄枳术丸：治伤肉食湿面辛辣厚味之物，填塞闷乱不快。f. 木香干姜枳术丸：破除寒滞气，消寒饮食。g. 木香人参生姜枳术丸：开胃进食。以上诸方既未对枳术丸原方作任何改变，所治之证又未离饮食所伤，只是针对不同的患者及病情，辅以适当的药物。元气虚弱，脾胃之气不足者，轻者用橘皮以助健脾，重者更加人参以增补脾胃元气之力；饮食积滞重者，轻者用神曲、大麦蘗以消食积，重者以大黄荡涤积滞；寒食积滞者，轻者用半夏以辛散寒邪，重者以干生姜或干姜来温化寒气；另外，对于气滞重者，多用木香行气破滞，开胃醒脾，以增枳实破气之力。③用枳术丸治疗脾虚便秘时，必须大剂量使用白术。【方歌】枳术丸是消补方，荷叶煮饭做丸尝；若加麦芽与神曲，消食化滞力更强。

厚朴温中汤 【来源】《内外伤辨惑论》："治脾胃虚寒，心腹胀满，及秋冬客寒犯胃，时作疼痛。""戊火已衰，不能运化，又加客寒，聚为满痛，散以辛热，佐以苦甘，以淡泄之，气温胃和，痛自止矣。"【组成】厚朴（姜制）、陈皮（去白）各 30 g，炙甘草、茯苓（去皮）、草豆蔻、木香各 15 g，干姜

2 g。【用法】合为粗散，每次 15 g，水 2 盏（60 mL）；生姜 3 片，煮至 1 盏，去滓温服，食前。忌一切冷物。【功效】行气温中，燥湿除满。【适应证】本方为治疗脾胃寒湿气滞的常用方剂。临床应用以脘腹胀满或疼痛，不思饮食，四肢倦怠，舌苔白腻，脉沉弦为辨证要点。主治脾胃寒湿气滞证。【随症加减】本方陈皮、厚朴用量独重而干姜用量最轻，侧重于行气导滞和芳香化湿；若寒甚者当加重干姜用量，或再加桂枝、吴茱萸之属；若湿凝气阻于三焦的胀满，宜肺脾肝三脏同治，如加开宣肺气的紫苏叶、杏仁和疏达肝气的青皮、香附，则三焦同治矣；若兼身重肢浮者可加大腹皮以下气利水；于下肢水肿者加桃仁、红花、商陆、泽泻、车前子活血化瘀、行气利水；痛甚者加肉桂、高良姜以温中散寒。【专科应用】①治疗以腹胀、腹痛为主要临床表现的慢性胃炎、慢性肠炎、胃溃疡、幽门梗阻、消化不良。②治疗以腹泻为主要临床表现的慢性肠炎。③治疗以下肢肿胀为主要临床表现的慢性心力衰竭、慢性阻塞性肺疾病。④治疗以白带变化为主要临床表现的妇科疾病。【临床经验】①本方为温燥之药，阴虚或有热者慎用；病愈即止，不可久服。②本方用于老年之纳呆、厌食、腹胀、泄泻、宿食积滞、完谷不化、肠鸣等；小儿营养不良之腹胀、泄泻，尤对人工喂养引起者最佳。③杨从鑫经验：从药类法象分析，厚朴温中汤方中，厚朴、草豆蔻、干姜、木香属于"热浮长"类，陈皮、甘草属于"湿化成"类，茯苓属于"燥降收"类。为"肺之脾胃虚方"，所治之邪为"客寒"，且证以外感为主，即"客寒"为本，因此组方重在祛邪，也合"先治其本"之意。【方歌】厚朴温中陈草苓，干姜草蔻木香停，煎服加姜治腹痛，虚寒胀满用皆灵。

良附丸

【来源】《良方集腋》："良附丸，治心口一点痛，乃胃脘有滞，或有虫。多因恼怒乃受寒而起，遂致终身不瘥，俗云心头痛者非也。高良姜酒洗七次，焙研，香附子醋洗七次，焙研，上二味，须各焙，各研，各贮，否则无效。"【组成】高良姜（酒洗 7 次，焙、研）、香附子（醋洗 7 次，焙、研）各 9 g。【用法】上两味须要各研各储，用时以米饮汤加入生姜汁 1 匙，盐 1 撮为丸，服之立业。【功效】行气疏肝，祛寒止痛。【适应证】主治肝胃气滞寒凝证。临床应用以胃脘疼痛，胸闷胁痛，畏寒喜热，苔白脉弦，以及妇女痛经为辨证要点。【随症加减】若寒凝甚者可重用高良姜，或酌加干姜、吴茱萸、丁香、桂枝等以加强温中祛寒之力；气滞偏重者可重用香附，或酌加木香、砂仁、陈皮等以增强其行气止痛之力；痛经者可酌加当归、川芎以和血调经止痛；若郁久化热，寒热错杂者可用半夏泻心汤，辛开苦降，寒热并调；若见寒热身痛等表寒证者可加紫苏、生姜，或加香苏散疏风散寒，行气止痛；若兼见胸脘痞闷不食，嗳气呕吐等寒夹食滞症状者可加枳壳、神曲、鸡内金、半夏以消食导滞，温胃降逆；若胃寒较轻者可用原方并局部温熨，或服生姜红糖汤即可散寒止痛。【专科应用】①治疗症见胃脘疼痛的消化系统疾病，如慢性胆汁反流性胃炎，慢性肝炎。②治疗症见经行腹痛，畏寒喜热的妇科疾病，如盆腔炎、子宫内膜异位症属寒凝气滞者。【临床经验】①本方性偏温热，肝胃郁火，阴虚津少，阳虚失血而阴血亏损者，也当慎用。心、肝、肾等重要脏器功能严重损害者慎用，过敏体质者慎用。服用本方，患者饮食要清淡，忌烟酒、辛辣、油腻之品。临证时，应辨明寒凝气滞型，应当慎用。②原书记载，本方用治诸痛，如因寒而得者，用高良姜 6 g，香附 3 g；如因怒而得者，用高良姜 3 g，香附 6 g；如因寒怒兼有者，用高良姜、香附各 4.5 g。③沈绍功经验：虚实都可以用良附丸，但是必须有寒。寒凝甚者，高良姜加至 15 g，气滞甚者，香附加至 15 g。通则不痛可佐川楝子、延胡索；胁痛选加木香、丹参、郁金、青皮、金钱草；胸痛选加瓜蒌、薤白、苏木、牡丹皮；痛经选加桂枝、炮姜、当归。④对妇科疾病患者，可合四物汤加减治之。【方歌】良附丸能疏肝气，方中高良香附子，行气祛寒具止痛，肝胃气滞寒凝益。

天台乌药散 【来源】《圣济总录》："控睾痛引少腹。"
【组成】乌药、川楝子、巴豆各 12 g，木香、小茴香、青皮各 6 g，高良姜、槟榔各 9 g。【用法】上 8 味，先将巴豆微打破，同川楝子用麸炒黑，去巴豆及麸皮不用，合余药共研为末，和匀，每服 3 g，温酒送下；疼甚者，炒生姜热酒下亦得。【功效】行气疏肝，散寒止痛。【适应证】主治肝经寒凝气滞证。临床应用以小肠疝气，少腹引控睾丸而痛，偏坠肿胀，或少腹疼痛，苔白，脉弦为辨证要点。【随症加减】偏坠肿胀者可酌加荔枝核、橘核等以增强其行气止痛之功；寒甚者可酌加肉桂、吴茱萸等以加强散寒止痛之力；胃热者去小茴香、高良姜，加黄连、连翘；肾阳虚者加附片、肉桂；脾虚者加黄芪、党参；以腹痛为主者加延胡索、香附；有七情郁结者加柴胡、郁金；血瘀者加当归、延胡索、乳香、没药；伴有腹泻者加炒升麻、肉豆蔻。【专科应用】①治疗以少腹疼痛为主要症状的疾病，如小肠疝气、睾丸偏坠肿胀、前列腺炎、妇女癥聚、痛经等。②临床上本方亦可用于治疗慢性浅表性胃炎、胃溃疡、虫痛、阑尾炎等。【临床经验】①因湿热为患而见咽干、口苦、目赤、烦热、小便淋痛及阴虚火旺之候，均所禁忌；气疝虚证，阴囊肿胀偏痛，发作缓急无时者，非本方所能治疗。本方以主治气滞寒疝为主，疼痛部位不定，聚散无常；湿热下注之疝痛不宜用。本方性偏温热，阴虚津少者，阳虚失血而阴血亏损者，也当慎用。②吴鞠通经验："寒疝少腹或脐旁下引睾丸，或掣胁下、掣腰、痛、不可忍者，天台乌药散主之。"③李畴人经验：治气厥、寒厥，或加麝香 3 厘（0.1 g）调服更妙。癌症晚期患者，可适当加减治之。④本方中先以巴豆微打破，用川楝子和巴豆用麸炒，候黑色，去掉巴豆及麸不用，这样用巴豆的大辛大热制约川楝子的苦寒，减少它的寒性。现在大多不用巴豆。【方歌】天台乌药木茴香，巴豆制楝青槟姜，行气疏肝止疼痛，寒疝腹痛时良方。

加味乌药汤

【来源】《济阴纲目》："治妇人经水欲来，脐腹绞痛。"【组成】乌药、砂仁、木香、延胡索、香附（炒去毛）各10g，甘草5g。【用法】细锉，每服7钱（20g），水1盏半（50mL），生姜3片，煎至七分，不拘时温服。【功效】行气活血，调经止痛。【适应证】本方为治疗痛经的常用方剂。临床应用以月经前或月经初行时，少腹胀痛，胀甚于痛，或连胸胁乳房胀痛，舌淡，苔薄白，脉弦紧为辨证要点。【随症加减】若兼血瘀，经少色暗，夹有血块者加蒲黄、五灵脂以祛瘀止痛；兼寒者加吴茱萸、小茴香以温经散寒止痛。【专科应用】①主要用于治疗以疼痛为主要症状的各种痛经、妊娠腹痛、急性腰部伤筋、坐骨神经痛、小儿肠痉挛腹痛、粘连性肠梗阻、脾曲综合征。②还可用于治疗慢性胃炎、溃疡性结肠炎、糖尿病胃轻瘫、术后胃功能性延迟排空症、前列腺炎等疾病。【临床经验】①应用本方宜在诸种先兆症状尚未出现时即预先投用，效果更好。凡困气机郁滞或兼行气不畅，症见脘腹胀痛而略呈寒性者，皆可应用。②本方虽以理气药为主，但药性平和，无过温过燥之品，故体质较弱者也可使用，但性偏温热，若证属湿热瘀阻者，不可勉强以本方化裁。【方歌】加味乌药汤砂仁，香附木香乌草伦，配入玄胡共六味，经前胀痛效堪珍。

乌药散

【来源】《小儿药证直诀》："乌药散治乳母冷热不和及心腹时痛，或水泻，或乳不好。"【组成】乌药、香附（破，用白者）、高良姜、赤芍各等份。【用法】上各等份为末，每服1钱（3g），水1盏（30mL），同煎六分，温服。如心腹疼痛，入酒煎。水泻，米饮调下。无时。【功效】温脾散寒，行气止痛。【适应证】主治脾虚气滞之腹痛证。临床应用以乳母冷热不和及心腹时痛，或水泻，或乳不好等为辨证要点。【随症加减】大便溏薄加党参、白术、茯苓健脾益气；时有惊惕加蝉蜕、钩藤祛风镇惊；哭声微弱，胎禀怯弱，形体羸瘦可酌用附子理中汤治之，以温中健脾，同时注意保暖。【专科应用】①治疗以腹痛为主要症状的疾病，如痛经。②用于治疗伤脾伤暑，伤风伤气，伤冷吐泻恶心、心腹时痛，或水泻。③用于治疗寒袖头痛，体重倦怠，不思饮食，荣卫不顺，肢节不和。【临床经验】①本方偏辛散，阴虚火旺者忌用。②治疗痛经时，因痛经有周期性，一般需经前1周开始服药，在未出现症状之前投药效果比较好。若属于虚性痛经，不论是气虚还是血虚，宜平时服用补气药和养血药，经期采用"助而通之"之法，切忌专用补剂。【方歌】乌药散中用赤芍，香附用白高良姜，更益以天台乌药，温脾散寒行气效。

乌药汤 【来源】《济阴纲目》："治血海疼痛。此方治气多。"【组成】乌药 7.5 g，香附 6 g，当归 3 g，木香、甘草（炙）各 1.5 g。【用法】水煎服。【功效】行气止痛。【适应证】本方为治疗气滞血瘀的痛经证。临床应用以痛经，月经前或月经初行时，少腹胀痛，胀甚于痛，或连胸胁乳房胀痛，舌淡，苔薄白，脉弦紧为辨证要点。主治气滞血瘀的痛经证。【随症加减】若兼血瘀，经少色暗，夹有血块者加蒲黄、五灵脂以祛瘀止痛；兼寒者加吴茱萸、小茴香以温经散寒止痛。【专科应用】①用于治疗寒凝气滞之少腹疼痛，如痛经。②用于治疗胁肋部胀痛不舒，心烦，如神经症见上述证候者。【临床经验】①禁服寒凉硬食，忌烦恼气郁。本方为温燥之药，阴虚者或有热者慎用。对血小板降低者慎用。②治疗疼痛者，可内服外用，加强止痛效果。③对神经症者，主要加柴胡、郁金等疏肝

解郁之药，同时配伍酸枣仁、茯神、益智、远志等养心安神之药。对于外伤严重者，须中西结合治疗，不可单用此药。【方歌】乌药汤中当归草，香附木香五药找，温经行气又通脉，血海疼痛此方消。

木香顺气散

【来源】《沈氏尊生书》："阳气前绝，阴气后竭者，其人死，身色必青。阴气前绝，阳气后竭者，其人死，身色必黄，下温，心下热。中气暴病也。凡人暴喜伤阳，暴怒伤阴，忧愁怫意，气多厥逆，皆能致中气之病，要唯忿怒为尤甚。说怒则气唯一往，有升无降，便觉痰涎壅塞，牙关紧闭，一时昏倒，不省人事，若以姜汤急灌之，立时可醒。既醒之后，随症调治，当无不瘥。非若中风之病，猝难为之救治也。宜八味顺气散、木香顺气散。"【组成】木香、青皮、橘皮、枳壳、厚朴、乌药、香附、苍术、砂仁、桂心、川芎各8 g，甘草3 g。【用法】水煎服。【功效】疏肝行气，温中化湿。【适应证】主治寒湿中阻，气机壅滞证。临床应用以腹中结块柔软，攻窜胀痛，时聚时散，脘胁胀闷不适，苔薄，脉弦等为辨证要点。【随症加减】如胀痛甚者加川楝子、延胡索、木香理气止痛；如兼瘀象者加延胡索、莪术活血化瘀；如寒湿中阻，腹胀、舌苔白腻者可加苍术、厚朴、陈皮、砂仁、桂心等温中化湿；嗳气、腹胀明显者加刀豆壳、莱菔子；胃痛明显者加川楝子、延胡索；大便不爽者加制大黄、芦荟。【专科应用】①治疗以腹痛为主要症状的疾病，如结肠脾曲综合征、急性阑尾炎术后腹胀气、功能性腹泻、胃肠炎、功能性消化不良等。②临床上本方亦应用于顽固性呃逆，胃下垂等疾病。③梅核气、慢性肝炎、早期肝硬化、胆道蛔虫病、呕吐、气厥等亦可加减应用本方。【临床经验】①本方温燥，易耗伤阴血，阴虚气滞者忌用；失血过多、孕妇不宜用。②对于消化道疾病患者，可配合针灸或按摩，增加疗效。③对于急腹症，不可不明病因而用本方，防止病情加重，如胃肠穿孔。④木香顺气颗粒剂、木香顺气口服液、木香顺气水丸、木香顺气水蜜丸，方便临床应用。【方歌】木香顺气青陈朴，芎苍枳壳与香附，砂仁桂心乌药草，肝郁气滞此方好。

木香槟榔丸

【来源】《卫生宝鉴》："治一切气滞，心腹痞满，胁肋胀闷，大小便结涩不快利者，并宜服之。"【组成】木香、槟榔、青皮、陈皮、莪术、黄连各 30 g，黄柏、大黄各 90 g，香附（炒）、牵牛子各 120 g。【用法】上为细末，水丸，如小豆大，每服 30 丸，食后生姜汤送下。现代用法：为细末，水泛小丸，每服 3～6 g，温开水下，每日 2 次。亦可作为汤剂，水煎服，用量酌减。【功效】行气导滞，泄热通便。【适应证】主治痢疾，食积。积滞内停，湿蕴生热证。初起赤白痢疾，气滞不舒，里急后重，食疟实积，或食积内停，胸膈痞满，脘腹胀满，停食停水，二便不利，红白痢疾。舌苔黄腻，脉沉实。【随症加减】若胃脘灼痛较剧者加蒲公英、石膏、升麻以升散清疏胃腑积热；胃内嘈杂吞酸者可加瓦楞子、海螵蛸、栀子以制酸和胃；嗳气、呃逆者胃中热气上冲动膈者可加竹茹、生姜；腹痛甚者加延胡索、川楝子；纳差者加麦芽、谷芽。【专科应用】①可用于治疗消化系疾病，如慢性结肠炎、慢性胃窦炎、食管炎、胃瘫、胰腺炎、胃结石、急性菌痢、梗阻性急腹症、结肠直肠狭窄等。②可用于治疗儿科疾病，如小儿消化不良、小儿疳积、小儿食积等。③还可用于治疗脑出血急性期等。【临床经验】①治疗痢疾，须在痢疾初期之时，必须症见气滞而无表证者方可用；年老体弱者慎用，孕妇禁用。②丸改为汤剂，中病即止；对于儿科消化道疾病，本方量应减少，同时加山楂、神曲、麦芽等消食健脾之药。③药用槟榔是指槟榔子（或称桃榔），而食用槟榔则指槟榔壳。药用槟榔多为成熟干燥种子，而食用槟榔则为幼果；药用槟榔一般浸润后切片，或经炒制（或醋炒）后使用，而食用槟榔制作时会加石灰等添加剂。入药前，槟榔要经过加工、炮制或纯化，即使有毒，毒性也会大大降低。④木香槟榔丸在《丹溪心法》多了枳壳一味；《医方集解》增加了三棱、芒硝2味。《太平惠民和剂局方》木香槟榔圆〔郁李仁（去皮）、猪牙皂（去皮酥炙）、半夏、槟榔、枳壳（麸炒）、木香、杏仁（去皮尖，麸炒）、青皮（去白、熟蜜）〕食后温生姜汤下，疏导三焦，宽利胸膈，破痰逐饮，快气消食，通润大肠。【方歌】木香槟榔青陈皮，黄柏黄连莪术齐，大黄黑丑兼香附，泻痢后重热滞宜。

逍遥蒌贝散 【来源】《中医外科心得集》赵尚华经验方。"主治乳癖、瘰疬、乳癌初起。"【组成】柴胡、当归、白芍、茯苓、白术、贝母、半夏、天南星、山慈菇各9g，瓜蒌、生牡蛎各15g。【用法】每日1剂，水煎分3次服，月经期停服。10日为一疗程。【功效】疏肝理气，化痰散结。【适应证】本方为治疗乳腺疾病的临床常用方剂。症见乳癖、瘰疬、乳癌初起，两胁胀痛，心烦易怒，乳房胀痛，结块随喜怒而消长，苔白或薄黄，脉弦滑。【随症加减】经前乳房疼痛显著，肿块增大，月经不调，脉象弦数有力者加郁金、青皮；乳房刺痛，肿块呈结节状，质硬或坚硬，触痛明显，舌边有瘀点，脉象弦涩者加三棱、莪术；乳房肿块较大，质中等坚硬，乳头溢液，舌苔白腻，脉象弦滑者加夏枯草、生牡蛎、白术；乳腺增生病乳房胀痛者，往往有急躁易怒等化热之象，加蒲公英取效更捷，蒲公英解热毒，消肿核，散滞气，治乳病内服外敷皆宜，可谓乳病圣药；颈部瘰疬久病不消者加黄芩、丹参、百部；乳岩成形者加夏枯草、半枝莲、莪术散结攻毒。【专科应用】①治疗以乳房胀痛为主要症状的疾病，如乳腺增生等。②临床上本方应用于肉瘿，乳癖，瘰疬，乳癌初起等疾病。【临床经验】①本方系逍遥散合瓜蒌贝母散原方，后经临床使用，原方

去生姜、薄荷、连翘等，加生牡蛎、半夏、山慈菇加强软坚散结之功，其效著著，临床使用范围甚广。临证时把握肝郁痰凝证，其余兼症可随症加减。对于乳房实证者，在此方基础上加活血化瘀之中药，如莪术、三棱等；同时重用化痰软坚散结之半夏、天南星等。肝郁者重用柴胡，加郁金以疏肝解郁。②本方理气散结力较强，对气滞痰凝型尤为适用。③逍遥蒌贝胶囊，联合冲和膏并桂枝散外敷治疗乳腺增生，效佳。【方歌】术苓芍归蒌贝母，牡蛎星夏山慈菇，瘰疬乳癖乳癌初，疏肝化痰水煎服。

六郁汤 【来源】《医学正传》引丹溪方："治诸郁。"【组成】陈皮（去白）、半夏（汤泡7次）、苍术（米泔浸）、川芎各3g，赤茯苓、栀子（炒）各2.1g，香附6g，甘草（炙）、砂仁（研细）各1.5g。【用法】上细切，作一服。加生姜3片，用水300 mL，煎至150 mL，温服。【功效】理气解郁，宽中除满。【适应证】主治气血痰火湿食"六郁"。临床应用以胸膈痞闷，脘腹胀痛，饮食不消等为辨证要点。主治诸郁，临床以心情抑郁，情绪不宁，胸部满闷，胁肋胀痛，或易怒易哭，或咽中如有异物堵塞，失眠等症为主要表现。【随症加减】如气郁加乌药、木香、槟榔、紫苏、干姜，倍香附、砂仁；如湿郁加白术、羌活，倍苍术；如热郁加柴胡、黄芩、黄连，倍栀子；如痰郁加天南星、枳壳、猪牙皂；如血郁加桃仁、红花、牡丹皮；如食郁加山楂、神曲、麦蘖面。【专科应用】①治疗以心情抑郁为主要症状的疾病，如脑卒中后抑郁、焦虑症、抑郁症、心血管神经症及非典型抗精神病药所致代谢综合征等疾病。②临床上本方还应用于咳喘、脂肪肝、不孕症、卵巢囊肿等疾病。③胃神经症、胃和十二指肠溃疡、慢性胃炎、胆石症、胆囊炎、肝炎、肋间神经痛、痛经、月经不调、喉癌、癔症性失声、噎膈、喉痹、瘿瘤、瘿气等辨证属"六郁"

者亦可加减应用本方。【临床经验】①郁证对人体健康的影响非常大。情志不舒作为致病因素，可以使人体的脏腑气血阴阳出现失调，气机发生紊乱，从而导致疾病的产生。郁证患者除了出现心情抑郁、情绪不宁等主要临床表现外，往往还可表现有体力不支、腰酸腿软、头昏脑涨、食欲不振、睡卧不安、易感冒，以及沉默寡言、忧郁孤独、消极失望的心理状态和不能适应客观变化、心理偏执等。②运用本方时注意对患者的情绪疏导，鼓励患者保持乐观积极的心态，切勿恼怒。③临证时，要明确病因，偏重解不同郁证，如肝郁则加重香附、陈皮之量，同时加郁金等药。对于消化道溃疡者，重用黄连。④六郁汤偏于治气郁、痰郁为主者，越鞠丸则偏于治湿郁、血郁、食郁为主者。本方药味偏于香燥，故虚虚、阴虚、津液不足诸证者禁用。【方歌】六郁汤能开六郁，取其消痰又行气，芎缩二陈苍山栀，香附生姜兼化滞。

第二节　降气剂

苏子降气汤

【来源】《太平惠民和剂局方》："治男、女虚阳上攻，气不升降，上盛下虚，膈壅痰多，咽喉不利，咳嗽，目昏眩，腰疼脚弱，肢体倦怠，腹肚胀，冷热气泻，大便风秘，涩滞不通，有妨饮食。"【组成】紫苏子、半夏（汤洗）各 75 g，当归（去芦）4 g，甘草（爁）60 g，前胡（去芦）、厚朴（去粗皮，姜汁拌炒）各 30 g，肉桂（去皮）、陈皮（去白）各 45 g。【用法】原方为细末，每服 2 大钱（6 g），水一盏半（50 mL），入生姜 3 片、大枣 1 枚、紫苏叶 5 片，同煎至八分，去滓热服，不拘时候。现代用法：用量按原方比例酌定，加生姜3片，大枣1枚，紫苏叶3 g，水煎服。【功效】降气平喘，祛痰止咳。【适应证】本方为治疗痰涎壅盛，上实下虚之喘咳的常用方。治虚阳上攻、气不升降、上盛下虚、痰涎壅盛、喘嗽短气、胸膈痞闷、咽喉不利，或腰痛脚弱、肢体倦怠，或肢体浮肿。临床应用以病程较长，反复发作，久病入肾，咳喘气急，胸膈满闷，痰稀白量多，呼多吸少，腰腿软弱，苔白滑或白腻为辨证要点。【随症加减】若痰涎壅盛，喘咳气逆难卧者可酌加沉香以加强其降气平喘之功；兼表证者可去当归、肉桂，酌加麻黄、杏仁、紫苏叶以宣肺平喘，疏散外邪；兼气虚者可酌加人参、五味子等益气；阳虚者加黄芪、附子；痰热上壅者去肉桂，加桑白皮、葶苈子、栀子；痰浊过多者加杏仁、贝母；呕逆者加赭石；风寒喘嗽者合定喘汤；痰饮喘嗽者合二陈汤；大便干结者加火麻仁、郁李仁；腹胀攻痛者加乌药、莱菔子、小茴香；虫积阻滞气机者可加槟榔、使君子、苦楝皮；气滞甚者亦可选用四磨汤、六磨汤。【专科应用】①治疗以喘咳为主要症状的疾病，如外感风寒、咳嗽气喘、慢性支气管炎、肺气肿、支气管哮喘、肺心病、慢性呼吸衰竭等属上实下虚者。②临床上本方应用于呕吐、嗳气、耳鸣、吐血、齿槽脓漏、口中腐烂、走马疳、衄血等。③梅核气、便秘、水肿、脚气等亦可加减应用本方。【临床经验】①本方药性偏温燥，以降气祛痰为主，对于肺肾阴虚的喘咳以及肺热痰喘之证，均不宜使用。②对于胃脘部不适者，配合针灸或按摩，可增强疗效。③对于慢性心脏疾病患者，加强行气利水之功效，加黄芪、车前子、商陆等。治疗口鼻出血，加人参、阿胶。④朱式夷经验：本方治疗单纯的风寒遏肺，及肺实痰喘等证。刘渡舟经验：上见咳喘多痰、恶畏风寒及头痛鼻塞等证；因其下元阳虚，兼见腰酸、腿沉、足冷、多溺、尺脉沉等证。针对这样的上实下虚情况，利用苏子降气汤，宣利肺气，温补下虚，正邪兼顾。⑤有报道，治喘总用苏子降气汤为主，痰喘加竹沥，火喘加栀子、枯芩，阴虚加知母、黄柏、竹沥，气虚加人参、阿胶，风寒加紫苏叶、麻黄、杏仁；水喘用椒目焙研为末，生姜汤下2钱（6 g）；痰火喘嗽常服玉露霜可除病根。

【方歌】苏子降气草半归，前胡桂朴姜枣随，或加沉香去肉桂，化痰平喘此方推。

定喘汤

【来源】《扶寿精方》："定喘汤专治齁喘，取效甚速。金陵浦舍真方。"**【组成】**白果（去壳，砸碎炒黄）、法半夏、麻黄、款冬花、桑白皮（蜜炙）各9 g，紫苏子、黄芩（微炒）各6 g，甘草3 g，杏仁（去皮、尖）4.5 g。**【用法】**上药用水3钟（90 mL），煎2钟（60 mL），作二服。每服1钟（30 mL），不用姜，不拘时候徐徐服。**【功效】**宣降肺气，清热化痰。**【适应证】**本方亦为降气平喘之常用方，用于素体痰多，复感风寒，致肺气壅闭之喘咳证。临床应用以哮喘咳嗽，痰多色黄，微恶风寒，苔黄腻，脉滑数为辨证要点。主治风寒外束，痰热内蕴证。**【随症加减】**若无表证者以宣肺定喘为主，故麻黄可减量应用；若恶寒发热、鼻塞流涕、表证明显者可酌加荆芥、防风、紫苏叶等；痰多难咯者可酌加瓜蒌、胆南星、芦根、连翘、浙贝母等以助清热化痰之功；胸闷不舒者加瓜蒌、郁金；如痰黄之咳喘者可加青黛、天竺黄、浙贝母等；肺热偏重的加石膏、鱼腥草、知母以清泄肺热；痰湿较重、痰多、纳差者加用陈皮、鸡内金；脾肾气虚者加用人参、山药、黄芪；元阳亏虚者加用制附子、干姜。**【专科应用】**临床主要用于治疗以咳喘为主要症状的呼吸系统疾病，如支气管哮喘、咳嗽变异型哮喘、小儿哮喘、热哮、喘息型气管炎支气管炎、慢性支气管炎急性发作、急性支气管炎、肺炎、热带性嗜酸性粒细胞增多症等。**【临床经验】**①若新感风寒，虽恶寒发热、无汗而喘，但内无痰热者；或哮喘日久，肺肾阴虚者，皆不宜使用。②对于肺炎患者，加清热解毒之金银花、连翘、同时重用止咳利肺之白果、杏仁、麻黄等。因病程日久必然导致肺、脾、肾三脏虚弱；因此在治标的同时需加入固本之剂。如出现肺脾气虚，可与六君子汤配合加减运用；肺肾阴虚，可合六味地黄丸加减运用；肺肾阴虚，可与肾气丸合四君子汤加减运用。③定喘汤中白果的用量，重用白果者比轻用者效果好，未用白果者较差。白果中毒者服食量小儿7～150粒，成人40～300粒不等。【方歌】定喘白果与麻黄，款冬半夏白皮桑，苏子黄芩甘草杏，表寒里热哮喘尝。

四磨汤
【来源】《重订严氏济生方》："治七情伤感，上气喘息，妨闷不食。"【组成】人参、沉香、乌药各6 g，槟榔9 g。【用法】上各浓磨水，和作7分盏（200 mL），煎3～5沸，放温服，或下养正丹尤佳。成人一次20 mL，每日3次；新生儿一次3～5 mL，每日3次；幼儿一次10 mL，每日3次。现代用法：作汤剂，水煎服。【功效】行气降逆，宽胸散结。【适应证】主治肝气郁结证。临床应用以胸膈胀闷，上气喘急，心下痞满，不思饮食，苔白脉弦为辨证要点。【随症加减】食滞者加用焦三仙；血瘀者加延胡索、当归、丹参；阴虚者加沙参、麦冬、天花粉。【专科应用】①治疗以胸膈胀闷为主要症状的疾病，如婴幼儿乳食内滞症、中老年气滞、支气管哮喘、肺气肿等。②治疗以不思饮食为主要症状的疾病，如腹胀、厌食、腹泻、便秘、食积证等。③临床上本方亦应用于啼哭不安、腹部手术后促进肠胃功能的恢复等疾病。【临床经验】①本方乃破气降逆止峻剂，适宜于气机郁结重证。尤妙在四药皆磨，既取其气味之全，又取其缓缓斡旋，不过攻过补，致令转变气损气滞反应之嫌。胸胁胀满，属脾虚肾亏者应慎用。本方为温燥之药，对于阴虚者，不可久服。②四磨汤一方人参易枳壳，用于体实者。《医方集解》去人参，加枳实、木香、白酒磨服，名五磨饮子，治暴怒卒死，名曰气厥。《证治准绳》

六磨汤，为本方加木香、枳壳，主治气滞腹急便秘。对消化道腹胀者，重用人参、沉香、乌药，加强行气之功。③四磨汤口服液，方便临床应用。【方歌】四磨饮子七情侵，人参乌药及槟沉，浓磨煎服调滞气，实者枳壳易人参。

六磨汤

【来源】《世医得效方》："六磨汤，治气滞腹急，大便秘涩。"【组成】沉香、木香、槟榔、乌药、枳壳、大黄各等份。【用法】白酒磨服。上6味，各用磨取汁75 mL，和匀，温服。或将乌药、木香、枳实、槟榔加水煎煮20分钟，再加入大黄，稍加煎煮后取汁，将沉香放入煎汁中即可，每日分2次服下。【功效】解郁，降气。【适应证】本方为解郁降气的常用方剂。主治气滞郁结证。临床应用以气逆不降，上气喘急，嗳气频作，胸腹胀满之腹胀证和气厥证等为辨证要点。【随症加减】胀痛明显者加川楝子、陈皮、厚朴以理气止痛；大便干结，舌红苔黄腻者加番泻叶、竹茹、瓜蒌以清热化痰、泻下通便；气滞日久，见舌质红或青紫，脉细涩者加桃仁、红花、当归、川芎以活血化瘀、祛瘀止痛；若兼粪便变细、不易解出、里急后重者加黄芪、陈皮、白术以补中益气、除胀消满。【专科应用】①可用于治疗症见腹胀、便秘的消化系统疾病，如便秘型肠易激综合征、胆汁反流性胃炎、脂肪肝、老年性消化不良。②可用于缓解腹部术后腹胀、肠梗阻、急性胰腺炎、胸椎压缩性骨折早期腹胀便秘等外科病。③可用于治疗育龄期妇女习惯性便秘、卒中后遗症便秘、癌性便秘等。【临床经验】①破气力强，当中病即止，脾胃虚弱者可能不耐受，老年性患者体质偏虚，注意中病即止，并注意扶正与攻邪相配合；治疗肠梗阻时当用六磨汤肚脐外敷用药；在治疗癌性便秘时可用灌肠给药。②《重订通俗伤寒论》六磨饮子治郁火伤中，痞满便秘，枳壳改为枳实，其力更强。③六磨汤片、六磨汤口服液、六磨汤胶囊，方便临床应用。【方歌】五磨沉香木香槟，乌药枳实降破气，六磨汤内加川军，气滞便秘亦能医。

旋覆代赭汤 【来源】《伤寒论》："伤寒发汗，若吐若下，解后心下痞硬，噫气不出者，旋覆代赭汤主之。" 【组成】旋覆花、甘草（炙）、半夏（洗）各9g，人参、赭石各6g，生姜15g，大枣（擘）4枚。 【用法】上7味，以水2000 mL，煮取1200 mL，去滓，再煎取600 mL。温服200 mL，日三服。 【功效】降逆化痰，益气和胃。 【适应证】本方为治疗胃虚痰阻气逆证之常用方。临床应用以心下痞硬，噫气频作，或呕吐，呃逆，苔白腻，脉缓或滑为辨证要点。 【随症加减】若胃气不虚者可去人参、大枣，加重赭石用量，以增重镇降逆之效；痰多者可加茯苓、陈皮助化痰和胃之力；若方中易生姜为干姜，酌加丁香、柿蒂，可用于胃寒较甚者。 【专科应用】①治疗以心下痞硬、呕吐、嗳气为主要症状的疾病，如浅表性胃炎、胃和十二指肠溃疡、胃扩张、幽门不全梗阻等。②治疗以呕吐为主要症状的疾病，如神经性呕吐、梅尼埃病、咽神经紧张综合征、食管痉挛性狭窄、梅核气等。③腰扭伤、呃逆、急性胰腺炎、慢性肝炎、原发性高血压、心肌炎、肋间神经痛、心肌缺血、慢性胃炎等亦可加减应用本方。 【临床经验】①脾胃湿热证、脾胃阴虚证，慎用本方。②本方不仅应用外感热病后痰浊中阻，虚气上逆之症；内伤杂病中如反胃呕吐、呃逆、脘痛、痞胀、噫气、痰饮、哮喘、梅核气等症，而且对于中气虚弱，痰湿偏胜，肝气上逆者；肝气肝阳并亢的高血压、眩晕、胸胁痛、心悸怔忡等症；肝气入络而腰痛不能俯仰：吐血、衄血而见肝经气火上逆者，以及妊娠呕吐者，随症加减使用，亦多有效。合理运用旋覆代赭汤指导中医辨证与西医辨病，无论是治疗消化疾病，还是治疗心肾疾病等，都必须符合旋覆代赭汤主治病变证机与审证要点，以此才能取得治疗效果。③旋覆花、赭石的剂量，一般旋覆花6～9g，赭石30g左右，因赭石质重，剂量过轻则不效。张锡纯主张赭石生用。也有人认为潜镇镇逆宜生用，收敛止血宜煅用。笔者认为无论镇逆或止血都以煅用为好。煅后潜降镇逆作用不减，并且药性易于煎出，药汁比较清，而生赭石药汁混浊而难吃，故以煅用为宜。④《重订通俗伤寒论》增减旋覆代赭汤（旋覆花、吴茱萸、黄连、制香附、赭石、仙半夏、新会皮、沉香汁、淡竹茹、鲜枇杷叶），治肝气横逆，轻则嗳气胸痞，重则呃逆胃胀。呃逆甚者，加公丁香、柿蒂，辛通苦涩以止呃；痞胀甚者，加厚朴、槟榔汁两匙（冲），辛开重降以宽胀；食滞者，加莱菔子、砂仁（拌炒），消食和气以导滞；便秘者，加紫苏子、郁李仁（拌捣），辛滑流气以通便。【方歌】仲景旋覆代赭汤，半夏参草大枣姜，噫气不除心下痞，降逆化痰治相当。

橘皮竹茹汤 【来源】《金匮要略》："哕逆者，橘皮竹茹汤主之。"【组成】橘皮、竹茹各 12 g，生姜 9 g，甘草 6 g，人参 3 g，大枣 3 枚。 【用法】上 6 味，以水 2000 mL，煮取600 mL，温服 200 mL，日三服。【功效】降逆止呃，益气清热。【适应证】本方为治疗胃虚有热之呃逆之常用方剂。呃逆或干呕，虚烦少气，口干，舌红嫩，脉虚数。主治胃虚有热之呃逆证。【随症加减】若兼胃阴不足者可加麦冬、石斛等以养胃阴；胃热呕逆气阴两伤者可加麦冬、茯苓、半夏、枇杷叶以养阴和胃；胃热呃逆，气不虚者可去人参、甘草、大枣，加柿蒂降逆止呃，若系胃热重者当酌加黄连以助清泄胃热；胃寒者去竹茹、麦冬，加丁香。【专科应用】治疗以呕吐、呃逆不止为主要临床表现的疾病，如妊娠恶阻、幽门不全梗阻、腹部手术后、浅表性胃炎、萎缩性胃炎、肥厚性胃炎、糜烂性胃炎、胃窦炎、反流性胃炎等。【临床经验】①若呃逆呕吐属虚寒者或实热者，不宜使用。凡胃虚气逆，呕恶，寒热不明显，舌淡脉虚者，皆可酌情应用本方。②本方加半夏治呕哕诸逆尤妙，

百日咳哕逆者用之亦验。③《温病条辨》新制橘皮竹茹汤（橘皮、竹茹、柿蒂、姜汁），主治阳明湿温，气壅致哕者；有痰火者，加竹沥、瓜蒌霜；有瘀血者，加桃仁。《伤寒大白》人参橘皮竹茹汤（橘皮、竹茹、生姜、厚朴、半夏、甘草、人参、藿香），主治胃虚呃逆。《重订严氏济生方》橘皮竹茹汤，本方加半夏、麦冬、赤茯苓、枇杷叶，治久病虚羸，呕逆不已；或吐泻之后，胃虚呃逆。④邹孟城经验：本方运用时，不必拘泥于呕吐一证，只需辨证明确，无呕吐者用之同样有效。唯不呕者可去姜枣，加入所需药物。方中赤茯苓余每以白茯苓易之，取其和中也。胃阴不足者人参（或党参）改用太子参。胃津亏损者去人参、半夏，而北沙参、川石斛、玉竹、白芍之类均可加入，或合入叶氏养胃汤，或参酌沙参麦冬汤意亦可，总在契合病机，药随证用则得矣。【方歌】橘皮竹茹治呕逆，人参甘草枣姜益，胃虚有热失和降，久病之后更相宜。

小半夏汤 【来源】《金匮要略》："呕家本渴，渴者为欲解，今反不渴，心下有支饮故也，小半夏汤主之。"《金匮要略》："黄疸病，小便色不变，欲自利，腹满而喘，不可除热，热除必哕。哕者，小半夏汤主之。"《金匮要略》："诸呕吐，谷不得下者，小半夏汤主之。"【组成】半夏 20 g，生姜 10 g。【用法】以水 1400 mL，煮取 300 mL，分温再服。【功效】和胃止呕，散饮降逆。【适应证】本方为止呕的基本方剂。临床应用于痰饮内停，呕吐，反胃，呃逆，霍乱，心下痞，不寐。呕家不渴，心下有支饮；黄疸病，小便色不变，欲自利，腹满而喘，不可除热，热除而哕者；诸呕吐，谷不得下者。呕哕，心下悸，痞硬不能食。天行后哕，欲死，兼主伤寒。霍乱呕吐涎沫，医反下之，心下作痞。阳明伤寒，不纳谷而呕吐不已者。呃逆，谷气入口即出，及发汗后水药不下。反胃，寒痰甚者。膈上痰，心下坚，呕逆，目眩。胃实呕吐，不寐等为辨证

要点。主治呃逆呕吐证。【随症加减】泛酸者加吴茱萸、黄连；胸闷者加瓜蒌、枳壳；嗳气者加旋覆花；恶心呕吐者加半夏。

【专科应用】①本方被后世尊为止呕之祖方。治疗以呕吐为主要症状的疾病，如妊娠呕吐、梅尼埃病、神经性呕吐、药物不良反应性呕吐、急性心肌梗死呕吐，妊娠恶阻、贲门痉挛、溃疡病并发幽门梗阻、先天性肥厚性幽门狭窄、胃扭转、胃痛、胃炎、胃次全切除术后、胰腺炎、胆囊炎、尿毒症、化疗等引起的呕吐、肝阳上亢引起的呕吐、顽固性呕吐、晕动病等。临床上本方亦可应用于咳喘、反流性食管炎、反胃、呃逆等，以及慢性支气管炎、肺炎、哮喘、咽炎等呼吸道疾患见咳嗽痰多、胸满恶心者可以使用本方。②小半夏加茯苓汤治卒呕吐，心下痞，膈间有水，眩悸。本方除茯苓，名小半夏汤，治支饮呕吐不渴，亦治黄疸。本方除茯苓、生姜，加人参、白蜜，名大半夏汤，治反胃，食入即吐。③叶天士《临证指南医案》用本方加姜汁治胃咳，症见脉沉、短气、咳甚呕吐饮食、大便溏泻。【临床经验】①忌羊肉、饧。一般不单用本方，须根据患者其他症状联合别方使用，如肝阳上亢致呕吐者，须合用天麻钩藤饮。本方为温燥之品，不可久服，易耗伤阴血。②陈建杉经验：小半夏汤中半夏：生姜等于5：8，半夏用量要小于生姜。纠正了现行《方剂学》中记载小半夏汤用量为半夏20 g，生姜10 g，半夏重于生姜的谬误，对临床更好地遵从仲景原意运用经方，恰当掌握药物间的配伍比例有较大的意义。③《仲景方药古今应用》经验：半夏止呕，是针对高温煎煮后的半夏而言的。而经低温处理的半夏流浸膏和生半夏则有催吐作用，生半夏粉于120 ℃焙2～3小时，镇吐作用仍存在，而催吐作用则消失，可见镇吐成分耐热，催吐成分不耐热。提示用半夏一定要煎煮透。【方歌】小半夏汤配生姜，降逆化痰基础方，主治痰饮与呕吐，若加茯苓效更强。

葶苈大枣泻肺汤 【来源】《金匮要略》:"肺痈,喘不得卧,葶苈大枣泻肺汤主之。""肺痈胸满胀,一身面目浮肿,鼻塞清涕出,不闻香臭酸辛,咳逆上气,喘鸣迫塞,葶苈大枣泻肺汤主之。""支饮不得息,葶苈大枣泻肺汤主之。"【组成】葶苈子(熬令黄色,捣丸如弹子大,味苦辛大寒)9~15 g,大枣(味甘温)4~6枚。【用法】上先以水 3 L,煮枣取 2 L,去枣纳葶苈子,煮取 1 L,顿服。【功效】开泻肺气,行水逐饮。【适应证】主治邪实壅滞之肺痈。临床应用以胸闷气急,咳喘而不能平卧,一身面目浮肿,鼻塞流清涕,嗅觉减退,不闻香臭酸辛为辨证要点。【随症加减】发热、咳嗽痰稠者加贝母、黄芩、鱼腥草;胸胁痛甚者加郁金、延胡索、丹参;纳差加鸡内金、莱菔子;潮热盗汗甚者加沙参、五味子、地骨皮、牡蛎;寒饮射肺加炙麻黄、桂枝、白芍、干姜、半夏;痰热壅肺加瓜蒌、黄芩、黄连、杏仁、枳实;热盛血瘀加生石膏、知母、赤芍、牡丹皮、黄芩;肺热腑实加瓜蒌、生石膏、杏仁、大黄、桑白皮;痰瘀互结加陈皮、半夏、红花、当归、赤芍;肺肾气虚加人参、蛤蚧、茯苓、白术、川贝母;气阴两虚加人参、麦冬、五味子、白术、茯苓;脾肾阳虚加熟地黄、山药、牡丹皮、泽泻、熟附子。【专科应用】①治疗以胸闷气急,咳喘为主要症状的疾病,如肺心病、充血性心力衰竭、大叶性肺炎、小叶性肺炎、间质性肺炎、急性支气管炎、支气管哮喘、慢性支气管炎、渗出性胸膜炎、结核性胸膜炎、肺脓肿、肺气肿、胸腔积液、气胸、液气胸、恶性胸腔积液、肾病综合征胸腔积液、中毒性肺水肿、先天性心脏病及急性心肌梗死合并心力衰竭等。②肺痈、水肿、哮喘、颅内压增高、急性肺水肿、急性肾炎、顽固性呃逆、小儿百日咳综合征等也可加减应用本方。【临床经验】①本方适用于肺痈实证初期,中期开始化脓,邪实证明显,正气不甚虚者,也可酌用之,若痈脓已溃,吐如米粥，咳唾脓血，正气虚者不宜适用。对于不能口服者，可鼻饲。本方为祛邪之重剂，病愈即止。对于急症患者，应中西医结合治疗，以患者生命体征平稳为前提。②配五苓散治疗糖尿病性尿潴留；配玉屏风散治疗变应性鼻炎；配小青龙汤治疗过敏性哮喘；配荆防四物汤治疗荨麻疹；配生脉散、防己黄芪汤治疗肺心病急性发作期；配苓桂术甘汤治疗风心病心力衰竭。③葶苈子善逐水，若用之不当，或大剂量应用，或久服，往往会造成水、电解质代谢紊乱，尤其是低钾血症，使患者出现神倦乏力、心悸气短，纳呆腹胀，心律失常等心脾肺俱虚之证。临床报道，有患者因服用重剂葶苈大枣泻肺汤时间过长而出现低钾血症。有患者因服用葶苈大枣泻肺汤合小陷胸汤而出现恶心、唾液量增加、寒战、心悸、眼眶及前额胀痛如裂等毒性反应。【方歌】喘而不卧肺痈成，口燥胸疼数实呈，葶苈一丸十二枣，雄军直入夺初萌。

第十三章　理血剂

第一节　活血祛瘀剂

桃核承气汤【来源】《伤寒论》："太阳病不解，热结膀胱，其人如狂，血自下，下者愈。其外不解者，尚未可攻，当先解其外。外解已，但少腹急结者，乃可攻之，宜桃核承气汤。"【组成】桃仁（去皮尖）、大黄各 12 g，桂枝（去皮）、芒硝、甘草（炙）各 6 g。【用法】上 4 味，以水 1500 mL，煮取750 mL，去滓，内芒硝，更上火，微沸，下火，先食，温服250 mL，日三服，当微利。【功效】泻热逐瘀。【适应证】主治下焦蓄血证。症见少腹急结，小便自利，神志如狂，甚则烦躁谵语，至夜发热；以及血瘀经闭，痛经，脉沉实而涩者。【随症加减】对于妇女血瘀较甚，经闭者可加牛膝、当归、川芎以行血通经，痛经可加延胡索、五灵脂以调经止痛，恶露不下者加五灵脂、蒲黄以祛瘀散结；如兼气滞者酌加香附、乌药、枳实、青皮、木香等以理气止痛。对跌打损伤，瘀血停留，疼痛不已者加赤芍、当归尾、红花、苏木、三七等以活血祛瘀止痛。若用于上不瘀热之头痛头胀，面红目赤，吐衄可加牛膝、生地黄、牡丹皮、白茅根等以清热凉血，引血导热下行。对于火旺而血郁于上之吐血、衄血，可以本方釜底抽薪，引血下行，并可酌加生地黄、牡丹皮、栀子等以清热凉血。对于鼻腔出血，口渴喜冷饮者加生石膏、知母；若兼烦躁易怒者酌加龙胆、菊花、赭石；体弱便溏者减大黄用量，或加山药；原发性高血压患者加石决明。【专科应用】用于治疗急性盆腔炎、胎盘滞留、附件炎、盆腔淤血综合征、乳腺病、痛经、闭经、宫外孕、子宫肌瘤、肠梗阻、急性坏死性肠炎、慢性肠炎、肠粘连性梗阻、肝炎、胆囊炎、精神分裂症、脑血管病、脑外伤后头痛、牙痛、咽炎、扁桃体炎、流行性出血热、乳糜尿、血尿、肾盂肾炎、肾衰竭、尿结石、糖尿病、血卟啉病、胃石症、菌痢、血小板减少性紫癜、胸腰椎压缩性骨折、皮肤病等证属瘀热互结下焦者。【临床经验】①桃核承气汤证属瘀血初结之时，浅而轻，少腹急结纯为自觉证，此时尚有下通之机，待表解后方可攻里，为逐瘀缓剂，服后微利，不一定下血。因本方为破血下瘀之剂，故孕妇禁用，体虚者慎用。②方中大黄、芒硝等药物性味苦寒，易伤气损阳，尤其是败胃伤脾，故当中病即止，药后大便次数增多甚则稀水样大便时，生大黄当减量或改为制大黄。③治疗脑栓塞，桃核承气汤加地龙、水蛭；脑梗死加川芎、地龙、水蛭等；高脂血症加丹参、山楂、绞股蓝等；糖尿病加生地黄、熟地黄、葛根、黄芪等；肝硬化加龟甲、牡蛎、浙贝母、桂枝、赤芍等；出血热少尿期肾衰竭，以桃核承气汤水煎液保留灌肠结肠透析；精神分裂症加石菖蒲、天南星、钩藤、天麻、半夏、远志等；输尿管结石加海金沙、王不留行、枳壳等；顽固性鼻衄经硝酸银晶体烧灼止血后，口服桃核承气汤加减。④治疗肝性血卟啉病，加雄激素、雌激素、泼尼松或口服女性避孕药；腹痛甚者本方加延胡索、失笑散；瘀血重者加土鳖虫、丹参；呕吐者加半夏、藿香；腹胀者加枳实、厚朴；黄疸者加茵陈、栀子；血压高者加石决明、夏枯草；烦躁者加天麻、钩藤；谵妄者加珍珠母、琥珀；肢麻者加牛膝、地龙；贫血者加当归、川芎；若便秘顽固者可加重大黄及芒硝用量，以达到通便泄热、祛瘀止痛的作用；待大便通畅，腹痛缓解，然后酌情减量或除去芒硝，此即"得快利，止后服"之意。⑤慢性肝炎、原发性高血压、自主神经功能不全等按中医诊断标准（上冲、左髂窝压痛、下腹部胀满）确定为桃核承气汤的适应证患者，同自身免疫疾病具有相关关系的 B5 有增加的趋势，B40 有减低的倾向；桃核承气汤比较适用于Ⅱ型（普通型）和Ⅲ型（肥胖型、宽身型、强壮型、粗大型）体型，不适用于Ⅰ型（窄身型、细长型、软弱型、瘦小型）体型。【方歌】桃核承气五药施，甘草硝黄并桂枝，瘀热互结小腹胀，如狂蓄血功效奇。

桃仁承气汤

【来源】《瘟疫论》："发黄一证，胃实失下，表里壅闭，郁而为黄，热更不泄，搏血为瘀。凡热经气不郁，不致发黄，热不干血分，不致蓄血，同受其邪，故发黄而兼蓄血，非蓄血而致发黄也。但蓄血一行，热随血泄，黄因随减。尝见发黄者，原无瘀血，有瘀血者，原不发黄。所以发黄，当咎在经瘀热，若专治瘀血误也。胃移热于下焦气分，小便不利，热结膀胱也。移热于下焦血分，膀胱蓄血也。小腹硬满，疑其小便不利，今小便自利者，责之蓄血也。小便不利亦有蓄血者，非小便自利便为蓄血也。胃实失下，至夜发热者，热留血分，更加失下，必致瘀血。初则昼夜发热，日晡益甚，既投承气，昼日热减，至夜独热者，瘀血未行也，宜桃仁承气汤。"《温病条辨》："少腹坚满，小便自利。夜热昼凉，大便闭，脉沉实者，蓄血也，桃仁承气汤主之，甚则抵当汤。"自注："瘀血溢于肠间，血色久瘀则黑，血性柔润，故大便黑而易者。"【组成】大黄 12 g，桃仁 20 g，芒硝、当归、芍药、牡丹皮各 6 g。【用法】水煎服，每日 1 剂，分 2 次服。【功效】祛瘀攻下。【适应证】瘟疫昼夜发热，日晡益甚，既投承气，昼日热减，至夜独热，由于瘀血未行者；治太阳病不解，热结膀胱，其人如狂，小腹急结者；治血结胸中，手不可近，或中焦蓄血，寒热，胸满，漱水不欲咽，善忘，昏迷，如狂者。此方尚可治败血留经，通月事。【随症加减】瘀滞疼痛者加赤芍、当归尾、红花、苏木以活血化瘀止痛，上部瘀热之头痛头胀、吐衄面红目赤者加牛膝、生地黄、牡丹皮、白茅根以清热凉血，引血下行；痰盛者加制半夏燥湿化痰；腹胀者加厚朴燥湿行气；昏迷者加安宫牛黄丸开窍醒神；气虚者去芒硝，加人参；如服药腹泻者去芒硝。外有热加柴胡；在上加桔梗、苏木；在下加牛膝；两胁并小腹硬满痛者加青皮、川芎、当归尾、芍药，痛甚加延胡索、红花；有包裹性者加皂角刺、牡丹皮、莪术；血未下加童便、姜汁各少许；若头面身黄者姜滓绵裹擦之，其黄自退矣。【专科应用】用于治疗妇女瘀血，小腹急痛，大便不利，或谵语口干，漱水不咽，遍身黄色，小便自利；或血结胸中，手不敢近腹，寒热昏迷，其人如狂。【临床经验】①孕妇忌用，月经量多者慎用。急性肠胃炎患者及血小板计数低下者慎用。本方为攻下之品，病愈即止，不可久服。②《伤寒论》桃核承气汤偏治膀胱蓄血，其感寒而后化热，故虽为瘀热互结，但瘀重而热轻，方用桂枝与调胃承气汤同用；《温病条辨》桃仁承气汤虽从桃核承气汤加减化裁而来，但其偏治肠腑蓄血之证，虽同为瘀热互结，但热重而瘀轻或瘀重而热亦重，故方中用生地黄、牡丹皮等。③温热病最易化热化燥，下不嫌早。《温病条辨》常用的下法有如下几类：桃仁承气汤逐瘀攻下，牛黄承气汤开窍攻下，枳实导滞汤导滞攻下，导赤承气汤清肠攻下，宣白承气汤宣肺攻下，增损双解散解表攻下，新加黄龙汤益气补阴攻下，增液承气汤滋阴攻下，大承气汤苦寒攻下。④王永炎用本方治疗中风病；周仲瑛治疗白血病，基本方药则为《温疫论》桃仁承气汤及《温病条辨》增液承气汤、导赤承气汤，《伤寒论》猪苓汤，《千金方》犀角地黄汤等加减出入。【方歌】桃仁承气用芒硝，大黄桃仁加当归，丹皮加入在益芍，祛瘀攻下功有效。

抵挡汤（又称抵当汤）

【来源】《伤寒论》："太阳病，六七日表证仍在，脉微而沉，反不结胸；其人发狂者，以热在下焦，少腹当硬满，小便自利者，下血乃愈。所以然者，以太阳随经，瘀热在里故也。抵当汤主之。""太阳病，身黄、脉沉结、少腹硬、小便不利者，为无血也；小便自利，其人如狂者，血证谛也，抵当汤主之。"【组成】水蛭（熬，有小毒）、虻虫（去翅足，熬，有小毒）各 10 g，桃仁（去皮尖）20 g，大黄（酒洗，味苦寒）30 g。【用法】上 4 味，以水 1000 mL，煮取 600 mL，去滓，温服 200 mL，不下更服。现代用法：水煎 2 次温服。【功效】荡涤邪热，破血下瘀。【适应证】主治太阳蓄血重证。临床应用以少腹硬满，如狂或发狂，小便自利，其人喜忘，大便色黑易解，脉沉涩或沉结，舌质紫或有瘀斑为辨证要点。也可用于妇女经闭少腹硬满拒按者。【随症加减】腹痛甚者加五灵脂、蒲黄、白芍、甘草，腰骶疼痛者加续断、杜仲、乌药、牛膝；月经量多或淋漓不尽者加益母草、炮姜、当归；盆腔有包块者加三棱、莪术。【专科应用】①治疗以少腹硬满为主要症状的疾病，如急性脑出血、脑血栓、子宫肌瘤、子宫内膜异位症、血吸虫病、慢性结肠炎、痛经、炎性假瘤等。②治疗以发狂为主要症状的疾病，如精神分裂症、癫狂等。③另外，慢性肾衰竭、高脂血症、血栓性静脉炎、外伤性膝关节滑膜炎、外伤后便秘、急性尿潴留、前列腺增生、慢性前列腺炎、冠心病、无症状性心肌缺血、丹毒也可应用本方。【临床经验】①本方为逐泄瘀血之峻剂，只适用于瘀血实证，宜中病即止，或中病后减其量用之，证除停用；方中水蛭不可生用，虻虫去翅足炒用，凡是年老体弱者，或有出血倾向者，以及孕妇均不宜应用本方；使用本方不可犯"大实有羸状"虚虚之戒，不可克伐太过，强求速效，否则正治法亦可导致适得其反。②郝万山经验：抵当汤是中医方剂中破血逐瘀力量最强的，所以在临床上，在一般情况下用的机会并不多，可是对顽固性的瘀血，能起到比较好的疗效。治疗脑动脉瘤，改为散剂，装在胶囊，一个胶囊装 0.3 g 左右，每次 1 粒，每日 2～3 次。③后人不敢用此有毒药物，故代抵当汤很多。如《证治准绳》代抵当汤（桃仁、当归尾、生地黄、肉桂、大黄、玄明粉、穿山甲）主虚人蓄血。汤本求真氏创鳖甲汤又称代抵挡汤以虎杖代替水蛭、虻虫，鳖甲代替大黄（实际是虎杖的效果），只此二味，煎汤频服治疗血臌。【方歌】大黄三两抵挡汤，里指任冲不指胱，虻蛭桃仁各三十，攻下其血定其狂。

血府逐瘀汤 【来源】《医林改错》："头痛，胸疼，胸不任物，胸任重物，天亮出汗，食自胸右下，心里热，瞀闷，急躁，夜睡梦多，呃逆，饮水即呛，不眠，小儿夜啼，心跳心忙，夜不安，俗言肝气病，干呕，晚发一阵热。"【组成】桃仁 12 g，红花、当归、生地黄、牛膝各 9 g，赤芍、枳壳各 6 g，桔梗、川芎各 5 g，柴胡、甘草各 3 g。【用法】水煎服，每日 1 剂，分 2 次服。【功效】活血化瘀，行气止痛。【适应证】主治胸中血瘀证。症见胸痛，头痛，日久不愈，痛如针刺而有定处，或呃逆日久不止，或饮水即呛，干呕，或内热瞀闷，或心悸怔忡，失眠多梦，急躁易怒，入暮潮热，唇暗或两目暗黑，舌质暗红，或有瘀斑、瘀点，脉涩或弦紧。【随症加减】若瘀痛入络者可加全蝎、穿山甲、地龙、三棱、莪术等以破血通络止痛；胸中瘀痛甚者可加乳香、没药活血止痛；兼青紫肿甚者可加青皮、香附行气止痛；气滞胸闷者加瓜蒌、薤白等以理气宽胸；血瘀经闭、痛经者可用本方去桔梗，加香附、益母草、泽兰等以活血调经止痛；胁下有痞块，属血瘀者可酌加丹参、郁金、土鳖虫、水蛭等以活血破瘀，消癥化滞；瘀热甚者可重用生地黄、赤芍，加牡丹皮以凉血退热；头部瘀痛者可加麝香、老葱辛散上行，通窍止痛。【专科应用】①治疗神经精神系统病症，如头痛、失眠、偏头痛、三叉神经痛、重症肌无力、自主神经功能不全、脑外伤综合征、脑水肿、脑血管病、癫痫、脑囊虫、脑积水、脑动脉硬化、眩晕、帕金森病、精神分裂症等。②治疗心血管系统病症，如冠心病、心绞痛、肺心病、风心病、无脉症、血栓性静脉炎等。③治疗消化系统病症，如溃疡病、慢性肝炎、肝脾大、呕吐、呃逆等。④治疗妇产科病症，如原发性痛经、流产后腰痛或出血、产后身痛、月经失调、痛经、不孕症、乳瘤、月经前后诸症、子宫肌瘤、慢性盆腔炎等。⑤其他：治疗肋软骨炎、呃逆、颈椎病、色素沉着、性功能低下、慢性粒细胞白血病、下颌关节脱位、跌打损伤、慢性荨麻疹、手部湿疹、下肢溃疡、结节性红斑、顽固性低热、眼底出血等。【临床经验】①王清任认为膈膜的低处，且如池，满腔存血，名曰"血府"。于是根据"血府"可以产生"血瘀"的理论，创立本方。本方以活血化瘀而不伤正、疏肝理气而不耗气为特点。本方原载所治病症：a. 头痛：查患者头痛，无表里证；无气虚痰饮证，忽发忽好，百方不效者。b. 胸痛：有忽然胸痛，用木金散、瓜蒌薤白白酒汤、瓜蒌陷胸汤、柴胡汤等不效者。c. 胸不任物：夜卧露胸可睡，盖一层布压则不能睡者。d. 胸任重物：夜卧令人坐于胸下睡者。e. 天亮出汗：自汗、盗汗，用补气固表、滋阴降火，服之不效而反加重者。f. 食自胸右下：食自胃管而下，宜从正中，食入咽有从胸右falling咽下者。轻则易治，重则难治，本方有效，痊愈难。g. 心里热名曰灯笼病：身外凉，心里热，名灯笼病。认为虚热，愈补愈瘀；认为实火，愈凉愈凝者。h, 瞀闷：即小事不能开展者。i. 急躁：平素平和，有病急躁者。j. 夜睡梦多：夜睡梦多是瘀血。k. 呃逆：以橘皮竹茹汤、承气汤、都气汤、丁香柿蒂汤、附子理中汤、生姜泻心汤、旋覆代赭汤、大陷胸汤、小陷胸汤，治之无一效者。l. 饮水即呛：饮水即呛，乃会厌有血滞。m. 不眠：夜不能睡，用安神养血药治之不效者。n. 小儿夜啼：夜啼者血瘀也。o. 心跳心忙：心跳心忙，用归脾安神等药不效者。p. 夜不安：夜不安者，将卧则起，坐未稳又欲睡，一夜无宁刻，重者满床乱滚。q. 俗言肝气病：无故爱生气者。r. 干呕：他症唯干呕者。s. 晚发一障热：每晚内热兼皮肤热一时者。可见，血府逐瘀汤证最主要的表现是心理问题（瞀闷、急躁、俗言肝气病）和睡眠障碍（夜睡梦多、不眠、夜不安、小儿夜啼），其次是头痛、胸部不适（胸痛、胸不任物、胸任重物、心跳心忙）。临床应用时，根据导致血瘀气滞病因的不同、血瘀气滞程度的不同、病位的不同、兼加症的不同、患者机体情况的不同，治疗有所侧重，灵活加减。例如，治疗失眠症用本方加减：头痛甚者重用川芎；脑外伤初期加乳香、没药、血竭；易怒口干苦、舌红者加菊花、栀子、夏枯草、牡丹皮；头昏、血压偏高者加钩藤、槐花；有痰瘀互结证者用本方合温胆汤；肾虚者加菟丝子、淫羊藿；偏肾阴虚者加熟地黄、枸杞子、何首乌；脑动脉硬化者加海藻、昆布；气虚血瘀者加本方合补阳还五汤；治疗慢性荨麻疹，风寒证加桂枝、附子、荆芥、防风；风湿证加薄荷、僵蚕；脾虚证加参苓白术散；风热证加升麻葛根汤。②血府逐瘀方剂的现代制剂有血府逐瘀丸、片、胶囊、颗粒、口服液等剂型，广泛应用于内科、外科、妇科、儿科、眼耳鼻咽喉口腔科、皮肤科、骨伤科等各科疾病之中。③服用血府逐瘀汤制剂，忌食辛凉，孕妇忌服以免堕胎。另外，本方祛瘀作用较强，非确有瘀血证者忌用。【方歌】血府当归生地桃，红花赤芍枳壳草，柴胡芎桔牛膝等，血化下行不作劳。

通窍活血汤 【来源】《医林改错》："头发脱落眼疼白珠红，糟鼻子，耳聋年久，白癜风，紫癜风，紫印脸，青记脸如墨，牙疳，出气臭，妇女干劳，男子劳病，交节病作，小儿疳

证。"【组成】赤芍、川芎各 3 g，桃仁（研泥）、老葱（切碎）各 6 g，红花、生姜（切片）各 9 g，大枣（去核）5 g，麝香 0.15 g，黄酒 250 g。【用法】用黄酒 250 g，将前 7 味煎一盅，去渣，将麝香入酒内，再煎二沸，临卧服。方内黄酒，郁香。本方麝香最重要，若当门子更佳。大人一连三晚，吃 3 副，隔一日再吃 3 副。若七八岁小儿，两晚吃 1 副；九岁小儿，三晚吃 1 副。麝香可煎 3 次，再换新的。头发脱落，用药 3 副发不脱，10 副以长新发；眼疼白珠红，无论有无云翳，先将本药吃 1 副，后吃加味止痛没药散，1 日 2 副，2～3 日必讫；糟鼻子，无论 20～30 年，本方服 3 副可见效，20～30 副可愈；耳聋年久，晚服本方，早服通气散，1 日 2 副，20～30 年耳聋可愈；白癜风、紫癜风，服 3～5 副可不散漫，再服 30 副可愈；紫印脸，如 3～5 年，10 副可愈，若 10 余年，20～30 副必愈；青记脸如墨，30 副可愈；牙疳，晚服本药 1 副，早服血府逐瘀汤 1 副，白日煎黄芪 8 钱（24 g），徐徐服之，1 日服完，1 日 3 副，3 日可见效，10 日大见效，1 个月可愈；出气臭，晚服本方，早服血府逐瘀汤，3～5 日必效；妇女干劳，服本方 3 副或 6 副，至重者 9 副，未有不痊愈者；男子劳病，轻者 9 副可愈，重者 18 副可愈，吃 3 副后，如果气弱，每日煎黄芪 8 钱（24 g），徐徐服之，1 日服完，此攻补兼施之法；若气不甚弱，黄芪不必用，以待病去，元气自复；交节病作，服 3 副不发；小儿疳证，用本方与血府逐瘀汤、膈下逐瘀汤 3 方轮服，未有不愈者。【功效】活血通窍。【适应证】主治瘀阻头面的头痛昏晕，或耳聋年久，或头发脱落，面色青紫，或酒渣鼻，或白癜风，以及妇女干血痨，小儿疳积而见肌肉消瘦，腹大青筋，潮热等。【随症加减】如见言语不利者加石菖蒲、远志；项强者加葛根；兼半身活动障碍乏力者加地龙、黄芪；心烦易躁，易怒闷者加柴胡、牡丹皮、栀子、郁金；心悸失眠者加远志、酸枣仁；眩晕者加核桃仁、枸杞子；腰酸腿软、四肢发凉者加人参、益智、骨碎补、补骨脂、何首乌、菟丝子；腹胀少食、大便溏泻、完谷不化者加桂枝、附子、人参、干姜、白术、甘草；便秘者加大黄；痰湿内阻者加半夏、川贝母、天竺黄；瘀血明显者加当归、三七；气虚者可加黄芪、党参；阴虚者加生地黄、玄参；肝阳上亢者加羚羊角、生石决明；血热妄行，神志昏糊者加紫雪丹或安宫牛黄丸；晕厥者加至宝丹。

【专科应用】本方以皮肤瘀黯或紫色、头面部官窍疼痛为辨证要点。现代多用于治疗头面部疾病，如脑出血、脑梗死、脑外伤昏迷、脑挫裂伤、脑挫裂伤并发精神障碍、脑外伤后遗症、脑外伤勃起功能障碍、乙脑后遗症、头皮血肿、面神经麻痹、阿尔茨海默病、脑动脉硬化、血管痉挛性头痛、偏头痛、三叉神经痛、中枢神经性眩晕、外伤致前房出血、急性结膜炎、急性虹膜睫状体炎、血栓闭塞性脉管炎、眼腭下支动脉阻塞、眼底静脉血管瘤、视网膜中央动脉及静脉阻塞、球结膜下淤血等。治疗其他常用的病证还包括慢性荨麻疹、过敏性紫癜、结节性硬化病、白癜风、多形性红斑、脱发、酒渣鼻、扁平疣、顽固性失眠、哮喘、癫痫、癫证、神经根型颈椎病、妇女干血痨及鼻咽癌等。**【临床经验】**①临床上凡是头部面上的疾病大部分可以本方为主进行治疗。瘀阻头面证较轻者，不用蜈蚣、全蝎也行，只要加大川芎量即可，麝香可以用10倍白芷代替，也可以用九香虫代替。重症者必须用麝香，因麝香比较贵重，且气香易挥发药性，为了保药性和避免浪费故麝香冲服。先把药用酒煎出来，倒去渣，然后再放麝香（研细以绢包之，上系棉线）煎直至药汤沸腾。第二次煎的时间很短，不会超过1分钟，药汤就会沸腾，麝香的气味不会马上消失，所以不会影响到麝香通窍的作用。②张学文经验：提出中风、头痛、眩晕、痴呆、脑瘤、颅脑外伤综合征等疾病的过程中都存在颅脑水瘀，其治贵在通利，用通窍活血汤加减。③由于方中活血祛瘀药较多，故孕妇忌用。未生育之妇女慎用。有出血倾向的患者慎用。【方歌】通窍全凭好麝香，桃红大枣老葱姜；川芎黄酒赤芍药，表里通经第一方。

膈下逐瘀汤

【来源】《医林改错》："积块，小儿痞块，痛不移处，卧则腹坠，肾泻，久泻。"【组成】五灵脂（炒）、牡丹皮、赤芍、乌药、川芎各6g，当归、桃仁（研如泥）、甘草、红花各9g，延胡索3g，香附、枳壳各5g。【用法】水煎服，每日1剂，分2次服。【功效】活血祛瘀，行气止痛。【适应证】主治膈下蓄血，形成积块；或小儿痞块；或肚腹疼痛，痛处不移，或卧则腹坠，肚大青筋，舌暗红或有瘀斑，脉弦。

【随症加减】若瘀痛入络者可加全蝎、穿山甲、地龙、三棱、莪术等以破血通络止痛；气机郁滞较重者加川楝子、香附、青皮等以疏肝理气止痛；血瘀经闭、痛经者可用本方加香附、益母草、泽兰等以活血调经止痛；胁下有痞块，属血瘀者可酌加丹参、郁金、土鳖虫、水蛭以活血破瘀，消癥化滞；如兼寒者加桂枝、干姜；瘀重痛剧者加乳香、没药、全蝎、蜈蚣；刺痛者加三棱、莪术；颈痛甚者加葛根、片姜黄；头晕甚者加天麻、菊花、枸杞子；湿热内阻者加茵陈、泽泻、薏苡仁；上肢麻木者加桑枝、丝瓜络、鸡血藤；上肢发凉者加川乌、草乌、地龙；腰膝酸软者加续断、杜仲、补骨脂；腹泻腹痛甚者加附片、炮姜、苍术；便秘者加玄参、生地黄、生何首乌；气弱者加党参、黄芪；纳差者加白术、山楂、焦三仙、鸡内金；发热者加生地黄，热盛加栀子、败酱草；伴黄疸者加茵陈；腹胀剧加川楝子、木香；呕吐剧加黄连、竹茹；伴结石者加金钱草、郁金；有虫积者加槟榔、乌梅、苦楝根皮。【专科应用】①治疗以睡眠障碍为主要临床表现的失眠症、焦虑障碍、精神分裂症。②治疗瘀在膈下，形成积块或小儿痞块；肚腹疼痛，痛处不移或卧则腹坠似有物者。如小儿急、慢性肠炎，溃疡性结肠炎、慢性结肠炎、结核性腹膜炎、小儿久泻、痢疾等。③治疗急性肝炎、慢性活动性肝炎、早期肝硬化等。也可用于治疗各种糖尿病、胃痛、呃逆、五更泻、胸膜粘连、血卟啉病、附睾结核、神经症、慢性盆腔炎、痛经、盆腔脓肿、宫外孕、人工流产术后阴道出血、不孕症等。【临床经验】①本方以肚腹疼痛、膈下积块、痛处不移、咽干口燥、肌肤甲错、舌紫暗、脉涩为辨证要点。广泛用于治疗心脑血管疾病、肝胆、脾胃、肠道、胰腺、妇科疾病及各类肿瘤等。周岱翰经验：以膈下逐瘀汤治疗气滞血瘀型肝癌，其用方：降香、延胡索、柴胡、三棱、莪术、预知子、赤芍、白芍、郁金、炮穿山甲、土鳖虫、生牡蛎、三白草、白屈菜、当归、桃仁、红花。治疗原发性肝癌，黄疸重者加虎杖、茵陈；腹胀甚者加大腹皮、厚朴；急躁易怒者加乌药、合欢花；小便短赤者加茯苓、泽泻；苔腻微黄、口干而苦、脉弦数者加牡丹皮、栀子；伤阴者加制何首乌、枸杞子。癌性疼痛，症见气血、痰瘀、热毒互结，酌加三棱、莪术增化瘀消痛之力，加重楼、白花蛇舌草清热解毒消肿；中气不足，脾虚泄泻者加用党参、白术、黄芪，健脾止泻，扶助正气。肝血管瘤，伴有慢性肝炎者加黄芪、山药、丹参、麦芽；伴有肝硬化者加鳖甲、牡蛎；伴有慢性胆囊炎者加柴胡、黄芩、郁金；胃脘疼痛者加降香、木香、山楂。肝源性溃疡，即肝硬化合并消化性溃疡，临床多见出血加乌及散（乌贼骨、白及）；疼痛明显者加三七、郁金；脾虚湿困者加黄芪、桂枝、茯苓；阴虚者加生地黄、白芍；下肢酸困者加牛膝。②重视运用腹诊，观察患者腹部具体的体征变化，以便临证用药。a. 左少腹急结：位于脐左下方的左髂窝部，其特征为自觉该部拘急疼痛，切诊可触及条索状有形之物，一般均伴有压痛。这是瘀血腹证的最典型表现，临床上最为常见。多种病证有瘀血者常见左少腹急结，特别是多种妇科病证，如月经不调、痛经、子宫内膜炎、围绝经期综合征等。少腹急结的诊断为从脐向左髂前上棘方向作擦过性按压，可触知左少腹腹直肌紧张，脐左下腹部感到有阻力，甚至可触知有条索状物，患者感到有急迫性向上下放射性疼痛，甚至做屈腿动作。左少腹急结可单独出现，也可与其他瘀血病证并见。b. 右少腹急结：位于脐右下方的髂窝部，其典型表现与少腹急结相同，但不如左少腹急结常见，可单独出现，但临床上常见与左少腹急结相兼出现。c. 左、右少腹硬满：位于左、右少腹髂窝部。表现为局部自觉饱满，甚至胀满，切诊局部可发现病理肿块，并有发硬的感觉。d. 小腹硬满疼痛：位于脐以下小腹部，主要表现为自觉疼痛，切诊指下有饱满发硬之感，并伴有压痛。e. 脐旁抵抗压痛：可见于脐旁左侧、脐旁右侧、脐上或脐下。主要征象为切按时抵抗增强，或有压痛，或因其部位正当腹直肌，有时可触及明显的腹直肌紧张。一般较少触及结节肿块等有形之物。尚须参合其他表现综合分析。如王清任以少腹逐瘀汤治少腹积块疼痛，或有积块不疼痛，或疼痛而无积块，或少腹胀满，或经血见时，先腰酸少腹胀，或崩漏兼少腹疼痛等。肚腹积块，必是有形之血，无论在左胁、右胁、脐左、脐右、脐上、脐下，或按之疼痛，以及肚腹疼痛，总不移动，患者夜卧，腹中似有物，左卧向左边坠，右卧向右边坠等均属瘀血为患，治以膈下逐瘀汤。这些不仅体现了腹证与血瘀辨证之密切关系，也体现了异病同治的辨证论治思想。③强调体质辨证，根据患者的瘀血体质，兼挟虚瘀体质、痰瘀体质、气滞血瘀体质、痰湿兼瘀体质、痰湿兼瘀血气郁体质、痰湿兼气虚瘀血体质、阴虚兼瘀血体质、气郁兼瘀血体质、瘀血兼气（阳）虚体质等以及病因不同、病位不同所致各种兼症，对膈下逐瘀汤进行加减，以达到活血化瘀、理气活血、活血通络、补气活血、养血活血、清热活血、温经活血、补肾活血、活血化痰、活血祛风等目的。④孕妇忌用，有出血倾向者不宜多用，过敏者禁用。【方歌】膈下逐瘀桃牡丹，赤芍乌药元胡甘，归芎灵脂红花壳，香附开郁血亦安。

身痛逐瘀汤（又称身痛逐瘀方）【来源】《医林改错》："如论虚弱，是因病而致虚，非因虚而致病。总滋阴，外受之邪，归于何处？总逐风寒、去湿热，已凝之血，更不能活。如水遇风寒，凝结成冰，冰成风寒已散。明此义，治痹症何难。古方颇多，如古方治之不效，用身痛逐瘀汤。"【组成】秦艽、羌活、香附各 3 g，桃仁、红花、当归、牛膝各 9 g，川芎、甘草、没药、五灵脂（炒）、地龙（去土）各 6 g。【用法】上药加水 400 mL 煎煮，取药汁 200 mL，二煎加水 200 mL 煎煮，去渣取药汁 100 mL，两煎混合，分早、晚 2 次温服，每日 1 剂，或酌加黄酒温服。【功效】活血行气，祛瘀通络，通痹止痛。【适应证】主治气血闭阻经络所致的肩痛、臂痛、腰痛、腿痛或周身疼痛，经久不愈。少腹胀满作痛，或少腹瘀血积块疼痛或不痛，或痛而无积块，或月经不调，血色紫黑或有瘀块，或崩漏兼少腹疼痛，或经期腰酸，少腹胀。

【随症加减】若微热者加苍术、黄柏；伴湿热者加土茯苓、萆薢、连翘；疼痛剧烈者加乌梢蛇、延胡索；皮下有结节者加僵蚕、白芥子；湿热肿痛者加苍术、黄柏；寒重者加附子；下肢痛重者加木瓜、独活；腰痛者加续断、狗脊；项背强者加葛根，配合羌活以除太阳之风，升津舒筋；上肢痛而麻木者加桂枝、桑枝，去牛膝，使药达肩臂，祛除风湿；四肢麻木，不甚疼痛者加丹参；病在腰胯加桑寄生、狗脊，使药达腰部，以活血祛风；全身疼痛者加桂枝、威灵仙，去牛膝，使药力横达，以通经络筋骨祛风湿；筋脉拘紧者加木瓜、乳香、薏苡仁，以舒筋除湿；气血虚者加黄芪，配合当归、川芎以补气养血，扶正祛邪；有内热者去川芎，以免助火上行，引起头痛；气机郁滞较重加川楝子、香附、青皮等以疏肝理气止痛；血瘀经闭、痛经者可用本方去桔梗，加香附、益母草、泽兰等以活血调经止痛；胁下有痞块，属血瘀者可酌加丹参、郁金、土鳖虫、水蛭等以活血破瘀，消癥化滞；若行痹者加荆芥、威灵仙，配合秦艽、羌活以祛风湿；着痹加薏苡仁、茯苓，以健脾利湿；痛痹有内热者，可先用黄芩；热除或无内热时，加制川乌以散寒止痛；热痹皮肤红斑型，以风热在表为主，去秦艽、羌活、川芎，加荆芥、金银花、牛蒡子变辛温之剂为辛凉；关节肿痛型，以湿热为主，去秦艽、羌活、川芎，加苦参、猪苓、茵陈、苍术、黄柏，以清热利湿；心痹型，以湿热阻痹心络为主，去牛膝、秦艽、羌活、川芎，加黄连、金银花、蜂房、郁金，以清热除湿，宣痹活络。【专科应用】本方现代可用于治疗类风湿关节炎、腰椎间盘突出症、血栓性静脉炎、软组织损伤、恶性肿瘤骨转移疼痛、糖尿病并发症及神经炎等属上述证候者。具体为①风湿性关节炎，用于经络闭塞气滞血瘀证，症见浑身疼痛、关节疼痛，时而刺痛难忍，伴有麻木感，屈伸不利，行动不便，活动时加剧，舌质暗兼有瘀点，脉涩而沉。②类风湿关节炎，用于四肢小关节红肿热痛，腕、肘、肩、踝、膝、髋关节不同程度痛，昼轻夜重，活动受限，发热。舌质红，苔薄黄，或黄燥或黄腻；脉象濡数，或滑数。③坐骨神经痛，用于肢体麻木、酸重、挛痛、屈伸不利，临床见一侧下肢坐骨神经通路及分布区内的抽掣、针刺样感烧灼样剧痛。患肢拘急不敢伸直，或伴腰痛、下肢麻木，舌质暗红、苔白、脉弦细或弦紧。④糖尿病神经病变，以糖尿病并发神经疼痛为临床常见症状。临床疼痛性质多数为四肢阵发性闪痛、刺痛、烧灼痛和电击样窜痛。少数起病隐袭缓慢呈持续性钝痛、麻痛或胀痛，均伴有不同程度的泌汗异常，四肢感觉异常、肌力下降及腱反射减弱。舌淡，边略暗隐见瘀点，苔白，舌根部微黄而燥，脉弦数。【临床经验】①年高之人正虚血亏，筋骨失养，外受风寒、湿热之邪是本病之关键，所以本病治当祛邪扶正、攻补兼施。风寒湿之邪，大多杂合而致病，三者之中虽可有某邪偏盛的情况，但难以截然区分，故治疗又多并用祛风、散寒、除湿、疏通经络等方法。例如李海聪经验：身痛逐瘀汤常用于疼痛剧烈、痛有定处、痛如针刺、肌肤青紫、脉象迟涩、舌质青紫或有瘀点等患者。若关节红肿热痛、身体重着、舌苔厚腻等湿热偏重者，可于上方中加苍术、黄柏以清热燥湿；若病久气虚，症见面色㿠白、眩晕耳鸣、心悸气短、动则汗出、语声低微、倦怠乏力等，可于方中加黄芪以扶正气；若大便干燥者，可于方中加熟大黄，既能通腑，又加强活血化瘀之作用；若瘀血之症严重突出，如肌肤青紫或有瘀斑，痛如针刺者，可于方中加入三棱、莪术、土鳖虫等以加强活血破血之功；若有口干者可加天花粉、生地黄以生津止渴；若全身肌肉或关节疼痛剧烈难忍，夜不能寐者可加延胡索、乳香、生蒲黄、荜茇等，以加强行气活血止痛的效果；若风湿痹痛较为明显，如疼痛游走不定、肢体沉重、麻木者可加独活、伸筋草、木瓜、桑枝等，以加强祛风胜湿，通络止痛之作用。②魏舒畅经验：制成身痛逐瘀凝胶膏巴布剂，新制剂方便临床应用。③由于方中活血祛瘀药较多，故孕妇忌用；有出血倾向的患者慎用。本方无明显毒副作用，对需长期服用中药治疗的慢性痹证患者，尤为适宜。同时应注意关节的功能锻炼，以减轻关节的功能障碍和肌肉萎缩。【方歌】身痛逐瘀膝地龙，香附羌秦草归芎，黄芪苍柏量加减，要紧五灵桃没红。

少腹逐瘀汤

【来源】《医林改错》："此方治少腹积块疼痛，或有积块不疼痛，或疼痛而无积块，或少腹胀满，或经血见时，先腰兼少腹疼痛，或粉红兼白带，皆能治之，效不可尽述。更出奇者，此方种子如神，每经初见之日吃起，一连吃五付，不过四月必成胎。"【组成】小茴香（炒）1.5 g，干姜（炒）、延胡索、没药、川芎、肉桂各3 g，蒲黄、当归各9 g，赤芍、五灵脂（炒）各6 g。【用法】水煎服，每日1剂，分2次服。【功效】活血祛瘀，温经止痛。【适应证】主治少腹瘀血积块疼痛或不痛，或痛而无积块，或少腹胀满；或经期腰痛少腹胀，或月经一月见三五次，连续断，断而又来，其色或紫或黑，或有瘀块，或崩漏兼少腹疼痛，或瘀血阻滞，久不受孕等证。【随症加减】气机郁滞较重者加川楝子、香附、青皮等以疏肝理气止痛；胁下有痞块，属血瘀者可酌加丹参、郁金、䗪虫、水蛭等以活血破瘀，消癥化滞；兼有胃脘疼痛者去炮姜，加干姜（或高良姜）、香附；如腹疼痛拒按者加三棱、姜黄，少腹胀甚加木香、莪术、青皮；虚寒较重者增加干姜、小茴香、肉桂用量，加附子；带下清稀者加山药、车前子；崩漏者加三七、茜草；兼月经不调者加艾叶；兼腰痛者加炒杜仲、续断；瘀血重者加没药、五灵脂、蒲黄；若瘀血入络者可加全蝎、穿山甲、地龙、三棱、莪术等以破血通络止痛。【专科应用】本方用于治疗妇科多种疾患，如冲任虚寒、瘀血内阻的痛经，以及慢性盆腔炎、肿瘤、不孕症、崩漏、子宫内膜异位症、子宫肌瘤、卵巢囊肿以及勃起功能障碍、血精、阴茎内缩、精液不液化、男性不育症、肠粘连、肠套叠等。【临床经验】①本方以少腹瘀血瘀结，或有疼痛，经血或黑或紫，或有瘀块为辨证要点。a. 所见经血其色或黑，或紫，其质有块。b. 腹痛，少腹尤甚，疼痛性质，多见绞痛、冷痛、胀痛，或刺痛，痛不移处，且疼痛拒按。c. 瘀结不散，瘀久成块，故腹腔可触到积块。d. 有诸内必形诸外，察舌尖、边或体有瘀点或瘀斑，或舌质紫暗，诊脉见沉弦或沉涩。以上4点，兼或具备两三点者，即认定为本方适应证。原方活血药用量大，温阳药用量偏小，虽是寒瘀并治之方，但偏重于化瘀。治疗肿瘤时，原方加入香附、乌药二味意在增强活血化瘀之效果。②本方用于安胎时，一般多在习惯性流产的基础上，且孕妇身体壮实，确属血瘀所致，并有瘀症可查者，方可使用；治疗妇女原发性不孕症，月经来潮之日始服，连服6剂，月月如此。肾阳虚加牛膝、淫羊藿、附子、肉桂；肾阴虚加熟地黄、山药、枸杞子；肝郁气滞加柴胡、香附、枳壳；痰阻滞型加苍术、半夏、茯苓、陈皮、香附。孕妇慎用。③少腹逐瘀汤有丸剂、颗粒剂，方便本方在内科、外科、妇科、儿科、其他病证中的临床应用。④华永庆经验：从类方的生物效应角度探讨方剂的配伍效应特点，发现少腹逐瘀汤及其他四物汤衍化方的生物学效应不同。四物汤对子宫收缩频率具有明显的抑制作用，总活动力减弱；芩连四物汤除抑制频率外，还可抑制平均肌张力，总活动力同样表现为减弱；桃红四物汤及少腹逐瘀汤对收缩频率、幅度、平均肌张力均具有抑制作用，使总活动力减弱；香附四物汤表现了最强的抑制作用，对收缩频率、幅度、平均肌张力及子宫活动力均呈现最强的抑制作用，总的活动力显著减弱。对 COX-2 酶抑制作用强弱顺序为：芩连四物汤＞香附四物汤＞少腹逐瘀汤＞桃红四物汤＞四物汤。体外血小板聚集抑制作用效应强弱顺序为：桃红四物汤＞四物汤＞少腹逐瘀汤＞香附四物汤＞芩连四物汤。⑤阴虚者，注意用药时的配伍，防止燥邪伤阴；或注意服法，避免久服化燥伤阴。症见实热伤阴、阴虚血燥者，禁用。【方歌】少腹茴香与炒姜，元胡灵脂没芎当，蒲黄官桂赤芍药，种子安胎第一方。

补阳还五汤 【来源】《医林改错》："若亏五成剩五成，每半身只剩二成半，此时虽未病半身不遂，已有气亏之症，因不疼不痒，人自不觉。若元气一亏，经络自然空虚，有空虚之隙，难免其气向一边归并，如右半身二成半，归并于左，则右半身无气；左半身二成半，归并于右，则左半身无气。无气则不能动，不能动，名曰半身不遂。""此方治半身不遂，口眼歪斜，语言謇涩，口角流涎，大便干燥，小便频数，遗尿不禁。"【组成】黄芪（生）120 g，当归尾 6 g，赤芍 5 g，地龙（去土）、川芎、红花、桃仁各 3 g。【用法】"初得半身不遂，依本方加防风一钱（3 g），服四五剂后去之。如患者先有入耳之

言，畏惧黄芪，只得迁就人情，用一二两（30～60 g），以后渐加至四两（120 g），至微效时，日服两剂，岂不是八两（240 g），两剂服五六日，每日仍服一剂。如已病三四个月，前医遵古方用寒凉药过多，加附子四五钱（12～15 g）。如用散风药过多，加党参四五钱（12～15 g），若未服，不必加。此法虽良善之方，然病久气太亏，肩膀脱落二三指缝，胳膊曲而搬不直，脚孤拐骨向外倒，哑不能言一字，皆不能愈之症，虽不能愈，常服可保病不加重。若服此方愈后，药不可断，或隔三五日吃一副，或七八日吃一副，不吃恐将来得气厥之症。方内黄芪，不论何处所产，药力总是一样，皆可用。"水煎服，每日1剂，分2次服。【功效】补气，活血，通络。【适应证】中风之气虚血瘀证。半身不遂，口眼㖞斜，语言謇涩，口角流涎，小便频数或遗尿失禁，舌暗淡，苔白，脉缓无力。【随症加减】中风急性期加防风；兼神志不清者加石菖蒲、远志；兼语言不利者加石菖蒲、远志、郁金、桂枝、生蒲黄以化痰开窍；兼有口眼㖞斜者加石菖蒲、生僵蚕、白附子、全蝎，或合用牵正散以化痰通络；兼有偏头痛者加蔓荆子、钩藤；兼有眩晕者加菊花、蔓荆子、白芷、延胡索；兼口噤或唇缓口角流涎者加钩藤、僵蚕、橘红、石菖蒲；兼失眠者加知母、茯神、酸枣仁；若半身不遂已久，脉虚缓无力者重用黄芪；若病日不久，邪气仍盛，正气未衰，脉弦有力者不用黄芪为宜；若瘫痪日久，曾用过桃仁、红花、当归尾等活血药，效果不明显者可改用穿山甲、土鳖虫、水蛭等活血药，以破瘀通络；若下肢瘫痪无力为主者加补肝、肾之剂，如桑寄生、功劳叶、千年健、枸杞子、续断、牛膝、地黄、山茱萸、锁阳、肉苁蓉、杜仲以引药下行，补益肝肾；上肢瘫痪为主者加桑枝、桂枝以引药上行，温经通络；右瘫痪加人参、白术，左瘫痪加熟地黄、杭菊；腰脊无力加枸杞子；弱智体痿软较重者加虎骨、熟地黄、石决明、龙骨、牡蛎；若肢体寒冷者加肉桂、附子；若肌肉萎缩者加鹿角胶、阿胶、鱼鳔；若痰盛者加天竺黄、天南星、橘红以化痰；若大便秘结者加火麻仁、杏仁、枳实、莱菔子、酒大黄或番泻叶冲茶；兼大便失禁者加熟地黄、山茱萸、肉桂、五味子；小便不利者加车前草、墨旱莲；兼有自汗而气短、脉虚弱缓或先天不足者加倍黄芪或人参、鹿茸、熟地黄；兼关节痛而脉促者加乳香、没药；若肝火盛而脉弦数口苦者加龙胆、栀子、黄芩；若伤阴者（舌质红、无苔，脉细数）加白薇、麦冬、玉竹；若痰湿重者（苔腻、脉滑）加石菖蒲、天竺黄、藿香、青皮；若心下痞（自觉胃脘部痞闷不适）而气不者加乌药、青皮；若纳少胸闷者加枳壳、陈皮、白术；若心下痞而善太息者加人参；若脉浮弦数而心烦失眠者加栀子、炒酸枣仁、首乌藤；若脾胃虚弱，口淡无味，饮食不香加党参、白术、云茯苓、半夏、陈皮、甘草；口干，口内常有甜味，饮白水也甜系脾蕴湿热加藿香、栀子、石膏、防风、甘草。如果原方剂中加上蜈蚣、全蝎、白附子则疗效更佳。呃逆，用旋覆花、赭石、人参、半夏、生姜、大枣、甘草。【专科应用】①治疗心脑血管系统疾病，如冠心病心绞痛、病毒性心肌炎、慢性肺心病、心律失常、TIA、脑梗死、脑血栓形成、出血性卒中恢复期、脑动脉硬化症、脊髓血管疾病、深静脉血栓症、脉管炎、血管性痴呆、卒中后遗症等。②治疗神经系统疾病，如血管神经性头痛、脑炎、周围神经炎、植物人状态、脊髓炎、间歇跛行、下肢静脉曲张、雷诺病、血管神经性头痛、面神经麻痹、坐骨神经痛、多性神经病、多发性硬化病、阿尔茨海默病、帕金森病、麻痹性震颤、小儿麻痹后遗症、肿瘤术后或化疗和放疗后、放射性脑病、糖尿病周围神经病变、带状疱疹后神经节神经痛等。③治疗消化系统疾病，如慢性萎缩性胃炎、老年消化性溃疡、结肠炎、肝炎、肝硬化等。④治疗泌尿系统疾病，如肾结石、肾病综合征、慢性肾炎等。⑤治疗内分泌系统疾病，如糖尿病、血小板增多症等。⑥治疗呼吸系统疾病，如哮喘、慢性阻塞性肺气肿等。⑦治疗外科疾病，如颈椎病、肩周炎、滑膜炎、肌损伤、骨关节损伤、脑外伤、颅脑损伤后遗症等。⑧治疗妇科疾病，如子宫出血、子宫内膜异位症、盆腔淤血综合征、痛经等。⑨治疗儿科疾病，如病毒性脑炎所致小儿急性偏瘫等。⑩治疗男科疾病，如前列腺增生等。⑪治疗眼科疾病，如玻璃体出血、视网膜动静脉阻塞、视神经萎缩等。⑫治疗耳鼻咽喉疾病，如声带结节、突发性聋等。⑬治疗皮肤科疾病，如皮肤瘙痒、斑秃、多发性纤维瘤、结节性红斑、系统性红斑狼疮、网状青斑等。【临床经验】①中风半身不遂者使用本方时，患者应神志清醒。使用本方需久服才能有效，愈后还应继续服用，以巩固疗效，防止复发。原书记载："服此方愈后，药不可断，或隔三五日吃一副，或七八日吃一副。"在服药期间可配合针灸及推拿等疗法。②本方生黄芪用量独重，但开始可先用小量（一般从30～60 g开始），效果不明显时，再逐渐增加。原方活血祛瘀药用量较轻，使用时，可根据病情适当加大。实验表明，黄芪剂量为15 g、30 g、60 g、120 g的补阳还五汤治疗慢性脑供血不足均具有确切疗效；黄芪剂量30 g、60 g、120 g、180 g、240 g的补阳还五汤对脑缺血发挥保护作用，以180 g黄芪配伍组成的补阳还五汤作用最优，并且非完全与黄芪剂量呈正相关，而120 g以内的黄芪剂量确实与药效呈正相关；黄芪120 g的补阳还五汤比黄芪60 g的补阳还五汤对卒中后遗症的疗效更为显著。③广泛运用于临床各科：a. 兼血压高者加珍珠母、石决明、磁石、牛膝、菊花，黄芪用量宜少；若血脂高者加山楂、大黄、麦芽、泽泻、虎杖、何首乌、决明子。兼血压偏低者黄芪宜加量，加丹参、桂枝。若其体温升高，可加知母、天花粉凉润之品以制之。短暂性脑缺血发作、椎基底动脉供血不足性眩晕加天麻、蒺藜、丹参、葛根素注射液。血液高黏滞综合征，黄芪与活血药用量颠倒，活血药剂量大于黄芪。b. 糖尿病加山药、知母、黄精；糖尿病致周围神经病变加牛膝、穿山甲、丹参、蜈蚣、桂枝、鸡血藤；糖尿病肢端坏死加路路通、益母草、延胡索、牛膝。c. 血管性痴呆加远志、石菖蒲、郁金、龟甲、天竺黄、胆南星等。脑萎缩加何首乌、云茯苓、白术、半夏、莪术、枸杞子、生龙骨、生牡蛎。d. 小儿病毒性脑炎致偏瘫、脑动脑炎、急性脊髓炎加胆南星、天竺黄、石菖蒲、全蝎、蜈蚣、麦冬、陈皮等。血栓性深静脉炎（脉痹）加苍术、茯苓、牛膝、鸡血藤、土鳖虫、甘草。输液性静脉炎加桑枝、桂枝、羌活、威灵仙、蒲公英。感染性多发性神经根炎、面神经炎加僵蚕、全蝎、附子或钩藤、陈皮。e. 多发性硬化病加僵蚕、全蝎、雷公藤、黄芪。有机磷中毒性多发性神经病加鸡血藤、茯苓、桂枝、蜈蚣。f. 帕金森病加僵蚕、牛膝、钩藤、菊花、陈皮、生石决明。g. 脑静脉窦血栓形成、深静脉血栓症加乳香、没药、蒲公英、连翘、党参、牛膝、鸡血藤、忍冬藤、水蛭等。h. 坐骨神经痛加党参、全蝎、蜈蚣、丹参、羌活、乳香、没药。颈椎病加葛根、菟丝子，如风寒痛加桂枝、附子、细辛。早期强直性脊柱炎加鸡血藤、威灵仙、羌活、独活、牛膝。类风湿关节炎加丹参、乌梢蛇、全蝎、蜈蚣、穿山甲、威灵仙、羌活、独活。股骨头无菌性坏死去赤芍，加天麻、钩藤、乳香、没药、党参、茯苓、白花蛇、甘草。肩周炎加青风藤、威灵仙。雷诺病加桂枝。出汗异常加煅龙骨、牡蛎、制附片、鹿角霜、莪术。i. 冠心病（胸痹）加丹参、党参、半夏、薤白、山楂。无症状性心肌缺血加瓜蒌、薤白、枳实、半夏。慢性肺心病加瓜蒌、黄芩、川贝母、桑白皮。j. 肾病综合征（水肿型）加丹参、水蛭、益母草、半枝莲。慢性肾炎加蝉蜕、益母草、枸杞子、甘草。前列腺增生（癃闭）加王不留行、泽兰、牛膝、鱼腥草、三七。遗尿症加太子参、桑螵蛸、制香附、牛膝、杜仲、覆盆子、陈皮。阳痿，加二至丸、炮穿山甲或枣皮、泽泻、女贞子、淫羊藿、何首乌。k. 慢性荨麻疹加荆芥、全蝎、防风或蒺藜、防风。结节性红斑加牛膝、苍术、板蓝根、黄柏。带状疱疹加车前子、龙胆、甘草。黄褐斑加远志、枸杞子、女贞子、墨旱莲、甘草。慢性阑尾炎脓肿，腹痛加延胡索、白芍、败酱草；包块大加穿山甲、莪术。身热大便干燥加大黄、栀子、蒲公英。脾虚畏寒、食欲不振加党参、附片、白术、焦山楂。l. 腹部外伤加土鳖虫、甘草。胸部外伤加土鳖虫、枳壳、陈皮。脑部外伤加泽泻、茯苓、木通、葶苈子、牛膝。周围神经断裂吻合术后、脑外伤后综合征、四肢骨折及软组织损伤加土鳖虫、甘草。腰椎病术后出现下肢麻木、疼痛、无力等症状加制马钱子粉、土鳖虫、木瓜、牛膝、五灵脂。退行性关节病、增生性骨关节炎，用补阳还五汤为基础方，肝肾亏虚者加熟地黄、续断、骨碎补、淫羊藿。气滞血瘀者减少黄芪15 g，当归、川芎、桃仁、赤芍均为15 g，另加木香、枳壳；风寒湿痹者加伸筋草、威灵仙、透骨草。m. 视网膜中央静脉阻塞，加生蒲公英。视网膜动脉硬化性眼底出血加蒲黄、三七。n. 慢性盆腔炎加牡丹皮、三棱、鱼腥草、甘草。子宫内膜异位症、不孕症加巴戟肉、鹿角霜、制香附、紫石英、蛇床子。o. 梅尼埃病加菊花、益母草、钩藤、竹茹、赭石。慢性肥大性鼻炎加辛夷、贝母、白芷。慢性扁桃体炎加桔梗、牛蒡子。p. 乳腺癌术后上肢肿胀加路路通、炮穿山甲，肿瘤化疗或放疗后加蜈蚣、威灵仙、鸡血藤、丹参。④若中风后半身不遂属阴虚阳亢，痰阻血瘀，见舌红苔黄、脉洪大有力者，非本方所宜。

【方歌】补阳还五赤芍芎，归尾通经佐地龙；四两黄芪为主药，血中瘀滞用桃红。

复元活血汤 【来源】《医学发明》："治从高坠下，恶血留于胁下，及疼痛不可忍者。"【组成】桃仁（酒浸，去皮尖，研如泥）、柴胡各15 g，天花粉、当归各9 g，红花、甘草、穿

山甲（炮）各 6 g，大黄（酒浸）30 g。【用法】除桃仁外，锉如麻豆大，每服 30 g，水一盏半（50 mL），酒半盏（15 mL），同煎至七分，去滓，大温服之，食前，以利为度，得利痛减，不尽服。【功效】活血祛瘀，疏肝通络。【适应证】主治一切跌打损伤，瘀血阻滞证。临床应用以胁肋瘀肿疼痛、痛不可忍为辨证要点。【随症加减】瘀重而痛甚者加三七或酌加乳香、没药、延胡索等增强活血祛瘀，消肿止痛之功；气滞重而痛甚者可加川芎、香附、郁金、青皮等以增强行气止痛之力；血瘀较重者可加三七末或加乳香、没药以助化瘀止痛等；瘀阻化热，大便干结者可加芒硝以通便泻热；若扰及心神，夜寐不安可加首乌藤、合欢皮以宁心安神；长骨骨折，在使用手法复位固定的基础上，配以本方合七厘散内服，消肿止痛效果显著。【专科应用】①治疗以胁肋瘀肿疼痛为主要症状的胸部疾病，如胸肋部伤、肋软骨炎、肋间神经痛、肋骨骨折合并闭合性气胸、闭合性血胸、创伤性胸膜炎、胸部软组织挫伤、带状疱疹后神经节神经痛、胸肋内伤、胸胁部挫伤、乳房纤维腺瘤、乳腺纤维瘤、乳痈、乳腺增生症。②治疗以瘀血疼痛为主要症状的疾病，如跌打损伤血肿、骨缺血性坏死、腰部扭伤、胸腰椎骨折后并发腹胀痛、骨折术后发热、腰椎间盘突出症、腰椎管狭窄症、腰椎间骨折等。③另外，子宫肌瘤、外阴瘤赘、声带小结、糖尿病周围神经病变、顽固性腰痛、继发性闭经、药物流产后出血时间延长、老年癃闭、风湿病等疾病亦可加减应用本方。【临床经验】①年老体弱、气血虚衰、失血过多、慢性劳损、妇女产后及月经期间应慎用或禁用。孕妇忌服。②运用本方，服药后应"以利为度"，若虽"得利痛减"，而病未痊愈，需继续服药者，必须更换方剂或调整原方剂量。③a. 外伤性血肿：损伤后局部肤色及温度正常，伴有跳痛，面积广泛而无定处，肿胀，肿处按之如绵，脉浮大稍迟者，属气滞性血肿，治宜行气活血，本方加香附、川芎、青皮、枳壳之类。若损伤初期，局部红肿热痛，甚至全身发热，烦躁不安，口渴、便秘、脉浮而数者，属充血性血肿，治宜泻热散瘀，本方重用生大黄，加生地黄、牡丹皮、赤芍、地龙、栀子、黄芩。若损伤后局部肿痛，痛如针刺，肌表青紫，甚至肿块坚硬，温度如常，无灼热感，脉洪大或弩者，属血瘀性血肿，治宜祛瘀生新，活血定痛，本方重用当归，加苏木、血竭、乳香、没药、续断、儿茶等。若伤在上肢酌加桑枝、桂枝、姜黄以引药达于肢臂。若伤在下肢酌加牛膝、木瓜引药下行。b．骨折：骨折初期，局部肿胀偏重，功能受碍，皮肤微热，瘀积较重者酌加牡丹皮、陈皮、苏木、延胡索、三七等以活血化瘀，行气止痛。根据血不活则瘀不能去，瘀不去则骨不能接的道理，暂不宜使用接骨之品，重在祛瘀生新。骨折中期，局部肿胀消减，瘀积不甚，疼痛减轻，断端已经复位，皮肤温度正常，脉浮而涩者，酌加续断、土鳖虫、骨碎补、自然铜、补骨脂、乳香、没药、三七等药接骨续筋。四肢骨折加牛膝、桑枝、鸡血藤、木瓜之类以助药力透达四肢。脊椎骨折加杜仲、狗脊、菟丝子等补肾之品促进骨折愈合。肋骨骨折加苏木、郁金、旋覆花、香附子、佛手等疏肝理气。c．肋软骨炎、腰扭伤、肝脓肿：用本方治疗肋软骨炎、腰部扭伤，属于血瘀气滞者，合《素问玄机原病式》治闪坠瘀血，留在腰胁，疼痛不能转侧之当归散（当归须、红花、桃仁、炙甘草、赤芍、乌药、香附、苏木、肉桂）加减，有效。本方与仙方活命饮加减，治疗肝脓肿亦有效。④叶锦文经验：治疗血瘀气滞胸胁痛使用复元活血汤而不用血府逐瘀汤的原因，乃炮穿山甲的使用十分重要，穿山甲具有通乳、活血散瘀止血、行气止痛作用。《医学衷中参西录》："至癥瘕积聚，疼痛麻痹二便闭塞诸证，用药治不效者，皆可加山甲作向导。"治疗支气管炎久咳胸痛者，加延胡索、天花粉、桔梗、前胡。结核性胸膜炎胸痛者，抗结核、激素等药物及胸腔穿刺治疗后，以复元活血汤加川楝子、延胡索。周围性肺癌并淋巴结转移胸痛者，加太子参意在行气活血而不伤正，加半枝莲、白花蛇舌草功专抗癌。白血病肝大胁痛者加延胡索、黄芪、党参、川芎、熟地黄。【方歌】复元活血用柴胡，花粉草归山甲俱；大黄桃红煎入酒，损伤瘀血总能祛。

七厘散 【来源】《良方集腋》："治跌打损伤，瘀滞作痛，骨断筋折，创伤出血。外敷一切无名肿毒。""不可多服，故以七厘名之。"【组成】上朱砂（水飞净）3.6 g，麝香、冰片、乳香各 4 g，红花、没药各 4.5 g，血竭 30 g，儿茶 7 g。【用法】上为极细末，瓷瓶收储，黄蜡封口，储久更妙。治外伤，先以药 0.2 g，烧酒冲服；复用药以烧酒调敷伤处。如金刃伤重，或食嗓割断，无须鸡皮包扎，急用此药干掺。【功效】活血散瘀消肿，定痛止血。【适应证】用于治疗跌打损伤，筋断骨折，瘀血肿痛；刀伤出血，无名肿毒，烧伤烫伤。金疮，血流不止，金刃伤重，食嗓割断。汤泡火灼。闪腰挫气，筋骨疼痛，瘀血凝结。【随症加减】寒证者加白芷、艾叶、细辛、桂枝；热证者加石膏、知母；病程长，久痛者加蜈蚣、全蝎；腰痛，耳鸣者加熟肉苁蓉；瘀痛重者可加乳香、没药以助化瘀止痛等；长骨骨折者，在使用手法复位固定的基础上，配以本方合复元活血汤内服，消肿止痛效果显著。【专科应用】①可用于治疗外科疾病，如骨折、外伤性关节炎和关节挫伤、外伤性坐骨神经痛、带状疱疹后遗神经痛、压疮、外科疮疡、静脉炎、刀割伤、腱鞘囊肿等。②可用于治疗偏头痛、慢性咽炎等内科疾病。③还可用于治疗输液后静脉炎、乳汁不下、肌注后局部硬结等其他疾病。【临床经验】①本方药性走窜，耗气堕胎，不可多服；孕妇忌服；本方中含朱砂，不宜过量久服，肝肾功能不全者慎用。含朱砂的主要成分为硫化汞，与还原性物质（如溴化钠、碘化钾、硫酸亚铁、亚硝酸盐等）同用，可发生化学反应，生成有毒性的溴化汞与碘化汞等，或使汞盐还原

为金属汞，引起汞中毒或药物性肠炎。故两类药不宜同时服用。②外科疾病主要以外用敷药为主要治疗方法。如各种疮疡、化脓性指头炎、腱鞘炎、乳痈、跌打损伤等，将七厘散5g，大黄粉50g混合均匀，加凡士林适量调为软膏备用。按患处面积大小，将药膏外敷患处，每日换药1次，严重者每日换药2次，连用5～7日。治疗乳汁不下者，用豆油煎鸡蛋，使鸡蛋稍凝固即将七厘散1g撒在蛋黄上，待变色后起锅，连鸡蛋一同服下，每日1次，连服3～7日，可收到良好的通乳效果；压疮患者先把患处的坏死组织清除掉，然后将七厘散均匀撒于创面上（厚度以隐约看见创面基底组织为佳），再盖上凡士林纱条，用消毒敷料包扎。③内科疾病主要以口服为主要治疗方法，一般煎汤冲服七厘散2g，每日2次。如冠心病症见疼痛较剧，持续时间长，伴面白发绀者，用血府逐瘀汤送服，有显著效果。治疗慢性咽喉炎每次取七厘散0.3g，每日2次用温开水送服，另取少许（约半支）药粉喷吹咽喉，每日2次。对慢性咽炎日久，咽部黏膜瘀血肥厚、咽后壁滤泡累累者，疗效尤佳。本方虽有散瘀定痛，止血愈伤之效，但多数药为香窜辛散，行气活血之品，内服易耗伤正气，不宜多量久服，一般每次只服"七厘"（0.21g），所以以其每次用量而命名为七厘散。④新制剂七厘散软胶囊，方便临床应用。⑤七厘散外用可能发生过敏性皮炎，皮损呈红斑、水肿、水疱，为急性、亚急性起病。斑贴试验证实，血竭是主要变应原。经局部用3%硼酸水湿敷，口服泼尼松和抗组胺药，静注10%葡萄糖酸钙，均在1周内痊愈。【方歌】七厘散治跌打伤，血竭红花冰麝香，乳没儿茶朱共末，外敷内服均见长。

生化汤 【来源】《傅青主女科》："此症勿拘古方，妄用苏木、蓬、棱，以轻人命。其一应散血方、破血药，俱禁用。虽山楂性缓，亦能害命，不可擅用，唯生化汤系血块圣药也。"

【组成】当归 24 g，川芎 9 g，桃仁（去皮尖，研）6 g，干姜（炮）、甘草（炙）各 2 g。【用法】水煎服，或酌加黄酒同煎。【功效】化瘀生新，温经止痛。【适应证】产后瘀血腹痛。恶露不行，小腹冷痛，脉迟细或弦。【随症加减】若产后血晕血痹，恶露不下或量少，小腹疼痛，唇舌发紫，脉涩可加当归、川芎、桃仁、黑姜、丹参、荆芥、大枣等；恶露已行而腹微痛者可减去破瘀的桃仁；若瘀滞较甚，腹痛较剧者可加蒲黄、五灵脂、延胡索、益母草等以祛瘀止痛；若小腹冷痛甚者可加肉桂、吴茱萸以温经散寒；若气滞明显者加木香、香附、乌药等以理气止痛；若产时失血量多，面色无华，脉细明显者可加大枣、茯神、酸枣仁、远志益气养血宁心；若兼乳汁不下可加王不留行以通经下乳；产后大便日久不通，因血少肠燥的缘故，可加肉苁蓉、芝麻。【专科应用】本方常用于治疗产后子宫复旧不良、产后宫缩疼痛、胎盘残留、人工流产术及引产术所致阴道不规则出血等属产后血虚寒凝，瘀血内阻者；也可用于治疗子宫内膜炎、子宫肌瘤及子宫肥大症、产后尿潴留、宫外孕等证属血虚有寒瘀滞者。【临床经验】①本方药性偏温，活血化瘀，儿枕作痛尚宜。其有肝虚血燥体质，平时常有肝阳上亢见证，生化汤辛温走窜，又不宜服。尝有服此成痉厥者，不可不知：脾胃虚弱所致的大便溏滑，心火素亢所致的心悸怔忡，肝阳横逆所致的眩晕胁痛，阴虚内热所致的口燥咽干，冲任固摄无权所致的时下血块，以及产妇感一切温暑时邪、表里邪热未解，产后血热而有瘀滞、恶露过多、出血不止，甚则汗出气短神疲者，当属禁用。产妇有感冒、产后发热、产后感染炎、异常出血、咳嗽、喉嗓痛的症状，应当慎用。②生化汤的饮用时机在产后 2～3 日开始（在这之前，靠子宫按摩或宫缩药物让子宫收缩，当然产后立即饮用亦可），至 7～10 日，不要超过产后 2 个星期。具体来说，顺产坐月子：产后第 1 周食用（第 2～8 日）；剖宫产坐月子：产后第 1～2 周食用（第 2～

15日）；小产坐月子：小产后第1～2周食用（第2～15日）。③产后调理，用生化汤原方，每日1剂，于产后即连服3剂，在产褥期发生的不利于产后恢复或不舒服的情况减少，主要表现在预防产褥感染、促进泌乳功能、增加产后宫缩等方面有利。小产后胎盘残留去甘草，加益母草、熟地黄、牡丹皮、红花、艾叶。产后子宫复旧不良、产后子宫收缩痛加红花。④治疗子宫肌瘤与子宫肥大症加益母草、炒荆芥穗。治疗宫外孕加云茯苓、赤芍、牡丹皮。⑤《医宗金鉴》生化汤（当归、川芎、丹参、桃仁、红花、姜炭），活血化瘀力量较强，治疗产后因瘀血而致腹痛、发热者。与傅山的生化汤治疗产后血虚受寒瘀阻腹痛者不同，临床应用需加以区别。【方歌】生化汤是产后方，归芎桃草与炮姜；恶露不行少腹痛，温经活血最见长。

桂枝茯苓丸 【来源】《金匮要略》："妇人宿有癥病，经断未及三月，而得漏下不止，胎动在脐上者，为癥痼害。妊娠六月动者，前三月经水利时，胎也。下血者，后断三月衃也。所以血不止者，其癥不去故也，当下其癥，桂枝茯苓丸主之。" 【组成】桂枝、茯苓、牡丹皮（去心）、桃仁（去皮尖，熬）、芍药各9g。【用法】共为末，炼蜜和丸，每日3～5g。【功效】活血化瘀，缓消癥块。【适应证】主治瘀阻胞宫证。妇女素有癥块，妊娠漏下不止，或胎动不安，血色紫黑晦暗，腹痛拒按，或经闭腹痛，或产后恶露不尽而腹痛拒按者，舌质紫暗或有瘀点，脉沉涩。【随症加减】若瘀血阻滞较甚者可加丹参、川芎等以活血祛瘀；若疼痛剧烈者宜加延胡索、没药、乳香等以活血止痛；出血多者可加茜草、蒲黄等以活血止血；气滞者加香附、陈皮等以理气行滞；气滞血瘀者加香附、延胡索、青皮、当归、益母草；肾虚者加枸杞子、续断、桑寄生；包块坚硬者加三棱、莪术、穿山甲、鳖甲煎丸、大黄䗪虫丸等；阳虚

者加附子；治结石合失笑散，加金钱草、王不留行。【专科应用】①治疗以肝区疼痛为主要临床表现的肝硬化、肝癌。②治疗以排尿困难为主要临床表现的尿潴留（癃闭）。③治疗以头晕为主要临床表现的眩晕。④治疗以咳嗽、气促为主要临床表现的哮喘。⑤治疗以外伤后腰活动受限为主要临床表现的腰骶损伤。还可用于治疗经期综合征、崩漏、卵巢囊肿、子宫肌瘤、盆腔炎、习惯性流产、不孕症、宫外孕、子宫内膜异位症、产后恶露不绝、放节育环后腹痛、慢性肾炎、结肠炎、心脏病、胶原性疾病、血栓性疾病、泌尿系结石、前列腺增生、肠梗阻、阑尾炎、鼻窦炎、痤疮、面部色素沉着、风疹块、白内障、中心性视网膜炎等。【临床经验】本方以腹部刺痛拒按或触及包块、下血紫暗有块、舌紫暗有瘀点、脉沉涩为辨证要点。①对于阳虚内寒、瘀血停滞痛经的患者，可予阳和汤煎剂送服。②对于寒凝气滞、瘀血阻滞胞宫失血的患者，予当归四逆汤加减煎剂送服。③对于体虚夹瘀导致胎元不安的患者，予胶艾汤送服。④对于血瘀导致卵巢囊肿的患者，予红花、三棱、莪术、穿山甲、延胡索、水酒煎剂送服。⑤对于大便实硬者，予小承气汤煎剂送服。⑥对胸痛、肝癌等辨证加减治之。注意：本方应用只能渐消缓散，不可峻攻猛破，以免引起大出血。【方歌】《金匮》桂枝茯苓丸，桃仁芍药与牡丹，等分为末蜜丸服，缓消癥块胎可安。

失笑散

【来源】《太平惠民和剂局方》："治产后心腹痛欲死，百药不效，服此顿愈。"【组成】五灵脂（酒研，淘去沙土）、蒲黄（炒香）各 6 g。【用法】上药共为细末，每服 6 g，用黄酒或醋冲服，亦可每日取 8～12 g，用纱布包煎，作汤剂服。【功效】活血祛瘀，散结止痛。【适应证】主治瘀血停滞证。症见心腹刺痛，或产后恶露不行，或月经不调，少腹急痛等。【随症加减】若瘀血甚者可酌加当归、赤芍、川芎、桃仁、红花、丹参等以加强活血祛瘀之力；若兼见血虚者可合四物汤同用，以增强养血调经之功；若疼痛较剧者可加乳香、没药、延胡索等以化瘀止痛；兼气滞者可加香附、川楝子，或配合金铃子散以行气止痛；兼寒者加炮姜、艾叶、小茴香等以温经散寒；治上消化道出血者加三七、白及、大黄；治胸痹心痛者加党参、黄芪；血滞而兼血虚者的月经不调可与四物汤同用，以加强养血调经作用。【专科应用】本方常用于治疗痛经、冠心病心绞痛、高脂血症、宫外孕、慢性胃炎等属瘀血停滞者。也可用于治疗上消化道出血、十二指肠壅滞症、子宫肌瘤、产后腹痛、崩漏、子宫内膜异位症、脱发、血尿、耳聋等。【临床经验】①本方是治疗血瘀诸痛的基础方，尤以肝经血瘀者为宜。临床以心腹刺痛，或妇女月经不调，少腹急痛，舌质暗红有瘀点、脉涩为辨证要点。②治疗冠心病心绞痛，加川芎、桃仁、红花、郁金、赤芍。治疗痛经加当归、赤芍、川芎、泽兰、牛膝、红花、丹参、延胡索。治疗子宫内膜异位症加血竭、三七粉（冲服）、当归。对早期妊娠不宜行吸宫术者，加川芎、川牛膝、益母草、香附、当归、丹参。上药日服1剂，连服3～5日；服药后阴道流血，将生蒲黄改炒蒲黄，继服3日停药。如气血亏虚者可再取补中益气汤、归脾汤以善其后。本方用于终止早期妊娠，可以免除子宫内膜受损及并发症，可作为不宜行吸宫术者的一种补救措施。本方在行结扎术后应用，能防止腰痛、腹痛，一般服药1次痛止。治疗病毒性肝炎，加茵陈、栀子、大黄。急性黄疸型加黄柏、薏苡仁、茯苓、郁金、蒲公英、金钱草等；急性无黄疸型加龙胆、牡丹皮、泽泻、茯苓、薏苡仁、车前子、木通、赤芍等；慢性迁延型加郁金、延胡索、白芍、当归、川芎、白术、鸡内金、薏苡仁等；慢性活动型加赤芍、牡丹皮、龙胆、醋柴胡、郁金、蒲公英、枳壳、延胡索、白花蛇舌草等；肝脾大型加当归、白芍、川芎、郁金、延胡索、枳壳、制鳖甲、三棱、莪术、白花蛇舌草等。③本方具有活血祛瘀散结作用，故孕妇忌用；五灵脂易败胃，胃弱者慎用。【方歌】失笑灵脂共蒲黄，等分作散醋煎尝；血瘀少腹时作痛，瘀散气顺保安康。

丹参饮

【来源】《时方歌括》："治心痛、胃脘诸痛多效，妇人更效。"【组成】丹参30 g，檀香、砂仁各4.5 g。【用法】以水1杯（200 mL），煎七分服。【功效】活血祛瘀，行气止痛。【适应证】主治血瘀气滞，心胃诸痛。【随症加减】瘀血重者合血府逐瘀汤化裁；胸闷隐痛，时作时止，心慌气短，自汗乏力，面色少华，遇劳则甚，舌质偏红，脉细弱无力或结滞者加参脉散合炙甘草汤加减；若阴虚阳亢而见头晕目眩，面部烘热者可加女贞子、石决明、鳖甲滋阴潜阳；胃痛甚者加延胡索、木香、郁金、枳壳、高良姜、酒大黄以加强活血行气止痛之功；四肢不温、舌淡脉弱者，当为气虚无以行血，加党参、黄芪以益气活血；脾胃虚寒者加延胡索、紫苏叶、炒白术、姜朴、吴茱萸；黑便者加三七、白及以化瘀止血；气滞甚者加瓜蒌、枳实、厚朴；痰湿甚者加苍术、半夏、茯苓；瘀血甚者加蒲黄、五灵脂、川芎；治胆囊炎加香附、郁金、茵陈；热甚者加牡丹皮、赤芍、黄连；肝胆湿热者加茵陈、藿香、生大黄、炒枳壳、黄柏；治脑外伤头痛加三七、红花、骨碎补；治痛经加蒲黄。【专科应用】①治疗以心痛为主要症状的心血管疾病，如冠心病、心绞痛、肺心病、心力衰竭、心律失常、病态窦房结综合征。②治疗以上腹部疼痛为主要症状的疾病，如慢性胆囊炎、胆囊手术后遗症、消化性溃疡、十二指肠球部溃疡、急性胃炎、慢性胃炎、原发性贲门弛缓症、慢性活动性肝炎、胃神经症等。③另外，头痛、子宫内膜异位性痛经、脑外伤后综合征、静脉炎、甲状腺腺瘤、脑卒中、婴儿湿疹、神经性皮炎、肋间神经痛也可加减运用此方。【临床经验】①临床以心胃诸痛，兼胸闷脘痞，舌暗或有瘀斑、脉沉弦或结代为证治要点。②邪在气分诸证，应用本方时反而引邪入营，不可不慎。丹参有活血作用，且用量较大，故出血性疼痛慎用本方。本方药性偏寒，气血瘀阻兼寒者应调整方中药味用量。孕妇忌用。③丹参饮为临床常用的活血行瘀、解郁镇痛之方剂，临床上与其他方剂如半夏泻心汤、小柴胡汤、平胃散、良附丸、小陷胸汤、黄芪建中汤等配伍应用，疗效显著。④新制剂丹参饮口服液、丹参饮胶囊、丹参饮片，方便临床应用。【方歌】丹参饮中用檀香，砂仁合用成妙方，血瘀气滞两相结，心胃诸痛用之良。

活络效灵丹

【来源】《医学衷中参西录》："治气血凝滞，心腹疼痛，腿疼臂疼，内外疮疡，一切脏腑积聚，经络湮淤。"【组成】当归、丹参、生乳香、生没药各15 g。【用法】上4味，研细末，备用，作汤服。亦可水泛为丸。若为散剂，1剂分作4次服，温酒送下。【功效】活血祛瘀，通络止痛。【适应证】主治气血瘀滞，心腹疼痛，腿臂疼痛，跌打瘀肿，内外疮疡，以及癥瘕积聚等；本方可广泛用于各种瘀血阻滞之痛症，尤其适合跌打损伤，症见伤处疼痛，伤筋动骨或麻木酸胀，或内伤血瘀，心腹疼痛，肢臂疼痛等症。【随症加减】腿疼者加牛膝以助活血祛瘀并引药下行；臂疼者加连翘以引药上行；妇女瘀血腹疼者加桃仁、三棱、莪术、生五灵脂；疮红肿属阳者加金银花、知母、连翘、蒲公英以清热解毒；白硬属阴者加肉桂、鹿角胶以温阳养血散寒；疮破后生肌不速者加生黄芪、知母、甘草以扶正敛疮生肌；脏腑内痛加三七、牛蒡子以行血透散消痈；外伤瘀痛加三七活血定痛。【专科应用】①治疗以疼痛为主要临床表现的各种金刃伤、跌打损伤、斗殴伤、骨折、关节脱臼、虫兽咬伤、冠心病心绞痛、坐骨神经痛、胃肠痉挛等各种疼痛病证。②治疗痈疽疔疖溃后日久不收口，如乳腺炎、糖尿病足。③还可用于治疗盆腔炎、痛经、子宫肌瘤、宫外孕、闭经、经行吐衄等妇科疾病。④用于治疗输精管结扎术后痛性结节、前列腺痛、糖尿病肾病、消化性溃疡、脑震荡后遗症、脑血栓、血栓闭塞性脉管炎、血吸虫病肝硬化等。【临床经验】①本方以瘀肿疼痛或有瘀块、舌质暗为辨证要点。本方所治主要是由气血瘀滞所引起的一切证候，凡是痃癖、癥瘕、心腹酸痛，内伤疮疡，一切脏腑积聚，经络阻滞，其病理机制，都是气血瘀滞使然，因此在方法上，都应采用行气消瘀法进行治疗。②注意：孕妇慎用，无血瘀滞者忌用。疼痛加剧，本方性和功峻，个别患者服后有时会感到患处疼痛加剧，或向周围放散，此属活血化瘀的一时性反应，仍可继续服用。③方中乳香、没药辛苦香烈，用量过大易致恶心呕吐，宜控制用量，以 6～9 g 为宜。④新制剂活络效灵丹颗粒、活络效灵丹胶囊，方便临床应用。【方歌】活络效灵主丹参，当归乳香没药存；癥瘕积聚腹中痛，煎服此方可回春。

大黄䗪虫丸 【来源】《金匮·血痹虚劳》："五劳虚极羸瘦，腹满不能饮食，食伤、忧伤、饮伤、房室伤、饥伤、劳伤、经络营卫气伤，内有干血，肌肤甲错，两黯黑；缓中补虚，大黄䗪虫丸主之"。【组成】大黄（蒸）、干地黄各 300 g，甘草 90 g，芍药 120 g，虻虫、黄芩、桃仁、杏仁、水蛭、蛴螬各 60 g，干漆、全蝎各 30 g。【用法】上 12 味，研末，炼蜜和丸小豆大，酒饮服 5 丸，日三服。现代用法：共为细末，炼蜜为丸。每服 3～6 g，每日 1～3 次，温开水送服。也可作汤剂水煎服，用量按原方比例酌减。【功效】活血消癥，祛瘀生新。【适应证】正气虚损，瘀血内停之干血痨。形体羸瘦，腹满不能饮食，肌肤甲错，两目黯黑者，或潮热，妇女经闭不行，舌质紫黯，或边有瘀斑，脉象涩滞。主治五痨虚极。《类聚方广义》："又治小儿疳眼，生云翳，睑烂羞明，不能视物，并治雀目。"【随症加减】本方多用丸剂，临证可根据需要配合

服用汤剂。如兼乏力、食少、便溏等脾虚征象者可配合四君子汤、补中益气汤等益气补中；兼面色萎黄，头晕心悸，神疲乏力等气血两虚之象者可配合归脾汤、八珍汤、十全大补汤等补益气血；若妇女癥积伴小腹冷痛，经行腹痛或夹血块者可配合温经汤、少腹逐瘀汤、生化汤等温经活血；若胁下癥块伴胸胁胀痛者可配合四逆散、逍遥散、膈下逐瘀汤等疏肝理气，活血止痛。若作汤剂煎服，心烦不眠者可加首乌藤、酸枣仁、神曲；血虚者可加当归、熟地黄；营卫不和者可加桂枝、重用芍药；气虚者可加黄芪、党参。【专科应用】①治疗以腹痛为主要症状的妇科疾病，如输卵管结核、子宫内膜结核、腹部肿块、子宫肌瘤、子宫内膜异位症、慢性盆腔炎、输卵管阻塞、继发性闭经、原发性痛经等。②治疗以形体消瘦，纳差为主要症状的消化系统疾病，如病毒性乙肝、胆汁淤积、慢性胰腺炎、肝硬化、多囊肝、原发性肝癌等。③还可用于治疗疑难杂病，如外伤性癫痫、病毒性脑炎、神经精神疾病、银屑病、再生障碍性贫血、慢性白血病。④血管疾病也常用本方，如糖尿病周围神经病变、糖尿病视网膜病变、糖尿病肾病、脑出血、静脉曲张并发症、下肢静脉血栓形成后遗症、颈动脉粥样硬化、高脂血症、不稳定型心绞痛、慢性心力衰竭。⑤另外，术后肠粘连、乳腺增生、前列腺增生、色素沉着、多囊肾、黄褐斑、痛风性关节炎、支气管哮喘也可加减应用本方。【临床经验】①本方用于妇科疾病时服用2～3个月可出现大便次数增多，小腹隐痛，但停药后可自行消失，一般行经期可停药，以避免经量增多或延期未净。②因虚劳干血乃积年累月而成，只可缓攻，不可峻破。不宜久服，由于大黄䗪虫丸含有熟大黄和水蛭，所以连续用药不能超过14日，最长21日。③临床偶有过敏反应，患者皮肤出现潮红、发痒，停药后即消。④初服时有的病例有轻泻作用，1周后能消失。⑤有出血倾向者可加重齿龈出血或鼻出血，慎出。⑥方中破血祛瘀之品较多，补虚扶正不足，虽有"去病即所以补虚"之意，但在干血去后，还应另选方药以补虚，专治其虚劳之证。《医学纲目》："结在内者，手足脉必相失，宜此方，然必兼大补琼玉膏之类服之。"⑦大黄䗪虫丸有小蜜丸、大蜜丸，新制剂大黄䗪虫胶囊、大黄䗪虫微丸等，方便临床应用。【方歌】大黄䗪虫芩芍桃，地黄杏草漆蛴螬；虻虫水蛭和丸服，去瘀生新功独超。

鳖甲煎丸

【来源】《金匮要略》："病疟，以月一日发，当以十五日愈；设不瘥，当月尽解；如其不瘥，当云何？师曰：此结为癥，名曰疟母，急治之，宜鳖甲煎丸。"【组成】鳖甲（炙）、赤硝各 3.6 g，柴胡、蜣螂（熬）各 1.8 g，芍药、牡丹皮（去心）、全蝎（熬）各 1.5 g，蜂房（炙）1.2 g，射干（烧）、黄芩、鼠妇（熬）、干姜、大黄、桂枝、石韦（去毛）、浓朴、紫葳、阿胶（炙）各 0.9 g，瞿麦、桃仁各 0.6 g，半夏、人参、葶苈子（熬）各 0.3 g。【用法】上 23 味，为末，取煅灶下灰 2000 mL，清酒 3000 mL，浸灰，候酒尽一半，着鳖甲于中，煮令泛烂如胶漆，绞取汁，内诸药，煎为丸，如梧子大，空心服 7 丸（3 g），日三服。现代用法：用黄酒适量，先煎鳖甲取汁，余药共研末，与药汁共煎为小丸，如梧桐子大，空腹每服 3~6 g，每日 3 次，温开水送下。【功效】行气活血，祛湿化痰，软坚消癥。【适应证】主治疟母，以及各种癥积。症见疟疾日久不愈，胁下癖块，按之坚硬，推之不移，或时作疼痛，或有寒热者以及癥瘕积聚，腹中疼痛，肌肉消瘦，饮食减少，时有寒热，或妇女月经闭止等。【随症加减】心烦失眠者加酸枣仁、首乌藤、神曲宁心安神；血虚便秘加熟地黄、蜂蜜润肠通便；痛甚加陈皮、木香、香附理气止痛；气虚者加党参、黄芪，或人参补气。【专科应用】①主要用于治疗血吸虫病肝脾大、慢性肝炎、迁延性肝炎、肝硬化腹水、肝癌、子宫肌瘤、卵巢囊肿等有上述表现者。②治疗气滞血瘀型心绞痛、高脂血症、脑出血、颅内血肿、动脉硬化等病证的稳定期、恢复期的调治与康复。③治疗气滞血瘀型高脂血症。④其他，治疗如白血病、黄褐斑、前列腺癌等。【临床经验】①本方药力较强，不宜大量久服。由于本方长于消癥散结，扶正之力不足，若癥结而正气虚甚者慎用。孕妇忌服。服用本方者，需定期检查肝肾功能。忌食鸡蛋、豆面、菱、一切硬物生冷。②本方为消癥化痞之名方。以胁下癖块，触之硬痛，推之不移，舌黯无华，脉弦细为辨证要点。【医学摘粹】减味鳖甲煎丸（鳖甲、柴胡、黄芩、人参、半夏、甘草、桂枝、芍药、牡丹皮、桃仁、阿胶、大黄、干姜、葶苈子），久症不愈，结为癥瘕，名曰疟母。其毒副作用更小。③新制剂鳖甲煎口服液、鳖甲煎胶囊、复方鳖甲软肝片、鳖龙软肝片等，方便临床应用。【方歌】鳖甲煎丸疟母方，蝎虫鼠妇及蜣螂；蜂房石韦人参射，桂朴紫葳丹芍姜；瞿麦柴芩胶半夏，桃仁葶苈和硝黄；疟疾日久胁下硬，癥消积化保安康。

通幽汤 【来源】《兰室秘藏》："治噎膈。幽门不通，逆气上冲，吸门不开，饮食不下，或食入即出，大便燥结。"【组成】生地黄、熟地黄、桃仁、红花、升麻、当归、炙甘草。临床用量：炙甘草、红花各 0.3 g，生地黄、熟地黄各 1.5 g，升麻、桃仁泥、当归身各 3 g。【用法】上药用水 600 mL，煎至 300 mL，去滓，调槟榔细末 15 g，食前，稍热服之。【功效】养血活血，润燥通幽。【适应证】主治噎膈。症见阴血亏虚，瘀血内结，幽门不通，噎膈便秘。【随症加减】胸膈胀痛者加延胡索；呕吐痰多者加白芥子、半夏、贝母；胃痛甚者加延胡索、白芍；纳差者加焦三仙；口渴咽干、大便秘结者加麦冬、酒大黄；舌质紫暗或有瘀斑者加丹参、莪术；气虚者加党参、黄芪、白术；血虚者加何首乌、白芍、桑椹；阴虚者加麦冬、石斛；阳虚者加肉苁蓉、核桃仁；气滞者加瓜蒌皮、厚朴、枳

实。治疗食管癌早期加蒲公英、瓜蒌、苦参、山慈菇、夏枯草、穿山甲、白英；中期加党参、黄芪、白术、川贝母、黄精、郁金、赭石；晚期加山药、女贞子、石斛、乳香、麦冬、没药。【专科应用】本方为治疗胃中燥热，浊气不降之噎膈、便秘的有效方剂；用于治疗胃肠燥热，阴液损伤，通降失司，噎塞，便秘，胀满。脾胃初受热中，幽门不通，上冲，吸门不开，噎塞，气不得上下，或食入反出。燥热内甚，血液俱耗，以致大便闭结。现代常用于治疗食管痉挛、食管癌、膈肌痉挛、慢性萎缩性胃炎、胃窦炎、胃癌、幽门梗阻、肠粘连、术后肠麻痹、老年与产后便秘等。【临床经验】①本方以大便燥结或饮食不下、口干舌燥、舌质暗、脉细涩为辨证要点。本方为四物汤加减而得，具有调血活血之功，还适用于血瘀导致月经不调的患者。②方中熟地黄滋腻，当归滑润，故湿甚中满，大便溏泻者忌用。【方歌】通幽汤中二地俱，桃仁红花归草需，升麻升清以降浊，噎塞便秘此方施。

凉血四物汤

【来源】《医宗金鉴》："酒疱鼻生于鼻准头，及鼻两边。由胃火熏肺，更因风寒外束，血瘀凝结。故先红后紫，久变为黑，最为缠绵。治宜宣肺中郁气，化滞血，如麻黄宣肺酒、凉血四物汤俱可选用，使荣卫流通，以滋新血。"【组成】当归、生地黄、川芎、赤芍、黄芩（酒炒）、赤茯苓、陈皮、红花（酒洗）各 8 g，甘草（生）3 g。【用法】水 1500 mL，姜 3 片，煎 750 mL，加酒 1 杯（200 mL），调五灵脂末 6 g，热服。气弱者加黄芪（酒炒）6 g 立效。【功效】凉血活血。【适应证】用于酒渣鼻，痤疮日久。【随症加减】湿邪内甚者加泽泻、白术，去生地黄；气滞者加木香、紫苏梗、砂仁。气虚者加黄芪、党参，或人参、西洋参；血虚者重用生地黄、当归；血热者加紫草、牡丹皮；瘀血明显者加桃仁、丹参、泽兰；夹湿者加土茯苓、地肤子、薏苡仁、苦参等；伴口臭，口渴，尿黄或便秘，舌质红苔黄，脉滑数者加枇杷叶、桑白皮；伴烦躁易怒或精神抑郁，喜太息，尿黄或便秘，舌质暗红或有瘀斑，苔薄白或黄，脉弦或弦数者加柴胡、薄荷；舌体胖大有齿痕或便溏者加白术；热重者加石膏、牡丹皮；心烦甚者加栀子；有丘疹者加连翘；脓疱明显者加野菊花；有鼻赘者加夏枯草。【专科应用】①临床主要用于治疗酒渣鼻，胃火熏肺、风寒外束、血瘀凝结，鼻准头及鼻两边先红后紫，久变为黑。以及阴部瘙痒症、脂溢性皮炎、激素依赖性皮炎、毛囊虫皮炎、掌跖脓疱病、慢性瘙痒性皮肤病、过敏性紫癜、瘢痕疙瘩、结节性红斑、原发性红斑性肢痛症、嗓音疾病、声带小结、声嘶。②还可以用于治疗消耗性疾病晚期低热症者，以及各种原因不明的低热及血瘀发热的患者，慢性肾脏病、肺结核、中暑等。【临床经验】①本方凉血活血，孕妇忌用，月经过多者不宜使用。有出血倾向的患者慎用。寒湿内盛之皮肤病患者，慎用。②治疗酒渣鼻，配合颠倒散外敷效果更好。【方歌】凉血四物鳢鼻红，散瘀化滞又调荣；芩苓四物陈红草，姜煎加酒入五灵。

四物消风汤

【来源】《外伤科学讲义》："主治慢性湿疹，神经性皮炎，荨麻疹。"【组成】当归、干地黄、白鲜皮各15 g，赤芍 10 g，川芎、防风、荆芥穗各 6 g，生薏苡仁18 g。【用法】每日 1 剂，水煎服，分 2 次服。【功效】养血祛风。【适应证】主治血虚风燥证。皮肤瘙痒，疹出色白，皮肤粗糙不润，舌淡红，苔白或黄，脉细。【随症加减】若风热偏盛而见身热、口渴者宜重用石膏，加金银花、连翘以疏风清热解毒；湿热偏盛而兼胸脘痞满，舌苔黄腻者加地肤子、车前子以清热利湿；血分热重，疹疹红赤，烦热，舌红或绛者宜重用生地黄，或加赤芍、紫草以清热凉血。【专科应用】本方常用于治疗慢性湿疹、神经性皮炎、手掌角化症、荨麻疹、色素性紫癣性皮肤病（血疳）、汗孔角化症（鸟啄疮）、毛周角化病（皮刺）等属血虚风燥者。【临床经验】①若风疹属实者，则不宜用。服药期间，应忌食辛辣、鱼腥、烟酒、浓茶等，以免影响疗效。②新制剂四物消风洗剂、四物消风颗粒，方便临床应用。【方歌】四物熟地当归芍，防风川芎荆芥穗，白鲜皮合生薏仁，血虚风燥诸症宜。

活血煎

【来源】《秘传眼科龙木论》："肝虚目赤，赤灌大眦而肿。"【组成】当归 30 g，地黄、川芎、香白芷、羌活各 15 g，乳香、没药（另研）各 6 g。【用法】上为细末，炼蜜为丸，如梧桐子大。每服 30 丸，薄荷荆芥汤送下；或茶清亦可。【功效】养肝活血化瘀。【适应证】主治痒涩刺痛，羞明流泪，眼眵清稀，眼睑微肿，结膜充血；甚则眼眵灼热赤痛，刺痒交作，怕热畏光，泪热胶结，眼睑肿胀，结膜充血水肿，甚则遮掩角膜；或病后日余，眼干涩不爽，结膜充血。【随症加减】目赤甚者加蝉蜕、金银花、连翘；经络不通者加地龙、僵蚕以活血通络；如风邪不盛可去羌活、白芷；如大便秘结加大黄、芒硝，以泻火通便；口渴引饮者加天花粉清热生津，且有助于消肿排脓；肝肾亏虚甚者加杜仲、牛膝以滋补肝肾；如结膜充血较重者加地骨皮、菊花、桑白皮，以加强清肺热、利肺气之功。【专科应用】治疗以眼睛病变为主要临床表现的眼结膜炎、角膜炎等。【临床经验】①急性眼部疾病时，清热发散的药物加大剂量，如蝉蜕、大青叶、薄荷、柴胡、连翘、金银花等。对于角膜炎，应联合西医治疗。②必须告诉患者保护健眼不受感染；凡工作环境多风、尘烟等刺激者，应改善环境和戴保护眼镜。【方歌】补益肝肾当归黄，行气化瘀乳香没；川芎羌活通经络，肝虚目赤此方施。

香棱丸

【来源】《重订严氏济生方》："香棱丸，治五积，破痰癖，消癥块及冷热积聚。"【组成】木香（不见火）、丁香各 15 g，京三棱（细锉，酒浸一宿）、枳壳（去瓤，麸炒）、莪术（细锉，用去壳巴豆 30 粒，同炒巴豆黄色，去巴豆不用）、青皮（去白）、川楝子（锉，炒）、茴香（炒）各 30 g。【用法】上等分，为细末，醋煮面糊为丸，如梧桐子大，以朱砂研极细为衣，每服 20 丸，生姜汤或盐汤下，温酒亦得，不拘时候。

【功效】行气活血，化瘀消积。【适应证】主治癥瘕证属气滞血瘀者。症见下腹部结块，触之有形，小腹胀痛，月经先后不定，经血量多有块，色暗，胸闷不舒，面色晦暗，舌紫暗，苔薄，脉弦涩。【随症加减】若月经不调者可加丹参、香附以理气解郁，止痛调经；若带下过多者可加薏苡仁、白芷以清热利湿；若瘀痛剧烈者可加延胡索、乳香、没药以化瘀止痛；若月经过少、闭经者可加牛膝、泽兰以活血祛瘀；若瘀血阻滞较重者可加丹参、川芎等以行气活血；若气滞重者加香附、陈皮等理气止痛。【专科应用】①治疗盆腔瘀血综合征，用于气滞血瘀证，盆腔坠痛、低位腰痛、性交痛、月经量多及白带量多，妇科检查阳性体征少。②治疗子宫内膜异位症，用于气滞血瘀证，经前后少腹、腰骶部有不适或疼痛，逐渐加剧。盆腔内有病理性包块或结节，舌质紫或有瘀斑、瘀点，脉涩或结代。③还可用于治疗痛经、子宫肌瘤、乳腺增生、子宫内膜息肉、冠心病心绞痛、宫外孕、脑血栓形成、慢性肠炎及慢性痢疾等属气血瘀滞者。【临床经验】①香棱丸一方出自《重订严氏济生方》用于治疗气滞而致癥瘕者。《中医妇科治疗学》加减香棱丸，当作加减香棱汤。木香、丁香、三棱、枳壳、青皮、川楝子肉各 6 g，茴香、乌药各 3 g，香附、莪术各 9 g。用于理气行滞，和血散瘕。主治肝肾气郁，少腹两侧疼痛，拒按，有块不坚，推之可移，胸胁胀痛，痞满不思食，有时少腹中部亦痛，但不拒按，月经后期，舌淡苔白，脉弦滑。月经后期量少加当归、川芎；少腹两侧痛甚，按之有块，去丁香，加荔枝核、橘核；包块疼痛拒按去丁香、木香、茴香、川楝子，加桃仁、牡丹皮、姜黄、乳香、没药、檀香；腰酸腹痛加杜仲、续断。②子宫腺肌病气滞血瘀证，主要表现为经期小腹胀痛或痉挛性疼痛，拒按，伴有心烦易怒，胸胁及乳房胀痛，月经量多或行经时间延长，子宫增大，舌有瘀点，脉弦涩。这类证候多因产后或术后，情志抑郁，肝气滞郁所致。治疗应予疏肝理气、化瘀消瘕为主，可选用香棱丸加味。药如木香、青皮、川楝子各10 g，丁香6 g，三棱、莪术、枳壳、郁金、水蛭、延胡索各15 g。腹痛剧烈者还可加乳香、没药各15 g；月经量多者去水蛭，加炒蒲黄30 g；兼气虚者加生黄芪20 g，太子参、炒白术各30 g。常用中成药妇炎丸（柴胡、当归、白术、金银花、连翘、车前子、桃仁、红花）清热解毒，活血化瘀，消除妇科组织的病变，调节月经，消除疼痛等症。③巴豆油内服有峻泻作用，有很强的杀虫抗菌能力。反牵牛子，畏大黄、黄连、藜芦。能落胎，孕妇及无寒积者忌之。【方歌】香棱丸中用青皮，丁茴木香棱莪宜，再入枳壳川楝子，行气导滞瘕块移。

会厌逐瘀汤【来源】《医林改错》："此方治痘五、六天后，饮水即呛。"【组成】桃仁、炒红花各15 g，桔梗9 g，生地黄12 g，甘草、当归、玄参、柴胡、枳壳、赤芍各6 g。【用法】每日1剂，水煎服，分2次服。【功效】行气活血，化瘀利咽开音。【适应证】主治呃逆，慢喉喑，喉痹等属气滞血瘀者。主症：声嘶日久，喉内异物梗阻感，或喉内外微痛，痛处不移。检查见声带肥厚色暗红，或有小结，声带闭合不全。或伴胸胁不舒，时轻时重，或咽喉干燥，但欲漱水不欲咽。舌暗红或有瘀点，脉弦细或涩。【随症加减】一般情况下皆可选加三棱、莪术、水蛭、虻虫、王不留行、牡丹皮、泽兰等；腺样体肥大时加血瘀症证明显加三棱、皂角刺、泽兰；鼻塞不畅者加白芷、防风；腺体过大者加夏枯草；耳闭塞感者加柴胡、川芎。若喉部肿瘤，表面有溃烂，覆有污物者加马勃、鱼腥草、冬瓜子、地丁、土茯苓等。伴风热表证者加金银花、连翘、桑叶、蝉蜕；痰瘀结块加牡蛎、海藻、浙贝母；咽干口燥者加沙参、麦冬；兼气虚者酌加黄芪、党参、白术；兼痰浊凝结者酌加山慈菇、煅牡蛎、浙贝母之类；顽痰胶结者加礞石、胆南星。【专科应用】①治疗以呃逆为主要临床表现的慢性咽炎、慢性喉炎、舌下肿块、咽部息肉、慢性扁桃体炎、梅核气、血管瘤等。②治疗以声音改变为主要临床表现的声带小结、声带炎、声带黏膜下出血、音哑、上呼吸道咳嗽综合征、梅核气、喉肌弱症、舌咽神经麻痹、假性球麻痹、颈椎病等。【临床经验】①本方以气血瘀滞、会厌功能失调为辨证要点。②本方加黄芩、蒲公英治疗急性咽炎。加胖大海、牛蒡子、沙参治疗慢性咽炎、声带小结。加茯苓、桑白皮、泽泻治疗声带炎。加厚朴、香附、乌药、瓜蒌、薤白、木蝴蝶治疗梅核气。加百合、天冬、沙参、胖大海治疗会厌肿块。加瓜蒌、枳实治疗噎膈。加白花蛇舌草、山豆根、半枝莲治疗喉癌等。③各种病证中，均可酌情选加木蝴蝶、诃子、胖大海、蝉蜕、凤凰衣、石菖蒲之类利喉、宣窍、清音之品。④凡属邪热及阴虚之咽喉疾病，慎用。【方歌】会厌逐瘀是病源，桃红甘桔地归玄；柴胡枳壳赤芍药，水呛血凝立可痊。

活血祛瘀汤

【来源】《中医伤科学》："活血和营，接骨续损。"【组成】当归、骨碎补各 15 g，土鳖虫、自然铜、狗脊、桃仁各 9 g，红花、没药、乳香、路路通各 6 g，三七 3 g。【用法】水煎服，每日 1 剂，分 2 次服。【功效】活血化瘀，通络消肿，续筋接骨。【适应证】主治骨折及软组织损伤的初期，瘀肿疼痛者。【随症加减】气滞重者加陈皮、香附、枳实；血虚便秘者去骨碎补、没药、乳香，加大黄、生地黄、白芍、甘草；痛剧者加延胡索；食欲不振者加砂仁；心神不宁者加龙齿、磁石、酸枣仁、远志。【专科应用】①治疗以肝区疼痛为主要临床表现的慢性肝炎、肝硬化、肝癌等。②治疗以损伤疼痛为主要临床表现的骨折、软组织损伤、腰腿痛、人工膝关节术或髋部骨折术后深静脉血栓形成、妇科手术后遗症等。【临床经验】①本方为活血化瘀之强药，对胃肠道刺激很大，一般饭后服用。②对于癌症患者，可加活血止痛药，特别是对肝癌患者加阿魏，能迅速止痛。③对于骨病、软组织损伤，活血祛瘀汤可内服、外敷、熏洗。单纯软组织损伤者可减自然铜、狗脊、骨碎补，酌加川芎、木香等活血行气之品。【方歌】活血祛瘀用䗪虫，当归红花自然铜，狗脊骨碎乳没桃，再加三七路路通。

香贝养荣汤

【来源】《医宗金鉴》："此疽生于颈项两旁，形如桃李，皮色如常，坚硬如石，（㿏）痛不热，由肝经郁结，以致气血凝滞经络而成。此证初小渐大，难消难溃，即溃难敛，疲顽之证也。初起气实者，宜服舒肝溃坚汤；气虚者，宜服香贝养荣汤，外用葱白、蜂蜜捣泥敷贴。日久不消者，以阳燧锭每日灸之，以或消、或软、或将溃为度。既溃法同瘰疬。"【组成】白术（土炒）6 g，人参、茯苓、陈皮、熟地黄、川芎、当归、贝母（去心）、香附（酒炒）、白芍（酒炒）各 3 g，桔梗、甘草各 15 g。【用法】上药加姜 3 片，枣 2 枚，水 2 钟（400 mL），煎八分，食远服。【功效】补气养血，理气活血，化痰。【适应证】主治上石疽属气血两虚者。气血虚弱，肝经郁结，以致气血凝滞经络而形成的石疽，瘰疬，其形初小渐大，形如桃李，皮色如常，坚硬如石，属难消难溃，既溃难敛，疲顽之证。【随症加减】胸膈痞闷者加枳壳、木香；饮食不甘者加厚朴、苍术；寒热往来者加柴胡、地骨皮；脓溃作痒者倍人参、当归、白术，加黄芪；脓多或清者倍当归、川芎；胁下痛或痞者加青皮、木香；肌肉生迟者加白蔹、肉桂；

痰多者加半夏、橘红；口干者加麦冬、五味子；发热者加柴胡、黄芩；渴不止者加知母、赤小豆。溃后反痛者加熟附子、沉香；脓不止者倍人参、当归，加黄芪；虚烦不眠者倍人参、熟地黄，加远志、酸枣仁。【专科应用】临床主要用于治疗肩周炎、愈脂瘤及瘰疬（颈项部淋巴结结核）、乳漏、乳腺癌及其他癌症术后气血双亏、正气不足者。【临床经验】①治疗上石疽瘰疬，在临床上根据辨证加减，治疗其他部位的溃疡、窦道久不愈合也能收到满意疗效。在运用时根据所患部位，加用引经药物，使药达病所，增加疗效。外用生肌散、八宝丹等，不论阴证、阳证，均可掺布于疮面上应用。②本方对于虚证疮疡疗效佳；对于实证、热证疮疡虽脓毒已泄，而正气未衰者则不仅无益，反增溃烂，延缓治愈，甚至引起迫毒内攻之变。若臁疮日久难敛，则宜配以绑腿缠缚；有时需配以手术治疗和食物营养，方能达到治愈目的。【方歌】香贝养荣用四君，四物贝桔香附陈，气血两虚宜多服，筋瘰石疽效如神。

补肾活血汤

【来源】《伤科大成》："……伤肾者，两耳立聋，额黑面浮㿠，常如哭状，肿如弓形，主半月死。先服疏风理气汤，次以补肾活血汤，再投吉利散与琥珀丸。"【组成】熟地黄、补骨脂、菟丝子各9g，杜仲、枸杞子、当归尾、没药、山茱萸、独活、淡苁蓉各3g，红花1.5g。【用法】水煎服，每日1剂，分2次服。【功效】补肾壮筋，活血止痛。【适应证】①治伤患后期各种筋骨酸痛无力等症，尤以腰部伤患更宜。②两耳立聋，额黑面浮㿠，常如哭状，肿如弓形，主半月死。先服疏风理气汤，次以补肾活血汤，再投吉利散与琥珀丸。③伤元眼者：气喘痛极，夜多盗汗，身瘦肿胀，不安食少，主一月死。先泡砂仁汤和吉利散服，以酒煎补肾活血汤，后进和伤丸。【随症加减】偏肾阳虚者加核桃仁、附子、淫羊藿；偏肾阴虚者加生地黄、盐知母、盐黄柏；风寒湿痹型加威灵仙、白芥子、木瓜、细辛；瘀血阻滞型加三七、乳香、赤芍、丹参。【专科应用】①治疗慢性肾小球肾炎、系膜增生性肾炎、IgA肾病、糖尿病肾病等肾脏疾病。②治疗膝骨性关节炎、类风湿关节炎、强直性脊柱炎、股骨头缺血性坏死、腰椎间盘突出症、腰肌劳损、老年陈旧性骨折腰痛等骨关节疾病。③治疗腰椎间盘突出症术后麻痹综合征、坐骨神经痛、糖尿病周围神经病变等神经疾患。④治疗多囊卵巢综合征、盆腔淤血综合征、子宫内膜异位症不孕、排卵障碍性不孕、人工流产术后月经过少、卵巢功能减退、女性抗精子抗体阳性不孕、黄体功能不全性不孕、原发性痛经、良性前列腺增生、弱精症、精液不液化、精索静脉曲张、淋病、勃起功能障碍等生殖系统疾病。⑤治疗绝经后冠心病、慢性心力衰竭、老年性原发性高血压、肺间质纤维化、慢性再生障碍性贫血、脑梗死急性期、血管性痴呆、帕金森病等心脑血管疾病。⑥其他，如治疗虚哮、黄褐斑、多发性斑秃等。【临床经验】①熟地黄滋腻，当归滑润，痰湿中满，大便溏泻者慎用。孕妇忌用，月经过多者忌用。②本方直肠给药治疗子宫内膜异位症，离子透入治疗骨质疏松性腰背痛，均有效。【方歌】补肾活血地杜仲，杞纸菟归没茰肉，红花独活淡苁蓉，补肾活血能止痛。

补筋丸 【来源】《医宗金鉴》："此药专治跌仆蹉闪，筋翻筋挛，筋胀筋粗，筋聚骨错，血脉壅滞，肿青紫疼痛等证。"【组成】五加皮、蛇床子、沉香、丁香、川牛膝、白云苓、莲子心、肉苁蓉、菟丝子、当归（酒洗）、熟地黄、牡丹皮、木瓜各30 g，山药24 g，人参、木香各9 g。【用法】共为细末，炼蜜为丸，弹子大，每丸重9 g，用无灰酒送下。【功效】补肾壮筋，益气养血，活络止痛。【适应证】主治跌仆伤筋，血脉壅滞，筋聚骨错，青紫肿痛者。【随症加减】肝肾功能不足者重用当归、熟地黄，加杜仲、桑寄生，或加骨碎补、补骨脂、

杜仲补肝肾壮筋骨；疼痛明显者加乳香、没药活血止痛。【专科应用】可用于治疗跌仆损伤、腰椎间盘突出症、颈椎病、肩周炎、各种软组织损伤、骨外伤、骨关节病、外科以及妇科杂症等凡属肝肾虚弱，气血瘀滞者均可应用。【临床经验】①本方的功效特点是行气血于补肾肉之中。适用于体虚之人，跌仆闪挫伤筋，血脉壅滞，青紫肿痛者。加芍药、红花、乳香、没药用于髋骨跌伤，手屈向后，骨缝裂开，不能抬举，时肿如椎者。《医宗金鉴》加减补筋丸（当归、熟地黄、白芍、红花、乳香、茯苓、骨碎补、陈皮、没药、丁香）活血化瘀，壮筋止痛，主治脊柱外伤性损伤及软组织青紫肿痛。②熟地黄滋腻，当归滑润，痰湿中满，大便溏泻者慎用。本方为滋腻之品，应注意血脂的变化。服用此药后，适当进行功能锻炼，能增进疗效。【方歌】医宗补筋五加皮，蛇床沉香丁香膝，苓莲蓉菟归地丹，木瓜山药木香宜。

复元通气散

【来源】《太平惠民和剂局方》："治疮疖痈疽，方作赤，初发疼痛，及脓已溃、未溃、小肠气、肾痈、便毒，腰膝气刺，腿膝生疮，及妇人吹奶。气不宣流或成疮疖，并闪挫腰胁，气滞疼痛。"【组成】茴香、穿山甲（蛤粉炒）各60 g，白牵牛子（炒）、延胡索、甘草（炒）、陈皮各30 g，木香45 g。【用法】上为末。每次3 g，热酒调服。病在上，食后服；病在下，食前服。不饮酒人，煎南木香汤调下。【功效】活血止痛，内消疮肿，通一切气。【适应证】主治跌打损伤，诸气滞闭证。症见肿痛为主，疼痛走窜，范围弥散，痛无定处，时起时止，时轻时重，可因呼吸、咳嗽、身体转侧等动作而疼痛加剧，舌淡脉弦。【随症加减】阳虚冷痛者加肉桂心、兼血瘀作痛者加五灵脂、蒲黄以祛瘀止痛，也可与百宝丹、七厘散或云南白药同用；胃肠气滞者加青皮、瓜蒌。气滞甚者加香附、川楝子；血瘀明显者加桃仁、红花；郁热者加栀子、牡丹皮；便秘者加大黄；溃疡者加青皮、白芷、漏芦、贝母（去心）等。【专科应用】本方功以行气消瘀，适用于跌打损伤或肝气郁滞而致的胸胁胀痛或乳房胀痛等症，也可用于治疗全身各部气滞疼痛。对闪伤、凝伤、岔气、进气等引起的疼痛以及乳痈、便毒初起均可应用。①治疗以疼痛为主要症状的疾病，如瘀毒成痈、期门绞痛、阑尾脓肿、输尿管结石、急性腰椎间盘突出症等。②治疗以耳闭耳胀为主要症状的疾病，如突发性耳闭、急性上颌窦炎等。③临床上治疗乳腺疾病，如乳腺增生、乳痈不消、急性乳腺炎等。④另外，海绵状血管瘤等疾病也可加减应用本方。【临床经验】①临床以治跌仆伤损作痛、乳痈、耳闭耳胀、气滞作痛等为辨证要点。凡是遇到气滞毒壅、痰瘀互结之无头痛疽、胁下肿痛、阑尾包块、腹内癥瘕、耳聋耳痛等症，常可以本方加减施治。②孕妇忌用；久病气虚者忌用。【方歌】复元通气乳腹痛，便毒兼治耳痛聋，青陈蒌甲银翘草，一服能教毒气通。

顺气活血汤

【来源】《伤科大成》："大都男子，气从左转，伤上部者易治，伤下部者难治，以其阳气上升也。女人血从右转，伤下部者易治，伤上部者难治。以其阴血下降也。先以砂仁泡汤，和吉利散服之，再进顺气活血汤，复以砂糖花酒，下和伤丸五粒。"【组成】紫苏梗、厚朴、枳壳、炒赤芍、香附各 3 g，砂仁、红花各 1.5 g，木香 1.2 g，桃仁 9 g，当归尾、苏木末各 6 g。【用法】水煎服，或水、酒各半煎服。根据情况，可酌加桃仁适量煎服。【功效】顺气活血，祛瘀止痛。【适应证】主治胸腹扭伤、挫伤，气滞血瘀，胀满作痛。亦可用于四肢扭挫伤。症见腰腿痛如锥刺，痛有定处，夜痛尤甚，行走不利，舌淡紫，苔薄白，脉涩。【随症加减】大便干结者加芒硝、蜂蜜；血虚者加熟地黄、何首乌；若欲疏肝，引经者加柴胡；泄热者加黄芩；降逆者加半夏；宣肺者加杏仁；泻实者加大黄等。【专科应用】本方常用于治疗胸腰椎骨折、腰椎间盘突出症、跌仆闪挫、原发性纤维肌痛综合征、人工股骨头置换术后下肢深静脉血栓、慢性萎缩性胃炎等属气滞血瘀证者。【临床经验】①胸部挫伤较重者，可并发肋骨骨折，单根肋骨骨折且无血气胸者，顺气活血汤中可加续断、炙土鳖虫等。如多根肋骨骨折，且有血气胸，呼吸困难，反常呼吸等症，应结合输氧，抽出胸腔积血积气，适量输血输液等抢救措施。②桃仁有毒，用量宜少。③孕妇忌用，月经期及月经过多者慎用。脾胃不足者慎用，防止便溏。④可以外敷，也可配制成口服液，方便应用。【方歌】顺气活血汤赤芍，苏朴枳砂归木香，红花苏木香附桃，行气活血瘀痛消。

活血止痛汤

【来源】《伤科大成》："受伤紫肿痛难忍者，以活血止痛汤，次服吉利散。肿而青紫或发寒热，或二便闭，气闷，坐卧不安，不进饮食，阴子不时上下，此瘀血在内。先以疏风理气汤，次投琥珀丸。如红肿阵阵作痛，气喘发咳，欲笑溺湿，投活血止痛汤。踢伤海底穴者，肿而红紫，痛不可忍，贴损伤膏，服活血止痛汤，次以吉利散。肿而青，身发寒热，小便不通，气闷腹痛，阴子或上或下，内有瘀血，贴损伤膏，以行气活血汤，次进琥珀丸。肛门肿痛二便不通者，发热食少，坐卧不安。服疏风顺气汤，次投琥珀丸。红肿不消，阵阵作痛，气喘发咳，或笑或哭，小便涩滞。先以活血止痛汤，次进吉利散，后服药酒而愈。如初受伤昏迷不语者，口出唾涎，喉鼻喘息，面白胸腹气动，脉沉细者可治。先吹牙皂末鼻中取嚏，次以砂仁泡汤，煎吉利散，再投活血止痛汤，贴损伤膏。"【组成】当归、积雪草各6 g，川芎、苏木末各1.8 g，红花1.5 g，乳香、没药、三七、赤芍（炒）、陈皮各3 g，土鳖虫、紫荆藤各9 g。【用法】水、酒各半煎。【功效】活血止痛。【适应证】主治跌打损伤，瘀血肿痛。症见局部瘀血，肿胀疼痛，痛如针刺，固定不移，痛处拒按，局部多有青紫瘀斑或瘀血肿块，舌质紫暗，脉细而涩。【随症加减】寒湿者加桂枝、苍术；湿热者加黄柏、知母；肝肾亏虚型，偏阳虚者加仙茅、黄狗肾；偏阴虚者加熟地黄、枸杞子。【专科应用】①治疗骨折初期以及外伤引起的四肢关节、软组织损伤。气滞血瘀证，以局部青紫、肿胀明显，甚至皮肤出现张力性水疱，伴有疼痛或功能障碍，舌暗，脉紧。②治疗全髋置换术后异位骨化，辨证属气滞血瘀者，见髋部疼痛和关节活动受阻，舌暗红，脉弦。③治疗早期骨性关节炎，辨证属气滞血瘀者，见局部肿胀、疼痛、功能受限，舌暗，脉紧。④治疗各种癌症、肝硬化等器质性病变。⑤还可用于治疗慢性盆腔炎、附件炎、子宫肌瘤疼痛等症。【临床经验】①跌打损伤患者急性期，不采用外敷的办法，应冷敷。跌打损伤恢复期时，可内服外用。有凝血功能障碍的患者，应慎用。②有报道，活血止痛汤熏洗治疗跟痛症、关节周围骨折术后肢体肿胀疼痛，外洗治疗软组织损伤、中风偏瘫，经熬制浓缩直流电离子导入治疗各种疼痛，穴位注射治疗坐骨神经痛等，均有效。【方歌】活血止痛汤川芎，乳苏没红紫荆藤，三芍陈落土鳖虫，活血止痛可为功。

正骨紫金丹

【来源】《医宗金鉴》："鼻梁骨折中期，瘀肿疼痛减轻，但断骨尚未接稳，动则作痛。"【组成】丁香、木香、血竭、儿茶、熟大黄、红花各 30 g，当归头、莲子、白茯苓、白芍各 60 g，牡丹皮 15 g，生甘草 9 g。【用法】共研极细，撒于患处，或用纸捻蘸药插入疮内，上用膏药盖贴。每服15 g，童便调下；黄酒亦可。【功效】止痛化瘀，行气活血，和营生新。【适应证】本方是治疗跌打损伤、堕坠、内挫伤，并一切疼痛，瘀血凝聚。【随症加减】骨伤疼痛者加乳香、没药；接骨续筋者加自然铜；单纯腰痛者加桑寄生，伴下肢痛者加牛膝；痛甚者加蜈蚣；舌苔黄腻者加萆薢、黄柏。【专科应用】①本方可治疗由瘀血引起的各种疼痛，临床以疼痛固定，呈针刺样痛，夜间尤甚为主要临床表现，如肋间神经痛、瘀血头痛。②其他：本方尚可治疗腰椎间盘突出症、股骨头坏死。

【临床经验】①本方可以短期服用，也可以长期服用，改汤剂内服更加方便，无特殊不良反应。②使用本方时应灵活加减，瘀血严重时血竭剂量可加量。本方治疗跌打损伤瘀血凝滞作痛，最为可靠。一般新伤，不论骨伤或软组织伤，瘀血不多时可服用，老年人在受伤2～3日后服用。因方中有破瘀药物，能动胎血，故孕妇、妇女月经期、风湿病患者、胃溃疡患者等禁用。【方歌】正骨紫金红花黄，血竭儿茶丁木香，丹芍归苓莲子草，活血止痛治跌伤。

理冲汤 【来源】《医学衷中参西录》："初拟此方时，原专治产后瘀血成癥瘕。后以治室女月闭血枯亦效，又间用以治男子劳瘵亦效验。大有开胃进食，扶羸起衰之功。"【组成】生黄芪、三棱、莪术、生鸡内金（黄者）各9g，党参、白术各6g，生山药15g，天花粉、知母各12g。【用法】上药用水600 mL，煎至将成，加好醋少许，滚数沸服。【功效】益气行血，调经祛瘀。【适应证】主治妇女经闭不行，或产后恶露不尽，结为癥瘕，以致阴虚作热，阳虚作冷，食少劳嗽，室女月闭血枯，男子劳瘵，癥瘕积聚，气郁脾弱，满闷痞胀，不能饮食。【随症加减】服之觉闷者去白术；气弱者三棱、莪术各减为3g；泄泻者以白芍代知母，白术改用12g；热者加生地黄、天冬各适量；凉者知母、天花粉各减半，或皆不用；凉甚者加肉桂（捣细冲服）、附子各6g；瘀血坚甚者加生水蛭6g；若坚壮者宜去山药；室女及孕产妇三棱、莪术宜少用，知母减半，加生地黄适量；血瘀而未见癥瘕，或月经犹未闭者亦少用三棱、莪术；虚弱者去三棱、莪术，鸡内金改用12g；男子劳瘵三棱、莪术亦宜少用，或以鸡内金代之亦可。【专科应用】临床常用

于治疗慢性盆腔炎、附件炎、慢性前列腺炎、经前期紧张症、围绝经期综合征、功能失调性子宫出血、子宫肌瘤、卵巢早衰、儿童乳房过早发育、不孕症等疾病。【临床经验】①本方祛瘀效果强，气血亏虚者慎用。有出血倾向的患者慎用。三棱、莪术破血作用极强，孕妇禁用。②《医学衷中参西录》："若论耗散气血，香附犹甚于三棱、莪术。若论消磨癥瘕，十倍香附亦不及三棱、莪术也。""服之觉闷者，减去于术。觉气弱者，减三棱、莪术各一钱。"③患者若服用汤药不便，可以服用理冲丸，适应证同前。药方如下：生水蛭（勿炙）30 g，生黄芪45 g，生三棱、生莪术各15 g，当归、知母、生桃仁（带皮尖）各18 g。上药7味，共为细末，炼蜜为丸，桐子大，开水送服6 g，早、晚各服1次。【方歌】理冲参芪术山药，花粉知母棱术鸡。理冲丸用芪归知，水蛭桃仁三棱术。

大红丸

【来源】《仙授理伤续断秘方》："常服补损，坚筋固骨，滋血生力。"【组成】何首乌（焙干）、天南星（焙）、芍药（焙）、骨碎补（姜制，焙）各500 g，川乌（火煨坏）710 g，土当归（焙）、牛膝（酒浸，焙）各300 g，细辛（去苗、叶，焙）250 g，赤小豆（焙）540 g，自然铜（煅存性）120 g，青桑炭（煅，醋淬，少此一味亦可，其上俱要制、焙后方称）2.5 kg。【用法】上乌、星、芍、归、补、膝、辛7味，并用当土者，同余药罗为末，醋煮面糊为丸，如梧桐子大，朱砂为衣。每服30丸，温酒送下，醋汤亦可。损在上，食后服；损在下，空腹时服；伤重不拘时服。【功效】常服补损，坚筋固骨，滋血生力。【适应证】治扑损伤折，骨碎筋断，疼痛痹冷，内外俱损，瘀血留滞，外肿内痛，肢节痛倦。临床应用以肢节痛倦，外肿内痛，舌红，苔薄黄，脉弦细涩为辨证要点。【专科应用】①主治扑损伤折后内外俱损证。以肢节痛倦为主要症状的疾病，如骨折等伤科疾病。②可适用于腰椎病、颈椎病及头晕等病。【临床经验】①本方具有活血化瘀之功，孕妇忌服。川乌、细辛有剧毒，需严格炮制。自然铜为重金属物，需煅存性，防止重金属中毒。②小红丸，治骨折伤损，皮破骨出，手足碎断，筋肉坏烂疼痛。甚至昼夜叫呼，百治不止。手足久损，动用无力，常服壮筋骨，治经络，生气血。每服30丸，用生姜煎酒，或盐汤吞下。不拘时候，孕妇禁用。骨碎补（姜制、焙）、土当归（焙取）、川乌（煨）、白杨皮（焙）、芍药（焙）各180 g，莪术（焙）、干姜（焙）各60 g，丁香、川芎各90 g，桂（不见火）、细辛（焙）各120 g，附子（煨去皮）105 g，乳香（别研不焙）、没药（别研）各9 g。上补、药、归、杨四味用当土者，余八味研为细末，乳没别制，和醋糊为丸，如绿豆大，信朱为衣。每服30丸，温酒下。敷用生姜自然汁煎酒，或盐汤皆可，不拘时候。【方歌】二乌南星细辛豆，当归牛膝芍药配，桑炭加铜骨碎补，牛膝酒浸常服良。

八厘散

【来源】《医宗金鉴》："八厘散，治跌打损伤，接骨散瘀。""主治眼胞伤script而瞳神不碎者；被坠堕打伤震动盖顶骨缝，以致脑筋转拧疼痛，昏迷不省人事，少时或明者。"【组成】苏木面、红花、马钱子（油炸去毛）各3 g，自然铜（醋淬7次）、乳香、没药、血竭各9 g，麝香0.3 g，丁香1.5 g。【用法】自然铜粉碎成极细粉；其余红花等8味粉碎成细粉，与上述粉末配研，过筛，混匀，即得。黄酒温服，童便调亦可，每次3.5 g，每日2次。【功效】活血消肿，舒筋接骨。【适应证】主治跌打损伤，骨折筋伤，瘀血作痛，外用止血。兼治烂疮肿毒。【随症加减】若喘急胸闷、咳嗽痰多、表证不甚者，加紫苏子、半夏以化痰止咳平喘；若鼻塞流涕重者加苍耳子、辛夷以宣通鼻窍；若夹湿邪而兼见骨节酸痛者加苍术、薏苡仁以祛风除湿；兼里热之烦躁、口干者酌加石膏、黄芩以清泻郁热。【专科应用】①治疗跌打损伤，金刃重伤，脑外伤后遗症。②治疗外科疮疡，汤火烫伤。③治带状疱疹，中毒性心肌炎，肝炎胁痛等。【临床经验】①忌生冷发物，猪头肉、茶水、糯米粥。孕妇忌服。服后如腹泻不止者，可饮冷粥适量。用于儿科病及慢性咽喉炎等眼耳鼻咽喉口腔科疾病时，要少饮频服为宜。②自然铜是常用的活血化瘀止痛药物，本方用自然铜屑和酒服，但骨接之后，不可常服。自然铜含二硫化铜，铜缺乏可引起骨质疏松，易发生骨折；急性铜中毒可引起坏死性肝炎、肝内胆汁淤积症和溶血性贫血；慢性铜中毒，胸部透视 X 线照射时可出现条索状纤维化，有的可出现结节影，上述改变可能是铜尘慢性刺激与肺部感染有关；神经系统的临床表现有记忆力减退、注意力不集中、容易激动，还可以出现多发性神经炎、肝豆状核变性、神经衰弱综合征，周围神经系统比中枢神经系统敏感，脑电图显示脑电波节律障碍，出现弥漫性慢波节律等；消化系统方面可出现食欲不振、恶心呕吐、腹痛腹泻黄疸，部分患者出现肝大、肝功能异常等；在心血管方面可出现心前区疼痛，心悸，原发性高血压或低血压；在内分泌方面，少部分患者出现阳痿，还可能出现蝶鞍扩大、非分泌性垂体腺瘤，表现为肥胖、面部潮红及原发性高血压等。③《杂病广要》："八厘散，治膈噎神方，不问老幼，并皆治之，其效心响。但病患神昏气短体弱临危者，亦当慎之。"【方歌】八厘然铜古铜钱，红花木鳖麝丁全，乳香没药同苏木，血竭调服酒服全。

大成汤 【来源】《仙授理伤续断秘方》："凡损，大小便不通，未可便服损药，盖损药用酒必热，且服四物汤，更看如何。又服大成汤加木通。"【组成】大黄、枳壳各 20 g，当归、木通、厚朴、苏木、红花、陈皮、甘草、芒硝（冲服）各 10 g。【用法】水煎服，药后得下即停。【功效】破血下瘀。【适应证】

本方为跌打损伤后瘀血内蓄的常用方。跌仆伤损，或从高处坠下以致瘀血流注脏腑，昏沉不醒，大小便秘；木杖后瘀血内攻，肚腹膨胀，结胸不食，恶心干呕，大便燥结者。临床应用以腹胀，便秘，舌红，苔黄腻，脉弦数为辨证要点。【随症加减】大小便未通者加芒硝。热盛者加黄连、栀子、石膏或连翘、金银花。血热者加牡丹皮、水牛角、赤芍、生地黄。寒积者加干姜、附子。气虚者加黄芪、党参。阴虚者加大剂量生地黄、麦冬。血虚者重用当归，加熟地黄。【专科应用】治疗以腹胀、便秘为主要症状的外伤性疾病，如胸腰椎骨折、肱骨髁上骨折等骨伤科疾病、脑震荡、急腹症等。【临床经验】①须量人肥弱用，如孕妇、小儿禁服。待通下瘀血后，方可服损药。肠梗阻患者禁用。②大成汤保留灌肠结合大成汤粉剂敷脐对胸腰椎骨折围术期腹胀，有效。【方歌】大成活瘀便立通，硝黄枳壳浓归红，木通苏木陈皮草，煎服不行加蜜冲。

活血散瘀汤 【来源】《外科正宗》："夫肠痈者，皆湿热、瘀血流入小肠而成也。体缓脉细不敢下者，活血散瘀汤和利之。"【组成】川芎、当归尾、赤芍、苏木、牡丹皮、枳壳、瓜蒌子（去壳）、桃仁（去皮尖）各 3 g，槟榔 1.8 g，大黄（酒炒）6 g。【用法】上药加水 1000 mL，煎 500 mL，空心服，渣再煎服。【功效】活血逐瘀，清热消炎。【适应证】主治产后恶露不尽，或经后瘀血作痛，或暴急奔走，或跌扑损伤，或男子杖后瘀血流注肠胃作痛，渐成内痈，及腹痛大便燥者。委中疔疮，麻木硬肿痛微红，屈曲艰难，并宜服之。【随症加减】便通者去大黄加乳香；气血不足者重用当归，加黄芪；肌肤麻木者加水蛭或蜈蚣或全蝎；兼脾虚者加脾补中益气丸；兼肾阴虚者加服六味地黄丸；若闪伤前肢原方加桂枝、柴胡、枳壳；闪伤后肢加木瓜、木通、川楝子；闪伤前膊，加姜黄、天花粉；陈旧闪伤加土鳖虫、苏木、桂枝；兼有气虚加黄芪、白

术；瘀血肿痛发热者加大黄、芒硝、栀子等。【专科应用】①治疗产后恶露不尽、小腹痛及子宫肌瘤、子宫炎、附件炎、输卵管炎等妇科疾病。②治疗以腹痛为主要临床表现的外伤导致胃肠损伤。③治疗皮下淤血、下肢深浅静脉炎、带状疱疹后遗神经痛、小腿瘀积性湿疹等。【临床经验】①本方属攻破之剂，凡血虚无瘀者，切忌妄用；孕妇禁用。有凝血功能障碍的患者，应慎用。脾胃不足者，宜慎用，防止便溏。②活血散瘀汤坐浴治疗急性嵌顿痔，活血散瘀汤浸洗及 0.1%曲安西龙霜治疗小腿瘀积性湿疹，活血散瘀汤灌肠液用于妇女盆腔炎性肿块的灌肠治疗，均有效。【方歌】活血散瘀汤赤芍，芎归苏木与丹皮，栝蒌枳壳桃仁等，槟榔加上大黄随。

白降丹

【来源】《医宗金鉴》："初起者立刻起疱消散，成脓者即溃，腐者即脱、消肿，诚夺命之灵丹也。"【组成】朱砂，雄黄各 6 g，水银 30 g，硼砂 15 g，火硝、食盐、白矾、绿矾各 45 g。【用法】先将朱、雄、硼三味研细，入盐、矾、硝、绿矾、水银共研匀，以水银不见星为度。用瓦罐一个，放微炭火上，徐徐起药入罐化尽，微火逼令干取起。再用一瓦罐合上，用棉纸截半寸宽，将陶土、黄土、铅粉三样研细，以盐滴卤汁调极湿，一层泥一层纸，糊合口四五层，及糊有药罐上二三层。地下挖一小潭，用饭碗盛水放潭底。将无药罐于碗内，以瓦挨潭口四边齐地，恐炭灰落碗内也。有药罐上以生炭火盖之，不可有空处。约 3 炷香，去火冷定开看，约有 30 g 外药矣。每次用少许（疮大者用 0.15 g，疮小者用 0.03～0.06 g）以清水调敷疮上，或制成药线插入疮内。【功效】祛腐拔毒，消炎止痛，软坚散结，循经通络，活血化瘀，杀虫解毒。【适应证】主治痈疽发背，一切疔毒，无名肿毒，以及赘瘤、息肉、瘘管、恶疮等。初起者立刻起疱消散，成脓者即溃，腐者即脱消肿，诚夺命之灵丹。【随症加减】痛甚者加陈皮、紫苏梗、砂仁、木香；痛肿不溃者加穿山甲、皂角刺。

【专科应用】 可用于治疗脱疽溃疡、骨质增生、乳腺增生、腱鞘炎、肩凝症、软骨瘤、溃疡型淋巴结结核、窦道、皮肤结核性溃疡、创面胬肉突出、疔疮、肛周脓肿、海绵状血管瘤、尖锐湿疣、神经性皮炎、偏头痛、腰骶棘间韧带损伤等。**【临床经验】** ①白降丹有剧毒及强腐蚀性，初生小儿、面部及关节部位，不宜多用；口腔、耳中、眼边及心窝、腰眼等处，均不宜使用；只供外用，切忌内服。本方用量过大，损害正常组织，并易引起蓄积中毒，使用本方时疮疡面会引起剧烈疼痛。②黄仲经验：5%浓度液体对人体正常皮肤无损害，划点法、发泡法、湿涂法对病灶处产生针刺火灼似的强烈刺激（视用丹药量不同而产生不同的刺激），无病灶处不产生刺激，只感觉皮肤发痒发红，2日后自然消失。③外用：纯丹粉末，九一丹，七仙粉，药线、药捻，1%～5%溶液，糊剂，油剂，霜剂等。④白降丹贴足少阳胆经肩井穴及颈椎旁 0.5 寸足太阳膀胱经，白降丹的持久刺激经脉穴位及引毒外出，疏导足少阳、足太阳经气，调和了气血，清除客于经络上的风寒湿热邪毒，使脑部精气充足，血液循环畅通，起到了治疗头痛耳鸣的效果。**【方歌】** 白降丹为夺命丹，拔脓化腐立时安，朱雄汞与硼砂入，还有硝盐白皂矾。

黎洞丸

【来源】《医宗金鉴》："无论轻重伤破出血，初服三黄宝蜡丸；伤微出血者，服黎洞丸。" **【组成】** 牛黄、冰片、麝香各 1 g，阿魏、雄黄各 5 g，大黄、儿茶、血竭、乳香、没药、三七、天竺黄、藤黄（隔汤煮十数次，去浮沫，用山羊血拌晒。如无山羊血，以子羊血代之）各 10 g。 **【用法】** 上药共研细末，将藤黄化开为丸如芡实大，焙干，稍加白蜜，外用蜡皮固封。每次服 1 丸，开水或酒送服。此药内可以服，外可以敷。凡一切疑难杂症，每服 1 丸，重者服 2 丸；小儿每服半丸，或一二分，俱用无灰好酒化服。外用时，用茶卤磨涂。【功效】祛瘀生新，续筋接骨，疏风活络，化痰除痹，宣通气血，消肿解毒。【适应证】治跌打损伤，瘀阻气滞，剧烈疼痛；或瘀血内攻，不省人事；及无名肿毒，发背痈疽，恶疮、瘰疬，刑伤，疯犬咬伤，蜂、蛇、蝎毒。【随症加减】如上肢损伤者加桑枝、桂枝、羌活、防风；下肢损伤者加牛膝、木瓜、独活、千年健、防己、泽泻；头部损伤者伤在颠顶加藁本、细辛，两侧太阳穴受伤加白芷，后枕受伤加羌活；肩部损伤者加姜黄；脚部损伤者加柴胡、郁金、香附、紫苏子；两胁损伤者加青皮、陈皮、延胡索；腰部损伤者加杜仲、补骨脂、续断、狗脊、枸杞子、桑寄生、山茱萸等；腹部损伤者加枳壳、槟榔、厚朴、木香；小腹部损伤者加小茴香、乌药等。

【专科应用】①治疗症见肿痛的骨伤科疾病，如骨折、骨性关节炎等。②治疗症见不省人事或头部疼痛剧烈的颅脑外伤疾病。③治疗症见昏迷，不省人事的心脑血管疾病，如心肌梗死、脑梗死等。④治疗症见红肿疼痛、疼痛性质固定不移的皮肤病以及蜂虫咬伤等。【临床经验】①服药3日内，忌食生冷、瓜果、烧酒等物。外敷只敷周围，不可敷疮口。用后忌一切食物。本方药性甚大，一救不可再服。②《红楼梦》中袭人被宝玉误踢了一脚，晚间吐了一口鲜血。宝玉见了，即刻便要叫人烫黄酒，用山羊血黎洞丸给袭人疗养。与本方相同。《血证论》："然刀伤二三日后，则亦与吐衄略同，有淤血肿痛者，宜消淤血。刀口，敷花蕊石散；肿处，用乳香、没药、麝香、三七、葱白捣敷。淤血消散，则肿痛自除，内服黎洞丸治之。"

【方歌】黎洞金疮跌扑伤，发背痈疽诸恶疮；瘰疬刑伤疯犬咬，蜂蛇蝎毒痈敷良；三七大黄冰麝魏，儿茶天竺竭藤黄；羊血雄黄牛乳没，秋露和丸酒化强。

鸡鸣散 【来源】《朱氏集验方》："治湿脚气。足胫肿重无

力，行动不便，麻木冷痛，或挛急上冲，甚则胸闷泛恶。"【组成】槟榔 10 g，陈皮、木瓜各 30 g，吴茱萸 6 g，紫苏 9 g，桔梗、生姜各 15 g。【用法】诸药共研粗末，隔宿用水二大碗（400 mL），慢火煎至一碗半，药渣再用水二大碗，煎至一碗，两汁相和，至次日五更鸡鸣时作二三次冷服。天明时大便当下黑粪水，即使肾所受寒湿毒气从大便排出。早饭须待药方过后再服。若便觉气绝不能言，取药不及，急掰开口，以热小便灌之。【功效】行气降浊，化湿通络。【适应证】主治湿脚气。足胫肿重无力，行动不便，麻木冷痛，或挛急上冲，甚则胸闷泛恶。【随症加减】气虚者加党参、炙黄芪；腰膝酸痛者加续断、桑寄生、菟丝子，寒湿较重者加附子、肉桂；表证明显者加桂枝、防风；心悸胸闷者加瓜蒌、薤白。【专科应用】①治疗以下肢远端关节红、肿、热、痛和功能障碍为主要临床表现的关节性疾病，如痛风，急、慢性膝关节炎，类风湿关节炎。②治疗寒湿型心血管病，如心律失常射频消融术后心悸、冠心病心绞痛、风心病心力衰竭。③治疗以下肢麻木或感觉异常为主要临床表现的疾病，如不安腿综合征、糖尿病合并末梢神经炎、脊髓亚急性联合变性。④治疗以水肿为主要临床表现的疾病，如功能性水肿、肝硬化腹水、肾炎性水肿。⑤还可治疗皮肤病的带状疱疹、荨麻疹。【临床经验】①服用鸡鸣散时要把握服药时间，即黎明时分。鸡鸣，是指服药时间。五更鸡鸣乃阳升之时，取阳升则阴降之意。病体往往阴邪盛，阳气衰，难以升发续接，此时服用可助机体驱散阴邪，启发阳气，使阴阳之气相接。规定服药时间之意主要是取其空腹药方易于发挥，可使寒湿之邪随阳气升发而散。故名鸡鸣散。《证治准绳》中有数方鸡鸣散，方药组成及功用不同于本方。②要注意服用方法，宜冷服，可以冷近温，致使药物发挥更大的作用。③要讲究药味加减，生姜不能去，随症加减。方中槟榔易耗正气，故不宜久服。有时有腹部不适及腹泻反应，或偶有头晕、身痒；如用量失当，可见流涎、呕吐等副作用。孕妇慎用。【方歌】鸡鸣散是朱氏方，苏叶吴萸桔梗姜，瓜橘槟榔晨冷服，脚气浮肿效非常。

和营止痛汤 【来源】《伤科补要》："凡人手指有三节，其骱突出者，俱可拔直捏正，屈伸活动；服和营止痛汤。其法相同，不必逐骱论也。"【组成】赤芍、当归尾、乌药各9 g，川芎、苏木、陈皮、桃仁、乳香、没药、木通、甘草各6 g，续断12 g。【用法】水煎服，每日1剂，分2次服。【功效】活血止痛，祛瘀生新。【适应证】主治损伤积瘀肿痛。气滞、瘀凝、肿痛未完全消失者。【随症加减】上肢痛者加桑枝，下肢痛者加木瓜、威灵仙；若胀满较重者可加木香、槟榔等理气导滞；若瘀痛重者可配合三七粉，或云南白药同用；瘀阻化热，大便干结者可加芒硝以通便泄热；骨折者加骨碎补、自然铜、土鳖虫等以增接骨续筋之功。【专科应用】治疗以疼痛为主要临床表现的骨折、脱位、软组织损伤等损伤中期。亦可用于治疗内伤积血成痛者。【临床经验】①对于伤科疾病，本方可内服外敷。对于有凝血功能障碍的患者，服用本方要定期检查。对于有胃肠溃疡的患者，可饭后适量服用。损伤后期不宜服。②一般选用中药热敷。上海魏氏伤科经验，脊椎病配合腰脊胸腔洗方：乳香、没药、积雪草、秦艽、鸡血藤、干毛姜、续断、海桐皮各9 g，草乌、土鳖虫各6 g，羌活、独活、当归、水防风各12 g。化瘀破积，舒筋止痛。上药煎水热敷腰部病变处。早、晚2次，每次30分钟左右，每剂药用2日。【方歌】和营止痛汤苏桃，归芎乳没草木通，续断乌药与陈芍，活血生新功力高。

接骨紫金丹 【来源】《杂病源流犀烛》："主治跌扑损伤，瘀血攻心。"【组成】土鳖虫10个，乳香、没药、血竭、自然铜、骨碎补各15 g，硼砂、当归、红花各9 g，大黄12 g。

另一方无大黄、红花；有巴豆霜 15 g，地龙 14 条。【用法】共研细末。跌打损伤，瘀血攻心，好酒下一分八厘（0.5 g）。破伤吐血不止者，用当归、桃仁、红花各五分（1.5 g），煎酒下。每服 3～6 g，开水或少量酒送服。【功效】祛瘀、续骨、止痛。【适应证】主治损伤骨折，瘀血内停者。【随症加减】气滞血瘀痛甚者加陈皮、木香、香附、枳实、桃仁、红花；心烦失眠者加酸枣仁、合欢皮、首乌藤。【专科应用】主要用于治疗骨折，如桡骨远端骨折、下颌骨骨折、股骨远端骨折、脑血栓形成，脑动脉硬化症。【临床经验】①本方以跌打损伤，不省人事，发热为辨证要点。②忌食胡椒、荸荠；有出血倾向的患者慎用；孕妇禁用；自然铜为重金属物，需炮制，防止重金属中毒。本品可内服外用，增强功效。③中成药跌打丸（当归、川芎、土鳖虫、血蝎、没药、麻黄、乳香、自然铜），三七跌打止痛胶囊（三七、当归、红花、血蝎、骨碎补、续断、乳香、没药、儿茶、苏木），接骨七厘片［炒乳香、炒没药、当归、土鳖虫、骨碎补（烫）、硼砂、龙血蝎、煅自然铜、大黄（酒炒）］，均来自接骨紫金丹加减。其用途更广。【方歌】接骨紫金地鳖虫，豆砂乳没別地龙，碎补然铜大黄蝎，续筋接骨有奇功。

散瘀和伤汤

【来源】《医宗金鉴》："治一切碰撞损伤，瘀血积聚。"【组成】马钱子(油炸去毛)、红花、生半夏各 15 g，骨碎补、甘草各 9 g，葱须 30 g。【用法】水 5 碗（1000 mL）煎滚，入醋 60 g，再煎十数滚，熏洗患处，一日十数次。【功效】活血疗伤。【适应证】主治碰撞损伤表现为血瘀证者。本方常用于肩痛、臂痛、腰痛、腿痛或周身疼痛经久不愈等属血瘀证者。【随症加减】外伤出血者加血蝎、儿茶；肿痛者加乳香、没药。【专科应用】用于治疗骨折中后期、关节扭伤、膝关节创伤性滑膜炎、颅脑外伤综合征、颈椎病、腰椎病、急性腰扭伤、旋前圆肌综合征等。【临床经验】①孕妇忌用，有出血倾向者慎用。对于外伤性血瘀疼痛，可内服外用；内服用量宜少，用蜂蜜调服。②马钱子为伤科要药，其炮制方法是，取净马钱子加水煮沸取出再用水浸泡捞出，刮去皮毛微晾，切成薄片干燥。另取麻油少许置锅内烧热加入马钱子片，炒至微黄色，取出，放凉。散瘀和伤汤可内服，马钱子（炮制后入丸、散，每次 0.2～0.6 g）。大剂量 0.9 g）、红花、生半夏、葱须减量。【方歌】散瘀和伤金鉴方，木鳖红花半夏尝，葱须醋草骨碎补，筋络挛痛煎此汤。

黑虎丹

【来源】《中医伤科学》引季金实经验方。"用黑虎丹外敷，有化瘀通络，消肿定痛之功。"【组成】冰片、麝香各 15 g，炉甘石 60 g，轻粉、炙穿山甲、炙乳香、炙没药、儿茶、五倍子各 30 g，雄黄 78 g，炙全蝎 40 只，炙大蜘蛛 80 g，炙蜈蚣 40 条。【用法】共为细末，每次用一分（0.3 g）左右，将药粉撒于膏药或油膏上敷贴患处。或凡士林调煮成膏外敷在压痛点及其周围。每日换药 1 次。【功效】祛瘀软坚散结，化痰消肿，解毒。【适应证】用于损伤后肌肉坚硬，筋骨发炎等（皮破不用）。【随症加减】发热畏寒，患处红、肿、热、痛者加金银花、野菊花、蒲公英、紫花地丁、紫背天葵；热毒壅滞，患处肿胀焮痛者加仙方活命饮。【专科应用】①治疗以疼痛为主要临床表现的骨折、脱臼、软组织损伤、骨瘰疽死骨形成。②治疗以关节疼痛为主要临床表现的痛风、网球肘、腱鞘炎、肩周炎、骨关节炎、风湿性关节炎、关节退行性病变等。③治疗以伤口感染为主要临床表现的破伤风。【临床经验】①对于皮肤过敏的患者，本方不能用。对于皮损者，不能使用。病愈即停止外用。②李国筹经验：伤科用药要求在药物炮制上一丝不苟，制乳香、没药要烧炭存性，煎熬伤膏药要老嫩适度，以保证药的性效，还有外敷药的调拌、水与饴糖的比例等。也用黑虎丹治疗风湿性关节炎和类风湿关节炎。③若使用本方，症状未见好转，即可就医。【方歌】中医伤科黑虎丹，冰甘轻粉甲乳没，五倍腰黄蜘麝香，孩儿全蝎蜈蚣安。

五加皮汤 【来源】《医宗金鉴》："五加皮汤，此汤舒筋活血，定痛消瘀。"【组成】当归（酒洗）、没药、五加皮、芒硝、青皮、花椒、香附各9g，丁香3g，麝香0.3g，老葱3根，地骨皮30g，牡丹皮6g。【用法】煎水外洗（可去麝香）。【功效】和血定痛舒筋。【适应证】用于跌打损伤皮破后，二目及面浮肿，若内伤瘀血，上呕吐衄，气虚昏沉，不省人事，身软，面色萎黄，遍身虚浮，躁烦焦渴，胸膈疼痛，脾胃不开，饮食少进。【随症加减】心烦失眠者加酸枣仁、合欢皮、茯神；气滞血瘀痛甚者加陈皮、木香、桃仁、红花；经脉不通者加水蛭、木瓜、蜈蚣、全蝎；祛风湿者加威灵仙、海桐皮、防风、独活。【专科应用】用于治疗各种软组织损伤、骨折、风湿痹痛等。【临床经验】①本方偏温燥，不宜久用，易耗伤阴血，特别是阴虚者尤须注意。麝香具有收缩子宫的作用，孕妇禁用，未生育妇女慎用。②有报道，用中药五加皮汤浸泡，治疗痤疮、脂溢性皮炎、酒渣鼻、面部皱纹、痤疮凹凸瘢痕、整形手术后瘢痕、烧烫伤瘢痕有效。③用于跌打损伤骨折、脱臼，外治可用五加皮汤外洗，配合局部按摩、功能锻炼，或针灸疗法。如合并气胸、血胸及内脏损伤者，应及时用中西医结合方法抢救治疗；病理性骨折、脱臼还应积极治疗原发病。④本方可内服外用，加强疗效。【方歌】五加皮汤加皮硝，当归青皮川楝葱，三香地骨片没药，和血定痛舒筋效。

生血补髓汤 【来源】《伤科补要》："其骱若出，一手捏住骱头，一手拿其脉窝，先令直拔下，骱内有声响，将手曲转，搭着肩头，肘骨合缝，其骱上矣。服生血补髓汤。"【组成】生地黄、芍药、川芎、黄芪、杜仲、五加皮、牛膝、红

花、当归、续断各 12 g。【用法】水煎服。【功效】调理气血，舒筋活络。【适应证】主治扭挫伤及脱位骨折的中后期气血两虚兼血瘀证，患处未愈合并有疼痛者。【随症加减】阴虚者加六味地黄丸，阳虚者加金匮肾气丸，阴虚阳虚不明显者加伸筋草、桃仁、血蝎、地龙、穿山甲、补骨脂、山药、桑寄生、枸杞子、自然铜（醋煅）。【专科应用】本方可用于治疗扭挫伤、骨折不愈、股骨头坏死、激素性股骨头坏死、慢性再生障碍性贫血等属气血两虚兼血瘀证者。【临床经验】①生地黄、当归滑润，痰湿中满，大便溏者慎用。孕妇忌用。②骨折中后期应以补肝肾、养气血，舒筋活络为主，可选用生血补髓汤、健步壮骨丸等，并用活血止痛散水煎外洗。【方歌】生血补髓汤牛膝，生地芍芎芪仲红，当归续断五加皮，调理气血舒筋宜。

舒筋活血汤

【来源】《伤科补要》："骨骱失骨者，肩端之骨，即肩胛骨也。其白含纳骨上端，其处名肩解，即肩髃与骨合缝处也。俗名吞口，一名肩头，其下附于脊骨成片如翅者。其骱若脱，手不能举。使患人低坐，一人抱住其身，将手拔直，用推拿法，酌其重轻，待其筋舒，一手捏其肩，抵住骱头，齐力拔出，骱内有响声者，乃复其位矣。用布带落其项下，服舒筋活血汤。""骨脚踝跗骨跖骨，即膝下踝上下腿骨也，俗名胫骨。其形二根；在前名成骨，其形粗；在后名辅骨，其形细，俗名劳堂骨。下至踝骨，距骨之下，足跗之上，两旁突出之高骨也。在内名内踝，俗名合骨；在外为外踝，俗名核骨。其骱出者，一手抬住其脚踝骨，一手扳住脚后跟直，拔筋正骨，令其复位，其骱有声，转动如故，再用布带缚之，木板夹定，服舒筋活血汤。"【组成】羌活、荆芥、红花、枳壳各 6 g，防风、独活、牛膝、五加皮、杜仲各 9 g，当归、续断各 12 g，青皮 5 g。【用法】水煎服，每日 1 剂，分 2 次服。【功效】舒筋活络。【适应证】主治跌打损伤，经络滞痛。

症见肢体疼痛，痛无定处或痛有定处；或软组织损伤及骨折脱位后期之筋肉挛急作痛，舌淡，脉濡。【随症加减】上肢损伤者加川芎、桂枝，去独活、牛膝，下肢损伤者去羌活，加木香、何首乌。疼痛甚者加乳香、没药；湿盛者加薏苡仁、防己、白术。【专科应用】本方常用于治疗痛风性关节炎、慢性腰痛等属经络阻滞证者。【临床经验】①孕妇忌用。对于关节或腰椎等病，可内服后，将药渣敷贴于患处，增强其功效。②本方适用于骨折、脱位、伤筋的中期而有淤血凝滞、筋膜粘连，或兼风湿，筋络发生挛缩、强直，关节屈伸不利者；应用于早期与后期也有其独特的作用。【方歌】舒筋活血羌防荆，独活五加枳壳青，牛膝川断熊杜仲，红花当归善通经。

化积丸 【来源】《杂病源流犀烛》："化积丸通治诸积。"【组成】三棱、莪术、阿魏、海浮石、香附、雄黄、槟榔、苏木、瓦楞子、五灵脂各等份。【用法】上为末，水泛为丸。每次3~6g，温开水送下。【功效】行气破结，活血散瘀。【适应证】主治诸积，诸气内痛，痞积疼痛。【随症加减】若胸腹痞满不适者加半夏、干姜、黄连以辛开苦降，消痞散结。【专科应用】①治疗以腹胀、腹痛为主要临床表现的胃炎、胃癌、胃泌素瘤、肝硬化、肝癌、结肠癌。②治疗以疼痛为主要临床表现的扭伤、骨折恢复期及其他撞击伤。【临床经验】①本方刺激性强，饭后服用。对于外伤患者，可内服外敷。凝血功能障碍的患者，应定期复查凝血功能。②有报道，治疗脾功能亢进正虚瘀结证，以八珍汤合化积丸为主，若头晕目眩，少气懒言，疲倦乏力等以气虚为甚者可加黄芪、山药以健脾益气；若面色苍白，头晕眼花，心悸脉细等以血虚为甚者可加何首乌、阿胶以养血补血。若见口干咽燥，渴欲饮水等以津亏明显者可加石斛、沙参、天花粉、麦冬以生津养液。若积块坚硬，瘀血尤甚者可酌加穿山甲、鳖甲、水蛭、虻虫、桃仁、丹参等软坚

活血祛瘀之药，但应注意掌握分寸，不可过度，以免血脉溃破，血液外溢而致大出血。肾淀粉样变性正虚瘀结证，用八珍汤合化积丸加减：党参、白术、茯苓、当归、白芍、熟地黄、川芎、三棱、莪术、香附、槟榔、五灵脂、蒲黄、大腹皮、甘遂。舌光红无苔者加生地黄、石斛以养阴生津；若腹水较多合防己黄芪汤以补气行水。上腔静脉综合征痰瘀阻肺证，化积丸加减：三棱、莪术、五灵脂、桑白皮、葶苈子、川贝母、杏仁、丹参、半枝莲、香附、泽泻，气虚者加黄芪、白术，咳嗽痰多加桔梗、紫菀，咳血者加侧柏叶、仙鹤草。【方歌】化积丸将癥积攻，阿魏海石生莪棱，香附雄黄槟榔片，苏木瓦楞及五灵。

第二节 止血剂

十灰散【来源】《十药神书》："治痨症，呕血、吐血、咯血、嗽血，先用此药止之。"【组成】大蓟、小蓟、荷叶、侧柏叶、白茅根、茜根、栀子、大黄、牡丹皮、棕榈皮各9g。【用法】各药烧炭存性，研极细末，用时白藕捣汁或萝卜汁磨京墨适量，调服9～15g，或温开水调服；亦可作汤剂，水煎服，用量按原方比例酌定。【功效】凉血止血。【适应证】主治血热妄行之上部出血证。症见呕血、吐血、咯血、嗽血、衄血等，血色鲜红，来势急暴，舌红，脉数。【随症加减】若气火上逆、血热较盛者可用本方改作汤剂使用，此时当加大大黄、栀子的用量，作为君药，并可配入牛膝、赭石等镇降之品，引血下行。鼻出血可以散末吹鼻。【专科应用】临床治疗见咳血、吐血、衄血、崩漏及外伤出血等，如肺结核咳血、支气管扩张咯血症；眼前房出血；胃溃疡吐血或十二指肠溃疡出血；肺胃积热的鼻出血；胞宫蓄热而致月经过多出血不止，功能失调性子宫出血及其他原因的出血症；尿血等。【临床经验】①本方为急则治标之剂，不可久服，血止之后，还当审因图本，方能巩固疗效。本方多用散剂以急救止血，既可内服，也能外用，但应预先制备，使火气消退，方可使用。本方亦可与葛氏另一名方花蕊石散结合应用，方即：煅花蕊石为末，每服 9～15 g，冲服。②方中药物皆烧炭，但应注意"存性"，研极细，用纸包子，以碗盖地上一夕，出火毒。古人在对炭药的应用中，积累了丰富的经验，并形成了一定的理论，如红见黑则止等。本方汇集凉血、涩血、散血、行血之品，各烧炭存性，使凉者凉，涩者涩，散者散，行者行，故可用于热瘀兼之出血。止涩之品仅棕榈一味，余皆清血之热、行血之滞、破血之瘀之品。药物经炒炭后，大多数都能增强和产生止血功能。许多学者认为炭药的止血机制可能是多环节、多通道，其物质基础很可能与鞣质、钙离子、微量元素、炭素和其他止血成分有关。炒炭的工艺要点为：a. 炒炭时要控制火力，一般质地坚实的根、根茎、厚片类药物，宜用武火炒至表面焦黑色，内部棕褐色；质地疏松轻薄的花、花粉、叶、全草、薄片类药物，宜用中火炒至表面黑褐色或棕黄色。b. 炒炭过程中由于锅温较高，植物类药物易出现火星迸起现象，为防止燃烧，宜喷淋适量清水熄灭锅中的火星，防止燃烧灰化或酿成火灾。但注意喷水量不宜过多，且要炒干后出锅，防止饮片的含水量过大。c. 炭药出锅后必须摊开冷却（1 周左右），或置于密闭容器中隔氧冷却，防止余烬复燃；待充分冷却后再入库收储。③有报道，用十灰散塞鼻并吞咽十灰散治疗鼻出血，加减十灰散联合血浆置换治疗在慢性肝病基础上出现的急性肝功能失代偿之慢加急性肝衰竭，犀角地黄汤合十灰散加减治疗过敏性紫癜，咳血方合十灰散治疗支气管扩张，泻心汤合十灰散治疗消化性溃疡出血，用十灰散加减治疗弥散性血管内凝血之肠道出血等，均有效。④对虚寒性出血则不宜使用。【方歌】十灰散用十般灰，柏茜茅丹荷搁随；二蓟栀黄皆炒黑，凉降止血此方推。

四生丸 【来源】《校注妇人大全良方》："疗吐血。凡吐血、衄血，阳乘于阴，血热妄行，宜服此药。"【组成】生荷叶、生艾叶各 9 g，生侧柏叶 12 g，生地黄 15 g。【用法】上研，丸如鸡子大，每服 1 丸（12 g）。亦可做汤剂煎服，用量按原比例酌定。【功效】凉血止血。【适应证】主治血热妄行。症见吐血、衄血，血色鲜红，口干咽燥，舌红或绛，脉弦数。【随症加减】若出血较多者可适当加入小蓟、白茅根、藕节、仙鹤草等增强止血之功。气火较甚者可加入大黄、栀子、牛膝引火下行；津伤较重者，见口干舌燥加玄参、天花粉以清热生津；咳血者加黄连、栀子仁、杏仁、贝母。【专科应用】本方常用于治疗类风湿关节炎、特发性血小板减少性紫癜、胃溃疡吐血、肺结核及支气管扩张之咯血、鼻衄等属上述证者。【临床经验】①本方对内热暴作之吐血、衄血、牙龈出血、咳血等上部出血疗效较好，然只可暂用，中病即止，若多服、久服，寒凉太过，则可使血凝成瘀，造成不良后果。虚寒性出血禁用。②鲜品中药所具有的特殊疗效，不可擅自以干品或炮制品代替，否则有可能会影响中药的效果。③有报道，四生丸治温病伤阴血热肠燥所致的便秘，用归脾汤合四生丸加减治疗原发性血小板减少性紫癜，用小陷胸汤与四生丸合方治疗隐匿型肾小球肾炎，四生丸治疮疡日久，有效。【方歌】四生丸中三般叶，侧柏艾叶荷叶兼；生地合用为丸服，血热吐衄效可验。

咳血方 【来源】《丹溪心法》："咳血者，嗽出，痰内有血者是。"【组成】青黛（水飞）、诃子各 6 g，瓜蒌子（去油）、海蛤粉、栀子（炒黑）各 9 g。【用法】上为末，以蜜同姜汁为丸，噙化。或共研末为丸，每服 9 g；亦可作汤剂，水煎服，

用量按原方比例酌定。【功效】清肝宁肺，凉血止血。【适应证】主治肝火犯肺之咳血证。症见咳嗽痰稠带血，咯吐不爽，心烦易怒，胸胁作痛，咽干口苦，颊赤便秘，舌红苔黄，脉弦数。【随症加减】火热伤阴，痰少难咯，舌红少苔者，可酌加沙参、麦冬等以清肺养阴；若咳甚痰多者可加川贝母、天竺黄、枇杷叶等以清肺化痰止咳；咳血量较多加仙鹤草、白茅根、侧柏叶凉血止血；津伤便结者加玄参、生地黄以养阴生津通便；本方去诃子、海蛤粉，加青蒿、牡丹皮，治疗鼻衄，亦有较好疗效。【专科应用】常用于治疗肺结核、肺炎、肺脓肿、支气管扩张、慢性支气管炎、心脏病、慢性粒细胞白血病等以咯血为主要临床表现者；也可用于治疗腮腺炎、血液病、银屑病、鼻出血、牙龈出血和消化道出血等，对硬硬化引起的出血倾向也有抑制作用。【临床经验】①因本方属寒凉降泄之剂，故肺肾阴虚及脾虚便溏者，不宜使用。服后可用八珍汤加减调理。②《医林纂要》别名肺血丸，治咳嗽痰血，咳甚者，加杏仁（去皮、尖）。③应该注意的是，一说《丹溪心法》中的海粉应该都是海浮石，不过也有使用海蛤粉的，其功效与海浮石粉相似。青黛配海粉也就是海蛤壳煅成的粉便是有名的黛蛤散。④治肺出血脉微微欲绝之象、命在危急之时用三七（醋炙）9～15 g，大黄 3 g，花蕊石 15 g，共为细面，一服 6 g，白水送下。【方歌】咳血方中诃子收，海蛤栀子共瓜蒌，青黛泻肝又凉血，咳嗽痰血服之瘳。

小蓟饮子

【来源】《重订严氏济生方》："治下焦结热血淋。"【组成】生地黄、小蓟、滑石、木通、蒲黄、藕节、淡竹叶、当归、栀子、甘草各 9 g。【用法】汤剂不规定时间冷服的称饮子。作汤剂，水煎服，用量据病证的情增减。【功效】凉血止血，利水通淋。【适应证】主治热结下焦之血淋、尿血。症见尿中带血，血色鲜红，小便频数，赤涩热痛，舌红，苔黄，脉数。【随症加减】方中甘草应以生甘草为宜，以增强清热泻火之力；若尿道刺痛者可加琥珀末、海金沙，以通淋化瘀止痛；若血淋、尿血日久气阴两伤者可减木通、滑石等寒滑渗利之品，酌加太子参、黄芪、阿胶等以补气养阴；血尿甚者加鹿衔草、墨旱莲、琥珀；若热甚淋重者加萹蓄、瞿麦、石韦、黄柏、桃仁以助清利通淋；心烦少寐者加黄连、麦冬、莲子心、首乌藤；遗精加金樱子、芡实；若有结石而见本方证者可加金钱草、海金沙、石韦以化石通淋。【专科应用】主要用于治疗急性尿路感染、急性肾炎、肾盂肾炎、IgA肾病、蛋白尿、乳糜尿、精囊炎、前列腺气化电切术后并发症、经皮肾碎石取石术后血尿、过敏性紫癜之血精等证属热结下焦者。【临床经验】①本方以凉血止血与利水通淋药配伍，且止血之中兼以化瘀，使血止而不留瘀；利水通淋之中兼以养阴血，使利尿而不伤阴。②本方不宜久服，孕妇忌用。木通具有明显的肾脏损害作用，现多已不用或用通草替代。【方歌】小蓟饮子藕蒲黄，木通滑石生地藏，归草黑栀淡竹叶，血淋热结服之康。

槐花散

【来源】《普济本事方》："治肠风脏毒，槐花散。"【组成】槐花（炒）、侧柏叶（杵，焙）各12g，荆芥穗、枳壳（麸炒）各6g。【用法】上药为细末，每服6g，开水或米汤调下；亦可作汤剂，水煎服，用量按原方比例酌定。【功效】清肠止血，疏风行气。【适应证】主治风热湿毒，壅遏肠道，损伤血络证。症见便前出血，或便后出血，或粪中带血，以及痔疮出血，血色鲜红或晦暗，舌红苔黄，脉数。【随症加减】若便血较多者荆芥可改用荆芥炭，并加入黄芩炭、地榆炭、棕榈炭等，以加强止血之功；若大肠热甚者可加入黄连、黄芩等以清肠泄热；若脏毒下血紫暗者可加入苍术、茯苓等以祛湿毒；便血日久血虚者可加入熟地黄、当归等以养血和血。【专科应用】治疗以便血为主要临床表现的痔疮、溃疡性结肠炎、直肠癌、结肠癌。【临床经验】①本方为治疗热证便血的常用方剂。以血色鲜红，舌红，脉数为证治要点。②由于方中药性寒凉，故只宜暂用，不宜久服。③便血日久，属气虚或阴虚者，则不宜使用。【方歌】槐花散治肠风血，芥穗枳壳侧柏叶，等分为末米汤下，凉血疏风热能涤。

黄土汤

【来源】《金匮要略》：“下血，先便后血，此远血也，黄土汤主之。”【组成】甘草、干地黄、白术、附子（炮）、阿胶、黄芩各9g，灶心黄土30g。【用法】先将灶心土水煎过滤取汤，再煎余药，阿胶烊化冲服。【功效】温阳健脾，养血止血。【适应证】主治脾阳不足，脾不统血证。症见大便下血，先便后血，以及吐血、衄血、妇女崩漏，血色暗淡，四肢不温，面色萎黄，舌淡苔白，脉沉细无力。【随症加减】方中灶心黄土缺时，可以赤石脂代之。一般情况加白芍、海螵蛸；若气虚甚者可加人参、黄芪以益气摄血；胃纳较差者阿胶可改为阿胶珠，以减其滋腻之性；脾胃虚寒较甚者可加炮姜炭以温中止血；出血多者加海螵蛸、益母草、地榆、白及、参三七粉（吞服）；伴呕血加制半夏、旋覆花（包）、赭石（先下）；有热象去炮附子。【专科应用】①治疗以出血为主要临床表现的大便下血或吐血、衄血、肺出血、上消化道出血、痔出血、尿血、崩漏、功能失调性子宫出血及先兆流产、慢性胃溃疡、慢性溃疡性结肠炎、肠结核、血小板减少性紫癜。②治疗以腹胀腹痛为主要临床表现的慢性萎缩性胃炎。【临床经验】①因实热出血者，不可服用；有外邪者，不宜使用。灶心土240g捣碎，用开水冲起搅拌后，待粗土沉底而细尘未澄清时，急取其水煎药，如澄为清水就无用了。②《血证论》称本方为“下血崩中之总方”。③赵锡武经验：本方加龙眼肉、鹿角胶、当归、黄芪，名加味黄土汤，治疗阳气虚弱，不能统血，阴血不能内守，发为崩漏。谭日强经验：《金匮要略浅注》：“其方也主吐衄，此即金针之度也。余每用此方以干姜易附子，以赤石脂一斤代黄土取效更捷。甚者加干侧柏四两、鲜竹茹六斤。"赵明锐经验：《经方发挥》治疗溃疡病，或潜血、隐血，可去黄芩，加栀子，作为反佐药品。治紫癜可加当归、牡丹皮。治疗崩漏属虚寒者，先给予黄土汤，再照前方加减配制成丸药，继服以巩固疗效。【方歌】黄土汤用芩地黄，术附阿胶甘草尝，温阳健脾能摄血，便血崩漏服之康。

宁血汤

【来源】《中医眼科学》："自觉眼前黑花飞舞，视力缓降或急降。检视玻璃体，可见点状或絮状、团块状混浊，或见眼底有出血性病变。全身常见头晕耳鸣，心烦少寐，口燥咽干，舌红少苔，脉弦细数。"【组成】仙鹤草、墨旱莲、栀子炭、白芍、白及、白薇、侧柏叶、阿胶（烊化和服）、白茅根各10 g，生地黄15 g。【用法】水煎服，每日1剂，分2次服。【功效】滋阴凉血，止血化瘀。【适应证】主治血灌瞳神，眼内出血，为火热上扰，迫血妄行所致者。【随症加减】阴虚火旺者加知母、玄参，以滋阴清热。为避免寒凉太过，止血而留瘀，不利于眼内瘀血的吸收，可加生蒲黄、三七、大蓟以化瘀止血。【专科应用】①临床可用于治疗视网膜中央或分支静脉阻塞、视网膜血管炎、视网膜脉络膜炎病变、视网膜血管瘤、视网膜神经血管炎，以及老年性黄斑变性、高度近视眼底病变、中心性浆液性脉络膜视网膜病变或脉络膜新生血管性病变所致的出血病变。②可用于治疗糖尿病性视网膜病变，高血压性视网膜病变，肾病性视网膜病变，妊娠中毒性视网膜病变，甚至血液系统疾病、自身免疫性疾病引起的眼底出血。【临床经验】①非血热出血所致者不宜用；高脂血症者长需定期检查血脂变化。②分期治疗视网膜静脉阻塞，按照出血期、瘀血期和痰瘀互结期分期，出血期用宁血汤，瘀血期用血府逐瘀汤，痰瘀互结期用桃红四物汤合二陈汤。【方歌】宁血白茅芍及薇，阿胶侧柏墨旱莲，黑栀生地仙鹤草，专治内眼出血鲜。

生蒲黄汤 【来源】《眼科六经法要》陈达文经验方。"血分有热，眼底出血，视物不清，视力减退。"【组成】生蒲黄、丹参、荆芥炭、郁金各 10 g，墨旱莲、牡丹皮各 8 g，藕节 30 g，生地黄 15 g，川芎 5 g，甘草 6 g。【用法】水煎服，每日 1 剂，分 2 次服。【功效】滋阴降火，止血活血，凉血散瘀。【适应证】主治肾阴亏损，虚火上炎，血热伤络，热迫血溢证。症见眼底出血，血灌瞳神，视物不清，视力减退，舌质红，脉细数。亦适用于外伤引起的目衄。【随症加减】热重者加白茅根、侧柏叶、茜草炭；出血多者加仙鹤草、血余炭；肝阳上亢者加天麻、钩藤、夏枯草、石决明；气滞血瘀，情志抑郁，两胁胀满者加香附、枳壳。【专科应用】本方常用于治疗眼底出血，如视网膜眼底出血，视网膜静脉周围炎，视网膜中央出血，高血压脑出血，糖尿病眼底出血，贫血性视网膜出血，外伤性血灌瞳仁；视网膜中央静脉阻塞、玻璃体混浊、视盘血管炎；子宫出血、鼻出血、牙龈出血等属血热伤络证。【临床经验】①气血瘀阻者不宜用。②治疗挫伤性前房积血，服生蒲黄汤合石决明汤加减（生蒲黄、生地黄、丹参、郁金、川芎、牡丹皮、墨旱莲、荆芥炭、石决明、草决明、青葙子、赤芍、栀子、生大黄）。之后服血府逐瘀汤合石决明汤加减（当归、生地黄、桃仁、红花、赤芍、郁金、川芎、枳壳、川牛膝、石决明、草决明、青葙子、栀子），必要时行前房穿刺冲洗。③云雾移睛症，阴虚火旺，热入血分，灼伤脉络，眼底出血，瘀血渗于玻璃体内，则玻璃体混浊，以致眼见黑花，视力下降，以宁血汤（墨旱莲、生地黄、阿胶、白芍、栀子炭、侧柏叶、白茅根、仙鹤草、白及、白蔹）或生蒲黄汤加减。④分期辨治黄斑出血：早期用生地黄、牡丹皮、赤芍、炒黄芩、丹参、仙鹤草、墨旱莲、侧柏叶、大蓟、小蓟、白茅根、夏枯草、茺蔚子。中期用生地黄、熟地黄、当归、菊花、川芎、赤芍、丹参、红花、桃仁、蔓荆子、茺蔚子、炙甘草、夏枯草。后期用杞菊地黄丸。渗出物多加茯苓、车前子、泽泻、木通；高血压动脉硬化加龙骨、牡蛎、石决明、桑寄生。【方歌】生蒲黄汤郁金芎，丹皮丹参生地草，藕节旱莲荆芥炭，眼科止血效力宏。

石决明散

【来源】《普济方》："治患赤肿，疼痛怕日，泪涩难开，忽生翳膜。"《世医得效方》又称大决明散：治"肝脏积热，眼先患赤痛肿疼，怕日泪涩难开，或初患一目不见，以致两目齐患"。【组成】石决明 30 g，草决明（炒）、羌活、栀子各 15 g，大黄（煨）、荆芥各 0.3 g，木贼、青葙子、芍药各 1.5 g。【用法】上为末，每服 6 g，麦冬（去心）煎汤调，食后服。【功效】凉血止血，活血化瘀。【适应证】主治眼外伤黑睛生翳及肝经积热之风轮赤豆等。内眼出血，病情基本稳定，无再出血倾向者。【随症加减】肝火不盛或脾胃不实者酌去大黄、栀子；无外邪者去荆芥、羌活；头痛目涩，生眵流泪者加蔓荆子、菊花、白芷以祛风止泪，清利头目；毒邪较重者加蒲公英、野菊花以清热解毒；急躁易怒者加柴胡、制香附以疏肝理气。【专科应用】本方常用于治疗病毒性角膜炎、角膜溃疡、青光眼、白内障等属血热瘀血证者。【临床经验】①石决明应打碎先煎，大黄后下。②合镇肝熄风汤治疗青光眼睫状体炎综合征，疗效较好。【方歌】石决明散草决明，羌栀大黄木贼荆，芍药麦冬青葙子，风轮赤豆肝热清。

地榆丸

【来源】《普济方》："风气攻注、荣卫壅滞，四肢疼痛无力，渐成瘫痪。"【组成】大川乌头（盐炒，不得过熟，去皮脐尖）、人参、地榆各 30 g，麝香（别研，入前 4 味中拌令匀）0.3 g。【用法】上为末，5 味同捣，炼白蜜 150 g 和为丸，如梧桐子大，以瓷盒密封储之。每日 20 丸，空心、食前温酒送下。【功效】温经通络，行气活血。【适应证】主治风气攻注、荣卫壅滞，自汗，四肢疼痛无力，麻木不仁，渐成瘫痪。【随症加减】脾胃不足者加茯苓、白术；气虚者加黄芪、白术；血虚者加当归、黄芪；经络不通者加乳香、没药，或三棱、莪术，或水蛭、蜈蚣；湿滞者加泽泻、茯苓、威灵仙、丝瓜络；阴虚者加熟地黄、麦冬、黄精、玉竹；阳虚者加淫羊藿、巴戟天。【专科应用】本方主要用于治疗进行性肌营养不良、肌炎、重症肌无力、吉兰-巴雷综合征、多发性硬化病、多灶性运动神经病、下肢硬化性动脉炎、坏疽等。【临床经验】①本方为温热之剂，原书云："服此药当有汗出是验。"②方中大川乌头有毒，需先煎；肝肾功能不全者慎用；阴虚者不可久服，需配伍其他药方可服用；孕妇禁用，未育者慎用。③《普济方》还有另一同名方，由地榆、当归、阿胶、黄连、诃子肉、木香、乌梅组成，凉血止血，涩肠固脱。治疗痔疮脱肛。【方歌】大川乌温经散寒，人参地榆麝香全，行气活血功偏热，主治无力瘫痪显。

槐角丸 【来源】《丹溪心法》："槐角丸治诸痔，及肠风下血脱肛。"【组成】槐角 30 g，防风、地榆、当归、枳壳、黄芩各 15 g。【用法】上为末，糊丸如梧子大。空心米汤下 20 丸。【功效】清肠疏风、凉血止血。【适应证】主治诸痔，及肠风下血脱肛。属风邪热毒或湿热者。【随症加减】若外感风寒初起，头痛鼻塞，恶寒发热等表证较重者加防风、紫苏、生姜以解表散邪；湿聚生痰，痰涎稠黏者加半夏、茯苓、桑白皮以除湿化痰；燥气焚金，干咳无痰者加瓜蒌、贝母、知母以润燥化痰。【专科应用】用于治疗以便血为主要临床表现的痔疮、溃疡性结肠炎、直肠癌、结肠癌等。【临床经验】①忌烟酒及辛辣、油腻、刺激性食物。②保持大便通畅。③儿童、孕妇、哺乳期

妇女、年老体弱及脾虚大便溏泻者应在医师指导下服用。④有原发性高血压、心脏病、肝病、糖尿病、肾病等慢性病严重者应在医师指导下服用。⑤内痔出血过多或原因不明的便血应去医院就诊。⑥服药3日症状无缓解，应去医院就诊。⑦对本方过敏者禁用，过敏体质者慎用。⑧本方性状发生改变时禁止使用。【方歌】槐角丸有地榆防，当归黄芩枳壳匡，血热得凉自可止，擅治肠风又脱肛。

黄芩汤

【来源】《伤寒总病论》："治鼻衄，吐血，下血，妇女漏下血不止。"【组成】黄芩12 g。【用法】水煎服，用水600 mL，煮取300 mL，每次温饮150 mL。【功效】清热止血。【适应证】主治鼻衄，吐血，下血，妇女漏下血不止。【随症加减】疼痛甚者加芍药、甘草，以敛阴和营止痛；肺热甚者加石膏、杏仁清热止咳；吐血、下血者加血余炭、大蓟、小蓟以止血清热；大便秘结者加大黄通腑泄热。【专科应用】①治疗以出血为主要临床表现的胃溃疡，急、慢性胃肠炎，溃疡性结肠炎、传染性肝炎、菌痢、肾盂肾炎、变应性鼻炎、崩漏、过敏性紫癜。②治疗以发热为主要临床表现的感冒、流感、上呼吸道感染、急性扁桃体炎、支气管炎、肺炎。【临床经验】①一般根据辨证，随症加减。②本方为寒性之品，不可久服，久服易伤胃。《仁斋直指》黄芩一物汤、《医统》黄芩散、《济阴纲目》子芩散、《医方大成》黄芩汤，均为单味黄芩，治疗阳乘阴，天暑地热，经水沸溢，崩中下血；脾胃虚不宜服。【方歌】庞氏黄芩一物汤，清热止血效力彰。

清热地黄汤

【来源】《医略六书》："血崩烦热，脉洪涩者。"【组成】生地黄20 g，黄连（炒黑）、白芍（醋炒）、荆芥（炒黑）、知母（炒黑）、黄柏（炒黑）、牡丹皮（炒黑）各6 g，当归（醋炒）、地榆（炒炭）各12 g。【用法】水煎，去滓，温服。【功效】清热除烦，化瘀止崩。【适应证】主治阴道突然大量出血，或淋漓日久，出血色深红。口干喜饮，头晕面赤，烦躁不寐，舌质红苔黄，脉滑数或洪涩。【随症加减】色紫暗、夹有血块者加益母草、茜草、乳香、没药；肝火者加牡丹皮、栀子、龙胆；动风者加龟甲、牡蛎、石决明；血热者加赤芍、生地黄、牡丹皮；热毒者加水牛角、牛黄、紫草、蒲公英；湿热者加黄柏、败酱草、土茯苓；尿血者加墨旱莲、小蓟、血余炭；便秘者加生大黄、番泻叶；气虚者加黄芪、人参；气阴两虚者加北沙参、耳环石斛、玄参。【专科应用】主要用于治疗崩漏、子宫肌瘤、慢性子宫内膜炎、胎动不安、痔疮、过敏性紫癜等。【临床经验】①本方为寒凉剂，虚寒者忌用，需在医师指导下服用，但仍不可久服。②崩漏严重者，需及时抢救。③朱南荪治疗崩漏经验：实热出血常用生地黄、大蓟、小蓟、地榆、侧柏叶、椿皮、炒牡丹皮、白头翁、玉米须、贯众炭等；若经行吐衄多选白茅根、藕节、炒栀子；盆腔炎之热瘀交结经淋腹痛者，需加清热解毒，活血化瘀药，如蒲公英、地丁草、败酱草、红藤、柴胡、延胡索、川楝子、熟大黄炭之类；阴虚血热出血常用二至丸、苎麻根、桑螵蛸、龟甲胶、鹿衔草、生地黄炭等，注重在补阴之中行止崩之法，桑椹、山茱萸、枸杞子、麦冬均可选用，俾肝肾阴血充足，血无热迫，则宁静如常。【方歌】清热地黄出医略，除烦化瘀止崩漏，芍地黄连知柏丹，当归荆芥地榆炭。

第十四章　治风剂

第一节　疏散外风剂

川芎茶调散【来源】《太平惠民和剂局方》："治丈夫、妇人诸风上攻，头目昏重，偏正头疼，鼻塞声重；伤风壮热，肌肉蠕动，膈热痰盛；妇人血风攻注，太阳穴疼，但是感风气，悉皆治之。"【组成】薄荷叶（不见火）240 g，川芎、荆芥（去梗）各 120 g，细辛（去芦）30 g，防风（去芦）45 g，白芷、羌活、甘草（炙）各 60 g。【用法】共为细末，每次 6 g，每日 2 次，饭后清茶调服；亦可作汤剂，用量按原方比例酌减。【功效】疏风止痛。【适应证】主治外感风邪头痛。偏正头痛，或巅顶作痛，目眩鼻塞，或恶风发热，舌苔薄白，脉浮。【随症加减】风为百病之长，外感风邪，多有兼夹。若属外感风寒头痛者宜减薄荷用量，酌加紫苏叶、生姜以加强祛风散寒之功；外感风热头痛者去细辛、羌活，加菊花、僵蚕、蔓荆子以疏散风热；外感风湿头痛者加苍术、藁本以散风祛湿；头风头痛，经久不愈者宜重用川芎，并酌加桃仁、红花、全蝎、地龙等以活血祛瘀、搜风通络。【专科应用】①治疗以头痛或头晕为主要症状的疾病，如普通感冒、流感、偏头痛、血管神经性头痛、椎基底动脉供血不足、三叉神经痛、丛集性头痛等头面部疾病。②治疗以鼻塞、咳嗽等肺部症状为主的疾病，如慢性鼻炎、鼻窦炎、上颌窦炎、支气管炎。③治疗以风邪走窜游走为发病特征的疾病，如荨麻疹、风湿性关节炎等。均属外感风邪头痛为主的患者。**【临床经验】**①使用时宜“量轻微煎”，以取其轻清升散之用。导致头痛的原因很多，有外感与内伤的不同，对于久病气虚、血虚或因肝肾阴虚、肝阳上亢、肝风内动等引起的头痛，均不宜使用。外感风邪头痛，以及偏于风寒者，较为适宜。②每服应于食后清茶调下，以取其苦寒清上、降下之性，既具上清风热，引热下行之功，又能制约风药过于温燥升散，所谓升中有降，即在于此。③本方是治疗血管神经性头痛的良方，只要辨证准确，变通应用，不论病之新久，痛之缓急，都可标除本清，头痛得解。可以本方为基础方，痰湿型合半夏白术天麻汤加减，血瘀型合血府逐瘀汤加减，肝经郁热型合丹栀逍遥散加减，病程长者加全蝎、蜈蚣等活血通络。④风邪发病具有病位偏上方、行无定处、发病迅速、变化无常的特点，在治疗鼻窦炎、三叉神经痛多为风挟热邪上犯清窍，故加苍耳子、辛夷等清热通窍之品；三叉神经痛加石膏、龙胆等清热泻火之药。⑤风湿性关节炎为风挟寒湿之邪，加川乌、桂枝、独活、薏苡仁等以祛风散寒除湿。⑥荨麻疹为风邪变幻无常，痒疹此起彼伏，加僵蚕、地肤子、苦参等祛风散邪止痒。⑦慢性鼻炎、鼻窦炎引起的头痛，加苍耳子、辛夷。**【方歌】**川芎茶调有荆防，辛芷薄荷甘草羌，目昏鼻塞风攻上，偏正头痛悉能康。

大秦艽汤 **【来源】**《素问病机气宜保命集》：“中风外无六经之形证，内无便溺之阻格，知血弱不能养筋，故手足不能运动，舌强不能言语，宜养血而筋自荣，大秦艽汤为主。”**【组成】**秦艽 90 g，甘草、川芎、当归、白芍、石膏、独活各 60 g，细辛 15 g，羌活、防风、黄芩、白芷、白术、生地黄、熟地黄、白茯苓各 30 g。【用法】上药用量按比例酌减，水煎，温服，不拘时候。【功效】疏风清热，养血活血。【适应证】本方是治风邪初中经络之常用方。临床应用以口眼㖞斜，舌强不能言语，手足不能运动，微恶风发热，苔薄微黄，脉浮数为辨证要点。主治风邪初中经络证。口眼㖞斜，舌强不能言语，手足不能运动；或兼恶寒发热，苔白或黄，脉浮数或弦细。【随症加减】若无内热者可去黄芩、石膏等清热之品，专以疏风养血通络为治。原方有"如遇天阴，加生姜煎七八片；如心下痞，每两加枳实一钱同煎"的用法，可资参考。【专科应用】①治疗以口眼㖞斜，舌强不能言语，手足不能运动为主要症状的疾病，如卒中、卒中先兆、脑梗死、脑出血后遗症等脑血管疾病。②治疗以口眼㖞斜为主要症状的疾病，如眼肌麻痹、面神经炎、深层巩膜炎、多发性神经炎等。③还可用于治疗急性痛风性关节炎、风湿性关节炎、类风湿关节炎、肩周炎、产后关节痛等风湿热痹者。④另外，吉兰-巴雷综合征、颈椎病、腰椎间盘突出症、荨麻疹、瘙痒症、玫瑰糠疹、神经性皮炎、坐骨神经痛、膝关节退行性变也可加减应用本方。【临床经验】①本方辛温发散之品较多，阴血亏虚者应慎用。②若属内风所致者或风邪中脏腑者，不可使用。③本方有大量的风药，有外风可祛，无外风可散、可通、可疏、可化，对于急性脑血管病有较高的应用价值。④可运用于产后关节痛，去除清热药黄芩、石膏等，减少祛风药，结合产后多虚多瘀的病机特点，辨证施治，随症加减酌情给予益气养血，温经通脉，补肝益肾之品。⑤在治疗风湿性关节炎（虚痹）时，风邪偏胜，关节游走疼痛者，加海桐皮、豨莶草以祛风通络；风湿偏胜，关节疼痛较甚伴重着肿胀，加汉防己、薏苡仁祛风除湿；如症见口干舌红身热，邪已化热，加忍冬藤、知母以清热通络。⑥治疗眼肌麻痹，以本方为基本方，无内热者，去石膏、黄芩，加白附子、全蝎祛风痰、通经络；舌有瘀点、瘀斑者加桃仁、红花；

舌苔厚腻脉滑者可去地黄，加半夏、天南星、橘红以祛痰燥湿。【方歌】大秦艽汤羌独防，芎芷辛芩二地黄，石膏归芍苓术草，养血祛风通治方。

小续命汤 【来源】《备急千金要方》："治中风垂危，身体缓急，口眼㖞斜，舌强不能言语，神情闷乱者。""中风痱，身体不能自收持，口不能言，冒昧不知痛处，或拘急不得转侧……并治但伏不得卧，咳逆上气，面目浮肿。"【组成】麻黄、防己、人参、桂心、黄芩、芍药、甘草、川芎、杏仁各 9 g，防风、附子各 10 g，生姜 6 g。【用法】上 12 味㕮咀，以水一斗二升（12 L），先煮麻黄三沸去沫。纳诸药，煮取 3 L，分三服；不愈更合三、四剂，取汗。【功效】辛温发散，扶正祛风。【适应证】主治风中经络证。①治中风不省人事，神气溃乱，半身不遂，筋急拘挛，口眼㖞斜，语言蹇涩。②风湿腰痛，痰火并多。③六经中风，及刚柔二痉。【随症加减】筋急语迟脉弦者倍人参，加薏苡仁、当归。去芍药，以避中寒。烦躁大不便者去桂、附，倍芍药，加竹沥。日久不大便，胸中不快者加大黄、枳壳。脏寒下利者去防己、黄芩，倍附子，加白术。呕逆者加半夏。语言蹇涩，手足振掉者加石菖蒲、竹沥。身痛发搐者加羌活。口渴者加麦冬、天花粉。烦渴多惊者加犀角、羚羊角。汗多者去麻黄、杏仁，加白术。舌燥者去桂、附，加石膏。病情较重、得病较久者加全蝎粉（吞）、僵蚕。现临床上亦用于额面神经麻痹所致的口僻，酌加僵蚕、白附子等，以增强祛风。【专科应用】①用于治疗颅脑疾患、头部症状、失眠、心悸、精神疾患、戒断症状及解毒、手足发热、感冒及过敏、变应性鼻炎、氯化钡中毒等。②在急性脑血管病、卒中后遗症、脑萎缩、脑瘫、癔症性瘫痪、记忆力减退、脑动脉硬化症、顽固性头痛、多发性神经炎、周期性麻痹、吉兰-巴雷综合征、急性脊髓炎、上行性麻痹、帕金森综合征等神经系统疾

第十四章　治风剂————————**585**

病治疗中，用本方均配合运用升清宣发阳气之法，以补充脑部阳气，"头为诸阳之会"，阳气充足，大脑疾病祛除就快。【临床经验】①本方是治疗真中风的方剂，兼治风寒湿痹疼痛者。陈鼎三评价续命汤云："此方有不可思议之妙，非阅历深者不可明也。"对于中风之疑难顽症，益气活血力尚不及，需以温阳活血、温阳宣通方能收功，亦不必拘泥于中风有寒热形证方能应用，其肢体表现尤其是肢体拘挛者亦应认为是中风六经形证，尤其是太阳经脉之气血瘀阻之证，应用续命汤及类方乃为正治。②易老六经加减法：a. 本方倍麻黄、杏仁、防风，名麻黄续命汤，治太阳中风，无汗恶寒。b. 本方倍桂枝、芍药、杏仁，名桂枝续命汤，治太阳中风，有汗恶风。c. 本方去附子，加石膏、知母，名白虎续命汤，治阳明中风，无汗身热，不恶寒。d. 本方加葛根，倍桂枝、黄芩，名葛根续命汤，治阳明中风，身热有汗，不恶风。e. 本方倍附子，加干姜、甘草，名附子续命汤，治太阴中风，无汗身凉。f. 本方倍桂、附、甘草，名桂附续命汤，治少阴中风，有汗无热。g. 本方加羌活、连翘，名羌活连翘续命汤，治中风六经混淆，系之于少阴厥阴，或肢节挛急，或麻木不仁。h. 本方去防风、防己、附子、白芍，加当归、石膏，即古今录验续命汤。治中风痱，身不自收，口不能言，冒昧不知痛处，或拘急不能转侧。i. 录验方去人参，加干姜、黄芩、荆沥，即千金大续命汤，通治五脏偏枯贼风。煎服法：每服 9 g，加姜、枣煎。③徐灵胎在其《兰台轨范》中收录小续命汤时，虽认为"续命为中风之主方"，但同时却告诫："人参附桂何尝不用，必实见其有寒象，而后可加，然尤宜于西北人，若东南人则当详审，勿轻试。"【方歌】小续命中麻黄汤，防风防己草枣姜，芎芍参附黄芩佐，内虚外风挛急康。

消风散 【来源】《外科正宗》："治风湿浸淫血脉，致生疮

疥，瘙痒不绝，及大人小儿风热瘾疹，遍身云片斑点，午有午无并效。"【组成】当归、生地黄、防风、蝉蜕、知母、苦参、亚麻子、荆芥、苍术、牛蒡子、石膏各 6 g，甘草、木通各 3 g。【用法】水二盅（60 mL），煎至八分，食远服。现代用法：水煎，空腹服。【功效】疏风除湿，清热养血。【适应证】主治风毒湿热之风疹、湿疹。症见皮肤瘙痒，疹出色红，或遍身云片斑点，抓破后渗出津水，苔白或黄，脉浮数有力。【随症加减】风热偏盛而见身热、口渴者宜重用石膏，加金银花、连翘以疏风清热解毒；湿热偏盛而兼胸脘痞满，身重乏力，舌苔黄厚而腻者加地肤子、车前子、栀子以清热利湿；血分热重，五心烦热，皮疹红赤，舌红或绛者宜重用生地黄，或加赤芍、牡丹皮、紫草以清热凉血。【专科应用】①本方是治疗风疹、湿疹的常用方剂。以皮肤瘙痒，疹出色红，或遍身云片斑点为辨证要点。②若风热偏盛而身热、口渴者加金银花、连翘以疏风清热解毒；湿热偏盛，胸脘痞满，身重乏力，舌苔黄厚而腻者加地肤子、车前子、栀子等以清热利湿；血分热甚，五心烦热，舌红或绛者加赤芍、牡丹皮、紫草以清热凉血。③荨麻疹、过敏性皮炎、稻田性皮炎、药物性皮炎、神经性皮炎、老年皮肤瘙痒症、银屑病、慢性荨麻疹、湿疹等属风湿热邪为主的患者，均可加减运用本方。【临床经验】①气血虚弱者不宜。因方中疏风药、祛湿药易伤阴血，虽有当归、生地黄、亚麻子等养血活血，滋阴润燥之药，但究抵乎内相互制约之品，补养力证差。②使用本方，宜配合炉甘石洗剂、湿疹止痒膏等外用药，则收效更大。③服本方时不宜食辛辣、鱼腥、厚味、烟酒、浓茶等，以免影响疗效或复发。④与本方同名而药味、主治不同者有《太平惠民和剂局方》之"消风散"及《世医得效方》之"消风散"，选用时应注意区别。⑤四物消风汤可治疗慢性荨麻疹，其方用赤芍。风寒者去赤芍、生地黄，加桂枝、浮萍；血热者去荆芥、防风；血虚者去独活、柴胡、薄荷，加沙苑子、黄芪、煅龙骨、煅牡蛎；血瘀者去独活、薄荷，加皂角刺、桃仁、干地龙；⑥使用本方内服时，应配合外用药物收效更快。【方歌】消风散中有荆防，蝉蜕胡麻苦参苍，知膏蒡通归地草，风疹湿疹服之康。

牵正散【来源】《杨氏家藏方》：" 治口眼㖞斜。"【组成】白附子、僵蚕、全蝎（去毒）各等份，并生用。【用法】上药共为细末，每次 3 g，每日 2～3 次，温酒送服；亦可作汤剂，用量按原方比例酌定。【功效】祛风化痰，通络止痉。【适应证】主治风中头面经络。口眼㖞斜，或面肌抽动，舌淡红，苔白。【随症加减】初起风邪重，上攻头面而见头痛恶寒者，宜加荆芥、防风、白芷等以辛散风邪；风邪窜络较甚，兼见面部肌肉掣动者或病久不愈者，酌加蜈蚣、地龙、天麻、桃仁、红花等搜风化瘀通络；加木瓜、松节、伸筋草舒筋活络；加胆南星、半夏等祛痰通络。【专科应用】①临床常用于治疗面神经麻痹、三叉神经痛、坐骨神经痛、偏头痛、麻痹性斜视、破伤风之口噤不开、多发性抽动症、脑血管意外后遗症、帕金森病等神经内科疾病之风痰阻络证。②可用于治疗百日咳、颈椎病等其他疾病。【临床经验】①本方药性辛燥，若属气虚血瘀，或肝风内动之口眼㖞斜、半身不遂，不宜单独使用。②方中白附子和全蝎有一定的毒性，用量宜慎。③治疗百日咳时，可水煎服，每日 2 次，也可频服；亦可将上药研细末，每次 3 g，温开水送服。④温酒调服，可用黄酒送服散剂；也多将此方改为汤药服用，但用量不宜过大。⑤治疗面神经麻痹时，一般方中用量 6～10 g，白附子为 5～6g 疗效亦可，加葛根、荆芥穗、防风、蜈蚣等；还可用外敷法配合，白芥子研细末，以浓茶水调为稀糊状，摊在纱布上，于睡前贴于患侧，贴前先在口腔中患颊黏膜上，用针尖挑之出微血。服药后盖被取汗，汗时微觉烦躁，后自觉患处肌肉跳动，为将愈之兆。【方歌】牵正散是杨家方，全蝎僵蚕白附裹，服用少量热酒下，口眼㖞斜疗效彰。

小活络丹（又称活络丹）

【来源】《太平惠民和剂局方》："治丈夫元脏气虚，妇人脾血久冷，诸般风邪湿毒之气，留滞经络，流注脚手，或发赤肿，行步艰辛，腰腿沉重，脚心吊痛，及上冲腹胁膨胀，胸膈痞闷，不思闷乱，及一切痛风走注，浑身疼痛。"**【组成】**川乌（炮，去皮、脐）、草乌（炮，去皮、脐）、地龙（去土）、天南星（炮）各180 g，乳香（研）、没药（研）各36 g。**【用法】**上药为细末，入研药和匀，酒面糊为丸，如梧桐子大，每服20丸，空心，日午冷酒送下，荆芥茶下亦得。现代用法：以上6味，粉碎成细粉，过筛，混匀，加炼蜜制成大蜜丸。每丸3 g。口服，用陈酒或温开水送服，每次1丸，每日2次。**【功效】**祛风除湿，化痰通络，活血止痛。**【适应证】**常用于慢性风湿性关节炎、类风湿关节炎、骨质增生以及坐骨神经痛、肩周炎以及卒中后遗症等。症见肢体筋脉疼痛，麻木拘挛，关节屈伸不利，疼痛游走不定。亦治中风，手足不仁，日久不愈，经络中湿痰瘀血，而见腰腿沉重，或腿臂间作痛。**【随症加减】**偏于风胜，疼痛游移不定为主者加防风、秦艽；偏于湿盛者加苍术、防己、薏苡仁；偏于寒胜者加肉桂，并重用川乌、草乌。若偏于肝肾不足，气血亏虚者可配合独活寄生汤以益气养血通痹。加天麻、豨莶草、白术（生）、当归、白芍（炒）、桑寄生、川芎、生地黄、橘红，名为小活络丹加味方，治疗风湿诸痹，肩背腰膝筋脉骨节疼痛，偏正头痛，或口眼㖞斜，半身不遂，行步艰难，筋脉拘挛，肌肉顽麻沉重酸木，或皮肤作痒。无病之人，中年以后常服，亦可预防风症。**【专科应用】**①本方药性温燥，适用于痹证偏于寒性者。以肢体筋脉挛痛，关节屈伸不利，舌淡紫苔白为辨证要点。②风湿性关节炎、类风湿关节炎、坐骨神经痛、急性软组织损伤、肩周炎及骨质增生等属风湿血瘀者，均可用之。【临床经验】①本方为温燥之品，药力峻猛，对阴虚有热者或孕妇慎用，适用于体质强壮者。川乌、草乌为有毒之品，肝肾功能不全者慎用，需先煎本药，后下其他药物；服用此药，需定时复查肝肾功能。②大活络丹与小活络丹的功用、主治相仿。但大活络丹以祛风、除湿、温里、活血药配伍益气、养血、滋阴、助阳等扶正之品组方，属于标本兼顾之治，适用于邪实而正虚者；小活络丹以祛风、除湿、逐痰药配伍化瘀、活血之品组方，纯为祛邪而设，适用于邪实而正气不衰者。③治疗坐骨神经痛：经 X 线检查排除了肿瘤、结核、骨折压迫等疾病。应用制川乌、制草乌、制天南星、乳香、没药各 9 g，地龙 15 g，水煎服每日 1 剂。煎药后药渣可外敷疼痛部位。20日为一疗程，随症加减。④治疗急性软组织损伤：受伤部位有足背挫伤，踝关节扭伤，手腕部及指关节挫伤。应用小活络丸100 粒加入适量的 75%乙醇浸泡，捣烂调制成糊状密封。患处先行一般常规消毒，有污渍者先用松节油、汽油等清除再行常规消毒，擦干净后将小活络软膏均匀涂擦在创面上 2～3 mm厚，涂擦范围尽可能大于受伤范围，用 1 张薄塑料薄膜覆盖后再覆盖 2 层纱布包扎即可。无破皮者隔日 1 次，有破皮者每日1 次或隔日 1 次，肌皮损伤较重者常规消毒，清洗创面，创面上消炎粉按伤口大小覆盖干纱条后再外敷小活络软膏，有表皮挫伤者，行常规消毒擦干，挫伤面涂以 3%碘酊，干后再外敷小活络软膏。一般治疗 3～5 次。【方歌】小活络丹天南星，二乌乳没与地龙，寒湿瘀血成痹痛，搜风活血经络通。

大活络丹 【来源】《奇效良方》："治风湿诸痹，筋骨疼痛，清心明目，宽胸益血，养气暖膝，腰臂疼痛，口眼㖞斜，行步艰辛，筋脉拘挛。"《兰台轨范》："主中风瘫痪，痿痹痰厥，拘挛疼痛，痈疽流注，跌扑损伤，小儿惊痛，妇人停经。"

【组成】白花蛇、乌梢蛇、威灵仙、两头尖（俱酒浸）、草乌、天麻（煨）、全蝎（去毒）、何首乌（黑豆水浸）、龟甲（炙）、麻黄、贯众、甘草（炙）、羌活、肉桂、藿香、乌药、黄连、熟地黄、大黄、木香、沉香各60 g、细辛、赤芍、没药（去油，另研）、丁香、乳香（去油，另研）、僵蚕、天南星（姜制）、青皮、骨碎补、豆蔻、安息香（酒蒸）、黑附子（制）、黄芩（蒸）、茯苓、香附（酒浸，焙）、玄参、白术各30 g，防风75 g，葛根、豹骨、当归各45 g，血竭（另研）21 g，地龙（炙）、水牛角、麝香（另研）、松脂各15 g，牛黄（另研）、冰片（另研）各4 g，人参90 g。【用法】以上50味，合和研末，蜜丸如龙眼核大，金箔为衣。每服1丸，陈酒送下。【功效】祛风扶正，活络止痛。【适应证】本方为治疗风湿痰瘀阻于脉络，正气不足的方剂。临床应用以疼痛、瘫痪、痿痹、痰厥、阴疽、流注、跌打损伤，舌淡苔白，脉弦细数为辨证要点。主治中风瘫痪，痿痹，痰厥，阴疽，流注，跌打损伤等。【专科应用】①治疗以偏瘫、口角㖞斜为症状的某些神经系统病变，如中风偏瘫、脑血栓形成、面神经炎、痰厥、小儿惊痫、癫痫等。②治疗以痿、痹、拘挛疼痛、腰膝疼痛、行步艰难为主要症状的疾病，如坐骨神经痛、糖尿病周围神经病变、风湿性关节炎或类风湿关节炎等。③治疗某些外科疾病，如痈疽、流注等。④还可用于治疗妇女停经、冠心病、心绞痛、荨麻疹、跌打扭伤、风湿骨痛、无名肿毒、腮腺炎肿痛等疾病。【临床经验】①用于治疗中风邪中经络型和颅脑外伤后遗症，半身不遂，手足麻木疼痛，肢体瘫痪而痿弱无力，口舌㖞斜，言语不清，舌质暗淡，舌苔白腻，脉沉弦。②用于治疗风寒湿痹引起的关节炎、腰痛、老寒腿、坐骨神经痛、肢体外伤后遗症。症见肢体关节疼痛，屈伸不利，筋脉拘挛，手足麻木不仁，畏寒喜暖，腰痛，行走不便，舌淡紫，脉沉弦或沉缓。③用于治疗肢体的动脉硬化闭塞症、下肢静脉血栓形成为气血瘀滞、筋脉失养，表现为肢体肿胀冷痛，肢温下降，肢端瘀血紫暗甚或溃烂坏死。使用活血通络中成药可阻止病情的加重，使毒浊之物代谢，防止肢端坏死。④用于治疗血胆固醇、甘油三酯高的病症。⑤内服致过敏性药疹，口唇疱疹，充血性胃炎，上消化道大出血，与骨刺片同服致心律失常，胸闷，憋气，头痛，早搏；温开水或温黄酒送服，忌生冷饮食，忌气恼寒凉，孕妇忌服。【方歌】大活络丹药味丰，四君四物减川芎；白乌两蛇蚕蝎蔻，麻辛附葛羌防风；乳没灵仙芩连贯，草乌首乌丁地龙；南星青皮骨碎补，木香沉香官桂同；天麻台乌息香茯，虎龟犀麝玄牛从；两头尖外又松脂，大黄香附竭冰共；瘫痪痿痹皆可疗，蜜丸箔衣陈酒送。

羌活胜风汤 【来源】《原机启微》："风动物而生于热，譬以烈火焰而必吹，此物类感召而不能违间者也。因热而召，是为外来，久热不散，感而自生，是为内发。内外为邪，唯病则一，淫热之祸，条已如前。益以风邪，害岂纤止，风加头痛，风加鼻塞，风加肿胀，风加涕泪，风加脑巅沉重，风加眉骨酸疼，有一于此，羌活胜风汤主之。风加痒，则以杏仁、龙胆，泡散洗之。病者有此数证，或不服药，或误服药，翳必随之而生。翳如云雾，翳如丝缕，翳如秤星。翳如秤星者，或一点，或三四点，而至数十点。翳如螺盖者，为病久不去，治不如法，至极而至也，为服寒凉药过多，脾胃受伤，生发不能上升，渐而至也。然必要明经络，庶能应手。翳凡自内而出，为手太阳、足太阳受邪，治在小肠、膀胱经，加蔓荆子、苍术，羌活胜风汤主之。自锐眦客主人而入者，为足少阳、手少阳、手太阳受邪，治在胆与三焦、小肠经，加龙胆、藁本，少加人参，羌活胜风汤主之。自目系而下者，为足厥阴、手少阴受邪，治在肝经、心经，加黄连，倍加柴胡，羌活胜风汤主之。自抵过而上者，为手太阳受邪，治在小肠经，加木通、五味

子，羌活胜风汤主之。"【组成】枳壳、羌活、川芎、白芷、独活、防风、前胡、桔梗、薄荷各12 g，荆芥、甘草各9 g，柴胡21 g，白术、黄芩各15 g。【用法】作一服，水二盏（600 mL），煎一盏（300 mL），去滓热服。【功效】祛风，止痛，退翳。【适应证】主治风重于热之暴风客热，风赤疮痍。治眵多，紧涩羞明，赤脉贯睛，头痛鼻塞，肿胀涕月，脑巅沉重，眉骨酸疼，外翳如云雾、丝缕、秤星、螺盖。【随症加减】若嫌清热力弱者可酌加金银花、连翘、栀子；若系先天性梅毒所致者宜重加土茯苓驱梅解毒。如风邪不盛者可去羌活、独活。【专科应用】①临床可用于治疗神经系统疾病，如麻痹性斜视、眼肌麻痹等。②可用于治疗单纯疱疹性角膜炎、慢性结膜炎等眼科疾病。【临床经验】①原汤剂煎第三剂后可外洗，或药渣和药液的热气用以熏眼，疗效更佳。②本方是治疗风热目疾的常用方剂。若生翳者，随翳所见经络加药；翳自内眦而生者，加蔓荆子；治太阳经，加苍术去小肠、膀胱之湿；内眦者，手太阳、足太阳之属也；自锐眦而入客主人斜下者，皆用龙胆，少加人参，益三焦之气，加藁本，乃太阳经风药；目目系而下者，倍柴胡引肝气，加黄连泻心火；目抵过上者，加木通导小肠中之热，五味子酸以收敛。用于流行性急性结膜炎，流行性角结膜炎见上述表现者，皆可应用。③火热炽盛，高热口渴而目赤；肝肾阴虚者，均不宜使用。【方歌】羌活胜风荆防芎，白芷荷前甘桔同，柴胡苍术羌独枳，目病风盛此方宗。

防风汤

【来源】《宣明论方》："治行痹，行走无定，痹麻不快。"【组成】防风、甘草、当归、赤茯苓（去皮）、杏仁（去皮、炒熟）、肉桂各30 g，黄芩、秦艽、葛根各9 g，麻黄（去节）15 g。【用法】上药为末。每服15 g，用酒、水共300 mL，加大枣3枚、生姜5片，煎至150 mL，去滓温服。【功效】疏风活络，宣痹止痛。【适应证】本方为治疗行痹的常用方剂。临床应用以外感风湿，恶寒发热，遍体骨节疼痛，游走不定，舌苔淡白，脉浮为辨证要点。主治痹证。【随症加减】酸痛以上肢关节为主者加白芷、威灵仙、川芎；以下肢关节为主者加独活、牛膝；以腰背关节为主者加杜仲、桑寄生、续断。恶寒发热、身有汗出者去麻黄，加苓药。【专科应用】①治疗以肢体骨节疼痛为主要症状的疾病，如风湿性关节炎、类风湿关节炎、鹤膝风、漏肩风、腰椎间盘突出症等。②临床上治疗出现外感风湿，恶寒发热等症状的感冒疾病等。③萎缩性胃炎、老年性便秘、痢疾、急性痤疮、胃痛、小儿厌食症、妇女带下等也可加减应用本方。【临床经验】①本方主治风寒湿痹中之"行痹"，以肌肉关节疼痛，游走不定为特征。方中常加防己、独活，以增强祛风胜湿之效，方中赤茯苓以生薏苡仁替换，《神农本草经》载，生薏苡仁能治筋急，拘挛不可屈伸，赤茯苓虽可渗湿，但无通络之功，当宜酒炒，以加强活血之力。本方服法是：共为粗末，每次 15~30 g，加生姜 3 大片，大枣 3 枚，水酒各半煎服，服后患者身有微热、汗出、全身松弛，可覆以暖被，忌风寒，病可迅速缓解。②风热痹痛者禁用。【方歌】防风汤中麻黄加，归桂秦艽葛根姜，茯苓杏芩草枣配，祛风通络行痹方。

防风散 【来源】《太平圣惠方》："外感风热，头痛掣动。"《医学心悟》："破脑伤风者，风从破处而入，其症多发搐搦，防风散主之。"【组成】防风（去芦头）、升麻、黄芩、赤芍、蔓荆子、石膏、葛根（锉）各 30 g，甘草（炙微赤，锉）15 g。【用法】上药捣粗罗为散。每服 12 g，以水 170 mL，煎至 100 mL，去滓，入淡竹沥 30 mL，再煎一二沸，温服，不计时候。【适应证】主治外感风热，头痛掣动。【随症加减】腑气不通，大便燥结，口鼻生疮者，加大黄、芒硝、枳实、厚朴；热盛者加黄芩、栀子、薄荷；气虚者加黄芪、人参；阴虚者加

五味子、玉竹、黄精；疼痛甚者加延胡索、乳香、没药；咳嗽者加半夏；遇寒加重、寒象显著者加藁本；伴流浊涕者加苍耳子、辛夷。【专科应用】主要治疗头痛、流感、扁桃体炎、咽炎、中耳炎等；原发性高血压、神经衰弱、三叉神经痛、贫血等病所致头痛。【临床经验】①本方为解表剂，不可久服，病愈即止。伴胃肠病病者，慎用。②临床症状可呈现头痛发胀，时感灼痛，遇热而重增，甚则头痛如裂，恶风发热，面目俱赤，咽干口渴，便秘溲赤，舌质红，苔薄黄或黄燥，脉浮数。【方歌】防风葛根蔓荆子，疏风解表风热除，芩芍石膏清热良，升麻方中多用功。

防风根汤

【来源】《杂病源流犀烛》："络虚而致之肩膊疼痛连臂，渐下入环跳，髀膝。"【组成】防风、白术、当归、姜黄、生黄芪、桑枝各适量。【用法】原方未注明用量，药量可依病情而定。水煎服。【功效】祛风除湿，通络止痛。【适应证】主治损伤后期，络虚痹痛。络虚而致之肩膊疼痛连臂，渐下入环跳，髀膝。症见肢体肌肉关节疼痛，游走不定，以大关节为多见，活动受限。或有畏冷发热，舌淡苔滑，脉浮缓者。【随症加减】上肢痛者加桂枝、海桐皮。下肢痛者加牛膝、木瓜、独活。头痛者加白芷、川芎。湿盛者加苍术、豆卷。若前廉痛属阳明者宜升麻、白芷、葛根；后廉痛属太阳者宜羌活、藁本；外廉痛属少阳者宜柴胡、黄芩；内廉痛属厥阴者宜柴胡、青皮；内前廉痛属太阴者宜升麻、白芷、葱白；内后廉痛属少阴者宜独活、细辛。【专科应用】本方功专祛风通络，主治风湿瘀阻经络之行痹证。诸如肩周炎，腰肌劳损，关节周围软组织慢性损伤等软组织劳损者，感受风寒湿邪，以感风为主者。【临床经验】①叶天士经验：凡邪中于经为痹，邪中于络为痿，经脉通而痛痹减，络中虚则痿弱无力，周身汗出，阳泄已多，为阳明脉虚，认为"至虚之处，便是容邪之处"，主张

"大凡络虚，通补最宜"，其用"辛甘温补，佐以流行脉络"。用本方去姜黄、生黄芪、桑枝，加茯苓、炙甘草、桂枝、白芍、薏苡仁。又，《叶天士医案》："邹，五旬又四，阳明脉衰，肩胛筋缓，不举而痛，治当通补脉络，莫进攻风。生黄芪、于术、当归、防风根、姜黄、桑枝。"此风痰阻于胃中之肩臂疼痛，类似于颈椎骨质增生症，用防风根汤温胃益气，略加舒筋去湿。②林佩琴经验："阳明脉衰，肩胛筋缓不举而痛，宜调补络脉。生黄芪、于术、当归、防风根、姜黄、桑枝、甘杞子、橘络。督脉虚，背痛脊高突，鹿角霜、杞子、归身、杜仲、茯苓、沙苑子。劳力或坐久而致脊背痛者，补中益气汤，或八珍汤加黄芪。"③无明显禁忌。可复煎药渣外洗患处。【方歌】防风根汤治风湿，当归黄芪炒白术，姜黄桑枝水煎服，风祛湿除关节舒。

丁桂散 【来源】《外科传薪集》："主头痛。"【组成】丁香9 g，肉桂30 g。【用法】共研细末，撒在药膏上烘热后贴患处。【功效】祛风散寒、温经通络。【适应证】本方为肿疡疼痛的外治方剂。临床应用以阴疽所起，漫肿无边、肿胀疼痛以及筋脉损伤、肿胀挛痛为辨证要点。主治阴证肿疡疼痛。【随症加减】加酒热敷效果更佳。【专科应用】①治疗以肿疡疼痛为主要症状的疾病，如臁疮、糖尿病足、慢性中耳炎等。②治疗以疼痛为主要症状的疾病，如牙痛、蛀牙、乳腺增生、膝关节滑膜炎、退行性脊柱炎、蛔虫性肠梗阻、面神经炎、痛经、跌打损伤、腱鞘炎、肩凝症、急、慢性胃炎、胃和十二指肠溃疡、寒疝腹痛、妇女寒证痛经等。③另外，慢性鼻炎、婴幼儿消化不良等亦可应用本方。【临床经验】①阳证疮疡禁用。②孕妇忌用。③阴虚者，需严格配伍，防止燥邪伤阴。④可内服配合外用，增强功效。⑤丁桂散治疗小儿遗尿，奏温肾止遗之功。上药研末，取药粉10～20 g，以黄酒（或白酒）调匀后敷

于脐部（范围约 5 cm×5 cm），外以纱布、三角巾等固定。每日换药 1 次（临睡前敷药）。连用 5～7 日，如不再遗尿，继续巩固治疗 3 日。⑥本方内服用量，以 0.5～1 g 为准，每日 2～3 次，外用适量。⑦治阳痿，凡诸药施治乏效者，则取丁桂散用生姜汁调如糊膏状，涂敷于神阙、气海、关元穴上，上用油纸覆盖，胶布固定。每日或隔日 1 次，辄奏良效。【方歌】丁桂散方治阴疽，热敷祛风经络通。

冲和散

【来源】《百一选方》："寒温不节，将摄失宜，或乍暖脱衣，盛热饮冷，或坐卧当风，居处暴露，风雨行路，冲冒霜冷，凌晨早出，呼吸冷气，或久晴暴暖，忽变阴寒，久雨积寒，致生阴湿。使人身体沉重，肢节酸疼，项背拘急，头目不清，鼻塞声重，伸欠泪出，气壅上盛，咽渴不利，胸膈凝滞，饮食不入。伤风，觉劳倦。"【组成】苍术 1800 g，荆芥穗 900 g，甘草 375 g。【用法】上为粗末。每服 9 g，用水 230 mL；大火煮沸后，小火煎至 180 mL，去滓热服，不拘时候；药滓再煎。【功效】祛风散寒，胜湿止痛。【适应证】主治外感风寒夹湿。寒温不节，侵伤肌肤，入于腠理，使人身体沉重，肢节酸疼，项背拘急，头目不清，鼻塞声重，伸欠泪出，气壅上盛，咽渴不利，胸膈凝滞，饮食不入，舌苔白腻，脉濡。【随症加减】素体虚者可加黄芪、防风；风邪盛者重用荆芥穗，加麻黄、防风；偏于湿者重用苍术，加茯苓、藿香、佩兰、厚朴。【专科应用】可用于治疗感冒、血管性头痛、椎基底动脉供血不足、风湿性关节炎、慢性疲劳综合征等。【临床经验】①《集验方》荆术散用本方加赤芍、生姜、葱白，治外感风寒，恶寒发热头痛。②《伤寒微旨论》七物柴胡汤，用本方加柴胡、麻黄、生姜、大枣，治疗秋冬季伤风。《圣济总录》芎䓖丸，用本方加细辛（去苗叶）、蝉蜕（洗，焙）、白石脂（研，水飞）、旋覆花、菊花、羌活（去芦头），治两目晕翳，疼痛不可忍。《傅青主女科》完带汤，用本方加白术、山药、人参、车前子、白芍、柴胡、陈皮，治疗脾虚肝郁，湿浊带下。②治疗脂溢性皮炎：加桑叶、苦杏仁、钩藤、连翘。治疗荨麻疹：加防风、透骨草、艾叶、金银花、白鲜皮、苦参、蛇床子、地肤子、当归、黄芪、葱白，有过敏者可加地龙、僵蚕、蝉蜕。③服药后应避风寒，取微汗以利风寒湿邪外解，不可发汗太过；素体阴血虚者慎用。【方歌】冲和苍术荆芥穗，活血散瘀酒醋兑，痈疽初起红痛肿，头痛发热效益最。

抑阳酒连散

【来源】《原机启微》："强者，盛而有力也；实者，坚而内充也。故有力者，强而欲持；内充者，实而自收。是以阴阳无两强，亦无两实。唯强与实，以偏则病。内持于身，上见于虚窍也。足少阴肾为水，肾之精上为神水；手厥阴心包络为相火，火强持水，水实而自收。其病神水紧小，渐小而又小，积渐之至，竟如菜许许。又有神水外围，相类虫蚀者。然皆能睹而不昏，但微觉羞涩耳。是皆阳气强盛而持阴，阴伏坚实而有御，虽受所持，终止于边郭皮肤也，内无所伤动。治法：当抑阳缓阴则愈。以其强耶，故可抑；以其实耶，唯可缓而弗宜助，助之则反胜，抑阳酒连散主之。"【组成】生地黄、独活、黄柏、防风、防己、知母各9g，蔓荆子、前胡、羌活、白芷、生甘草各12g，黄芩（酒制）、寒水石、栀子、黄连（酒制）各15g。【用法】水煎，去渣，大热服。【功效】祛风止痛，泻火解毒。【适应证】本方是治疗瞳神紧小病风湿夹热证型的常用方剂之一，临床应用以瞳神紧小或偏小不圆，目赤痛，眉棱骨痛，视物昏蒙，伴头重胸闷，肢节酸痛，舌苔黄腻，脉弦数为辨证要点。亦可主治热毒内发，风热外加，风火蒸灼致眼部的疾患。【随症加减】本方用于风热偏重，赤痛较甚者宜酌减独活、羌活、白芷等辛温发散药物，加茺蔚子、赤芍清肝凉血，活血止痛。若用于风湿偏盛，热邪不重，脘闷苔腻者，宜减去知母、黄柏、寒水石等寒凉泻火药物，酌加厚朴、豆蔻、茯苓、薏苡仁宽中利湿，或改用三仁汤加减。【专科应用】治疗以眼珠疼痛，累及眉棱，睫状体充血或混合充血，瞳孔紧小或不圆，或视网膜有渗出或出血，视物模糊不清，伴有头重胸闷、肢体酸痛为主要临床表现的眼科炎症性疾病，如虹膜睫状体炎、急性前葡萄膜炎、色素膜炎等。

【临床经验】①葡萄膜炎等眼内膜炎症较易复发，在初见疗效后，应继续服药2～3个月，可有效预防疾病的复发。②若患者使用本药时已经在使用激素治疗，切不可骤然停药，以免引起该病反弹，宜缓慢停激素用量。③眼术后伤口愈合欠佳，前房有炎症反应但不重者，可服用除风益损汤（当归、白芍、川芎、熟地黄、藁本、前胡、防风）。术后继发虹膜睫状体炎，一般可用除风益损汤合抑阳酒连散加减治之，术后感染选择清热解毒之品如金银花、连翘、大青叶、蒲公英、白花蛇舌草、龙胆、赤芍、荆芥，大便闭者加大黄。④热毒内发，风邪外加，风火蒸灼，虹膜睫状体炎急性发作，胞浮赤痛，泪多畏光，沙涩难睁，眉骨酸痛，口渴，舌红苔薄。当外散引动之风，内清亢盛之火，抑阳酒连散主之。口舌糜烂，舌苔黄腻，为湿热偏甚，可加重黄芩、栀子各15 g，寒水石20 g，黄连10 g，或选用甘露消毒丹，清热化浊。若角膜后壁炎性渗出物多，脘闷纳呆，舌苔黄腻，为湿滞中焦，加藿香、苍术各15 g，佩兰10 g，芳香化湿明目。⑤感冒、腹泻、月经期、劳累、饮食或环境改变易诱发本病，患者要注意，并根据具体情况调整及加减药物。【方歌】抑阳酒连羌独防，芩连知柏地栀襄，草芷己前蔓荆寒，瞳神紧小效验彰。

牛蒡解肌汤 【来源】《疡科心得集》："夫风热痰皆发于颈项间，以风温阻于少阳梢佗而发。初起寒热，项间酸痛，结核形如鸡卵，根盘散漫，色白坚肿，斯时宜牛蒡解肌汤，五

日后身凉自能消散。"【组成】牛蒡子、石斛、夏枯草各 12 g，薄荷、荆芥各 6 g，连翘、栀子、牡丹皮、玄参各 9 g。【用法】水煎服，每日 1 剂，分 2 次服。【功效】疏风清热，凉血消肿。【适应证】主治风邪热毒上攻之痈疮。颈项痰毒、风热牙痛，头面风热兼有表热证者，外痈局部红肿热痛，热重寒轻，汗少口渴，小便黄，苔白或黄，脉浮数。【随症加减】阴伤甚者用石斛、玄参；热甚者重用薄荷、荆芥，加生石膏；咽部疱疹甚者重用牡丹皮，加皂角刺、山慈菇；发热无汗者加藿香；胃肠燥热见便秘者加瓜蒌子、莱菔子；口干明显者加天花粉；小便黄赤者加黄芩。发于两颊、耳髪加柴胡、蒲公英；发于项后加羌活；根脚坚硬、发于口唇四周加紫花地丁、野菊花；局部红肿者加赤芍、丹参。【专科应用】①可用于治疗外科疾病，如血管闭塞性脉管炎、颌下淋巴结炎等。②可用于治疗眼耳鼻咽喉口腔科疾病，如智齿冠周炎、急性咽炎、慢性复发性腮腺炎、玻璃体积血等。【临床经验】①临床治疗上述疾病时除口服中药汤剂，还可配合外用药外敷，起到更好的疗效，如如意金黄散等。②临床上治疗颌下淋巴结炎，注意患者是否有糖尿病病史，注意控制患者的血糖，当脓成后必要时须切开排脓。③治疗牙咬痈（智齿冠周炎），初起牙龈肿痛，智齿周围少量溢脓，张口不利，应用本方加清胃汤水煎服，重症加用泻黄散。在痈肿外证中无肝火偏旺，津阴内伤之证者，夏枯草、玄参、石斛皆宜慎用。疮疡阴证者本方不宜。【方歌】牛蒡解肌丹栀翘，荆薄斛玄夏枯草，清热解毒又消肿，牙痛颈痈俱得可消。

驱风散热饮子 【来源】《审视瑶函》："天行赤热，时气流行，三焦浮燥，泪涩睛疼，或椒疮沙擦，或怕热羞明，或一目而传两目，或七日而自清宁。往往尔我相感，因虚被火熏蒸，虽曰浅病，亦弗为轻，倘犯禁戒，变症蜂生，要分虚实须

辨六经。此症目赤痛，或胞肿头重，怕日羞明，泪涕交流等病，一家之内，一里之中，往往老幼相传，然有虚实轻重不同，亦因人之虚实，时气之轻重孰何，各随其所受，而分经络以发，病有轻重，不可概言。此章专为天时流行，热邪感染，人或素有目疾，及痰火热病，水少元虚者，尔我传染不一。若感染轻而本源清，邪不胜正者，七日自愈。盖火数七，故七日火气尽而愈，七日不愈，而有二七者，乃再传也。二七不退者，必其触犯及本虚之故，须防变生他症矣，宜服驱风散热饮子。"【组成】连翘、当归尾各 15 g，牛蒡子（炒，研）12 g，羌活、薄荷各 8 g，赤芍、防风各 10 g，甘草 3 g，大黄（酒浸）、栀子、川芎各 6 g。【用法】上锉剂。白水 1000 mL，煎至 500 mL，食远热服。【功效】祛风，泻火，活血。【适应证】主治漏睛疮之风热上攻证，症见泪囊红肿疼痛，头痛泪多，恶寒发热，脉浮数。【随症加减】风盛者倍羌防，热盛者倍大黄。若无便秘者，可去大黄，临证常酌加木贼、青葙子、蝉蜕、菊花、谷精草等以增强祛风清热、明目退翳之力。疼痛剧烈者可选加细辛、白芷疏风止痛。若见瞳神紧小者则加入草决明、石决明、龙胆、柴胡之类以清肝明目、平肝泻火。少阳经，加柴胡；少阴经，加黄连。【专科应用】治疗以热重于风或风重于热之风热上攻的眼科疾病，如单纯疱疹性角膜炎、红眼病、电光性眼炎、结膜炎及部分急性卡他结膜炎。【临床经验】①在眼科，将暴赤肿痛、星点翳膜、沙涩羞明、眼睑肿硬难开、热泪似汤并伴有发热恶寒头痛、鼻塞流涕等症者，辨为暴风客热（即风重于热）；若见白睛赤、痛痒难忍，甚至流淡红泪似血，并发口渴、溲赤者辨为热重于风，即古医所称之"天行赤热"。均用本方为基本方增损治疗，临床无不应用取效。而在用法中要以水渍药，和匀浸透时间可以掌握在 30 分钟左右，驱风散热饮子因其药上行，故应于食后半小时饮用。②电光性眼炎为紫外线照射所引起的以白睛、黑睛浅层损害为特征的眼病。用驱风散热饮子加减，若无便秘，可去大黄，临证常酌加木贼、青葙子、蝉蜕、菊花、谷精草等以增强祛风清热、明目退翳之力；疼痛剧烈者，可选加细辛、白芷疏风止痛；若见瞳神紧小者，则加入草决明、石决明、龙胆、柴胡之类以清肝明目、平肝泻火。③天行赤热症相当于今之急性传染性结膜炎。治宜清热散邪解毒，方用驱风散热饮子加减，外用蒲公英等煎水熏洗，或者外滴10%千里光眼液，应注意预防和隔离。④胞轮振跳又称脾轮振跳，由风热入侵经络者，用驱风散热饮子加减，血虚者，加熟地黄、生地黄、墨旱莲；气虚者加生黄芪、白术；肝风内动者加僵蚕、天麻、钩藤、全蝎、蜈蚣。⑤小儿耳肿、耳痛、耳聤乃三阳风热壅遏所致，治宜疏风泻热，方用驱风散热饮子加减。外用水龙骨、硼砂研末，吹入耳窍，以绵塞之，二次根除。⑥忌实用辛辣助火升发之品，生冷油腻难化之食，腥膻异味之品。【方歌】驱风散热饮牛蒡，羌防芎归与大黄，翘荷栀甘赤芍共，天行赤眼此为强。

苍耳子散

【来源】《重订严氏济生方》："治鼻流浊涕不止，名曰鼻渊。"《景岳全书》："鼻渊证，总由太阳督脉之火，甚者上连于脑而津津不已，故又名为脑漏。此证多因酒醴肥甘，或久用热物，或火由寒郁，以致湿热上蒸，津汁溶溢而下，离经腐败，有作臭者，有大臭不堪闻者。河间用防风通圣散一两，加薄荷、黄连各二钱以治之。古法有用苍耳散治之者。然以余之见，谓此炎上之火而治兼辛散，有所不宜，故多不见效。莫若但清阴火而兼以滋阴，久之自宁，此即高者抑之之法，故常以清化饮加白蒺藜五钱或一两、苍耳子二三钱……"【组成】辛夷仁15 g，苍耳子（炒）8 g，白芷30 g，薄荷叶3 g。【用法】上药晒干，为细末，每服6 g，用葱茶清，食后调服。【功效】疏风清热，芳香通窍。【适应证】主治肺经风热引起的鼻渊。涕黄或黏白而量多，从鼻道上方流下，间歇或持续鼻塞，嗅觉减退，鼻内肌膜红肿，眉间或颧部有叩压痛。全身症状可见发热恶寒，头痛，胸闷，咳嗽，痰多，舌黄，脉浮数。【随症加减】气虚者加黄芪、白术、山药；鼻塞者加藿香、细辛；鼻塞头痛甚者加川芎、薄荷、细辛；分泌物清稀者加杏仁、浙贝母；分泌物浓稠者加瓜蒌、冬瓜子；脓涕带血者加白茅根、藕节；内热便秘者加瓜蒌；咽干口苦者加生地黄、焦栀子；黏膜水肿者加茯苓、泽泻；黏膜红者加赤芍、牡丹皮；前额痛者加白芷、藁本；颞痛者加白芍、沙苑子；头顶部或枕痛者加蔓荆子；脑后痛者加决明子、青葙子。【专科应用】治疗急、慢性鼻炎，急、慢性鼻窦炎，急、慢性上颌窦炎，放射性鼻窦炎、鼻渊、变应性鼻炎、鼻息肉、中甲息肉样变、鼻息肉摘除术后、感冒、外感型嗅觉缺失、春季结膜炎等证属肺经风热者。【临床经验】①平时服用可预防感冒病时，需根据患者病情而加减治疗。《医方集解》中，本方既不在"发表之剂"中，也不在"祛风之剂"中，而是在"泻火之剂"中。"有以散为泻者，羌、防、柴、葛升阳散火之类是也。"在临床上取其辛通透利之功，常作为通窍专方使用。除治疗鼻渊外，尚用于治疗鼻窒、鼻衄、鼾症、耳胀、耳闭、头痛等病症。苍耳子散也属于上行、走窜之品，有耗散正气之弊，既为治疗鼻病常用之方，也为慎用之剂，不可过用、滥用。②《成方便读》中谈到苍耳子散时指出："然此方总嫌其升散之药多，苦降之药少，不如用藿香叶净末，猪胆汁泛丸服之愈为妙也。"临床经验：治疗鼻渊时，常常取用苍耳子散，合以藿胆丸加减，胆汁皆取用不便，常用黄芩易之，或加龙胆。如头痛明显，加川芎、生石膏；浊涕黄绿，加柴胡、栀子；浊涕黄白，去龙胆，加生薏苡仁、鱼腥草；喷嚏频发，去龙胆，加僵蚕、蝉蜕、葶苈子；咽干、咽痛，加桔梗、射干；痰多、咽喉不利，加桔梗、浙贝母、瓜蒌；小儿食积，舌苔厚腻，加焦山楂、炒莱菔子；大人酒积，舌苔厚腻，加焦山楂、炒莱菔子、葛根、黄连；脾虚不健，加白术、鸡内金。③治疗单纯性鼻炎、肥厚性鼻炎及萎缩性鼻炎，常用加味苍耳子散（苍耳子、辛夷、白芷、川芎、黄芩、薄荷、川贝母或浙贝母、淡豆豉、菊花、甘草），对于水气者，可加黄芪、薏苡仁、茯苓；如有恶风畏寒等症状，可加桂枝；如早晨或有时鼻流黄色黏液、额部时痛，为风寒郁而化热之兆，宜加连翘、金银花；黄涕较多，可加生石膏和泻白散，以增加清肺的作用。配合外用鼻炎灵滴鼻剂滴鼻，每次 2 滴，每日 3 次。还可用鹅不食草 50 g，樟脑 6 g，共研细面，瓶装密封，用时用药棉裹之塞鼻，每日换药 1 次。【方歌】苍耳子散中用薄荷，辛夷白芷四般和，葱茶调服疏肝肺，清升浊降鼻渊瘥。

除风益损汤

【来源】《原机启微》："故伤于目之上下左右者，则目之上下左右俱病，当总作除风益损汤主之。"【组成】熟地黄、当归、白芍、川芎各 12 g，藁本、前胡、防风各 9 g。【用法】上方作一服，水 500 mL，煎至 200 mL，去滓，大热服。【功效】疏风清热、养血活血。【适应证】主治目为物所伤者。症见黑睛撞击生翳，羞明流泪，眼珠刺痛，抱轮红赤，或白睛混赤，舌质红，苔薄黄，脉浮数。【随症加减】伤于眉骨者，病自目系而下，以其手少阴有隙也，加黄连疗之。伤于颠者，病自抵过而上；伤于耳者，病自锐而入，以其手太阳有隙也，加柴胡疗之。伤于额交颠耳上角及脑者，病自内而出，以其足太阳有隙也，加苍术疗之。伤于耳后、耳角、耳前者，病自客主人斜下；伤于颊者，病自锐而入，以其足少阳有隙也，加龙胆疗之。伤于额角及巅者，病自目系而下，以其足厥阴有隙也，加五味子疗之。凡伤甚者，从权倍加大黄，泻其败血。眵多泪多，羞涩赤肿者，加黄芩疗之。【专科应用】可用于治疗白内障术后并发症、玻璃体切除术后视神经萎缩、视网膜劈裂、眼外伤、早发型房角后退青光眼、术后眼干燥症、外伤性瞳孔散大、外伤性前房出血、淤血性头痛、痱子水伤眼等病症。【临床经验】①风寒犯肺者禁用；若损伤日久，则应活血化瘀、明目退翳。②本方为眼球穿透伤及内眼手术后之通用方，伤初一般将熟地黄易生地黄，白芍易赤芍，当归易当归尾。邪毒入侵者加黄连5g，黄芩、金银花、蒲公英各10g，以清热解毒；瘀滞较甚者加乳香、没药、红花各5g，苏木、郁金各10g，以破血化瘀止痛；大便秘结者加大黄（后下）、芒硝（冲服）各10g，以通腑泻便。③眼部钝挫伤：应用本方加细辛、炒荆芥，因外伤致瞳孔散大者加五味子、山茱萸；结合眼部及全身情况加减。④外伤性前房积血：应用本方加减，前房凝血块色黑而紫加桃仁、红花；前房积血色鲜红加黄芩；伴腹胀、眉棱骨痛加白芷、羌活；继发性出血加白茅根、藕节、生蒲黄。⑤无论是青光眼、白内障、视网膜脱落、角膜移植术及外伤缝合等眼科手术后，均易出现各种轻重不等的反应。最常见者为局部出现疼痛、畏光、流泪等刺激症状，以及前房出血，角膜线样混浊，角膜新生血管，虹膜睫状体炎等并发症。本方加金银花、黄芩、红花、枳壳，具有养血活血、祛风逐邪、促进创面修复、伤口愈合、调节机体或局部组织内在平衡的作用，随症加减用于眼科术后并发症，疗效较佳。结膜充血重者加牡丹皮6g，金银花15g；角膜水肿混浊重者加茺蔚子15g，泽泻12g；虹膜睫状体炎者加龙胆9g，栀子10g。【方歌】除风益损治目伤，四物藁本与前防，当归养荣治睛痛，亦用四物芷防羌。

连翘败毒散 【来源】《医方集解》："感馁，入表药药中，不知产后饮、败毒奈何不察如枯柴，深入驱邪于古伤旨，使姜、之法者尽唯和食起本方除人参，名败毒败；合同。有风热，加荆芥、防风，名荆防败毒散；亦治肠风下血清鲜（血鲜者为肠风，随感而见也；血瘀者为脏毒，积久而发也）。本方

去人参，加连翘、金银花，名连翘败毒散；治疮毒。"【组成】人参、羌活、独活、柴胡、前胡、川芎、枳壳、桔梗、茯苓各30 g，甘草、连翘、金银花各15 g。【用法】水煎服，每日1剂，分2次服。【功效】疏风散邪【适应证】主治风热伤络之紫癜。症见起病较急，全身皮肤紫癜散发，尤以下肢及臀部居多，呈对称分布，色泽鲜红，大小不一，或伴痒感，可有发热、腹痛、关节肿痛、尿血等，舌质红，苔薄黄，脉浮数。【随症加减】皮肤瘙痒者加浮萍、蝉蜕、地肤子祛风止痒；腹痛者加甘草缓急和中；关节肿痛者加三七、牛膝活血祛瘀；尿血者加小蓟、白茅根、藕节炭凉血止血。【专科应用】①治疗眼眶蜂窝织炎。②可用于治疗急性荨麻疹、化脓性感染、带状疱疹、牛皮癣、痤疮等皮肤科疾病。③可用于治疗溃疡性结肠炎等其他疾病。【临床经验】①本方药品多为轻清宣透之品，不宜久煎；皮肤疾病可配合外用药效果佳，如如意金黄散、颠倒散等。②李可经验："湿疹病，可用连翘败毒散合三妙散，重用土茯苓、白鲜皮、苦参，升散化湿，清解内毒。……重症加虫类药（全蝎、蜈蚣、乌梢蛇）入络搜风解毒，止痒特效。"③有报道，连翘败毒散加减治疗亚急性甲状腺炎具有良好的临床疗效。【方歌】连翘败毒山栀羌，柴桔归芎芩芍防，红花牛蒡升玄薄，清热解毒活血良。

第二节　平熄内风剂

羚角钩藤汤【来源】《通俗伤寒论》："凉熄肝风法。"【组成】羚角片（先煎）4.5 g，霜桑叶6 g，川贝母（去心）12 g，钩藤（后入）、滁菊花、茯神木、生白芍各9 g，生甘草

2.4 g，鲜生地黄、竹茹（鲜刮）各15 g。【用法】水煎服，每日1剂，分2次服。【功效】凉肝熄风，增液舒筋。【适应证】主治热盛动风证。症见高热不退，烦闷躁扰，手足搐搦，发为痉厥，甚则神昏，舌绛而干，或舌焦起刺，脉弦而数；以及肝热风阳上逆，头晕胀痛，耳鸣心悸，面红如醉，或手足躁扰，甚则瘈疭，舌红，脉弦数。【随症加减】邪热内闭，神昏谵语者宜配合紫雪散或安宫牛黄丸以清热开窍；热盛伤津者可加玄参、天冬、麦冬、石斛、阿胶等滋阴增液之品；邪热偏于气分，壮热烦渴者可加石膏、知母等；邪热偏于营血，兼见斑疹吐衄者可加犀角、牡丹皮、紫草等；神昏痰鸣者可加天竺黄、竹茹、姜汁以清热豁痰；风动而搐搦频作者可加全蝎、蜈蚣、蝉蜕、僵蚕以熄风止痉，或可配合止痉散以加强熄风止痉之效；头目眩晕属阴虚阳亢者可加蒺藜；便秘者加大黄、芒硝通腑泻热。【专科应用】①可用于治疗症见高热、搐搦的儿科疾病：如小儿脐风等。②治疗可见于血管性头痛、偏头痛、病毒性脑膜炎、流脑、脑出血等神经系统疾病。③可用于治疗原发性高血压、高血压并高脂血症、休克性肺炎、妊娠期高血压疾病、子痫等疾病。【临床经验】①若温病后期，热势已衰，阴液大亏，虚风内动者不宜应用。②若热邪内闭，神志昏迷者配合紫雪散、安宫牛黄丸等清热之剂同用。③在治疗高血压时，并酌用通瘀去滞之品，可促进气血正常运行，配以燮理阴阳、调节机体功能。若见失眠严重者可加首乌藤、炒酸枣仁；心悸气短者可加决明子、制何首乌；半身不遂者可加黄芪、川芎；舌肢麻木者可加僵蚕、全蝎。④方中羚羊角，可用山羊角或珍珠母代替，但须加重用量。⑤本方清热解毒、凉血泻火之力不足，高热搐搦时，可与犀角地黄汤或白虎汤合用。【方歌】羚角钩藤茯菊桑，贝草竹茹芍地黄，阳邪亢盛成痉厥，肝风内动急煎尝。

镇肝熄风汤 【来源】《医学衷中参西录》："治内中风证（亦名类中风，即西人所谓脑充血证），其脉弦长有力（即西医所谓血压过高），或上盛下虚，头目时常眩晕，或脑中时常作疼发热，或目胀耳鸣，或心中烦热，或时常噫气；或肢体渐觉不利，或口眼渐行㖞斜，或面色如醉；甚或眩晕，至于颠仆，昏不知人，移时始醒，或醒后不能复原，精神短少，或肢体痿废，或成偏枯。"【组成】牛膝、生赭石各 30 g，生龙骨（捣碎）、生牡蛎（捣碎）、生龟甲（捣碎）、生白芍、玄参、天冬各 15 g，川楝子、生麦芽、茵陈各 6 g，甘草 4.5 g。【用法】水煎服，每日 1 剂，分 2 次服。【功效】镇肝熄风，滋阴潜阳。【适应证】本方是治疗类中风之常用方。无论是中风之前，还是中风之时，抑或中风之后，皆可应用。临床应用以头晕目眩，脑部热痛，面色如醉，脉弦长有力为辨证要点。主治类中风。【随症加减】心中烦热甚者加石膏、栀子以清热除烦；痰多者加胆南星、竹沥水以清热化痰；尺脉重按虚者加熟地黄、山茱萸以补肝肾；中风后遗有半身不遂、口眼㖞斜等不能复原者可加桃仁、红花、丹参、地龙等活血通络。【专科应用】①治疗以头目眩晕、脑部热痛、面色如醉、脉弦长有力为主要临床表现的心脑血管疾病，如原发性高血压、脑血栓形成、脑出血、血管神经性头痛等。②治疗以肝肾阴虚，阴不制阳，肝阳上亢之顽固性失眠、支气管扩张等。③本方尚可治疗男子早泄、围绝经期综合征等疾病。【临床经验】①若属气虚血瘀之中风，则不宜使用本方。②本方可用于中风之前、中风时、中风之后任何时期。【方歌】镇肝熄风芍天冬，玄参龟板赭茵从，龙牡麦芽牛草楝，肝阳上亢奏其功。

天麻钩藤饮 【来源】《杂病证治新义》："治高血压，头痛，眩晕，失眠。"【组成】天麻 90 g，钩藤、川牛膝各 12 g，生决明 18 g，栀子、黄芩、杜仲、益母草、桑寄生、首乌藤、朱茯神各9 g。【用法】水煎服，分2～3次服。【功效】平肝熄风，清热活血，补益肝肾。【适应证】主治肝阳偏亢，肝风上扰证。症见头痛，眩晕，失眠多梦，或口苦面红，舌红苔黄，脉弦或数。【随症加减】眩晕头痛剧者可酌加羚羊角、龙骨、牡蛎等，以增强平肝潜阳熄风之力；若肝火盛，口苦面赤，心烦易怒者加龙胆、夏枯草，以加强清肝泻火之功；脉弦而细者宜加生地黄、枸杞子、何首乌以滋补肝肾。【专科应用】①本方是治疗肝阳偏亢，肝风上扰的有效方剂。以头痛，眩晕，失眠，舌红苔黄，脉弦为辨证要点。②常用于治疗原发性高血压属肝阳上亢者。【临床经验】眩晕、头痛因痰浊内阻引起者，不宜用本方。由于烦劳动阳，恼怒伤肝，故应用时须戒烦劳恼怒。羚角钩藤汤和天麻钩藤饮均能平肝熄风，治疗肝风内动之证。其中羚角钩藤汤长于清热熄风，主要用于肝经热盛，热极动风之高热、痉厥；天麻钩藤饮平肝熄风之力较缓，但兼清热活血安神之效，适用于肝阳偏亢，肝风上扰所致的头痛、眩晕、失眠等症。【方歌】天麻钩藤石决明，杜仲牛膝桑寄生，栀子黄芩益母草，茯神夜交安神宁。

大定风珠

【来源】《温病条辨》："热邪久羁，吸灼真阴，或因误表，或因妄攻，神倦瘛疭，脉气虚弱，舌绛苔少，时时欲脱者，大定风珠主之。"【组成】生白芍、麦冬（连心）、干地黄各18 g，阿胶9 g，火麻仁、五味子各6 g，生龟甲、生牡蛎、炙甘草、鸡子黄（生）、生鳖甲各12 g。【用法】水煎，去渣，入阿胶烊化，再入鸡子黄，搅匀，分3次温服。【功效】滋阴熄风。【适应证】主治阴虚风动证。临床应用以神倦瘛疭，舌绛苔少，脉虚弱为辨证要点。【随症加减】兼气虚喘急者加人参补气定喘；气虚自汗者加人参、龙骨、小麦补气敛汗；气虚心悸者加人参、小麦、茯神补气宁神定悸；若低热不退者加地骨皮、白薇以退虚热。【专科应用】①治疗以搐搦为主要症状的疾病，如癔症性搐搦、乙脑后遗症、面肌痉挛、脑梗死、脑出血、帕金森病、舞蹈症、抽动秽语综合征、原发性震颤、神经性震颤等。②治疗以形消神倦为主要症状的疾病，如小儿难治性锌缺乏症、甲亢等。③还可用于治疗失眠、小儿夜啼、慢性肾衰竭、肝纤维化、慢性肝炎、肝豆状核变性、放疗后舌萎缩、舌丝状乳头萎缩、顽固性荨麻疹等。【临床经验】若阴液虽亏而邪热尤盛者，则非本方所宜，正如吴鞠通在《温病条辨》所云："壮火尚盛者，不得用定风珠、复脉。"【方歌】大定风珠鸡子黄，麻胶地芍合成汤，三甲冬草五味子，滋阴熄风是妙方。

阿胶鸡子黄汤

【来源】《重订通俗伤寒论》："筋燥则痉挛，阿胶鸡子黄汤为主药。若兼筋脉拘挛，手足蠕动，此水亏火亢，液涸动风。""缪仲淳所谓内虚暗风是也，治宜滋阴熄风，阿胶鸡子黄汤主之。如已液涸动风，急与阿胶鸡子黄汤，育阴熄风，以平其源。""阴阳大亏，血不养筋，筋脉拘挛，甚则手足瘛，头目晕眩者，阿胶鸡子黄汤主之。""肾阴虚而肝阳不藏也，宜多服阿胶鸡子黄汤及龟板地黄汤等。""肝风上翔，猝发痉厥也，初用阿胶鸡子黄汤。"【组成】陈阿胶（烊冲）、钩藤各 6 g，络石藤、生白芍各 9 g，石决明（杵）15 g，生地黄、生牡蛎（杵）、茯神木各 12 g，清炙草 2 g，鸡子黄（先煎代水）2 枚。【用法】水煎服，每日 1 剂，分 2 次服。【功效】养血滋阴，柔肝熄风。【适应证】主治邪热久留，灼伤真阴，虚风内动者。症见筋脉拘急，手足蠕动，或头目晕眩，舌绛苔少，脉细而数等。【随症加减】阴虚明显者加用麦冬、天冬、五味子、生地黄；发热不退，面红唇赤，手足心热，虚烦不得卧，小便短赤，大便不解者合调胃承气汤。【专科应用】常用于治疗乙脑后遗症、多发腔隙性脑梗死、脑血栓形成、高血压脑病、脑动脉硬化症、脑萎缩、椎基底动脉供血不足、慢性冠状动脉供血不足、动脉粥样斑块形成、甘油三酯或胆固醇增高、失眠、干咳等属虚风内动者。【临床经验】①鸡子黄不可与药同煮，应该用煮好后的汤液冲服，味腥难咽，但效果明显。邪热内盛之痉挛搐搦，忌用本方。服本方前后2小时内忌吃萝卜、大蒜，也不宜饮浓茶。②阿胶，每日10～15 g为宜。阿胶是胶类，里面又含糖分，又含胶类，所以痰湿体质的人、体型肥胖、三高者慎用。此外，阿胶的使用还有一些禁忌：忌感冒和经期、皮肤过敏性疾病、红斑狼疮等，须谨慎使用。③治疗面肌痉挛：用本方合通心络加减，虚烦失眠者加栀子、补骨脂、侧柏叶，纳呆者加砂仁、鸡血藤、陈皮，面色㿠白者加党参、当归、白术。【方歌】阿胶鸡子黄汤好，地芍钩藤牡蛎草；决明茯神络石膏；阴虚风动此方保。

解语丹（又称神仙解语丹）

【来源】《校注妇人大全良方》："治中风不语。心脾经受风，言语塞涩，舌强不转，涎唾溢盛。"《医学心悟》："大法，若因痰迷心窍，当清心火，牛黄丸，神仙解语丹。若因风痰聚于脾经，当导痰涎，二陈汤加竹沥、姜汁，并用解语丹。"【组成】白附子（炮）、石菖蒲（去毛）、远志（去心，甘草水炮炒）、天麻、全蝎（去尾，甘草水洗）、羌活、制天南星（牛胆制多次更佳）各3 g，木香1.5 g。【用法】上为末，面糊丸，龙眼大。每服1丸，薄荷汤下。【功效】化痰通络，熄风止痉。【适应证】主治中风不语。心脾经受风，言语塞涩，舌强不转，涎唾溢盛。【随症加减】痰浊壅盛者加胆南星、瓜蒌、橘红；燥痰者加瓜蒌、贝母、知母以润燥化痰；阴虚者加生地黄、玄参、白芍、熟地黄；血瘀者加桃仁、红花、苏木；高血压者加珍珠母、磁石、牛膝；阳亢者加龙骨、生牡蛎、石决明；肝火上扰者加龙胆、菊花、钩藤；便秘者加大黄、瓜蒌、槟榔、火麻仁；肢体麻木者加姜黄、桑枝、鸡血藤；饮水呛咳、吞咽困难者加桔梗、玄参、木蝴蝶。【专科应用】①可用于治疗脑血管病,如急性脑梗死、中风后失语、中风后吞咽困难、中风后肢体麻木、血管性痴呆。②治疗脑萎缩、阿尔茨海默病或高热后引致的失语亦有较好疗效。【临床经验】①本方偏于温散,且有一定毒性,不宜多服久服。阴虚或有热者,需配伍养阴清虚热药,防止伤阴。②治疗脑梗死失语症:用解语丹加冰片所制中药丸剂,与服用单纯解语丹所制中药丸剂比较,发现加用冰片能有效提高解语丹的临床治疗作用。冰片味辛、苦,性微寒,具有开窍醒神、清热止痛的作用。古籍记载有"芳香走窜,引药上行"和"醒脑开窍"的作用,以及"独行则势弱,佐使则有功"的特性。而现代的研究也证实了这些特性,认为其开窍的机制可能与其改善血脑屏障通透性、迅速透入血脑屏障、蓄积量相对高,从而可通过血管内皮细胞功能,保护基膜的完整性,改善微循环,减轻脑水肿程度,从而减轻脑缺血与灌注损伤。③神仙解语丹改用新鲜菖蒲为另方解语汤:治中风脾缓,舌强不语,半身不遂。沪上名医顾雨时(为恽铁樵入室子弟)用治脾虚肝旺、痰阻廉泉之病例,辄喜以单味菖蒲抗昏迷,促苏醒,治失语尤佳。其法为采取新鲜者约 120 g,洗净捣汁频频灌饮,多验。④发音困难多与饮水咳呛、构音障碍、吞咽困难并存,用解语丹结合头针、舌针、体针,配合语言训练、吞咽训练,治疗缺血性中风失语症临床疗效更好。【方歌】解语丹用白附星,菖远天香羌蝎同,面糊为丸薄荷宜,化痰通络又熄风。

天麻钩藤汤 【来源】《小儿卫生总微论》:"治因吐利,脾胃虚而生风,变慢惊。"【组成】钩藤 0.9 g;天麻、蝉蜕(去土)、防风(去芦并叉枝,切)、人参(去芦)、麻黄(去根、节)、僵蚕(去丝、嘴,炒黄)、蝎尾(去毒,炒)各 15 g,甘草(炙)、川芎各 0.3 g、麝香(研)3 g。【用法】上药同为细末。每次 6 g,用水 150 mL,煎至 90 mL,不拘时服。【功

效）益气健脾，祛风止痉。【适应证】主治慢惊风。多出现于久病中虚，或大病之后，以抽风、形瘦、腹泻等为主要证候。【随症加减】如面青唇白，四肢冷者加附子；阳虚寒盛者加附子、肉桂；腹泻不已者加诃子、肉豆蔻、乌梅炭敛肠止泻；搐搦频频者加龙齿、珍珠母；方中发稀，夜寐哭闹不安者加生牡蛎、生龙骨。【专科应用】用于治疗小儿四肢搐搦、形体消瘦、腹泻及免疫力低下等属脾虚慢惊风者。【临床经验】①小儿慢惊风往往具有呕吐，腹泻，急惊风，解颅，佝偻病等病史，多起病缓慢，病程较长，本方实用。小儿急惊风症见高热、搐搦昏迷者禁用。方中麝香具有收缩子宫的作用，孕妇禁用，未育女性慎用。对于急诊患者，应加强中西医结合治疗，及时解除患者痉挛状态，保证患者生命体征平稳。②用本方加减治疗儿童抽动症，结合抽动部位不同，随症加减：如皱眉、眨眼加沙苑子、木贼；缩鼻加苍耳子；肢体抽动加木瓜、伸筋草；腹部抽动加白芍。根据伴随症状加减：如伴多动加珍珠母、磁石；伴注意力不集中加石菖蒲、远志、益智等；伴脾气暴躁加柴胡、龙骨、牡蛎等。③配合外治法：慢惊风土虚木亢证，党参、黄芪、白术、甘草、白芍、陈皮、半夏、天麻、川乌、全蝎、天南星、丁香、朱砂、生姜、大枣，炒热，熨脐部。慢惊风强直性瘫痪者，全蝎、蜈蚣、僵蚕、蝉蜕，研为细末，敷脐。【方歌】天麻钩藤治慢惊，参草麻黄与防风，蚕蝎蝉蜕止痉强，再添川芎和麝香。

羚羊角汤

【来源】《医醇賸义》："治肝阳上亢，头痛如劈，筋脉抽掣，痛连目珠。"【组成】羚羊角、菊花各 6 g，生地黄 18 g，白芍、柴胡、薄荷、蝉蜕各 3 g，夏枯草、牡丹皮各 4.5 g，大枣 10 枚，龟甲、生石决明（打碎）各 24 g。【用法】水煎服，羚羊角、龟甲、生石决明先煎。【功效】平肝潜阳。【适应证】主治肝阳上亢证。症见眩晕耳鸣，头目胀痛，头痛如劈，筋脉抽掣，面红目赤，急躁易怒，心悸健忘，失眠多梦，腰膝酸软，口苦咽干，舌红，脉细数。【随症加减】邪热内闭，神昏谵语，昏迷者加郁金、石菖蒲；配合紫雪散或安宫牛黄丸以清热开窍；搐搦甚者加全蝎、蜈蚣以加强熄风止痉之效；便秘者加大黄、芒硝、枳壳通腑泻热；痰盛者加竹沥、胆南星，或用竹沥水鼻饲；兼呕血者加犀角（冲服）、竹茹、生地黄、白茅根。【专科应用】①可用于治疗血管性头痛、偏头痛、面神经炎、小儿抽动秽语综合征、脑梗死、脑出血、中枢性高热等神经系统方面疾病。②可用于治疗原发性高血压、高血压并高脂血症、休克性肺炎、妊娠期高血压疾病、子痫等疾病。【临床经验】①若温病后期，热势已衰，阴液大亏，虚风内动者，不宜应用。②本方清热凉血解毒之力不足，治疗脑出血中枢性高热时可酌加水牛角、牡丹皮、牛黄等。【方歌】羚羊角汤清肝阳，石决夏枯龟板藏，柴芍地丹菊花使，薄荷蝉蜕祛风良。

五真散 【来源】《寿世保元》："夫破伤风者，有因卒暴伤损，风袭其间，传播经络，致使寒热甚作，身体反张，口噤不开甚者邪气入脏；有因诸疮不瘥，荣卫虚弱，肌肉不生，疮眼不合，风邪亦能外入于疮，为破伤风之候。"【组成】天南星（为防风所制服之不麻）、防风各等份。【用法】上药为细末。破伤风以药敷口，然后以温酒调下 3 g；如牙关紧急，角弓反张，用药 6 g，童便调下；破伤风，初觉有风，急取热粪堆内蛴螬虫二三个，用手捏住，待虫口中吐出水，就抹破处，身穿深色衣裳，待少时疮口觉麻，两胁微汗出，立效；如风紧急，速取此虫三五个剪去尾，肚内黄水自出，涂疮口，再滴些少热酒饮之，汗出立效；治破伤风五七日未愈，已至角弓反张，牙关紧急，服之神效，蝉蜕（去头及足净 15 g）上为末，用好酒一碗煎滚，服之立苏。打昏欲死，但心头微温，以童便灌下

6 g，并进二服。癫狗咬破，先口噙药水洗净，用棉拭干贴药。【功效】祛风化痰止痉。【适应证】主治破伤风初期、面神经炎、三叉神经痛、狂犬病。【随症加减】角弓反张，牙关紧急者加蝉蜕、童便或陈酒；初觉有风或风紧急者加蜈蚣、陈酒；打伤欲死者加童便。伤口感染者加红蓖麻根（鲜）；喉部痉挛，下咽困难，有时呼吸困难者加蝉蜕、全蝎、僵蚕。【专科应用】①用于治疗破伤风初发时牙关紧闭，角弓反张。②用于治疗面神经麻痹、三叉神经痛等。【临床经验】①本方为温燥药，不可久服，易耗伤阴津，阴虚者慎用；肝经热盛动风者忌用；天南星有毒，用量宜慎，孕妇忌服。②对伤口出现感染或引流不畅者，应给予清创；清创应在注射破伤风抗毒血清之后，或将抗毒血清加入麻醉药中；在局部浸润麻醉下进行。清创后外敷五真散；创口出脓后，改用三七丹、生肌玉红膏；脓尽新生，则用生肌散、生肌白玉膏。③本方对破伤风杆菌的直接抑灭作用研究尚无科学定论。【方歌】寿世保元五真散，南星防风等分研，破伤风急体张弓，祛风化痰痉挛松。

拨云退翳散

【来源】《银海精微》："冰虾翳深者，黑睛上生翳，如冰虾形状，因而名曰冰虾也，大抵与鱼鳞白陷同也。亦因肝经有热，微微小小，点在眼之风轮，黑睛含糊，清睛填粘于翳之低处，乍时赤涩泪出，眵满，蒙蔽瞳仁一重如鼻涕，或黄或白，看则如膜遮障一般，蘸却又生，日久能致损眼，发歇来往，治法宜阴二阳四，二夜吹一次，稍退宜点志，侵晨用菊花、侧柏叶、黄连、归须、桑白皮之类煎汤，日洗二三次，服拨云退翳散。"【组成】楮实子、薄荷、黄连、菊花、蝉蜕、蔓荆子、密蒙花、蛇蜕、荆芥穗、白芷、木贼、防风、甘草各15 g，川芎45 g，天花粉（生用）9 g。【用法】上药为末，炼蜜为丸，如樱桃大，每30g作10丸。每次2丸，每日2次。【功效】疏风活血，祛翳明目。【适应证】主治冰虾翳。黑睛上生翳，如冰虾形状者。【随症加减】气障者木香汤下。眼常昏暗者菊花汤下。眼睛无神懒视者当归汤下。妇女血晕当归汤下。虚弱之人十全大补汤下。【专科应用】可用于治疗角膜云翳、老年性蚕蚀性角膜溃疡等眼病。【临床经验】①退翳之法，须分层次。当风热正盛时，则以疏风清热为主，略加退翳药；至风热稍减，就应以退翳为主，略加祛风清热药，切忌单用或过用清热药，否则阳气受损，翳必不退；若系陈旧翳膜，病情日久，血瘀明显者，则以风药发散，佐以活血行气之品。②翳发于风轮，风轮在脏属肝。因此，凡属清肝、平肝、疏肝的药物，也有退翳之效。【方歌】薄蝉二荆贼防风，白芷密蒙蛇退芎，楮实蒺根菊连草，疏风活血为明目。

第十五章 治燥剂

第一节 轻宣外燥剂

杏苏散 【来源】《温病条辨》："燥伤本脏，头微痛，恶寒，咳嗽稀痰，鼻塞，嗌塞，脉弦，无汗，杏苏散主之。"【组成】紫苏叶、半夏、茯苓、前胡、杏仁各 9 g，生姜、桔梗、枳壳、橘皮各 6 g，甘草 3 g，大枣 3 枚。【用法】水煎温服。【功效】轻宣凉燥，理肺化痰。【适应证】主治外感凉燥证。症见恶寒无汗，头微痛，咳嗽痰稀，鼻塞咽干，苔白脉弦。【随症加减】"无汗，脉弦甚或紧，加羌活，微透汗；汗后咳不止，去紫苏叶，加紫苏梗；兼泄泻腹满者加苍术、厚朴；头痛兼眉棱骨痛者，加白芷；热甚，加黄芩，泄泻腹满者不用。"风寒感冒者加防风、荆芥、羌活；风寒喘嗽者合定喘汤；痰饮咳嗽者合二陈汤；咳痰喘嗽者加紫苏子、葶苈子；热甚者加柴胡、黄芩；头痛甚者加藁本、葛根、羌活；呕吐者加藿香、竹茹、神曲。【专科应用】①可用于治疗感冒、流感、喉源性引起的咳嗽、鼻塞。②可用于治疗急、慢性支气管炎，支气管扩张、肺气肿之咳嗽，属凉燥痰湿者，对秋燥伤风咳嗽亦有良效。③可用于治疗杂病中颈椎病引起的头痛，心悸，有上述症状者。【临床经验】①本方是祛痰止咳的方剂，治疗风寒咳嗽、恶寒微热或无热者。能祛痰镇咳，兼有平喘的功能。临证以咳嗽痰稀、吐之不爽、鼻干嗌塞、无汗恶寒为依据，也有结合临床实际，把本方理解为小青龙汤之轻剂，实则为治疗外有风寒，内有痰饮之轻剂。②杏苏散不但只拘泥在《温病条辨》中所言的凉燥感冒，亦可用于风寒感冒咳嗽治疗。患者外感风寒，但表寒证不显，以咳嗽，痰稀，咽喉干痒为主，故以杏苏散为主方，配旋覆花散加强祛风止痒，宣肺解表，用全蝎解痉止咳。若表寒偏盛者，配伍三拗汤加强解表散寒之功；若风寒未除，在内化热者，尤其是感冒后接受抗生素或输液治疗者，杏苏散去茯苓，加黄芩、麦冬、桑白皮组成的杏苏饮，治疗外寒内热引起的咳嗽疗效显著；同时，杏仁润肺止咳，二陈汤祛痰止咳，方中桔梗与枳壳，柴胡与前胡的药性一升一降，对外感咳嗽多日不已，咳嗽不爽，胸闷者，用此升降法调理肺的肃降，胜于一般的顺气止咳。【方歌】杏苏散内夏陈前，枳桔苓草姜枣研，轻宣温润治凉燥，咳止痰化病自痊。

桑杏汤

【来源】《温病条辨》："秋感燥气，右脉数大，伤手太阴气分者，桑杏汤主之。"【组成】桑叶、浙贝母、香豉、栀皮、梨皮各 3 g，杏仁 5 g，沙参 6 g。【用法】水 2 杯（600 mL），煮取 1 杯，顿服之，重者再作服（轻药不得重用，重用必过病所。再一次煮成 3 杯，其二、三次之气味必变，药之气味俱轻故也）。【功效】清宣温燥，润肺止咳。【适应证】主治外感温燥证。症见身热不甚，口渴，咽干鼻燥，干咳无痰或痰少而黏，舌红，苔薄白而干，脉浮数而右脉大者。【随症加减】咽干而痛者加牛蒡子、薄荷、玄参、麦冬以清咽利喉；热伤血络，鼻衄血者加白茅根、墨旱莲、白茅花；咳痰黄稠者加黄芩、瓜蒌、马兜铃以清热化痰。【专科应用】①可用于治疗以咳嗽，无痰或少痰为主要临床表现的上呼吸道感染，急、慢性支气管炎，百日咳、顽固性干咳、上呼吸道咳嗽综合征等呼吸系统疾病。②可用于治疗咽干鼻燥为主要临床表现的慢性咽炎、慢性鼻炎等眼耳鼻咽喉口腔科疾病。【临床经验】①本方为治疗温燥外袭，肺燥咳嗽之轻证；何廉臣："此辛凉宣上，甘凉润燥之方也。凡秋燥初起，必在肺卫，症必喉燥而咳，右脉数大，故以桑杏汤清气分之燥也。"若属于重证，则应选用清燥救肺汤。②燥邪也可以有全身症状，包括失眠多梦、眼睛畏光、容易上火等，如慢性疲劳综合征，用桑杏汤加葛根、天花粉。③脾虚有湿者慎用，不宜配芩、连等苦燥之品；本方煎煮时间不宜过长。【方歌】桑杏汤中浙贝宜，沙参栀豉与梨皮，干咳口渴又身热，清宣凉润燥能祛。

清燥救肺汤

【来源】《医门法律》："以救肺燥变生诸证。"【组成】桑叶（经霜者，去枝、梗，净叶）9 g，石膏（煅）8 g，甘草、亚麻子（炒，研）、真阿胶、枇杷叶（刷去毛，蜜涂，炙黄）各 3 g，人参、杏仁（泡，去皮尖，炒黄）各 2 g，麦冬（去心）4 g。【用法】水煎，频频热服。【功效】清燥润肺，养阴益气。【适应证】主治温燥伤肺，气阴两伤证。症见身热头痛，干咳无痰，气逆而喘，咽喉干燥、鼻燥，心烦口渴，胸满胁痛，舌干少苔，脉虚大而数。【随症加减】痰多者加川贝母、瓜蒌以润燥化痰；热甚者加羚羊角、水牛角以清热凉血；高热、口渴甚，心烦脉洪者加知母、淡竹叶清解邪热；阴虚血热者加生地黄养阴清热；咳血者加仙鹤草、侧柏叶、白及以止血；肺燥肠闭之便秘者可加火麻仁、肉苁蓉、桃仁等润肠通便之品；痿症者可配杜仲、狗脊、补骨脂、菟丝子补肾壮骨。【专科应用】①可用于预防肺癌放疗术后放射性肺炎、治疗肺手术后咯血等。②可用于治疗慢性萎缩性鼻炎、变应性鼻炎、急性高山反应性鼻出血、急性咽炎、慢性咽炎、喉炎、急性扁桃体炎、小儿口疮、牙周炎、牙龈眼耳鼻咽喉口腔科疾病。③可用于治疗寻常痤疮等其他疾病。④常用于治疗肺炎、支气管哮喘，急、慢性支气管炎，支气管扩张咯血、肺癌等属燥热犯肺，气阴两伤者。【临床经验】①风温燥热感冒或流感：秋冬季多见，患者头痛发热，咽干口燥，干咳少痰，舌红少津，脉浮细，可用本方去人参、阿胶，加栀子、浙贝母、芦根；若高热口渴，重用石膏，加知母、淡竹叶；口鼻干燥甚者加玄参、天花粉清热生津。②急、慢性气管炎属风温燥热伤肺：咳重加贝母、瓜蒌皮；胸痛加郁金；慢性患者咳喘甚急，肺部湿啰音者合葶苈大枣泻肺汤。③肺结核属气阴两虚：咳甚加贝母、百部、胆南星，有空洞加百合、白及、冬虫夏草，潮热加青蒿、龟甲。④失音属肺燥津伤、声道燥涩：兼风寒者加荆芥、防风，痰热明显者加浙贝母、桔梗、前胡，咽痛加马勃、射干，实热明显者加重石膏用量。⑤糖尿病燥热偏盛、阴津不足：症见烦渴多饮，口干舌燥，形体消瘦，或大便秘结，用本方合玉女煎治疗。⑥小儿肺炎属阴虚邪恋：症见低热多汗，干咳少痰，舌光剥而干，脉细数，指纹沉紫者，用本方加减治疗。⑦本方煅石膏，今人多用生石膏；本方含滋腻之品，凡脾胃虚弱、消化不良者慎用。【方歌】清燥救肺参草杷，石膏胶杏麦胡麻，经霜收下冬桑叶，清燥润肺效可嘉。

第二节　滋阴润燥剂

麦门冬汤【来源】《金匮要略》："大逆上气，咽喉不利，止逆下气者，麦门冬汤主之。"【组成】麦冬 70 g，半夏 10 g，人参、甘草、粳米各 6 g，大枣 4 枚。【用法】上 6 味，以水一斗二升（12 L），煮取 6 L，温服 1 L，日三夜一服。现代用法：水煎服。【功效】清养肺胃，降逆下气。【适应证】①虚热肺痿。咳嗽气喘，咽喉不利，咯痰不爽，或咳唾涎沫，口干咽燥，手足心热，舌红少苔，脉虚数。②胃阴不足证。呕吐，纳少，呃逆，口渴咽干，舌红少苔，脉虚数。【随症加减】津伤甚者则半夏宜轻用，可加沙参、玉竹、石斛、天花粉以养阴液；阴虚胃痛、脘腹灼热者可加石斛、白芍以增加养阴益胃止痛之功；火盛者加竹茹、淡竹叶、知母；潮热者加银柴胡、地骨皮；呕吐频作者加竹茹、陈皮、枇杷叶；胃脘灼痛、便秘者加石斛、糯稻根、白芍。【专科应用】①可用于治疗症见咳嗽、口干咽燥的呼吸系统及眼耳鼻咽喉口腔科疾病，如咽炎、喉炎、支气管炎、支气管扩张、肺结核等。②可用于治疗症见胃痛、呕吐的消化系统疾病，如胃和十二指肠溃疡、慢性萎缩性胃炎等。③可用于治疗妊娠恶阻、倒经、流行性出血热恢复期、脑膜炎后遗症、神经衰弱、自主神经功能紊乱等。【临床经验】①寒痰壅肺之咳逆，脾胃虚寒之呕吐，本方不宜；本方中半夏温燥，用量不宜过大，并注意中病即止。②运用本方，应该掌握"火逆上气"的核心病机，即肺阴阳伤导致的气机上逆。肺主肃降胃气亦以通降为顺，故对肺、胃而言，降是生理状态，而上逆则是病理状态，导致本方证气机上逆的原因是肺胃阴伤，而"肺手太阴之脉，起于中焦"，故肺阴下汲于胃阴。故本方证的病机是胃阴虚为本，肺阴虚为标。运用麦门冬汤不应因本方出自《肺痿肺痈咳嗽上气病篇》而将使用范围仅限于肺系疾病。③对"咽喉不利"的理解，首先，咽喉不利的含义甚广，除了咽干、咽哑、气喘等症状外，也应该包括欲呕不呕、梅核气等诸多症状，运用经方不能死于句下，应该凡是具有肺胃阴伤、火气上逆的病机前提下，但见一症便是，不必悉具。④应用本方的脉象，应该掌握脉弦细数、寸、关略浮为标准；舌象应该以舌质瘦小、红而少津、少苔为标准，本方证为中上焦气分证，舌虽红但不应绛。⑤处方时应注意药量和比例，本方以麦冬为君药，成人药量应掌握在 30～60 g 为宜，半夏最好应用生半夏，其降逆下气作用明显优于法半夏、姜半夏、清半夏等，半夏药量成人以约 10 g 为宜，麦冬、半夏比例可以因阴虚和气逆的程度灵活掌握，既不使本方偏燥，又发挥半夏降逆的佐制作用。粳米多为药房所不备，根据张锡纯经验，可以生山药代替，亦能发挥和胃安中的作用。【方歌】麦门冬汤用人参，枣草粳米半夏存，肺痿咳逆因虚火，益胃生津宜煎烹。

养阴清肺汤

【来源】《重楼玉钥》："喉间起白如腐，即所谓白缠喉也。初起发热，或不发热，鼻干唇燥，或咳或不咳，鼻通者轻，鼻塞者重，音声清亮，气息调匀易治。白喉，喉间起白如腐，不易拔去，咽喉肿痛，初起发热，或不发热，鼻干唇燥，或咳或不咳，呼吸有声，似喘非喘。"【组成】生地黄 12 g，麦冬、玄参各 9 g，薄荷 8 g，贝母（去心）6 g，牡丹皮、炒白芍各 5 g，生甘草 3 g。【用法】水煎服。每日 1 剂，重者可每日 2 剂。【功效】养阴清肺，解毒利咽。【适应证】本方是治疗阴虚肺燥之白喉的常用方，临床应用以喉间起白如腐，不易拭去，咽喉肿痛，鼻干唇燥，或咳或不咳，呼吸有声，似喘非喘，脉数无力或细数为辨证要点。【随症加减】阴虚甚者加熟地黄以滋阴补肾；热甚者加连翘，去白芍；白喉初起，兼有表证者加桑叶、葛根、金银花宣散表邪；燥甚者加天冬、茯苓、鲜石斛以养阴润燥；热毒重甚者加金银花、连翘、土牛膝清热解毒；肾阴虚者加熟地黄滋肾阴；兼有咳痰者用川贝母，加紫菀、款冬花润肺化痰止咳。或可加入黄芩、黄连、金银花、连翘、石膏、芦根、天花粉等以增加养阴清肺作用。【专科应用】①治疗以阴虚燥热为主要临床表现的眼耳鼻咽喉口腔科疾病，如白喉、急性咽喉炎、慢性咽喉炎、急性扁桃体炎、鼻咽癌、慢性唇炎及头颈部肿瘤经放射后所导致的口腔炎、声带黏膜下出血、小儿热病后期口腔溃疡等。②治疗病程较长，以阴虚燥热证为主的肺系疾病，如小儿肺炎恢复期喘嗽、慢性阻塞性肺气肿、与呼吸机相关的肺炎等。③治疗干燥综合征、经期吐衄、小儿感染后血小板减少症、病毒性角膜炎、膝关节置换术后发热等属阴虚燥热者。【临床经验】①用于治疗白喉时剂量应加大；对湿盛痰多或感冒初起者咳嗽，不宜应用；脾虚便溏者慎用；白喉忌解表，尤忌辛温发汗，"如有内热或发热，不必投表药，照方服去，其热自除"。②可配合下吹喉药外用：青果炭 6 g、黄柏、川贝母、儿茶、薄荷各 3 g，冰片、凤凰衣各 1.5 g。各研细末，再入乳钵内和匀，加冰片细研，瓶装备用。③治疗白喉：采用养阴清肺汤加蒲公英、板蓝根、金银花、连翘、百合，制为合剂，分次频服，另加吹喉散吹喉。④治疗白瘙：以养阴清肺汤加百合固金汤合方于一，药用百合、生地黄、熟地黄、麦冬、白芍、甘草、牡丹皮、玄参、白及、土茯苓。大剂量水煎服，每日 1 副，早、晚各服一煎。④治疗梅核气：用养阴清肺汤加砂仁、紫苏梗、厚朴三味治之。⑤养阴清肺汤雾化吸入，防治鼻咽癌放疗后所致急性口腔黏膜反应。⑥临床上在治疗急性扁桃体炎（包括化脓性的）、咽峡炎时常加入升降散（片姜黄、蝉蜕、僵蚕、大黄）；治疗急性气管炎时加入金荞麦、黄芩、鱼腥草各 30 g，则收效更为快捷。【方歌】养阴清肺是妙方，玄参草芍麦地黄，薄荷贝母丹皮入，时疫白喉急煎尝。

玉液汤 【来源】《医学衷中参西录》："治消渴。消渴即西医所谓糖尿病，忌食甜物。……消渴之证，多由于元气不升，此方乃升元气以止渴者也。方中以黄芪为主，使葛根能升元气，而又佐以山药、知母、花粉以大滋真阴，使之阳升而阴应，自有云行雨施之妙也；用鸡内金者，因此证尿中皆含有糖质，用之以助脾胃强健，化饮食中糖质为津液也；用五味者，取其酸收之性，大能封固肾关，不使水饮急于下趋也。"【组

【组成】生山药 90 g，生黄芪 15 g，知母 18 g，生鸡内金（捣细）6 g，葛根 5 g，五味子、天花粉各 9 g。【用法】水煎服。【功效】益气滋阴，固肾止渴。【适应证】本方为治疗消渴之气阴两虚证的常用方。临床应用以口常干渴，饮水不解，小便数多，困倦气短，脉虚细无力为辨证要点。【随症加减】若气虚较甚，脉虚细者加人参以补气；若小便频繁，服药后，渴止而小便仍数者加山茱萸、菟丝子以固肾；并发疮疖者加鱼腥草、野菊花；夜盲者加玄参、苍术；并发或兼有肺结核者则加百部、冬虫夏草、女贞子；烦热渴饮者可加石膏、麦冬；小便浑浊者加石菖蒲、茯苓、草薢；大便干燥者加生地黄、玄参、麦冬。【专科应用】①治疗以口干而渴，饮水不解，小便多、困倦乏力、脉虚细无力为主要临床表现的代谢性疾病，如癌症放疗后、小儿夏季热、尿崩症、2 型糖尿病、老年性糖尿病及糖尿病肾病等。②尚可治疗以咽部干燥或痒、疼、异物感，胀紧感等为主症的慢性咽炎。③治疗以心悸、自汗盗汗、手颤、烦躁易怒，食欲亢进，体重减轻为主要临床表现的甲亢。【临床经验】①服用本方期间禁食辛辣之品；有研究报道本方可和二甲双胍联合应用治疗糖尿病，此时应密切监测血糖，避免低血糖的发生。②治疗以多饮、多食、多尿、疲乏消瘦等症状较为明显的糖尿病：若肺热烦渴多饮，咳嗽痰少加地骨皮；或加人参、黄芩、芦根；胃火偏旺，消谷善饥加生地黄、石膏；或加黄连、浙贝母、藕节；若肾虚腰膝酸软，耳鸣耳聋，夜尿明显增多，加菟丝子、覆盆子、枸杞子。水煎服，每日 3 次。3 个月为一疗程。③治疗以口、眼、鼻等部位干燥症状的干燥综合征：应用玉液汤可以调治其本。并发感染者，加金银花、蒲公英、紫花地丁；眼干甚者，加蒺藜、沙参、麦冬；胃阴亏损甚者，合益胃汤。【方歌】玉液汤用芪葛根，花粉知味鸡内金，消渴口干溲多数，补脾固肾益气阴。

沙参麦冬汤【来源】《温病条辨》："燥伤肺胃阴分，或热或咳者，沙参麦冬汤主之。"【组成】沙参、麦冬各 9 g，玉竹 6 g，生甘草 3 g，冬桑叶、生白扁豆、天花粉各 4.5 g。【用法】用水 1 L，煮取 400 mL，日服 2 次。【功效】清养肺胃，生津润燥。【适应证】主治燥伤肺胃或肺胃阴津不足证，症见咽干口渴，或热，或干咳少痰。【随症加减】久热久咳者加地骨皮、贝母；咽干口渴甚者重用沙参、玉竹、麦冬、天花粉；发热者重用桑叶，加石膏；干咳明显者重用沙参、麦冬、玉竹，加贝母、杏仁、款冬花（蜜炙）、百部；颧红潮热者加银柴胡、黄芩；咳血者加侧柏叶、仙鹤草、白及、三七；气虚者加山药、人参；阴虚甚者加玄参、生地黄。【专科应用】①可用于治疗以咽干口渴为主要临床表现的支气管炎、肺结核、胸膜炎等呼吸系统疾病。②可用于治疗吐酒性胃痛、慢性萎缩性胃炎、胃溃疡等消化系统疾病。③可用于治疗剥脱性唇炎、慢性咽炎、眼干燥症等眼耳鼻咽喉口腔科疾病。④可用于治疗干燥综合征、舍格伦综合征等免疫系统疾病。⑤可用于治疗甲亢、糖尿病等内分泌疾病。⑥可用于治疗毛发苔藓、寻常型痤疮等皮肤病疾病。⑦本方尚具有抗癌作用。【临床经验】①本方可滋腻碍胃敛邪，实证不宜；服用本品期间禁食辛辣之品。②喉源性咳嗽：病因为风邪犯上，耗伤肺津，肺燥失其清肃，虚火上炎，痰凝咽喉，使咽喉失去津液润养，导致咽喉痒或咽喉干燥引起咳嗽，常干咳少痰，且易反复发作，以沙参麦冬汤化裁为主，包含沙参、麦冬、甘草、桔梗、牛蒡子、紫菀、款冬花、百合、枇杷叶、当归、炒杏仁，苔黄厚、痰黏稠加黄芩、鱼腥草、川贝母、陈皮、法半夏，喉特别干痒加蝉蜕、地龙、射干、玄参，咽痛痰少加射干，病程长者酌加桃仁、红花、僵蚕。久咳不愈：气阴两伤、肺失清润是外感久咳的主要原因，以沙参麦冬汤为基本方，咳至胸痛、面红且痰少者，加生蛤壳、桑白皮、白芍、桔梗、牛蒡子；喉有黏痰咳不出者，去玉竹，加苍术、白术、炙远志、款冬花；干咳无痰且咽喉痒者，去扁豆，加蝉蜕、钩藤、僵蚕；久咳不已、气短自汗者，去扁豆，加诃子、生黄芪、防风、五味子、瘪桃干。③治疗 SARS 患者恢复期：SARS 患者恢复期胸部炎性病变吸收好转，恢复期气阴两虚、湿热疫毒阻滞肠络，临床上出现便秘、低热、乏力、口干、心悸等症，舌质暗红苔白腻，以清暑益气汤合沙参麦冬汤加减治疗之，方中含西洋参、麦冬、沙参、丹参、茯苓、扁豆、天花粉、薏苡仁、淡竹叶、五味子、败酱草、大青叶，治疗效果显著。④在肺癌临床研究中，化疗、放疗前后多有燥热伤阴致肺阴虚与痰热的表现，新加沙参麦冬汤即是以此为主要理论而成的，以沙参麦冬汤为主，配伍清热解毒药物制成，由北沙参、麦冬、天花粉、石斛、白英、白花蛇舌草、山豆根、仙鹤草、三叶青、陈皮、枸杞子、甘草、杏仁等组成，北沙参、麦冬、枸杞子、石斛均有滋补肺阴之功效，山豆根、白英能清热解毒、散结消肿，杏仁能宣肺平喘、祛痰解毒，甘草调和药性，新加沙参麦冬汤主要是通过增强细胞免疫功能，对移植性肿瘤产生抑制作用，还具有一定的抗肿瘤转移能力，共奏养阴清肺，扶正抗癌之功。放疗的口干，以沙参麦冬汤加味，方中沙参、麦冬、玉竹、天花粉能益胃生津，加金银花、连翘、山豆根、胖大海，以解毒、养阴、利咽喉，此方能滋阴养津、清热解毒，效果满意。⑤小儿秋季腹泻：因秋燥伤肺、肺失宣畅，导致大肠功能不佳而泄泻，又致水液耗损，津液受劫而干咳少痰、口干咽燥，治疗以沙参麦冬汤加减，遵《本草纲目·四时用药例》："秋月宜加酸温之药，以顺秋降之气。"加煨乌梅酸敛止泻，腹泻次数多、伤阴重者加煨诃子。【方歌】沙参麦冬扁甘桑，竹粉甘寒救燥伤，证或热分证或咳，脉然无汗嗽痰凉。

启膈散 【来源】《医学心悟》："凡噎膈症，不出胃脘干槁四字。槁在上脘者，水饮可行，食物难入。槁在下脘者，食虽可入，久而复出。夫胃既槁矣，而复以燥药投之，不愈益其燥乎？是以大、小半夏汤，在噎膈门为禁剂。予尝用启膈散开关，更佐以四君子汤，调理脾胃。"【组成】沙参、丹参各9g，茯苓3g，川贝母（去心）4.5g，砂仁壳1.2g，荷叶蒂2个，郁金、杵头糠各1.5g。【用法】水煎服。【功效】润燥解郁，化痰降逆。【适应证】主治噎膈。症见咽下梗塞，食入即吐，或朝食暮吐，胃脘胀痛，大便干结，舌绛少津者。【随症加减】"虚者，加人参；若兼虫积，加胡连、芜荑，甚则用河间雄黄散吐之；若兼血积，加桃仁、红花，或另以生韭汁饮之；若兼痰积，加广橘红；若兼食积，加卜子、麦芽、山楂。"泛酸者加吴茱萸、黄连；胸闷者加瓜蒌、枳壳；恶心呕吐者加半夏；呃逆、嗳气者加旋覆花、沉香、赭石；口干津少者加天花粉、芦根、麦冬；食管癌患者则加白花蛇舌草、急性子、半枝莲、山慈菇。【专科应用】①可用于治疗以咽部梗阻感为主要临床表现的慢性咽炎、放射性咽喉炎等耳鼻咽喉口腔科疾病。②可用于治疗以呕吐为主要临床表现的消化系统疾病，如食管反流、食管炎、食管癌、胃癌等。③可用于治疗以呃逆为主要临床表现的术后膈肌痉挛、顽固性呃逆等其他疾病。【临床经验】①脾胃虚寒者忌用。若瘀血内结，饮食格拒不下，呕吐物如赤豆汁；或阴津枯槁，形体瘦弱，舌质光红；或气虚阳微，形瘦神败者，不宜使用本方。②用启膈散联合化疗治疗食管癌、胃癌的疗效及对化疗不良反应的改善明显。治疗放射性食管炎，用启膈散去杵头糠，加浮小麦、甘草；嗳气呕吐者，加赭石、旋覆花、竹茹；痰多者加陈皮、半夏；心烦胃痛者加蒲公英、山豆根、栀子。③用本方加减治疗慢性咽炎：丹参30g，郁金、茯苓、香附各15g，沙参20g，砂仁、川贝母、半夏各

10 g，厚朴、桔梗各 12 g，甘草 6 g，杵头糠 1 撮，荷叶蒂 7 枚，生姜 3 g。每日 1 剂，水煎服。7 日为一疗程。④用本方加减治疗手术后膈肌痉挛：沙参、麦冬各 24 g，丹参、茯苓各 15 g，郁金、川贝母、荷叶、刀豆壳、紫苏各 9 g，砂仁（后下）3 g，黄连 2 g。每日 1 剂，水煎服。⑤治疗食管胃黏膜异位，用启膈散合半夏厚朴汤加减：米皮糠、黄芪、丹参、生姜各 9 g，川贝母 5 g，茯苓、郁金各 15 g，砂仁、法半夏各 12 g，荷叶蒂 2 个，紫苏梗、厚朴各 10 g，桔梗、甘草各 6 g。水煎服，每日 1 剂。【方歌】启膈散用沙丹参，贝苓荷蒂共郁金，杵头糠与砂仁壳，膈症初期早服灵。

滋阴除湿汤

【来源】《外科正宗》："治鹳口疽初起朝寒暮热，日轻夜重、如疟等症。"【组成】川芎、当归、白芍、熟地黄各 3 g，柴胡、黄芩、陈皮、知母、贝母各 2.4 g，泽泻、地骨皮、甘草各 1.5 g。【用法】上药用水 400 mL，加生姜 3 片，煎至 320 mL，空腹时服。【功效】滋阴养血，除湿润燥。【适应证】本方是治疗鹳口疽初起的常用方，临床应用以朝寒暮热，日轻夜重，状如疟疾为主要临床表现。【随症加减】瘙痒甚者加乌梢蛇、蝉蜕；渗出重者加车前子、滑石；苔藓化者加皂角刺、红花、三棱、莪术；大便溏加炒山药、芡实；大便干加大黄、玄参；失眠加酸枣仁、首乌藤。【专科应用】治疗以对称分布，多形损害，剧烈瘙痒，反复发作，易成慢性的皮肤病，如慢性湿疹、亚急性湿疹、脂溢性皮炎、异位性皮炎、银屑病反复发作者。【临床经验】①凡由于渗液日久，阴伤血耗，皮肤干燥，脱屑发痒，舌红少苔，或舌淡苔光等证属阴虚湿恋者，均可投用本方。在应用时本着如下指征：a. 瘙痒剧烈、神情倦怠。b. 皮损肥厚角化明显甚至干燥皲裂。c. 患者年龄偏于中老年。d. 舌淡或黯，舌体胖大或舌边有齿印。此湿由脾生，脾因湿郁，生化乏源，运化无力，久成气虚血燥，瘀血痰湿凝滞之变局，当此之时应重镇活血，用重镇活血汤，该方由生龙骨、生牡蛎、珍珠母、磁石、赭石、熟地黄、当归、白芍、川芎、鸡血藤、丹参、黄芪、何首乌、荆芥、防风、沙苑子组成。②朱仁康治疗慢性湿疹（包括急、慢性荨麻疹、湿疹、药疹、带状疱疹、结节性痒疹、玫瑰糠疹、湿疹样皮炎、自家敏感性皮炎、癣菌疹等），化裁为同名方（生地黄、玄参、当归、丹参、茯苓、泽泻、白鲜皮、蛇床子）滋阴除湿，并在本方基础上加红花、牛膝、黄柏以活血化瘀，清利湿热；酌配砂仁、木香理气调胃，而地黄、玄参久用有滞脾碍胃之弊。外用生地榆、黄柏水煎温敷患处。③本方为滋腻之品，湿热证不宜使用；便溏者慎用。【方歌】滋阴除湿鹅口疮，退热消痰初起宜，四物陈柴知母草，泽泻黄芩地骨皮。

第十六章　祛湿剂

～～～～～～～

第一节　化湿和胃剂

平胃散【来源】《太平惠民和剂局方》："治脾胃不和，不思饮食，心腹胁肋胀满刺痛，口苦无味，胸满短气，呕哕恶心，噫气吞酸，面色萎黄，肌体瘦弱，怠惰嗜卧，体重节痛，常多自利，或发霍乱，及五噎八痞，膈气反胃，并宜服。常服调气暖胃，化宿食，消痰饮，辟风、寒、冷、湿四时非节之气。"【组成】苍术（去黑皮，捣为粗末，炒黄）120 g，厚朴（去粗皮，涂生姜汁，炙令香熟）90 g，陈皮（洗令净，焙干）60 g，甘草（炙黄）30 g。【用法】上药共为细末，每服 4～6 g，姜枣煎汤送下；或作汤剂，水煎服，用量按原方比例酌减。【功效】燥湿运脾，行气和胃。【适应证】主治湿滞脾胃证。症见脘腹胀满，不思饮食，口淡无味，恶心呕吐，嗳气吞酸，肢体沉重，怠惰嗜卧，常多自利，舌苔白腻而厚，脉缓。【随症加减】证属湿热者宜加黄连、黄芩以清热燥湿；属寒湿者宜加干姜、草豆蔻以温化寒湿；湿盛泄泻者宜加茯苓、泽泻以利湿止泻。【专科应用】①临床可用于治疗症见为胃脘痛、呃逆的消化系统疾病，如胃和十二指肠溃疡、持续性呃逆、萎缩性胃炎、急、慢性肠炎、慢性胆囊炎、急性黄疸型肝炎、幽门不全梗阻、肠梗阻、胃息肉等。②可用于治疗妇科疾病，如不孕症、闭经等。③可用于治疗小儿米泔尿等儿科疾病。④可用于治疗眼耳鼻咽喉口腔科疾病，如急性视网膜色素上皮炎、暴聋失声、假性近视等。⑤还可用于治疗肿瘤术后高热等。

【临床经验】①阴虚气滞，脾胃虚弱，失血过多者，孕妇不宜使用。②临床上用于治疗嗜睡，加苍术、厚朴、陈皮、炙甘草、茯苓、半夏、郁金、生姜、大枣、石菖蒲。③用于治疗胃溃疡、十二指肠球部溃疡，以疼痛为甚者加苍术、陈皮、厚朴、白芍、甘草、砂仁、白术、木香、白及、延胡索、黄连、吴茱萸，以呃逆、嗳气或气滞不舒为甚者加槟榔、香附、砂仁、莱菔子。④治疗膈肌受刺激所致持续性呃逆，加苍术、陈皮、厚朴、甘草、紫苏子、姜半夏、竹茹、当归。⑤治疗幽门梗阻加苍术、厚朴、陈皮、甘草、玄明粉、制大黄、生姜。服药期间均卧床休息。服药后1～2日即可进流质饮食，第3日可进半流质饮食，少量多餐。⑥肠梗阻加苍术、厚朴、陈皮、莱菔子、枳实、甘草、芒硝，体虚加黄芪、干姜，体实水停加甘遂 10 g。上述药物加水 500 mL，浓缩至 300 mL，高位保留灌肠。可配合强刺激足三里、天枢、内关、合谷等穴，采用泻法。⑦治疗闭经可加苍术、芒硝、厚朴、陈皮、生甘草，水煎服；治疗不孕症证属痰阻胞宫者，加炒苍术、厚朴、法半夏、陈皮、焦山楂、陈胆南星、天花粉、甘草、大枣、当归、赤芍。⑧治疗肿瘤术后高热以平胃散改为汤剂加减：制厚朴、陈皮、云茯苓、生白术、薏苡仁、藿香、佩兰、生山楂、广木香、沉香曲、佛手片、甘草。**【方歌】**平胃散用朴陈皮，苍术甘草四味齐，燥湿宽胸消胀满，调胃和中此方宜。

藿香正气散

【来源】《太平惠民和剂局方》："治伤寒头痛，憎寒壮热，上喘咳嗽，五劳七伤，八般风痰，五般膈气，心腹冷痛，反胃呕吐，气湿霍乱，脏腑虚鸣，山岚瘴疟，遍身浮肿，妇人产前产后，血气刺痛，小儿疳伤，并宜治之。"【组成】大腹皮、白芷、紫苏、茯苓（去皮）各 30 g，半夏曲、白术、陈皮（去白）、厚朴（去粗皮，姜汁炙）、桔梗各 60 g，藿香（去土）90 g，甘草（炙）75 g。【用法】散剂，每服 9 g，生姜、大枣煎汤送服；或作汤剂，加生姜、大枣，水煎服，用量按原方比例酌定。【功效】解表化湿，理气和中。【适应证】主治外感风寒，内伤湿滞证。症见恶寒发热，头痛，胸膈满闷，脘腹疼痛，恶心呕吐，肠鸣泄泻，舌苔白腻，以及山岚瘴疟等。【随症加减】若表邪偏重，寒热无汗者可加香薷以助解表；兼气滞脘腹胀痛者可加木香、延胡索以行气止痛；里湿重，舌苔厚腻者苍术易白术；内湿化热，舌苔黄腻者加黄连、栀子。【专科应用】①药理实验证明，藿香正气水有镇痛、镇吐、解痉、增强细胞免疫、抗菌等作用，可用于治疗以恶寒发热、脘腹疼痛、肠鸣泄泻为主要临床表现的胃肠型感冒、急性胃肠炎、病毒性泄泻、动力障碍型功能消化不良等消化系统疾病。②可用于治疗荨麻疹、夏季皮炎、脚气病、痱子、冻疮等皮肤病。③可治疗以恶寒发热、脘腹疼痛、肠鸣泄泻为主要临床表现的传染性疾病，如痢疾、副伤寒等。④还可治疗急性肾炎、糖尿病、眶上神经痛、周期性麻痹、亚硝酸盐中毒、青鱼胆中毒、变应性鼻炎、头痛等其他疾病。【临床经验】①本方重在化湿和胃，解表散寒之力较弱，故服后宜温覆以助解表。②湿热霍乱之吐泻，非本方所宜。③治疗急性肾炎时可加土茯苓、桂枝、甘草、益母草与仙鹤草等。④在用于治疗中毒性疾病，如亚硝酸盐、青鱼胆中毒时须不拘时间，每隔数小时即可继续送服，直至有效。⑤在治疗皮肤性疾病时，须配合外用，可将藿香正气散的汤剂搽于患处，若为全身性皮肤病，亦可用藿香正气汤剂兑于大量温水中清洗，在治疗冻疮时涂搽藿香正气汤剂以晚上临睡前效果最佳。【方歌】藿香正气大腹苏，甘桔陈苓术朴俱，夏曲白芷加姜枣，感伤岚瘴并能驱。

第二节 清热祛湿剂

茵陈蒿汤 【来源】《伤寒论》："伤寒七八日，身黄如橘子色，小便不利，腹微满者，茵陈蒿汤主之。"【组成】茵陈18 g，栀子9 g，大黄6 g。【用法】水煎服。【功效】清热、利湿、退黄。【适应证】本品为治疗湿热黄疸常用方。临床应用以一身面目俱黄，黄色鲜明，舌红苔黄腻，脉沉数或滑数有力为辨证要点。主治湿热黄疸。【随症加减】湿重于热者可加茯苓、泽泻、猪苓以利水渗湿；热重于湿者可加黄柏、龙胆以清热祛湿；胁痛明显者可加柴胡、川楝子以疏肝理气。【专科应用】①治疗以一身面目俱黄，黄色鲜明，舌红苔黄腻为主要临床表现的各种肝胆性疾病，如急性黄疸型肝炎、胆囊炎、胆石症、新生儿高胆红素及钩端螺旋体病等。②可治疗辨证为湿热型的急性重型胰腺炎。③其他尚可治疗以前额及颊部遍布米粒大或黄豆大暗红色丘疹，部分顶部有脓疱，面部油脂较多，反复发作，伴大便秘结等为主要临床表现的痤疮。【临床经验】①本方不适用于阴黄及湿重于热者，孕妇慎用。②在治疗急性黄疸型肝炎时，宜加鸡骨草、赤芍、桃仁、川楝子、木香、龙胆；亦可合胃苓汤加减，效果佳。③治疗急性胆囊炎，宜与大柴胡汤合用加减组方。④治疗肝癌时，症见腹水甚则下肢水肿证属水寒者可与五苓散合用，证属水热互结者可与猪苓汤合用。⑤治疗胆石症者，宜加金钱草等排石之品，并加柴胡、枳实疏肝行气，配合芍药、甘草柔肝止痛。【方歌】茵陈蒿汤大黄栀，瘀热阳黄此方施，便难尿赤腹胀满，清热利湿总相宜。

栀子柏皮汤 【来源】《伤寒论》："伤寒身黄发热，栀子柏皮汤主之。"【组成】栀子 9 g，甘草（炙）3 g，黄柏 6 g。【用法】上 3 味，以水 800 mL，煮取 300 mL，去滓，分温再服。【功效】清热利湿。【适应证】本方是治疗热重于湿型黄疸的常用方。临床应用以身热，发黄，心烦懊恼，口渴，苔黄为辨证要点。【随症加减】热重者加龙胆、蒲公英；湿重者加茯苓、泽泻。【专科应用】①可用于治疗以皮肤发热，搔抓后易引起患部糜烂、发红，又难以治愈为主要临床表现的皮肤病证，如特异性皮炎、日光性皮炎、过敏性皮炎、红斑性皮炎等。②其他：本方尚可治疗急性黄疸型肝炎、胆石症，急、慢性痢疾，酒渣等。【临床经验】①湿重于热及阴黄不宜使用本方。②临证须灵活辨证加减，若湿热俱重而病属肝胆者，可加入茵陈、黄芩等清热利湿之品，亦可合用龙胆泻肝汤或蒿芩清胆汤助其清化湿热，利胆退黄；热重而弥漫三焦上下者，症见咳嗽、心悸、恶心呕吐、大便黏滞不爽、小便短赤、舌红苔黄腻，取三仁汤或甘露消毒丹利湿化浊、清热解毒之意，与之合用或加减化裁以清疏三焦之变；热重伤及阴，出现心烦、口渴、头晕、盗汗、舌红少苔或无苔，脉来细数，应扶正与祛邪并进，权衡邪正力量，使扶正祛邪恰到好处，不失偏颇；热壅可使气滞，"气有余便是火"，气滞则直助热势，又气滞可分属脾胃或属肝胆者，故热感而气滞重者，加陈皮或柴胡理气或疏泄肝气。③治疗皮肤病证时，宜配合外用药治疗，亦可将栀子柏皮汤煎煮后搽于患处，但若有皮损，须慎用。④治疗急性黄疸型肝炎时，与茵陈蒿汤合用效果佳，阳黄甚者宜加石膏清泻阳明之热。⑤治疗痢疾时宜合黄芩汤，效果佳。【方歌】栀子柏皮治黄疸，热重于湿多相宜，甘草煮取分温服，清热利湿功效奇。

茵陈四逆汤 【来源】《卫生宝鉴》："皮肤凉又烦热，欲卧水中，喘呕，脉沉细迟无力而发黄者，治用茵陈四逆汤。"【组成】甘草、茵陈各 6 g，干姜 4.5 g，附子 20 g。【用法】上

药加水 800 mL，煮取 400 mL，去滓放温，作 4 服。【功效】温里助阳，利湿退黄。【适应证】本方为治疗阴黄证的基础方。临床应用以黄色晦暗，皮肤冷，心下硬，按之痛，身体重，背恶寒，舌淡苔白，脉紧细为辨证要点。主治寒湿内阻之阴黄。【随症加减】黄疸明显，属于热重于湿者加金银花、蒲公英、生栀子；腹胀胁痛明显者加苍术、白术、川楝子、路路通；恶心呕吐者加姜竹茹、姜半夏；气虚体弱者加炙黄芪、太子参；纳差者加鸡内金、焦山楂；厌油者加石菖蒲；肝脾大、肝区不适者加鳖甲、桃仁。【专科应用】治疗以黄色晦暗，背恶寒，身体重，舌淡苔白，脉紧细等为主要临床特点的肝胆类疾病，如急性肝炎、药物性肝损害、慢性胆囊炎、胆道感染等。【临床经验】①阳黄者不可服用，附子有毒，须久煎。②治疗肝损害，加白术、法半夏、茯苓、党参、生甘草。伴厌油者加石菖蒲；肝脾大、肝区不适者加鳖甲、桃仁。③治疗胆道感染，初期发热体温高，黄疸明显，属于热重于湿者加金银花、蒲公英、生栀子；腹胀胁痛明显加苍术、白术、厚朴、川楝子、路路通；恶心呕吐加姜竹茹、姜半夏；气虚体弱去大黄加炙黄芪、太子参；纳差加鸡内金、焦山楂。【方歌】茵陈四逆汤，附子共干姜，茵陈炙甘草，黄消病渐康。

八正散 【来源】《太平惠民和剂局方》："治大人小儿心经邪热。一切蕴毒，咽干口燥，大渴引饮，心忪闷热，烦热不宁，目赤睛疼，唇焦鼻衄，口舌生疮，咽喉肿痛。又治小便赤涩，或癃闭不通，及热淋，血淋，并宜服之。"【组成】车前子、瞿麦、萹蓄、滑石、栀子、甘草（炙）、木通、大黄（面裹煨，去面，切，焙）各 500 g。【用法】散剂，每服 6～10 g，灯心煎汤送服；汤剂，加灯心，水煎服，用量根据病情酌定。【功效】清热泻火，利水通淋。【适应证】主治湿热淋证。症见尿频尿急，溺时涩痛，淋漓不畅，尿色浑赤，甚则癃闭不通，

小腹急满，口燥咽干，舌苔黄腻，脉滑数。【随症加减】若属血淋者宜加生地黄、小蓟、白茅根以凉血止血；石淋者可加金钱草、海金沙、石韦等以化石通淋；膏淋者宜加草薢、石菖蒲以分清化浊。【专科应用】①可用于治疗以尿频、尿急、尿痛为主要临床表现的急性膀胱炎、尿道炎、淋病、急性肾炎、肾盂肾炎、前列腺炎、前列腺增生、泌尿系结石、术后或产后尿潴留、术后尿道激惹症、小儿尿频等。②可用于治疗痛风性关节炎、盆腔炎、功能失调性子宫出血等属湿热下注者。【临床经验】①淋证日久，肾虚气弱者，不宜应用。孕妇慎用。临床上用于治疗泌尿系感染者，常与导赤散合用，并可配合抗生素一起使用效果显著。②治疗急性膀胱炎时，减木通，加通草、灯心草，并见大便秘结腹胀者加枳实，重用生大黄，寒热、口苦呕恶者可加柴胡、黄芩、半夏，腹痛严重可加延胡索，小腹坠胀明显者加芍药、乌药，肉眼血尿严重者可加小蓟、白茅根，小便混浊者加草薢、石菖蒲，湿热伤阴者去大黄，加生地黄、知母。③治疗非淋菌性尿道炎合四苓散减大黄、茯苓，加土茯苓、石韦、金银花等，其中小便不利、热重者加白茅根、蒲公英，大便干结、肺有积热者加瓜蒌、杏仁，阳明腑实者加大黄、芒硝，白带多者加白果、益母草，阴部瘙痒者加地肤子、沙苑子。④治疗肾盂肾炎，宜合丹参饮减滑石、栀子、大黄，加枳壳、蒲公英、鱼腥草、香附等。⑤治疗慢性复发性泌尿系感染者，宜加金银花、连翘、黄芩、黄柏，若症见恶寒发热、腰痛、小便频数、尿痛、苔黄、脉滑数者，可酌加上述药物用量，而病程长、年龄大、气血虚者可去黄芩、黄柏等苦燥之品，合用四君子汤。⑥治疗儿童泌尿道、生殖道感染，症见小便点滴属脾虚气陷者加党参、黄芪，外用黄柏、苦参、蛇床子、百部、白矾煎水 1000 mL 清洗局部，每晚 1 次。⑦临床上治疗尿石症，常配合金钱草、海金沙、鸡内金等消石之品一起使用，效果更佳，结石久不下者加丹参、莪术，痛甚者加延胡索等，湿热甚者加金银花、黄柏。⑧治疗前列腺疾病时，常须配合补肾之品一起使用，如肾气虚弱者可与金匮肾气丸化裁共治。治疗前列腺炎加蒲公英、败酱草，腰酸乏力加续断、桑寄生、山药，血精、尿血加白茅根、琥珀、大蓟、小蓟，勃起功能障碍、早泄加肉桂、女贞子、墨旱莲，尿后余沥或滴白、小便无力加桂枝，胃脘闷痛加海螵蛸。⑨治疗痛风性关节炎时，宜加金钱草、虎杖、白花蛇舌草、忍冬藤、土茯苓、蒲公英、山慈菇；治疗原发性痛风性肾病，宜八正散减木通，加石韦、金钱草、海金沙、鸡内金、薏苡仁、玉米须。⑩治疗产后或术后尿潴留，除服用汤剂外，配合针灸治疗或脐敷效果佳，兼肝郁加枳壳、槟榔，若兼血滞气血运行受阻加白茅根、小蓟、益母草，若气血虚者减栀子、生地黄、滑石、黄柏，加黄芪、党参、白术、茯苓、黄精，肾阳虚者加熟地黄、山茱萸、桂枝，阴虚者加生地黄、女贞子、墨旱莲，会阴侧切、伤口疼痛者加金银花、蒲公英、红藤、败酱草，血瘀者加当归、赤芍、益母草。⑪治疗术后尿道激惹症，症见小便带血者，加小蓟、墨旱莲、白茅根，小便无力者加黄芪、白术，情绪急躁易怒、夜寝欠佳者加柴胡、赤芍、郁金。用药期间做好心理护理及饮食调护，避免情绪激动，忌用辛燥腥发之品，禁烟酒，多饮水以冲刷尿道，尽力避免导尿。⑫治疗淋病，宜八正散减萹蓄，加蒲公英、白花蛇舌草，伴发热恶寒者加柴胡、黄芩、薏苡仁。舌红少苔者加知母、生地黄，窍内发痒或有蚁行感者加土茯苓、白花蛇舌草、白鲜皮，小便不畅者加重楼、王不留行，晨起尿道口有稀薄黏物者去大黄、栀子、滑石，加石菖蒲、茯苓、萆薢，腰酸乏力、尿频者去大黄、栀子、滑石，加茯苓、益智、石菖蒲。⑬治疗排卵期子宫出血，八正散减滑石，加柴胡、当归、川牛膝、炒荆芥穗、女贞子、墨旱莲，腹痛重加延胡索、腰痛者加续断、杜仲，食少加陈皮、砂仁。【方歌】八正木通与车前，萹蓄大黄滑石研，草梢瞿麦兼栀子，煎加灯草痛淋蠲。

五淋散【来源】《太平惠民和剂局方》："治肾气不足，膀胱有热，水道不通，淋沥不宣，出少起多，脐腹急痛，蓄作有即发，或尿如豆汁，或如砂石，或冷淋如膏，或热淋便血，并皆治之。"**【组成】**赤茯苓9g，当归（去芦）、甘草（生用）各7g，赤芍、栀子各15g。**【用法】**上为细末，每服6g，水一盏（30mL），煎至八分，空心食前服。**【功效】**清热凉血，利水通淋。**【适应证】**主治湿热血淋，尿如豆汁，溺时涩痛，或溲如砂石，脐腹急痛。**【随症加减】**血淋者尿中有血，加白薇、大蓟、小蓟、生地黄、牡丹皮、牛膝等；石淋者尿出砂石，小便窘迫，刺痛牵引少腹，加海金沙、滑石、石首鱼、脑石等；气淋者加枳壳、沉香、乌药、升麻等；膏淋者加瞿麦、石韦；劳淋者加当归、芍药；畏冷发热者加荆芥、柴胡；腹胀便秘者加大黄、枳实；肝经湿热，尿道炎症较重者加龙胆、泽泻、黄柏、柴胡、金银花、蒲公英；湿热下注，气化不利，合八正散；热毒内炽，气血壅阻，加金银花、车前子、乳香、没药；久治不愈，阴精被耗加菟丝子、生地黄、山药、山茱萸、杜仲。**【专科应用】**①可用于治疗肾气不足，膀胱有热，水道不通，淋漓不尽，脐腹急痛，发作有时。②可用于治疗石淋，见于尿中杂有砂石，尿色黄浊，或呈血尿，多因湿热蕴结所致。③可用于治疗气淋，见下腹至阴囊胀痛，小便涩滞，多因膀胱气滞所致。④可用于治疗膏淋，见小便混浊如米泔，或如脂膏之物，尿出不畅，多由湿热或肾虚所致者。⑤治疗久病劳淋等。临床上常用于泌尿系感染，尤以淋菌性尿道炎多见，尿석症、尿道综合征等其他疾病。**【临床经验】**①相对于八正散，本方主治血淋为主，以凉血为主。②治疗淋菌性尿道炎，宜加当归、赤芍、炮穿山甲、连翘、香附、甘草，腹股沟淋巴结肿痛者加金银花、败酱草。③治疗尿道综合征，是热甚者酌加金钱草、半枝莲；气虚者酌加党参、黄芪、白术；阳虚者酌加附

子，肉桂量倍用；肝郁气滞者酌加柴胡、香附、郁金；肝肾阴虚较著者酌加熟地黄、女贞子、墨旱莲。④治疗输尿管结石加金钱草、海金沙、鸡内金等化石之品，若症见血尿，加石韦、萹蓄等。【方歌】五淋散方治血淋，尿血涩痛脐腹痛，山栀归草芍茯苓，清热凉血效堪珍。

三仁汤

【来源】《温病条辨》："头痛恶寒，身重疼痛，舌白不渴，脉弦细而濡，面色淡黄，胸闷不饥，午后身热，状如阴虚，病难速已，名曰湿温。汗之则神昏耳聋，甚则目瞑不欲言，下之则洞泄，润之则病深不解，长夏深秋冬日同法，三仁汤主之。"【组成】杏仁 12 g，飞滑石、生薏苡仁各 18 g，通草、豆蔻、淡竹叶、厚朴各 6 g，半夏 10 g。【用法】上药加甘澜水 8 碗（1200 mL），煮取 3 碗，每服一碗，日三服。现代用法：水煎服。【功效】宣畅气机，清利湿热。【适应证】主治湿温初起及暑温夹湿之湿重于热证。症见头痛恶寒，身重疼痛，肢体倦怠，面色淡黄，胸闷不饥，午后身热，苔白不渴，脉弦细而濡。【随症加减】若湿温初起，卫分症状较明显者，可加藿香、香薷以解表化湿；若湿伏膜原，寒热往来者，可加青蒿、草果以和解化湿；若夹秽浊，恶心呕吐者，加佩兰、石菖蒲；热重者见舌苔黄腻，加黄芩。【专科应用】①可用于治疗胃炎、功能性消化不良、慢性胃炎、消化性溃疡、Barrett 食管炎、慢性胰腺炎、慢性胆囊炎、胆管结石、黄疸等消化系统疾病。②可用于治疗喘息性支气管炎、咳嗽、感冒等呼吸系统疾病。③可用于治疗心律失常、冠心病等心血管疾病。④可用于治疗肾病综合征、过敏性紫癜肾炎、肾小球肾炎、风湿病并尿路感染等泌尿系疾病。⑤可用于治疗眩晕、头痛、血管性痴呆、失眠、偏头痛、老年期抑郁症、急性高山反应等神经系统疾病。⑥可用于治疗 2 型糖尿病等内分泌疾病。⑦可用于治疗肛门坠胀、腰椎术后湿阻发热、湿热蕴脾型便秘等外科疾病。

⑧可用于治疗产褥热、湿阻型产后发热等妇科病。⑨可用于治疗勃起功能障碍、遗精、早泄、不射精症、睾丸鞘膜积液、精液不液化症、阴囊湿疹等男性病。⑩可用于治疗重型银屑病、脂溢性皮炎、荨麻疹、原发性干燥综合征、水痘、汗疱疹、丘疹性荨麻疹等皮肤病。⑪可用于治疗角膜炎、前部葡萄膜炎、中心性浆液性脉络膜视网膜病变、左眼颞侧分支静脉阻塞、滤泡性结膜炎、慢性结膜炎、顽固性角膜炎、玻璃体混浊、老年性黄斑变性、顽固性口腔溃疡、慢性鼻窦炎、舌衄等眼耳鼻咽喉口腔科疾病。⑫可用于治疗流行性出血热、流脑、乙肝、伤寒、副伤寒等传染性疾病。【临床经验】①舌苔黄腻，热重于湿者不宜使用。②本方用治传染性疾病，初期发热期宜配合银翘散等解表剂一起使用；治疗乙肝活动期可加用苍术、陈皮、重楼、山豆根、败酱草、连翘、白花蛇舌草。③治疗急性肾盂肾炎时，可与五皮饮合用化裁加减，效果佳。④治疗心血管疾病：冠心病常加石菖蒲、桂枝、郁金、薤白、路路通等；心肌缺血者加郁金、香附、瓜蒌、薤白、桂枝、太子参、丹参。⑤治疗眩晕者，加莱菔子、石决明、菊花、藿香。⑥治疗糖尿病截肢综合征加木瓜、秦艽、忍冬藤、桑枝、川牛膝、伸筋草等，但须并用降血糖西药控制血糖。⑦本方加味治疗急性胃肠炎加木瓜、石韦、白芍、神曲、山楂、甘草等。⑧治疗急性胆囊炎，加枳壳、黄芩、香附、郁金、柴胡，或合大柴胡汤加减。【方歌】三仁杏蔻薏苡仁，夏朴通草竹叶存，加入滑石渗湿热，身重胸闷属湿温。

甘露消毒丹 【来源】《医效秘传》："雍正癸丑，疫气流行，抚吴使者属叶天士制方救之。叶曰：时毒疠气必应司天，癸丑湿土气化运行，后天太阳寒水湿寒合德，挟中运之火流行，气交阳光不治，疫气大行，故凡人之脾胃虚者，乃应其疬气，邪从口鼻皮毛而入，病从湿化者，发热目黄，胸满丹疹泄

泻，当察其舌色，或淡白或舌心干焦者，湿犹在气分，甘露消毒丹治之。"【组成】飞滑石450 g，淡黄芩300 g，绵茵陈330 g，石菖蒲180 g，川贝母、木通各150 g，藿香、连翘、豆蔻、薄荷、射干各120 g。【用法】生晒研末，每服9 g，开水调下，或神曲糊丸，如弹子大，开水化服亦可。现代用法：散剂，每服6～9 g；丸剂，每服9～12 g；汤剂，水煎服，用量按原方比例酌定。【功效】利湿化浊，清热解毒。【适应证】主治湿温时疫，邪在气分，湿热并重证。症见发热倦怠、胸闷腹胀、肢酸咽痛、身目发黄、颐肿口渴、小便短赤、泄泻淋浊、舌苔白或厚腻或干黄，脉濡数或滑数。【随症加减】咽喉肿甚者可加山豆根、板蓝根、牡丹皮；咳嗽者加杏仁、薏苡仁、蝉蜕；心悸者加荆芥、竹茹、板蓝根；黄疸者加厚朴、板蓝根、虎杖、丹参、赤芍、薏苡仁、栀子、大黄；热重于湿者加重黄芩、连翘，再加大青叶；湿重于热者加重滑石、藿香，再加羌活、苍术；头身困痛者加羌活；口苦者加黄连；口渴者加天花粉、玄参。【专科应用】①可用于治疗以反复低热为主要临床表现的不明原因发热疾病。②可用于治疗以右上腹痛、巩膜或皮肤黄染为主要临床表现的急性胆囊炎、不完全性肠梗阻等外科疾病。③可用于治疗以腹痛、泻痢为主要临床表现的痢疾、结肠炎，急、慢性胃肠炎等消化系疾病。④可用于治疗伤寒，急、慢性肝炎，流行性出血热、钩端螺旋体病、流脑、腮腺炎、菌痢等传染性疾病。⑤可用于治疗症见咳嗽、发热的上呼吸道感染、急性支气管炎、结核性胸膜炎、病毒性肺炎等呼吸系统疾病。⑥可用于治疗症见心悸的心血管病，如频发早搏、病毒性心肌炎等。⑦可用于治疗神经系统疾病，如面神经炎、眩晕等。⑧可用于治疗多种妇产科疾病，如产褥热、带下病、附件炎、功能失调性子宫出血、痛经等。⑨亦可用于治疗小儿鹅口疮、小儿手足唇肿痛证、小儿手足口病、小儿麻痹症、传染性单核细胞增多症、中毒性消化不良等。⑩还可用于治疗急性化脓性中耳炎、病毒性角膜溃疡、化脓性角膜炎、中央性视网膜炎、急性虹膜睫状体炎、扁桃体炎等眼耳鼻咽喉口腔科疾病。⑪还广泛用于治疗湿疹、脚气等皮肤科疾病。【临床经验】①甘露消毒丹所治疾病的共同病机是湿热，治疗湿温病湿热充斥气分，湿热并重证的代表方。遣药配伍三焦并治，故不论湿热疫毒所蕴之病位如何，均可加减应用。三仁汤所治湿热主要在上焦，而甘露消毒丹所治湿热弥散于上中下三焦。②本方为寒凉之品，久服易伤阳气；病愈即止，不可久服。孕妇禁用。③本方在用于治疗传染性疾病时，须配合西医治疗，如治疗钩端螺旋体病、流行性出血热时须使用抗生素以及其他对症支持治疗，必要时须采用激素抗炎，合并肾衰竭者必要时还须使用现代技术手段，进行血液净化，不可拘泥于任一种治疗手段。④治疗肝硬化腹水患者，可配合脐敷、灌肠等方法利水消肿。【方歌】甘露消毒蔻藿香，茵陈滑石木通菖，芩翘贝母射干薄，湿热留连正治章。

连朴饮

【来源】《霍乱论》："治湿热蕴服而成霍乱，兼能行气涤痰。"【组成】制厚朴6 g，黄连（姜汁炒）、石菖蒲、制半夏各3 g，香豉、炒焦栀子各9 g，芦根60 g。【用法】水煎温服。【功效】清热化湿，理气和中。【适应证】主治湿热霍乱。症见上吐下泻，胸脘痞闷，心烦躁扰，小便短赤，舌苔黄腻，脉滑等。【随症加减】腹泻较著者宜加茯苓、泽泻、白扁豆、薏苡仁以利湿止泻；湿热损伤肠道气血、下痢后重者加木香、白芍以调和气血；恶心、呕吐者加藿香、姜竹茹；湿重热轻者去焦栀子，加砂仁（后下）、苍术；脾虚者加炒白术、党参。血热者加生地黄、白及、白茅根。【专科应用】①可用于治疗以腹泻为主要临床表现的霍乱、副伤寒、肠伤寒、菌痢等传染性疾病。②可用于治疗以腹泻为主要临床表现的内科病，如浅表性胃炎、萎缩性胃炎、结肠炎、急、慢性胃肠炎等。②还可用于治疗小儿低热症、难治性发热、不明原因的发热性疾病。③可用于治疗变应性亚败血症、糖尿病、高脂血症、动脉硬化、急性胰腺炎、勃起功能障碍、不孕、长期口腔溃疡、鼻出血、病毒性肝炎、哮喘、多发性疖肿以及因广泛应用抗病毒、细菌、滴虫、真菌等西药而引起的胃肠道反应较重等其他疾病。【临床经验】①吐泻剧烈而见津亡气脱者，本方不宜；寒湿霍乱者，本方忌用。②治疗阳痿，可用连朴饮去芦根、淡豆豉，加柴胡、乌药、杏仁、陈皮、薏苡仁、茯苓等治疗脾虚气陷，清气不能上升，湿热下淫。治疗不孕，可用连朴饮去淡豆豉、芦根，加茯苓、陈皮、忍冬藤、瓜蒌皮、柴胡、枳壳、当归、山药等以调肝脾。③临床上用治胃炎，可用连朴饮去石菖蒲、香豉、芦根，加竹茹、白术、茯苓、丹参、赤芍、蒲公英、白及，治疗湿热郁滞型萎缩性胃炎；连朴饮去石菖蒲、焦栀子、香豉，加陈皮、炒麦芽、炒谷芽、豆蔻、连翘、苍术、当归、白芍、延胡索、炒莱菔子治疗慢性胃炎；合半夏泻心汤治疗脾胃湿热证慢性浅表性胃炎；治疗伴 HP 感染的胃炎，应当配合抗生素联合使用效果佳。④用治发热疾病，证属郁阻中焦、湿热并重者可用王氏连朴饮加淡竹叶、石膏、杏仁、佩兰、藿香以化湿清热，而使热退病愈；湿温发热之湿热并重，加薏苡仁、车前子、苍术、杏仁、白扁豆、佩兰。【方歌】连朴饮用香豆豉，菖蒲半夏焦山栀，芦根厚朴黄连入，湿热霍乱此方施。

固真汤

【来源】《兰室秘藏》："治两丸冷，前阴痿弱，阴汗如水，小便后有余滴，尻臀并前阴冷，恶寒而喜热，膝下亦冷。"【组成】升麻、柴胡、羌活各 10 g，炙甘草、泽泻各 15 g，龙胆（炒）、知母（炒）、黄柏各 20 g。【用法】上锉如麻豆大，水 3 盏（90 mL），煎至 1 盏，稍热空腹服，以美膳压之。【功效】升清降浊，清热固阴。【适应证】治疗男性两丸冷，阴痿弱，小便有余沥，阴汗，阴囊湿痒臊臭。【随症加减】《普济方》有苍术；《证治宝鉴》有汉防己。脾气虚者加党参、黄芪、白术、茯苓、炙甘草；胃脘疼痛者加延胡索、乌药、木香；食后腹胀者加枳壳、山楂、鸡内金；腹痛者加木香、香附；反酸嗳气者加牡蛎、旋覆花、紫苏梗；食欲不振者加麦芽、山楂、砂仁、鸡内金；胸闷纳呆者加苍术、半夏、砂仁；泄泻不止者加五倍子、石榴皮、肉豆蔻；搐搦频加龙齿、钩藤平肝熄风；失眠者加炒酸枣仁、柏子仁；气阴两虚加黄精；肾阴亏虚者加龟甲、鳖甲；肾阳亏虚者加鹿角胶、淫羊藿、仙茅、补骨脂；白带，经行时阴下痛甚者加白葵花、干姜、郁李仁；血枯肠燥者加何首乌；阳气回复后改用理中地黄汤或可保立苏汤，以阳中求阴，使阴阳维系，阳生阴长而愈。【专科应用】①用于治疗慢性肾炎、勃起功能障碍、早泄、遗精、带下病、消化道溃疡、慢性肠炎、结肠炎、脱肛等。②用于治疗阴汗症、湿疹、前阴湿痒、肛门瘙痒症、痔疮、臁疮等。【临床经验】①方中龙胆用量宜小。②徐春甫经验：男子阴囊冷，女子阴中寒，归来穴灸之。李东垣："前阴湿痒，尽为酒色之过，补肝汤、温肾汤、固真汤之类选用。"朱丹溪吴茱萸汤、《备急千金要方》大苏根汁皆妙。③治疗湿热下注证，去升麻、羌活，加芡实、赤小豆、椿皮等。【方歌】固真汤用草龙胆，升柴羌活泽知柏，升清降浊清虚热，阳气畅通肾阴坚。

当归拈痛汤（又称拈痛汤）【来源】《医学启源》。"治湿热为病，肢节烦痛，肩背沉重，胸膈不利，遍身疼痛，下注于胫，肿痛不可忍。经云：湿淫于内，治以苦温。羌活苦辛，透关利节而胜湿；防风甘辛，温散经络中留湿，故以为君。水性润下，升麻、葛根苦辛平，味之薄者，阴中之阳，引而上行，以苦发之也。白术苦甘温，和中除湿；苍术体轻浮，气力雄壮，能去皮肤腠理之湿，故以为臣。血壅而不流则

痛，当归身辛温以散之，使气血各有所归。人参、甘草甘温，补脾养正气，使苦药不能伤胃。仲景云：湿热相合，肢节烦痛，苦参、黄芩、知母、茵陈者，乃苦以泄之也。凡酒制药，以为因用。治湿不利小便，非其治也。猪苓甘温平，泽泻咸平，淡以渗之，又能导其留饮，故以为佐。气味相合，上下分消，其湿气得以宣通矣。"【组成】羌活、甘草、茵陈（酒炒）各15g，人参、葛根、苦参（酒浸）各6g，升麻、白术、黄芩（炒）各3g，苍术、防风、当归身、知母（酒洗）、猪苓、泽泻各9g。【用法】锉，如麻豆大。每服30g，水2盏半（75mL），先以水拌湿，候少时，煎至1盏，去滓温服。待少时，美膳压之。现代用法：水煎服。【功效】利湿清热，疏风止痛。【适应证】主治湿热相搏，外受风邪证。临床应用以遍身肢节烦痛，或肩背沉重，或脚气肿痛，舌苔白腻微黄，脉弦数为辨证要点。【随症加减】膝股肿甚者加防己、木瓜以祛湿消肿；下肢肿甚者加防己、黄柏；足踝肿胀者加防己、川牛膝；关节红肿热痛，伴有发热者加忍冬藤、土茯苓；身痛甚者加姜黄、海桐皮以活血通络止痛；皮肤红斑者加赤芍、连翘。【专科应用】①治疗以肢节、肩背部、脚气疼痛为主要症状的疾病，如风湿性关节炎、类风湿关节炎、神经性皮炎、痛风性关节炎、高尿酸血症、下肢关节痛、糖尿病周围神经病变、滑膜炎、带状疱疹、血栓性静脉炎、肋间神经痛、脚气病、多发性疖子等；系统性红斑狼疮、皮肌炎等结缔组织病。②常用于治疗湿热证型的皮肤疾病，如寻常型痤疮、扁平疣、慢性湿疹、泛发性神经性皮炎、特发性红斑肢痛症、脂溢性皮炎、脓疱疮、过敏性皮肤丘疹等。③还可用于治疗真菌性阴道炎、外阴瘙痒、过敏性紫癜肾炎、神经症、白塞综合征、慢性结肠炎、盆腔炎、前列腺增生、尿潴留等疾病。【临床经验】①从本方的组成来看，着眼于上下分消湿邪，主要由风药胜湿、淡渗利湿、苦温燥湿以及甘温养正4组药物组成。《张氏医通》

中有个别药物的加减记载：多汗，去升麻，易黄芪；自汗，去苍术，易桂枝；下肿，去防风，易防己；疼热，去知母，易黄柏。如有内伤，人参、甘草等补中之品自在使用之列；如"脾胃一虚，肺气先绝"，黄芪也在使用之列。②疾病病机确为湿热（或夹风、夹瘀、夹虚），均可运用此方，不必拘泥于原方主治；寒湿痹痛者忌用。③本方治疗顽固性瘙痒的皮肤病证，如泛发性神经性皮炎、慢性湿疹等，须联合西药如口服抗组胺药，静脉注射硫代硫酸钠，外用卤米松乳膏等，效果佳。④治疗急性痛风性关节炎时，大剂量用药效果较普通剂量效果更佳，且辨证论治配合其他方药效果更显著，如湿热痹者，可合二妙散化裁加减。【方歌】当归拈痛羌升防，猪泽茵陈芩葛朋，二术苦参知母草，疮疡湿热服皆应。

宣痹汤

【来源】《温病条辨》："太阴湿温，气分痹郁而哕者（俗名为呃），宣痹汤主之。上焦清阳郁，亦能致哕，治法故以轻宣肺痹为主。"【组成】防己、杏仁、滑石、薏苡仁各15 g，连翘、栀子、半夏、晚蚕沙、赤小豆皮各9 g。【用法】水8杯（1600 mL），煮取3杯，分温三服。【功效】清热祛湿，通络止痛。【适应证】主治湿热痹证。湿聚热蒸，蕴于经络，寒战热炽，骨节烦疼，面目萎黄，舌色灰滞等。【随症加减】痛甚者加片姜黄、海桐皮；热甚者加黄芩、黄柏；湿甚者加木通、泽泻；气喘者加麻绒、桑白皮；年老体虚者清热利湿之品酌情减量，加泡参；伴腰背酸痛者酌加杜仲、桑寄生；湿浊较重者酌加苍术、茯苓；血瘀甚者酌加丹参、红花；五心烦热者酌加秦艽、黄柏。【专科应用】①可用于治疗以关节红肿热痛为主要临床表现的强直性脊柱炎、急性痛风性关节炎、风湿性关节炎等。②可用于治疗肺炎、顽固性咳嗽、发热、慢性咽喉炎等呼吸系统疾病。③还可用于治疗IgA肾病、原因不明性胸痹、心悸、多汗、眩晕等症。【临床经验】①宣痹汤可以辨证加减应用于上焦、中焦。②治疗急性痛风性关节炎时，可配合外用药外敷，如消炎散：三七、血竭、乳香、没药、白芷、大黄、泽泻、栀子等，上述药研粉，根据病变关节及大小，取适量用麻油调匀，平摊于大小适宜的牛皮纸上，滤纸盖于药物上面并敷贴于患处关节。③治疗强直性脊柱炎时，可加当归、桑寄生、鸡血藤、焦杜仲。并随症加减：发热加生石膏、白薇，面苍白，纳差者加狗脊、续断，关节痛甚者加乳香、蜈蚣2条，四肢僵硬者加桑枝、丝瓜络，乏力多汗者加炙黄芪、浮小麦。**【方歌】**宣痹汤寒湿热痹，防栀连翘蚕沙苡，滑夏杏仁赤小豆，骨节烦疼效不菲。

二妙散

【来源】《丹溪心法》："治筋骨疼痛因湿热者，有气加气药，血虚者加补药，痛甚者加生姜汁，热辣服之。"**【组成】**黄柏（炒）、苍术（米泔水浸，炒）各15 g。**【用法】**为散剂，各等份，每次3~5 g，或为丸剂，亦可作汤剂，水煎服。**【功效】**清热燥湿。**【适应证】**本方为治疗湿热下注所致痿、痹、脚气、带下、湿疮等病证的基础方，其清热燥湿之力较强，宜于湿热俱重之证。临床应用以足膝肿痛，小便短涩，舌苔黄腻为辨证要点。主治湿热下注证。**【随症加减】**运用本方宜根据病证之不同适当加味。湿热痿证，可加豨莶草、木瓜、萆薢等祛湿热，牛膝、五加皮强筋骨；湿热脚气者宜加薏苡仁、木瓜、槟榔等渗湿降浊；下部湿疮、湿疹者可加赤小豆、土茯苓、金银花、苦参等清湿热，解疮毒。**【专科应用】**①治疗以足膝肿痛为主要症状的疾病，如坐骨神经痛、腰椎骨质增生、血栓性浅静脉炎、痛风等。②治疗以下焦湿热引起的阴部疾病，如男性结扎后遗症、慢性盆腔炎、前列腺炎、带下病等。③临床还可用于治疗卡他性中耳炎、口腔溃疡等眼耳鼻咽喉口腔科疾病。④还可用于治疗皮肤瘙痒症、湿疹、药物性皮炎等皮肤科病症。⑤可用于治疗胃肠炎、高脂血症、急性肾盂肾炎、急性黄疸型肝炎、风湿性肌炎、周期性麻痹、多发性肌炎等内科疾病。【临床经验】①湿多热少者，不宜使用。②肝肾亏虚和肺热津伤的痿证非本方所宜。③治疗痛风加牛膝、海桐皮、姜黄、威灵仙、豨莶草、毛冬青、黑老虎、两面针，并配合双柏散外敷。双柏散为侧柏叶、大黄各 30 g，黄柏、薄荷、泽兰各 15 g，共研末，加蜜适量，再加水调糊而成。④治疗急性盂肾炎，与麻黄连翘赤小豆汤合用化裁加减。⑤治疗急性黄疸型肝炎，以二妙散加板蓝根、茵陈、车前子等。⑥治疗带下病、慢性盆腔炎等，加苍术、当归、川芎、薏苡仁、泽泻、茯苓等。⑦治疗勃起功能障碍等，加苍术、白术、茵陈、厚朴、黄柏、砂仁、甘草等，并须注意调节生活习惯，戒烟酒，生活规律等。【方歌】二妙散中苍柏兼，若云三妙牛膝添，四妙再加薏苡仁，湿热下注痿痹痊。

二妙丸 【来源】《医学纲目》："治小焦湿疮。"【组成】苍术（炒）、黄柏（炒）各 500 g。【用法】以上 2 味，粉碎成细粉，过筛，混匀，用水泛丸，干燥即得。口服，每次 6～9 g，每日 2 次。【功效】燥湿清热。【适应证】本方为湿热蕴于下焦的基础方剂。临床应用时以足膝红肿热痛，下肢丹毒，白带，阴囊湿痒，舌苔黄腻为辨证要点。主治湿热下注证。【随症加减】气虚乏力甚者加黄芪、白术；筋骨疼痛，足膝红肿热痛为主时，加木瓜、忍冬藤、虎杖清热祛湿通络；筋骨痿软者加牛膝、鹿衔草、五加皮以强壮筋骨；湿热带下者加土茯苓、败酱草、椿皮以清热利湿止带。【专科应用】①治疗以足膝肿痛为主要症状的疾病，如丹毒、痛风、坐骨神经痛等。②治疗以下焦湿热所致的妇科疾病，如月经过多、月经先期、癥瘕、痛经、经前呕吐、白带过多、产后恶露不尽等。③另外，口腔溃疡、慢性胆系感染、脓疱疮、急性菌痢、急性传染性黄疸型肝炎、急性肾炎也可加减应用本方。【临床经验】①忌盐饮食，

注意休息，不能感冒。②恢复期症状消失后，不得停药过早，应连续服用 6 日后停药。③气血不足痛风者慎用。④口腔溃疡者含药后 1 小时不宜进食。⑤急性菌痢注意饮食宜清淡，忌油腻或生冷之食物。⑥肝肾亏虚和肺热津伤的痿证非本方所宜。⑦慢性疾病，治疗周期较长的疾病，如慢性前列腺炎、慢性盆腔炎、反复发作的肾盂肾炎等疾病，可遵循二妙散之加减，改用丸剂，长期服用，效果佳。【方歌】二妙丸中苍柏兼，若云三妙膝须添，痿痹足疾堪多服，湿热全除病自痊。

三妙丸

【来源】《医学正传》："治湿热下流，两脚麻木，或如火烙之热。"【组成】黄柏（切片，酒拌略炒）120 g，苍术（米泔浸一二宿，细切焙干）180 g，川牛膝（去芦）60 g。【用法】上为细末，面糊为丸，如梧桐子大，每服五七十丸（10～15 g），空服，姜、盐汤下。【功效】清热燥湿。【适应证】主治肝肾不足，湿热下注，腰腿疼痛麻木，或如火烙之热，脚气，湿疮，淋病，白带。湿热腰痛，或作止。湿热下注引起的脚气病，腰膝关节酸痛，湿疮，以及带下、淋浊等。【随症加减】关节肿胀者加木瓜、泽泻；发热者加柴胡、黄芩或加秦艽、地骨皮；热邪伤阴加生地黄、石斛。【专科应用】①可用于治疗以关节红肿热痛为主要临床表现的痛风、风湿性关节炎、下肢静脉曲张、下肢溃疡、糖尿病足、坐骨神经痛、腹泻、痢疾、肠炎、黄疸、肝炎、胃炎和胃溃疡湿热证、湿热腰痛、失眠多梦湿热证等。②可用于治疗急、慢性湿疹、阴囊湿疹、生殖器疱疹、带状疱疹、手癣、臁疮、脓疱疮、下肢丹毒、过敏性皮炎、皮炎、脚气、脚癣、肛门瘙痒症、老年瘙痒症、酒渣鼻等皮肤科疾病。③可用于治疗多发性神经炎、系统性红斑狼疮、结节性红斑、肺结核咳血、重症肌无力、下肢进行性肌萎缩、不安腿综合征、盆腔炎、宫颈炎、阴道炎、脚气、IgA 肾病、勃起功能障碍、前列腺炎、急、慢性泌尿系感染，糖尿病伤口感染等证属肝肾不足，湿热下注者。【临床经验】①热痹者加当归以活血宣痹，加金银花、柴胡、生石膏清热利湿，加泽泻、薏苡仁除湿通络，加全蝎、蜈蚣搜风定痛，加丹参、当归、制乳香、制没药活血通络，加薏苡仁、雷公藤、五灵脂、乌梢蛇祛湿止痛。另用海桐皮汤洗之。痛风者加秦艽、赤芍、延胡索、泽泻、车前子、土茯苓等清热活血、利湿通络。②下肢丹毒急性期或者防治下肢丹毒复发，加蒲公英、川芎、丹参、赤芍、萆薢、泽泻、防己。另用鲜丝瓜叶汁拌金黄散调成糊状，外涂患处。③治急性睾丸炎、慢性睾丸炎，加蒲公英、桃仁、红花、丹参、龙胆、萆薢、泽泻，急性者再加川楝子、延胡索、小茴香，慢性者再加炮穿山甲、橘核。④忌鱼腥、荞麦、热面、煎炒等物。【方歌】二妙散中苍柏煎，若云三妙牛膝添，痿痹足疾堪多服，湿热得消病自蠲。

四妙丸

【来源】《成方便读》："以邪之所凑，其气必虚，若肝肾不虚，湿热决不流入筋骨。牛膝补肝肾强筋骨，领苍术黄柏，入下焦而祛湿热也。再加苡仁，为四妙丸。因《内经》有云，治痿独取阳明。阳明者，主润宗筋，宗筋主束筋骨，而利机关也。苡仁独入阳明，祛湿热而利筋络，故四味合用之，为治痿之妙药也。"【组成】苍术、牛膝、黄柏（盐炒）、薏苡仁各240 g。【用法】水泛为丸，每服6～9 g，温开水送下。【功效】清热利湿，舒筋壮骨。【适应证】用于湿热下注，足膝红肿，筋骨疼痛。【随症加减】运用本方宜根据病证之不同适当加味。湿热痿证可加豨莶草、木瓜、萆薢等祛湿热，强筋骨；湿热脚气者宜加薏苡仁、木瓜、槟榔等渗湿降浊；下部湿浊、湿疹者可加赤小豆、土茯苓等清湿热，解疮毒。【专科应用】①可用于治疗以足膝红肿热痛为主要临床表现的风湿性关节炎、痛风性关节炎、滑膜炎等；急性多发性神经炎、坐骨神经痛、小儿麻痹后遗症等。②可用于治疗阴囊湿疹、异位性皮炎、足趾疱疹、丹毒、皮肤真菌感染等皮肤科疾病。③可用于治疗急、慢性肾炎、血栓性静脉炎、卵巢囊肿、阴道炎、糜烂性子宫颈炎、骨髓炎等属湿热下注者。【临床经验】①本方为治疗湿热下注所致痿证为主，寒湿者不宜。如感染性多发性神经炎、运动神经元病、重症肌无力、肌营养不良等病，符合湿热证候特征者可使用本方。②痛风多属湿热为患，治疗必须侧重祛除湿浊，临床常用多种除湿之法，使湿去热孤，如多用苍术、白术、厚朴健脾燥湿，陈皮理气燥湿，茯苓健脾渗湿，砂仁芳香醒脾化湿，车前草、石韦清热利湿。热偏盛者加秦艽、广防己、桑枝、豨莶草；寒湿偏盛者加路路通、千年健、鹿衔草、伸筋草等；肿势较甚者加泽兰、益母草；浊瘀互结日久，关节畸形，多用性善走窜的虫类药祛风通络、逐瘀止痛，如蜂房、土鳖虫、地龙、僵蚕。③《丹溪心法》四妙散（威灵仙、白芥子、羊角灰、苍术、生姜），治疗痛风走注。【方歌】二妙散中苍柏兼，若云三妙牛膝添，四妙再加薏苡仁，湿热下注痿痹痊。

凉膈清肠散（又称凉膈清肠汤）

【来源】《证治准绳》："主大肠甚热，肠风下血，脱肛。"【组成】生地黄15 g，升麻、黄连各 7 g，黄芩、香附、川芎、白芷、当归、荆芥、防风各 10 g。【用法】水煎，温服。【功效】清热利湿，泻火通便。【适应证】湿热下迫，肛门不约，主治脱肛，肛门灼热。【随症加减】肛门肿痛，灼热刺痒者加金银花、黄柏、槐花、栀子以清热解毒；大便秘结者加草决明、大黄以清热通便；小便短赤者加滑石、车前草以清热利湿；嗜酒湿热下注者加葛花、枳椇子、柞木枝。【专科应用】临床常用于治疗直肠脱垂、肛裂、肛周皮肤湿疹、瘙痒，直肠出血，脱肛痔。【临床经验】①本方性偏温热，肝胃郁火，阴虚津少，阳虚失血而阴血亏损者，也当慎用。②脱肛发生时，务要迅速回复，局部涂以润滑剂，用力上托并按摩，一般均能复位。平时应注意保持肛门清洁。③饮食宜清淡，不过食辛辣及肥甘厚味。节制饮酒，生活规律，保持大便通畅，勿令干结，大便时不要过分用力。【方歌】凉膈清肠用四物，荆防芩连及香附，升麻甘草共相合，肛内肿物湿热消。

菖蒲郁金汤

【来源】《温病全书》："急宜清透营热，使伏邪转出气分，气宜卫泄，或从斑疹而解，或从狂汗而解，轻者菖蒲郁金汤，重者犀角清络饮。"【组成】鲜石菖蒲、炒栀子、鲜淡竹叶、淡竹沥（冲）各 9 g，广郁金 3 g，清连翘、灯心草、牡丹皮各 6 g，细木通 4.5 g，玉枢丹（冲服）1.5 g。【用法】水煎服。【功效】清热化湿，豁痰开窍。【适应证】主治湿热郁蒸，酿生痰浊，蒙蔽心包。症见身热不扬，烦躁，朝轻暮重，神识昏蒙，时轻时昧，时或神昏谵语，痰涎壅盛，舌苔黄垢腻，脉濡滑而数。【随症加减】本方开窍醒神力量不足，如热偏重而邪热炽盛，神昏谵语者可加服至宝丹；湿浊偏盛而热势不著者可送服苏合香丸。若感暑湿入里，与痰热相合，蒙蔽心包，去牛蒡子、姜汁，加青蒿梗、佩兰梗、浙贝母、丝瓜络，以祛暑化湿，清热涤痰；发热甚者加板蓝根、金银花，以清热解毒；四肢搐搦者加钩藤、地龙，以清肝熄风；若喉及口中痰多者加瓜蒌、莱菔子、橘络，以清涤热痰，行气通络。

【专科应用】可用于治疗卒中后抑郁症、围绝经期抑郁症、精神分裂症、心悸、失眠、小儿多发性抽动症、高黄疸症、偏头痛、肺性脑病、阿尔茨海默病、病毒性脑炎急性期、一氧化碳中毒迟发性脑病、脑梗死、呋喃丹中毒失语等病症。【临床经验】①昏迷程度较重者不宜使用本方。②治疗卒中后抑郁症，可配合抗抑郁西药及心理疏导联合治疗，痰甚者加导痰汤。③治疗一氧化碳中毒迟发性脑病时，须予以常规治疗合高压氧治疗。原方中玉枢丹为昏迷、痰多者用效果显。④治疗脑梗死等中风疾病急性期时，与小承气汤化裁饲或口服，效果佳。

⑤治疗病毒性脑炎，症见神昏证属痰蒙心包者加法半夏、远志，证属痰热未尽，窍闭神昏者加芦根、滑石、白茅根、远志等；属湿重热轻，上蒙清窍者加薏苡仁、竹茹、淡竹叶、牡丹皮、苦杏仁、青蒿（后下）、远志等。【方歌】化痰开窍此方精，菖蒲郁金擅令名，栀滑丹皮竹沥汁，蒡翘姜菊玉枢并。

萆薢胜湿汤

【来源】《疡科心得集》："治湿热下注，臁疮、漏蹄。"【组成】萆薢15 g，薏苡仁30 g，黄柏、赤茯苓、牡丹皮、泽泻、滑石、通草各12 g。【用法】水煎服。【功效】清热利湿，泻火解毒，凉血活血。【适应证】主治湿热下注之臁疮、脚气糜烂、瘙痒。【随症加减】便秘者加大黄12～15 g（后下）。湿热较盛者加龙胆、栀子各12 g。剧痒者加浮萍9 g、沙苑子15 g。【专科应用】①可用于治疗下肢丹毒、湿疮、药疹及足癣继发化脓性感染、臁疮、脓疱疮、水渍疮、阴痒、脱疽、压疮、寻常型银屑病、玫瑰糠疹、过敏性紫癜等皮肤科疾病。②可用于治疗结节性红斑、变异性皮肤血管炎、下肢血栓性静脉炎、痛风性关节炎、膝骨关节炎、痔漏、肛旁湿疹、肛旁脓肿、阴道炎、子痈、囊痈、前列腺炎等。【临床经验】①脾虚、寒湿者不宜使用。②治疗痛风性关节炎时，可与二妙散、三妙散、四妙散之类化裁，效果佳。③治疗血栓性静脉炎，急性期与四妙散化裁共治，慢性期加入三棱、莪术、鸡血藤、黄芪等。④治疗肛旁湿疹，予以萆薢胜湿汤合三黄汤内服，配合止痒洗剂坐浴效果佳。⑤治疗阴道炎等外阴瘙痒性疾病，联合蛇床子、苦参等外洗，若为真菌性感染可配合氟康唑栓剂及口服综合治疗。⑥治疗其他皮肤病症时，亦须与外用药配合使用，如湿疹患者，可配合10%黄柏溶液湿敷患处，效果明显。⑦治疗前列腺炎，可加土茯苓、白花蛇舌草、败酱草、蒲公英、栀子、延胡索、牡丹皮、川牛膝、荔枝核、橘核、甘草等，随症酌情加减。【方歌】萆薢渗湿苡泽萍，滑石通草丹皮柏，湿热下注成疮疡，渗利解毒湿热排。

化毒除湿汤

【来源】《疡科心得集》："治湿热下注。"
【组成】当归尾、泽兰、薏苡仁、赤芍、金银花、枳壳各 10 g，牡丹皮、通草各 6 g。【用法】水煎服，每日 1 剂，分 2 次服。
【功效】清热化湿。【适应证】治疗一切湿热下注证。主要表现为小便短亦、身重疲乏、舌苔黄腻、脉濡数等。【随症加减】头痛者加川芎以活血通络；湿邪甚者加泽泻、茯苓渗湿健脾；热毒甚者加黄连、黄芩等清热解毒。【专科应用】①治疗以白带改变为主要临床表现的阴道炎、宫颈炎、盆腔炎等妇科病。②治疗以皮损为主要临床表现的湿疹、皮肤溃疡、带状疱疹、荨麻疹、脂溢性皮炎、下部疖疮、湿脚气感染等皮肤科病。③治疗以腹泻为主要临床表现的急性结肠炎，急、慢性胃肠炎，顽固性腹泻、湿热痢疾、痔疮、肛瘘、下肢关节肿痛等。【临床经验】①本方为寒凉之药，不能久服，病愈即止。②本方可熬水冲洗阴道或坐浴治疗阴道疾病。③用于肛门腺体感染化脓形成直肠周围脓肿，若便秘者加大黄、火麻仁；痛者加延胡索、防风。急性炎症期，可用磺胺软膏、四黄膏、金黄膏等，目前常用的马应龙痔疮膏有消炎止痛的作用。【方歌】高氏化毒除湿汤，银花泽兰归芍丹，枳壳通草薏苡仁，湿热下注证可痊。

加减木防己汤

【来源】《温病条辨》："暑湿痹者，加减木防己汤主之。此治痹之祖方也。……加减木防己汤方，苦温辛凉复法。"《金匮要略》第 23 条："膈间支饮，其人喘满，心下痞坚，面色黧黑，其脉沉紧，得之数十日，医吐下之不愈，木防己汤主之。"【组成】木防己、石膏各 18 g，杏仁、滑石各 12 g，通草 6 g，桂枝、薏苡仁各 9 g。【用法】用水 800 mL，煮取 300 mL，分 3 次温服。见小效不即退者，加重服，日三夜一。【功效】清热利湿、通222络止痛。【适应证】主治暑湿痹即"湿热痹"。症见骨骱烦疼，痛处灼热，得冷痛舒，关节红肿；兼身热不扬，胸中发满，脘胀纳呆，小便色黄，大便黏腻不爽，其脉濡，苔白腻。临床以肢体酸痛、重着为主症，兼见面赤溺黄等症。【随症加减】"风胜则引，引者（吊痛掣痛之类，或上或下，四肢游走作痛，经谓行痹是也）加桂枝、桑叶。湿胜则肿，肿者（土曰敦阜）加滑石、萆薢、苍术。寒胜则痛，痛者加防己、桂枝、姜黄、海桐皮。面赤口涎自出者（《灵枢》谓：胃热则廉泉开）重加石膏、知母。绝无汗者加羌活、苍术。汗多者加黄耆、炙甘草。兼痰饮者加半夏、厚朴、广皮。不能备载全文，故以祖方加减如此，聊示门径而已。"【专科应用】①可用于治疗以水肿为主要临床表现的疾病，如慢性充血性心力衰竭、糖尿病胸腔积液、肝硬化腹水、肾病综合征、肾炎性水肿等。②可用于治疗以关节疼痛为主要临床表现的肢体疾病，如痛风性关节炎、类风湿滑膜炎、红斑性肢痛症等。【临床经验】①吴荣祖于此证，恒加络石藤、海风藤、石楠藤以加强通络除湿功效。刘渡舟认为：a. 湿热相因为邪，纠缠不清，难以速除，应守法守方，不能操之过急。b. 湿热内蕴，相蒸则黄，其人巩膜、舌苔、小便色黄的，叫做"三黄反映"，以测"湿热痹"与黄疸初萌非常准确。c. 本方之生石膏必须重用，热甚者可加知母；痛甚者可加大片姜黄、海桐皮的剂量。d. 在治疗过程中，常可根据其兼证进行加减，例如：热伤营血，出现皮下红斑者，可加紫草、茜草、牡丹皮、紫花地丁、生地黄清热凉血解毒之品；湿邪盛而小便不利者，可加龙胆、车前子、苍术、黄柏清热利湿之品；如果气血瘀滞，疼痛显著者则加乳香、没药、炮穿山甲活血止痛之品。e. 治疗湿热痹必须忌口，不得食肥甘酒肉，包括高脂肪、高蛋白等食品，以及各种补药。②治疗急性痛风性关节炎，疼痛剧烈加姜黄、海桐皮；热重加知母、桑叶；肿甚加通草、苍术、甲珠；无汗加羌活、细辛；汗多加黄芪、炙甘草；兼痰饮加半夏、厚朴、广陈皮。③治疗慢性心力衰竭，注意卧床休息，低盐饮食，吸氧，常规服用利尿药、硝酸酯类及 ACEI 制剂，对于心率过快者加用减慢心率药，再配合本方治疗效果佳。④治疗类风湿滑膜炎加黄柏、海桐皮、独活，热重于湿者酌加金银花、连翘等，湿重于热者酌加茯苓、泽泻等，疾病后期酌加全蝎、蜈蚣等虫类药以增强祛风通络镇痛的作用。【方歌】湿温加减木防己，膏滑通草杏仁薏，反佐桂枝化气机，苦温辛凉湿热痹。

止带方【来源】《世补斋医书》不谢方：治"脾虚有湿"。【组成】猪苓、茯苓、车前子、泽泻、茵陈、赤芍、牡丹皮、黄柏、栀子、牛膝各等份。【用法】水煎服。【功效】清热解毒，燥湿止痒。【适应证】本方是治疗带下病，湿热下注型的常用方。临床应用以带下色黄如茶汁，或带绿如脓、臭秽难闻、阴痒或肿痛，溲赤，舌红苔黄，脉滑数为辨证要点。【随症加减】气滞者加制香附、川楝子；湿重者加黄柏、白花蛇舌草；肝肾不足者加续断、桑寄生；若带下有臭味者加土茯苓、苦参。黄带者加金银花、白花蛇舌草、蒲公英、墓头回、椿皮；瘙痒者加地肤子、白鲜皮；房事后带下增多者加山茱萸、龙骨、牡蛎。月经先期者，加地骨皮、白薇；月经后期者加桃仁、当归。【专科应用】①治疗以带下量多，色黄或呈脓性，质黏稠，有臭气；或带下色白质黏，呈豆腐渣样，外阴瘙痒，小腹有时作痛，口苦口腻，胸闷纳呆，小便短赤，舌红，苔黄腻，脉滑数为主要临床表现的导致带下增多的疾病，如外阴阴道假丝酵母菌病、阴道炎、宫颈炎、盆腔炎、内分泌失调等。②本方尚可治疗痛经或月经过多为主要临床表现的月经不调症，如子宫内膜异位症、子宫腺肌症、宫内节育器致月经过多等。【临床经验】①虚寒及虚热证不宜使用本方。②治疗宫颈糜烂，配合复方黄柏液外洗，或外洗方（蛇床子、苦参、百部、土大黄、艾叶、花椒、冰片】清热解毒，杀菌止痒；治疗外阴阴道假丝酵母菌病，配合克霉唑栓剂外用；治疗慢性盆腔炎，改为中药灌肠。③治疗带下病，带下量多者可加用白果、芡实，味臭秽者加蒲公英、紫花地丁，小便淋热者加用白茅根、金钱草。④治疗痛经，加薏苡仁、红藤、丹参，经后1周开始服药，经前5日开始改用桃红四物汤加减。⑤治疗慢性盆腔炎，加红藤、败酱草、金银花、丹参、蒲黄；大便干结者加用桃仁、大黄；所剩药渣可热敷下腹部，以助药力，还可配合微波治疗。【方歌】止带方泽猪茯苓，茵陈赤芍丹皮灵，车前芎柏栀牛膝，清热利湿带立停。

麻黄连翘赤小豆汤

【来源】《伤寒论》："伤寒，热瘀在里，身必黄。麻黄连翘赤小豆汤主之。"【组成】麻黄、生姜、甘草各6g，连翘、杏仁各9g，赤小豆30g，大枣12枚，桑白皮10g。【用法】水煎服。【功效】解表退热，除湿止痒。【适应证】主治湿热蕴郁于内，外阻经络肌肤之病候。【随症加减】皮疹瘙痒甚者加白鲜皮、地肤子、僵蚕、蝉蜕；药疹者加金银花、连翘、赤芍、牡丹皮、紫草；面部浮肿，尿少微咳，身发低热者加生石膏、防风、白术、益母草、桑白皮；出血者加紫草、赤芍；咳嗽者加金银花、葶苈子等；咳喘者加川贝母、地龙；黄疸者加茵陈、栀子等。【专科应用】①可用于治疗急、慢性荨麻疹、湿疹、奶癣、日光性皮炎、黄褐斑、痤疮、带状疱疹、风疹等皮肤病。②可用于治疗呼吸系统相关疾病，如慢性支气管炎、过敏性哮喘、变应性鼻炎、咳嗽变异性哮喘、渗出性胸膜炎等。③可用于治疗泌尿系统疾病，如急性肾炎、慢性肾小球肾炎、过敏性紫癜肾炎等。④可用于治疗血栓性浅静脉炎、下肢深静脉血栓形成、皮肤变应性结节性血管炎、上腔静脉阻塞综合征、血栓闭塞性脉管炎等周围血管疾病。⑤可用于治疗急性黄疸型肝炎、肺心病、皮下出血、急性痛风性关节炎、异食癖等其他疾病。【临床经验】①要注意方中麻黄、生姜等辛温之药不宜久用，需中病即止。②麻黄连翘赤小豆方临床应用广泛，注意灵活应用，随症灵活加减，若外感风湿者合防己黄芪汤化裁；外感风热者合桑菊饮、银翘散诸方化裁；外感风燥者合桑杏汤、杏苏饮化裁；在里则为瘀热，热盛者可合入茵陈蒿汤；湿重者可入五苓、术附之属；热瘀重者可参合犀角地黄之类。③治疗变态反应性皮肤病，加木贼、仙鹤草、益母草、苍术、蝉蜕、何首乌、牡丹皮、茜草、甘草、藏红花、炒薏苡仁、炒白术、丹参、荆芥穗。【方歌】麻黄连翘赤小豆，桑白杏草姜枣助，宣肺解毒消湿肿，湿瘀兼表黄疸瘳。

除湿汤

【来源】《秘传眼科纂要》：治"睑弦赤烂"。【组成】连翘、滑石、车前子（包）、黄芩、黄连、白茯苓各10 g，枳壳、木通、甘草、陈皮、防风、荆芥各5 g。【用法】水煎服。【功效】祛风清热除湿。【适应证】主治风弦赤烂外障，脾胃湿热甚者。症见睑弦红赤溃烂、痛痒并作，眵泪胶粘，睫毛成束，或倒睫，睫毛脱落。【随症加减】眼痒甚者加僵蚕、乌梢蛇。【专科应用】①常用于治疗睑缘炎、春季结膜炎等眼部炎症性疾患。②可用于治疗急、慢性湿疹，痛风急性期、脂溢性皮炎、慢性荨麻疹等属湿热证者。【临床经验】①治疗眼部带状疱疹，在西医治疗的基础上加用除湿汤，加路路通、千里光、徐长卿等治疗，优于单纯西医常规治疗。前二剂内服，第三剂熏洗眼部，效果更佳。②针刺联合除湿汤加乌梢蛇、蜈蚣，治疗Meige综合征的疗效满意。【方歌】除湿汤中滑石苓，荆防芩连陈枳并，车前木通甘草翘，烂弦疮痍总能净。

三石汤

【来源】《温病条辨》："暑温蔓延三焦，舌滑微黄，邪在气分者，三石汤主之。""故肺经之石多兼走阳明，阳明之药多兼走肺也。再肺经通调水道，下达膀胱，肺痹开则膀胱亦开，是虽以肺为要领，而胃与膀胱皆在治中，则三焦俱备矣，是邪在气分而主以三石汤之奥义也。"【组成】生石膏15 g，飞滑石、寒水石、杏仁、金银花（花露更妙）各9 g，金汁（冲）30 mL，竹茹（炒）、通草各6 g。【用法】上药加水5杯（1000 mL），煮成2杯，分2次温服。【功效】清热利湿，宣通三焦。【适应证】主治湿弥漫三焦，邪在气分。症见身热汗出，面赤耳聋，胸脘痞闷，下利稀水，小便短赤，咳痰带血。不甚渴饮，舌质红，苔黄滑，脉滑数。【随症加减】上焦见症明显者加黄芩、连翘、瓜蒌皮；中焦见症明显者加黄连、厚朴、豆蔻；下焦见症明显者加薏苡仁、茯苓、车前子。【专科应用】①可用于治疗过敏性紫癜、过敏性皮炎、湿疹等皮肤科疾病。②可用于治疗肾炎、泌尿系结石等泌尿系疾病。③可用于治疗发热、腹泻、汗证、遗尿、便秘、磨牙等属暑湿热盛，邪在气分者。【临床经验】①泻火药时，若里热炽盛而正气已虚，则宜适配补虚药，以扶正祛邪。因本方中含滑石、石膏，所以脾胃虚寒者忌用，以免寒凉太过。②治疗温病气分发热，可与五味消毒饮配合应用。③治疗小儿过敏性紫癜，若关节肿痛加栀子、薏苡仁、防风、黄柏、川牛膝、苍术；腹痛加丹参、檀香、砂仁；便血加槐花散化裁，即可加赤石脂、防风、栀子、槐花、炒地榆、侧柏炭；尿血加栀子、石韦、白茅根、防风；水肿溺短者加猪苓、茯苓、泽泻、防风、桂枝等。④治疗颅脑术后发热，有人在三石汤原方基础上去金汁、杏仁、金银花，加羚羊角粉、牡丹皮、栀子效果佳。【方歌】三石汤用金汁调，银通杏竹滑寒膏，三焦暑热舌黄滑，气分邪浸此法超。

五神汤 【来源】《外科真诠》："面见脱色，亦有焮痛色赤溃速者，由湿热凝结所致，宜用五神汤治之。"【组成】茯苓、车前子、紫花地丁各15 g，金银花45 g，牛膝9 g。【用法】水煎服。【功效】清热利湿解毒【适应证】用于委中疔疮、附骨疽、肛周脓肿等由湿热凝结而成者。【随症加减】急性瘀血者加桃仁、红花、川芎；慢性水湿寄留者加羌活、独活、防风、泽泻；痛重者加细辛、延胡索。【专科应用】①可用于治疗下部疮疡和皮肤病，如腿痈、委中疔疮、下肢丹毒。②可用于治疗急性尿路感染、泌尿系结石、肾盂肾炎、膀胱炎、肾结核、前列腺炎等泌尿系疾病。③可用于治疗结节性红斑、痛风性关节炎、膝关节滑膜炎等风湿免疫系统疾病。【临床经验】①脱疽属寒湿及气血亏虚者，不宜使用。②治疗结节性红斑、痛风性关节炎、膝关节滑膜炎时，可与四妙散合用，再随症加减：治疗结节性红斑，加玄参、夏枯草、地龙加重清热散结之力；治疗急性痛风性关节炎，加土茯苓、秦艽、萆薢、山慈菇解毒散结；治疗膝关节滑膜炎，加猪苓、泽泻利水渗湿，当归、桃仁活血祛瘀，杜仲、续断、骨碎补补益肝肾，强筋壮骨。【方歌】外科真诠五神汤，银花牛膝茯苓尝，车前地丁共五味，肿毒疮疡服之康。

萆薢化毒汤

【来源】《疡科心得集》："膝盖痈，生于膝盖，色红肿疼痛，属湿火，为气血实。湿热者，宜清利解毒，萆薢化毒汤主之。"【组成】萆薢、木瓜各 15 g，牛膝 12 g，薏苡仁 30 g，当归尾、牡丹皮、防己、秦艽各 10 g。【用法】水煎服。【功效】清热利湿。【适应证】用于湿热所致疮疡。局部红肿疼痛，多生于下部。【随症加减】病在上肢加羌活、桑枝；病在下肢加独活、桑寄生；局部灼热红肿加忍冬藤、玄参。【专科应用】①可用于治疗以关节疼痛为主要临床表现的风湿性关节炎、痛风性关节炎、下肢静脉炎、结节性多动脉炎、下肢痹痛、结节性红斑、过敏性紫癜、下肢淋巴管炎、脚气感染等。②可用于治疗肢体麻木、乏力为主要临床表现的卒中后遗症、糖尿病周围神经病变、尖锐湿疣术后等。【临床经验】①本方主要用治外痛，局部红肿热痛，多生于下部而属湿热者，寒湿疮疡忌用。配合二味拔毒散外用，可提高临床疗效。②治疗尖锐湿疣，采用萆薢化毒汤去当归尾、牡丹皮、牛膝、防己、木瓜、秦艽，加茯苓、大青叶、苦参、板蓝根、白花蛇舌草、黄柏、贯众等清热解毒、散结除疣，疗效满意。③治疗痛风性关节炎，采用萆薢化毒汤加土茯苓、黄柏，对本病有明显的缓解症状，改善关节功能的作用。【方歌】萆薢化毒化湿热，红肿疼痛疮疡聚，丹皮牛膝防归尾，木瓜薏仁秦艽齐。

香连丸【来源】《政和本草》引《李绛兵部手集方》："治赤白痢疾，脓血相杂，里急后重。"【组成】黄连（与吴茱萸同炒令赤，去吴茱萸）、青木香各等份。【用法】上药同捣筛，白蜜丸，如梧桐子大。空腹时用温开水送下 20~30 丸。每日二三次。其久虚冷，即用煨熟大蒜作丸服。现代用法：醋糊为丸，梧桐子大，每服 20 丸，米饮下。【功效】清热燥湿，行气止痛，止痢。【适应证】治下痢赤白，脓血相杂，里急后重。【随症加减】噤口痢加莲子；热痢积滞倍大黄；久痢加诃子、龙骨、乌梅。【专科应用】①可用于治疗以腹泻为主要临床表现的红白痢疾、泄泻、结肠炎、肠炎、胃炎、消化性溃疡、单纯性消化不良等消化系统疾病。②可用于治疗湿热内盛所致口臭、反流性食管炎等。【临床经验】①孕妇慎用。②忌食辛辣、油腻食物。③寒湿下痢禁用，本方偶可导致皮肤发痒、躯体散发性荨麻疹，四肢对称性环形红斑。④湿热之邪，伤及肠胃，传导失常，而发生泄泻。湿热互结，湿性黏腻，则泄下不爽，舌红苔黄腻，脉滑数，均为湿热内盛的表现，故用黄连清肠中湿热，木香行气则大便不爽之感自除，因此治疗湿热泄泻疗效明显。湿热蕴结于内，则浊气上泛而致口臭，口中甜而黏腻，湿热下注，则出现带下色黄而臭。⑤有研究表明香连丸、小檗碱与硫酸庆大霉素联用后抗菌作用降低。所以，临床应用香连丸、小檗碱口服治疗痢疾时不宜与硫酸庆大霉素同用。⑥治疗慢性结肠炎急性发作加黄柏、秦皮、赤芍、白芍、赤石脂、乌梅、焦山楂、甘草等调气和血；治疗慢性非特异性溃疡性结肠炎宜与平胃散合用，效果佳；治疗消化性溃疡，宜与雷尼替丁或其他 H_2 受体阻滞药同用，若有 HP 感染宜与抗生素综合治疗。【方歌】香连相合治热痢，症现腹痛又里急。

己椒苈黄丸

【来源】《金匮要略》："腹满，口舌干燥，此肠间有水气，己椒苈黄丸主之。"【组成】防己（味苦辛寒）、椒目（辛散）、葶苈子（熬，味苦辛大寒）、大黄（味苦寒）各 15 g。【用法】上 4 味，末之，蜜丸如梧子大，先食饮服 1 丸，日三服。稍增，口中有津液。渴者加芒硝 8 g。【功效】荡热涤饮，前后分消。【适应证】主治肠间饮寒成实之证。饮结肠腑，气机不利，津不上承，浊不下泄。临床应用以腹满口燥，二便不利，或小便短黄，或大便有时溏泻涎沫，或见浮肿，舌苔黄，脉沉实弦有力为辨证要点。【随症加减】失眠多梦者加酸枣仁、龙骨（先煎）；便溏者葶苈子减量，加白术；便秘者加槟榔、肉苁蓉；兼肝郁者加柴胡、香附；兼肾阳虚者加补骨脂、五味子；兼脾虚者加党参、白术。【专科应用】①可用于治疗以水肿为主要临床表现的疾病，如慢性心力衰竭、肝硬化腹水、肾病综合征、慢性肺心病、风心病、胸腔积液、胆囊炎等。②可用于治疗肺性脑病所致的昏迷，还可治疗慢性泄泻、胃肠神经症。【临床经验】①脾虚饮停者不宜使用。②改丸为汤，频频服之，其效更速。③临床中有少数服药后反胃呕吐者，减防己之量，酌加半夏、黄连，呕吐即止。④治疗胸腔积液，宜与葶苈大枣泻肺汤合用。⑤治疗风心病，有咯血者重用大黄，兼气虚者加党参；兼阳虚者加附子、干姜。⑥治疗肺性脑病，阳虚四肢厥冷者加附子、干姜；气虚者加人参，痰浊重加茯苓。⑦治疗慢性心力衰竭，加桑白皮泻肺平喘，茯苓、白术、泽泻、车前子、半边莲利水消肿，白花蛇舌草、黄芩、鱼腥草清热解毒，活血利水。【方歌】肠中有水口带干，腹里为肠按部观，椒己苈黄皆一两，蜜丸饮服日三餐。

搜风解毒汤

【来源】《本草纲目》："杨梅疮，古方不载，亦无病者，近时起于岭表，传及四方，盖岭表风土卑炎，岚瘴熏蒸，饮啖辛热，男女淫猥。湿热之邪积蓄既深，发为毒疮。遂致互相传染，然皆淫邪之人病之。其类有数种，治则一也。其证多属厥阴，阳明二经，而兼乎他经。邪之所在，则先发出，如兼少阴太阴，则发于咽喉。兼太阳、少阴，则发于头耳之类。盖相火寄于厥阴，肌肉属于阳明故也。医用轻粉，银朱劫剂，五、七日即愈。其性燥烈，善逐痰涎。涎乃脾之液，此物入胃，气归阳明，故涎被劫，随火上升，从喉颊齿缝而出，故疮即干瘥而愈。若服之过剂，及用不得法，则毒气窜入经络筋骨之间，莫之能出。痰涎既去，血液耗涸，筋失所养，营卫不从，变为筋骨挛痛，发为痈毒疳漏。久则生虫为癣，手足皲裂，遂成废痼。唯土茯苓气平，味甘而淡，为阳明本药。能健脾胃，去风湿。脾胃健则营卫从，风湿去则筋利，故诸证多愈。此亦得古人未言之妙也。今医家有搜风解毒汤，治杨梅疮，不犯轻粉。病深者月余，浅者半月即愈。服轻粉药筋骨疼痛、瘫痪不能动履者，服之亦效。"《医宗金鉴》："初起结肿，筋骨疼痛时，宜服搜风解毒汤。"【组成】土茯苓 12 g，薏苡仁、金银花、防风、木通、木瓜、白鲜皮各 6 g，皂角子 5 g。【用法】上药用水 400 mL，煎至 200 mL，温服，每日 3 次。病深者月余，病浅者半个月即愈。【功效】利湿清热，搜风解毒。【适应证】治杨梅结毒，初起结肿，筋骨疼痛，痈肿疮毒，淋浊带下，湿疹瘙痒；及服轻粉药后筋骨挛痛，瘫痪不能动者。并解汞粉、银朱之毒。【随症加减】若因服轻粉导致肢体拘急者可重用土茯苓配猪牙皂、牵牛子；气虚者加人参、黄芪；血虚者加当归、熟地黄；阳虚者加淫羊藿、巴戟天；阴虚者加女贞子、墨旱莲；血瘀者加川牛膝、川芎。【专科应用】用于治疗慢性前列腺炎、杨梅疮、急性痛风性关节炎、四肢末梢湿性坏疽、牛皮癣、瘰疬疮肿。【临床经验】名医张山雷善用土茯苓治疗杨梅毒疮，其独特之处为大剂量久服，"专用大剂，采用鲜根，熬膏长服"，"多服此药，永无后患"。现代临床用土茯苓为主药，配合金银花，或苍耳子，或蒲公英、忍冬藤等清热解毒药组成复方，治疗早期梅毒或隐性梅毒，其血清转阴率在 90% 左右，而中晚期梅毒治愈率在 50% 左右。服药期间，忌食清茶、牛、羊、鸡、鹅、鱼肉、面、烧酒、盐、醋等，戒房事。【方歌】搜风解毒汤倒发，初肿拘急骨痛加，土苓白鲜银花薏，皂角防风通木瓜。

第三节　利水渗湿剂

参苓白术散【来源】《太平惠民和剂局方》："治脾胃虚弱，饮食不进，多困少力，中满痞噫，心忪气喘，呕吐泄泻及伤寒咳噫。此药中和不热，久服养气育神，醒脾悦色，顺正辟邪。"【组成】莲子（去皮）、薏苡仁、缩砂仁、桔梗（炒令深黄色）各 500 g，白扁豆（姜汁浸，去皮，微炒）1500 g，白茯苓、人参（去芦）、甘草（炒）、白术、山药各 1000 g。【用法】上为细末。每服 6 g，枣汤调下，小儿量岁数加减服。【功效】益气健脾，渗湿止泻。【适应证】脾虚夹湿证。症见饮食不化，胸脘痞闷，肠鸣泄泻，四肢乏力，形体消瘦，面色萎黄，舌淡苔白腻，脉虚缓。【随症加减】食欲不振明显加山楂、麦芽；乏力明显加黄芪、西洋参；咳痰色白量多加半夏、陈皮。兼里寒腹痛者加肉桂、干姜。兼湿邪明显加薏苡仁、车前草；湿阻气滞者加陈皮。【专科应用】①用于治疗慢性泄泻、慢性结肠炎、慢性胃炎、胃和十二指肠溃疡等。②用于治疗慢性肝炎、慢性支气管炎、慢性肾炎、糖尿病、慢性鼻窦炎、肺心病缓解期、放射病等。③用于治疗贫血、小儿脾疳。④用于治疗妇女带下病、附件炎等。【临床经验】①本方稍偏温燥，阴虚火旺者慎用；高血压及感冒热证者忌用；孕妇忌用。服本方时不宜同时服用藜芦、五灵脂、皂荚或其制剂。②经行泄泻，月经量多者加棕榈炭、炮姜，有经量少者加香附、泽兰、丹参、益母草，痛经者合痛泻要方。③小儿泄泻，久泻不止者加五味子、罂粟壳，食欲不振者加麦芽、乌梅、神曲，食滞者加鸡内金、山楂。④治疗放射病，加防风、女贞子、墨旱莲、白鲜皮、蒺藜、土茯苓等。【方歌】参苓白术扁豆陈，山药甘莲砂薏仁，桔梗上浮兼保肺，枣汤调服益脾神。

五苓散

【来源】《伤寒论》："太阳病，发汗后，大汗出、胃中干、烦躁不得眠，欲得饮水者，少少与饮之，令胃气和则愈；若脉浮、小便不利、微热、消渴者，五苓散主之。""中风，发热六七日不解而烦，有表里证，渴欲饮水，水入则吐者，名曰水逆，五苓散主之。"【组成】猪苓（去皮）、白术、茯苓各9g，泽泻15g，桂枝（去皮）6g。【用法】散剂，每服6～10g；汤剂，水煎服，多饮热水，取微汗，用量按原方比例酌定。【功效】利水渗湿，温阳化气。【适应证】主治膀胱气化不利之蓄水证。症见小便不利，头痛微热，烦渴欲饮，甚则水入即吐；或脐下动悸，吐涎沫而头目眩晕；或短气而咳；或水肿、泄泻。舌苔白，脉浮或浮数。【随症加减】若水肿兼有表证者可与越婢汤合用；水湿壅盛者可与五皮散合用；泄泻偏于热者须去桂枝，可加车前子、木通以利水清热。【专科应用】①可用于治疗以湿热发黄，便秘烦渴为主要临床表现的急、慢性肝炎、黄疸、胆囊炎等。②可用于治疗以冒暑烦渴，引饮过多，腹胀便赤为主要临床表现的中暑。③可用于治疗以心下支饮，常苦眩冒为主要临床表现的眩晕，如梅尼埃综合征。④可用于治疗以脾虚不能制水，湿盛泄泻为主要临床表现的结肠炎，急、慢性胃肠炎，顽固性腹泻以及脾虚不能运化的胃瘫等消化系疾病。⑤可用于治疗无病而渴，与病瘥后渴者。⑥还可用于治疗各种原因所致的尿潴留以及肾衰竭、尿路感染等泌尿系疾病。⑦还可用于治疗头痛、特发性水肿、类风湿关节炎、荨麻疹、湿疹等其他疾病。【临床经验】①五苓散适用于外感风寒、内停水饮所致的发热头痛、烦渴、饮水即吐、小便不利等；或水湿停聚所致的水肿、身重、小便不畅及痰饮内停、心下悸动、吐涎沫而头眩等症。入汤剂不宜久煎；湿热者忌用，且本方不宜常服。②治疗尿潴留兼湿热者可酌加黄柏、瞿麦、萹蓄、车前子、滑石、通草；年老气虚，无力排小便者可酌加黄芪；小腹痛可酌加小茴香、乌药；可配合针灸、外敷法共同治疗。治疗产后尿潴留：应用五苓散治疗，每次 9 g，每日 3 次，连服 3 日即可。治疗尿路感染，热淋者加蒲公英、败酱草，劳淋者加山药、熟地黄、山茱萸。治疗小儿遗尿症：现代医学认为，遗尿症产生的原因可能与遗传因素、泌尿系功能发育不成熟以及精神因素有关。采用五苓散治疗，每次 9 g，每日 3 次，温开水送服。③治疗胃瘫，加干姜、生姜、半夏、厚朴、甘草。④治疗顽固性头痛阳虚水饮内停证：用五苓散，每次 9 g，每日 3 次，温开水送服。治疗三叉神经痛阳虚水停证：本病为一侧面部搐搦、疼痛，呈阵发性发作，或夜间加重，伴烦躁、头晕头痛等。采用五苓散治疗，每次 9 g，每日 3 次，温开水冲服。⑤治疗前列腺炎：现代医学认为，本病的致病原因为细菌感染。致病菌有大肠埃希菌、金黄色葡萄球菌、链球菌、变形杆菌等常见的致病菌，用五苓散治疗，每次 9 g，每日 3 次，温开水送服。⑥治疗手脚多汗症：内服五苓散，每次 9 g，每日 3 次，温开水冲服。同时用五苓散水外搽患处，每日早、晚各 1 次。⑦治疗小儿鞘膜积液：内服五苓散，每次 9 g，每日 3 次，温开水送服。⑧治疗湿疹：内服五苓散，每次 9 g，每日 3 次，温开水送服。服药期间，忌食辛辣、生冷、油腻等刺激性食物，宜以清淡饮食为佳。【方歌】五苓散治太阳腑，白术泽泻猪茯苓，桂枝化气兼解表，小便通利水饮逐。

胃苓汤

【来源】《丹溪心法》："夏秋之间，脾胃伤冷，水谷不分，泄泻不止。"【组成】苍术（泔浸）24 g，陈皮、厚朴（姜制）各 15 g，甘草（蜜炙）9 g，泽泻 7.5 g，猪苓、赤茯苓（去皮）、白术各 4.5 g，肉桂 3 g。【用法】上药为粗末，每服 30 g，以水 2 钟（60 mL），加生姜 3 片，大枣 2 枚，炒盐 1 捻（0.3 g），煎八分，食前温服。【功效】渗湿和胃。【适应证】治脾湿湿胜，致成黄疸，或大便泄泻，小便清涩，不烦不渴。【随症加减】乳食积滞者加神曲、麦芽、山楂；寒邪客胃者加附子、干姜；湿热蕴脾者加黄连、葛根；肝气犯胃者加柴胡、半夏。感风者加藿香、紫苏叶、白芷；湿热者加黄连、黄柏、栀子、白头翁；脾虚者加人参、陈皮、薏苡仁、砂仁。【专科应用】①可用于治疗急、慢性湿疹、荨麻疹、脂溢性皮炎、脓疱疮、带状疱疹、异位性皮炎、带状疱疹后遗症神经痛等皮肤科疾病。②可用于治疗急、慢性胃炎、风湿性关节炎、痛风、慢性肠炎、泌尿系感染、肝硬化腹水、肾病综合征、阴囊水肿、高脂蛋白血症等。【临床经验】①服药时忌辛辣刺激与不易消化的食物。②阴虚胃热之胃脘胀满不适、食欲低下者禁用本方。③治疗带状疱疹，常配合柴胡疏肝散加裁治疗，且须配合外用药综合治疗。④临床有报道与防己黄芪汤共同治疗难治性肾病综合征；胃苓汤去猪苓、肉桂，改生姜为炮干姜，加党参、丹参、薏苡仁、草豆蔻，治疗顽固性嗜盐症有一定疗效。【方歌】胃苓汤中用二苓，苍术陈皮厚朴随，官桂白术与甘草，健脾利水此方全。

除湿胃苓汤 【来源】《医宗金鉴》："缠腰火丹，此证俗名蛇串疮，有干湿不同，红黄之异，皆如累累珠形。湿者色黄白，水疱大小不等，作烂流水，较干者多疼，此属脾肺二经湿热，治宜除湿胃苓汤。" 【组成】苍术（炒）、厚朴（姜炒）、陈皮、猪苓、泽泻、赤茯苓、白术（土炒）、滑石、防风、栀子（生研）、木通各 3 g，肉桂、甘草（生）各 1 g。 【用法】水 400 mL，加灯心草 165 cm，煎至 320 mL，空腹时服。 【功效】清热燥湿，理气和中。 【适应证】用于缠腰火丹、湿疮，见湿阻中焦者。症见水疱大小不等，色黄白，破烂流水者。 【随症加减】皮肤瘙痒者加地肤子、黄柏、苦参。 【专科应用】①可用于治疗急、慢性湿疹，荨麻疹、脂溢性皮炎、脓疱疮、带状疱疹、异位性皮炎等皮肤科疾病。②本方还可用于治疗带状疱疹后遗神经痛、慢性胃炎、风湿性关节炎、痛风等。 【临床经验】①治疗期间禁食动物肉类及辛辣刺激食物。②治疗湿疹，常须配合外用药综合治疗，对于亚急性湿疹，有报道除湿胃苓汤加减方联合复方甘草酸苷治疗脾虚湿蕴型亚急性湿疹效果佳，具体加减如下：如瘙痒感明显加白鲜皮、地肤子；纳差便溏加藿香、佩兰；湿滞食滞重加焦槟榔 10 g；湿疹皮损粗糙肥厚，有不同程度苔藓样变时加当归、鸡血藤。 【方歌】除湿胃苓火丹疮，脾肺湿热疱白黄，胃苓汤用та栀子，滑石防风共作汤。

茵陈五苓散 【来源】《金匮要略》："黄疸病，茵陈五苓散主之。" 【组成】茵陈 4 g，五苓散 2 g。 【用法】上 2 味和，先食饮 6 g，日三服。 【功效】利湿退黄。 【适应证】本方是治疗湿重于热之阳黄证的常用方，临床应用以身目俱黄，湿多热少，头身困重，胸脘痞满，小便不利，苔厚腻微黄，脉濡数等为辨证要点。主治阳黄中湿重于热证者。 【随症加减】恶心呕吐较甚者加佩兰、石菖蒲；热重者加黄芩；湿阻气机、胸腹痞胀、呕恶纳差较显著者加用苍术、厚朴、半夏以健脾燥湿，行气和胃。【专科应用】①治疗以身目俱黄，头身困重，胸脘痞满，苔厚腻微黄，脉濡数等为主要临床特点的湿重于热的各种肝胆性病病，如脂肪肝、慢性胆囊炎、急性甲型黄疸型肝炎、慢性乙型黄疸型肝炎、抗结核药性肝损害、新生儿高胆红素血症、肝硬化难治性腹水等。②治疗以关节红、肿、热、痛或伴有痛风石形成的反复发作的痛风性关节炎。③尚可治疗原发性高脂血症和以肥胖伴有高脂血症及糖尿病为主的代谢综合征等代谢性疾病。④可治疗慢性胃炎、急性肠炎等胃肠疾病。⑤其他：本方可治疗急性肾炎、阴道炎，尚可治疗脾虚湿困，痰浊中阻，蒙闭清窍之眩晕。【临床经验】①热重湿轻证及阴黄者不宜使用。②治疗肝硬化腹水，须综合治疗，在西医抗感染，改善胶体渗透压等基本治疗的基础上用茵陈五苓汤加减，并可配合肚脐外敷等方法。【方歌】茵陈配入五苓散，湿热黄疸亦可除。

猪苓汤
【来源】《伤寒论》："若脉浮发热，渴欲饮水，小便不利者，猪苓汤主之。"【组成】猪苓（去皮）、茯苓、泽泻、阿胶、滑石（碎）各 10 g。【用法】上 5 味，以水 800 mL，先煮 4 味，取 400 mL，去滓，内阿胶烊消，温服 1 合（100 mL），日三服。【功效】利水清热养阴。【适应证】本方以利水为主，兼以养阴清热，主治水热互结而兼阴虚之证，临床应用以小便不利，口渴，身热，舌红，脉细数为辨证要点。【随症加减】本方可用于热淋、血淋、尿血之属于水热互结而兼阴虚者。用治热淋可加栀子、车前子，以清热利水通淋；用治血淋、尿血可加白茅根、大蓟、小蓟以凉血止血。【专科应用】①治疗以小便不利，口渴，身热，舌红，脉细数为主要临床表现的泌尿系统疾病，如泌尿系感染、肾炎、膀胱炎、产后尿潴留、输尿管结石、膀胱结石等。②治疗以咳嗽、小便不利、口渴、身热等为主要临床表现的呼吸系统疾病，如咳嗽、咳血、慢性咽炎等。③治疗肠道疾病，如小儿轮状病毒性结肠炎、急性腹泻、糖尿病性腹泻等。【临床经验】①本方是渗利之剂，若内热盛，汗出多而渴者忌用。②治疗泌尿系疾病：治疗慢性肾盂肾炎，可用猪苓汤为基本方加柴胡、益母草等；治疗泌尿系结石，可加芍药甘草汤并金钱草、萹蓄、石韦、海金沙、鸡内金等化石之品；治疗蛋白尿，加萆薢、黄柏、瞿麦、生地黄、仙鹤草、白茅根。【方歌】猪苓汤用猪茯苓，泽泻滑石阿胶并，小便不利兼烦渴，利水养阴热亦平。

防己黄芪汤

【来源】《金匮要略》："风湿脉浮身重，汗出恶风者，防己黄芪汤主之。"《金匮要略》："风水脉浮身重，汗出恶风者，防己黄芪汤主之，腹痛者加芍药。"【组成】防己 12 g，黄芪（去芦）15 g，甘草（炒）6 g，白术 9 g。【用法】上锉麻豆大，每抄 15 g，生姜 4 片，大枣 1 枚，水盏半（50 mL），煎八分，去滓温服，良久再服。服后当如虫行皮中，以腰下如冰，后坐被上，又以一被绕腰以下，温令微汗，瘥。现代用法：作汤剂，加生姜、大枣，水煎服，用量按原方比例酌定。【功效】益气祛风，健脾利水。【适应证】本方是治疗风湿、风水属表虚证之常用方。临床应用以汗出恶风，小便不利，苔白脉浮为辨证要点。主治表虚不固之风水或风湿证。【随症加减】兼喘者加麻黄以宣肺平喘；腹痛肝脾不和者加芍药以柔肝理脾；冲气上逆者加桂枝以平冲降逆；水湿偏盛，腰膝肿者加茯苓、泽泻以利水退肿。【专科应用】①治疗以汗出恶风、身重微肿为主要症状的疾病，如脚气水肿、肥胖病、狐臭、围绝经期综合征、肝硬化腹水、液气胸、内脏脂肪肥胖型糖尿病等。②治疗以肢节疼痛为主要症状的疾病，如骨折后肢体低张力性水肿、腰椎间盘突出症、下肢复发性丹毒、风湿性关节炎、类风湿关节炎、右足皮擦伤反复不愈、左足第二跖趾关节肿痛、痛风性关节炎、变形性膝关节病等。③治疗以小便不利为主要症状的疾病，如慢性肾炎风湿证、慢性肾功能不全风湿证、肾病综合征风湿证、慢性尿酸性肾病风湿证、肾病综合征、急性肾炎、慢性肾小球肾炎、肾结石、慢性心力衰竭、风心病、肺心病、慢性风心病等。④临床上还可见于荨麻疹、异位妊娠、慢性结肠炎、左胫深静脉栓塞、继发性高血压、高脂血症、慢性支气管炎、特发性水肿也可加减应用本方。【临床经验】①若水湿壅盛，汗不出者，虽有脉浮恶风，亦非本方所宜。②风邪在表，自当解外，外不解则邪不去，而湿不消；欲解其外，卫又不固时，不可过发其汗，且须益气固表。③营卫不和之汗出恶风者，本方忌用。④治疗难治性肾病综合征，可配合胃苓汤。【方歌】防己黄芪金匮方，白术甘草枣生姜，汗出恶风兼身肿，表虚湿盛服之康。

五皮散（又称五皮饮）

【来源】《华氏中藏经》："大凡男子、妇人脾胃停滞，头面四肢悉肿，心腹胀满，上气促急，胸膈烦闷，痰涎上壅，饮食不下，行步气奔，状如水病，先服此药能疏理脾气，消退虚肿，切不可乱服泻水等药，以致脾元虚损所患愈甚，此药平良无毒，多服不妨。"【组成】生姜皮、桑白皮、陈皮、大腹皮、茯苓皮各9g。【用法】上5味，水煎，每日1剂，分2次服用。【功效】利水消肿，行气祛湿。【适应证】主治气滞水泛之皮水证。一身悉肿，肢体沉重，心腹胀满，上气喘急，小便不利，苔白腻，脉沉缓；以及妊娠水肿等。【随症加减】偏寒者可加附子、干姜等温阳利水；偏热者可加木通、滑石清利湿热；妊娠水肿可加白术健脾利水安胎。本方去桑白皮，加青皮、地骨皮、甘草皮，名"七皮饮"，治证同上；如去桑白皮，加白术名"全生白术散"，"全生"有保全生命的意思，本方有健脾利湿，安胎消肿之功，可用于治疗妊娠脾虚水肿之证。【专科应用】①可用于治疗以水肿为主要临床表现的肾炎性水肿、肾病综合征、心源性水肿、妊娠水肿、癌性腹水、肝硬化腹水等。②可用于治疗卵巢过度刺激综合征、多囊卵巢综合征、羊水过多等妇产科疾病。③可用于治疗湿疹、荨麻疹、结节性红斑、系统性硬化病等皮肤科疾病。【临床经验】①服药期间，忌食生冷油腻硬物。②妊娠期间、脾胃虚弱者，本方不宜用。③治疗肝硬化腹水，加车前子、葶苈子、莱菔子、紫苏子、附子，配合输注清蛋白、利尿药效果佳；若有二便不通者，可尝试用大承气汤泻下，但须注意此方过于伤正，须慎重且应中病即止。③治疗肾系疾病，水肿初起势急者，与越婢加术汤合用，亦有与麻黄连翘赤小豆汤合用，效果佳；肾阳虚者加济生肾气汤，治疗肾病综合征急性期时须配合激素冲击治疗。【方歌】五皮散用五般皮，陈苓姜桑大腹齐，或用五加去桑白，脾虚腹胀颇相宜。

第四节　温化寒湿剂

苓桂术甘汤【来源】《金匮要略》："病痰饮者当以温药和之。心下有痰饮，胸胁支满，目眩，苓桂术甘汤主之。"【组成】获苓 12 g，桂枝、白术各 9 g，甘草 6 g。【用法】上 4 味，以水 1200 mL，煮取 600 mL，分温三服。现代用法：水煎服。【功效】温阳化饮，健脾利湿。【适应证】主治中阳不足之痰饮。症见胸胁支满，目眩心悸，短气而咳，舌苔白滑，脉弦滑或沉紧。【随症加减】咳嗽痰多者加半夏、陈皮以燥湿化痰；心下痞或腹中有水声者可加枳实、生姜以消痞散水。咳喘较甚者加白果、沉香曲；气虚加炒党参、黄芪。【专科应用】①可用于治疗症见目眩的神经内科相关疾病，如椎基底动脉硬化。②可用于治疗症见咳嗽、气短、咳喘的呼吸系统疾病，如支气管炎、支气管哮喘、结核性胸膜炎。③可用于治疗症见心悸、胸闷、胸痛甚至伴下肢浮肿等心脏疾病，如病毒性心肌炎、肥厚型心肌病、风心病、克山病等。④可用于治疗症见胃脘部不适、恶心呕吐的消化系疾病，如消化性溃疡、神经性呕吐、胃神经症、胆汁反流性胃炎等。⑤可用于治疗症见眩晕、耳鸣等的眼耳鼻咽喉口腔科疾病，如梅尼埃综合征、神经性耳聋、视盘水肿。⑥可用于治疗房事后泄泻以及睾丸鞘膜积液等男科相关疾病。⑦可用于治疗特发性水肿、肾小球肾炎等症见身体水肿的疾病。【临床经验】①若饮邪化热，咳痰黏稠者，非本方所宜。若素体阴虚内外有热者及有各种出血症状者慎用。②注意治疗房事后泄泻，在治疗期间不可行房事。③治疗慢性心力衰竭，加炙甘草、人参、葶苈子、泽兰；气虚者加黄芪、党参；阴虚者加猪苓、麦冬；下肢肿甚者加炮附子、干姜；喘甚者加葶苈子。④治疗消化性溃疡、神经性呕吐、胃神经症，湿邪明显加砂仁，气郁明显加柴胡，泛酸加煅海螵蛸，呕吐加半夏。治疗胆汁反流性胃炎配合左金丸等。⑤治疗泌尿系感染及慢性盆腔炎，气虚者加党参、黄芪；腰痛者加续断、炒杜仲。【方歌】苓桂术甘化饮剂，健脾又温膀胱气，饮邪上逆气冲胸，水饮下行眩晕去。

实脾散（又称实脾饮）

【来源】《重订严氏济生方》："治阴水，先实脾土。""阴水为病，脉来沉迟，色多青白，不烦不渴，小便涩少而清，大腑多泄，此阴水也，则宜用温暖之剂，如实脾散、复元丹是也。"【组方】厚朴（去皮，姜制，炒）、白术、木瓜（去瓣）、木香（不见火）、草果、大腹子、附子（炮，去脐）、白茯苓（去皮）、干姜（炮）各30 g，甘草（炙）15 g。【用法】咬咀，每服12 g，水一盏半（50 mL），生姜5片，枣子1枚，煎至七分，去滓，温服。现代用法：加生姜、大枣，水煎服，用量按原方比例酌减。【功效】温阳健脾，行气利水。【适应证】主治脾肾阳虚，水气内停之阴水。身半以下肿甚，手足不温，口中不渴，胸腹胀满，大便溏薄，舌苔白腻，脉沉弦而迟者。【随症加减】若气短乏力，倦惰懒言者可加黄芪补气以助行水；小便不利，水肿甚者可加猪苓、泽泻以增利水消肿之功；大便秘结者可加牵牛子以通利二便。【专科应用】①可用于治疗以水肿为主要临床表现的慢性肾小球肾炎、心源性水肿、肝硬化腹水等。②可用于治疗以腹泻为主要临床表现的结肠炎、克罗恩病，急、慢性胃肠炎，顽固型泄泻、抗生素相关性腹泻等。③可用于治疗湿疹、皮炎等皮肤科疾病。【临床经验】①若属阳水者，非本方所宜。②治疗慢性肾小球肾炎、肾病综合征等慢性肾系疾病，气短声弱、气虚甚者加人参、黄芪健脾行气；小便短少，可加桂枝、泽泻以助膀胱化气行水；肾阳虚及水肿甚者则可酌选肉桂、补骨脂、花椒、车前子、泽泻、猪苓等药以温阳利水；有尿血者可加大蓟、小蓟、白茅根、益母草、三七粉等药以活血止血；大量蛋白尿者可加桑螵蛸、覆盆子、山药以益肾固精，或加阿胶、紫河车等血肉有情之品，以补充蛋白；原发性高血压可加牛膝、杜仲、天麻、石决明等药。③治疗肝硬化腹水，如脾虚甚者加人参以补脾益气；气虚水肿不消者加黄芪，用量可达 120 g 以上；见泛吐清水者，加半夏与干姜合用以温化寒饮、降逆止呕；脾虚湿困较甚，见舌苔白腻，腹胀满者选用佩兰、厚朴、枳壳化湿行气；如小便短少，腹水量多者加猪苓、大腹皮以利尿消肿；腹泻者加石榴皮以涩肠止泻；如肝郁气滞，胁下胀痛较甚，得嗳气则舒者，加郁金、青皮与香附配伍以疏肝理气；肝脾大者加穿山甲、泽兰以活血消肿；肝区疼痛者重用白芍，加延胡索以养血柔肝止痛；有湿热者去附子，加黄连、大黄以清热利湿；有腰膝酸软者加牛膝；口干口苦者加栀子、牡丹皮以清热。④治疗慢性浅表性胃炎、胃溃疡等疾病，虚寒甚者加黄芪、党参以益气健脾温中；气滞肝胀加香附、砂仁理气和胃；湿盛而脘胀选用厚朴花、豆蔻、佛手以化湿行气除满；中寒甚而泛酸者加吴茱萸以温中制酸止呕；若胃脘刺痛，痛有定处加延胡索、丹参以化瘀通络止痛；纳呆可加鸡内金、神曲、山楂以消食健胃；若寒热错杂，则加黄芩、黄连苦寒泄热燥湿，与干姜合用，具有泻心汤之意，开痞散结。⑤治疗溃疡性结肠炎等疾病，食滞胃肠者加木香、砂仁以行滞化湿；腹痛甚加白芍、甘草以缓急止痛；寒热错杂者加黄连、黄柏、赤芍、白头翁以清热利湿、活血散瘀；如有便血加白及以收敛止血、消肿生肌；加棕榈炭、血余炭、当归活血止血、祛瘀生新；下痢不止加海螵蛸、五倍子、诃子以收涩止泻；脾肾阳虚俱甚者，可以补骨脂与附子合用补肾助阳；加用甘草调和诸药，且具有缓解挛急之功。【方歌】实脾苓术与木瓜，甘草木香大腹加，草果附姜兼厚朴，虚寒阴水效堪夸。

茵陈术附汤 【来源】《医学心悟》："阴黄之症，身冷，脉沉细，乃太阴经中寒湿，身如熏黄，不若阳黄之明如橘子色也。当问其小便利与不利，小便不利，宜本方；小便自利，茵陈术附汤主之。"【组成】茵陈、甘草（炙）各 3 g，白术 6 g，附子、干姜各 1.5 g，肉桂（去皮）1 g。【用法】水煎服。【功效】温中散寒，利湿退黄。【适应证】本方是治疗阴黄中寒湿阻遏证的常用方剂之一。临床应用以身目俱黄，黄色晦暗，或如烟熏，舌淡苔白腻脉沉迟为辨证要点。主治阴黄寒湿阻遏证。【随症加减】兼食滞而有恶心呕吐，食少纳呆者加半夏、神曲；兼胁下或脘腹部胀满疼痛者加柴胡、郁金、枳实以疏肝畅脾。【专科应用】①可用于治疗以身目俱黄，黄色晦暗，或如烟熏，舌淡苔白腻脉沉迟为主要临床表现的肝胆类疾病，如急性黄疸型肝炎、肝硬化腹水、硬化性胆管炎、慢性重型肝炎、慢性淤胆型肝炎等。②可用于治疗以关节红、肿、热、痛或伴有痛风石形成的反复发作的痛风性关节炎。③可用于治疗

原发性高脂血症，以及肥胖伴高脂血症及糖尿病为主的代谢综合征等代谢性疾病。④其他：本方尚可治疗脾虚湿困，痰浊中阻，蒙闭清窍之眩晕。【临床经验】①本方辛温，阳黄不宜使用。②重度黄疸多见于重型肝炎、淤胆型肝炎及药物性肝内胆汁淤积，多属中医"阴黄"范畴，病程长，病机复杂，临床缺乏有效的退黄药物。在护肝、支持治疗的基础上，应用茵陈术附汤加黄芪、党参、苍术、车前子（包煎）、猪苓进行治疗，取得了较好的疗效。治疗顽固性黄疸，石疸者方中肉桂换为桂枝，加茯苓、泽泻，合硝石矾石散，大麦粥汁换为麦芽疏肝和胃，增强运化，硝石、矾石火煅，2味研末兑服；酒疸者合硝石矾石散，加白扁豆、枳椇子解酒毒，胜湿醒脾胃。③淤胆型肝炎常见于各型肝炎之中，采用茵陈术附汤合膈下逐瘀汤，加苯巴比妥治疗此病，缩短了病程，减轻了副作用，收到了满意效果；治疗肝硬化腹水，配合清蛋白输注、利尿药效果佳。④胡萝卜素血症用茵陈术附汤合五苓散。⑤一般情况，阴黄者茵陈宜大剂量使用；病毒性黄疸型肝炎亚急性肝坏死，必须重用附子。⑥并嘱患者忌食生冷、油腻食物，忌饮酒，适当增食蔬菜、蛋白质食物，休息，预防感冒。【方歌】茵陈术附寒湿伤，乃是四逆巧梳妆，肉桂加之热更壮，此治阴黄是好方。

甘草干姜茯苓白术汤 【来源】《金匮要略》："肾着之病，其人身体重，腰中冷，如坐水中，形如水状，反不渴，小便自利，饮食如故，病属下焦。身劳汗出，衣里冷湿，久久得之。腰以下冷痛，腹重如带五千钱，甘草苓术汤主之。"【组成】甘草、白术各 6 g，干姜、茯苓各 12 g。【用法】上 4 味，以水 1000 mL，煮取 600 mL，分温三服，腰中即温。【功效】温行阳气，散寒除湿，培土制水。【适应证】主治肾着。临床应用以腰以下冷痛，腹重如带五千钱，身体沉重，口不渴，饮食如故，小便自利为辨证要点。【随症加减】偏肾阳虚者加桂

枝、附子；脾阳不足者加砂仁、豆蔻；脾肾阳虚兼外感风湿者，见剧烈腰痛，全身肌肉酸痛、头痛，行走困难，当合九味羌活汤加减治疗；若见上肢痹痛不举，手腕部浮肿，脉浮缓，苔白腻者，加桑枝、桂枝、威灵仙；寒湿流注痹阻下肢经络，见腰以下掣痛至下肢不能转侧，加牛膝、续断、木瓜、地龙、丝瓜络。【专科应用】①可用于治疗以眩晕为主要临床表现的内耳性眩晕、梅尼埃病等。②可用于治疗以胸闷心悸、气促为主要临床表现的慢性充血性心力衰竭、冠心病等。③可用于治疗以咳嗽、气促为主要临床表现的哮喘、胸膜炎后期等呼吸系统疾病。④可用于治疗以腹胀腹满为主要临床表现的胆汁反流性胃炎、慢性胃炎等消化系统疾病。⑤可用于治疗以尿频尿急为主要临床表现的产后尿潴留、尿路结石等泌尿系统疾病。【临床经验】①本方主要治疗寒湿内甚，为燥热剂，病除即止，不可久服，易耗血动血。②禁用于火热证、阴虚证。【方歌】腰冷溶溶坐水泉，腹重如带五千钱，术甘二两姜苓四，寒湿同驱岂偶然。

真武汤 【来源】《伤寒论》："太阳病，发汗，汗出不解，其人仍发热，心下悸，头眩，身瞤动，振振欲擗地者，真武汤主之。"【组成】茯苓、芍药、生姜、附子（炮，去皮，破8片）各9g，白术6g。【用法】水煎服。【功效】温阳利水。【适应证】本方为温阳利水之基础方，临床应用以小便不利、肢体沉重或浮肿，舌质淡胖，苔白脉沉为辨证要点。主治阳虚水泛证。【随症加减】若水寒射肺而咳者加干姜、细辛温肺化饮，五味子敛肺止咳；阴盛阳衰而下利甚者去芍药之阴柔，加干姜以助温里散寒；水寒犯胃而呕者加重生姜用量以和胃降逆，可更加吴茱萸、半夏以助温胃止呕。【专科应用】①治疗以小便不利、肢体浮肿或沉重，舌质淡胖，苔白脉沉为主要临床表现的泌尿系统疾病、心脏疾病，如慢性肾衰竭、泌尿系结

石、慢性肾小球肾炎、心源性水肿等。②治疗以泻下清稀样便，甚至大便失禁外，还伴有畏寒肢冷，面色黄胖，小便清长的肠道疾病，如慢性肾上腺皮质功能减退症及内分泌功能紊乱性腹泻、结肠易激综合征等。③治疗肾阳虚衰型呼吸系统疾病，如哮喘、慢性支气管炎等。④本方尚可治疗甲状腺功能低下、梅尼埃综合征、妊娠期水肿、雷诺病等属于肾阳虚衰型者。【临床经验】①确属阳虚寒泄方可使用，阴虚热证或阳损及阴者勿妄投之。②方中附片用量不可过重，且须用文火先煎30分钟；本方乃大辛大热之剂，宜中病即止。③治疗慢性心力衰竭，临床常根据病机的侧重不同而合以五苓散、定喘汤、桃红四物汤等方剂化裁治疗；有人以真武汤加人参、丹参、五加皮、益母草等药治疗各种原因导致的充血性心力衰竭；亦有以真武汤合血府逐瘀汤治疗肺心病效果佳；杨继苏曾用真武汤加桂枝、丹参、毛冬青治疗风心病所致慢性心力衰竭。临床上亦可与中成药合用，有报道用真武汤口服与参附注射液静滴合用效果佳；亦加用地高辛强心药及利尿药等西药综合治疗。【方歌】真武汤壮肾中阳，茯苓术芍附生姜，少阴腹痛有水气，悸眩水肿保安康。

麻黄附子桂枝汤

【来源】《金匮要略》水气病："气分，心下坚，大如盘，边如旋杯，水饮所作，桂枝去芍药加麻黄附子细辛汤主之。"【组成】桂枝、生姜各9g，炙甘草、麻黄、细辛各6g，大枣4枚，炮附子3g。【用法】先以水煮麻黄去上沫，内诸药再煎，温服。当汗出，如虫行皮中即愈。【功效】温经化湿，活络止痛。【适应证】主治痹证，关节疼痛甚至剧痛，肢体重着，活动不利，遇冷或遇气候变化则症状加重。【随症加减】若证为阳气虚弱而见面色苍白、语声低微、肢冷等，宜加人参、黄芪合附子以助阳益气；兼咳喘吐痰者宜加半夏、杏仁以化痰止咳平喘；兼湿滞经络之肢体酸痛者加苍术、独活祛湿通络止痛。【专科应用】①可用于治疗以关节疼痛为主要临床表现的骨关节炎、关节滑膜炎、软组织挫伤、颈腰椎椎间盘突出症等骨伤科疾病。②可用于治疗变应性鼻炎、耳鸣等眼耳鼻咽喉口腔科疾病。③可用于治疗肿瘤类疾病。④可用于治疗寒冷性荨麻疹、过敏性皮炎等皮肤病。⑤可用于治疗以肢体疼痛、乏力为主要临床表现的糖尿病周围神经病变、卒中后遗症肢体偏瘫、风湿性关节炎、痛风性关节炎等。⑥还可以用于治疗低血压、肝硬化腹水等。【临床经验】①临床上用于骨科疾病，需注意受累关节周围软组织压痛（无红热现象），关节内时有少量积液，牵拉关节后能一时性减轻疼痛，关节活动无明显受限者。②证属湿热者不宜。③体质偏热者不宜。【方歌】桂枝去芍避阴寒，加附麻黄辛助阳，扶阳化湿应兼顾，痹痛治法非等闲。

第五节　祛湿化浊剂

萆薢分清散【来源】《杨氏家藏方》："萆薢分清饮治真元不足，下焦虚寒，小便白浊，频数无度，凝白如油，光彩不足，漩即澄下，凝如膏糊，或小便频数，虽不白浊，亦能治疗。益智仁、川萆薢、石菖蒲、乌药各等分为细末，每服三钱，水一盏半，入盐一捻，同煎至七分，温服食前。"【组成】益智、川萆薢、石菖蒲、乌药各等份。【用法】上药研为细末。每服 9 g，以水 230 mL，入盐少许，同煎至 160 mL，空腹时温服。【功效】温肾利湿，分清去浊。【适应证】主治膏淋、白浊。症见小便频数，混浊不清，白如米泔，凝如膏糊。【随症加减】若气虚较甚者，可酌加黄芪、党参、枣皮固本培元。

【专科应用】①可用于治疗以小便频数，白如米泔为主要临床表现的慢性前列腺炎、前列腺增生、精液不液化症等男性病。②可用于治疗以小便异常为主要临床表现的慢性肾炎、慢性肾盂肾炎、乳糜尿、肾结核合并血尿等泌尿系疾病。③可用于治疗以白带异常为主要临床表现的慢性盆腔炎、慢性附件炎、阴道炎等妇科疾病。④可用于治疗高尿酸血症、多寐症、糖尿病肾病、风湿性关节炎、痛风性关节炎等疾病。**【临床经验】**①湿性黏滞重浊，热邪伤络熬血，往往导致经络壅塞，气血凝结；或者湿热下注膀胱，小便混浊短赤。因此，在加茯苓、车前子、黄柏、莲子心、栀子清热利湿的同时，配合桃仁、丹参、当归尾、王不留行、甘草梢活血化瘀，调和气血，可增强疗效。②如有滑精，合菟丝子丸补肾填精，加淡竹叶、沙苑子。③忌食油腻、茶、醋及辛辣刺激性物。**【方歌】**草薢分清石菖蒲，草薢乌药益智俱，或益茯苓盐煎服，通心固肾浊精驱。

完带汤

【来源】《傅青主女科》："夫带下俱是湿证，而以带名者，因带脉不能约束，而有此病，故以名之，盖带脉通于任督，任督病而带脉始病……加以脾气之虚，肝气之郁，湿气之侵，热气之逼，安得不成带下之病哉？故妇人有终年累月下流白物，如涕如唾，不能禁止，甚则臭秽者，所谓白带也。夫白带乃湿盛而火衰，肝郁而气弱，则脾气受伤，湿土之气下陷，是以脾精不守，不能化荣血以为经水，反变成白滑之物，由阴门直下，欲自禁而不可得也。治法宜大补脾胃之气，稍佐以舒肝之品，使风木不闭塞于地中，则地气自升腾于天上，脾气健而湿气消，自无白带之患矣。"**【组成】**白术（土炒）、山药各 30 g，白芍（酒炒）15 g，车前子（酒炒）、苍术各 9 g，炙甘草 3 g，人参 6 g，陈皮、黑芥穗、柴胡各 2 g。**【用法】**水煎服。**【功效】**补脾疏肝，化湿止带。**【适应证】**主治脾虚肝郁，湿浊带下。症见带下色白，清稀如涕，面色㿠白，倦怠便溏，舌淡苔白，脉缓或濡弱。**【随症加减】**若兼湿热，带下兼黄色者，加黄柏、龙胆以清热燥湿；兼有寒湿，小腹疼痛者加炮姜、盐茴香以温中散寒；带下日久量多、滑脱不止者加龙骨、牡蛎、海螵蛸以固涩止带；脾虚及肾腰痛者加续断、杜仲以温补肾阳；四肢不温、畏寒怕冷者加干姜、附子以温阳祛寒；腹中冷痛者加香附、艾叶以温经止痛；若带下色红或有血丝者加黑芥穗、茜草以止血。**【专科应用】**①可用于治疗脾虚湿阻，水谷不能运化为精微，反为水湿，湿蕴肌肤所致的肥胖症、妊娠水肿。②可用于治疗脾虚湿盛所致头晕、头痛、腹泻。③可用于治疗以流涕、鼻痒、打喷嚏为主症的变应性鼻炎。④可用于治疗兼见畏冷、腰膝酸软为主症的月经不调、功能失调性子宫出血、乳泣、勃起功能障碍、遗精、不孕不育、带下病、经行头痛。⑤可用于治疗脑挫伤后所致的意识障碍、肾盂肾炎、慢性肝炎等。**【临床经验】**①带下证属湿热下注者，非本方所宜。②肝郁化热所致，亦非所宜。③治疗月经不调之经期延长，脾肾两虚明显者，选加桑寄生、菟丝子、续断、阿胶、芡实、莲子、金樱子、海螵蛸、茜草炭、地榆炭；气虚有瘀，选加益母草、赤芍、桂枝、炒艾叶、蒲黄炭、延胡索等；为阴虚血热之症，选加生地黄、麦冬、牡丹皮、地骨皮、黄芩、芡实、莲子、益母草、炒藕节。④治疗经行头痛，兼血虚者可加枸杞子、何首乌；兼肝郁症状者可加菊花、夏枯草、白芷。兼血瘀症状者可加当归、川芎、红花。月经期前 3 日开始服药，至月经期结束。1 个月经周期为一疗程。⑤乳泣，血性溢液加赤小豆、紫草、红鸡冠花等；脂乳样溢液加白芷、芡实、白鸡冠花等；血清样溢液加薏苡仁、泽泻、黄鸡冠花等；水样溢液加茯苓皮、白鸡冠花等；伴乳腺结构不良加皂荚、橘核、制天南星等。药渣趁热装袋外敷乳房 20 分钟左右。**【方歌】**完带汤中二术陈，车前甘草及人参，柴芍淮山黑芥穗，化湿止带此方能。

薏苡仁汤 【来源】《类证治裁》："手屈而不能伸者，病在筋，薏苡仁汤。"【组成】薏苡仁、当归、赤芍、麻黄、肉桂、苍术、甘草、生姜各9g。【用法】水煎服。【功效】祛湿除痹。【适应证】本方是治疗寒湿痹痛的常用方。临床应用以肢体关节，肌肉酸痛，重着，疼痛为辨证要点。主治着痹等症。【随症加减】风寒者加羌活、独活、防风；冷痛较甚者加川乌或附子；关节肿胀者加萆薢、川木通、姜黄以利湿通络。自汗减麻黄，加石膏；热减肉桂，加黄柏。【专科应用】①治疗以肢体、关节疼痛、酸楚、麻木、重着以及活动障碍为主要临床表现的关节疾病，如慢性膝关节滑膜炎、膝关节创伤性滑膜炎及风湿性关节炎、类风湿关节炎、痛风等。②治疗其他骨性疾病，如肺癌肋骨转移、活动期强直性脊柱炎、腰椎间盘突出症等。③其他：本方尚可治疗功能性痛经。【临床经验】①《类证治裁》薏苡仁汤同名方有三，需避免混用；行痹、痛痹若湿证不明显者慎用。原方未注明用量，药量依病情而定。②骨折筋断后陈瘀痹痛、慢性筋伤作痛、关节变形疼痛，加乳香、没药、桃仁、八楞麻。【方歌】《类证治裁》薏仁汤，归芍麻桂苍草姜，湿邪困阻成着痹，肢体沉重此方匡。

第六节　祛风胜湿剂

羌活胜湿汤 【来源】《脾胃论》："如肩背痛，不可回顾，此手太阳气郁而不行，以风药散之。如背痛项强，腰似折，项似拔，上冲头痛者，乃足太阳经之不行也，以羌活胜湿汤主之。"【组成】羌活、独活各6g，藁本、防风、甘草（炙）各3g，蔓荆子2g，川芎1.5g。【用法】㕮咀，都作一服；水

2盏（60 mL），煎至一盏，去滓，食后温服。现代用法：作汤剂，水煎服。【功效】祛风，胜湿，止痛。【适应证】主治风湿在表之痹证。症见肩背痛不可回顾，头痛身重，或腰脊疼痛，难以转侧，苔白，脉浮。【随症加减】若湿邪较重，肢体酸楚甚者可加苍术、细辛以助祛湿通络；郁久化热者宜加黄芩、黄柏、知母等清里热。【专科应用】①临床可用于治疗以头痛为主要临床表现的内科疾病，如上呼吸道感染、过敏性紫癜、偏头痛、面神经麻痹、神经胶质瘤、病毒性肝炎等。②可用于治疗以肢体麻木、疼痛为主要临床表现的外科疾病，如颈椎病、颈肩综合征、慢性关节滑膜炎、创伤性滑膜炎、肩周炎、落枕等。③还可治疗痔风等其他疾病。【临床经验】①本方祛湿之力较强，阴虚火旺者慎用。②本方用于治疗外感风湿所致的头身重痛，患者温服汤剂，当其微微汗出则风湿渐去。③治疗颈椎病，可加芍药甘草汤、桂枝、葛根等。④治疗过敏性紫癜，关节型用基本方加细辛、桂枝，腹型用基本方加半夏、白芍，并发肾炎者按过敏性紫癜所属类型治之，无论何型伴有发热者均加蝉蜕，一般9日为一疗程，服药期间停服其他药物。【方歌】羌活胜湿羌独芩，蔓荆藁本草防风，风湿在表头身痛，发表祛湿经络通。

蠲痹汤

【来源】《杨氏家藏方》："治风湿相搏，身体烦疼，项臂痛重，举动艰难，及手足冷痹，腰腿沉重，筋脉无力。"【组成】当归（去土，酒浸一宿）、羌活（去芦头）、姜黄、黄芪（蜜炙）、白芍、防风（去芦头）各45 g，炙甘草15 g。【用法】㕮咀，每服15 g，水2盏（60 mL），加生姜5片，同煎至1盏，去滓温服，不拘时候。【功效】益气和营，祛风胜湿。【适应证】主治风寒湿邪痹阻经络之证。症见肩项臂痛，举动艰难，手足麻木等。【随症加减】若风气偏盛者重用防风，加麻黄、秦艽、川芎、葛根；若寒气偏盛者加乌头、麻黄以温阳散寒，除湿止痛；若湿气偏盛者加薏苡仁、苍术以健脾化湿。【专科应用】①可用于治疗以关节疼痛为主要临床表现的骨关节疾病，如肩周炎、强直性脊柱炎、类风湿关节炎、痛风等。②可用于治疗肢体麻木、乏力为主要临床表现的腰椎间盘突出症、臂丛神经炎、糖尿病周围神经病变、闭塞性动脉硬化症、周围神经炎等。③还可用于治疗无症状性心肌缺血、书写痉挛症等。【临床经验】①孕妇慎用。②用于类风湿关节炎时要坚持用药。③治疗肩周炎，行痹选加桑芄、海风藤、络石藤等祛风通络药物，并加重方中祛风药物的剂量；痛痹，选加草乌、细辛、麻黄、附子、白芷等温经散寒药物；着痹，选加薏苡仁、防己、苍术等祛湿药物。④治疗臂丛神经炎，加桂枝、秦芄、川芎、海风藤、桑枝、制乳香、木香。⑤书写痉挛症：寒重者酌加川乌、草乌、附子、桂枝；书写颤抖甚者加全蝎、蜈蚣、地龙；臂腕麻胀无力者酌加桑枝、威灵仙、海风藤；精神紧张者酌加天麻、钩藤、牡蛎、首乌藤；病情稳定后酌加补益肝肾药杜仲、桑寄生、枸杞子、何首乌。【方歌】蠲痹汤治风湿痹，羌防归芍并黄芪，姜黄甘草姜煎服，体痛痉挛一并祛。

独活寄生汤

【来源】《备急千金要方》："夫腰背痛者，皆由肾气虚弱、卧冷湿地当风得之，不时速治，喜流入脚膝为偏枯冷痹缓弱疼重，或腰痛挛脚重痹，宜急服此方。"【组成】独活 9 g，桑寄生、杜仲、牛膝、细辛、秦芄、茯苓、肉桂心、防风、川芎、人参、甘草、当归、芍药、干地黄各 6 g。【用法】上 15 味咬咀，以水 2000 mL，煮取 600 mL，分三服。【功效】祛风湿，止痹痛，益肝肾，补气血。【适应证】本方为治疗久痹而致肝肾两虚，气血不足证之常用方。临床应用以腰膝冷痛，肢节屈伸不利，心悸气短，脉细弱为辨证要点。主治痹证日久，肝肾两虚，气血不足证。【随症加减】痹证疼痛较剧者可酌加制川乌、制草乌、白花蛇等以助搜风通络，活血止痛；寒邪偏盛者酌加附子、干姜以温阳散寒；湿邪偏盛者去地黄，酌加防己、薏苡仁、苍术以祛湿消肿；正虚不甚者可减地黄、人参。【专科应用】①治疗以腰膝冷痛为主要症状的疾病，如坐骨神经痛、膝关节骨关节炎、腰椎间盘突出症、强直性脊椎炎、风湿性坐骨神经痛、退行性膝骨关节炎、腰椎骨质增生、腰椎间盘突出症术后遗留症、腰肌劳损等。②治疗以肢体活动不利为主要症状的疾病，如肩周炎、颈椎病、类风湿关节炎、小儿麻痹症、风湿性关节炎、骨性关节炎、骨折延期愈合等。③治疗以麻木为主要症状的疾病，如糖尿病周围神经病变、闭塞性动脉硬化症、周围神经炎等。④肝炎、慢性乙肝关节痛、勃起功能障碍、多发性硬化病、青光眼、原发性血小板减少性紫癜、黄褐斑、雀斑、老年性骨质疏松症、系统性硬化病、慢性布氏菌病、颞颌关节功能紊乱综合征、冠心病、产后风湿病、重型肝炎等也可应用本方。【临床经验】①痹证之属湿热实证者忌用。②服药时要忌食生冷、辛辣、油腻的东西。③对于腰椎间盘突出症的年轻患者，须加强祛风湿、止痹痛的作用，可酌情选用益肝肾、补气血的药物，且应长期治疗，以独活寄生汤既扶正又祛邪的方法，不但可以取得疗效，而且可以巩固疗效。④治疗膝骨关节炎，有骨质增生并疼痛者加醋鳖甲、制龟甲、延胡索；同时寒邪重者加肉桂、附子、威灵仙；湿邪重者加猪苓、防己；正虚者加黄芪、党参；关节红肿者加知母、生石膏。【方歌】独活寄生尤防辛，归芎地芍桂苓均，杜仲牛膝人参藏，风湿顽痹屈能伸。

独活汤 【来源】《兰室秘藏》："治因劳役，腰痛如折，沉重如山。" 【组成】炙甘草 6 g，羌活、防风、独活、大黄（煨）、泽泻、肉桂各 9 g，当归梢、连翘各 15 g，酒防己、酒黄柏各 30 g，桃仁 30 个。【用法】上药㕮咀。每服 15 g，用酒

70 mL，水 350 mL，煎至 150 mL，去滓热服。**【功效】**扶正活血，通络止痛。**【适应证】**主治痹症腰痛，或肢节屈伸不利，或麻木、疼痛，舌紫暗苔白，脉细涩。**【随症加减】**胸满者加枳壳；呕恶者加半夏、厚朴、豆蔻、黄连；若咽痛而渴者加瓜蒌；恶热药者去肉桂；面赤龈痛者加生石膏、知母、大青叶。腰脚连骨疼痛，摇转不能者加川牛膝、萆薢、附子、威灵仙；腰痛及头昏项颈紧急疼痛者加蔓荆子、川芎、鬼箭羽、葛根。**【专科应用】**①可用于治疗以腰痛为主要症状的疾病，如腰椎骨质增生、股骨头无菌性坏死、骶髂关节炎、骨性关节炎、坐骨神经痛、慢性腰腿痛、腰纤维织炎等。②可用于治疗以肢体麻木、乏力为主要临床表现的颈椎病、类风湿关节炎、风湿性关节炎、痛风、糖尿病周围神经病变、闭塞性动脉硬化症、周围神经炎等。**【临床经验】**①独活汤治感受风寒湿邪的风寒湿痹，肌肉、腰背、手足疼痛，常与白术、川牛膝、威灵仙、秦艽、海风藤等同用；风寒夹湿表证，多配荆芥、藁本、藿香等；风寒夹湿里证，多配土茯苓、萆薢、小通草等；若痹证日久正虚，腰膝酸软，关节屈伸不利者，与桑寄生、杜仲、人参、附子等配伍。②治疗膝关节骨性关节炎，膝关节疼痛和行走功能障碍，用独活汤加威灵仙、干地龙煎汤内服，药渣再加酒煎趁热熏洗。③忌辛辣油炸食品。**【方歌】**独活汤中羌独防，防己归梢酒大黄，桂桃翘柏泽泻草，肢僵腰痛力能匡。

三痹汤 **【来源】**《校注妇人大全良方》：“治血气凝滞，手足拘挛、风痹、气痹等疾皆疗。”**【组成】**续断、杜仲（去皮切，姜汁炒）、防风、桂心、细辛、人参、白茯苓、当归、白芍、甘草、黄芪、川牛膝各 30 g，秦艽、生地黄、川芎、独活各 15 g。**【用法】**㕮咀为末，每服 15 g。水 2 盏（60 mL），姜 3 片，大枣 1 枚，煎至 1 盏，去滓热服，不拘时候，但腹稍空服。**【功效】**益气活血，祛风除湿。**【适应证】**主治痹证日久耗伤气血证。症见手足拘挛，或肢节屈伸不利，或麻木不仁，舌淡苔白，脉细或脉涩。【随症加减】若夹湿邪而兼见骨节酸痛者加苍术、薏苡仁以祛风除湿；兼里热之烦躁、口干者酌加石膏、黄芩以清泻郁热；若痹证日久，气血不足，久病入络者加穿山甲、地龙、土鳖虫以化痰通络。【专科应用】①可用于治疗以肢体疼痛为主要临床表现的类风湿关节炎、腰椎间盘突出症、颈椎间盘突出症、骨关节炎、肩周炎等。②可用于治疗以肢体乏力为主要临床表现的糖尿病周围神经病变、卒中后遗症所致肢体麻木、屈伸不利等。【临床经验】本方与独活寄生汤的功效与证治近似，但独活寄生汤略重于治腰腿疼痛，偏于血弱；本方略重于治手足拘挛，偏于气虚。使用时应有所区别。【方歌】独活寄生尤防í，归芎地芍桂苓均，杜仲牛膝人参草，风湿顽痹屈能伸，若去寄生加芪续，汤名三痹古方珍。

桂枝芍药知母汤 【来源】《金匮要略》："诸肢节疼痛，身体魁羸，脚肿如脱，头眩短气，温温欲吐，桂枝芍药知母汤主之。"【组成】桂枝、知母、防风各 120 g，芍药 90 g，甘草、麻黄各 60 g，生姜、白术各 150 g，附子（炮）2 枚。【用法】上 9 味，以水 7 L，煮取 400 mL，温服 100 mL，日三服。【功效】祛风除湿，温经散寒，滋阴清热。【适应证】临床应用以关节疼痛，身体逐渐消瘦，两脚肿胀且麻木不仁，头眩，短气，呕恶为辨证要点。主治风湿历节。【随症加减】病在上肢者加桑枝、姜黄、葛根等；病在下肢者加牛膝、木瓜、独活等；关节疼痛较剧者加乳香、没药；若关节疼痛呈游走性者，加羌活、海风藤；肿胀明显者加防己、苍术；关节屈伸不利者加伸筋草、络石藤；热盛者加生石膏、黄柏；寒胜者重用麻黄、桂枝，加川乌、草乌、细辛等；湿盛者加苍术、薏苡仁、秦艽、茯苓等；伴腰膝酸痛者加杜仲、续断、桑寄生、骨碎补等；有月经不调者加仙茅、淫羊藿；气虚者加黄芪、党参；血虚者加当归、鸡血藤；顽痹证加白花蛇、穿山甲、僵

蚕、全蝎等虫类药；瘀血疼痛明显者加延胡索、三七；大便秘结者加大黄。【专科应用】①治疗以关节、软组织疼痛为主要临床表现的风湿性关节炎、类风湿关节炎、痛风、颈椎病、腰椎病、关节退行性病变、颞下颌关节紊乱综合征、梨状肌综合征、膝关节积液等。②治疗以月经不调为主要临床表现的月经先期、月经延迟、闭经、倒经等。③治疗以白带过多为主要临床表现的阴道炎、盆腔炎等。【临床经验】①本方为温热之品，病愈即止，久服可耗血伤阴。②临证时需辨明寒证还是阴证，具体用药根据患者病情加减。③治疗梨状肌综合征，有外伤史者加三七末，气虚者加黄芪，血虚者加当归，阴虚者加熟地黄，阳虚者加鹿角胶，患肢伸屈不利者，加柴胡。④治疗颞下颌关节紊乱综合征，宜配合针灸治疗，效果佳。⑤治疗膝关节积液，热象明显可加用石膏、生地黄、木通；寒象明显或疼痛较重可加制川乌，并可配合中药外敷治疗。【方歌】脚肿身羸欲吐行，芍三姜五是前型，知防术桂均须四，附子麻甘二两停。

八仙逍遥散

【来源】《医宗金鉴》："若垫伤击伤，而有碍于骨肉者，肿痛流血，服正骨紫金丹，八仙逍遥汤洗之，洗毕贴混元膏，坐卧避冷处。……八仙逍遥汤专洗跌仆损伤，肿硬疼痛，及一切冷振风湿，筋骨血肉肢体酸痛诸证。"【组成】防风、荆芥、川芎、甘草各 3 g，当归（酒洗）、黄柏各 6 g，苍术、牡丹皮、花椒各 9 g，苦参 15 g。【用法】上药共合一处，装白布袋内，扎口，水熬滚，熏洗患处。【功效】祛风胜湿，活络舒筋。【适应证】主治跌扑损伤，肿硬疼痛，及一切风湿，筋骨、血肉、肢体疼痛诸症。【随症加减】若寒湿较重者可去苦参、黄柏、牡丹皮，加威灵仙、独活；瘀痛者可加乳香、没药、透骨草。【专科应用】①可用于治疗软组织损伤之后瘀肿疼痛，如跌扑损伤、刃器所伤。②可用于治疗四肢关节疼痛、酸胀为主要临床表现的足跟痛、风湿性关节炎、类风湿关节炎、痛风、肩周炎、颈椎病、腰椎病、糖尿病周围神经病变等。【临床经验】①本方擅祛肌表风湿瘀滞之邪，适用于陈伤风湿瘀痛而瘀血初解之症。②新伤风湿瘀阻经络之重症不宜使用。③本方治疗足跟痛，宜将本方煎煮后熏洗患部，效果佳。【方歌】八仙道遥用荆防，芎归甘草柏椒苍，苦参丹皮熏蒸方，可救肿痛与损伤。

天麻丸

【来源】《太平圣惠方》："治肝风筋脉拘挛，脚膝疼痛，心神虚烦，宜服天麻丸方。"【组成】天麻、蔓荆子、独活、附子（炮裂，去皮、脐）、茯神各 30 g，僵蚕（微炒）15 g，肉桂（去皱皮）、白附子（炮裂）、朱砂、犀角屑（研细，水飞过）各 22.5 g，麝香（研）、干姜（炮裂，锉）各 7.5 g。【用法】上药为细末，研入朱砂、麝香等，炼蜜和捣一二百杵，丸如梧桐子大。口服，每服 10 丸，不计时候，温酒下。【功效】祛风解痉，补肝安神。【适应证】治肝风筋脉拘挛，脚膝疼痛，心神虚烦。【随症加减】气血亏虚化风者选加柏子仁、山茱萸、茯苓、人参、黄芪、白术等补肝气，覆盆子、五味子、枸杞子、生地黄、麦冬、鳖甲等滋阴补血。兼外感风邪侵犯筋脉者选加防风、羌活、桑根、虎胫骨、防己、柳枝、桑枝、独活、牛膝、海桐皮、淫羊藿、巴戟天、杜仲、乌梢蛇等祛除风湿。同名天麻丸方，治肝脏风，筋脉抽掣疼痛，身强语涩，肢节不利，药用天麻、川芎、天南星、附子、乌梢蛇、麝香、朱砂、蜂蜜、薄荷、清酒。【专科应用】①治疗脑血管病后遗症。②治疗慢惊体弱，气虚眩晕。③治疗痛风，风湿病，类风湿关节炎。④治疗冠心病心律失常。【临床经验】①由于药源限制，麝香用人工麝香代替，犀角屑用水牛角代替。②忌食炙烤之物、猪肉、酒、蒜、鸡、鱼、羊血、苋菜、生冷油腻等；不可久服。③《奇效良方》天麻丸治脾脏中风，身体怠惰，四肢缓弱，恶风头疼，舌本强直，言语塞涩，皮肤顽麻，去白附子、犀角屑、蔓荆子，加麻黄、乌蛇肉、全蝎、人参、防风、细辛、羚羊角、当归、白术、薏苡仁、牛膝、川芎、天南星、冰片。外风与内风同治。《杨氏家藏方》乌犀天麻丸治头面诸风，口眼抽动，精神昏聩，咽膈不利，取天麻丸方意，用犀角屑、天麻、麝香，加细辛、防风、川芎、白芷、羌活、甘菊花、冰片。偏于疏散上部风邪。【方歌】天麻丸方缓肝急，蔓荆蚕独朱麝犀，姜桂茯神炼蜂蜜，附子白附两相济。

除湿蠲痛汤

【来源】《证治准绳》："主风湿外客，周身骨节沉重酸痛，天阴即发。"【组成】苍术（米泔浸，炒）6 g，羌活、茯苓、泽泻、白术各 4.5 g，陈皮 3 g，甘草 1.2 g。【用法】用水 400 mL，煎至 320 mL，入姜汁、竹沥各 20～30 mL 同服。【功效】除湿止痛。【适应证】主治痹症，风湿痛痹。湿邪偏重，身体沉重酸痛，天阴加重或发作。【随症加减】《灵验良方汇编》有威灵仙、桂枝。上肢痛者加桂枝、威灵仙、桔梗；下肢痛者加防己、木通、黄柏、牛膝。多汗者加黄芪、防风；自汗身重者加防己、黄芪。湿热流注经络，四肢百节流布走痛，红肿或死血者去茯苓、泽泻、白术、羌活、陈皮，加防己、黄柏、海风藤、当归、川芎、天南星、红花。【专科应用】①可用于治疗以关节疼痛为主要临床表现的风湿性关节炎、类风湿关节炎、痛风等。②可用于治疗肢体酸胀、麻木为主要临床表现的肩周炎、下肢静脉曲张、颈椎病、腰椎病、卒中后遗症等。【临床经验】①服药后应避风寒，取微汗以利风湿表邪外解，不可发汗太过；对于素体阴虚者慎用。②张景岳湿郁汤，治雨露所袭，或岚气内侵，或坐卧湿地，或汗出衣衫郁，其状身重而痛，倦怠嗜卧，遇阴寒则发，脉沉而细缓者，去泽泻、竹沥，改橘红、生姜，加香附、厚朴、半夏、独活、川芎。林佩琴用除湿蠲痛汤加姜黄、当归、桂枝，治疗风湿手臂疼痛。【方歌】除湿蠲痹苍茯羌，术泽陈皮草入方，痹症湿邪偏的重，阴天加重效见长。

海藻玉壶汤

【来源】《外科正宗》："治瘿瘤初起，或肿或硬，或赤不赤，但未破者服。"《医宗金鉴》："肾主骨，恣欲伤肾，肾火郁遏，骨无荣养，致生石瘿、骨瘿，石瘤海藻玉壶汤主之，骨瘤尤宜补肾散坚，行瘀利窍，调元肾气丸主之。"【组成】海藻、贝母、陈皮、青皮、川芎、当归、连翘、半夏、甘草节、独活各 3 g，昆布 1.5 g。【用法】水 400 mL，煎至320 mL，量病上下，食前后服之。【功效】化痰软坚，消瘿散结。【适应证】主治气滞痰凝之瘿瘤。临床应用以颈部瘿瘤初起，或肿或硬，皮色不变者为辨证要点。【随症加减】胸闷不舒者加郁金、香附、枳壳理气开郁；郁久化火而见烦热、舌红苔黄、脉数者加夏枯草、牡丹皮、玄参、栀子；纳差、便溏者加白术、茯苓、山药健脾益气；结块较硬或有结节者酌加黄药子、三棱、莪术、蜂房、僵蚕、穿山甲等以增强活血软坚、消瘿散结；若结块坚硬且不可移动者加土贝母、莪术、山慈菇、天葵子、半枝莲、犀黄丸等以散瘀通络、解毒消肿。【专科应用】①治疗以脖子肿大为主要临床表现的甲亢、甲状腺瘤、单纯性甲状腺肿大。②治疗以结节为主要临床表现的皮下脂肪瘤、结节性疾病、乳腺增生、声带小结等。【临床经验】①治疗甲状腺疾病，本方应长期使用，直至病愈。服药期间，先断厚味荤腥，次宜绝欲虚心。②现代药理证实：海藻、昆布含有丰富的碘质，能促进病理产物和炎性渗出物吸收。甘草与海藻比例应小于1：2，这样不但无副作用，而且还可增强疗效。干祖望经验：自称喜并用海藻与甘草，以加强其药力，治疗声带小结、乳房纤维瘤、乳腺增生。③肿块质地坚硬，无明显虚弱证者，酌加炮穿山甲、赤芍、山慈菇、三棱、莪术，另服牛黄醒消丸；胸闷心悸失眠者加合欢皮、远志、酸枣仁；体丰，苔白腻，上方去海浮石、当归，加胆南星、厚朴、茯苓；形瘦多火，口干咽燥者，去半夏、香附，加麦冬、玄参、生地黄、牡丹皮；病久体弱者，酌加党参、黄芪、何首乌、黄精。【方歌】海藻玉壶贝带昆，翘草半夏与青陈，川芎独活当归合，化痰散瘿消瘤结。

第十七章 祛痰剂

第一节 燥湿化痰剂

二陈汤【来源】《太平惠民和剂局方》："治痰饮为患，或呕吐恶心，或头眩心悸，或胸中不快，或发为寒热，或因食生冷，脾胃不和。"【组成】制半夏、陈皮各 9 g，茯苓 15 g，炙甘草 3 g。【用法】上药㕮咀，每服 12 g，用水 1 盏（30 mL），生姜 7 片，乌梅 1 个，同煎六分，去滓，热服，不拘时候。现代用法：加生姜 7 片，乌梅 1 个，水煎温服。【功效】燥湿化痰，理气和中。【适应证】主治痰湿证。咳嗽痰多，色白易咳出，胸脘胀闷，恶心呕吐，肢体困倦，不欲饮食，或头眩心悸，舌苔白腻，脉滑。【随症加减】咳嗽痰多而兼有恶风发热者可加紫苏叶、前胡、荆芥；肺热而痰黄黏稠者可加胆南星、瓜蒌；肺寒而痰白清晰者可加干姜、细辛、五味子；风痰上扰而头晕目眩者可加天麻、僵蚕以熄风化痰；脾虚食少便溏者可加白术、泽泻；气滞而胸满较甚者可加桔梗、枳壳。《医方集解》："治痰通用二陈。风痰加南星、白附、皂角、竹沥；寒痰加干姜；火痰加石膏、青黛；湿痰加苍术、白术；燥痰加瓜蒌、杏仁；食痰加山楂、麦芽、神曲；老痰加枳实、海石、芒硝；气痰加香附、枳壳；胁痰在皮里膜外加白芥子；四肢痰加竹沥."【专科应用】用于治疗痰湿内盛之慢性支气管炎、肺炎、梅尼埃病、脑囊虫病、甲状腺肿大、闭经、小儿湿疹、发作性癫痫，小儿流涎等；又可用于治疗睑腺炎、舌边白涎、舌下痰包等眼耳鼻咽喉口腔科疾病及脱发等属于痰湿内阻者。

【临床经验】①二陈汤化裁的处方名目繁多　a.《症因脉治》香砂二陈汤：二陈汤加藿香、砂仁。功用醒脾行气，燥湿化痰。可用于夏季感冒挟湿和支气管炎等。b.《丹溪心法》枳砂二陈汤：二陈汤加枳实、砂仁。东南方人多湿热生痰，朱丹溪倡用此方治之。c.《景岳全书》六安煎：二陈汤加杏仁、白芥子。主治寒痰壅滞所致胸胁支满、咳嗽气喘、心悸、眩晕等症。d.《重订严氏济生方》导痰汤：二陈汤加胆南星、枳实。主治痰厥、眩晕，胸胁胀满，吐逆喘嗽，食欲不振等。e.《张氏医通》加味导痰汤：系导痰汤加人参、白术、黄芩、黄连、瓜蒌霜、桔梗、竹沥。主治湿热痰饮及眩晕。f.《叶天士女科》苍附导痰丸：导痰汤加苍术、香附。主治胸闷咳嗽，食欲不振，肥胖症，不孕症，带下病，癥瘕积聚等。g.《经验方》启宫丸：二陈汤去甘草，加苍术、香附、神曲、川芎。主治妇女肥胖不孕，带下稠多和月经不调。h.《中医临床手册》渗湿清痰饮：二陈汤加苍术、白术、白芷、香附。主治带下稠多，眩晕气喘及肥胖症。i.《太平惠民和剂局方》不换金正气散：半夏、橘红、炒甘草、生姜、大枣、藿香、姜厚朴、苍术。主治伤寒，瘴疫，霍乱吐泻及胃肠炎等。j.《太平惠民和剂局方》藿香正气散：藿香、陈皮、半夏曲、茯苓、炙甘草、紫苏、白芷、大腹皮、炒白术、姜厚朴、桔梗。主治外感风寒，内有湿滞，寒热头痛，胸膈满闷，脘腹疼痛，恶心呕吐，肠鸣泄泻等症。k.《温病条辨》杏苏散：二陈汤加杏仁、紫苏叶、前胡、桔梗、枳壳、大枣。主治外感凉燥，头痛恶寒，鼻塞咽干，咳嗽痰稀，脉弦，无汗。l. 成药止咳丸：二陈汤加桔梗、枇杷叶、紫苏子、荆芥、枳壳、马兜铃、前胡、杏仁。主治咳嗽头痛，气逆多痰。可用于感冒和支气管炎。m. 《医方考》清气化痰丸：二陈汤去甘草，加黄芩、瓜蒌、枳实、杏仁、胆南星。主治痰热内结，咳痰黄稠，甚则气急，呕恶，胸膈痞满，或发热，或惊悸失眠，小便短黄，舌质红，苔黄腻，脉滑数。n. 《古今医鉴》竹沥达痰丸：二陈汤方用生姜汁，加人参、竹沥、大黄、黄芩、礞石、沉香。主治正气虚损，实热老痰。o. 《中医临床手册》化坚二陈丸：二陈汤用生甘草，加黄连、僵蚕。主治霰粒肿。p. 《医宗金鉴》加味二陈汤：二陈汤加黄芩、黄连、薄荷。主治舌下痰包。q. 《沈氏尊生书》加味二陈汤：二陈汤加苍术、羌活、黄芩，治疗湿阻、湿疟。另有一方为二陈汤加当归、枳实、桔梗、杏仁、高良姜、砂仁、木香、肉桂，治疗痰饮咳嗽。r. 《重订通俗伤寒论》蒿芩清胆汤：青蒿、黄芩、仙半夏、陈皮、赤茯苓、竹茹、生枳壳、碧玉散。主治寒热如疟，寒轻热重，口苦胸闷，或干呕泛酸，舌红苔薄黄，脉弦数或滑数。s. 《中医临床手册》抑肝和胃饮：法半夏、陈皮、竹茹、紫苏叶、黄连。主治妊娠呕吐。t. 成药橘红丸（市售）：二陈汤加贝母、麦冬、杏仁、生石膏、瓜蒌皮、生地黄、桔梗、紫苏子、紫菀、款冬花。主治咳嗽气喘，痰白黏或黄稠。u.《脾胃论》半夏白术天麻汤：二陈汤加苍术、白术、天麻、黄柏、干姜、黄芪、人参、泽泻、神曲、麦芽。功用补脾化痰，祛风燥湿。主治太阴痰厥，头痛眩晕、虚风内作。v. 《医学心悟》半夏白术天麻汤：二陈汤加白术、天麻。主治痰饮上逆，眩晕头痛。w. 《中医临床手册》清教降火丸：二陈汤减茯苓，加大黄、僵蚕、连翘、桔梗、天麻、酒黄芩、薄荷、白芷、礞石。主治风毒袭脑或痰热生风所致头痛、颜面疙瘩、颅内轰鸣等症。x. 《重订严氏济生方》涤痰汤：二陈汤加枳实、胆南星、竹茹、大枣、人参、石菖蒲。主治中风，舌强失语。y.《医宗金鉴》清心涤痰汤：二陈汤加人参、麦冬、黄连、石菖蒲、胆南星、竹茹、枳实、酸枣仁。主治慢惊风，虚中挟热，身热口渴，气粗，烦躁，痰涎上泛。
z1.《丹溪心法》保和丸：二陈汤减甘草，加连翘、山楂、莱菔子。主治食积停滞，胸脘痞满，腹胀腹痛，嗳腐吞酸，恶食，或大便泄泻，食疟下痢，脉滑，舌苔厚腻而黄，或大便泄泻，食疟下痢，脉滑，舌苔厚腻而黄。用于消化不良。另外，《丹溪心法》大安丸，即保和丸加白术。宜于小儿消化不良。
z2.《沈氏尊生书》二陈平胃散：二陈汤加苍术、厚朴、山楂、神曲、砂仁、草果、枳实。主治宿食不消。 z3. 《张氏医通》二术二陈汤：二陈汤加生白术（姜汁拌晒）、苍术（麻油拌炒）。主治脾虚痰食不运。z4.《医学心悟》和中丸：二陈汤减甘草，加枳实、白术、神曲、麦芽、扁豆、山楂、香附、砂仁、丹参、五谷虫炭、荷叶。主治腹中包块或兼寒热、纳差神疲。z5.《中医临证备要》大和中饮，系二陈汤减茯苓、甘草，加木香、厚朴、枳壳、泽泻、干姜、山楂、麦芽、砂仁。主治湿食停滞，食欲不振。z6. 《医学入门》橘半枳术丸：橘皮、半夏、枳壳（麸炒）、白术。主治脾虚停痰，饮食不消，气滞痞闷。z7.《中医临床手册》芎归二陈汤：二陈汤加川芎、当归。主治肥胖多痰，胸闷腹胀，月经后期，白带较多。另本方加生地黄、赤芍、牡丹皮、红花、香附、海藻，名加味四物二陈汤。主治闭经。z8.《景岳全书》金水六君煎：二陈汤加当归、熟地黄。主治肺肾阴虚，湿痰壅盛，咳喘呕恶。z9. 验方开郁二陈汤：二陈汤加苍术、木香、香附、川芎、青皮、莪术、槟榔。主治胁胀腹痛，胸闷不适，情绪忧郁，食欲不振，痰浊流注和经闭不行。z10.《重订严氏济生方》丁香柿蒂散：二陈汤配伍丁香、柿蒂、高良姜、人参。主治胃寒呃逆。z11.《大生要旨》竹茹汤：二陈汤减甘草，加紫苏梗、藿香、黄芩、枳壳、炒白芍、竹茹。主治忧郁，呃逆，呕吐。z12. 《本事方》竹茹汤：系二陈汤减茯苓，加竹茹、栀子、大枣、枇杷叶。主治胃热呕吐。z13.《三因极一病证方论》七气汤：二陈汤减甘草，加厚朴、紫苏、桂心、白芍、人参。主治头昏咳嗽，胸腹冷痛，肠鸣泄泻。z14.《医宗金鉴》通气散坚丸：二陈汤加人参、桔梗、川芎、当归、天花粉、黄芩、枳实、胆南星、贝母、海藻、香附、石菖蒲。主治气瘿。可用于单纯性甲状腺肿和甲亢。z15.《太平惠民和剂局方》苏子降气汤：二陈汤减茯苓，加炒紫苏子、姜厚朴、肉桂、前胡、当归。主治痰涎壅盛，咳嗽短气，胸膈满闷，咽喉不利等症。z16.《中国医学大辞典》顺气导痰汤：二陈汤加胆南星、枳实、木香、香附、乌药、沉香。主治痰结胸痛，喘咳上气。z17.《太平惠民和剂局方》参苏饮：二陈汤加人参、紫苏、大枣、桔梗、葛根、前胡、枳壳、木香。主治外感风寒，内有痰饮，畏寒发热，头痛鼻塞，恶心呕吐，胸闷咳嗽，咯痰不爽，舌苔白滑，脉弱。市售成药名参苏理肺丸，用于支气管炎。z18.《医学统旨》补气运脾汤：二陈汤加人参、黄芪、白术、砂仁、大枣。主治噎膈、气阳虚意。z19.《医宗金鉴》温中补脾汤：二陈汤加人参、黄芪、白术、干姜、附子、肉桂、白芍、砂仁、丁香。主治中焦虚寒，脘腹疼痛，呕吐吞酸，纳呆便溏，神疲乏力等症。z20. 验方二陈汤加紫菀、款冬花，用于老年慢性咳嗽。z21. 尚有《医学正传》六君子汤、《名医方论》香砂六君子汤、《医宗金鉴》和《万氏妇科》加味六君子汤、《中医临床手册》归芍六君子汤等。《中医学》教材归芍六君子汤加煅瓦楞子、白花蛇舌草、半边莲，改橘皮为橘叶，治疗肝癌。②二陈汤临床应用的最新进展：a. 运用二陈汤加当归、赤芍、瓜蒌、远志、木通、珍珠母、山楂、酸枣仁、附子、细辛等组成二陈化瘀汤治疗窦性心律失常，包括窦性心动过速、窦性心动过缓，有较好疗效。b. 应用二陈汤加味组成牛蒡二陈汤治疗原发性蛛网膜下腔出血有显著疗效。c. 运用平胃散合二陈汤化裁治疗急性胃肠炎，属寒湿困脾型、食滞胃肠型、胃肠湿热型者。药用陈皮、苍术、厚朴、法半夏、白术、藿香、木香、茯苓、大腹皮、麦芽、神曲、山楂有效。用加味二陈汤治疗慢性胃炎、用枳及二陈汤治疗糜烂性胃炎也有效。d. 运用二陈汤加炙党参、焦白术，反酸烧心者加黄连、吴茱萸，胃寒者加肉桂、炮附子。少量多次频饮，饭前服之，治疗神经性呕吐，疗效肯定。e. 用二陈汤加味治疗慢性肝炎丙氨酸氨基转移酶增高者，药用法半夏、陈皮、甘草、白花蛇舌草、半枝莲、金银花、黄芩、淫羊藿、黄芪，每日1剂，胁痛加郁金、延胡索，口渴加白茅根，腹胀加厚朴，纳差加神曲，临床疗效较好。f. 以二陈汤为主治疗经心电图确诊为冠心病的患者，兼用救心油外擦，内外兼治，症状消失。g. 用二陈汤加减治疗痫症，以二陈汤为主方，若风痰闭阻可加石菖蒲、胆南星、全蝎、僵蚕以豁痰开窍，熄风镇痉；若痰火内盛可加龙胆、栀子、石菖蒲、钩藤以平肝熄风，涤痰开窍；若心肾两虚可加人参、山药、杜仲、白术、当归以益心补肾、健脾化痰，日久气血瘀滞可加红花、桃仁、川芎活血化瘀。治疗结果满意。h. 用二陈汤加全蝎3～5 g，蜈蚣1条，每日1剂，治疗百日咳，痰热咳嗽者加竹茹、川贝母、瓜蒌；久咳伤阴加沙参、芦根、玉竹；纳差，苔厚加莱菔子、杏仁；痰咳重加蝉蜕、僵蚕；鼻衄加白茅根、焦栀子。均获痊愈。i. 用二陈汤加蜈蚣、地龙、牛膝等，治疗阳痿有效。j. 证属痰湿型之糖尿病患者，有口干黏，纳谷不香、四肢倦怠、形体肥胖、舌体胖大、舌质淡、舌边有齿痕，苔白腻，脉缓或沉弦等症，运用二陈汤加白术、苍术、草决明、丹参、葛根，有效。k. 治疗屡服酚酞及润肠通便药物未效的习惯性便秘患者，舌苔白腻，脉弦滑，腹部轻度不适，伴有微咳，采用二陈汤加杏仁、桔梗，有效。l. 运用逍遥散合二陈汤加减治疗乳腺增生，乳腺钼靶X线摄影示增生腺体有部分吸收。m. 以二陈汤为主治疗肥胖症，体重减轻。用二陈汤加当归、赤芍、丹参、红花、柴胡、香附等治疗巨乳症，有效。n. 用砂仁二陈汤治疗妊娠恶阻，均服一剂见效，服 2～3 剂告愈。o. 以陈皮、法半夏、杏仁、胆南星、茯苓、紫苏子、白芥子、全蝎、丹参、蜈蚣组成加味二陈汤，治疗小儿咳喘、小儿迁延性肺炎，有效。p. 脑炎后继发癫痫运用二陈汤加味治疗，获效满意。q. 以二陈汤加减治疗小儿抽动秽语综合征，有较好疗效。r. 二陈汤加白术、炒谷芽、炒麦芽为基本方治疗小儿胃炎，偏于积滞者加炒莱菔子、炒山楂；湿滞者加苍术或薏苡仁，夏季改为荷梗；腹痛寒滞呕吐者加干姜或延胡索，大便不调者加木香或厚朴花；出血者加地榆炭或藕节炭；久病脾虚者加党参、山药、炒扁豆等。有一定疗效。s. 用二陈汤加白芥子、苍术、昆布、海藻、煅瓦楞子、夏枯草等治疗声带小结节和息肉，病程长者加三棱、莪术，有较好疗效。t. 二陈汤加白蔹、浙贝母、甲珠，治疗睑板腺囊肿，疗效满意。u. 用二陈汤加黄连、黄芩、薄荷、生姜，治疗口腔黏液囊肿、舌体硬结、舌下腺导管结石，局部明显消肿，质地变软，无压痛，舌下皱襞充血明显减轻，并出现排石。v. 除此之外，对一些疑难疾病因豁作祟者，如脑鸣、重症汗证、幻嗅症、夜间挫牙、痰泻、痰核、脱发、耳鸣、癫、狂、痫、梦游症、呃逆、呕吐、肢体麻木、久咳不愈、背部发麻、肢节不利等多种难治性疾病，只要抓住痰凝阻滞为主的主要病机，都可运用二陈汤为主进行治疗，在用药时可根据患者的虚、实、寒、热、体质的强弱，适当配伍其他药物，收效更佳。【方歌】二陈汤用半夏陈，苓草姜梅一并存，燥湿化痰兼利气，湿痰为患此方珍。

导痰汤【来源】《重订严氏济生方》："治一切痰厥，头目眩晕。或痰饮，留食不散，胸膈痞塞，胁肋胀满，头痛吐逆，喘急痰嗽，涤唾稠黏，坐卧不安，饮食少思。"【组成】半夏 6 g，橘红、茯苓、枳实（麸炒）、天南星各 3 g，甘草 1.5 g。
【用法】半夏（汤泡 7 次）120 g，天南星（炮，去皮）、橘红、枳实（去瓤，麸炒）、茯苓（去皮）各30 g，甘草15 g，炙上咬咀（是指将药用口咬碎成小块，利于熬药时药物有效成分析出），每服12 g，水2盏（300 mL），生姜10片，煎至八分，去滓温服（是指滗出药液，去掉药渣子），食后。【功效】燥湿豁痰，行气开郁。【适应证】治一切痰厥，头目眩晕。或痰饮，留食不散，胸膈痞塞，胁肋胀满，头痛吐逆，喘急痰嗽，涤唾稠黏，坐卧不安，饮食不思。【随症加减】外感表邪者加羌活、柴胡、干葛；脾胃亏虚者加薏苡仁、苍术、鸡矢藤；里有积热，加栀子、黄连、大黄、厚朴；气郁者可加香附、郁金。痰迷心窍，神不守舍者加黄芩、白术、桔梗、黄连、瓜蒌子、人参、竹沥、姜汁；痰迷心窍，发痫者加黄芩、天麻、全蝎、黄连、竹沥、姜汁；中风，胸膈留饮，痞塞不通者加香附、乌药、沉香、木香、皂角刺；肥人痰多体实，咽喉痛失音者加杏仁（去皮尖、炒、研）、桔梗、桑白皮，或加石膏、知母、瓜蒌霜、老姜汁；肥胖经闭者加黄连、川芎。【专科应用】本方可用于治疗慢性支气管炎、肺气肿、痫证、癔症、低血糖、中暑、神经性呕吐、内耳性眩晕、听神经瘤、咽喉癌、甲亢、肺性脑病、高脂血症、卒中、阿尔茨海默病、类风湿关节炎、颈椎病、甲状腺腺瘤、女阴白变、肥胖型多囊卵巢综合征、胃脘痞满等病症。【临床经验】①生天南星乃为冲动性祛痰药，性力颇强，方书载温燥有毒略同半夏，如用牛胆或姜矾制之，则和制半夏久浸久泡然，药性全失，药力大减，无以能开阴寒痼闭，湿痰坚凝。生天南星、生半夏只是煎药时间要在20分钟以上，未见中毒。②涤痰汤是在导痰汤基础上又加石菖蒲、竹茹、人参而成，较之导痰汤又多开窍扶正之功。痰气生厥，忽然眩仆，喉有痰声，或呕吐涎沫者，先以通关散搐鼻开窍，继以菖蒲导痰汤或涤痰汤治疗。③朱良春治疗癫痫选顺气导痰汤加减，自拟加减顺气导痰汤，药用制半夏、陈皮、茯苓、白矾、郁金、石菖蒲、陈胆南星、制香附、炒枳壳，用于痰浊中阻之痰迷心窍、舌强不能语、喉中痰鸣、沥沥有声，有很好的疗效。【方歌】导痰还是二陈先，枳实南星两药添；燥湿祛痰开气郁，痰壅胸膈症能蠲。

苍附导痰丸 【来源】《广嗣纪要》："肥盛女人无子者。"
【组成】苍术（制）、香附（童便浸）各60g，陈皮（去白）、白茯苓各45g，天南星（炮，另制）、枳壳（麸炒）、半夏、川芎、神曲（炒）各30g，滑石（飞）120g。【用法】上为末，姜汁浸蒸饼为丸，如梧桐子大。每次6g，每日3次。【功效】行气健脾，化痰祛湿。【适应证】临床上胃痛、痞满等属痰湿中阻者均可运用本方。用于治疗形盛多痰，气虚者，妇女至数月而经始行；形肥痰盛经闭；肥人气虚生痰多下白带。现代多应用于妇科疾病如多囊卵巢综合征、围绝经期综合征以及妇科恶性疾病化疗后的胃肠道反应属脾虚湿盛者。【随症加减】多囊卵巢综合征患者行经期间月经推迟、月经量少者可适当加牛膝、皂角刺、益母草；闭经者加路路通；围绝经期综合征患者失眠、烦躁较甚者加黄柏、酸枣仁；神疲肢倦、纳差者加黄芪、淫羊藿。【专科应用】现代多用于治疗月经不调、闭经、人工流产术后闭经、不孕症、多囊卵巢综合征、功能失调性子宫出血、围绝经期综合征、急性脑梗死以及妇科恶性疾病化疗后的胃肠道反应、慢性浅表性胃炎属脾虚湿盛者。【临床经验】①用本方治疗多囊卵巢综合征痰湿证，形体肥胖者加莱菔子、厚朴、大腹皮；少腹疼痛者加延胡索、川楝子、赤芍、吴茱萸；失眠者加首乌藤、柏子仁、阴地蕨。其作用机制可能是通过稳定调节机体的生殖内分泌及代谢状态，进而改善卵巢局部异常的内分泌状态，降低雄激素水平，使卵巢恢复排卵，最终达到月经来潮的目的。②精神分裂症是原因未明的精神疾患，在服用精神科药物治疗精神方面疾患同时，有部分女性患者产生闭经，选用苍附导痰丸加生化汤加减。③因子宫内膜、输卵管等生殖器官的炎症或子宫肌瘤等，导致功能性失调性子宫出血是妇科常见疾患，用苍附导痰丸合桂枝茯苓丸。【方歌】苍附导痰妇科方，二陈枳壳南星商，川芎神曲滑石配，痰浊经闭此方良。

涤痰汤

【来源】《奇效良方》："治中风痰迷心窍，舌强不能言。"【组成】天南星（姜制）、半夏（汤洗7次）各2.5 g，枳实（麸炒）、茯苓（去皮）各6 g，橘红4.5 g，石菖蒲、人参各3 g，竹茹2.1 g，甘草1.5 g。【用法】上作一服，水2钟（60 mL），生姜5片，煎至1钟。食后服。【功效】豁痰开窍，行气健脾。【适应证】主治中风痰迷心窍，舌强不能言，意识不清，胡言乱语，偏身活动不利等。【随症加减】对于言语不利者加用薄荷、桔梗、木蝴蝶利咽开音；偏身活动不利及感觉障碍者加用全蝎、蜈蚣、地龙、钩藤搜风通络；兼有肢体搐搦者加用羚羊角、栀子、僵蚕、全蝎清热熄风止痉；肝火亢盛者加龙胆清肝泻火；大便干加大黄；神志不清加远志、郁金、石菖蒲；言语謇涩加僵蚕；窍闭深重者加入麝香、冰片等，或送服至宝丹，则醒脑开窍之效更为可靠。【专科应用】临床常用于治疗急性出血性或缺血性脑血管病及其后遗症言语不利或胡言乱语、意识障碍、偏身活动不利或感觉异常等，又可用于治疗癫痫症见发作性意识丧失伴四肢搐搦、吐涎；各型脑炎患者发热、意识不清、搐搦等；梅尼埃病、有机磷农药中毒后遗症、阿尔茨海默病、精神分裂症、发作性睡病、注意缺陷障碍、慢性阻塞性肺气肿、冠心病等痰蒙心窍证者。【临床经验】①本方及其加减均为救急治标之剂，只可暂用，不可久服。中风意识障碍者，与醒脑静合用，神识稍微清后当逐渐加入治本之药。本方不可去人参，因为中风痰中痰浊的形成与脾肺气虚密切相关，人参的功效为补益脾肺、生津止渴、益气固脱、宁神益智。②治疗狂犬病后遗症，用本方和碧玉散清泻肝胆郁热，加丹参、牡丹皮、桃仁、当归瘀痰同治。③治疗社区获得性肺炎，用本方加减，发热痰少加桑白皮、黄芩、杏仁、生石膏，痰黏不出加天竺黄、鲜竹沥，食欲不振腹胀加莱菔子、大腹皮，胸闷加紫苏梗、荷梗，大便干或不爽加瓜蒌、酒大黄。

【方歌】涤痰汤用半夏星，甘草橘红参茯苓，竹茹菖蒲兼枳实，痰迷舌强服之醒。

温胆汤

【来源】《备急千金要方》："治大病后虚烦不得眠，此胆寒故也。"**【组成】**生姜（切片）12 g，陈皮9 g，生半夏（捣碎）、竹茹、枳壳各6 g，炙甘草3 g。**【用法】**每日1剂，水煎，分2次温服。**【功效】**清胆和胃，除烦止呕。**【适应证】**主治胆郁痰扰证；胆虚烦热上扰诸证，虚烦不眠或呕吐呃逆，惊悸不安等。本方为治疗胆郁痰扰所致不眠、惊悸、呕吐以及眩晕、癫痫证的常用方。临床应用以心烦不寐，眩悸呕恶，苔白腻，脉弦滑为辨证要点。**【随症加减】**伴有低热者加大黄5 g，当体温降至37.4℃时，加用青蒿10 g再服3剂可愈；伴头痛者加地龙、赤芍、僵蚕各10 g；多寐者去生姜，加藿香、佩兰各10 g；腹泻者加荷叶、黄芩各10 g；伴眩晕者加葛根、钩藤各20 g，片姜黄10 g；癫痫属痰浊壅盛，肝风上旋者可加白矾、郁金、石菖蒲以涤痰开窍，或全蝎、钩藤以熄风止痉。**【专科应用】**本方可用于治疗多种内科病病如冠心病、肺炎、高脂血症、胃和十二指肠溃疡、胆汁反流性胃炎、转氨酶升高、急性肾衰竭、精神病患等证属胆郁痰扰者；外科疾病如颅脑外伤及胸部外伤等；妇科疾病如闭经、妊娠反应属胆郁痰扰证。**【临床经验】**①温胆汤为历代医家常用：经陈言的化裁，将《备急千金要方》温胆汤原方，减少生姜用量，增入茯苓1味，后人又加入大枣，组成现今治痰浊的温胆汤。由原方主治虚烦不得眠扩大为治痰浊证的主方，解除木郁土壅，痰浊内生证。a.《重订严氏济生方》加胆南星、石菖蒲、党参，名涤痰汤，增强益气祛痰、化浊开窍之力，善治痰迷心窍证。b.《证治准绳》加酸枣仁、熟地黄、人参、五味子，名十味温胆汤，增大补心养血宁神之力，善治心虚胆怯气血不足，痰浊内生证。c.《六因条辨》加黄连，名黄连温胆汤，加大清热之力，专治痰热内扰证。d.《通俗伤寒论》加青蒿、黄芩、碧玉散，名蒿芩清胆汤，增加清胆利湿、和胃降逆之力，专治湿温、呕逆证。②温胆汤现代临床应用：热痰黏稠者加葶苈子、黄芩、鱼腥草、胆南星、天竺黄、竹沥水；寒痰稀沫者加白芥子、桂枝、干姜、细辛、法半夏；顽痰不化者加生龙骨、生牡蛎、海蛤壳、海藻、莱菔子；癫痫者加海参肠、白矾、磁石、钩藤、荆芥、野菊花、珍珠母；精神分裂症者加制大黄、青礞石、草决明、桃仁、生栀子；神衰失眠者加炒酸枣仁、首乌藤、黄连、肉桂、合欢皮、知母、川芎；眩晕耳鸣者加泽泻、炒白术、蝉蜕、阿胶珠、白菊花、天麻；高血压者加钩藤、莱菔子、泽泻、海藻、夏枯草、生石决明；冠心病者加瓜蒌、薤白、丹参、葛根、苏木、红花；胃肠证者加木香、砂仁、蒲公英、连翘、焦三仙、生鸡内金；功能性发热者加青蒿、银柴胡、生黄芪、桑白皮、车前草；围绝经期综合征者加蛇床子、泽兰、续断、桂枝、白芍、牡蛎；尿毒症者加白花蛇舌草、王不留行、益母草、丹参、仙鹤草、生薏苡仁、泽兰；妇科病者加鸡血藤、香附、伸筋草、丹参、川楝子、益母草、当归；癌症者加白花蛇舌草、蒲公英、野菊花、仙鹤草、生薏苡仁、丹参、三七粉。③孕妇忌用，有出血倾向者不宜多用，过敏者禁用。对于寒痰水气、阴虚诸证禁用。【方歌】温胆汤中苓半草，枳术陈皮加半枣，虚烦不眠证多端，此系胆虚痰上扰。

指迷茯苓丸

【来源】《百一选方》引《全生指迷方》："臂痛不能举手，或左右时复转移，由伏痰在内，中脘停滞，脾气不流行，与上气搏，四肢属脾，滞而气不下，故上行攻臂。其脉沉细。"【组成】茯苓 100 g，枳壳（麸炒）50 g，半夏（制）200 g，风化硝 25 g。【用法】以上 4 味，姜汁糊为丸。每次 9 g，每日 2 次。【功效】燥湿化痰，行气散结。【适应证】主治痰浊内阻，手臂酸痛或抽掣，不能举物，肢体麻木，眩晕，梅核气，癫症，及妇女产后发喘，四肢浮肿。【随症加减】无。【专科应用】现代临床多用于治疗手臂抽掣、精神性疾病、梅核气、癫症、黄疸、脚气、肾功能不全、顽固性瘾痛、肺部难治性感染、十二指肠壅积症发作期、风湿病以及各种无名肿毒等症见痰湿搏结，顽痰内阻者。【临床经验】①指迷茯苓丸是治疗顽痰痼疾的好方，别于二陈之甘缓，远于大黄礞石之峻悍，乃攻中之平剂，不论何疾，凡痰气凝结者，用之皆有良效。应用时当注意以下几点：a. 据原方药物用量研究，风化硝、枳壳、茯苓、半夏分别以 2 倍数递增。b. 用炮制良好的姜制半夏，且处方上必须注明"先煎至不麻口为度"，年老体弱者应小剂量开始，逐渐加量。c. 风化硝的分量应视正气之强弱、大便之溏结而定，一般以每日解稀便 1～2 次为佳。②焦树德经验：因停痰阻滞经络，而两臂疼痛，或抖掉不能举物，两手酸软无力，或不能转移，背部凛凛恶寒，脉象沉细之症，用导痰汤加木香 5 g，片姜黄、郁金各 10 g，生白矾 3 g。煎服，同时送服本丸；如痰涎重者，也可改服控涎丹 5～10 丸。【方歌】指迷茯苓丸半夏，风硝枳壳姜汤下，中脘停痰肩臂痛，气行痰消痛自罢。

化痰通络汤

【来源】《临床中医内科学》王永炎经验方："主治中风病中经络痰瘀阻络证。"【组成】茯苓、天麻、天竺黄、紫丹参各 15 g，法半夏、生白术、酒大黄各 10 g，胆南星 6 g，香附 12 g。【用法】水煎服。【功效】活血化瘀，化痰通络。【适应证】主治中风病中经络痰瘀阻络证。症见半身不遂，口眼㖞斜，舌强语謇，或不语，偏身麻木，口角流涎，唇甲色暗，舌苔厚腻，舌质暗，或有瘀点、瘀斑，舌底脉络瘀暗，脉涩或弦滑。【随症加减】急性期，病情转化较快或呈现进行性加重，风证表现较为突出者加入钩藤（后下）15 g，石决明（先煎）、珍珠母（先煎）各30g以平肝熄风；或出现呕逆痰盛者可加入陈皮6 g，桔梗9 g，或合用涤痰汤加减以祛痰燥湿；痰浊郁久化热出现舌质红、舌黄腻者加用黄芩9 g，栀子6 g，瓜蒌30g以清热化痰；若瘀血重，伴心悸胸闷、舌质紫暗或有瘀斑者加桃仁、红花、赤芍各9 g以活血化瘀；若头晕、头痛明显者加菊花、夏枯草各9 g以平肝清热；年老体弱津亏者加生地黄15 g，麦冬、玄参各9 g以养阴生津。【专科应用】用于治疗脑血栓形成。【临床经验】①源于"中风病系列方药"中的"化痰通络汤"，由中华中医药学会内科分会中风病协作组制定，现被《中医内科学》教材和《临床中医内科学》列为治疗中风病的首选方。在"化痰通络汤"的基础上组新药通络化痰胶囊，加上对脑损伤具有特殊保护作用的熊胆、天麻、三七、丹参、天竺黄、大黄等六味名贵药材，以现代制药工艺精心研制而成，是唯一具有解毒、通络、化痰三重功效的中风病治疗新药，具有活血通络、化痰熄风的功效，其应用更加广泛。②为了研究系统中药汤剂和颗粒剂的疗效机制，以王永炎为主要研究者，通过动物实验观察到化痰通络汤及颗粒剂、化痰通腑汤及颗粒剂、益气活血汤及颗粒剂具有明显抑制血小板聚集、增强体内纤溶活性的作用，并可明显地延长实验动物体内血栓形成时间，说明系统方药从不同环节起到了防止血栓形成的作用。③痰热内闭证，配合灌服或鼻饲安宫牛黄丸，神昏谵语，或肢体搐搦者，也可用黄连解毒汤送服局方至宝丹；痰蒙清窍证，配合灌服或鼻饲苏合香丸。④中风急性期重症患者出现顽固性呃逆、呕血等变证，需及时救治。呃声短促不连续、神昏烦躁、舌质红或红绛、苔黄燥或少苔、脉细数者，可用人参粳米汤加减，药用西洋参（单煎）6 g，粳米30 g以益气养阴，和胃降逆；如呃声洪亮有力、口臭烦躁，甚至神昏谵语、便秘尿赤、腹胀，舌红苔黄、燥起芒刺，脉滑数或弦滑而大者，选择用大承气汤加沉香粉冲服1.5 g以通腑泄热，和胃降逆；如烦热症状减轻，但仍呃声频频，可予平逆止呃汤（经验方）治疗，药用青皮、法半夏各6 g，炒刀豆、枳壳、旋覆花（包煎）、枇杷叶、莱菔子各9 g，鲜姜3g以和胃理气降逆；兼气虚加生晒参（单煎）6 g。出现呕血、神志迷蒙、面红目赤、烦躁不安、便干尿赤、舌质红、苔薄黄或少苔无苔，脉弦数者，可予犀角地黄汤加减，药用水牛角（先煎）、生地黄各30 g，赤芍、牡丹皮各9 g以凉血止血，或选择用大黄黄连泻心汤，还可用云南白药或三七粉、大黄粉等鼻饲。如出现高热不退，可给予紫雪散以清热凉血。【方歌】半夏白术天麻苓，天竺南星丹参醒，香附酒黄若相配，痰化络通效果灵。

第二节　清热化痰剂

清气化痰丸【来源】《医方考》引庞安常："人身无倒上之痰，天下无逆流之水，善治痰者，不治痰而治气，气顺则一身之津液随之而顺矣。"汪讱庵："热痰者，痰因火而成也，痰即有形之火，火即无形之痰，痰随火而升降，火引痰而横行，变生诸证，不可纪极。火借气于五脏，痰借液于五味，气有余则为火，液有余则为痰，故治痰者必降其火，治火者必顺其气，此方所由设也。"【组成】陈皮（去白）、杏仁（去皮、尖）、枳实（麸炒）、黄芩（酒炒）、瓜蒌子（去油）、茯苓各30 g，胆南星、制半夏各45 g。【用法】姜汁为丸，如椒目大，每服 6～9 g，不拘时用白开水送服。【功效】清热化痰，理气止咳。【适应证】主治热痰证。治热痰内结，咳嗽痰黄，稠厚胶黏，甚则气急呕恶胸膈痞满，小便黄赤，舌质红，苔黄腻，脉滑数。【随症加减】睡眠质量欠佳者加酸枣仁、蜜远志；神志欠清，胡言乱语者加石菖蒲、郁金、败酱草；声音嘶哑者加桔梗、前胡；肺热较盛见呼吸急粗者加知母、桑白皮；津伤肺燥见咽喉干燥、痰黏难咳者可加天花粉、沙参；热伤津热见大便干燥者重用瓜蒌子，加玄明粉或大黄。【专科应用】常用于治疗肺炎、小儿支原体肺炎、急性支气管炎、慢性支气管炎急性发作、支气管哮喘轻度及中度发作期、慢性阻塞性肺疾病稳定期、肺尘埃沉着病、肺气肿、肺心病、醉酒后出现耳鸣口臭、偏头痛、腔隙性脑梗死、突发性聋、汗证、慢性反流性胃炎、消化性溃疡等。【临床经验】①本方亦系二陈汤加减化裁而成，其去乌梅者，因痰热壅肺，恐其酸收敛邪，故不可用，去甘草者，因其甘缓壅滞，对痰气不利，故不可用；加瓜蒌、杏仁、黄芩、枳实、胆南星以清热化痰肃肺。②本方为治热痰的常用方剂。以咳嗽痰稠色黄，苔黄，脉数为证治要点；若肺热较盛，见有身热口渴者可加石膏、知母以清泻肺热；痰多气急者可加鱼腥草、桑白皮等；肺炎、支气管炎见有痰稠色黄，证属痰热者可加减治之。③治疗水肿，本方加猪苓、车前子、泽泻；治疗窦性心动过速、室性心律失常之心悸加远志、酸枣仁；治疗小儿惊厥加鲜竹沥、羚羊角；治疗神志障碍加石菖蒲、远志、郁金、桔梗；治疗慢性阻塞性肺疾病急性发作期，联合三联雾化；救治慢性阻塞性肺疾病急性发作合并Ⅱ型呼吸衰竭，配合呼吸机无创正压通气；治疗鼻咽癌，以清气化痰丸清肺热，逍遥散加减疏肝气，在临床各证型中配伍使用，灵活加减；治疗外感之邪所致耳鸣耳聋，以清气化痰丸疏风清热、宣肺通窍；治疗肺移植术后，针对感染、排异反应及西药副作用等，以清气化痰丸加减。【方歌】清气化痰星夏橘，杏仁枳实瓜蒌实，芩苓姜汁为糊丸，气顺火消痰自失。

清热化痰汤

【来源】《口齿类要》："痰热咽痛，口舌肿痛，齿痛，口渴脉滑。""中风痰热，神气不清，舌强难言；及痰火内发，神短忽忽，言语失常，头眩脚软。"**【组成】**贝母、天花粉、枳实（炒）、桔梗各9g，黄芩、黄连各8g，玄参、升麻各6g，甘草5g。**【用法】**水煎服，加竹沥、生姜汁服。**【功效】**清热化痰，开窍醒神。**【适应证】**主治痰热内蕴，及痰火内发。体中风邪，轻则顽麻不仁，重则瘫痪不用；心病痰火，轻则舌强难语，重则痰壅神昏。症见咳痰黄稠而量多，胸闷，气喘息粗，甚则鼻翼扇动，或喉中痰鸣，烦躁不安，发热口渴，大便秘结，小便短赤，舌红苔黄腻，脉滑数。**【随症加减】**食少纳呆者加茯苓、莱菔子、白术；兼有呕吐者加竹茹、淡竹叶、木香；大便不通者加生大黄、芒硝、番泻叶；风火内动者加天麻、钩藤、石决明。**【专科应用】**用于治疗痰火内炽，灼烁咽嗌，故咽物疼痛，谓之咽痛，此清咽利膈之剂，为痰火咽痛之专方。现在常用于治疗外感后痰热咳嗽、慢性阻塞性肺疾病急性加重期、慢性肺心病急性发作期、慢性喘息型支气管炎急性发作、支气管扩张咯血、肺癌根治术后肺不张、支气管哮喘、急、慢性咽炎、小儿急性淋巴结炎、各种心律失常、急性脑卒中并发肺部感染、急性脑出血血肿微创清除术后、青年原发性高血压、冠心病、神经症、焦虑症、抑郁症、癫痫、头痛、眩晕、失眠、甲亢、嗅幻觉痰热壅盛证等。**【临床经验】**①久病风邪之人，若一旬无汗，须加麻黄微汗以和其表，若数日大便不利，更加大黄微利以和其里，春倍柴胡半夏，夏倍知膏黄芩，季夏倍防己术苓，秋倍厚朴加桂藿，冬倍归桂加附子，此皆通塞从时，活变法也。一气一候亦然，假如今日风气大来，是风淫也，则倍防风，热气大来，是火淫也，则倍黄芩，湿气大来，是湿淫也，则倍苍术，清气大来，是燥淫也，则倍桂枝皮，寒气大来，是寒淫也，则加炮附子，此又随气候加药法也。清热化痰汤，用参术草以补气，木香枳实以利气，橘半南星以化痰，黄芩黄连以泻热，石菖蒲通心，麦竹清心，姜汁竹沥通神明去胃浊，则内生诸病自渐愈矣，气实减人参白术者，恐助热也，气虚减木香枳实者，恐伤气也，痰热甚盛，大便秘实者，此方攻病力缓，又当与礞石滚痰丸相兼服之，大便利止再服，恐过则伤正也，若利后数日，仍秘实者，仍服之，是又恐痰热盛而助邪也，其变通加减施治，总在临证者消息之。②如兼有表热者，可用越婢加半夏汤合小陷胸汤以治之。③《证治汇补》改本方为丸剂，名"清热化痰丸"，方便临床使用。【方歌】薛己清热化痰汤，芩连玄贝竹沥姜，枳桔升草天花粉，应方膈上急重症。

清金化痰汤

【来源】《杂病广要》引《医学统旨》："咳嗽，因火者，咽喉干痛，面赤，鼻出热气，其痰嗽而难出，色黄且浓，或带血丝，或出腥臭。"【组成】黄芩、栀子各 4.5 g，桔梗 6 g，麦冬（去心）、桑白皮、贝母、知母、瓜蒌子（炒）、橘红、茯苓各 3 g，甘草 1.2 g。【用法】用水 400 mL，煎至 320 mL，食后服。【功效】清肺化痰，利咽止咳。【适应证】咳嗽气息粗促，或喉中有痰声、痰多、质黏厚或稠黄、咯吐不爽，或有热腥味，或吐血痰，胸胁胀满，面赤，咽喉干痛，鼻出热气，口干欲饮，舌质红，苔薄黄腻，脉滑数。【随症加减】如痰带血丝者加天冬、阿胶；喘促者加白果、地龙；胸闷气促者加葶苈子、枳壳；肺气郁滞、胸闷气逆者加瓜蒌、桔梗、枳壳、旋覆花利气降逆；胸痛者加郁金、丝瓜络理气和络；痰热郁蒸，痰黄如脓或有热腥味者加鱼腥草、金荞麦根、浙贝母、冬瓜子、薏苡仁等清热化痰；痰热壅盛，腑气不通，胸满咳逆，痰涌，便秘，配葶苈子、大黄、玄明粉泻肺通腑逐痰；痰热伤津，口干，舌红少津配北沙参、黄精、玉竹、天冬、天花粉养阴生津。痰黏难咯加海浮石、知母、贝母清热豁痰。【专科应用】治咳嗽，咳痰黄稠腥臭，或带血丝，面赤，鼻出热气，咽喉干痛，舌苔黄腻，脉象濡数。现多用于治疗慢性咽炎、上呼吸道感染，急、慢性支气管炎，社区获得性肺炎、慢性阻塞性肺疾病急性加重期、Kartagener综合征、呼吸机相关性肺炎、支气管扩张属痰热证者。【临床经验】①本方用于痰热内盛，壅塞肺络之咳嗽痰多而黄，咽喉不利者，若痰少难咯出，口干咽燥者勿单独使用。②慢性阻塞性肺疾病急性加重者，加紫苏子、杏仁、牡丹皮；小儿外感后咳嗽者，合止嗽散加减；在弥漫性间质性肺病早期，Ⅰ型肺泡上皮细胞受损，Ⅱ型肺泡上皮细胞增生，血管内皮细胞受损，肺泡内可有各种炎症细胞浸润。这一病理过程称之为肺泡炎期，治以清金化痰汤合泻白散加减，如痰黄稠量多者加鱼腥草30 g，薏苡仁12 g；痰多气急者加葶苈子、枇杷叶各12 g；胸满咳逆，痰涌，便秘者加大黄（后下）6 g；后期痰少而黏，口干，五心烦热者加沙参12 g，麦冬15 g。【方歌】清金化痰黄芩栀，桔梗麦冬桑贝知，瓜蒌橘红茯萎草，痰火犯肺咳嗽止。

桑白皮汤

【来源】《古今医统》引《医林》："治肺经热甚，喘满痰多。"【组成】桑白皮、半夏、紫苏子、杏仁、贝母、栀子、黄芩、黄连各2.4 g。【用法】上药用水400 mL，加生姜3片，煎至320 mL，通口服。【功效】清肺降气，化痰止嗽。【适应证】主治肺脾湿热熏蒸，两目涩痒，不红不肿，名曰白涩症。现用于慢性结膜炎，泡性结膜炎由于肺脾湿热而成者。【随症加减】火邪伤肺症见咳嗽少痰，隐隐发热，热伏肺中者加地骨皮、麦冬、天冬；咯血者加紫草、小蓟、仙鹤草；风寒偏重者加麻黄、紫苏叶；咽痒者加僵蚕；咽痛者加桔梗、玄参；发热、咽喉炎、扁桃体肿大加连翘、夏枯草、板蓝根；咳嗽者加钩藤、地龙；痰多者加青礞石。【专科应用】现代多用于治疗咳嗽变异性哮喘、肺部感染，急、慢性支气管炎、慢性阻塞性肺气肿、支气管扩张症、肺心病、小儿百日咳、眼干燥症等。【临床经验】①治疗右心衰及全心衰，合葶苈大枣泻肺汤；治疗慢性阻塞性肺疾病急性发作期，合小陷胸汤；治疗重型肺炎，加葶苈子、大黄、玄明粉适量。②本方禁用于寒痰阻肺症见形寒肢冷，咳嗽咳白痰者。【方歌】桑白皮汤痰热了，芩连山栀将火扫，苏子杏仁降肺逆，贝母半夏用之巧。

黄连温胆汤

【来源】《六因条辨》："中暑吐泻并作，吐既止而泻不止者，宜曹苓汤泄之，若泻止而吐不止者，宜黄连温胆汤和之。"【组成】黄连、枳实、半夏、橘红、生姜各 6 g，甘草 3 g，竹茹 12 g，茯苓 10 g。【用法】水煎服。【功效】清热化痰，开窍醒神。【适应证】治伤暑汗出，身不大热，烦闭欲呕，舌黄腻，烦闷欲呕，此邪居肺胃留恋不解。常用于临床的胆胃不和、痰热内扰之证，即虚烦不眠，或呕吐或呃逆痰多、脘闷、眩晕，或癫痫神呆，或惊悸不宁等诸症。【随症加减】情志抑郁不畅者加柴胡、菊花；失眠者加珍珠母、首乌藤、栀子、琥珀粉、远志以宁心安神；惊悸者加珍珠母、生牡蛎、生龙齿以重镇定惊；口中甜腻，食无味者加豆蔻、佩兰、石菖蒲；呕吐呃逆者酌加紫苏叶或紫苏梗、枇杷叶、旋覆花以降逆止呕；眩晕者可加天麻、钩藤以平肝熄风；癫痫搐搦，可加胆南星、钩藤、全蝎以熄风止痉。心惊胆怯者加西洋参、枇杷叶；精神分裂症者加菊花、沙苑子、朱麦冬，以健脾养心之法善后调理；不寐者加珍珠母、首乌藤、栀子；口甘者加豆蔻、佩兰、石菖蒲、白术。【专科应用】广泛应用于神经系统、心脑血管系统、内分泌系统、消化系统、眼耳鼻咽喉口腔科疾病、妇科杂病，尤其适用于多系统、多脏腑的综合病变，若辨证准确每起沉疴。①治疗诸多精神情志异常疾病，如神经分裂症、焦虑症、失眠症、神经性呃逆、心脏神经症、顽固性失眠。②治疗神经系统疾病，如三叉神经痛、神经性头痛、注意缺陷障碍、血管性痴呆。③治疗各种心律失常包括窦性心动过缓、心脏起搏器快速性心律失常、复杂性房室阻滞、幽门螺杆菌阳性浅表性胃炎、病毒性心肌炎、阻塞性睡眠呼吸暂停低通气综合征、2型糖尿病、糖尿病酮症酸中毒、糖尿病肾病。【临床经验】①黄连温胆汤是在《三因极一病证方论》所载温胆汤基础上加黄连而成，具有清热化痰、开窍醒神、活血化瘀之功效。在临床实践中以黄连温胆汤为主加减化裁治疗痰热内扰诸证，如胆失清净、痰热内扰所致之头痛眩晕、心悸气短、痞满纳呆、口苦泛恶、惊悸不寐、胸脘憋闷、胸痛以及中风、癫、狂等病症，有较好疗效。②用黄连温胆汤去甘草、大枣之甘甜滋腻以清热化痰，加柴胡、郁金、合欢皮疏肝解郁，并随症灵活化裁，辅以心理疏导，治疗诸多情绪失调所致的病症，如五更泻者加健脾化湿、收涩止泻之品，如苍术、白术、泽泻、芡实、乌梅等；焦虑者加安神之品，如生龙骨、生牡蛎、磁石、炒酸枣仁、首乌藤等；低热者加清心泻火，滋阴清热之品，同时佐以通腑泻热，使热邪得出，如栀子、石膏、知母、黄柏、大黄。③颜德馨临床应用黄连温胆汤时主要抓住以下几组证候：a. 基础情志证候，如情绪焦虑不安、情志抑郁、闷闷不乐、容易激动。b. 脾胃湿热证候，如胸闷胸痛、口苦恶心、呕吐呃逆、胃脘痞满、食少纳呆。c. 痰气郁结证候，如泛恶呕吐痰涎、胸胁胀闷、头痛眩晕、头胀健忘。d. 神志异常证候，如虚烦不眠、精神不宁、神情呆滞、沉默痴呆、烦扰不宁、言语错乱、苦笑无常、失眠健忘、癫痫。e. 舌脉：舌质偏红，舌苔腻或微黄，脉滑或略带数。以上症状与体征不必悉具，只要征象足以辨证属于痰热内阻者，便可用本方以清化痰热。对于临床加减变化，在方中加入夏枯草，因半夏得阴而生，善于化痰，夏枯草得阳而长，擅于清胆，两药合用，既能增清胆化痰之力，又可协调阴阳平衡；心烦急躁者，合黄连解毒汤清心解毒；胸闷心悸合小陷胸汤清热宽胸；食欲不振者，加鸡内金、神曲、苍术、砂仁健脾消食；痰热盛兼大便不通，合礞石滚痰丸通腑豁痰。【方歌】黄连温胆陈半茯，生姜枳实草竹茹。虚烦不眠证多端，此系胆虚痰热扰。

小陷胸汤

【来源】《伤寒论》："小结胸病，正在心下，按之则痛，脉浮滑者，小陷胸汤主之。"【组成】半夏（汤泡）15 g，黄连6 g，瓜蒌9 g。【用法】上药3味，以水1.2 L，先煮瓜蒌取600 mL，去滓，再入诸药，煮取500 mL，去滓，分3次温服。【功效】清热化痰，宽胸散结。【适应证】主治小结胸病，心下按之则痛，舌苔黄腻，脉浮滑。以及痰热互结而成的胸痹，或痰热在膈上所致的咳嗽面赤，胸腹常热，脉洪，苔黄腻。小结胸病，正在心下，按之则痛，脉浮滑。时气结胸，心下坚，按之即痛，其脉沉滑。伤寒发渴而饮水太过，成水结胸而发呃。痰热塞胸，痰热互结而成的胸痹，及热痰在膈上所致的咳嗽面赤，胸腹常热（唯手足有时觉凉），脉洪。【随症加减】若兼胁肋疼痛者可加郁金、桔梗、柴胡以疏肝止痛；痰稠难咯者可减半夏用量，可加胆南星、杏仁、川贝母以加强化痰之力；燥热结滞见大便秘结者可加玄明粉、莱菔子；痰结气滞者见胸脘痞闷较烦者可加枳实、厚朴；痰热扰心见心烦较甚者可加淡竹叶、灯心草；失眠者加石菖蒲、酸枣仁、远志等以化痰宁心安神；如伴呕恶者加竹茹、牛姜；痰稠胶固者加陈胆南星、枳实；加枳实即为枳实陷胸汤，伴胸胁痛甚者，合四逆散；伴口苦、寒热往来者合小柴胡汤，名柴陷汤；《医学入门》里以本方加甘草、生姜称之为小调中汤，治一切痰火，及百般怪病；治疗胆囊炎，可用《通俗伤寒论》的柴胡陷胸汤，即本方加柴胡、黄芩、枳实、桔梗、生姜；与麻黄杏仁甘草石膏汤或三拗汤合用；用于心绞痛时则多与四逆散合用。《伤寒论类方汇参》："发潮客热，加柴胡三钱；热甚加黄芩；口渴加天花粉、干葛，去半夏；干呕加陈皮；胸内闷加枳壳、桔梗；心下痛加枳实；小便少加茯苓；有痰加杏仁；心中烦热加山栀。"

【专科应用】①治疗肝炎、胆囊炎、胰腺炎、胆汁反流性胃炎、胃和十二指肠溃疡、胆道蛔虫病、急、慢性胃炎、幽门梗阻等疾病出现上腹部满闷而触痛，伴有恶心呕吐、大便秘结者。急性食管炎、反流性食管炎、局限性腹膜炎、痄积、化疗药物的胃肠反应等其他消化系疾病也有应用本方的机会。②治疗感冒、渗出性胸膜炎、肺炎、支原体肺炎、支气管炎、哮喘、支气管扩张、自发性气胸等呼吸系统疾病出现剧烈干咳或痰多黏稠而不易咳出者。③神经精神系统疾病，如脑血管病、精神病、失眠、肋间神经痛、椎基底动脉供血不足、惊风、小儿厌食、胃神经症的呃逆及呕吐也可见到本方证。④还可用于治疗其他疾病如肺心病、冠心病心绞痛、原发性高血压头痛眩晕、乳腺炎、肾炎等。【临床经验】①本方为治疗痰热互结的著名方剂。以胸脘痞闷，按之则痛，舌苔黄腻，脉滑数为辨证要点。薛生白《湿热病篇》："湿热证，始恶寒，后但热不寒，汗出，胸痞，苔白，口渴不思饮。"若结于心下，按之痛者，名小结胸。治当清热利湿，通结下气，遵《素问·至真要大论》"燥胜湿，寒胜热"，"湿淫所胜，平以苦热，以苦燥之，以淡泄之"之法度。②刘渡舟经验：瓜蒌在本方起主要作用，其量宜大，并且先煎；服本方后，大便泻下黄色黏涎，乃是痰涎下出的现象；本方可用于治疗急性胃炎、渗出性胸膜炎、支气管肺炎等属痰热郁结者。若兼见少阳证胸胁苦满者，可与小柴胡汤合方，效如桴鼓。③乳腺炎有胸部红肿热痛，用本方治疗，取其高者陷之之意。④放疗、化疗不良反应，频繁呕吐，腹胀不适，按之则痛，饮食少进，甚则恶心、呕吐黄稠痰涎，舌苔黄腻，脉滑数。以小陷胸汤加土茯苓、大腹皮。⑤老年顽固性便秘，大便难解，每3～4日1行，大便干燥或不爽，虽努责而不下。用大黄或番泻叶只能获一时之快，继后大便更加燥结，舌苔薄黄腻，舌质暗红，脉沉弦而滑。以小陷胸汤加莱菔子、紫苏子、杏仁、桑白皮、太子参。⑥外感燥咳，咳剧痰黏，咽干而痒，脘腹胀闷，饮食少进，大便不爽，四肢困重，痰色黄白相兼，口干鼻燥，舌黄腻质红，脉弦滑，形体肥胖，喜食辛辣肥甘，证属燥热咳嗽兼夹痰邪，药用小陷胸汤加川贝母、紫菀、蝉蜕、土茯苓。⑦盗汗，寐中汗出量多，汗黄而黏，伴脘腹胀闷，饮食少进，乏力困倦，大便不爽或秘结，口干而苦，舌苔薄黄稍腻，脉沉滑小数，证属痰热内阻、气阴两虚。用小陷胸汤加厚朴、麦芽、夏枯草、太子参、石斛。⑧卵巢囊肿，伴下腹闷胀隐痛，饮食欠佳，时有上腹嘈杂不适，或呕恶痰涎而黏，舌苔黄厚腻，舌质暗，脉沉弦而滑，证属痰瘀互结，肝脾不调。用小陷胸汤加赤芍、红藤、木香。⑨十二指肠球部溃疡，胃脘呈阵发性胀痛，饥饿或食后刺激时明显，伴嗳气，泛酸，纳食不香，大便燥结，口干不多饮，困倦乏力，小便黄，舌红苔黄腻，脉滑略数。此乃湿热阻困脾胃，进而土壅木郁，气火有余，痰热互结。用小陷胸汤加白及、枳壳、大黄、延胡索、川楝子、蒲黄、五灵脂。⑩阳明腑实之胃肠热结证与中气虚兼湿热证也可见痞病，舌苔黄，但非本方治症之胸腺有痰热邪犯之象，故不宜用。另脾胃虚寒，大便溏者均不宜用。【方歌】小陷胸汤连夏蒌，宽胸散结涤痰优，痰热内结痞满痛，苔黄脉滑此方求。

加味桔梗汤

【来源】《医学心悟》：治"肺痈"。《伤寒论》："少阴病二三日，咽痛者，可与甘草汤；不瘥，与桔梗汤。"【组成】桔梗（去芦）、白及、橘红、葶苈子（微炒）各6g，甘草节、贝母各10g，薏苡仁30g，金银花20g。【用法】水煎服。【功效】清热解毒，利咽排脓。【适应证】主治肺痈。症见发热，咳嗽，突然咯吐大量血痰，或痰如米粥，腥臭异常，有时咯血，胸中烦满而痛，甚则气喘不能平卧，仍身热面赤，烦渴喜饮，舌质红，苔黄腻，脉滑数或实数。**【随症加减】**初起者加荆芥、防风；溃后者加人参、黄芪；咳嗽咳痰者加枇杷叶、紫苏子；失眠健忘者加酸枣仁、五味子。另可加黄芩、鱼腥草、野荞麦根、败酱草、蒲公英等清肺解毒排脓；咯血酌加牡丹皮、栀子、蒲黄、藕节、三七等凉血化瘀止血；痈脓排泄不畅，脓液量少难出者配穿山甲片、皂角刺以溃痈排脓，但咯血者禁用；气虚无力排脓者加生黄芪益气托里排脓；津伤明显，口干舌燥者可加玄参、麦冬、天花粉以养阴生津。《医方集解》引用王好古桔梗汤加减法："失音加诃子，声音不出加半夏，上气加陈皮，涎嗽加知母、贝母，咳渴加五味子，少气加人参，呕吐加半夏、生姜，吐脓血加紫菀，肺病加阿胶，胸膈不利加枳壳，痰满加枳实，目赤加栀子、大黄，面肿加茯苓，肤痛加黄芪，发斑加荆芥、防风，痰火加牛蒡子、大黄，不得眠加栀子。"**【专科应用】**现代多用于治疗急性支气管炎、支气管炎、上呼吸道感染、大叶性肺炎、慢性阻塞性肺气肿、肺脓肿、肺癌、急性肺损伤、支气管扩张、喉源性咳嗽、急性咽炎、化脓性扁桃体炎、放射性食管炎、慢传输型便秘、结核性脑膜炎等证属痰热壅肺者。**【临床经验】**①因桔梗浮而治上，辛能散，苦能降，而有宣通肺气，祛痰排脓之功，甘草生用泻火解毒，祛痰止咳，且缓急止痛。本方配伍中选用桔梗、甘草二味，扩展了桔梗汤的功效主治。②阴虚咳嗽，症见干咳少痰或无痰、午后及夜间低热者禁用；服药期间忌辛辣、油腻、烟酒等，宜清淡饮食。**【方歌】**加味桔梗去芦头，白及橘红甜葶苈，贝母苡仁甘草节，再加银花祛肺脓。

第三节　润燥化痰剂

贝母瓜蒌散【来源】《医学心悟》："大抵痰以燥湿分，饮以表里别。湿痰滑而易出，多生于脾。脾实则消之，二陈汤，甚则滚痰丸；脾虚则补之，六君子汤。兼寒、兼热，随证加药。燥痰涩而难出，多生于肺，肺燥则润之，贝母瓜蒌散。"
【组成】贝母5 g，瓜蒌、天花粉、茯苓各10 g，橘红、桔梗各2.5 g。【用法】每服水2盏300 mL，加生姜3片，煎8分，至夜服。【功效】润肺清热，理气化痰。【适应证】痰燥证。主治燥痰咳嗽，症见咳嗽呛急，咳痰不爽，涩而难出，咽喉干燥哽痛，上气喘促，舌红苔白而干等临床表现。【随症加减】热甚者加黄连；痰多者加胆南星、法半夏；咳痰色黄黏稠者加黄芩、栀子、百部；兼有表证见恶寒者加荆芥、防风、桑叶、苦杏仁、前胡。如感风邪，咽痒而咳，微恶风者可加桑叶、杏仁、蝉蜕、牛蒡子等宣肺散邪；燥热较甚，咽喉干涩哽痛明显者可加麦冬、玄参、生石膏等清燥润肺；声音嘶哑、痰中带血者可去橘红，加南沙参、阿胶、麦冬、白及、仙鹤草等养阴清肺，化痰止血；咳甚者可加入苦杏仁、桑白皮、枇杷叶。【专科应用】本方为治疗痰燥证的常用方。临床应用以咳嗽呛急、支原体肺炎、急性咽炎、急性支气管炎、慢性支气管炎急性发作期、慢性阻塞性肺气肿、高脂血症、脑出血或脑出血术后合并肺部感染、肺结核等证属痰燥者。【临床经验】①《医学心悟》类中风篇另有一贝母瓜蒌散，较本方少天花粉、茯苓、桔梗，多胆南星、黄芩、黄连、栀子、甘草，主治痰火壅肺的类中风证，其证虽亦卒然昏倒、喉中痰鸣，但无㖞斜偏废之候。

②外感咳嗽习用浙贝母，内伤咳嗽习用川贝母。秋季患燥咳，用贝母瓜蒌散加当归润燥清肺，化痰止咳，以其有久病肾虚之本，故合六味地黄丸补肾养阴。肝火犯肺所致咳嗽，化痰止咳可酌选贝母瓜蒌散，泻肺可选用泻白散、白虎汤，润肺宜选清燥救肺汤，疏肝降气可选用四逆散加减，清肝用咳血方、左金丸、黛蛤散等。③贝母瓜蒌散合逍遥散加减治疗乳腺增生；合补阳还五汤治疗脑梗死；合桃仁承气汤治疗血小板减少性紫癜；合会厌逐瘀汤治疗慢性肥厚性喉炎。④本方多用于痰黏难以咯出者；注意对于肺肾阴虚，虚火上炎之咳嗽，则非所宜。

【方歌】 贝母瓜蒌花粉研，橘红桔梗茯苓添，呛咳咽干痰难出，润燥化痰病自安。

金水六君煎

【来源】《景岳全书》："治肺肾虚寒，水泛为痰，或年迈阴虚、血气不足，外受风寒，咳嗽呕恶，多痰喘息等证，神效。""外感之嗽，凡属阴虚少血，或脾肺虚寒之辈，则最易感邪，但察其脉体稍弱，胸膈无滞，或肾气不足，水泛为痰，或心嘈呕恶，饥不欲食，或年老中衰，血气渐弱而咳嗽不能愈者，悉宜金水六君煎加减主之。足称神剂。"**【组成】** 熟地黄 15 g，陈皮 5 g，当归、半夏、茯苓各 6 g，炙甘草 3 g。**【用法】** 用水 400 mL，加生姜 3～7 片，煎至 280～320 mL，空腹时温服。**【功效】** 养阴化痰。**【适应证】** 用于肺肾虚寒，水湿上泛为痰，湿痰内盛，咳嗽咳痰，喘逆痰多，或年迈阴虚，血气不足，外受风寒，咳嗽呕恶，多痰喘急，痰带咸味，或口咽干燥，自觉口咸，舌苔白厚腻或白滑或薄腻，脉滑等症。**【随症加减】** 大便不实而多湿者去当归，加山药；痰盛气滞，胸胁不快者加白芥子；阴寒盛而嗽不愈者加细辛；兼表邪寒热者加柴胡；翳障者加枸杞子、菟丝子、燕窝、煨姜。**【专科应用】** 用于治疗慢性支气管炎、慢性阻塞性肺疾病稳定期、肺性脑病、肺气肿、肺心病、肺间质纤维化、肺癌咳嗽、梅尼埃病、口腔溃疡等症。【临床经验】①金水六君煎为明张景岳所创，《景岳全书》：治"肺肾虚寒，水泛为痰，或年高阴虚，气血不足，外感风寒，咳嗽呕恶，多痰喘急等症"，张景岳又称："金水六君煎治虚痰之喘。""外感之嗽，凡属阴虚血少，或肾气不足，水泛为痰，而咳嗽不能愈者，悉宜金水六君煎加减主之，足称神剂。"考《景岳全书》中金水六君煎可广泛用于咳嗽、喘促、痰饮、声喑、伤风、头痛、呕吐、嗳气、反胃、嘈杂、虚损、肺胀、厥逆、中风等病症，论其病机，无非两个方面，一是肺肾阴虚，血气不足，痰湿内阻；一为肾气不足，水泛为痰，总属本虚标实，既有脏气亏损，又有痰浊外邪侵犯者，施用本方方为适宜。②《王孟英医案》治阴虚水泛的痰嗽时，补充证实一个独特的症状，为"脉细痰咸"，完善了应用金水六君煎的辨证指征。③六君子汤适用于脾虚不化之痰浊壅盛、呕逆腹泻等症，金水六君煎适用于肺肾两虚，痰浊内盛，咳嗽痰多之证。在用此方时，加人参、白术，变成六君子汤加熟地黄、当归，肺脾肾三脏兼补，治疗慢性哮证，效果更好。为防熟地黄腻膈，古人用熟地黄时喜欢配苍术或砂仁。但也有人认为，应将本方看作是贞元饮与二陈汤的合方，以贞元饮补肾纳气，二陈汤降肺化痰，金水同治，乃金水六君煎的原意。虽然贞元饮中的熟地黄轻则 21～24 g，重则 30～60 g，而金水六君煎中的熟地黄仅 9～15 g，虽然两方所治之证有轻重缓急的不同，但肝肾阴血亏虚导致短气、喘急，应当是一致的。在用金水六君煎治疗慢性支气管炎时，见有喘证，而食纳尚可，大便不稀者，必加大熟地黄剂量至 30 g，甚至 90 g。大便干结者，当归也加大 15～30 g，用以养血润肠通便。④此方加紫苏子、白芥子、炒莱菔子对于以痰、嗽、喘为主症的"老慢支"疗效显著。用此方加生地黄、藕节炭、白茅根、旋覆花、白及等，治愈肺肾两虚所致的支气管扩张症。支气管哮喘加杏仁、别直参、五味子、白芥子、附子、核桃仁固肾降逆。

浸润型肺结核、肺气肿，治以补虚纳气，兼化湿除痰。方用金水六君煎加瓜蒌皮、杏仁、橘红、五味子、葶苈子、薏苡仁、豆蔻、生谷芽。肺心病，慢性支气管炎，先用银芩泻白散加减宣肺平喘，理气化痰。痰浊阻塞肺络的症状缓解，而上气不接下气等肾不纳气的症状突出，乃即转用金水六君煎加橘红、杏仁、五味子、款冬花、紫菀补虚纳气。⑤治疗膀胱激光手术后口糜，以金水六君煎加入生地黄补肾阴清内热，砂仁防止熟地黄滋腻碍胃，白术、升麻、葛根健脾升阳，化痰祛湿，柴胡、赤芍、白芍养血柔肝、调肝理气以司升降，乌梅生津敛阴除热，藕节入肺经补金生水；马勃、青黛、煅人中白为专治口糜之要药。【方歌】金水六君即二陈，地归加入又滋阴；化痰祛湿功能显，喘逆咳呕气得平。

第四节 温化寒痰剂

苓甘五味姜辛汤 【来源】《金匮要略》："冲气即低，而反更咳、胸满者，用苓桂五味甘草汤去桂加干姜、细辛以治其咳满。"【组成】云茯苓 12 g，生甘草、干姜、细辛各 9 g，五味子 6 g。【用法】上5味，以水 8 L，煮取 3 L，去滓，温服 0.5 L，日三服。【功效】温肺化饮。【适应证】主治寒痰或寒饮证。症见寒饮咳嗽，咳痰量多，清稀色白，或喜唾清痰，胸膈不快，舌胖淡，苔白滑，脉弦滑等。【随症加减】久咳者酌加紫菀、款冬花、桔梗、杏仁、川贝母；年老体弱者酌加冬虫夏草、生黄芪、党参；呕哕或痰多者加枳实、陈皮、制半夏；咳甚者加杏仁、紫菀、海浮石、款冬花；冲气上逆者加桂枝；喘嗽时时发作，不能平卧者加入麻黄、胆南星；气滞脘胀者加陈皮、砂仁、枳壳；脾虚食少者加党参、神曲、白术；形寒肢冷者加制附子、肉桂；湿重苔白厚者加苍术、生薏苡仁、藿香、佩兰。【专科应用】现代常加减运用于治疗慢性支气管炎、急性支气管炎、气管炎合并肺气肿等见症如上者。【临床经验】①本方原治支饮服小青龙汤后，咳虽减，但其人冲气上逆，出现气从小腹上冲胸咽之状，继投桂苓五味甘草汤，服已，冲气虽平，而反更咳，胸满者，属小青龙汤之变法。因证无表寒，冲气已平，故不用麻黄、桂枝解表散寒；寒饮尚存，故仍用干姜、细辛温肺散寒化饮；因饮邪较重，故配茯苓健脾渗湿，以杜生痰之源。②细辛用量之我见：细辛的用量，历代多谓不超过 3 g，在临床实践中，以不同剂量的细辛配合其他药物治疗某些疾病，收到了较好的效果。认为细辛虽有小毒，但辨证明确，亦可大量应用。a. 大剂量（15～20 g）用于治疗阳气不足，寒湿久蕴，脉络痹阻之腰腿疼痛，取其辛散温中而镇痛的作用。b. 中等剂量（10 g）用于治疗风寒束肺所致咳嗽、哮喘等证。c. 小剂量（2～5 g）用于治疗头痛、齿痛、风湿痹痛，又可治疗鼻渊、痢疾，其疗效显著。③本方实为后世治痰饮众方之祖。a. 苓甘五味加姜辛半夏杏仁汤：主治肺寒支饮，痰多清稀，胸闷呕逆，心悸头眩，头面虚浮，其形如肿，舌苔白腻，脉沉弦滑，尺部无力。痰饮家平日咳嗽者，此方以瓜蒌代半夏，白蜜为膏，用之甚效；咳嗽用本方效不显时再加桔梗即见效。b. 苓甘五味加姜辛半杏大黄汤：主治寒饮内停，咳嗽痰多，胸满，呕逆，心悸头眩，面赤口干，小便微黄，大便干燥，舌苔白腻而中心微黄，脉沉滑；加葶苈子治支饮；加桔梗、化橘红治水饮犯肺。c. 苓甘五味姜辛夏汤：治咳满即止，而更复渴，冲气复发者，以细辛、干姜为热药也。服之当遂渴，而渴反止者，为支饮也。支饮者，法当冒，冒者必呕，呕者，复纳半夏以去其水；郁郁不乐，咳嗽短气，动摇则胸悸甚，上气微呕，不欲饮食，小便不利，盗汗出，时时抢于心下，或胸中痛，与苓甘姜味辛夏汤加人参。d. 桂苓五味甘草汤：治水气凌心，心下悸，冲气上逆，奔豚，阴火上冲咽喉，颊赤等证。e. 小青龙汤：本方主治痰饮兼有形寒外感之新病，以散内饮外寒。或兼形寒，或兼头眩胸闷，咳呕痰水，舌白口淡，脉象弦滑之痼疾。④因本方药力较峻，凡中气不足，脾肾阳虚、孕妇等，皆应慎用。【方歌】苓甘五味姜辛汤，温阳化饮常用方，半夏杏仁均可入，寒痰冷饮保安康。

三子养亲汤

【来源】《韩氏医通》："三士人求治其亲，高年咳嗽，气逆痰痞，甚切。予不欲以病例，精思一汤，以为甘旨，名三子养亲汤，传梓四方。"【组成】紫苏子 12 g，白芥子 6 g，莱菔子 10 g。【用法】上 3 味，各洗净，微炒，击碎，看何证多，则以所主者为君，余次之，或等分，每剂不过 9 g，用生绢小袋盛之，煮作汤饮，代茶啜用，不宜煎熬太过。【功效】降气平喘，化痰消食。【适应证】主治寒痰夹食证。症见咳嗽喘逆，痰多胸痞，食少难消，舌苔白腻，脉滑；又可加焦山楂治疗食积痰滞，胸腹饱满，食欲不振，恶心呕吐，或攻四肢，肩背作痛，下遗大肠，时泻时止，或时吐痰，口中觉甘。

【随症加减】大便素实者临服加熟蜜少许；若冬寒，加生姜 3 片；痰涎较甚者加葶苈子、瓜蒌子；肺气上逆见痰满气促，咳喘较重者加杏仁、厚朴；若感风寒，兼表证者加紫苏叶、前胡；食积较甚见食后脘胀，舌苔腐腻者，加神曲、麦芽、焦槟榔。【专科应用】对于慢性支气管炎、小儿急性支气管肺炎、顽固性咳嗽、过敏性哮喘、肺气肿、肺间质纤维化、肺心病急发期肺动脉高压、胸腔积液、血胸、心力衰竭、自发性气胸、湿疹、高血脂、脂肪肝、代谢综合征、梅核气、脂肪瘤、瘢痕体质、扁平疣、乳腺增生、子宫肌瘤、卵巢囊肿、带下病等慢性病有着非常显著的疗效。【临床经验】①采用降气、化痰、消炎的方法，用三子养亲汤加味，以及水为溶媒煎煮法提取，含有芦丁、木犀草素、迷迭香酸甲酯、oxindole-3-aceticacid、对羟基苯乙酸、反式芥子酸、3，4-二羟基苯甲酸、邻羟基苯甲酸、丁二酸等化合物，加氧雾化吸入，治疗支气管哮喘有效，优于庆大霉素、糜蛋白酶、地塞米松雾化吸入。②一般而言，临证当视气、痰、食三者孰重孰轻，以定三子养亲汤君药，余为辅。但是，平喘量效关系实验研究表明，莱菔子1：紫苏子2：白芥子1，三子养亲汤中紫苏子的配伍含量高，平喘效果好。③素体阳盛者，肺肾肾虚者慎用本方；湿热内蕴者，阴虚内热者，兼挟火热之邪而使痰喘加重，禁用本方。

【方歌】三子养亲祛痰方，芥苏莱菔共煎汤，大便实硬加熟蜜，冬寒更可加生姜。

第五节　治风化痰剂

半夏白术天麻汤【来源】《医学心悟》："眩，谓眼黑；晕者，头旋也。古称头眩眼花是也。其中有肝火内动者，经云：诸风掉眩，皆属肝木是也，逍遥散主之。黑逍散主之，滋水生肝饮主之。有湿痰壅遏者，书云，头旋眼花，非天麻、半夏不除是也，半夏白术天麻汤主之。温胆汤亦主之。有气虚挟痰者，书曰，清阳不升，浊阴不降，则上重下轻也，君子汤主之。若年四旬以后，补中益气汤主之。亦有肾水不足，虚火上炎者，六味汤，七味都气丸亦主之。亦有命门火衰，真阳上泛者，八味汤。此治眩之大法也。"【组成】茯苓、半夏各9 g，白术15 g，天麻、陈皮各10 g，甘草（炙）5 g，大枣3枚。【用法】加生姜3片，用水400 mL，煎至320 mL，食后温服。【功效】燥湿化痰，平肝熄风。【适应证】主治风痰上扰证。眩晕头痛，胸闷呕恶，舌苔白腻，脉弦滑等。【随症加减】脾虚元气不足者加人参、黄芪；寒痰较甚加干姜、苍术；胃脘胀满者加神曲、麦芽；风邪上扰见头痛较重者可加蔓荆子、沙苑子、菊花以祛风止痛；若眩晕较甚者可加僵蚕、胆南星等以加强化痰熄风之力；肝经有热见目赤口苦者可加菊花、夏枯草；湿痰偏盛，舌苔白滑者加泽泻、桂枝以利湿化饮；呕吐甚者可加赭石、旋覆花以镇逆止呕；肝阳偏亢者加钩藤、赭石以潜阳熄风。【专科应用】现用于治疗梅尼埃病、耳源性眩晕、神经性眩晕、后循环缺血、良性位置性眩晕、颈性眩晕、原发性高血压、癫痫、面神经炎、脑卒中、冠心病心绞痛、功能性低热、一氧化碳中毒迟发性脑病、阻塞性睡眠呼吸暂停低通气综合征、脑外伤后遗症等风痰上扰者。【临床经验】①不同组方的半夏白术天麻汤主症不同，李东垣之方（半夏、白术、天麻、苍术、茯苓、黄芪、人参、泽泻、焦神曲、陈皮、麦芽、黄柏、干姜），是为内伤头痛而设，主治脾胃虚弱，痰湿内阻，虚风上扰致痰厥头痛；程钟龄之方，是为治疗眩晕而设，主治痰浊中阻，清阳不升，浊阴不降，风痰上逆清窍之眩晕。②《医学心悟》头痛中另有一半夏白术天麻汤，较本方多蔓荆子9 g，白术减为3 g，治痰厥头痛、胸膈多痰，动则眩晕之证。③治疗耳源性眩晕，加泽泻、小通草、赭石、磁石；治疗神经性眩晕，加钩藤、珍珠母、蓝布正、鹿衔草；治疗癫痫后眩晕，加朱茯神、蜈蚣、石菖蒲、牛黄。对于肝肾阴虚，气血不足所致之眩晕，不宜应用。【方歌】半夏白术天麻汤，苓草橘红枣生姜；眩晕头痛风痰盛，化痰熄风是效方。

定痫丸 【来源】《医学心悟》："主痫症，突然发作，晕仆在地，喉中痰鸣，发出类似猪、羊叫声，甚则抽搐目斜；亦治癫狂。"【组成】天麻、云茯苓各10 g，川贝母、茯神各9 g，法半夏、胆南星各8 g，全蝎（去尾）3.5 g，石菖蒲、僵蚕、

远志（去心）各 6 g，琥珀粉 1.5 g，灯心草 2 g，陈皮 5 g，丹参 15 g，麦冬 12 g，朱砂粉（水飞）2 g，竹沥、姜汁各 1 杯。

【用法】用竹沥 100 mL、姜汁 20 mL，再用甘草 120 g 熬膏，和药为丸，如弹子大，朱砂为衣。照五痫分引下：犬痫，杏仁 5 枚，煎汤化下；羊痫，薄荷 1 g，煎汤化下；马痫，麦冬 6 g，煎汤化下；牛痫，大枣 2 枚，煎汤化下；猪痫，黑料豆 9 g，煎汤化下。每服 6～9 g，每日 2～3 次。**【功效】**豁痰开窍，熄风镇惊。**【适应证】**主治痰热痫证。症见忽然发作，眩仆倒地，不省高下，甚则搐搦，目斜口喝，痰涎直流，叫喊作畜声。亦可用于治疗癫狂。**【随症加减】**兼有气虚症见神疲乏力者加人参、黄芪；肢体拘挛较甚者加蜈蚣、乌梢蛇；痰浊较甚者加法半夏、胆南星；兼有胃肠有热见大便秘结者可加大黄、芒硝；肝风偏甚见搐搦频繁者加羚羊角、钩藤；既愈之后，用河车丸（紫河车 1 具，茯苓、茯神、远志、人参、丹参，炼蜜为丸，每晨开水煎服）培元固本，养心调神以断其根。**【专科应用】**本方用于治疗原发性癫痫、继发性癫痫、多发性梗塞性痴呆、重度自主神经功能紊乱、精神分裂症、脑囊虫病等，属痰热。**【临床经验】**①本方比较适宜邪实、体健者，对久病频发而正气虚弱者，不适宜单独使用，应另服人参、黄芪、白术、当归，作为扶正用。原书在定痫丸之后，附有河车丸一方，并曰："既愈之后，则用河车丸以断其后。"②本方治疗癫痫的用药启示：癫痫治疗因人因症而异，辨证论治，对症下药。a. 磁石、海螺粉、硼砂、白矾、赭石等金石介贝类药物，质重性降，重可去怯，介类潜阳，故对阳邪亢盛或阴虚不能制阳，阳气浮动，扰乱心神，出现惊痫不宁之症，颇为合拍。张锡纯擅用金石介贝类药，自拟息神丸（硫化铅、生赭石、芒硝、朱砂、青黛、硼砂、黄丹），愈痫丸（硫化铅、生赭石、芒硝、朱砂、青黛、白矾、黄丹），为治疗癫痫名方。b. 地龙、蝉蜕、蜈蚣、僵蚕、全蝎等虫类药物熄风定痉，适用于癫痫肝风内动，出现痉挛搐搦等一系列的神经系统症状。朱良春擅用虫类药，自拟涤痰定痫丸，由炙全蝎、炙蜈蚣、炙僵蚕、广地龙、陈胆南星、川石斛、天麻、青礞石、天竺黄、炒白芥子、化橘红、石菖蒲，共粉碎，水泛为丸，临床治愈者甚多。c. 冰片、牛黄、石菖蒲、远志、皂荚、竹沥、姜汁、礞石、白矾等开窍药物，苏醒神识，用于窍闭神昏；均须入丸散应用，不作煎剂。【方歌】定痫二茯贝天麻，丹麦陈远菖蒲夏，胆星蝎蚕草竹沥，姜汁琥珀与朱砂；镇心祛痰又开窍，平肝熄风控痫发。

四生散 【来源】《太平惠民和剂局方》："治男子、妇人肝肾风毒，上攻，眼赤痒痛，不时羞明多泪；下注，脚膝生疮，及遍身风癣，服药不验，居常多觉两耳中痒，正宜服此，无不取效。"【组成】黄芪、羌活、沙苑子、白附子各等份。【用法】每服 6 g，用薄荷酒调下。如肾脏风下疰生疮，以猪腰子批开，以药末 6 g 合定，裹煨香熟，空心细嚼，以盐酒送下。【功效】祛风清热解毒。【适应证】主治风毒外袭。裹下湿痒，或生疮皮脱下注，则两脚生疮癣，或耳鸣耳痒，眼赤痒痛，不时羞明多泪，眼昏。【随症加减】湿邪甚者症见皮肤疮面流脓者加秦皮、白鲜皮；毒邪较甚者症见疮红有脓头，红肿热痛甚者加金银花、连翘。【专科应用】现代多用于治疗皮肤顽疾，如湿疹、囊痈、毛囊炎、牛皮癣、蜂窝织炎等证属湿热毒蕴者；又用于治疗目赤。【临床经验】①本方用于热毒攻窜皮肤经络者，故阴虚内热者慎用，服药期间忌辛辣、油腻之品，宜清淡饮食，皮肤破溃者不可使用。②《苏沈良方》以本方治疗肾脏风、黑睛旁黯赤成疮、构病癣有效，故又称"圣散子"。③《疡疡机要》薛立斋经验："肾藏风，属肾虚，风邪乘于腿胫，以致皮肤如癣，或渐延上腿，久则延及遍身。外证则搔痒成疮，脓水淋漓，眼目昏花；内证则口燥舌干，腰腿倦怠，吐痰发热，盗

汗体疲。治法用六味丸为主，佐以四生散。若脾胃虚弱者，用补中益气汤为主，佐以六味丸，四生散为善。"或佐用八味丸。以阴囊湿痒抓破成溃谓之肾脏风，脚下生疮癣，或两耳鸣痒治以四生散（沙苑子、黄芪、独活、白附子、薄荷、陈酒）。又，治风上攻，耳鸣目眩，下注，阴湿疮痒，用《仁斋直指方》蒺藜散（草乌、炒沙苑子、白芷、白附子、炒苍术、荆芥穗）。"外治之法，但以黄丹、枯矾、生牡蛎共为末，搽擦即愈，或以蛇床子同白矾煎汤洗之亦可。"【方歌】风湿热毒圣散子，四生芪羌白附子，沙苑蒺藜风毒制，囊痈耳痒目疮治。

正容汤【来源】《审视瑶函》："治风痰壅阻经络，口眼㖞斜，仪容不正。"【组成】羌活、白附子、防风、秦艽、胆南星、僵蚕、半夏（制）、木瓜、甘草、黄松节（即茯神心木）各 10 g。【用法】上锉 1 剂。用水 400 mL，加生姜 3 片，煎至300 mL，去滓，加酒适量热服。【功效】祛风化痰，舒筋活络。【适应证】主治风痰痹阻经络，仪容不正，症见口眼㖞斜，闭目不全，视物不清或上睑下垂，目斜视或风牵偏视而致视歧、面部麻木，鼓腮漏气，口颊藏食，口角流涎。【随症加减】痰浊较甚者加陈皮、法半夏；口眼㖞斜者加全蝎、蜈蚣、乌梢蛇；面部肌肉疼痛者加乳香、没药、虎杖；头面部刺痛者加赤芍、延胡索、红花；面部皮肤麻木者加鸡血藤、当归、丹参。【专科应用】现代常用于治疗急性面神经麻痹，中风后中枢性面瘫，面肌痉挛等属风痰闭阻证者。【临床经验】①方中的白附子是方中主药，不能用熟附片代替，效果完全不同。②治疗面神经麻痹，正容汤祛痰力强而牵正散长于止痉，本方合牵正散，配合针灸治疗，收效良好。治疗眼肌麻痹，包括外展神经麻痹、滑车神经麻痹、动眼神经麻痹，本方加荆芥、制全蝎、钩藤、蝉蜕有效。治疗糖尿病并发眼肌麻痹，本方加生地黄、麦冬、石斛、制全蝎。③本方为治痰之剂，故阴虚有热者禁用，服药期间禁食辛辣、发散之品。【方歌】正容秦艽宣木瓜，僵蚕胆星白附夏，羌防甘草黄松节，生姜三片酒服嘉。

第六节　化痰散结剂

消疬丸【来源】《医学心悟》："瘰疬初起，痰核。"【组成】玄参（蒸）、牡蛎（煅，醋研）、贝母（去心，蒸）各120 g。【用法】上为末，炼蜜为丸。每服 9 g，开水送下，每日 2 次。【功效】消瘰养阴，化痰软坚。【适应证】对瘰疬早期有消散之功；病久溃烂者亦可应用。可用于痰核、瘿瘤属痰火结聚者。【随症加减】肝火亢盛，烦躁易怒，脉弦数者可加龙胆、夏枯草清肝泻火。风阳内盛，手指颤抖者加石决明、钩藤、沙苑子、牡蛎平肝熄风。兼见胃热内盛而见多食易饥者加生石膏、知母清泄胃热。热退汗止，仅余有甲状腺肿大者加漏芦 25 g，甲珠 10 g，海螵蛸 15 g。【专科应用】现代多用于治疗流行性腮腺炎、淋巴结结核、慢性淋巴结炎、甲状腺良性肿块、甲状腺炎、乳腺增生、泌尿系感染及前列腺增生并炎症等。【临床经验】①本方牡蛎改为蛤壳（煅），加夏枯草、大青盐、海藻、薄荷、天花粉、白蔹、连翘、熟大黄、甘草、地黄、桔梗、枳壳、当归、玄明粉等药，为内消瘰疬丸，其功效更强。②本方改为汤剂，名"消疬汤"（见《外科真诠》）。肝郁痰结与阴虚火旺两型在患者身上往往交错出现，应把握住证型转变，根据证型转变加减治疗。选择海藻、昆布化痰软坚，消瘿散结；青皮、陈皮、半夏、贝母、连翘、甘草理气化痰散结；当归、川芎养血活血，共同起到理气活血，化痰消瘿的作用；结块较硬及有结节者，可酌加白花蛇舌草、三棱、莪术、蜂房、穿山甲片、丹参等，以增强活血软坚，消瘿散结的作用；胸闷不舒加郁金、香附理气开郁；郁久化火而见烦热、舌红、苔黄、脉数者，加夏枯草、牡丹皮、玄参以清热泻火；纳差便溏者，加白术、茯苓、山药健脾益气。③宜戒恼怒，断煎炒，及发气、闭气诸物，免致脓水淋漓，渐成虚损。【方歌】消疬丸是陈氏剂，贝母玄牡蜜为基，养阴化痰散瘰疬，瘿瘤精瘰和乳癖。

四海舒郁丸 【来源】《疡医大全》："因七情抑郁不伸，肝脾气郁不舒致气颈，结喉之间，气结如胞，随喜怒消长，甚则饮食噎碍。"【组成】青木香 15 g，陈皮、蛤壳粉各 9 g，海藻、昆布、海螵蛸各 60 g（俱用滚水泡去盐）。【用法】共研细末。每服 9 g，不拘酒、水，每日 3 次；滓沉在碗底内者，敷气颈上。愈后用黄药子 120 g，生酒 1 L，煮 60 分钟，窨七日，去火毒，早、晚任饮数杯。【功效】行气化痰，散结消瘿。【适应证】主治因七情抑郁不伸，肝脾气郁不舒致肝脾气郁，气瘿内结，结于咽喉之间，气结如胞，随喜怒消长，甚则妨碍饮食。【随症加减】改作汤剂，青春发育期、妊娠期、哺乳期、兼有头晕腰瘦、神疲乏力者加菟丝子、补骨脂、制何首乌、肉苁蓉等；伴有结节及表浅静脉明显扩张者加当归、赤芍、丹参等；伴有甲亢、体重减轻、脉率变快、心情不畅者加炙黄芪、党参、生地黄、玄参、钩藤、珍珠母、生石决明等；为加强疗效，还可加入黄药子煎服；若兼肝气郁结者可合逍遥散同用；胸闷、胁痛者加柴胡、郁金、香附理气解郁。咽颈不适者加桔梗、牛蒡子、木蝴蝶、射干利咽消肿。【专科应用】现代多用于治疗甲状腺腺瘤、甲状腺囊肿、甲状腺增生、甲状腺癌、多发性肉芽肿、乳腺增生、良性乳腺肿瘤、男性乳房发育症等。【临床经验】①治疗气颈：气颈多属气郁痰阻所致，治用四海舒郁丸理气化痰，软坚散结，一般在服药 1～1.5 个月后，颈

间肿大之甲状腺都能变软、变小，连服2～3个月，可以消散。其他伴随症状眼突、心悸、失眠、手颤等，亦能逐渐消失。②本方常用于缺碘的地区，相当于西医的单纯性甲状腺肿及部分地方性甲状腺肿患者。四海舒郁丸等为主方，其中以海藻、昆布等含碘类药物为主药，另外其他含碘中药黄药子、浙贝母、牛蒡子、玄参、夏枯草、牡蛎、龙骨，甲亢患者勿用。【方歌】四海舒郁郁平复，蛤粉藻带和昆布，木香陈皮乌贼骨，喉间气结随喜怒。

化坚二陈丸

【来源】《医宗金鉴》："治眼胞及周身痰核。"【组成】陈皮、半夏（制）各30 g，僵蚕（炒）60 g，白茯苓45 g，甘草（生）15 g，黄连10 g。【用法】上药为末，荷叶熬汤泛丸，如梧桐子大，每服6 g。【功效】化痰散结，理气和中。【适应证】主治胞睑肿核。症见初起细如米粒，结于胞睑皮里肉外，皮色如常，按之下痛，推之移动，与皮肤不粘连，苔白润，脉滑。【随症加减】①热象较著者加黄芩、连翘清热解毒；痰多者加白芥子；体实者加三棱、莪术、海藻等行气散瘀软坚；体虚者加黄芪、党参、当归扶正。②用治视网膜脱落，可加猪苓、泽泻；治玻璃体混浊，可加草决明等。治中心性浆液性脉络膜视网膜病变，加车前子、赤小豆、薏苡仁、山药、白术、枸杞子、菊花、决明子之类。【专科应用】现代常用本方治疗睑板腺囊肿见有上述证候者。亦可用治视网膜脱落、玻璃体混浊、中心性浆液性脉络膜视网膜病变、慢性附睾炎而属痰湿内聚挟肝胆火扰者。【临床经验】①本方偏于辛燥，对于肺阴虚所致之燥痰、血痰忌用，对眼底有出血倾向者宜慎用。②眼胞痰核：内服化坚二陈丸，外用生天南星和醋磨浓汁搽之。③陈阳岭经验：临床治疗丘疹、结节、增生等为主的皮肤病，如结节性痒疹、脂肪瘤、扁平疣、聚合型痤疮等，凡辨证为痰凝者，均可采用化坚二陈丸以达到化痰散结、缓消肿块的作用。化坚二陈丸出自《医宗金鉴》，原方中半夏辛温，功专燥湿祛痰，消痞散结，为治湿痰之要药；陈皮芳香，性辛苦温，擅理气、调中、燥湿、化痰；茯苓甘淡，功能实脾利水渗湿，利水而不伤气，为利水渗湿要药；僵蚕辛咸，功擅祛风解毒散结，并有化痰软坚之效；黄连苦寒，清气郁之热，泻火解毒；甘草味甘，可矫味和中。纵观全方，行气散结，燥湿化痰，痰凝得消，则诸症自除。化坚二陈丸加味根据疾病不同，可随症配伍行气、活血、温阳等药物，加强散结消肿之功。

【方歌】化坚二陈苓草金，陈半黄连白僵蚕，胞生痰核经络阻，化痰散结病可痊。

第十八章 消食剂

~~~~~~~~~
第一节　消食化滞剂
~~~~~~~~~

保和丸【来源】《丹溪心法》保和丸："治一切食积。山楂六两，神曲二两，半夏、茯苓各三两，陈皮、连翘、萝卜子各一两。上为末，炊饼丸如梧子大，每服七八十丸，食远白汤下。"【组成】山楂（焦）180 g，神曲（炒）60 g，半夏（制）、茯苓各 90 g，陈皮、连翘、莱菔子（炒）、麦芽（炒）各 30 g。【用法】以上 8 味，粉碎成细粉，过筛，混匀，用水泛丸，干燥，制成水丸；或每 100 g 粉末加炼蜜 125～155 g 制成大蜜丸。每次 2 丸，每日 2 次，口服，小儿酌减。或者改丸为汤剂，药物用量酌减。【功效】消食，导滞，和胃。【适应证】用于食积停滞，脘腹胀满，嗳腐吞酸，不欲饮食。【随症加减】若伴痰涎较甚，咳痰量多者加贝母、桔梗；若感食后胃脘胀满不适，不欲饮食者加木香、鸡内金；若大便溏而不爽者加白术、木香；大便秘结者可加大黄；气虚者加党参、黄芪、白术；气滞者加延胡索、木香；胃下垂者加升麻；若食积较重，脘腹胀闷较重者加枳实、槟榔、厚朴；食积化热甚者加黄连、黄芩、栀子。治疗食伤又不以药伤，加白术，在《丹溪心法》中名大安丸；治疗食伤又以药伤者，在大安丸中加人参（或党参）。【专科应用】现多用于治疗小儿消化不良，厌食症，急、慢性胃炎，急、慢性肠炎，婴幼儿腹泻等属食积内停者；本方是可治疗一切食积之常用方。临床应用以脘腹胀满、嗳腐厌食，苔厚腻，脉滑为辨证要点。【临床经验】①慢性肝炎：方中连翘解热，有抗炎、抗肝损伤作用，茯苓健脾利尿，共奏清热利湿之功，本药助消化之力甚强，故可改善慢性肝炎（无黄疸者）的症状。方法是内服保和丸，每次6g，每日3次，30日为一疗程，服至症状消失为止。②慢性支气管炎：多见于平时喜食甜食、肉类、油腻食品的患者，由于食积，久则损伤脾胃，致脾虚生痰，又因积食化热，影响人体正常的气机升降，而成为慢性支气管炎、支气管哮喘的内在病因，故适用于食积后发作的支气管炎、支气管哮喘，可起到标本同治的作用。每次8g，每日3次，口服。可服用半个月左右。③高脂血症：本方中山楂可消一切饮食积滞，尤善消肉食油腻之积，与方中其他药物配合，可起到减肥、消食、降脂作用。服法：每次8g，每日1~2次。④失眠：可治疗失眠而兼食滞不化的症状，如脘腹胀满或腹痛，时有恶心或呕吐，嗳腐吞酸，大便臭息，或便秘、舌苔黄腻。服法：每次1丸（8g），每日3次，至食滞症状消失停药。⑤临床使用保和丸时，忌生冷油腻不易消化食物。体虚无积滞者不宜服用。不适用于因肝病或心肾功能不全所致之饮食不消化，不欲饮食，脘腹胀满者。身体虚弱或老年人不宜长期服用。孕妇及哺乳期妇女慎用。服药3日症状无改善，或出现其他症状时，应立即停用并到医院诊治。对本方过敏者禁用，过敏体质者慎用。本方性状发生改变时禁止使用。儿童必须在成人的监护下使用。请将本方放在儿童不能接触的地方。如正在使用其他药品，使用本方前请咨询医师或药师。【方歌】保和神曲与山楂，茯夏陈翘菔子加，炊饼为丸白汤下，消食和胃效堪夸。

枳实导滞丸【来源】《内外伤辨惑论》："治伤湿热之物，不得施化，而作痞满，闷乱不安。……量虚实加减服之。"【组成】大黄30 g，炒枳实、炒神曲各15 g，茯苓、黄芩、黄连、白术各9 g，厚朴12 g，泽泻6 g。【用法】上药粉碎成细粉，过筛，混匀，用水泛丸，干燥。每次6～9 g，每日2次，口服。【功效】消食导滞，清利湿热。【适应证】主治湿热食积证。症见脘腹胀痛，下痢泄泻，或大便秘结，小便短赤，不思饮食，痢疾里急后重，舌苔黄腻，脉沉有力。【随症加减】若食积较重者可加麦芽、焦山楂各20 g，三棱12 g以消食和胃；兼见脾虚食滞者加党参、黄芪各15 g以健脾消食；大便不爽者可加白芍12 g，当归10 g，木香9 g以调和气血。【专科应用】适用于治疗急、慢性胃炎、慢性浅表性胃炎、慢性萎缩性胃炎、胃下垂、反流性食管炎、慢性溃疡性结肠炎、肠粘连或肠梗阻、急性水肿型胰腺炎、食积较重便秘、粉刺、口臭、失眠、肛周脓肿无严重全身疾病及并发症者。【临床经验】①应用本方加减治疗三叉神经痛：枳实12 g，大黄（后入）、白术、泽泻、川芎、茯苓各15 g，黄芩、黄连各10 g，地龙6 g。每日1剂，水煎服，早、晚分2次服。热象明显，大便秘结者加重大黄用量；阴虚象明显加生地黄；病程较久者加活血化瘀之品如桃仁、红花。②枳实导滞丸（汤）内服，配合锡类散（西牛黄、冰片、珍珠、青黛、人指甲、牙屑、壁钱）灌肠，治慢性溃疡性结肠炎。口服亦可，初时服半瓶，后服1瓶。③枳实导滞丸加味联合胰岛素泵，治疗初发2型糖尿病肥胖患者，可减少慢性炎症反应、降低体重指数及胰岛素抵抗指数、降脂，其临床疗效明显优于对照组。④腹部手术所伤导致肠管气机阻滞，发生粘连或因术后饮食不节，寒温不适，劳累过度导致肠粘连或梗阻。肠管粘连之后，胃腑、肠道升降失司，而产生诸症。枳实导滞丸加减：生大黄（后下）、六神曲、茯苓、木香、青皮各 9 g, 芒硝（冲）、小茴香各 6 g, 枳实、泽泻各 10 g。腹胀甚而拒按，叩诊呈鼓音者，加槟榔、大腹皮各 12 g; 呕吐者，加生姜 5 片，紫苏梗 12 g; 便秘不解者，加炒莱菔子 15 g, 桃仁 9 g; 发热者，加金银花 9 g, 厚朴 12 g, 麦冬、沙参各 15 g。【方歌】枳实导滞首大黄，芩连曲术茯苓勃，泽泻蒸饼糊丸服，湿热积滞力能襄。

沉香化滞丸

【来源】《北京市中药成方选集》："主饮食停滞，胸膈痞闷，两胁胀满，嘈杂吐酸。"【组成】沉香、枳实（炒）、五灵脂（制）、山楂（炒）、枳壳（炒）、陈皮、厚朴（制）、青皮各 10 g, 牵牛子（炒）、莪术（制）、砂仁、三棱（制）各 6 g, 香附（制）、木香、大黄各 5 g。【用法】每服 6 g, 以温开水送下，每日 2 次。【功效】行气消食，化气导滞。【适应证】主治饮食停滞，胸膈痞闷，两胁胀满，食后胃脘胀满不适，嘈杂吐酸；又治脾胃不和，过食生冷油腻，停滞不化，胸膈饱闷，胁腹疼痛，一切气痰痞积，能消积滞，化痰饮，去恶气，解酒积。【随症加减】脾虚食滞者加党参、茯苓各 15 g, 白术 10 g; 大便秘结者加番泻叶 5 g; 腹胀较甚者加槟榔、莱菔子各 10 g。【专科应用】现代多用于治疗消化不良，厌食症，急、慢性胃炎，急、慢性肠炎，婴幼儿腹泻等属食积内停者证属脾虚湿滞。【临床经验】①在雷贝拉唑、西沙必利的基础上，加用沉香化滞丸治疗反流性食管炎疗效佳。②治疗月经不调，小腹疼痛，用沉香化滞丸。③忌生冷油腻不易消化食物。体虚无积滞者不宜服用。不适用于因肝病或心肾功能不全所致之饮食不消化，不欲饮食，脘腹胀满者。身体虚弱或老年人不宜长期服用。孕妇及哺乳期妇女慎用。【方歌】沉香化滞牵牛军，棱莪枳朴香砂陈，香附灵脂共一笑，枳壳青皮山楂寻。

第二节　健脾消食剂

健脾丸 【来源】《证治准绳》："健脾丸，治一应脾胃不和，饮食劳倦。"【组成】白术（炒）75 g，木香（另研）、黄连（酒炒）、甘草各 22 g，白茯苓（去皮）60 g，人参 45 g，神曲（炒）、陈皮、砂仁、麦芽（炒，取面）、山楂（取肉）、山药、肉豆蔻（面裹煨熟，纸包，捶去油）各 30 g。【用法】上为细末，蒸饼为丸，如绿豆大；每服 50 丸，空腹时用陈米汤送下，每日 2 次。【功效】健脾消食，泻热导滞。【适应证】治脾胃虚弱，食积内停，脘腹痞胀，饮食减少，大便溏薄，病后失调，体瘦气虚，食物不化，体倦神疲，或成疳积，或生泄泻，苔腻微黄，脉濡弱。【随症加减】中焦水湿较甚者，见呕吐清水，不思饮食加薏苡仁 20 g、白扁豆 10 g；气虚较甚见神疲乏力者加党参 10 g、黄芪 20 g；积滞中阴，胃失和降，呕吐者宜加半夏 10 g、丁香 6 g 以降逆止呕；中虚寒凝，腹痛较剧者宜加干姜 9 g、木香 6 g、白芍 12 g 以散寒行气止痛；大便溏薄，小便少者宜加薏苡仁 20 g、茯苓 15 g 以健脾渗湿止泻；若乳食内停，兼化热者，宜加黄连 5 g 以清热燥湿。【专科应用】现代临床上常用于治疗各种慢性消化不良，小儿营养不良，慢性胃炎，慢性结肠炎，慢性溃疡性结肠炎，十二指肠壅积症，胃肠神经症，小儿反复呼吸道感染，抗结核药毒副作用，各种急性热病的恢复期，精少不育等属脾虚食滞者。【临床经验】本方治证为脾胃虚弱，饮食内停，生湿化热所致。脾主运化，脾虚失运，食停生湿，故食少难消，大便溏薄；食积内停，阻碍气机，则脘腹痞闷，苔腻微黄乃食积化热之象。脾虚宜补，食积当消，治宜健脾消食，兼以清热祛湿；本方主治脾虚食停，兼有湿热之证，以脘腹痞闷，食少难消，大便溏薄，苔腻微黄，脉虚弱为辨证要点。①健脾丸在临床应用时主要根据虚实的主次、寒热的兼夹不同，进行加减即可。例如，以脾虚为主而食滞次之者，应以补脾胃为主，原方可去黄连、豆蔻，并减少神曲、麦芽、山楂之剂量；若以食积为主而脾虚次之者，则以消导食积为主，原方可去人参、甘草，加厚朴；若脾虚食滞而无湿热仅兼寒象，表现为肢冷、便溏、口泛清水等症状者，原方去黄连，酌加干姜、附子等。②有资料报道，应用健脾丸为汤剂加减，治疗原发性不育、继发性不育等精子缺乏症，取得了良好的效果。基本方为：党参、白术、茯苓、焦谷芽、焦麦芽、神曲各9g，木香、陈皮、煨豆蔻各6g，山药12g，黄连、甘草各4.5g。随症加减，待脾胃渐强后，继与黄精、枸杞子、芡实、菟丝子加减出入。服药期间，嘱节房事，调情志，禁生冷油腻。③本方毕竟是消补兼施之剂，若纯由脾胃虚弱所致的胃脘胀满，喜揉按，大便溏薄等症者，不宜投用。【方歌】健脾参苓术草陈，肉蔻香连合砂仁，楂肉山药曲麦炒，消补兼施此方寻。

资生健脾丸

【来源】《兰台轨范》："治老年脾虚呕吐，脾胃不调，大便溏泄，纳食不振。"【组成】人参、山药各12g，茯苓15g，薏苡仁20g，白术、莲子、芡实、白扁豆、山楂、豆蔻各10g，砂仁、甘草、藿香、麦芽各6g，陈皮、神曲、桔梗各9g，黄连5g。【用法】每次9g，每日2~3次，口服。【功效】补益脾胃，消食止泻。【适应证】用于脾胃虚弱，消化不良，脘腹闷胀，慢性腹泻。【随症加减】气虚较甚见神疲乏力者加党参10g，黄芪20g；积滞中阴，胃失和降，呕吐者宜加半夏10g，丁香6g以降逆止呕；中虚寒凝，腹痛较剧者宜加干姜9g，木香6g，白芍12g；治疗婴幼儿泄泻脾胃已虚湿热未清者，改人参为太子参 9 g；出汗异常者加牡蛎（先煎）、浮小麦各 9 g。【专科应用】用于治疗妊娠妇女脾虚呕吐，或胎滑不固，或小儿腹泻、小儿功能性再发性腹痛、小儿疳积，或者男子食欲不振、糖尿病中胃轻瘫等症，症见舌淡，苔薄腻，脉无力属脾胃虚弱者。【临床经验】①资生健脾丸主治脾胃虚热而兼湿热，有确切的降血糖作用。沈绍功教授经验：临床应用处方，西洋参、炒白术、云茯苓、生薏苡仁、山药 5 味为基础方，再增补气的生黄芪、黄精，养阴的生地黄、知母，潜阳固涩的生龙骨、五倍子，补而不滞的木香、陈皮。或者，西洋参、白术、茯苓、薏苡仁、山药、陈皮、桔梗 7 味药，加上补气的黄芪、黄精，养阴的生地黄和知母，这也是治疗糖尿病有效的方子。②疳证用资生健脾丸加减：腹胀嗳气，厌食，苔厚腻者去党参、白术、山药，加苍术、陈皮、鸡内金运脾燥湿，理气宽中，消食助运。大便溏加少量炮姜温运脾阳；大便干加决明子、莱菔子肠肠通便；能食善饥，易发脾气加胡黄连、决明子清火除烦。③老人食少，消瘦，体质差者，长期服用资生健脾丸有效。④泄泻时腹部热痛痛者忌服；服药期间忌食生冷、辛辣油腻之物；感冒发热者慎用；有慢性结肠炎、溃疡性结肠炎便脓血等慢性病史者，患泄泻后应辨证使用。【方歌】资生健脾参术汤，扁豆草楂麦藿邀，白蔻茯薏泽芡实，莲子陈桔黄连调，健脾消食祛湿泻，疳气消瘦便溏疗。

消乳丸

【来源】《婴童百问》："治小儿伤食不化，呕吐，脉沉者。"《医宗金鉴》："乳食过饱蓄胃中，乳片不化吐频频，身热面黄腹膨胀，消乳保和有神功。伤乳者，因乳食过饱，停蓄胃中，以致运化不及，吐多乳片，犹如物盛满而上溢也，其证身热面黄，吐腹膨胀，治宜消乳丸保和丸化其宿乳，安胃和中，节其乳食，自然止也。"【组成】香附（炒）、砂仁、神曲（炒）、麦芽（炒）各 30 g，甘草（炙）、陈皮（去白）各 15 g。

【用法】上为末，泡雪糕丸，如黍米大，7岁以上绿豆大，每次30丸，食后姜汤下。【功效】温中快膈，止呕吐，消乳食。
【适应证】主治小儿伤食不化，呕吐，不思饮食，哭闹不休，食则吐乳，脉沉者。【随症加减】若兼见脾虚食滞者加党参、黄芪以健脾消食；食积较重者可加麦芽、焦山楂、三棱以消食和胃，伴有腹胀疼痛者加厚朴、枳实；大便不爽者可加白芍、当归、木香以调和气血；舌质淡、腹胀、大便不成形者可加炮姜、厚朴、苍术；大便秘结者加木香、槟榔消积导滞，重者暂加大黄通腑；舌苔腻、不想吃饭者可加藿香、佩兰；呕吐甚者加姜竹茹清胃降逆止呕；如果孩子有低热、舌红、苔腻微黄，可加黄连、连翘消积清热。【专科应用】本方现多用于治疗小儿消化不良、小儿腹泻、厌食症、吐乳、夜啼积滞、营养不良、疳积、发热以及盘肠气痛等属脾虚食滞者；是用来治因伤乳而致的常用方。【临床经验】①食积较重之实证，消乳丸内服；玄明粉3g，胡椒粉0.5g，共研细末。填入脐中，外盖油布或油纸，覆盖消毒纱布，胶布固定，每日换药1次。②消乳丸内服；同时，推揉板门100次，清大肠100次，揉按中脘100次，分推腹阴阳50次，摩腹2分钟，揉按足三里100次，推七节骨100次，推脊10次，捏脊3～5次；乳食内积者，加掐四缝10次，拿肚角3～5次，或配合刺四缝；脾虚夹积者，加补脾土100次，运水入土100次。【方歌】消乳香附曲麦蘖，砂仁陈皮甘草加，乳食过度滞中脘，消食和胃疗效佳。

第十九章 驱虫剂

乌梅丸【来源】《伤寒论》:"蛔厥者,其人当吐蛔。今病者静,而复时烦者,此为脏寒。蛔上入其膈,故烦,须臾复止;得食而呕,又烦者,蛔闻食臭出,其人常自吐蛔。蛔厥者,乌梅丸主之。又主久利。"【组成】乌梅300枚,干姜140g,黄连224g,当归、花椒(出汗)各56g,细辛、附子(去皮、炮)、桂枝(去皮)、人参、黄柏各84g。【用法】上10味,各捣筛,混合和匀;以苦酒渍乌梅一宿,去核,蒸于米饭下,饭熟捣成泥,和药令相得,纳臼中,与蜜杵二千下,丸如梧桐子大,空腹时饮服10丸,每日3次,稍加至20丸。亦可水煎服,用量按原方比例酌减。【功效】温脏安蛔。【适应证】治蛔厥。脘腹阵痛,烦闷呕吐,时发时止,得食则吐,甚至吐蛔,手足厥冷,或久痢不止,反胃呕吐,用于胃热肠寒的蛔厥证。症见腹痛时作,烦闷呕吐,亦可治久痢及反胃呕吐,脉沉细或弦紧;或久泻久痢。【随症加减】本方以安蛔为主,杀虫之力较弱,临床运用时可酌加使君子、苦楝根皮、榧子、槟榔等以增强驱虫作用。热重者可去附子、干姜;寒重者可减黄连、黄柏,加吴茱萸5g,小茴香8g;口苦、心下疼热甚者重用乌梅、黄连,并加川楝子、白芍;无虚者可去人参、当归;呕吐者可加吴茱萸、半夏;大便不通者可加大黄、槟榔。体虚者加当归、党参;腹痛甚者加木香、槟榔、延胡索、五灵脂;口渴甚者加青竹叶、粳米100粒;体虚烦满者加栀子。

【专科应用】①用于治疗以腹痛时作，烦闷呕吐，手足厥冷为辨证要点的胃肠道疾病，如胆道蛔虫病、胆石症、慢性胆囊炎、慢性菌痢、慢性胃肠炎、结肠炎、霍乱、肠道多发性息肉及肠道恶性肿瘤、胃和十二指肠溃疡等属寒热错杂，气血虚弱者；亦治劳疟。②用于治疗口渴心烦、躁动不安者，如小儿疮痘热渴等。③本方尚可治疗糖尿病及糖尿病性胃轻瘫、激素依赖性哮喘、内耳性眩晕等疾病。**【临床经验】**①由于乌梅有内敛的作用，因此对于高热者不宜服用，须待热退身凉后方可进服。服药期间，忌生冷、滑物、臭食等。蛔虫腹痛属湿热为患者，不宜使用本方。本方以安蛔为主，杀蛔之力较弱，若加用杀虫药时，切忌不可过量，以免中毒。②关于久泻久痢，多呈脾胃虚寒，肠滑失禁，气血不足而湿热积滞未去之寒热虚实错杂证候，本方集酸苦收涩肠、温阳补虚、清热燥湿诸法于一方，切中病机，故每可奏效。③沈绍功经验：可将乌梅丸原方改成汤剂，扩大用治头痛、眩晕、胁痛、腹泻等疾，只要症见寒热错杂，虚实兼挟，符合"厥阴病"者均可投之，但必须掌握其主症：面白不红，口渴不欲饮，苔薄不燥，脉沉细不数。乌梅丸原方由 10 味药组成，其中 3 味药用量固定：补气的党参15 g、养血的当归 10 g、主药乌梅 10 g。其余视寒热之偏重调整用量。如果寒象偏重 5 味温药加量：干姜、制附片各 10 g，肉桂 5 g，花椒 2 g，细辛 3 g。2 味凉药减轻：黄连、黄柏各5 g。反之，热象偏重，则 5 味温药减量：干姜、制附片各5 g，肉桂 3 g，花椒 1 g，细辛 2 g。2 味凉药加量：黄连、黄柏各 10 g。**【方歌】**乌梅丸用细辛桂，黄连黄柏与当归，人参椒姜加附子，清上温下又安蛔。

第二十章　外用剂

万灵膏【来源】《医宗金鉴》："治跌打损伤，消瘀散毒，舒筋活血，止痛接骨如神，兼去麻木风痰，寒湿疼痛等证。"【组成】老鹳草、透骨草、紫丁香根、当归（酒洗）、红花、自然铜（醋淬7次）、血竭、没药各30g，川芎24g，赤芍60g，半两钱（醋淬7次）15g，川牛膝、五加皮、石菖蒲、苍术各15g，木香、秦艽、蛇床子、肉桂、制附子、制半夏、石斛、萆薢、鹿茸各9g，虎胫骨120g，麝香6g。【用法】上除血竭、麝香、没药3味各研细末另包外，共23味。先将香油5kg微火煨，浸3日，然后将群药入油内，熬黑为度，去渣，加铅丹2.5kg再熬，将至滴水成珠离火，俟少时药温，将血竭、没药、麝香下人，搅匀取起，出火气，备用。用时摊于膏药布上，外贴患处。【功效】消瘀散毒，舒筋活血，止痛接骨。【适应证】治疗跌打损伤，骨折后期，或寒湿为患，局部麻木疼痛者。【随症加减】无。【专科应用】临床除适用于跌打损伤之外，还可治疗气滞、酒滞、食滞、胸膈嘈杂，胃脘痛，水泻，赤痢、白痢，大便不通，五淋白浊，疝气，咳嗽，疟疾，眼目赤肿，牙疼，口内生疮；小儿惊悸、疳症等。【临床经验】锁骨骨折加用人参紫金丹内服，外熨定痛散。四肢骨折，壅肿不消配合正骨紫金丹内服，散瘀和伤汤外洗。孕妇忌用，开放性损伤患者不宜使用。【方歌】万灵膏贴去残瘀，透骨木丁虎鹿麝，桂附乳竭没归芎芍，铜艽牛膝斛萆薢，红花苍夏蛇床鹳，香油浸熬加铅丹。

红油膏 【来源】《朱仁康临床经验集》：红油膏"主治银屑病静止期"。【组成】红倍 250 g，棉子油 2500 mL，黄蜡 250～500 g。【用法】先将红倍捣成细粒，与棉子油同放入大铜锅内，置煤球炉或炭火上，熬至红倍呈橘黄色，离火待冷，取出药渣，再加温放入黄蜡（冬用 250 g，夏用 500 g）熔化，离火调成膏。用时薄薄涂上 1 层。【功效】润肤止痒，清热解毒，收湿敛疮，消肿止痛，生肌长肉。【适应证】主治手足皲裂、手痒、银屑病。【随症加减】临床上为了加强凉血活血，解毒生肌，止痛的作用，加用生大黄、生地榆、紫草、白及、虎杖、冰片、罂粟壳。也有临床上加强清热解毒，化瘀生新，祛腐生肌之功，加用血余、紫草、芫花、红花、轻粉、花椒、琥珀、蜂蜡、芝麻。【专科应用】临床常用于银屑病，手足皲裂、冻疮，下肢静脉曲张、糖尿病、男性前阴溃疡、外伤及压迫等多种原因引起的慢性皮肤溃疡、烫伤、烧伤、痔瘘术后、压疮等的治疗。特别是溃疡不敛，以及烫伤、创伤面较大者。

【临床经验】使用时先试涂一小片，观察有无过敏反应，如有反应即停用，大面积银屑病勿用。临床运用治疗骨科伤口感染：治疗前首先对伤口彻底清创，然后去除脓痂及坏死组织和增生老化的肉芽组织。具体方法：先用 10% 过氧化氢（双氧水）和生理盐水冲洗伤口 3 遍，再用氯己定泡洗伤口后用生理盐水冲洗干净，最后用聚维酮碘纱布涂抹。皮肤软组织感染可直接将油纱布覆盖创面窦道者（先将窦壁内腐药或手术去除，彻底清创后）可将油纱布制成细条伸入窦道引流，创面分泌物多时每日换药 1 次，其他每 2～3 日换药 1 次。对照组创面处理相同，给予普通凡士林油纱布外敷。临床观察表明应用经验红油膏治疗骨科伤口感染具有以下优点：药源广泛，配制简易，使用方便，储存简易。可迅速改善伤口血液循环，促使毛细血管增生，有利于新鲜肉芽组织生长，加速坏死组织脱落，有排脓长肉之功。对创面有保护覆盖作用，能加快创面愈合时间，早日覆盖外露骨质和外露肌腱，有加快创面窦道愈合作用。有较强消肿杀菌作用。迅速刺激上皮细胞生长，愈合后不留瘢痕或瘢痕薄少。中小面积皮缺损不必植皮，通过换药即可很快生皮长皮，本方对烧烫伤引起的皮肤软组织感染也有显著治疗作用。同时，其药价低廉，可有效控制目前药费增长，有良好的应用前景。【方歌】红倍棉油黄蜡膏，祛腐生肌愈疮疡，润肤解毒止痛痒，手足皲裂银屑疬。

青黛散

【来源】《医宗金鉴》引《元亨疗马集》：青黛散"主治牙疳肿腐"。【组成】青黛 1.5 g，硼砂（煅）60 g，冰片 0.9 g，薄荷 12 g，儿茶 3 g，人中白（煅）、黄连、甘草各 30 g。【用法】先用凉开水或淡盐水洗净口腔，将药少许吹撒患处，每日 2～3 次。【功效】清热解毒，消肿止痛。【适应证】治疗火毒内蕴所致的口疮、疱疹性咽峡炎、咽喉肿痛、牙疳出血、感染性皮肤病、急性渗出性皮肤病。【随症加减】加黄柏面 15 g，滑石粉 60 g，收湿止痒，清热定痛，治疗黄水疮、急性湿疹；加海螵蛸末 90 g，煅石膏末 370 g，清热解毒，治疗毛囊炎渗水多者；炉甘石（用黄连水煅）、血竭各 3 g，可治疗疳疮。凡士林青黛膏外用，治疗肛门湿疹、瘙痒症、外阴湿疮。【专科应用】临床常用之青黛散气芳香，味辛凉，主要用于治疗热毒蕴结及阴虚火旺所致的复发性口疮、舌疮、急性疱疹性口炎、急性牙龈（周）炎、急性咽炎见上述证候者。【临床经验】①忌食辛辣、油腻、鱼腥食物。②不宜在服药期间同时服用温补性中成药。③若属阴虚火旺所致口疮、龈衄、喉痹者慎用。④服药 3 日后症状无改善或出现其他症状，应去医院就诊。⑤按照用法、用量服用，老人、儿童及素体脾胃虚弱者慎用。⑥本方主药青黛，有干燥、清热解毒、凉血作用，黄柏清热燥湿，泻火除蒸，解毒疗疮，冰片有消肿作用。本方无论对什么类型的口腔溃疡皆可治疗，无禁忌证，尤其是实证的更为显著，一般无须内服药物。有全身症状的，复发的，可配合辨证论治。**【方歌】**青黛散方解热毒，皮肤焮肿水滋出，儿茶冰硼人中白，甘草薄荷配黄连。

千金散 **【来源】**《寿世保元》："主治小儿一切痰喘，急慢惊风。"**【组成】**全蝎、僵蚕（制）各120 g，牛黄24 g，冰片20 g，朱砂、黄连、天麻各160 g，胆南星、甘草各80 g。**【用法】**共研末，每次0.6～0.9 g，冲服每日2～3次，3岁以内小儿酌减。**【功效】**清热解毒，镇痉定惊。**【适应证】**治疗小儿惊风高热，小儿痰喘，急、慢惊风的良药。**【随症加减】**乳香、没药、轻粉、朱砂、白信、赤石脂、五倍子、雄黄各15 g，腐蚀恶肉，用于治疗寻常疣、鸡眼；天麻25 g，乌梢蛇、蔓荆子、羌活、独活、防风、升麻、阿胶、何首乌、沙参各30 g，天南星、僵蚕、蝉蜕、藿香、川芎、桑螵蛸、全蝎、旋覆花各20 g，细辛15 g，研末开水冲调，候温灌服，散风解痉，熄风化痰，养血补阴，治疗破伤风。**【专科应用】**常用于小儿高热惊厥，手足搐搦，痰涎壅盛，神昏谵语，破伤风等的治疗。**【临床经验】**①本方含有朱砂、全蝎，不宜过量久服，应中病即止。②忌辛辣饮食（乳母同忌）；慢惊风忌用。③本方含僵蚕、天麻平肝熄风中药与中枢神经兴奋药如尼可刹米、戊四氮、洛贝林等不宜联用。④本方还含牛黄，也不宜与水合氯醛、吗啡、苯巴比妥合用；本方还含有朱砂，也不可与碘化物、溴化物、硫酸铁、碳酸氢钠、巴比妥等西药联用。⑤治疗小儿肺炎用法：5个月以下小儿每服0.15～0.2 g；5个月以上至1周岁者每服0.2～0.5 g；1周岁以上至2周岁者，每服0.5～0.6 g。薄荷、灯心草煎汤送下，也可用白开水送服。**【方歌】**千金蚕蝎冰朱砂，牛黄黄连草星麻；清热解毒痉惊定，小儿惊风效堪夸。

桂麝散 【来源】《药奁启秘》："治一切阴疽、流注。"【组成】麻黄、细辛各 15 g，肉桂、丁香各 30 g，猪牙皂 9 g，生半夏、生天南星各 24 g，麝香 1.8 g，冰片 1.2 g。【用法】上药研极细末，掺膏药内贴之。【功效】温化痰湿，消肿止痛。【适应证】治一切阴疽、流痰未溃者。【随症加减】阴虚寒凝之阴疽可配合火针治疗。对慢性外科肿症局部红、热、痛不明显者掺于阳和解凝膏、冲和膏等膏药内敷贴。【专科应用】主要用于治疗痰湿胶结的阴疽、流痰未溃者。也可用于治疗乳腺增生，乳癖，男性乳癖，舌菌、颌下肿核。【临床经验】临床应用以肿疡不红不痛，或久劳损伤、阴冷酸疼为其辨证要点。乳腺增生患者均采用逍遥蒌贝散联合冲和膏并桂麝散贴敷治疗，如腰膝酸软者可加续断、狗脊、牛膝、桑寄生；白带量多者加苍术、山药、薏苡仁、白扁豆；白带黄且臭秽者可加土茯苓、败酱草；阴痒者可加白鲜皮、苦参、蛇床子；腹胀疼者加香附、乌药、延胡索；如经前烦躁易怒，乳房胀疼者加香附、枳壳、香橼；如精神委顿，四肢乏力者加灸黄芪、党参、升麻；心慌气短者加熟地黄、龙眼肉、何首乌、鸡血藤等。【方歌】桂麝丁香麻黄辛，牙皂半夏南星冰；温阳散寒化痰肿，疮疡阴证未溃行。

海浮散 【来源】《疮疡经验全书》："乳香没药各等分，上药研细末，掺患处，恶肉自消。"【组成】制乳香、制没药各等份。【用法】掺恶肉上。【功效】祛腐定痛，生肌收口。【适应证】用于疮疡溃后脓腐将尽之时，乳癌溃破等。【随症加减】本方基础上加入升丹，若三药用量各等份时，则为提脓散，其拔毒祛腐之力强，用于溃疡脓腐期；随着腐脱毒尽，减少升丹用量到全方的 1/10，则为长肉散，生肌长肉之力强，用于溃疡收口期；在疮口流黄水时，加雄黄、冰片少许；在增加生肌能力时，加硼砂、海螵蛸。【专科应用】无论阴证、阳证疮疡，治瘰疬、脓疱疮均可用，如静脉曲张性溃疡，也可用于治疗胃和十二指肠溃疡。【临床经验】本方加味后效果更好。加味丁桂散及海浮散外敷治疗痛风性关节炎，而在炎症得到控制后，为了防止复发，必须注意节制饮食，并避免受寒及过度劳累等。临床上也有海浮散外用治腺疮，此散重用祛腐，轻用则生肌，效用不同，全在药量多少的变化。膝疮皮薄近骨，用本方化腐生新较丹剂更稳妥，其止痛作用又非丹药可比。【方歌】外科摘录海浮散，乳香没药两味全；化腐生肌不可少，疮疡肿痛此当先。

阳毒内消散

【来源】《外科正宗》："别名阳消药。"【组成】麝香、冰片、青黛各 6 g，白及、姜黄、制天南星、炮穿山甲片、樟脑、铜绿各 12 g，轻粉、胆矾各 9 g。【用法】上药各为极细末，再混研极匀，瓷瓶收储，密封。用时掺膏药上，贴患处。【功效】活血止痛，解毒消肿。【适应证】阳证肿疡初起及已成时，疮形高肿，根脚紧束，皮红痛剧，发热恶寒，头痛口渴，大便秘结。适用于肛门直肠脓肿初起，血栓外痔和炎性外痔等。【随症加减】阳证肿疡初起者加连翘、金银花解表；及肿疡已成时，加千里光、大黄、重楼解毒。【专科应用】治疗一切痈疽、发背、脑疽、热毒、乳痈、无名肿毒等症，如急性淋巴结炎，蜂窝织炎，多发性脓肿等。【临床经验】①在制掺药时，应将药物研为极细末，以研至无声为度。其植物类药物，最好另研并筛细；矿物类药物，最好用水飞；辛香走窜及昂贵药物，最好另研后下，再和其他药物和匀，成为散剂，方可应用。如功夫不到，用于肿疡，则药性不易渗透；用于溃疡或伤口，则易引起疼痛。②临床应用时，必须先辨别阴证或阳证，方可选择相适应的消散药。本方证以疮形高肿，根脚紧束，皮红痛剧为辨证要点。③用于治疗热毒流注，水蜜调敷；

用于治疗化脓性关节炎关节肿胀者，用太乙膏掺阳毒内消散外敷。【方歌】阳毒内消冰麝香，姜黄及星甲片樟；轻粉胆矾铜绿黛，活血解毒阳肿疡。

玉露油膏

【来源】《中医外科学讲义》："玉露散 2/10，凡士林 8/10，调匀成膏，外敷患处。"【组成】芙蓉叶细末（去梗茎）（或者玉露散）60 g，凡士林 240 g。【用法】先将凡士林烊化冷却，再将芙蓉叶细末（或者玉露散）徐徐调入即成。并可加入医用苯酚 10 滴，或用麻油、菊花露、银花露等调敷患处。【功效】凉血，清热，退肿。【适应证】治一切阳证疮疖、丹毒、肿毒未破时，痔疮、肛门炎症、带状疱疹等。【随症加减】临床可加赤小豆末，效更佳；芙蓉花叶 60 g，紫荆皮 30 g 即组成紫金膏，用于阳证赤肿焮热性疮痈；加苍耳末等份组成铁井散，治疮疖肿毒。发热明显加生石膏、黄芩；肿胀痛者加乳香、没药。【专科应用】临床常用于治疗痈、疖、蜂窝织炎、深部脓肿、急性淋巴结炎、肛门周围痈疽等。《外科百效》治疗痈疽、瘰疬者，加用黄丹、水粉（玉露散）生肌敛口止痛。【临床经验】①阴证疮疡禁用。②乳发未溃烂时，用玉露膏外敷，或如意金黄散醋调外敷；皮肉腐烂者用黄柏溶液湿敷，或七三丹玉露膏盖贴；腐肉脱尽用生肌散、红油膏盖贴。若局部腐黑不溃，按之中软有波动感者，可作放射状切口切开排脓，术后用七三丹药捻引流，玉露膏盖贴。③对已染毒但未酿脓的脂瘤，可用金黄膏或玉露膏外敷。④发颐者合安宫牛黄丸内服。【方歌】凉血消肿玉露膏，芙蓉士林一比四，或加适量石炭酸，善治一切疮痈疔。

太乙膏

【来源】《外科正宗》："痘痈乃原痘溜浆不足，流毒于脾、肺二经，致手、脚、胸、背结成漫肿，大如桃李，此多发于收靥之后，身凉不渴者为吉。有此不必内消，宜太乙膏粘贴，候脓熟针之。"【组成】肉桂、白芷、当归、玄参、赤芍、生地黄、大黄、木鳖子各 60 g，槐枝、柳枝各 100 段，阿魏 9 g，轻粉 12 g，血余炭 30 g，铅丹 1200 g，乳香、没药各 15 g，麻油 2500 g。【用法】除铅丹外，将余药入油煎，熬至药枯，滤去渣滓，再加入铅丹，搅匀成膏。用时，隔火炖烊，摊于纸上，随疮口大小敷贴患处。【功效】活血消肿，拔毒生肌。【适应证】适用于一切疮疡已溃或未溃者。发背、痈疽、恶疮，跌打损伤，湿痰流毒，筋骨走注作痛，烫火伤等。【随症加减】瘰疬者加麝香、藜芦；创伤、痈疽、疔毒者加苍术、石膏。【专科应用】主要用于治疗急、慢性皮肤化脓性感染、毛囊炎、疖、蜂窝织炎、淋巴结炎、急性乳腺炎、多发性脓肿、湿疹、疥疮感染等多种皮肤感染性疾病。【临床经验】治疗湿热郁结而致气血壅滞不通未溃或已溃的痈肿疮疡，疔毒流注、疥疮，湿疹等局部红肿热痛或瘙痒不止，或肿势高凸，中有脓头，或有波动感，伴有恶寒发热，口渴，舌白或黄，脉弦数等病症。同时，兼治溃脓后，疮面肉色灰白，流溢秽臭脓水，新肉不生，经久不愈之慢性病证。【方歌】太乙膏中乳没归，丹桂地芍芷阿魏；木鳖丹军轻粉玄，血余槐柳枝相随。

冲和膏

【来源】《外科正宗》："疽毒微热不红坚硬者，冲和膏选而用之。"【组成】炒紫荆皮 150 g，炒独活 90 g，炒赤芍 60 g，白芷 30 g，石菖蒲 45 g。【用法】上药研细末。每用适量，以葱煎汤或热酒调敷患处。或以本方 1/5、凡士林 4/5 调匀成膏，外敷患处。【功效】疏风消肿，活血祛寒。【适应证】外疡初起，坚肿色淡，主治痈疽发背，流注骨疽，以及折伤损痛。【随症加减】急性乳腺炎者加鬼箭羽、千里光、连翘、橘核；关节积液者加土茯苓、海风藤。【专科应用】现代临床常用于治疗疮疡、慢性骨髓炎、血栓闭塞性脉管炎、骨结核、肌肉深部脓肿、关节腔慢性积液、髋关节炎、一过性滑膜炎、慢性炎症性软组织僵块、损伤性瘀肿等病症。【临床经验】临床应用以阴阳不和、冷热不清之疮肿为其辨证要点。主要用于治疗疮形不高，痛而不甚，微热微红，介于阴阳之间的半阴半阳证。临床上治疗髋关节炎、一过性滑膜炎：取备好之药粉用白酒调和成糊状，趁热敷于患处关节局部，然后在上面敷一层纱布，再盖一层塑料膜，最后用胶布固定。敷药10小时左右，次日重复使用，至痊愈为止。并内服六味地黄丸、金匮肾气丸及中药五苓散加味。其间嘱卧床休息，减少活动。临床也有采用冲和膏加减外敷、负压吸引治疗急性乳腺炎，该药膏在原冲和膏基础上适当加减，主要功用疏风、活血消肿、解毒散结、促进炎症、水肿吸收；负压吸引装置取材经济、方便、制作简单、吸力大，并可根据患者耐受程度适当掌握，促进乳栓向管口移动。两种方法联用，具有协同作用，便于乳汁排出，治愈率高。中药膏外敷，药膏干结立即更换，同时观察硬块大小及皮肤色泽；负压吸引吸力适当掌握，勿使乳头及乳晕区起水泡；鼓励患者多饮水，以利乳汁排出；有寒战、高热及局部硬块变大，搏动性疼痛，皮肤潮红，波动感，应停止本方法，监测B超，适时手术，以免引起脓毒血症。【方歌】冲和膏内紫荆皮，独活菖蒲赤芍宜；白芷随方加减法，诸般百症可堪医。

回阳玉龙膏 【来源】《外科正宗》："治背疽阴病，不肿高、不痛、不发热，不作脓及寒湿流注、鼓风久损、冷痛痹风、诸湿香港脚、手足顽麻、筋骨疼痛，及一切色不变，漫肿无头、鹤膝风等，但无皮红肌热者，一概用之，俱有功效。"【组成】草乌（炒）、干姜（煨）各90 g，赤芍、白芷、天南星（煨）各30 g，肉桂15 g。【用法】上药共为细末，热酒调敷。使用前需先清洗患处并擦干，以生姜擦拭皮肤后，将膏药直接贴敷于患处即可。 【功效】散寒除湿，活血通经，消肿止痛，祛瘀散结，舒筋活络。【适应证】主治阴疽漫肿色白、坚硬微痛以及寒湿流注、冷痹痛风、鹤膝风等属于阴证者。【随症加

减】发背误伤药冷者，本膏周围敷洪宝膏；鹤膝流注者加服追风丸。【专科应用】治疗一切阴疽疮疡，现代应用如乳腺增生、乳腺炎、乳腺小叶增生等乳腺疾病，肛痈日久，肛门部坠胀不适，有黏液溢出等病，寒湿型类风湿关节炎、顽固性头痛属于寒湿较盛者。【临床经验】本方由大辛大热药组成，能逐阴回阳，温暖肌肤，止骨中疼痛。故能唤回人体真阳，疗阳衰阴寒之证。发背发于阴；或虽发于阳，但过用寒凉，阳变为阴，满背黑烂，可外敷本方膏药，其四周好肉则用洪宝膏围敷，待阳回，色转红活，即停用本方。冷流注宜用本方外敷，待证情转缓，只用煨干姜、白芷、肉桂、草乌各等份，为末，热酒调敷，并可加石菖蒲破滞气、消坚肿。回阳玉龙膏外敷 2～3 小时，局部有发热感属正常现象。【方歌】回阳玉龙膏肉桂，白芷军姜仍在位；草乌赤芍与南星，热酒同调功更倍。

生肌白玉膏【来源】《顾伯华医案》："流注属阳证，脓出不久可愈；而阴疽流痰是阴寒虚证，缠绵日长，始有酸胀漫肿而微高起，但不坚硬，溃后流豆腐渣样物，难以收口，身体逐渐疲弱。"【组成】煅石膏（将石膏先用人尿浸泡半年，洗净，再漂 2 个月，然后煅熟），制炉甘石，药量比例为 9∶1。【用法】上药以麻油少许调成药膏，再加入黄凡士林（药粉与油类比例为 3∶7）。用时将膏均涂纱布上，敷贴患处。【功效】润肤，生肌，收敛。【适应证】主治各种皮肤感染溃破后，腐肉已尽，疮口不敛者。【随症加减】臁疮溃烂者加白龙骨、铅粉；刀疮久不收口者加轻粉、白蜡、冰片；寒湿疮溃烂者加铜绿、铅粉；烫伤久不愈合者加象皮、珍珠末；痈疽久不愈合者加乳香、没药、铅粉、轻粉、儿茶；下疳疮者加雄黄、阿魏、轻粉、黄蜡、白蜡。【专科应用】临床多用于治疗下肢溃疡，肛裂，化脓性感染，烧伤，蜂窝织炎，日晒疮，产妇乳头擦伤、皲裂等。【临床经验】临床运用生肌白玉膏治疗腹部切口脂肪液化：生肌白玉膏由熟石膏 9 份、制炉甘石 1 份组成，研细，先用少量麻油调成膏，再加凡士林而成。具润肤、生肌、收敛之功，用于溃疡腐肉已尽，疮口不收敛者。治疗组采用生肌白玉膏治疗，腹部脂肪液化切口愈合时间（16.4±7.8）日，与对照组相比较愈合时间明显缩短，有显著性差异。生肌白玉膏具有润肤生肌收敛之功效，能减少渗液，加快切口愈合。【方歌】生肌白玉溃疡保，尿浸石膏炉甘找，九一比例制成粉，麻油士林调成膏。

红灵酒

【来源】《中医外科诊疗学》张赞臣经验方。"主冻疮未溃，脱疽腐烂者。"【组成】生当归（切片）、肉桂各 60 g，红花、花椒、干姜（切碎片）各 30 g，樟脑、细辛（研细末）各 15 g，95％乙醇 1000 mL。【用法】外用。以 95％乙醇，浸泡 7 日，而后分装小瓶备用。每日用药棉蘸药在患处（溃后在患处上部）揉擦 2 次，每次揉擦 10 分钟，每日 2～3 次。【功效】活血、温经、消肿、止痛。【适应证】脱疽、冻疮等。【随症加减】脱疽者加乳香、没药；冻疮者加吴茱萸、白芷；跌打损伤者加八楞麻、三七；压疮者加血竭。【专科应用】临床多用于治疗结节性红斑、脱疽、冻疮、痛风初期关节肿痛畸形、系统性硬化病、跌打损伤等症。临床上也有三伏天外涂红灵酒防治冻疮。【临床经验】①中医认为压疮的发生，在内由于久卧伤气，气虚而血行不畅，久病而出现气血亏虚；在外由于躯体质量压迫及躯体着褥点的摩擦挤压而受压部位气血失于流畅，造成局部皮肤失养而坏死肉腐，形成疮疡。红灵酒由当归、红花、花椒、细辛、干姜等加 70％乙醇浸泡而成，放入带有喷头的小罐中，具有活血化瘀，散风祛湿，抑菌杀菌，消炎止痛，消肿排毒的作用，使受压部位保持干燥，扩张局部血管，改善微循环，对局部皮肤有良好的保护作用，操作简单，经济实用，无不良反应。压疮是多种因素引起的复杂的病理过程，早期干预是预防压疮发生、发展的关键措施，有效、客观地进行压疮危险因素评估，对高危人群采取有针对性的护理措施，能有效预防压疮的发生。压疮的发生不仅给患者带来痛苦，而且降低了患者的生活质量，严重的压疮经久不愈，可出现严重感染、全身衰竭，甚至危及患者生命。因此，必须加强对住院患者的皮肤护理，预防和减少压疮的发生。在常规护理的基础上用红灵酒中药涂擦撩骨突处及受压部位能有效地预防长期卧床患者压疮发生，且安全简便，成本低廉，患者容易接受，易于临床操作。②容易冻伤的患者，应提前在小雪节气前开始外擦红灵酒于手足和耳部；严重的冻伤造成肉死形损者，应按溃疡处理。另外，有经验三伏天中午用药棉蘸红灵酒涂擦冻疮处，每次10～20分钟，连用30日。晴天比阴天效果好。一般一年即效，重者涂2个伏天。③红灵酒活血散寒通络，治寒湿阻络型及血脉瘀阻型脉管炎，用时将棉棍蘸红灵酒揉擦发凉皮肤，每日2～3次，每次擦20分钟。【方歌】红灵归花桂干姜，活血消肿温散痛，川椒细辛樟酒酿，脱疽冻疮寒证康。

升丹【来源】《医宗金鉴》："此丹治一切疮疡溃后，拔毒去腐，生肌长肉，疮口坚硬肉黯紫黑，用丹少许，鸡翎扫上立刻红活。""若药干无水不痛者，此挑法未断疗根也，再深挑之，必以上药知痛，药入水流为率；三四日后，疮顶干燥，以琥珀膏贴之，令疗根托出，换九一丹撒之。"【组成】水银、白矾、火硝，具体剂量随症各有不同。【用法】先将硝、矾研成粗末，再入水银，共研细末，以不见水银星为度（不研细末也无妨），然后放入生铁锅内，再用粗料大瓷碗一只盖合（事先需用生姜普遍擦过，以防止因高热而致碎裂），需用上浆的纸条（即以棉纸裁成3 cm宽的纸条，加上面浆搓成绳状）结实地嵌塞缝口，再用煅石膏细末醋调封固，务使其不令泄气，再将黄砂糖压碗旁，露出碗底，碗底内置棉花一团，上用铁锤压紧，将锅子移置火炉上烧 40～60 分钟，以碗底棉花焦黑为度。取下待冷约 1 小时，除去砂泥及烧成焦炭样的绵纸，缓缓揭开瓷碗，则锅子底中为三药的渣滓，此为升药底，在碗内所升之药，有黄色或红色的如霜物质，就是升丹。此时将升药刮下，以色红者为红升丹，色黄者为黄升丹。收储备用。此外，一料所得升药的数量可有 57～81 g，这需要炼制者经常看火候确定。疮口大者，可掺于疮口上；疮口小者，可黏附于药线上插入；亦可掺于膏药、油膏上盖贴。【功效】搜脓，拔毒，去腐，生肌。【适应证】主治一切疮疡肉暗紫黑，疮口坚硬，久不收口。【随症加减】用于痈疽溃后，脓出不畅；或腐肉不去，新肉难生。本方有良好的拔毒化腐排脓作用，为外科要药，常配煅石膏研末外用，用治上述病证。随病情之不同，两药配伍比例亦不同。治溃疡后期，脓毒较轻，疮口不敛者煅石膏与升丹之比为 9：1，称九一丹，以拔毒生肌；治溃疡中期，脓毒较盛者，煅石膏与升丹之比为 1：1，称五五丹，其拔毒排脓力较强；治痈疽初溃，脓毒盛，腐肉不去者，煅石膏与升丹之比为 1：9，称九转丹，其拔毒化腐排脓力最强。【专科应用】①治疗各种痈疽疮疡：可治一切疮疡溃破后腐肉不落，脓液难尽及疮口坚硬，肉暗紫黑。②治疗各种瘘管、窦道：局部小创口，常有脓性分泌物，有时外口闭合，脓液引流不畅，局部红肿热痛，有时疮口中有死骨或手术丝线等流出。③治疗各种皮肤病：局部瘙痒，皮肤未溃，有皮疹或淀粉样变化，或硬结不消。④治疗骨、关节结核：结核分枝杆菌感染形成的慢性化脓性疾病，表现为发于骨和关节，病程进展缓慢，初起不红不热，化脓也较缓慢，脓液清稀常夹杂败絮状物，溃后不易收口，常形成窦道，易损伤骨骼而致残废，甚至危及生命。【方歌】汞矾火硝小升丹，提拔毒脓一何难？石膏升丹九一分，提脓生肌断疗根；石膏升丹八二分，提脓祛腐功力平；石膏升丹七三分，提脓祛腐透肉深；石膏升丹五五分，提脓祛腐入骨髓。

八宝丹【来源】《疡医大全》："生肌长肉，收口如神。治一切溃疡，脓腐已净而须收口者。"【组成】珍珠（布包，入豆腐内煮 2 小时，研细）3 g，牛黄 1.5 g，象皮（切片）、琥珀、煅龙骨、轻粉各 4.5 g，冰片 0.9 g，炉甘石（煅红，研细）9 g。【用法】上药共研极细，瓷瓶密储，每用少许，掺疮面，上以膏药或油膏盖贴。【功效】生肌收口。【适应证】主治疮疡脓水将尽，疮口不敛。临床应用以诸种疮疡、脓腐已净、新肌渐长，不论阴证、阳证均可应用为其辨证要点。【随症加减】或加煅石膏。【专科应用】用于治疗各种痈疽疮疡，急性乳腺炎，肛门疾病，慢性骨髓炎，下肢慢性溃疡，血栓性脉管炎，压疮、瘰疬流痰，跌打损伤或手术后愈合期等。【临床经验】治疮疡溃后日久不敛，可配伍生肌散；治疗急、慢性化脓性中耳炎，可以本方搅溶于核桃油中滴耳。【方歌】疡医大全八宝丹，珍珠琥珀轻炉甘；象皮龙骨牛黄冰，生肌收口疮疡敛。

红灵丹【来源】《齐氏医案》："主治感冒伤风，伤寒伤暑，痧胀，中恶中毒，心疼腹痛，哮喘痰嗽，牙痛，小儿急惊，五疳诸积，食伤饱胀，霍乱吐泻，时症瘟疫，痈疽疔毒疮疖，痰核痰疱，蜂螫虫咬，妇女月经不调。"【组成】麝香、冰片各 9 g，朱砂、风化硝各 30 g，雄黄、硼砂各 18 g，青礞石 12 g，金箔 50 张。【用法】除冰片、麝香外，共研细末，最后加冰片及麝香，混匀瓶装封固，不出气，备用。每服 0.3～0.6 g，温开水送服，小儿酌减。掺膏药或油膏上，敷贴患处。【功效】解毒辟秽，消坚化痰，活血止痛，开窍镇静。【适应证】主治中暑，发痧，腹痛吐泻，头晕胸闷等。亦用于一切痈疽未溃者。【随症加减】寒实证者用酒煎葱头加蜜共调外敷；阳疮者加猪胆汁外涂。【专科应用】临床应用将中暑昏迷、中恶神昏、腹痛吐泻、呕恶胸闷作为其辨证要点。多用于治疗感冒伤风，伤寒伤暑，痧胀，中恶中毒，心疼腹痛，哮喘痰嗽，牙痛，小儿急惊，五疳诸积，食伤饱胀，霍乱吐泻，时症瘟疫，痈疽疔毒疮疖，痰核痰疱，蜂蝥虫咬，妇女月经不调。【临床经验】本方所治为夏月中暑，胸闷心烦，头晕脑涨之症。这类药均不宜持久服用，中病即停；治感冒伤风，伤寒伤暑，用温茶送；慢紧痧胀，稍冷茶下；中恶中毒，暴病五绝，将本方水擦牙，下咽即活；9 种心疼、腹痛、哮喘、痰嗽，温茶送下；牙痛，碎 1 丸放痛处；小儿急惊，五疳诸积，食伤饱胀，霍乱吐泻，放舌尖上，和津嚼之，见麻，冷水吞，寒证用温茶；时症瘟疫，沿门传染，用银簪点大眼角中，男左女右；治一切痈疽疔毒，阴阳疮疖，痰核痰疱，以及蜂蝥虫咬，初起未陷，用葱头酒煎加蜜揸擦，阳疮加猪胆汁擦，吞下 3～5 丸即消；妇女月经，或前或后，俱用黄酒送下，取汗立效；佩之在身，不染瘟疫。【方歌】红灵朱砂雄麝香，礞石火硝金箔洋；硼砂加入消痧胀，感冒风寒暑可尝。

平胬丹

【来源】《药奁启秘》："治疮痈有胬肉突出者。"【组成】乌梅肉（煅存性）、硼砂各 4.5 g，轻粉 1.5 g，冰片0.9 g。【用法】研极细末，掺疮口上，外盖膏药。【功效】腐蚀平胬。【适应证】适用于疮痈有胬肉突出，排脓不畅者。【随症加减】甲周胀肿者加硼砂、黄柏、牛黄。【专科应用】治疗一切有胬肉突出之疮痈，如甲沟炎胬肉外翻等。【临床经验】①平胬丹有腐蚀平胬之功，用于溃疡面胬肉突起阻遏排脓，多用于甲沟炎未成脓指甲坏死而胬肉突出者，剪去胬肉，掺药其上，以干纱布包扎，每日换药 1 次，2～4 次即可消除；也有用本方治愈毛细管瘤个案。②凡痔疮在未溃时，或溃疡破溃以后瘘口太小，或引流口过早闭合，或瘘口僵硬，或胬肉突出，或腐肉不脱妨碍收口时，用平胬丹于瘘口胬突起处，掺药其上，能使瘘口不正常的组织腐蚀枯落或使痔核坏死脱落。③本品有毒，具腐蚀性，禁止用于眼、鼻、口腔等部位。【方歌】平瘘丹煅乌梅肉，月石轻粉冰片研。

黑布膏

【来源】《赵炳南临床经验集》:"主治瘢痕疙瘩。"【组成】黑醋 250 mL，五倍子（研末）100 g，蜈蚣（研末）1条，蜂蜜 18 g，梅花冰片 0.5 g。【用法】砂锅盛黑醋火上熬开30 分钟，加入蜂蜜再熬至沸腾状，用铁筛将五倍子粉慢慢撒入，边撒边按同一方向搅拌，撒完后即改用文火熬成膏状离火；再兑入蜈蚣、蜂蜜和梅花冰片粉搅匀即成。做成的黑布膏质量要求光亮、黑润，储存在瓷罐或玻璃罐中备用（勿用金属器皿储存）。用时先将损害面用茶水洗净，将膏摊于黑布上外敷瘢痕，1～2 日更换 1 次，直至瘢痕软化变平，症状消失，功能恢复。【功效】收敛，止痒，止痛。【适应证】用于瘢痕疙瘩（锯痕症），疖，痈，毛囊炎初期，乳头状皮炎（肉龟）。【随症加减】临床上为加强活血化瘀、敛肺除风，在黑布膏的基础上，加用丹参、雷公藤、汉防己、薄荷脑等。【专科应用】用于治疗疮疡，创伤，术后形成的瘢痕疙瘩。【临床经验】临床应用以各种瘢痕疙瘩、皮肤瘙痒或疼痛为其辨证要点。关于本方的炮制，一定要按上述的操作规程，储存时一定勿用金属器皿，使用也不要用金属器械涂药，这一点是很重要的。另外在使用黑布膏时往往出于患者求治心切，每日换药一二次，结果效果反而较差。而隔两三日换药一次，由于药膏干硬后与皮肤粘连得更为紧密，使瘢痕出现成层的脱皮，通过不断脱皮效果就会好一些。所以用黑布膏时最好是隔二三日换药一次。治疗化脓性皮肤病，往往与化毒散软膏各半调和外用，能促进其解毒、消炎的功效。同时也观察到黑布膏中加麝香等药物或用黑布膏前先做针刺的治疗，较单用黑布膏者为佳。然而伴用内服药如小金丹、犀黄丸等的疗效，不比单用黑布膏好。同时还观察到，黑布膏不仅可以使瘢痕疙瘩的痒、痛感觉减轻或消失，而且可使其成层脱皮或自行穿破而渐趋平软消退。【方歌】疤痕体质黑布膏，瘢痕疙瘩祖传方，陈醋搅合五倍子，梅花冰片蜜蜈蚣。

清凉油乳剂

【来源】《医宗金鉴》："汤火伤，此证系好肉暴伤，汤烫火烧，皮肤疼痛，外起燎疱。即将疱挑破，放出毒水使毒轻也。其证虽属外因，然形势必分轻重，轻者施治，应手而愈；重者防火毒热气攻里，令人烦躁，作呕便秘，甚则神昏闷绝。初伤用冷烧酒一钟，于无意中往患者胸前一泼，被吃一惊，其气必一吸一呵，则内之热毒，随呵而出矣。仍作烦闷者，以新童便灌之。外初用清凉膏涂之，解毒止痛，不致臭烂，次以罂粟膏涂之。痛止生脓时，换黄连膏贴之收敛。火毒攻里者，宜四顺清凉饮服之，务令二便通利，则毒热必解。初终禁用冷水、井泥浸塌伤处，恐热毒伏于内，寒滞束于外，致令皮肉臭烂，神昏便秘，端肩气喘，多致不救。外花炮火药烘燎者，治法同前。"【组成】氢氧化钙滤液、清水（现代用麻油）各 500 mL。【用法】将石灰（陈者佳）与水搅浑，待澄清后，吹去水面浮衣，取中间清水。每 1 份水加麻油 1 份，搅调百遍，即以鸡翎蘸涂患处，每日 3～4 次。【功效】凉血解毒，清凉散热，醒脑提神，止痒止痛。【适应证】适用于伤暑引起的头痛，晕动病，烫伤初期，蚊虫叮咬引起的各类皮炎。【随症加减】痛不可忍者加鸡子清。【专科应用】临床多用于治疗银屑病、接触性皮炎、药物性皮炎、剥脱性皮炎、化脓性骨髓炎、糖尿病足等。【临床经验】①糖尿病足疮面牢固覆盖较多黑色、干性坏死组织或焦痂，宜选用油膏厚敷，或外用清凉油乳剂外敷以煨脓祛腐，后行蚕食疗法清除。②剥脱性皮炎型，在湿润期，全身用青黛散麻油调涂，每日 2～3 次，宜经常用麻油湿润，落屑期用麻油或清凉油乳剂少许保护皮肤，如凝成厚痂，需用棉花蘸麻油如磨墨状轻轻揉搓。③婴儿湿疹用三黄洗剂、清凉油乳剂交替使用，每日2次。④极少数患者在外用清凉膏时会产生局部红而痒感，并会发出红色的小丘疹，这是皮肤对清凉膏有过敏反应，应停用清凉膏，外用激素类霜，3日即告缓解，但服药疗程要有所延长。【方歌】清凉油用石灰水，等量麻油调制成，各类皮炎轻烫伤，头痛晕动均相当。

三品一条枪

【来源】《外科正宗》："疮有孔者，插入孔内；无孔者，先用针通孔窍，早晚插药二条。插至三日后，孔大者，每插十余条。插至七日，孔内药条满足方住。患处四边，自然裂开大缝，共至十四日前后，其坚硬衣膜及瘰核、瘰疬、痔漏诸管，自然落下，随用汤洗，搽玉红膏。虚者兼服健脾补剂，自然收敛。"【组成】砒石45 g，白矾60 g，雄黄7.2 g，乳香、没药各3.6 g。【用法】将药搓成药条，像枪一样插进疮孔之内，从而达到祛除腐肉，治愈瘘管之作用。【功效】祛腐拔疮，止血活血，收敛生肌。【适应证】适用于痔疮、瘘疮翻花、瘿瘤、瘰疬、疔疮、发背、脑疽等腐肉不祛或有瘘管者。用于治疗早期宫颈鳞癌，宫颈各种程度的非典型增生，慢性宫颈疾病，皮肤癌和胸壁结核等。【随症加减】溃疡面渗血者加血竭；宫颈癌患者上药后必须用凡士林纱布保护阴道穹窿，再用鹤酱粉（仙鹤草、金银花、黄柏、败酱草、苦参各30 g，冰片3 g，共研细粉，过100目筛），高压消毒（每周1次）后备用，棉块压紧固定，防止阴道壁受药物所蚀而发生溃疡。以后每日换鹤酱粉1次。【专科应用】用于正虚邪实证，疮疡溃后脓毒未尽，腐肉难脱，死肌不化；或瘘管形成，脓腐不易除去，难以生肌长肉，伴气虚懒言，四肢乏力，精神倦怠，纳少便溏，舌淡、苔白，脉细数。对腐肉不祛或有瘘管者有祛腐化管的作用，用时应插入疮孔，无孔者，先用针刺放孔。孔成，先将矾、砒煅红，再研成细末，加雄黄、乳香二味，调搓成药条，阴干后外用。①治疗慢性溃疡，用于正气不足、无力腐生肌者。表现为疮面肉芽暗淡，脓腐组织较多或肉芽水肿高于创缘，周围皮色暗红或紫黑，皮肤感觉消退或麻木，创面难以愈合或反复发作，舌淡有瘀斑，苔薄白，脉细弱。②治疗瘘管及窦道用于气血不足无力托毒者，表现为疮面肉芽不鲜活，脓液清稀或肉芽水肿，脓腐组织较多，创面难以愈合或反复发作，舌淡苔白，脉沉细。【临床经验】①"三品"者，谓方中有白矾、砒石、雄黄 3 种主要药物，乳香有调糊作用。"一条枪"，谓本方的使用方法是将药搓成药条，像"枪"一样插进疮孔之内，从而达到祛除腐肉，治愈瘘管之作用，故以此而命名。②治疗早期宫颈癌用三品一条枪锥切；治疗肿瘤、痔疮用三品一条枪制成的药捻，插入痔核，使痔疮萎缩；耳项前后粉瘤，宜铍针破去脂粉，以三品一条枪插入数次以净内膜，自愈；用三品一条枪粉治疗皮肤瘢痕癌，先用呋喃西林液棉球轻拭局部，将三品一条枪粉 0.3～0.6 g 撒布于癌灶，用凡士林纱布覆盖，加盖纱布后固定，每日换敷料 1 次，3～5 日上药 1 次，上药 3～5 次可将癌组织全部腐蚀，待坏死组织全部脱落后，取活体组织送病理检查，证实局部无癌组织存在时，改用四环素软膏涂布，使新生肉芽组织形成鳞状上皮覆盖。③本方有毒，应严格控制用量及适应证的选择。具有下列情况者不宜使用：宫颈鳞癌早期浸润脉管型者（淋巴管、血管内有癌栓存在），宫颈鳞癌早期浸润、癌灶聚合、融合者，宫颈鳞状上皮原位癌。宫颈鳞癌早期间质浸润波及阴道穹窿者，老年妇女因宫颈高度萎缩不便观察者，并发急性传染病者，或严重内脏疾患如心脏病、肝病、肾病等疾病者。用中药三品一条枪进行治疗，对适应证和用量未尽掌握，造成医源性急性中毒可能抢救无效导致死亡。④过量中毒：砒石又称信石，主要成分为三氧化二砷，雄黄也含砷，用药过量可引起中毒。轻者早期出现恶心、呕吐、纳减等症状，数日内可自行恢复，重者腹泻排深棕色稀便，心电图检查 ST 段明显压低或 T 波倒置。副作用：局部 1 次最大用药量为 2.4 g 时，少数患者有一时性恶心、下腹胀痛等不适，取出药物后，反应即消失。【方歌】神奇三品一条枪，能医坚硬衣膜疮，雄乳白砒矾生用，研末煅炼搓条良。

四黄膏

【来源】《朱仁康临床经验集》："治一切肿毒。"【组成】黄连、土大黄、黄柏、黄芩、芙蓉叶、泽兰叶各 30 g。【用法】以上方药研末，用凡士林软膏调成糊状，涂在敷料上，敷于患处。【功效】清热解毒，消肿止痛。【适应证】用于热毒蕴结，气血不畅所致的患部红肿，脓疱，疼痛等。【随症加减】加乳香、没药各 15 g，可用于血栓性静脉炎的治疗；加雄黄、冰片，可治疗飞疡，以及部分癌症；加冰片可用于细菌性肝脓肿、血吸虫肝病等的治疗；合青黛膏治带状疱疹。【专科应用】用于血栓性静脉炎，肛门急性炎症，甲沟炎，酒渣鼻有脓疱者，皮肤疖肿，感染等，可用本方治疗。还可用于治疗阿米巴肝脓肿、细菌性肝脓肿、血吸虫肝病等，证属热毒成病者，症见长期低热，或间歇性寒战高热，伴右胁下癥块，疼痛拒按，吸气时加重，舌红苔黄腻，脉滑数。【临床经验】方中黄连、黄柏、黄芩三药苦寒燥湿、清热解毒，药理研究对多种细菌及真菌有抑制作用。经验有用痔外座液熏洗加四黄膏外敷，可促进术后创面愈合；肛裂者肛门疼痛流血，用黄连汤加减内服，外用四黄膏敷肛裂处；酒渣鼻、青春痘用氯霉素薄荷脑乙醇溶液外洗，加四黄膏外涂，每日 2～3 次；治疗一度、二度烧伤，用四黄膏外涂；肿瘤照射局部出现红斑或干性反应等放射性皮炎，可用四黄膏、凡士林膏外涂。【方歌】四黄膏中土大黄，黄芩黄连柏为方，芙蓉泽兰成糊状，一切肿毒皆可挡。

通气散

【来源】《医林改错》："治肝郁气滞，耳聋不闻雷声。"【组成】香附、柴胡各30 g，川芎15 g。【用法】上药共为细末，每服9 g，开水送服，早、晚各服1次；亦可用饮片作汤剂，水煎服，用量按原方比例酌情增减。【功效】疏肝活血，开郁通窍。【适应证】主治肝郁血滞型耳聋，不闻雷声，为时不久者。【随症加减】如头剧痛者加白芷、葛根；耳鸣耳聋者加石菖蒲、磁石；血瘀甚者加全蝎、土鳖虫；颈椎病臂痛者加木瓜、桑枝、片姜黄。【专科应用】现代常用本方治疗神经性耳聋、慢性肝炎、药源性耳聋、肋软骨炎、头痛、颈椎病、乳腺小叶增生、腹部手术后腹胀等。【临床经验】本方以耳聋突发、持续不久，或胸胁疼痛为辨证要点。临床上运用通气散和二陈汤加味治疗分泌性中耳炎，补脾胃泻阴火；升阳汤合通气散配合艾灸百会治疗突发性耳聋。治疗糖尿病伴发耳鸣主张辨病与辨证相结合，并在临床中总结出选用通气散加川芎、香附、柴胡、石菖蒲为基础方加减治疗糖尿病并发耳鸣。【方歌】《医林改错》通气散，柴胡川芎香附襄，功专行气又通窍，耳胀耳闭此方良。

阳和解凝膏

【来源】《外科证治全生集》："治寒湿凝滞所致之阴疽、流注、瘰疬、冻疮、乳癖等阴性疮疡；兼治筋骨酸痛，寒性疟疾（贴背心）。"【组成】鲜牛蒡草480 g（或干品120 g），鲜凤仙透骨草40 g（或干品10 g），生川乌、桂枝、大黄、当归、生草乌、生附子、地龙、僵蚕、赤芍、白芷、白蔹、白及、肉桂、乳香、没药各20 g，川芎、续断、防风、荆芥、五灵脂、木香、香橼、陈皮、人工麝香各10 g，苏合香40 g。【用法】外用。加温软化，贴于患处。【功效】温经和阳，行气活血，祛风散寒，化痰通络。【适应证】治一切阴疽流注，溃烂不堪以及冻疮、毒根等症。【随症加减】①咬骨疽已溃5年，长流清脓，多处求治不愈。治用阳和解凝膏浸纱条塞入疮口内，每日1次；党参15 g，黄芪30 g，肉桂、甘草各

3 g，金银花 18 g，蜈蚣、乳香、没药各 6 g。水煎服，每日 1 剂。②辨证属寒湿凝结深部所致的附骨疽，治疗外用阳和解凝膏调生硫黄、麦面、荞面各等份，敷患处，每日 1 次；内用麻黄、炮姜、肉桂各 6 g，独活、牛膝、桃仁各 10 g，甘草 3 g，水煎服，间日 1 剂。【专科应用】用于治疗脾肾阳盛、痰瘀互结所致的阴疽、瘰疬未溃、寒湿痹痛，体表非急性感染、坐骨神经痛、体表良性肿瘤、肩周炎、风湿性关节炎见上述证候者。此外，有报道，本方用于治疗乳腺增生、男性乳肿、幼童乳房肿块、雷诺病、糖尿病合并背痈、心绞痛等。或用于治疗淋巴结核及胸壁结核硬结期、Ⅰ～Ⅱ度冻伤、骨与关节结核初期等。【临床经验】偶见皮肤潮红及药疹，停药后即可消失。注意：①本方性偏温热，疮疡阳证者慎用。②本方含有毒、活血药物，孕妇慎用。③本方含有生川乌、生草乌、生附子等有毒中药，不可久用。④中药量均按原书记载折合，具体制作时，可按比例增减。其中，麝香价昂，可不入膏中，用时掺于膏药面上，其效相同。⑤阳和解凝膏内有大量活血祛瘀、通经活络药，用于阴疽溃烂等阴寒证，自有提毒拔脓、温肌生肉、止痛收敛之功。用于良性肿瘤，想必有扩张局部血管，促进局部血液循环，帮助机体改变病理状态和消除局部病灶的作用。故运用阳和解凝膏外敷治疗良性肿瘤收到了较好的效果。膏药外敷，机体对其有效成分的吸收较慢，故贴敷时间宜长。用于良性肿瘤一类外科患疾，1 张膏药可贴 3 周左右，并且在肿瘤消失后应继续敷用一段时间，以巩固疗效。只要膏药制作得当，一般无副作用。若贴敷处出现轻度丘疹或瘙痒，乃属正常现象，可不药而愈。本方疗效可靠，使用方便，治疗良性肿瘤可免除手术的痛苦，尤其适用于一些年迈体衰的患者。【方歌】解凝莪透二乌当，附桂龙蚕芍芷黄；蒆及芎断荆麝防，灵脂陈皮没四香。

定痛膏 【来源】《证治准绳》："治打扑伤损，动筋折骨，跌磕木石压伤，赤肿疼痛。暖敷。" 【组成】芙蓉叶60 g，紫荆皮、独活、天南星、白芷各15 g。 【用法】上药为末，加鲜马蓝菜、墨旱莲各30 g，杵捣极烂和药末，用生葱汁、老酒拌炒暖敷患处。 【功效】温通散寒，消肿止痛。 【适应证】用于跌扑损伤，动筋折骨，疮疡初起，赤肿疼痛。临床应用以诸种损伤、瘀肿疼痛为其辨证要点。 【随症加减】伤处未破而色紫黑者加草乌、肉桂、高良姜各9 g，研末姜汁调湿贴患处；若紫黑色已退，则以姜汁、茶清调湿贴患处；折骨出白者加赤葛根皮、宝塔草各60 g，捣烂和前药一处，又用猪牙皂10枚（童便煮，去皮、弦、子、膜）杵捣极烂，入生姜少许、生白面30 g砍烂和匀，入前药同杵捣匀，用芭蕉叶托用，前后正副夹，须仔细整顿其骨，紧缚，看其上下肿痛消，方可换药；肿痛未退，不可换药。 【专科应用】①治疗跌扑伤损，筋骨内挫损伤，骨折伤筋早期，肿胀疼痛剧烈，或伤处红肿热痛等。②治疗疮疡初起未溃者，掀肿疼痛隆起。 【临床经验】骨折早期必须先行复位，而后给予内、外固定，才能保证骨折部位的稳定。外用定痛膏，红肿热痛时可外敷清营退肿膏（生大黄、芙蓉叶各60 g，生黄柏、黄芩、铅丹、天花粉、滑石各30g）。内服可选用活血止痛汤、和营止痛汤、新伤续断汤、复元活血汤、夺命丹、八厘散、肢伤一方等药，如有伤口者多吞服玉真散。如损伤较重，瘀血较多，应防其瘀血流注脏腑而出现昏沉不醒等症，可用大成汤通利之。 【方歌】定痛紫金独南星，白芷芙蓉疼痛灵。

海桐皮汤 【来源】《医宗金鉴》："治一切跌打损伤，筋翻骨错，疼痛不止。" 【组成】海桐皮、透骨草、乳香、没药各6 g，当归（酒洗）4.5 g，花椒9 g，川芎、红花各3 g，威灵仙、白芷、甘草、防风各2.4 g。 【用法】共为粗末，装白布袋内，扎口煎汤，熏洗患处。亦可内服。【功效】活血散瘀，通络止痛。【适应证】治一切跌打损伤，筋翻骨错，疼痛不止。【随症加减】治疗骨质增生可煎汤后加入食醋 30 mL，熏蒸患处，待温度适宜，再浸泡或淋洗。治疗足伤，用海桐皮、防风、独活、赤芍、秦艽、五加皮、续断、当归尾、肉桂、牡丹皮、生地黄、川牛膝、陈皮、姜黄。【专科应用】主要用于治疗跌打损伤，青肿坚硬疼痛，膝关节炎，牙关紧急，嚼物艰难，鼻孔出血，两唇掀翻等。也可用于颈椎病、足跟痛、膝关节及跟骨骨质增生、老年桡骨远端骨折后期愈合、下肢骨折术后肢体远端肿胀、骨折后关节僵硬等的治疗。【临床经验】①本方既可祛风湿、通经络，又能祛瘀血、止痹痛。用治跌打损伤中后期，寒湿瘀阻经脉之疼痛症。临床上骨折、脱位、伤筋以及风湿寒痹阻经络引起的肿胀疼之症，皆可化裁运用。②本方对散瘀和伤筋均有温经散瘀止痛之功，治疗跌打损伤瘀阻经络之肿痛症。前者活血祛湿能力较强，对跌损瘀血阻滞者宜之；后者活血散瘀之力较弱，功偏通经络，对伤后风湿瘀阻经络者宜之。③治疗骨质增生用海桐皮汤熏洗敷熨。【方歌】海桐皮汤透骨草，乳没归芎红花椒，威灵甘草防白芷，舒筋活络伤痛消。

陀僧膏

【来源】《医宗金鉴》："此膏专贴诸般恶疮，流注瘰疬，跌扑损破，金刃误伤等证，用之有效。"【组成】密陀僧 600 g，赤芍、当归、赤石脂、百草霜各 60 g，乳香、没药、血竭、儿茶各 15 g，苦参 120 g，自然铜（醋淬）30 g，大黄 250 g。【用法】先将赤芍、当归、苦参、大黄，入桐油、香油内炸枯，去渣，熬至滴水不散，再下余药末，搅极匀，置瓷盆内，常以水浸之。用时外敷患处。【功效】活血散瘀，消肿止痛。【适应证】治诸般恶疮，流注瘰疬，跌扑损伤，金刃误伤等病症。【随症加减】烂脚丫者加石膏、白矾；铁针入肉者加蓖麻子；臁疮者加蛇床子、黄柏；阴茎癌者加甘草梢、吴茱萸；口舌疮不愈者仅仅用密陀僧加蒲黄、黄药子、黄柏、甘草；嵌甲、脚汗臭者仅仅用密陀僧加白矾、轻粉、熟石膏；疳疮者用密陀僧、赤石脂、乳香、没药（另研）、龙骨、铜绿、枯矾、黄丹（飞）、乌鱼骨、麝香。【专科应用】用于治疗创伤及局部感染疼痛，瘰疬溃疡，癌症翻花，烂脚丫，足癣等。

【临床经验】①临床应用以跌扑损伤、恶疮为其辨证要点。本方功专解毒止血，为治恶疮、跌扑之良剂，对创伤及局部感染疼痛等症均可应用。注意本方与加味太乙膏均有祛瘀止痛、生肌敛疮之功，以治疮疡、跌损之症。但前者功以解毒止血为长，后者功以拔毒生肌为优；前者适用于疮疡，创伤出血，后者适用于各种疮疡，伤口久不愈合，而且适用范围广泛。②生于足跟之疽针之，再以陀僧膏外贴。③其他如唇癌、铁针入肉、乳癌翻花、阴茎癌等。【方歌】陀僧膏贴诸恶疮，流注瘰疬跌扑伤，陀僧赤芍归乳没，赤脂苦参百草霜，淬铜桐油香油共，血竭儿茶川大黄。

生肌散 【来源】《外科正宗》生肌散"治多骨疽，腐骨脱出，肌肉生迟，不能收敛"。【组成】煅石膏、轻粉、赤石脂各500 g，黄丹100 g，龙骨、血竭、乳香、冰片各150 g。【用法】上药共为细末，混匀，装瓶备用，用时撒于患部。先用甘草、当归、白芷各3 g，煎汤洗涤患处，用此干掺外用，软油纸盖贴，二日一洗一换。【功效】去腐，解毒，生肌，敛疮。【适应证】主治外科疮疡。适用于疮疡溃后，久不收口。【随症加减】黄柏、甘草各50 g，五倍子、白及、白蔹、儿茶、乳香、没药各30 g，冰片3 g，蜂蜜适量，用于手足皲裂者。松香、乳香各12 g，象皮30 g，松花粉15 g，猪牙皂、冰片各3 g，用于鹅口疮、口腔溃疡、疮痛溃烂久不收口者。《朱仁康临床经验集》治溃疡疮面，腐肉已清，已露新肌者，用血竭末、龙骨末各9g，炙乳香3g，轻粉、煅石膏末、赤石脂末各30g，以上各药依次加入，研成细末，以少许直接撒在疮面，外盖玉红膏纱条，再盖敷料。【专科应用】①治疗一般痈疽疮疡溃后，腐肉已脱，脓水将尽的溃疡创面。②治疗乳房疾患：如内外吹乳痈、乳发、乳疽、乳痰溃后，脓水将尽，乳漏。③治疗肛门疾患：如肛周脓肿溃后脓尽，肛裂。④治疗冻疮脓腐将尽，或皮肤张力性水疱，手足皲裂。⑤治疗某些外科疾患术后，新鲜刀剑伤或手术后创口裂开，新旧创伤感染，伤口愈合迟缓者。⑥治疗慢性骨髓炎。【临床经验】急性炎症期腐肉未尽忌用。《医宗金鉴》："凡大毒溃烂，内毒未尽，若骤用生肌，则外实内溃。重者逼毒内攻，轻者反增溃烂。虽即收口，其于旁处，复生大疽，是知毒未尽，不可骤用生肌药也。"【方歌】《外科正宗》生肌散，石膏石脂敛肉烂，乳香龙骨伍黄丹，轻粉血竭冰片参。

九一丹

【来源】《医宗金鉴》：九一丹"主治疮疡溃后，脓腐将净，欲生肌收回者。""清热、搜脓、生肌。主疗疮破溃"。【组成】熟石膏27g，升丹3g。【用法】上药共为细末，取药粉少量，撒于疮口中，或药线蘸药粉插入疮口，外盖敷药或药膏，每日换药1～2次。【功效】拔毒排脓，生肌长肉。【适应证】治疮毒溃破，脓出不畅，或溃疡脓腐难脱，或已成瘘管等。【随症加减】对于浅度溃疡期压疮局部皮肤破损，感染较轻者，生理盐水清洗、庆大霉素喷洒、京万红外敷、无菌敷料覆盖；坏死溃疡期压疮者用九一丹加白糖。《外科正宗》改升丹为白降丹，《疡科遗编》加漂净冬丹，均主治一切痈疽并发背、烂脚、恶疮。【专科应用】①治疗一切溃疡脓未尽者。②治疗肛门直肠脓肿、肛漏。③治疗传染性软疣。④治疗急性淋巴结炎，血栓闭塞性脉管炎溃烂者。⑤治疗乳房慢性炎症性创面，粉刺性乳痈。⑥治疗蛇伤后遗症。⑦治疗慢性皮肤溃疡。⑧治疗先天性脐尿管闭合不全。【临床经验】①主要用于治疗外科溃疡脓栓、肉腐之证。方用石膏清热收敛，合以升丹拔腐提脓，为其配伍特点。临床应用以疮疡溃后、脓水不净、新肌未生，为其辨证要点。升丹有毒，本方宜外用，一般不可内服。皮肤过敏者，忌用。因九一丹中含有一定量的水银，在使用中要注意用量，避免中毒。九一丹在其他外科感染如疖、痈等急性蜂窝织炎，外部用药中也是常用到的，方法为成脓后早期切开排脓，切除坏死组织，同时在创面撒上九一丹以促进脓腐排尽，加速新鲜肉芽的生长而愈。一些淋巴结结核及化脓性骨髓炎形成瘘管的患者，可考虑外用九一丹药捻，插入瘘管，间断换药，起提脓祛腐收口之功。②关于九一丹中的石膏，注意使用中有生熟之别。就目前实际临床所用，一般来说，内服多用生石膏，而外用则多用熟石膏，盖熟石膏能减缓丹药的燥烈之性，并保护正常皮肤或组织免受丹药之损害，还能收湿敛疮，有助于减少分泌物和促进生肌收口。但近贤朱仁康、孙启明等有不同的意见，并言之凿凿，强调应当根据病情，辨证施用，此言似也有理有据，值得研究探讨，不宜匆忙做出结论为上。③弥漫性支气管炎、支气管扩张、肺气肿、肺炎和慢性支气管炎等呼吸道铜绿假单胞菌感染者，虫积腹痛，坠痰截疟，九一丹也可以内服。内服 0.1～0.6 g，入丸散。不可过量，以防中毒。【方歌】九一黄灵药石膏，提脓生肌显妙招；共研细末撒疮处，疮疡溃后脓腐抛。

生肌玉红膏

【来源】《外科正宗》："活血祛腐，解毒生肌。治痈疽、发背等疮，溃烂流脓，以及疔疮、疔根脱出需长肉收口者。"【组成】当归、白蜡各 60 g，轻粉、血竭各 12 g，甘草 36 g，紫草 6 g，白芷 15 g，麻油 500 g。【用法】先用当归、甘草、紫草、白芷 4 味入油内浸 3 日，大勺内慢火熬至微枯色，用细绢滤清，将油复入勺内煎滚，下整血竭使化尽，次下白蜡，微火化开。先用茶盅4枚，预顿水中，将膏分作4处，倾入盅内，候片时，下研极细轻粉，每盅内投3 g，搅匀，候一昼夜取起。用时先用甘草煎汤，甚者用猪蹄1只，先水煎至软，去蹄及浮油，温洗患处，软绢挹净，将抿子脚挑膏于掌中，撩化，搽新腐肉上，外以太乙膏贴之。大疮，早、晚洗换2次，兼服大补脾胃暖药。【功效】祛腐生肌，解毒镇痛。【适应证】痈疽疮疡预收未收或肉芽生长缓慢，水火烫伤，金疮断损筋骨，肛瘘术后愈合。本方系解毒生肌之剂。主治痈疽疮疡、发背等。用于患处红肿溃烂，或流脓流水，久不收口；生于背部，初起形如粟米、痛麻痒，继之红肿化脓，溃破腐肉不去者；乳房肿胀疼痛，皮肤红，乳汁排泄不畅，恶寒发热，或破溃不敛、流黄稠脓；初起散在红斑或水疱，如绿豆大小，继变为脓疱，溃后糜烂流黄水者。西医诊断之蜂窝织炎、痈、急性乳腺炎、脓疱疮可用本剂。【随症加减】①生肌玉红膏外敷配合内服中药综合疗法治疗萎缩性鼻炎的临床疗效，采用鱼腥草注射液外洗，生肌玉红膏外敷及中药内服（党参、麦冬、桑叶、茯苓、生地黄、石斛各15 g，甘草5 g，沙参12 g，桔梗、白术各9 g，苦杏仁、当归、桃仁、牡丹皮、川楝子各10 g）的洗、敷、服综合疗法。②制生肌玉红膏油纱条外敷配合中药熏洗治疗肛裂术后疼痛患者130例，熏洗中药组方为：苦参、黄柏、白芷、芒硝、石榴皮、五倍子、蒲公英、当归、赤芍各15 g。【专科应用】临床可用于治疗宫颈糜烂，肝痈，乳痈，烧伤，部分肿瘤，手术后创面感染，压疮、下肢慢性创面愈合、皮肤溃疡、糖尿病足、烧烫伤、萎缩性鼻炎、慢性溃疡性直肠炎、肛肠疾病术后及外科感染、甲沟炎、带状疱疹、慢性骨髓炎、瘙痒性皮肤病和面部皮肤垢着病等。【临床经验】方中轻粉为主药，功能祛腐蚀疮，疮疡溃后，新肉不生，大多因腐肉不能尽去，故祛腐最为关键。注意：①疮疡初起，毒火旺盛者不宜。忌食辛辣刺激性食物。②本药有毒，使用时要注意用量和用药期限及过敏反应。因此，临床上有不少关于去轻粉方的应用报道，另外，尽量缩短生肌玉红膏的应用时间、制备过程中准确投料及严格控制生产条件等也是防止汞中毒的有效措施。③肝肾功能不全者忌用。④本药膏配方中各药均为解毒祛腐药品，合而用之具有很强的提脓祛腐拔收敛作用，具有促进创面肉芽生长及创面微循环再生作用。⑤当前，临床上应用的生肌玉红膏均为油膏制剂，以纱布为载体，吸湿性较差，存在疼痛刺激、易留瘢痕等缺点，故对生肌玉红膏进行了创新改进，将组织工程生物材料（胶原蛋白）与中药有机结合，制备成湿敷剂、凝胶剂和喷雾剂等亲水性制剂，一方面减轻用药痛苦，利于成分释放吸收；另一方面，胶原蛋白作为皮肤组织生长的原料，主动参与创面的愈合生长，加速"生肌"进程，与中药的"祛腐"作用相辅相成，相得益彰。【方歌】生肌玉红膏正宗，归身轻粉白芷同；血竭白蜡紫草甘，活血解毒祛腐脓。

乌龙膏

【来源】《医宗金鉴》乌龙膏："百草霜三钱，白及五钱，白蔹三钱，百合五钱，百部三钱，乳香五钱，没药五钱，麝香一分，糯米一两（炒），陈粉子四两（隔年者佳，炒）。上为细末，醋熬为膏。"【组成】百草霜、白蔹、百部各9 g，白及、百合、乳香、没药各15 g，麝香0.3 g，炒糯米30 g，陈粉子（隔年者佳，炒）120 g。上为细末，醋熬为膏。【用法】上药并入猪牙皂水内，煮至2000 mL，滤去滓不用，再熬成膏子，入新瓷器内盛，候微凝，入芒硝末30 g，搅匀候冷，入僵蚕末30 g，如前收之。如患喉痹，每服半匙头，以甘草汤或茶清化下，不拘时候。灌入口内立愈。如药干，以好酒少许润之。外敷患处。【功效】活血消肿，接骨止痛。【适应证】治疗一切痈疽发背、无名肿毒初发，焮热未破者，跌打损伤，骨折筋断，肿硬青紫。【随症加减】《青囊秘传》乌龙膏治疗外症皮白及阴证。川乌、草乌、大黄、五倍子各 480 g，天南星、半夏各 240 g，白及、猪牙皂各 120 g，陈小粉 1920 g。上为末，醋或姜汁调敷，随症用之。《理瀹骈文》乌龙膏治疗一切热毒。陈小粉（炒黑，醋熬）、大黄、黄连、黄柏、芒硝、天南星、半夏、白芷、白及、白蔹、猪牙皂、蓖麻仁、榆皮、五倍子、龟甲各等份，共为末。临用，加猪胆汁、白蜜和匀。留顶敷。无胆，蜜亦效。【专科应用】治疗慢性骨髓炎、蜂窝织炎、带状疱疹、小儿湿疹等；脂肪液化；血管引起的溃烂；脉管炎、乳腺炎；各种疗疮、疖子、痈疽、丹毒、毒疮；扎伤、烫伤、研伤、割伤等引起的伤口不合、伤口化脓；压疮等病症。外敷接骨跌打损伤亦效。【临床经验】①陈小粉即玉米、高粱之类，用水泡霉，磨成粉，或者用麦麸代替。②乌龙膏外敷配合委中刺血可治疗疖肿。《本草纲目》麦粉条下记载乌龙膏"治一切痈肿发背，无名肿毒，初发焮热未破者，取效如神……"。乌龙膏对疖肿初起疗效尤为显著；若已化脓，敷后可使脓液及早排出，促进愈合。③本方药源广泛，淮北地区民间多以之治疗外科疮疡疖肿，疗效佳，患者痛苦少，治愈后乌龙膏自行脱落，无染染皮肤、衣物之虞。【方歌】乌龙膏用百草霜，皂角朴硝蚕麝香，芨蔹乳没百部合，陈粉糯米醋熬香。

象皮膏

【来源】《疡科纲要》象皮膏："真象皮三两（无真者则驴马剔下之爪甲代之，可用四、五两），当归、壮年人发各二两（人发须洗净垢），大生地、龟板各四两，真麻油五斤。"【组成】真象皮 90 g（驴马之爪甲代，120～150 g），当归、壮年血余各 60 g，生地黄、龟甲各 120 g，真麻油 2.5 kg。【用法】上药先煎生地黄、龟甲、象皮，后入血余、当归，熬枯去滓；入黄蜡、白蜡各 18 g，黄连汁煅制炉甘石细末 250 g，生石膏细末 150 g，文火上调匀，不煎沸，瓷器密收。油纸摊贴，量疮口大小为度，外以布条轻轻缠之。2 日一换，脓水少者三四日一换（此膏摊于脱脂棉上较摊于油纸上更易收湿长肉）。【功效】拔毒化腐，养血滋阴，敛疮生肌。【适应证】主治顽疮，症见脓水清稀，皮肤湿痒，久不收口者。【随症加减】本证属本虚标实之气虚血瘀，邪阻脉络兼热毒型的脱疽随症加黄芪、党参补气托里，当归、石斛养血滋阴化瘀为主；金银花、蒲公英、地丁、野菊花清热解毒、消痈散结为辅；牛膝活血、利水消肿、引血下行为佐；使以甘草益气解毒、调和诸药，加桃仁、红花、丹参、鸡血藤活血化瘀、通络止痛、安神。【专科应用】用于治疗开放性骨折感染，压疮，肢体表面慢性溃疡，坏死、化脓性创伤，开放损伤伤口，骨髓炎，术后感染，久治不愈感染创面（小腿慢性溃疡、压疮等）及淋巴结结核。【临床经验】多年顽疮，阴血亏虚，不能滋养肌肉，则疮口流脓水，久不愈合。治此当一面去其余毒，一面收敛生肌，使毒清肌长，疮口愈合。临床治疗开放性骨折感染：用象皮膏加降丹外敷伤口，当肉芽大部分坏死，色紫黑时单纯用象皮膏；术后感染：采用本方治疗外伤及术后化脓感染，严重者加用抗生素肌注或口服。溃疡创面久治不愈：溃疡创面消毒后，先用甲硝唑溶液冲洗，再外敷本膏。治疗皮肤损伤、严重外伤或大面积烫伤后所致的严重肌皮缺损、创面顽固性不愈患者，多由局部软组织损伤严重、供血差、肌皮生长条件差引起。①目前临床上对一些小的创面多经适当换药后自愈；而对一些较大的肌皮缺损、骨质外露创面可经局部手术或植皮，大多数创面均能愈合，而对那些植皮失败、创面感染、无充足皮源或不愿再次手术植皮者，创面愈合困难，且易继发感染，加重病情，临床上常无积极有效的治疗方法。应用象皮膏对这些顽固性不愈合、感染的创面行后期综合治疗，并取得了满意的临床疗效。用药期间未出现溃烂加重、继发感染及过敏等不良反应，象皮膏是一种治疗严重肌皮缺损、顽固性创面不愈的安全、有效的药物。②象皮膏治疗化脓性感染或骨髓炎时，用药后脓液增多，认为感染坏死创面组织上，色黄质稠是创面好转表现，此种脓液黏稠时创面肉芽红活，愈合加速。象皮膏可通过增强创面局部微血管通透性，使血液中的有形和无形成分渗到创面，为基质内的组织细胞如巨噬细胞、上皮细胞等及时地提供所需营养及其生长因子，促进了局部组织细胞免疫和体液免疫功能，进而为加速创面的早期愈合提供了必要的条件；又通过增加溶菌酶含量和巨噬细胞数量以及活力，达到控制感染的目的。③肢体表面慢性溃疡是医院常见病，多发生于下肢静脉曲张而引起湿疹，瘙痒抓破皮肤，糖尿病引起的皮肤感染特别是糖尿病足底溃疡，外伤性肢体皮肤缺损并感染，长期卧床，皮肤血管神经长期受压、影响局部血运、发生营养障碍而引起的组织坏死溃烂，是长期不愈的一类疾病。采用象皮膏外敷治疗能加速创面愈合，取得满意疗效。④象皮膏为油性制剂，渗透性强，容易被组织吸收，外敷可持续性覆盖疮面，通过渗透作用，发挥药效。可持续保持疮面湿润，保护肉芽颗粒，减少疮面愈合过程中的继发性损伤，有利于肉芽组织的生长和疮面再生修复。⑤采用象皮膏联合庆大霉素湿敷等综合措施对深度烧伤患者进行治疗，取得较好疗效。优点是抗感染能力强，保持创面湿润，上皮组织得以快速修复；良好的止痛作用；控制或减少瘢痕的生成；操作方便，无须植皮。⑥治疗糖尿病足，应用象皮膏治疗并取得良好效果。在糖尿病足溃疡的溃疡面上外涂象皮膏，不仅能改善局部组织供血，促进组织生成，并且溃疡面很快形成一层薄的药膜，起到了控制和预防感染的作用。其性状为油膏，不易干燥，可使药物长期与溃疡面接触，保证治疗效果。【方歌】象皮膏中真象皮，物稀驴马爪甲济，血余龟归麻油地，膏蜡白占甘石齐。

中医临床专科常用方剂一览表

中医医院儿科常用方剂

中医医院肺病科常用方剂

中医医院风湿病科常用方剂

中医医院妇科常用方剂

中医医院肝病科常用方剂

——中医临床专科常用方剂一览表

中医医院肛肠科常用方剂

中医临床专科常用方剂一览表

中医医院急诊科常用方剂

中医医院康复科常用方剂

中医医院老年病科常用方剂

中医医院内分泌病科常用方剂

中医临床专科常用方剂一览表

中医医院皮肤科常用方剂

中医临床专科常用方剂一览表

中医医院脾胃病科常用方剂

中医医院神志病科常用方剂

中医医院肾病科常用方剂

中医临床专科常用方剂一览表

中医医院心血管病科常用方剂

中医医院血液病科常用方剂

中医医院眼科常用方剂

中医医院针灸科常用方剂

中医临床专科常用方剂一览表

中医医院肿瘤科常用方剂

中医医院重症医学科常用方剂

中医临床专科常用方剂一览表

汉语拼音索引

图书在版编目（CIP）数据

　　袖珍中医临床专科必备方剂速查手册 / 周德生，胡华主编. —— 长沙：湖南科学技术出版社，2018.7
　　（袖珍方剂速查丛书）
　　ISBN 978-7-5357-9838-1

　　Ⅰ．①袖…　Ⅱ．①周…　②胡…　Ⅲ．①方剂—手册　Ⅳ.①R289.2-62

中国版本图书馆 CIP 数据核字(2018)第 141274 号

袖珍方剂速查丛书
袖珍中医临床专科必备方剂速查手册

主　　审：陈大舜
主　　编：周德生　胡　华
责任编辑：李　忠
出版发行：湖南科学技术出版社
社　　址：长沙市湘雅路 276 号
　　　　　http://www.hnstp.com
湖南科学技术出版社天猫旗舰店网址：
　　　　　http://hnkjcbs.tmall.com
印　　刷：湖南凌宇纸品有限公司
　　　　　（印装质量问题请直接与本厂联系）
厂　　址：长沙市长沙县黄花镇黄花工业园
邮　　编：410137
版　　次：2018 年 7 月第 1 版
印　　次：2018 年 7 月第 1 次印刷
开　　本：787mm×1092mm　1/32
印　　张：14
字　　数：700000
书　　号：ISBN 978-7-5357-9838-1
定　　价：58.00 元
　　　　（版权所有·翻印必究）